MACRO E MICRONUTRIENTES
EM NUTRIÇÃO CLÍNICA

MACRO E MICRONUTRIENTES
EM NUTRIÇÃO CLÍNICA

EDITORES

Celso Cukier

Vanessa Cukier

MANOLE

Copyright © Editora Manole Ltda., 2020, por meio de contrato com os editores.

Este livro contempla as regras do Acordo Ortográfico da Língua Portuguesa de 1990, que entrou em vigor no Brasil.

Editora gestora: Sônia Midori Fujiyoshi
Editora: Eliane Usui
Projeto gráfico: Departamento Editorial da Editora Manole
Editoração eletrônica: Triall
Ilustrações: Triall
Capa: Ricardo Yoshiaki Nitta Rodrigues
Imagem da capa: iStockphoto

Dados Internacionais de Catalogação na Publicação (CIP)
(Sindicato Nacional dos Editores de Livros, RJ)

Cukier, Celso
    Macro e micronutrientes em nutrição clínica / Celso Cukier, Vanesssa Cukier. - 1. ed. - Barueri [SP] : Manole, 2020.
    : il.

    Inclui bibliografia e índice
    ISBN 978-85-204-5688-0

    1. Nutrição. I. Cukier, Vanessa. II. Título.

	CDD-613.2
20-62089	CDU: 612.39

Vanessa Mafra Xavier Salgado – Bibliotecária – CRB - 7/6644

Todos os direitos reservados.
Nenhuma parte deste livro poderá ser reproduzida, por qualquer
processo, sem a permissão expressa dos editores.
É proibida a reprodução por xerox.

A Medicina é uma área do conhecimento em constante evolução. Os protocolos de segurança devem ser seguidos, porém novas pesquisas e testes clínicos podem merecer análises e revisões. Alterações em tratamentos medicamentosos ou decorrentes de procedimentos tornam-se necessárias e adequadas. Os leitores são aconselhados a conferir as informações sobre produtos fornecidas pelo fabricante de cada medicamento a ser administrado, verificando a dose recomendada, o modo e a duração da administração, bem como as contraindicações e os efeitos adversos. É responsabilidade do médico, com base na sua experiência e no conhecimento do paciente, determinar as dosagens e o melhor tratamento aplicável a cada situação. Os autores e os editores eximem-se da responsabilidade por quaisquer erros ou omissões ou por quaisquer consequências decorrentes da aplicação das informações presentes nesta obra.
Durante o processo de edição desta obra, foram empregados todos os esforços para garantir a autorização das imagens aqui reproduzidas. Caso algum autor sinta-se prejudicado, favor entrar em contato com a editora.

A Editora Manole é filiada à ABDR – Associação Brasileira de Direitos Reprográficos.

Editora Manole Ltda.
Avenida Ceci, 672 – Tamboré
06460-120 – Barueri – SP – Brasil
Fone: (11) 4196-6000
www.manole.com.br
https://atendimento.manole.com.br

Impresso no Brasil
Printed in Brazil

Sobre os editores

Celso Cukier
Médico formado em 1989, fez residência em Cirurgia Geral e em Cirurgia Digestiva. Mestre pela Faculdade de Medicina da Universidade de São Paulo (FMUSP), dedica-se especificamente às áreas de Nutrição Clínica, campo em que se tornou especialista pelas sociedades médicas Braspen (Sociedade Brasileira de Nutrição Parenteral e Enteral), da qual foi Presidente, e Abran (Associação Brasileira de Nutrologia). É responsável por um dos maiores grupos privados em Terapia Nutricional, o Instituto de Metabolismo e Nutrição (IMeN), com atuação em hospitais de grande importância à saúde no Brasil. Como autor de diversos livros na área, sempre focado na divulgação do conhecimento técnico e científico, tem na publicação desta obra uma de suas grandes realizações.

Vanessa Cukier
Nutricionista formada em 2002 pelo Centro Universitário São Camilo. Mestre em Ciências na Área de Tecnologia dos Alimentos pela Faculdade de Ciências Farmacêuticas da Universidade de São Paulo (FCF-USP). Participou do Programa de Aperfeiçoamento de Ensino (PAE) na Disciplina de Técnica Dietética do curso de Nutrição da Faculdade de Saúde Pública da USP (FSP-USP). Há 10 anos dedica-se à pesquisa e educação, atuando como professora de curso de Nutrição em Instituição de Ensino Superior (IES). Entre as disciplinas ministradas estão Tecnologia dos Alimentos, Técnica Dietética e Gastronomia Aplicada à Nutrição. Tem experiência com desenvolvimento de produtos alimentícios e gastronomia.

Sobre os autores

Africa Isabel de la Cruz Perez

Graduada em Nutrição pela Universidade Metodista de Piracicaba. Especialista em Nutrição pela Faculdade de Medicina de Ribeirão Preto da Universidade de São Paulo (USP). Mestre e Doutora em Nutrição em Saúde Pública pela Faculdade de Saúde Pública da USP (FSP-USP). Professora Titular da Disciplina de Dietoterapia e Saúde Coletiva dos Departamentos de Nutrição da Universidade Católica de Santos, das Faculdades Metropolitanas Unidas (FMU), da Universidade Paulista (Unip) e da Universidade Anhanguera. Especialista em *Nutrición* pela Universidad de Granada/Espanha e em Nutrição Parenteral e Enteral pela Sociedade Brasileira de Nutrição Parenteral e Enteral. Nutricionista da Divisão de Doenças Crônicas Não Transmissíveis do Centro de Vigilância Epidemiológica da Coordenadoria de Controle de Doenças da Secretaria de Estado da Saúde de São Paulo. Diretora Técnica de Saúde I – Grupo de Apoio às Políticas de Prevenção e Proteção à Saúde da Coordenadoria de Controle de Doenças da Secretaria de Estado da Saúde de São Paulo.

Aline Corado Gomes

Graduada em Nutrição, Mestre em Nutrição e Saúde e Doutora em Ciências da Saúde pela Universidade Federal de Goiás. Professora Adjunta das Disciplinas de Fisiopatologia das Doenças Nutricionais e Endócrinas, Nutrição no Esporte e Epidemiologia do Departamento de Nutrição da Universidade Paulista.

Ana Clara Barreto Marini

Graduada em Nutrição e Mestranda em Ciências da Saúde pela Universidade Federal de Goiás. Membro do Laboratório de Investigação Clínica e Esportiva (Labince) da Faculdade de Nutrição da Universidade Federal de Goiás.

Andrea Bonvini

Graduada em Nutrição pela Faculdade de Medicina do ABC. Especialista em Nutrigenômica e Nutrigenética na Prática Clínica pela Faculdade Unyleya. Doutoranda em Ciências dos Alimentos na USP.

Audrey Yule Coqueiro
Graduada em Nutrição pela FMU. Doutoranda em Ciências dos Alimentos pela USP.

Bianca Blanco
Graduada em Nutrição pela Universidade Nove de Julho (Uninove). Especialista em Biotecnologia e em Saúde Coletiva com ênfase em Saúde da Família pela Uninove, em Gestão Pública Municipal pela Universidade Federal de São Paulo (Unifesp), em Nutrição Humana Aplicada a Terapia Nutricional e Gestão em Saúde (Fiocruz). Aprimoramento em Saúde Coletiva (Instituto de Saúde/SES/SP) e Cursos Técnicos em Nutrição e Dietética (ETEC Getúlio Vargas) e Legislativo (ETEC CEPAM/USP). Professora das Disciplinas de Bromatologia e Formação Integral em Saúde do Departamento de Nutrição da Faculdade Anhanguera – *Campus* Marte/Santana. Cofundadora da Associação Brasileira de Enfermidades Raras (FEBER).

Bruna Melo Giglio
Graduada em Nutrição e Mestranda em Nutrição e Saúde pela Universidade Federal de Goiás. Membro do Laboratório de Investigação Clínica e Esportiva (Labince) da Faculdade de Nutrição da Universidade Federal de Goiás.

Camila Ferraz Lucena
Graduada em Nutrição pelas Faculdades Integradas de São Paulo. Especialista em Fisiologia do Exercício, Mestre e Doutora em Fisiologia Humana pela USP. Professora Titular da Disciplina de Biodisponibilidade de Nutrientes e Nutrição no Esporte da Unip. Membro da Associação Brasileira de Nutrição Esportiva.

Camila Longhi Macarrão
Graduada em Nutrição pelo Centro Universitário São Camilo. Especialista em Nutrição Clínica e Terapia Nutricional pelo Insira Educacional. Mestre em Patologia Ambiental e Experimental pela Unip. Docente do Curso de Nutrição da FMU. Coordenadora do Serviço de Nutrição e Dietética da Nobre Saúde Transição e Retaguarda.

Christina Montuori
Graduada em Nutrição e Mestre em Comunicação pela Unip, com tema voltado para Cultura Alimentar. Professora das Disciplinas de Nutrição em Saúde Pública e Comunicação e Cultura Alimentar do Departamento de Ciências da Saúde da Unip.

Cinthia Roman Monteiro
Nutricionista com Especialização em Nutrição Clínica pelo Centro Universitário São Camilo. Mestre e Doutora pela USP. Professora do Curso de Graduação e de Pós-graduação do Centro Universitário São Camilo.

Daniella de Brito Trindade

Graduada em Nutrição pela Universidade Federal de Goiás. Especialista em Nutrição Funcional pelo Centro de Nutrição Funcional. Mestranda em Nutrição e Saúde pela Universidade Federal de Goiás. Membro do Laboratório de Investigação Clínica e Esportiva (Labince) da Faculdade de Nutrição da Universidade Federal de Goiás.

Dayane Pêdra Batista de Faria

Graduada em Nutrição pela Universidade Anhembi Morumbi. Especialista em Gastroenterologia Pediátrica para Nutricionistas pela Universidade Federal de São Paulo (Unifesp) e em Nutrição Esportiva pelo Centro de Estudos do Exercício e Treinamento (CEFIT). Mestre em Ciências e Doutoranda em Nutrição pela Unifesp. Professora Titular das Disciplinas de Avaliação Nutricional, Nutrição e Dietoterapia Obstétrica e Pediátrica, Nutrição, Exercício Físico e Estética do Departamento de Nutrição da Faculdade Anhanguera – Centro Universitário de Santo André.

Edna Shibuya Mizutani

Graduada em Nutrição pela USP. Mestre em Ciências pela Fundação Antonio Prudente. Especialista em Desnutrição Energético-Proteica e Recuperação Nutricional e Saúde, Nutrição e Alimentação Infantil pela Unifesp e em Nutrição Clínica pela Asbran. Experiência na Área de Nutrição Clínica Oncológica, com Ênfase em Nutrição Pediátrica, Transplante Hepático, Transplante de Medula Óssea e Cuidados Paliativos. Docente do Curso de Graduação em Nutrição da Universidade Anhanguera e do Centro Universitário FAM.

Érica de Lemos Ferreira Monaro

Graduada em Nutrição e Mestre em Nutrição em Saúde Pública pela Faculdade de Saúde Pública da USP (FSP-USP). Professora Adjunta da Disciplina de Bromatologia da Universidade Anhanguera.

Fernanda Cobayashi

Graduada em Nutrição pela Pontifícia Universidade Católica de Campinas. Especialista em Saúde, Alimentação e Nutrição Infantil pela Universidade Federal de São Paulo. Mestre e Doutora em Ciências pela Universidade Federal de São Paulo. Pós-doutora em Nutrição e Saúde Pública pela Universidade de São Paulo. Docente de cursos de graduação e pós-graduação em Nutrição.

Flavia Bulgarelli Vicentini

Graduada em Nutrição pela Pontifícia Universidade Católica de Campinas. Especialista em Nutrição Infantil pela Unifesp e em Nutrição Funcional pela VP Consultoria. Mestre em Ciências da Nutrição pela Unifesp. Professora das Disciplinas de Nutrição e suas Inter-relações, Ortomolecular, Avaliação Nutricional e Nutrição e Envelhecimento do Departamento de Nutrição da UnyLeya.

Gina Roberta Borsetto

Graduada em Nutrição pela Universidade Bandeirantes de São Paulo. Especialista em Nutrição Clínica e Terapêutica Nutricional pelo Instituto de Pesquisa, Capacitação e Ensino (IPCE). Professora Titular da Disciplina de Legislação dos Alimentos do Departamento de Nutrição do Senac.

Gustavo Duarte Pimentel

Graduado em Nutrição pela Universidade Metodista de Piracicaba (Unimep). Especialista em Cuidados Nutricionais do Paciente e Desportista pela Universidade Estadual Paulista (Unesp). Mestre em Ciências pela Unifesp. Doutor em Ciências pela Universidade Estadual de Campinas (Unicamp). Professor Adjunto da Disciplina de Nutrição Clínica da Faculdade de Nutrição (FANUT), Laboratório de Investigação em Nutrição Clínica e Esportiva (Labince) da Universidade Federal de Goiás. Membro Convidado da American Society of Nutriton (ASN).

Gyslaine Pequeno Araujo Cadenazzi

Graduada em Nutrição pela Universidade Católica de Santos. Especialista em Nutrição Clínica – Metabolismo, Prática e Terapia Nutricional pela Universidade Estácio de Sá. Nutricionista Clínica da Irmandade da Santa Casa da Misericórdia de Santos.

Helena Maria de Albuquerque Ximenes

Graduada em Nutrição pela Universidade Estadual do Ceará. Mestre e Doutora em Ciências, Área Fisiologia Humana pelo Instituto de Ciências Biomédicas da USP. Professora e Diretora da Consultoria Multidisciplinar em Saúde (COMULTIS).

Iara Gumbrevicius

Graduada em Biologia pela Universidade São Francisco e em Nutrição pela Fundação de Ensino Superior de Bragança Paulista (FESB). Especialista em Nutrição Clínica nas Doenças Crônicas não Transmissíveis pelo Instituto de Ensino e Pesquisa do Hospital Israelita Albert Einstein. Mestre em Nutrição Humana Aplicada pela USP.

Jéssika Dayane Pereira Soares

Graduada em Nutrição e Mestranda em Nutrição e Saúde pela Universidade Federal de Goiás. Membro do Laboratório de Investigação Clínica e Esportiva (Labince) da Faculdade de Nutrição da Universidade Federal de Goiás.

João Felipe Mota

Graduado em Nutrição pela Pontifícia Universidade Católica de Campinas (PUC-Campinas). Especialista em Cuidados Nutricionais do Paciente e Desportista e em Bioquímica Nutricional e Dietética e Mestre em Patologia pela Unesp. Doutor em Ciências, Área de Concentração Nutrição, pela Unifesp. Professor Adjunto da Universidade Federal de Goiás. Coordenador do Laboratório de Investigação em Nutrição Clínica e Esportiva (Labince) da Universidade Federal de Goiás.

Josiane Steluti
Graduada em Nutrição, Mestre e Doutora em Ciências pela FSP-USP. Professora Afiliada do Departamento de Políticas Públicas e Saúde Coletiva do Instituto Saúde e Sociedade da Unifesp – *Campus* Baixada Santista. Pós-Doc pela Unifesp e Departamento de Nutrição da FSP-USP.

Julia Sleiman
Graduada em Nutrição pela Faculdade de Ciências da Saúde São Camilo. Especialista em Saúde Coletiva pela Associação Brasileira de Nutrição (Asbran). Mestre em Ciências Aplicadas à Pediatria pela Unifesp. Professora Adjunta da Universidade Anhanguera, Professora Adjunta I da Universidade Paulista e Professora da ETEC Getúlio Vargas – Centro Estadual de Educação Paula Souza.

Juliana Fernandes
Graduada em Nutrição pelo Centro Universitário São Camilo. Especialista em Nutrição Humana Aplicada à Prática Clínica pelo Instituto de Metabolismo e Nutrição (IMEN).

Julianna Shibao
Graduada em Nutrição. Especialista em Vigilância Sanitária. Mestre em Ciências com Ênfase em Saúde Pública. Professora Adjunta da Disciplina de Bromatologia do Departamento de Nutrição da Universidade Anhanguera de São Paulo.

Julio Tirapegui
Graduado em Bioquímica e Especialista em Microbiologia Médica pela Universidade do Chile. Mestre e Doutor em Ciências (Fisiologia Geral) pela USP. Pós-doutorado pela University of London, Inglaterra. Professor Associado da Disciplina de Nutrição e Atividade Física do Departamento de Alimentos e Nutrição Experimental da Faculdade de Ciências Farmacêuticas da USP (FCF-USP).

Kleber de Magalhães Galvão
Graduado em Ciências Biológicas e Mestre em Engenharia Biomédica pela Universidade de Mogi das Cruzes (UMC). Doutor em Farmacologia pela Unifesp. Professor Titular das Disciplinas de Fisiologia e Farmacologia da Universidade Anhanguera de São Paulo – *campi* ABC e Osasco e do Centro Universitário Anhanguera de São Paulo – *campus* Vila Mariana.

Liane Athayde Beringhs-Bueno

Graduada em Medicina pela Universidade de Taubaté (Unitau). Especialista em Nutrologia pela AMB. Mestre em Homeopatia pela Faculdade de Ciências da Saúde de São Paulo (Facis Ibehe). Professora Titular da Disciplina de Nutrologia do Departamento de Pós-graduação do Centro Universitário Ingá (Uningá).

Luciana Rossi

Graduada em Nutrição pela FSP-USP. Especialista em Nutrição Esportiva pela Asbran. Mestre em Ciência dos Alimentos pela FCF-USP. Doutora em Nutrição Humana Aplicada (PRONUT) pela FSP-USP, FCF-USP e Faculdade de Economia e Administração (FEA) da USP. Coordenadora do Curso de Nutrição da Universidade São Judas Tadeu. Pós-doutorado pela FCF-USP.

Luciana Tedesco Yoshime

Graduada em Nutrição pela Universidade Católica de Santos. Especialista em Saúde, Nutrição e Alimentação Infantil pela Unifesp. Mestre em Ciência dos Alimentos e Doutora em Ciências pela USP.

Luís Filipe Oliveira Figliolino

Graduado em Nutrição pela Universidade Católica de Santos. Especialista em Terapia Nutricional Parenteral e Enteral e Nutrição Clínica pelo Ganep Nutrição Humana. Mestre em Ciência e Tecnologia em Saúde pela Universidade de Mogi das Cruzes.

Marcelo Macedo Rogero

Nutricionista formado pela Faculdade de Saúde Pública (FSP) da USP. Especialista em Nutrição em Esporte pela Asbran. Mestre e Doutor em Ciência dos Alimentos pela Faculdade de Ciências Farmacêuticas da USP (FCF-USP). Pós-doutorado em Ciência dos Alimentos pela FCF-USP. Pós-doutorado pela Faculdade de Medicina da Universidade de Southampton, Inglaterra. Professor Associado do Departamento de Nutrição da FSP-USP.

Milena Gonçalves Lima Cardoso

Graduada em Nutrição pela Universidade Católica de Santos. Especialista em Nutrição Clínica pelo Ganep. Mestre em Nutrição em Saúde Pública pela FSP-USP. Professora das Disciplinas de Nutrição e Dietética, Técnica Dietética e Nutrição Integrada do Instituto de Saúde da Universidade Paulista e das Disciplinas de Nutrição Social e Saúde Coletiva e Ambiental da Universidade Metropolitana de Santos.

Nadya Caroline Mambelli Magri

Graudada em Nutrição pela Universidade Bandeirante de São Paulo. Especialista em Nutrição Clínica (Fundamentos Metabólicos e Nutricionais) pela Universidade

Gama Filho e em Doenças Crônicas Não Transmissíveis (Pacientes Graves, Diagnóstico e Tratamento Nutricional) pelo Instituto de Pesquisa Albert Einstein – Hospital Israelita Albert Einstein. Experiência na Área de Nutrição Clínica Aplicada a Pacientes Hospitalizados e em desenvolvimento de projetos nutricionais como consultorias e assessorias em Nutrição Clínica e Terapia Nutricional. Nutricionista Responsável pela Vigilância em Saúde e Técnica da VISA do Município de Embu das Artes (2012-2014). Nutricionista Responsável Técnica pela Atenção Básica do Município de Embu das Artes (2014-2016). Coordenadora e Docente do Curso de Nutrição do Centro Universitário Anhanguera de São Paulo, Unidade Campo Limpo/SP e Nutricionista Diretora da empresa NanaCare Nutrição Especializada.

Naiara Cabral
Graduada em Nutrição pela Universidade Metodista de São Paulo. Especialista em Nutrição Humana Aplicada e Terapia Nutricional pela Faculdade Método de São Paulo (Famesp).

Natália de Carvalho
Graduada em Nutrição pela Universidade Federal de Ouro Preto (UFOP). Mestre em Ciências pela Unifesp. Especialista em Fisiologia do Exercício Aplicada à Clínica pela Unifesp e em Nutrição Clínica pelo Ganep.

Patrícia Cristina Barreto Lobo
Graduada em Nutrição e Especialista em Nutrição Clínica pelo Hospital das Clínicas da Universidade Federal de Goiás. Mestranda em Ciências da Saúde pela Universidade Federal de Goiás. Membro do Laboratório de Investigação Clínica e Esportiva (Labince) da Faculdade de Nutrição da Universidade Federal de Goiás.

Raquel Machado Schincaglia
Graduada em Nutrição, Mestre em Nutrição e Saúde e Doutoranda em Ciências da Saúde pela Universidade Federal de Goiás. Professora Assistente da Disciplina de Nutrição Clínica e Nutrição Funcional do Departamento de Nutrição da Pontifícia Universidade Católica de Goiás.

Raquel Raizel
Graduada em Nutrição pela Universidade de Cuiabá. Especialista em Nutrição Esportiva e Clínica e Mestre em Biociências-Nutrição pela Universidade Federal de Mato Grosso. Doutora em Ciências dos Alimentos pela USP.

Regina Barros Guimarães
Graduada em Ciências Biológicas – Modalidade Médica e Mestre em Ciências pelo Departamento de Pós-graduação em Nutrição da Unifesp.

Renata Costa Fernandes

Graduada em Nutrição pela Pontifícia Universidade Católica de Goiás. Especialista em Nutrição Clínica pela Universidade Gama Filho. Mestranda do Programa de Pós-graduação em Nutrição e Saúde da Faculdade de Nutrição da Universidade Federal de Goiás. Nutricionista dos Hospital das Clínicas/UFG. Membro do Laboratório de Investigação Clínica e Esportiva (Labince) da Faculdade de Nutrição da Universidade Federal de Goiás.

Renata Juliana da Silva

Graduada em Nutrição pela Universidade São Judas Tadeu. Especialista em Fisiologia e Metabolismo Aplicados à Nutrição e Atividade Física pelo Instituto de Ciências Biomédicas da USP. Mestre e Doutora em Ciências Morfofuncionais pelo Instituto de Ciências Biomédicas da USP. Coordenadora do Curso Técnico em Nutrição e Dietética Integrado ao Ensino Médio – ETEC Uirapuru. Docente do Centro Paula Souza.

Tatiana Souza Alvarez

Graduada em Nutrição pela Universidade São Judas Tadeu. Especialista em Nutrição Clínica pela Asbran. Mestre em Ciências da Saúde pela Unifesp/EPM. Doutoranda em Metabolismo e Nutrição pela Faculdade de Medicina do ABC. Professora das Disciplinas de Nutrição Clínica e Estágio Supervisionado em Nutrição Clínica do Departamento de Nutrição da Faculdade de Medicina do ABC. Professora Visitante da Disciplina de Terapia Nutricional em Cirurgia Bariátrica do Curso de Pós-graduação *Lato Sensu* de Nutrição Humana do INSIRA Educacional. Nutricionista Clínica da Clínica Interdisciplinar Zach. Vice-coordenadora do Curso de Nutrição da Faculdade de Medicina do ABC. *Official Regular Member of IFSO – International Federation for the Surgery of Obesity and Metabolic Disorders.*

Thelma Fernandes Feltrin Rodrigues

Nutricionista. Mestre em Saúde Pública pela Faculdade de Saúde Pública da USP. Especialista em Nutrição Enteral e Parenteral pela Sociedade Brasileira de Nutrição Parenteral e Enteral e em Nutrição Hospitalar pelo Hospital das Clínicas da Faculdade de Medicina da USP.

Vinícius Cooper Capetini

Graduado em Nutrição pelo Centro Universitário São Camilo Espírito Santo. Especialista em Alimentos Funcionais e Nutrigenômica pela Universidade Gama Filho e em Bases Nutricionais da Atividade Física pela Universidade Estácio de Sá. Mestre em Fisiologia Humana pelo Instituto de Ciências Biomédicas da USP. Doutorando em Nutrição em Saúde Pública pela Faculdade de Saúde Pública da USP.

Sumário

Dedicatória XIX
Apresentação XX
Prefácio XXI

SEÇÃO I   MACRONUTRIENTES

1. Proteína 2
Luciana Rossi, Marcelo Macedo Rogero, Tatiana Souza Alvarez

2. Carboidratos 40
Renata Juliana da Silva, Vanessa Cukier

3. Lipídios 144
Helena Maria de Albuquerque Ximenes, Vanessa Cukier, Camila Ferraz Lucena, Juliana Fernandes

4. Água 201
Dayane Pêdra Batista de Faria

SEÇÃO II   MICRONUTRIENTES – VITAMINAS

5. Vitamina A 216
Fernanda Cobayashi, Camila Longhi Macarrão

6. Vitamina D 229
Gina Roberta Borsetto, Liane Athayde Beringhs-Bueno, Naiara Cabral

XVI MACRO E MICRONUTRIENTES EM NUTRIÇÃO CLÍNICA

7. Vitamina K 256
Gyslaine Pequeno Araujo Cadenazzi, Milena Gonçalves Lima Cardoso,
Africa Isabel de la Cruz Perez, Kleber de Magalhães Galvão

8. Vitamina E 270
Gyslaine Pequeno Araujo Cadenazzi, Milena Gonçalves Lima Cardoso,
Africa Isabel de la Cruz Perez, Camila Ferraz Lucena

9. Vitamina C 285
Audrey Yule Coqueiro, Raquel Raizel, Andrea Bonvini, Julio Tirapegui

10. Tiamina – vitamina B1 299
Érica de Lemos Ferreira Monaro

11. Riboflavina – vitamina B2 315
Iara Gumbrevicius

12. Niacina – vitamina B3 324
Nadya Caroline Mambelli Magri, Natália de Carvalho

13. Ácido pantotênico – vitamina B5 334
Camila Ferraz Lucena, Flavia Bulgarelli Vicentini

14. Vitamina B6 345
Ana Clara Barreto Marini, Bruna Melo Giglio, Renata Costa Fernandes,
Gustavo Duarte Pimentel

15. Biotina – vitamina B7 358
Christina Montuori

16. Folato – vitamina B9 372
Josiane Steluti, Gyslaine Pequeno Araujo Cadenazzi, Luís Filipe Oliveira
Figliolino, Africa Isabel de la Cruz Perez

17. Cobalamina – vitamina B12 389
Renata Juliana da Silva

18. Colina 413
Cinthia Roman Monteiro

SEÇÃO III MICRONUTRIENTES – MINERAIS

19. Zinco 434
Julianna Shibao

20. Cobre 449
Raquel Machado Schincaglia, Aline Corado Gomes, João Felipe Mota

21. Iodo 466
Vinícius Cooper Capetini, Helena Maria de Albuquerque Ximenes

22. Manganês 492
Helena Maria de Albuquerque Ximenes, Vinícius Cooper Capetini

23. Flúor 508
Julia Sleiman

24. Ferro 520
Camila Longhi Macarrão, Fernanda Cobayashi

25. Selênio 535
Luciana Tedesco Yoshime

26. Cromo 557
Daniella de Brito Trindade, Jéssika Dayane Pereira Soares, Patrícia Cristina Barreto Lobo, Gustavo Duarte Pimentel

27. Fósforo 574
Gyslaine Pequeno Araujo Cadenazzi, Luís Filipe Oliveira Figliolino, Africa Isabel de la Cruz Perez

28. Magnésio 586
Raquel Raizel, Audrey Yule Coqueiro, Andrea Bonvini, Julio Tirapegui

29. Cálcio 599
Gina Roberta Borsetto, Liane Athayde Beringhs-Bueno, Naiara Cabral

SEÇÃO IV ELEMENTOS-TRAÇO

30. Elementos-traço 624
Bianca Blanco, Kleber de Magalhães Galvão

SEÇÃO V ELETRÓLITOS

31. Eletrólitos 654
Edna Shibuya Mizutani, Regina Barros Guimarães, Thelma Fernandes Feltrin Rodrigues

Índice remissivo 676

Dedicatórias

À Silmara, minha esposa, que sempre motiva novas realizações. À Gabriella, minha filha, responsável pelas alegrias de todos os dias. À união de nossa família, que seja perpétua.

Celso Cukier

Dedico este livro à minha família, em especial aos meus pais, Jeanette e Valter (*in memoriam*), aos meus queridos irmãos Fábio e André, às minhas filhas amadas, Nicole e Olivia, que são as flores do meu jardim, à irmã que a vida me trouxe, Valéria, e à Ciência da Nutrição, que me inspira a cada dia.

Vanessa Cukier

Apresentação

Os nutrientes, substâncias provindas dos alimentos e essenciais ao ser humano, são objeto de estudo da Ciência da Nutrição, que estuda como eles interagem com o organismo, sua importância e a relação saúde/doença.

O conhecimento aprofundado dos nutrientes proporciona o entendimento sobre os benefícios do consumo adequado dos alimentos, podendo resultar na manutenção e no equilíbrio da saúde e na prevenção de doenças. Além de conhecer os benefícios, podemos entender os malefícios causados por uma má nutrição, consequência de uma alimentação inadequada, podendo ocasionar doenças pelo consumo excessivo, como as doenças crônicas não transmissíveis (DCNT), doenças carenciais, pelo consumo deficiente de nutrientes, como a anemia por baixo consumo de ferro, entre outras, e situações específicas de restrição de nutrientes por motivo de doença.

O livro *Macro e Micronutrientes em Nutrição Clínica* revisa e aprofunda o conhecimento dos nutrientes na nutrição humana, trazendo de forma detalhada, para cada nutriente, a origem e a estrutura química, recomendações, fisiologia, fontes alimentares, situações clínicas e, por fim, discute a suplementação baseada em evidências científicas. Escrita por profissionais da saúde renomados, esta obra traz esse conhecimento concentrado, o que permite o entendimento dos nutrientes aplicados à Nutrição Clínica em benefício do ser humano.

Dra. Vanessa Cukier
Nutricionista formada pelo Centro Universitário São Camilo
Mestre em Ciências pela Faculdade de Ciências Farmacêuticas
da USP (FCF-USP)

Prefácio

A Nutrição, uma ciência que estuda a composição dos alimentos e as necessidades nutricionais dos indivíduos, em diferentes ciclos da vida, estados de saúde e doenças, mostra-se como uma área interprofissional e multidisciplinar, biológica por natureza, por vezes exata, com um componente social e humano, tanto nos seus fundamentos quanto em suas aplicações. Estuda os mecanismos por meio dos quais os organismos vivos recebem e utilizam as substâncias necessárias para seu funcionamento orgânico normal.

A alimentação e a nutrição têm sido objeto de estudos e pesquisas de numerosos especialistas, ganhando a cada dia notoriedade acadêmica e popular, visto que, a partir dos alimentos consumidos pelo ser humano, individualizam-se muitas substâncias nutritivas que, absorvidas, assimiladas e metabolizadas, garantem a boa nutrição, fundamental à saúde, ao aprendizado, à capacidade de trabalho, enfim, ao desenvolvimento físico e mental de todos os indivíduos, sendo fundamental para o funcionamento normal do organismo, sendo fundamental à vida. A carência ou o excesso nutricional podem acarretar danos ao estado nutricional, logo, à saúde.

A partir de novas técnicas de Biologia Molecular e do recente conhecimento do genoma humano, uma nova era de conhecimentos e estudos nutricionais se abre. Nesse tocante, Celso e Vanessa Cukier, com a participação de sua equipe de colaboradores, se propuseram a revisar, atualizar e publicar nesta obra o que existe de mais recente sobre a Nutrição.

A atenção no planejamento do livro, os macros e micronutrientes abordados em 31 capítulos, resultou em uma publicação séria, atualizada e capaz de se tornar referência básica aos interessados e estudiosos do assunto. São apresentados dados sobre a origem, a síntese animal/vegetal, a forma química, a digestão, a absorção, a biodisponibilidade, o transporte, o metabolismo, o armazenamento e a excreção desses nutrientes, além de situações clínicas de deficiência, toxicidade, excesso, restrição, bem como a suplementação.

Dessa forma, a obra oferece a oportunidade, para quem estuda e trabalha com a Nutrição, de conhecer e rever a importância desses diversos nutrientes, tudo discutido em detalhe à luz de evidências científicas atuais.

Trata-se de uma referência indispensável para os estudantes das áreas de alimentação e nutrição que estão adquirindo novos e valiosos conhecimentos, sendo também uma obra de referência para os profissionais da área da saúde, pois pode ser utilizada como um guia prático de consulta que traz todos os valores dos nutrientes a serem recomendados aos indivíduos, com a finalidade de direcioná-los a consumi-los de maneira adequada para que não faltem, tanto para a manutenção como para a proteção e prevenção de doenças degenerativas – que podem ser prevenidas ou proteladas por uma boa nutrição.

Enfim, é uma obra para se ter à mão e consultar a qualquer momento.

Prof. Dra. Renata Juliana da Silva

Nutricionista graduada pela Universidade São Judas Tadeu. Especialista em Fisiologia e Metabolismo Aplicados à Nutrição e Atividade Física pelo Instituto de Ciências Biomédicas da Universidade de São Paulo (ICB-USP). Mestre e Doutora em Ciências Morfofuncionais pelo ICB-USP. Docente dos cursos técnicos em Nutrição e Dietética do Centro Paula Souza. Coordenadora do curso técnico integrado ao ensino médio da ETEC Uirapuru. Docente de cursos de pós-graduação da FAMESP e da UNASP

SEÇÃO I

Macronutrientes

1

Proteína

Luciana Rossi
Marcelo Macedo Rogero
Tatiana Souza Alvarez

INTRODUÇÃO

O termo "proteína" deriva do grego *protos*, que significa o primeiro, o primordial. Proteínas, as mais abundantes macromoléculas biológicas, estão presentes em todas as células e em todas as partes das células. Ocorrem em grande diversidade, milhares de tipos diferentes, variando no tamanho; desde peptídeos relativamente pequenos a polímeros com peso molecular em milhões podem ser encontrados em uma única célula.

O estudo das proteínas tem importância fundamental na área da nutrição, uma vez que constitui um nutriente relevante para a síntese de proteínas funcionais e estruturais no organismo. As proteínas corporais estão constante e simultaneamente sendo sintetizadas e degradadas, processo este denominado *turnover* proteico. O constante *turnover* de proteínas fornece o *pool* de aminoácidos plasmáticos que estão em constante equilíbrio com o mecanismo de síntese proteica. Além disso, os aminoácidos — que são os constituintes das proteínas — podem, isoladamente, atuar como precursores de ácidos nucleicos, hormônios e outras moléculas de importância fisiológica. No entanto, é necessário salientar que a função principal dos aminoácidos diz respeito ao mecanismo de síntese proteica.

RECOMENDAÇÕES DIÁRIAS DE CONSUMO SEGUNDO SEXO E CICLO DA VIDA

As necessidades de ingestão de proteína têm sido estabelecidas desde 1950 pela Food and Agricutural Organization (FAO) e, em 1973, foram descritas como "nível de ingestão seguro de proteína". Em 1985, foram definidas como "o menor nível de ingestão de proteína da dieta que equilibra as perdas de nitrogênio pelo organismo em pessoas que mantêm o balanço energético com níveis moderados de atividade física". Essas recomendações devem ser observadas particularmente em alguns ciclos da vida para suportar o aumento das necessidades de ingestão de proteína e do gasto energético, como na infância, gestação e lactação para aumento na formação de novos tecidos e/ou produção do leite.

Em 1997, a Food and Nutrition Board e o Institute of Medicine definiram quatro conceitos de referência para consumo de nutrientes: (i) *estimated average requirement* (EAR), (ii) *recommended dietary allowance* (RDA), (iii) *adequate intake* (AI) e (iv) *tolerable upper intake level* (UL). Como definição de nível seguro de ingestão ou dose inócua de proteína definiu-se a necessidade média dos indivíduos de uma população acrescida de dois desvios-padrão (DP), com estimativa de 15% para o coeficiente de ingestão (CV) da variabilidade das necessidades individuais.

Alguns pressupostos devem ser mantidos, como adoção do padrão de referência para ingestão das proteínas de alto valor biológico e digestibilidade, que são aquelas que proporcionam quantidades suficientes de aminoácidos indispensáveis (ou essenciais) para o crescimento e a manutenção das necessidades dos indivíduos nos diferentes ciclos de vida (Tabela 1).

TABELA 1 Aminoácidos indispensáveis – valores de ingestão dietética de referência ou *dietary reference intake* (DRI)

Aminoácidos	Adultos (> 19 anos)		Gestantes (todas as idades)		Lactantes (todas as idades)	
	EAR	RDA	EAR	RDA	EAR	RDA
Fenilalanina + tirosina	27	33	36	44	41	51
Histidina	11	14	15	18	15	19
Isoleucina	15	19	20	25	24	30
Leucina	34	42	45	56	50	62
Lisina	31	38	41	51	42	52
Metionina + cisteína	15	19	20	25	21	26
Treonina	16	20	21	26	24	30
Triptofano	4	5	5	7	7	9
Valina	19	24	25	31	28	35

EAR (*estimated average requirements*): é a necessidade média estimada, e representa o valor de ingestão diária de um nutriente, estimado para cobrir as necessidades de 50% dos indivíduos saudáveis de uma determinada faixa etária, estado fisiológico e sexo. Utilizado para estabelecer as RDA. RDA (*recommended dietary allowances*): é a ingestão dietética recomendada, que representa o nível de ingestão dietética suficiente para cobrir as necessidades de quase todos os indivíduos saudáveis (97 a 98%) em determinada faixa etária, estado fisiológico e sexo.

Ainda para estabelecer a quantidade de ingestão de proteínas, o Institute of Medicine (IOM, 2005) determinou para a necessidade média estimada (EAR: *estimated average requirements*) o valor de 0,66 g de proteínas/kg/dia e para a ingestão dietética recomendada (RDA: *recommended dietary allowance*) de 0,88 g de proteínas/kg/dia para adultos de ambos os sexos. Na Tabela 2, constam esses valores, além dos destinados a gestantes e lactantes.

TABELA 2 Proteína: valores de ingestão dietética de referência para indivíduos adultos, gestantes e lactantes

Idade (anos)	EAR (g/kg/dia)	RDA (g/kg/dia)
Homens e mulheres		
> 19 até > 70	0,66	0,80
Gestantes		
Todas as idades	0,88	1,10
Lactantes		
Todas as idades	1,05	1,30

EAR (*estimated average requirements*): é a necessidade média estimada, e representa o valor de ingestão diária de um nutriente, estimado para cobrir as necessidades de 50% dos indivíduos saudáveis de uma determinada faixa etária, estado fisiológico e sexo. Utilizado para estabelecer as RDA. RDA (*recommended dietary allowances*): é a ingestão dietética recomendada, que representa o nível de ingestão dietética suficiente para cobrir as necessidades de quase todos os indivíduos saudáveis (97 a 98%) em determinada faixa etária, estado fisiológico e sexo.

Para crianças e adolescentes, a necessidade proteica é estimada a partir de indivíduos adultos acrescida do incremento para a deposição de novos tecidos e suporte do crescimento adequado, e está explicitada na Tabela 3.

TABELA 3 Proteína: valores de ingestão dietética de referência para crianças e adolescentes

Idade	EAR (g/kg/dia)	RDA (g/kg/dia)
Crianças (meninas e meninos)		
7 meses-1 ano	1,0	1,2
1-3	0,87	1,05
4-13	0,76	0,95
Adolescentes meninas		
14-18 anos	0,71	0,85
Adolescentes meninos		
14-18 anos	0,73	0,85

EAR (*estimated average requirements*): é a necessidade média estimada, e representa o valor de ingestão diária de um nutriente, estimado para cobrir as necessidades de 50% dos indivíduos saudáveis de uma determinada faixa etária, estado fisiológico e sexo. Utilizado para estabelecer as RDA. RDA (*recommended dietary allowances*): é a ingestão dietética recomendada, que representa o nível de ingestão dietética suficiente para cobrir as necessidades de quase todos os indivíduos saudáveis (97 a 98%) em determinada faixa etária, estado fisiológico e sexo.

Fonte: IOM (2005).

PROTEÍNAS DE ORIGEM ANIMAL E VEGETAL

Proteínas de origem animal são em sua maioria consideradas completas e utilizadas como referência em termos de composição de aminoácidos. Considera-se que os alimentos de origem animal, como carnes, aves, peixes, leite, queijo e ovos, possuem proteínas consideradas de boa qualidade, uma vez que representam excelentes fontes de aminoácidos indispensáveis para o organismo humano.

Alimentos de origem vegetal também são fontes significativas de proteínas, sendo classificadas, em sua maioria, como parcial ou totalmente incompletas. As leguminosas são as mais adequadas, contendo de 10 a 30% de proteínas, eventualmente apresentando alguma deficiência em aminoácidos sulfurados, como metionina e cisteína. Os cereais apresentam teor proteico menor que as leguminosas, de 6 a 15% em média, sendo geralmente deficientes em lisina. Entretanto, apesar dessa deficiência em aminoácidos indispensáveis específicos, as proteínas vegetais contribuem consideravelmente para a ingestão proteica total da população, uma vez que representam as fontes proteicas de menor custo e, portanto, de maior consumo, sobretudo nos países de menor nível socioeconômico. Frutas e hortaliças são fontes pobres de proteína, representando cerca de 1 a 2% do peso total.

Apesar das limitações nutricionais apresentadas pelas proteínas vegetais, deve-se enfatizar que, na dieta normal de um indivíduo, vários tipos de alimentos são consumidos simultaneamente, podendo ocorrer um efeito complementar em termos de aminoácidos indispensáveis. Dessa forma, uma mistura adequada de cereais (arroz, trigo, milho) com leguminosas (feijão, soja, ervilha), consumida em uma mesma refeição em proporções balanceadas poderia apresentar valor nutricional, do ponto de vista proteico, equivalente àquele apresentado pelas proteínas de origem animal. Um bom exemplo desse tipo de complementação seria da mistura consumida tipicamente no Brasil, de arroz com feijão, representando um exemplo clássico para o sinergismo de qualidade proteica entre cereais e leguminosas.

Métodos de avaliação da qualidade proteica

O estado nitrogenado de um indivíduo foi tradicionalmente avaliado pela técnica conhecida como balanço nitrogenado. Nesta técnica, emprega-se a medida de duplicata da dieta, na qual os indivíduos têm quantificado, por meio da análise química de sua dieta, o consumo de proteína e, indiretamente, de nitrogênio, levando em consideração que 6,25 g de proteína correspondem a 1 g de nitrogênio. Quanto à excreção nitrogenada, medidas do nitrogênio na urina, nas fezes e outras estimadas indiretamente (perda via pele, respiração) são totalizadas. O balanço nitrogenado é obtido pela diferença entre consumo e excreção total. Quando a ingestão de nitrogênio excede o total excretado, diz-se que o indivíduo está em balanço nitrogenado positivo, enquanto o balanço negativo ocorre se a excreção excede a ingestão. Este último estado não pode ser sustentado pelo organismo por muito tempo, pois implica necessariamente perda de componentes essenciais do organismo, pelo fato de a proteína não possuir um reservatório como observado para os carboidratos (glicogênio) e os lipídios (triacilgliceróis armazenados no tecido adiposo). Nesse contexto, cabe destacar que toda proteína corporal apresenta papel estrutural e funcional.

Apesar de esse método ter sido empregado por vários comitês científicos, inclusive para delinear as recomendações de ingestão proteica, suas inúmeras limitações de uso, como demandar muito tempo de trabalho para sua realização, exigir alto grau de cooperação do indivíduo, tender a superestimar o nitrogênio que é retido e, pela sua natureza de "caixa preta", não fornecer informações específicas sobre o metabolismo proteico, fizeram com que outras metodologias fossem empregadas. Também é de se observar que o balanço nitrogenado é afetado pelo balanço energético, que pode ser um fator de confusão na interpretação dos resultados, quando esse não é estreitamente controlado.

Assim, a partir de 1991, a FAO e a OMS recomendaram como metodologia para avaliação da qualidade proteica de alimentos o método conhecido *por Protein Digestibility-Corrected Amino Acid Score* (PDCAAS), que sugere como padrão de referência (exceto para alimentos substitutos do leite materno) as necessidades de aminoácidos indispensáveis para crianças de 2 a 5 anos. O método considera a capacidade da proteína de fornecer aminoácidos indispensáveis nas quantidades necessárias ao organismo humano para crescimento e manutenção. Para obtenção da qualidade proteica pelo PDCAAS utiliza-se a seguinte fórmula:

> PDCAAS = [(mg de aminoácidos essenciais em 1 g de proteína teste*)/
> (mg de aminoácidos essenciais em 1 g de proteína de referência**] × TD
> Considerando: * aminoácidos indispensáveis para humanos;
> ** padrão para crianças de 2 a 5 anos.

> TD (*true digestibility*) = [Ni − (Nf − Nfe)/Ni] × 100, sendo:
> Ni: nitrogênio ingerido; Nf: nitrogênio fecal; Nfe: nitrogênio fecal endógeno.

Porém, após mais de 10 anos de experiência com a utilização do método do PDCAAS, alguns pontos críticos foram destacados pela comunidade científica, principalmente centrados na validade do padrão do escore aminoacídico para crianças pré-escolares; validade da correção da digestibilidade fecal e não ileal; truncamento dos valores das proteínas de alto valor biológico até 100%; e a importância de avaliar isoladamente determinados aminoácidos, que possuem destaque em algumas doenças, em processos de síntese proteica, entre outros. Por todas essas considerações, o painel de especialistas consultores da FAO, em 2013, propôs a adoção do *Digestible Indispensable Amino Acid Score* (DIAAS) para avaliação da qualidade da proteína da dieta para nutrição humana, cuja fórmula é:

> DIAAS (%) = 100 x [mg do aminoácido indispensável digerido em 1 g de proteína dietética]/(mg do mesmo aminoácido indispensável digerido em 1 g da proteína de referência)

O DIAAS teria como aplicação três empregos distintos:

1. Cálculo DIAAS em dietas mistas para satisfazer as necessidades de qualidade proteica, considerando que os humanos consomem proteínas de fontes alimentares variadas nas suas dietas.
2. Para documentar os benefícios adicionais de fontes de proteínas individuais com mais altos escores para complementação daquelas com menores escores.
3. Para propósitos de regulamentação, classificação e monitoramento da adequação proteica de alimentos e produtos alimentícios vendidos ao consumidor.

Como fatores de atenção à utilização deste novo método há a sua possibilidade de superestimar a qualidade de proteínas com fatores antinutricionais, como inibidores da tripsina, quimiotripsina e fitatos, entre outros; e a modificação do aminoácido lisina pela reação de Maillard.

Na Tabela 4 constam valores de PDCAAS e DIAAS de proteínas selecionadas, observando-se que no planejamento de dietas pode-se considerar a mistura de diferentes alimentos fontes de proteína para melhor aproveitamento pelo corpo humano, sendo que a complementação entre alimentos de origem vegetal e animal durante a refeição potencializa a qualidade nutricional da proteína da dieta.

TABELA 4 Valores de PDCAAS para alimentos fontes de proteínas determinados em modelo animal

Alimento	DIAAS	PDCAAS
Proteína do leite concentrada	1,18	1,0
Proteína do soro do leite[1] isolada	1,09	1,0
Proteína do soro do leite[1] concentrada	0,973	1,0
Proteína da soja isolada[2]	0,902	0,9895
Proteína de ervilha concentrada	0,822	0,893
Ervilhas cozidas	0,579	0,597
Grão-de-bico cozido	0,588	0,648
Arroz cozido	0,595	0,616
Aveia laminada cozida	0,542	0,670
Farelo de trigo	0,411	0,525
Amendoim torrado	0,434	0,509
Proteína de arroz concentrada	0,371	0,419
Café da manhã à base de cereais de milho	0,012	0,078

[1] Soro do leite: *whey protein*. [2] Média de duas fontes diferentes. DIASS: *Digestible Indispensable Amino Acid Score*; PDCAAS: *Protein Digestibility-Corrected Amino Acid Score*.
Fonte: Rutherfurd et al. (2015).

FISIOLOGIA

Digestão e absorção

O processo de digestão das proteínas se inicia no estômago, onde o pH ácido auxilia na desnaturação das proteínas, facilitando o acesso enzimático às ligações peptídicas e ativando a pró-enzima pepsinogênio em pepsina. A pepsina inicia então a hidrólise pelos aminoácidos leucina, fenilalanina, tirosina e triptofano, liberando alguns aminoácidos livres e produzindo peptídeos.

No intestino delgado, por causa do pH básico, a enzima pepsina perde sua atividade, e a digestão das proteínas é continuada pela ação das enzimas proteolíticas provenientes do pâncreas e da mucosa do intestino delgado. Essas enzimas não são secretadas na forma ativa, mas como proenzimas ou zimogênios; posteriormente, pela ação de outros compostos, são ativadas pela perda de uma pequena parte da cadeia polipeptídica por meio de uma hidrólise parcial. Como no caso do ácido clorídrico do estômago – que desnatura as proteínas e transforma o pepsinogênio em pepsina –, as proenzimas pancreáticas são ativadas pela enteroquinase do suco intestinal, que transforma o tripsinogênio em tripsina por meio de uma hidrólise. Esse processo é continuado por uma ativação em cascata das outras proenzimas pancreáticas pela ação da tripsina

(Figura 1). A secreção de enzimas proteolíticas parece ser regulada pela presença de proteína da dieta no intestino delgado.

Algumas plantas, como feijão e soja crus, possuem inibidores de tripsina que estimulam, em consequência, a secreção de mais enzimas pelo pâncreas, produzindo alterações metabólicas que resultam até mesmo em redução do crescimento. Esses fatores antinutricionais devem ser inativados termicamente e sua presença deve ser controlada, sobretudo em produtos industrializados.

No intestino delgado, as enzimas do suco pancreático mostram uma grande especificidade, especialmente nas ligações adjacentes à lisina ou à arginina (tripsina) ou em aminoácidos aromáticos (quimotripsina) e, ainda, nos que contêm aminoácidos alifáticos neutros (elastase).

Entre as exopeptidases, ou enzimas que liberam aminoácidos da cadeia polipeptídica, incluem-se as carboxipeptidases, que liberam o aminoácido com a carboxila livre, e as aminopeptidases, que liberam aqueles com os grupos NH_2 livres. As aminopeptidases junto com as dipeptidases são produzidas nas microvilosidades da mucosa intestinal e completam a digestão dos peptídeos em aminoácidos. Existe também absorção direta de dipeptídeos e tripeptídeos pelas células da mucosa intestinal, os quais são, em grande parte, hidrolisados no citoplasma do enterócito. Cabe ressaltar que o transporte de aminoácidos da digestão envolve carreadores específicos, com gasto indireto de energia (ATP), derivado do gradiente eletroquímico de sódio (Figura 2).

Todo esse processo é controlado primeiro pela chegada do alimento no trato intestinal e pela presença dos diferentes hormônios gastrointestinais responsáveis pela estimulação das secreções do suco gástrico, pancreático e intestinal. Entre esses hormônios, é necessário ressaltar sobretudo a gastrina do estômago, a secretina e a colecistoquinina-pancreozimina secretadas pelas células da mucosa intestinal, junto com outros hormônios gastrointestinais locais.

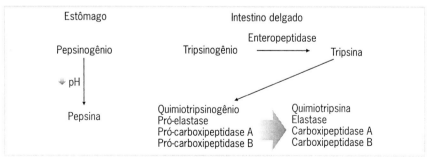

FIGURA 1   Esquema de ativação dos zimogênios em proteases.

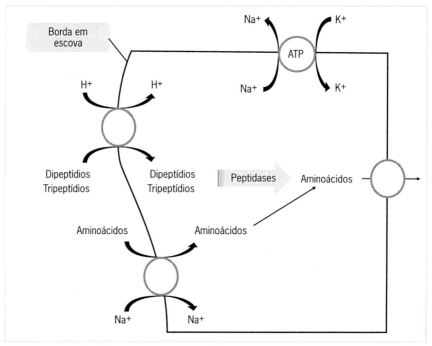

FIGURA 2   Absorção de peptídeos e aminoácidos na borda em escova do enterócito.

Biodisponibilidade

Conformação estrutural

A conformação estrutural de uma proteína influencia sua hidrólise pelas proteases. Proteínas nativas são, em geral, hidrolisadas em menor proporção que proteínas parcialmente desnaturadas. As proteínas podem apresentar quatro níveis de configuração estrutural: primária, secundária, terciária e quaternária.

A importância da estrutura proteica na biodisponibilidade de aminoácidos para o organismo está relacionada sobretudo ao acesso das enzimas digestivas (proteases) à cadeia polipeptídica, uma vez que quanto menor a complexidade estrutural, mais fácil se torna a ação dessas enzimas proteolíticas na clivagem de ligações peptídicas específicas, com consequente liberação de peptídeos e aminoácidos para o processo de absorção.

Um dos fatores que alteram a conformação espacial das proteínas a partir de seu estado nativo é a desnaturação, na qual a ação de diferentes agentes químicos ou físicos, como temperatura, irradiação, pressão, solventes orgânicos, pH e outros, tem por consequência a ruptura das interações que mantêm as estruturas mais complexas que envolvem as cadeias polipeptídicas. Desse modo, promove o "desenrolamento da molécula" e reduz a configuração original nativa a uma estrutura linear, dependendo do agente desnaturante utilizado e da intensidade do processo de desnaturação.

Dessa forma, pode-se assumir que, no geral, a desnaturação sob condições controladas facilita o acesso das enzimas proteolíticas à cadeia polipeptídica, resultando no aumento de sua digestibilidade e na melhor utilização de seus aminoácidos pelo organismo. Além disso, o tratamento térmico traz efeitos benéficos, incluindo a inativação de toxinas de origem proteica, como a toxina botulínica produzida pelo *Clostridium botulinum* e a enterotoxina do *Staphylococcus aureus*, inativação de enzimas responsáveis por alterações sensoriais negativas e aumento da vida útil do alimento, entre outros.

Fatores antinutricionais

Fatores antinutricionais são compostos naturalmente presentes em alimentos que interferem negativamente na atividade de determinadas enzimas digestivas, reduzindo a digestibilidade e a qualidade nutricional das proteínas.

A maior parte dos isolados e concentrados de proteínas vegetais contém inibidores de tripsina e quimiotripsina (tipo Kunitz e Bowman-Birk) e lectinas. Os inibidores impedem a completa hidrólise das proteínas provenientes de plantas oleaginosas e leguminosas pelas proteases pancreáticas. Tais inibidores podem se complexar com enzimas digestivas, reduzindo sua atividade biológica e induzindo o pâncreas à produção e à secreção excessiva com o objetivo de compensar a perda de atividade destas e, consequentemente, causando aumento desproporcional deste órgão, distúrbio conhecido como hipertrofia pancreática.

Lectinas são glicoproteínas que se ligam às células da mucosa intestinal e interferem na absorção de aminoácidos. Lectinas e inibidores de proteases do tipo Kunitz são termolábeis, ao passo que inibidores do tipo Bowman-Birk mantêm-se estáveis sob condições de processamento térmico. Portanto, proteínas vegetais tratadas termicamente são, em geral, mais digeridas que isolados proteicos nativos, apesar de conterem ainda algum resíduo do tipo Bowman--Birk. Proteínas vegetais também contêm outros fatores antinutricionais, como taninos e fitatos. Taninos, que são produtos condensados de polifenóis, reagem covalentemente com grupamentos épsilon-amino dos resíduos de lisina. Isso inibe a quebra dessa ligação peptídica catalisada pela tripsina. Por essa razão, não se recomenda o hábito inglês de se misturar chá, rico em polifenóis, com leite, fonte de aminoácidos para o organismo.

Em relação às proteínas de origem animal, destaca-se a albumina do ovo, que apresenta em sua constituição cerca de 11% de ovomucoide e 0,1% de ovoinibidores, ambos com atividade antitripsina. O leite contém vários tipos de inibidores de proteases que, assim como os presentes nos ovos, podem ser inativados pelo calor.

Processamento e complexação com outros nutrientes

Proteínas sofrem alterações químicas significativas envolvendo seus resíduos de aminoácidos, principalmente quando expostas a altas temperaturas e pH alcalino. Essas alterações podem reduzir sua digestibilidade e, consequentemente, seu aproveitamento pelo organismo. Reações com açúcares redutores e grupamentos épsilon-amino também diminuem a digestibilidade dos resíduos de lisina. Exemplo clássico é representado pela conhecida reação de Maillard ou "reação de escurecimento não enzimático", que, entre as várias alterações químicas induzidas pelo processamento térmico, é aquela que apresenta o maior impacto sensorial e nutricional.

A reação de Maillard refere-se a um complexo conjunto de reações iniciadas pela interação entre aminas e resíduos carbonila, os quais sob elevada temperatura decompõem-se e, eventualmente, condensam-se em compostos insolúveis de coloração marrom conhecidos por "melanoidinas". Essa reação não ocorre apenas em alimentos durante o processamento, mas também em sistemas biológicos. Em ambos os casos, proteínas e aminoácidos tipicamente fornecem o componente amina e açúcares redutores (aldoses e cetoses), ácido ascórbico e compostos carbonílicos e, em geral, derivados de processos oxidativos fornecem o componente carbonila.

Algumas das carbonilas derivadas da sequência de reações do escurecimento não enzimático reagem rapidamente com aminoácidos livres, o que resulta na degradação dos aminoácidos em aldeídos, amônia e dióxido de carbono, sendo essa reação conhecida por "degradação de Strecker". Os aldeídos contribuem para o desenvolvimento dos aromas durante a reação de escurecimento. Na "degradação de Strecker", cada tipo de aminoácido resulta em um aldeído específico com aroma diferenciado.

Essa reação reduz o valor nutricional da proteína e alguns de seus produtos podem ser tóxicos, mas, provavelmente, não perigosos à saúde por causa da concentração relativamente baixa dos aldeídos nos alimentos. Uma vez que o grupamento épsilon-amino da lisina é a maior fonte de aminas primárias em proteínas, ele está frequentemente envolvido na reação amina-carbonila e, em geral, sofre a maior perda de biodisponibilidade quando essa reação ocorre. A extensão de perda de lisina depende do estágio no qual a reação de escurecimento se encontra. A lisina envolvida nos estágios iniciais de escurecimento, incluindo a "base de Schiff", é biologicamente ativa. Ainda nessa fase inicial, os compostos formados são hidrolisados em lisina e açúcares redutores pelas condições ácidas do estômago. Entretanto, após o estágio de cetosamina (produtos de Amadori) ou aldosamina (produtos de Heyns), a lisina passa a ser biologicamente indisponível. É importante notar que nessa fase ainda não ocorre o desenvolvimento da coloração. Embora os sulfitos inibam a formação de pigmentos escuros, eles não impedem a perda de biodisponibilidade da lisina, uma vez que não previnem a formação dos compostos de Amadori ou de Heyns.

Para quantificar a atividade biológica da lisina em diferentes etapas da reação de Maillard, adiciona-se 1-flúor-2,4-dinitrobenzeno (FDNB) seguido de hidrólise ácida. O FDNB reage com os grupamentos épsilon-amino dos resíduos de lisina e o hidrolisado é, então, extraído com etil-éter para remover o FDNB não reagente, cuja concentração é determinada por absorbância a 435 nm. Pode-se utilizar também o ácido sulfônico 2,4,6-trinitrobenzeno (TNBS) e, nesse caso, a determinação da concentração (e-TNP-lisina) é feita a 346 nm.

O escurecimento não enzimático não causa apenas as maiores perdas de lisina, mas também provoca a oxidação de vários outros aminoácidos essenciais, especialmente Met, Tir, His e Trip. Ligações cruzadas de proteínas por compostos carbonila produzem escurecimento, reduzindo sua solubilidade e digestibilidade.

Além dos açúcares redutores, outros aldeídos e cetonas presentes nos alimentos podem fazer parte das reações carbonila-amina. Notavelmente, o gossipol na semente de algodão, o glutaraldeído adicionado às rações proteicas para controlar a desaminação no rúmen e aldeídos, especialmente o malonaldeído, provenientes da oxidação de lipídios, podem reagir com os grupos amino das proteínas. Aldeídos bifuncionais, como os malonaldeídos, podem formar ligações cruzadas e polimerizar proteínas. Isso resulta na insolubilização, na perda da digestibilidade e da biodisponibilidade da lisina, e na perda das propriedades funcionais das proteínas.

Em geral, outras reações que envolvem proteínas em alimentos, reduzindo sua biodisponibilidade para o organismo, seriam:

- Ligações cruzadas e polimerização decorrente da interação com radicais livres produzidos pela oxidação de lipídios insaturados também presentes no alimento.
- Interação com compostos fenólicos, como ácido hidroxibenzoico, catecóis, gossipol e outros derivados de tecidos vegetais, que durante o processo de maceração são oxidados e, em pH alcalino, levam à formação de "quinonas". Estas, por sua vez, são altamente reativas e interagem com sulfidrilas e grupamentos amino das proteínas, resultando, em certos casos, na formação de compostos de coloração marrom e elevado peso molecular, conhecidos

como "taninos". Reações "quinona-grupos amino" decrescem a digestibilidade e a biodisponibilidade dos resíduos lisina e cisteína ligados à proteína.

- Solventes orgânicos halogenados, frequentemente usados na extração do óleo e de fatores antinutricionais, podem reagir sobretudo com resíduos Cis, His e Met nas proteínas.
- Reações de nitritos com aminas secundárias e, em alguma extensão, com aminas primárias e terciárias, resultam na formação de "N-nitrosaminas", que estão entre os compostos mais carcinogênicos formados em alimentos. Os nitritos, usados no processamento de alimentos cárneos para melhorar a coloração e prevenir o crescimento bacteriano, reagem principalmente com os resíduos Pro, His, Trip, Arg, Tir e Cis, em condições ácidas e sob elevada temperatura.

Transportadores de aminoácidos no músculo esquelético

As características dos sistemas de transporte de aminoácidos presentes no sarcolema podem explicar, em parte, a manutenção do gradiente de concentração de aminoácidos entre músculo e sangue, e podem explicar a influência sobre a troca interórgãos e o metabolismo muscular de aminoácidos. A membrana plasmática do tecido muscular apresenta cinco sistemas de transporte de aminoácidos:

- Sistema A: esse sistema foi o primeiro a ser descoberto e identificado. Transporta aminoácidos neutros e pequenos, particularmente alanina e glicina. É caracterizado como um sistema de alta afinidade, baixa capacidade, sódio-dependente e responsivo à estimulação por insulina. Além disso, uma substancial parte do efluxo de alanina a partir do tecido muscular também ocorre por meio dos sistemas ASC e L.
- Sistema ASC: caracteriza-se como sódio-dependente, não responsivo à estimulação por insulina, com capacidade e afinidade médias. Alanina, serina e cisteína são os substratos principais desse sistema de transporte.
- Sistema L: caracteriza-se como um sistema de baixa afinidade, alta capacidade, sódio-dependente e não responsivo à ação da insulina. Esse sistema transporta principalmente aminoácidos de cadeia ramificada (ACR) e aminoácidos aromáticos, sendo a razão de distribuição entre o espaço intramuscular e extracelular para ACR ou aminoácidos aromáticos de aproximadamente 1,2:1. Esse valor está relacionado ao acoplamento desse sistema com o gradiente de alanina, ou seja, influxo de ACR e efluxo de alanina.
- Sistema Nm: caracteriza-se como de alta capacidade, baixa afinidade, sódio-dependente e responsivo à ação da insulina. Esse sistema transporta basi-

camente os aminoácidos glutamina, asparagina e histidina. É responsável pela elevada diferença de concentração (30 a 40 vezes) de glutamina entre o tecido muscular e o sangue, uma vez que exerce a função de controlar a liberação de glutamina a partir do músculo para o sangue. A atividade do sistema Nm é aumentada sob determinadas situações, tais como acidose, tratamento com corticosteroides, trauma, queimaduras e sepse, as quais acarretam aumento da concentração intracelular de sódio, o que favorece o efluxo de glutamina do músculo para o sangue.

- Sistema X-AG: os aminoácidos glutamato e aspartato são transportados por este sistema, que se caracteriza por ter alta afinidade, baixa capacidade e por ser sódio-independente, porém dependente de H^+. Contudo, as características desse transportador não são totalmente esclarecidas, uma vez que um gradiente de concentração > 50 vezes é mantido entre o músculo e o sangue, apesar de a captação significativa de glutamato a partir do sangue pelo tecido muscular ocorrer durante as 24 horas do dia.

Metabolismo e excreção

Os processos de anabolismo (síntese de proteínas e polipeptídeos) e catabolismo (degradação proteica) fornecem informações importantes sobre o balanço nitrogenado orgânico. Este é definido como a diferença entre consumo e excreção de nitrogênio corporal (Figura 3).

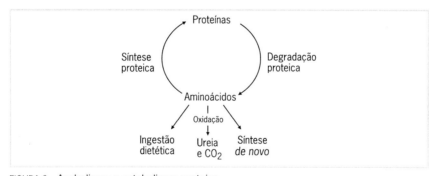

FIGURA 3   Anabolismo e catabolismo proteico.

O *pool* de aminoácidos livres, embora muito menor do que a porcentagem de aminoácidos corporais localizados principalmente na proteína tecidual, exerce papel importante no *pool* de aminoácidos corporais, sendo este representado centralmente na Figura 4.

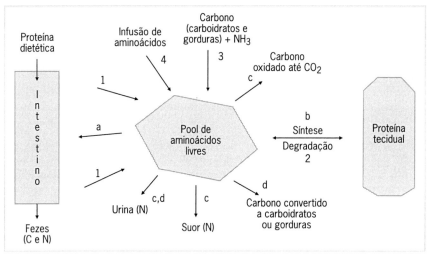

FIGURA 4 Diagrama simplificado do metabolismo proteico.

Fisiologicamente, há três caminhos pelos quais os aminoácidos podem participar deste *pool* corporal:

1. Oriundos das proteínas dietéticas obtidas pela digestão por meio das peptidases.
2. Da quebra de proteínas teciduais.
3. Na síntese de aminoácidos dispensáveis a partir de NH_3 e uma fonte de esqueletos de carbono (respectivamente indicados como 1, 2 e 3 na Figura 4).

Dentro das proteínas dietéticas há algumas que não são absorvidas, sendo excretadas nas fezes. Em relação à rota 3, esta é eliminada do esquema quando considerados os aminoácidos indispensáveis, que não podem ser produzidos pelo nosso organismo. Uma quarta possibilidade de entrada de aminoácidos no *pool* corporal é uma das mais utilizadas técnicas laboratoriais para estudo do metabolismo proteico: a infusão intravenosa de aminoácidos (rota 4).

Em relação ainda ao *pool* de aminoácidos, podemos considerar também quatro rotas pelas quais os aminoácidos podem sair:

A. Secreção intestinal.
B. Incorporação dos aminoácidos nas proteínas corporais.
C. Oxidação: perda de nitrogênio via suor e urina.

D. Via carbono na respiração ou incorporação nos estoques energéticos por meio dos carboidratos ou das gorduras, sendo o nitrogênio excretado na urina (rotas a, b, c e d na Figura 4).

Aproximadamente de 11 a 15 g de nitrogênio são excretados diariamente na urina de um indivíduo adulto saudável, que consome de 70 a 100 g de proteína por dia. A ureia é a principal forma de excreção de nitrogênio, com menores contribuições na forma de amônia, ácido úrico, creatinina e alguns aminoácidos livres. Ureia e amônia surgem a partir da oxidação parcial de aminoácidos, enquanto o ácido úrico e a creatinina são indiretamente derivados de aminoácidos.

A remoção do nitrogênio a partir de aminoácidos e sua conversão para uma das formas que possam ser excretadas pelos rins devem ser consideradas como um processo de duas etapas. A primeira etapa a ser considerada envolve dois tipos de reações enzimáticas: transaminação e deaminação.

As reações de transaminação também são importantes no anabolismo de aminoácidos, porém se deve considerar que as rotas anabólicas e catabólicas não são exatamente o inverso uma da outra, e que não são as mesmas enzimas que estão envolvidas. Essas reações são realizadas por transaminases, também chamadas aminotransferases, enzimas presentes no citosol e na mitocôndria e que têm a piridoxal-fosfato como coenzima, que é derivada da vitamina B6, a qual pode ser encontrada na natureza sob três formas: piridoxina, piridoxal e piridoxamina. Em tecidos de mamíferos, o nitrogênio amínico dos aminoácidos é transferido para o alfa-cetoglutarato (aceptor) para produzir glutamato, restando os esqueletos de carbono. O destino dos esqueletos carbonados e o do nitrogênio dos aminoácidos podem ser considerados separadamente. O nome da transaminase deriva do aminoácido doador do grupo amino para o alfa-cetoglutarato, como alanina transaminase (ou alanina aminotransferase) (AAT):

$$\text{Alanina + alfa-cetoglutarato} \xleftrightarrow{\text{AAT}} \text{Piruvato + glutamato}$$

O glutamato é, portanto, um produto comum às reações de transaminação, constituindo um reservatório temporário de grupos amino, provenientes de diferentes aminoácidos.

O nitrogênio é também removido a partir dos aminoácidos por reações de deaminação, que resultam na formação de amônia. Um determinado número de aminoácidos pode ser deaminado diretamente (histidina), por desidratação (serina, treonina), pelo ciclo da purina nucleotídeo (aspartato), e por deaminação oxidativa (glutamato). Estes dois últimos processos são relevantes, uma vez que o aspartato e o glutamato são aminoácidos formados em reações de transaminação a partir de outros aminoácidos. O glutamato é também formado em vias específicas de degradação de arginina e lisina. Desse modo, o nitrogênio de qualquer aminoácido pode ser transferido em um dos dois precursores da síntese de ureia, ou seja, amônia e aspartato.

A remoção do nitrogênio a partir de aminoácidos acarreta na formação de seus respectivos análogos cetoácidos, sendo que muitos desses apresentam uma forma que lhes permite entrar diretamente em vias do metabolismo oxidativo. Por exemplo, tanto o piruvato (a partir da alanina) quanto o alfa-cetoglutarato (a partir do glutamato) são intermediários da via glicólise/ciclo de Krebs na oxidação de glicose. Portanto, a proteína pode contribuir para o fornecimento de energia do organismo, podendo essa contribuição ser significativa durante períodos de restrição energética ou após a utilização dos estoques endógenos corporais de carboidratos.

O catabolismo do esqueleto de carbono dos aminoácidos segue duas rotas gerais, que se diferenciam em função do tipo de produto final obtido. O esqueleto de carbonos dos aminoácidos origina sete intermediários metabólicos: piruvato, acetil-CoA, acetoacetil-CoA, alfa-cetoglutarato, succinil-CoA, fumarato e oxaloacetato. Esses produtos entram nas rotas do metabolismo intermediário, resultando na síntese de glicose ou lipídio ou na produção de energia por meio de sua oxidação a CO_2 e água pelo ciclo de Krebs.

Os aminoácidos podem ser classificados de acordo com a natureza de seus produtos metabólicos finais em:

- Glicogênicos: alanina, asparagina, aspartato, cisteína, glutamato, glutamina, glicina, prolina, serina, arginina, histidina, metionina, treonina e valina.
- Cetogênicos: leucina e lisina.
- Glicogênicos e cetogênicos: tirosina, isoleucina, fenilalanina e triptofano.

Os aminoácidos cujo catabolismo origina piruvato ou um dos intermediários do ciclo de Krebs são denominados glicogênicos. Estes intermediários são substratos para a gliconeogênese e, desse modo, podem provocar a formação de glicogênio no fígado e músculo.

Os aminoácidos cujo catabolismo origina acetoacetato ou um de seus precursores, acetil-CoA ou acetoacetil-CoA, são denominados cetogênicos. O acetoacetato representa um dos corpos cetônicos, que também incluem o 3-hidroxibutirato e a acetona. Cabe ressaltar que mamíferos não sintetizam glicose a partir de acetil-CoA. Esse fato é a base da distinção entre aminoácidos glicogênicos e cetogênicos (Figura 5).

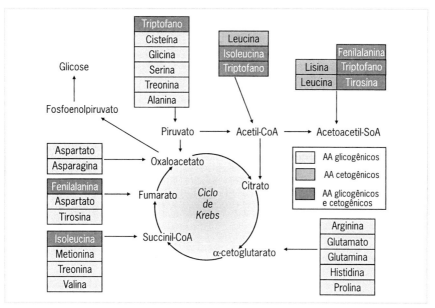

FIGURA 5 Anaplerose do ciclo de Krebs: metabolismo dos esqueletos de carbono e aminoácidos.

Ciclo da ureia

O excesso de nitrogênio é excretado de três formas: amônia (como íon amônio), ureia e ácido úrico. Os animais que vivem em ambiente aquático, como os peixes, excretam nitrogênio como amônia. Esses animais estão protegidos dos efeitos tóxicos de altas concentrações de amônia não só pela remoção desse composto de seus corpos, mas também pela rápida diluição da amônia excretada na água do ambiente. Por outro lado, o principal produto de excreção do metabolismo do nitrogênio em animais terrestres é a ureia, que se caracteriza como um composto hidrossolúvel, enquanto uma pequena fração é excretada na forma de íons amônio livres.

A síntese de ureia é realizada no fígado, por meio do ciclo da ureia ou ciclo de Krebs-Henseleit. Os dois átomos de nitrogênio presentes na molécula de ureia são provenientes de NH_4^+ e aspartato, ambos derivados de glutamato, enquanto o átomo de carbono origina-se do bicarbonato.

A síntese inicia-se na matriz mitocondrial, com a formação de carbamoil-fosfato a partir de íons bicarbonato e amônio, com gasto de duas moléculas de ATP. O carbamoil-fosfato condensa-se com ornitina, formando citrulina, que é transportada para o citosol, onde reage com o aspartato, formando arginino-succinato, que se decompõe em arginina e fumarato. A arginina é hidrolisada, regenerando ornitina e produzindo ureia, a qual é transportada para o rim e eliminada na urina.

A quantidade de ureia excretada por um indivíduo adulto é de cerca de 30 g por dia, mas este valor varia proporcionalmente à quantidade de proteína ingerida. A excreção de ureia representa 90% dos compostos nitrogenados excretados; o restante aparece sob a forma de NH_4^+, creatinina e ácido úrico.

A conversão da maior parte do NH_4^+ em ureia é fundamental para manter baixas concentrações desse íon nos tecidos. O aumento da concentração sanguínea desse íon afeta principalmente o cérebro, uma vez que o NH_4^+ em alta concentração pode aumentar o consumo de alfa-cetoglutarato para a síntese de glutamato, na reação catalisada pela enzima glutamato desidrogenase, acarretando depleção de intermediários do ciclo de Krebs e consequente redução da velocidade de oxidação de glicose, que representa a principal fonte de ATP para o cérebro.

Metabolismo proteico e de aminoácidos no ciclo jejum-alimentado

Poderia se supor que a ingestão de uma refeição contendo proteínas causasse um elevado e significativo aumento da concentração de todos os aminoácidos na circulação sistêmica, porém, por diversas razões, este fato não ocorre. Após a digestão e absorção das proteínas da dieta no trato digestório, a maioria dos aminoácidos é transportada por meio do sangue portal até o tecido hepático. Todavia, as células intestinais metabolizam os aminoácidos aspartato, asparagina, glutamato e glutamina e liberam alanina, lactato, citrulina e prolina no sangue portal. Além disso, as células da mucosa intestinal, que representam células de rápida divisão, necessitam de glutamina como um aminoácido doador de nitrogênio para a síntese de bases nitrogenadas, que são incorporadas nos ácidos nucleicos.

Um segundo tecido que apresenta um papel relevante no controle da concentração plasmática de aminoácidos é o fígado. Após uma refeição, cerca de 20% dos aminoácidos que entram no tecido hepático são liberados para a circulação sistêmica, enquanto aproximadamente 50% dos aminoácidos são catabolizados, com a concomitante liberação de ureia, e 6% são incorporados em proteínas plasmáticas.

O fígado é relativamente ineficiente em oxidar tirosina, lisina e ACR (leucina, isoleucina e valina). Em relação aos ACR, este fato é em virtude da baixa atividade catalítica da enzima aminotransferase de ACR, que transfere o grupo alfa-amino desses aminoácidos para o alfa-cetoglutarato e, desse modo, inicia o catabolismo dos ACR. Portanto, os ACR são pouco metabolizados no fígado, sendo captados principalmente pelo músculo esquelético, o qual apresenta a enzima aminotransferase de ACR tanto no compartimento citossólico quanto no mitocondrial. Alguns alfa-cetoácidos de cadeia ramificada formados a partir da enzima citossólica muscular podem ser transferidos para o compartimento mitocondrial para serem oxidados. Porém, o complexo enzimático desidrogenase de alfa-cetoácidos de cadeia ramificada (DCCR) no tecido muscular apresenta baixa atividade. Essa segunda etapa da oxidação de ACR no músculo esquelético é considerada a limitante desse processo. Nessa etapa, ocorre uma descarboxilação oxidativa não reversível do alfa-cetoácido de cadeia ramificada pelo complexo enzimático DCCR, que está localizado na superfície interna da membrana mitocondrial interna.

O conteúdo da enzima DCCR é maior no fígado em relação ao tecido muscular. Sob condição de repouso, estão ativos no músculo esquelético 4% da enzima DCCR. Por outro lado, sob a mesma condição, 97% da enzima DCCR presente no fígado está na forma ativa. A atividade da DCCR é regulada por fosforilação reversível, uma vez que essa enzima é inativada pela enzima DCCR quinase e ativada pela DCCR fosfatase. A atividade da enzima DCCR é elevada em resposta ao aumento da concentração de leucina, H^+, ADP mitocondrial e, possivelmente, pela elevação da razão $NAD^+/NADH$. Por outro lado, a atividade da enzima DCCR é inibida pelo aumento da concentração de ATP, acetil-CoA, piruvato, ácidos graxos livres e corpos cetônicos. A regulação da enzima DCCR é sensível tanto às alterações em substratos e produtos intracelulares, quanto ao estado energético da célula. Os alfa-cetoácidos de cadeia ramificada apresentam muitas vias metabólicas; alguns podem ser liberados para a circulação sanguínea a partir da célula muscular, enquanto outros podem ser oxidados em outros tecidos, particularmente no fígado.

No início do estado de jejum, a glicogenólise hepática é relevante para a manutenção da glicemia. A lipogênese é diminuída, e lactato (ciclo de Cori) e aminoácidos são utilizados para a formação de glicose (gliconeogênese). Cabe ressaltar que o ciclo glicose-alanina, no qual o carbono e nitrogênio retornam ao fígado na forma de alanina, se torna uma via metabólica importante.

Com o prolongamento do estado de jejum, uma vez que nenhum alimento é ingerido, ao mesmo tempo em que ocorre uma diminuição acentuada da concentração de glicogênio hepático, o organismo torna-se dependente da gliconeogênese hepática, primariamente a partir de glicerol, de lactato e de aminoácidos. O ciclo de Cori e o ciclo alanina-glicose desempenham um papel relevante, porém não fornecem carbonos para o saldo de síntese de glicose. Esse fato é em razão de a glicose formada a partir de lactato e alanina pelo fígado meramente repor aquela que foi convertida para lactato e alanina pelos tecidos periféricos. Na verdade, esses ciclos transferem energia a partir da oxidação de ácidos graxos no fígado para tecidos periféricos que não conseguem oxidar o triacilglicerol. O cérebro oxida glicose completamente a CO_2 e água. Em consequência, o saldo de síntese de glicose a partir de alguma outra fonte de carbono é obrigatório no estado de jejum. Todavia, ácidos graxos não podem ser utilizados para a síntese de glicose, porque não há uma via pela qual o acetil--CoA produzido a partir da oxidação de ácidos graxos possa ser convertido em glicose. O glicerol, um subproduto da lipólise no tecido adiposo, representa um substrato para a síntese de glicose. Contudo, em resposta ao jejum, verifica-se aumento da degradação proteica no organismo – que ocorre em alguns tecidos na fase inicial da privação alimentar –, o que permite que os aminoácidos liberados sejam utilizados para a oxidação ou para a gliconeogênese. É dentre as proteínas corporais, especialmente as do músculo esquelético, que se obtém a maioria do carbono necessário para o saldo de síntese de glicose.

As proteínas são hidrolisadas dentro da célula muscular e a maioria dos aminoácidos é parcialmente metabolizada. Alanina e glutamina são os aminoácidos liberados em maiores quantidades a partir do tecido muscular para o sangue. Os demais aminoácidos são, na sua maior parte, metabolizados para a obtenção de intermediários (piruvato e alfa-cetoglutarato), os quais podem gerar alanina e glutamina. ACR são a principal fonte de nitrogênio para a síntese de alanina e glutamina no tecido muscular. Os alfa-cetoácidos de cadeia ramificada produzidos a partir dos ACR por transaminação são parcialmente liberados no sangue para a captação pelo fígado, que sintetiza glicose a partir do alfa-cetoácido da valina, corpos cetônicos a partir do alfa-cetoácido da leucina, e glicose e corpos cetônicos a partir do alfa-cetoácido da isoleucina. Estima-se que os aminoácidos contribuam para a síntese de cerca de 60 g de glicose por dia na fase inicial do jejum. Igualmente importante é a disponibilidade de aminoácidos indispensáveis, liberados pela degradação proteica tecidual e potencialmente utilizáveis para a manutenção da função de outros tecidos. O músculo esquelético e os tecidos intestinais são as principais fontes de aminoácidos indispensáveis durante os períodos de jejum. Se a privação alimentar perdurar além de alguns dias, a taxa de degradação proteica diminui rapidamente. Após 2 ou 3 semanas sem ingestão alimentar, a gliconeogênese dos aminoácidos não fornece mais do que 15 a 20 g de glicose por dia.

Igualmente no estado de jejum, as células da mucosa intestinal necessitam de glutamina para a síntese de nucleotídeos e, nessa condição, parte do glutamato formado pode ser oxidado para o fornecimento de energia, fato este que está relacionado com a concomitante liberação de alanina pelo enterócito para o sangue portal hepático. Cabe ressaltar que, durante o jejum, o intestino remove aproximadamente 2/3 dos aminoácidos circulantes, sendo que o aminoácido glutamina responde por mais da metade do total dos aminoácidos captados. Ao mesmo tempo, o intestino libera sete aminoácidos, sendo o aminoácido alanina responsável por mais da metade do total de aminoácidos liberados.

A síntese de glicose no fígado durante o jejum é intimamente ligada à síntese de ureia. A maioria dos aminoácidos pode doar o seu nitrogênio amínico por transaminação com o alfa-cetoglutarato, o que forma glutamato e o novo alfa-cetoácido, que frequentemente pode ser utilizado para a síntese de glicose.

No início do período de realimentação, o fígado inicialmente capta pouca glicose, ou seja, o tecido hepático permanece ainda realizando gliconeogênese por algumas horas após o início da realimentação. Preferivelmente a fornecer glicose sanguínea, a gliconeogênese hepática fornece glicose-6-fosfato para a glicogênese. Isso significa que o glicogênio hepático não é ressintetizado após um jejum pela síntese direta a partir da glicose sanguínea. Preferivelmente, a glicose é catabolizada em tecidos periféricos para lactato, o qual é convertido no fígado para glicogênio, por meio da via indireta da síntese de glicogênio (gliconeogênese). A gliconeogênese a partir de aminoácidos específicos que são absorvidos pela mucosa intestinal também exerce um papel relevante em restabelecer a concentração normal de glicogênio hepático por meio da gliconeogênese. Após a taxa de gliconeogênese declinar, o glicogênio hepático é mantido pela via direta de síntese, ou seja, a partir da glicose sanguínea. Ao mesmo tempo, verifica-se que os aminoácidos presentes no sangue oriundos da dieta são também utilizados para a síntese de proteínas no fígado e nos demais tecidos do organismo.

Metabolismo proteico em estados catabólicos

Em indivíduos saudáveis, a homeostase da proteína corporal é mantida por um ciclo no qual o saldo de perda de proteínas no período absortivo é igualado pelo saldo de incorporação de proteínas no período pós-prandial. No estresse agudo, como em caso de cirurgia, trauma, queimadura e sepse, o saldo de catabolismo proteico é acelerado e a resposta metabólica para a alimentação é prejudicada. Consequentemente, pacientes gravemente enfermos podem perder significativa quantidade de proteína corporal, sendo grande parte oriunda do músculo esquelético. Além disso, a imobilidade dos pacientes causa atrofia do músculo esquelético, contribuindo para um balanço nitrogenado negativo. Embora o catabolismo de proteínas musculares possa ser utilizado para fornecer substratos para a síntese de proteínas no fígado (proteínas de fase aguda positiva) e para células do sistema imune (replicação celular), a depleção grave de massa magra corporal aumenta a morbidade e a mortalidade na fase aguda e retarda a recuperação do paciente.

Tecidos caracterizados por células de rápida replicação, como enterócitos e células do sistema imune, exibem alterações precoces em situações de diminuição da capacidade de síntese de proteínas. A atrofia da mucosa intestinal e a perda de vilosidades no intestino delgado podem promover a translocação de bactérias intestinais a partir do lúmen para dentro do sistema linfovascular através da parede intestinal. Alterações na função imune são importantes consequências clínicas do catabolismo proteico. A funcionalidade de linfócitos T é primariamente deprimida, enquanto alterações na funcionalidade de linfócitos B são mais variáveis. A atividade do sistema complemento e a função granulocítica também são afetadas. No fígado, a condição de estresse agudo seletivamente aumenta a síntese de proteínas de fase aguda positiva, enquanto a síntese de outras diversas proteínas é diminuída após o trauma. Estas incluem albumina, transferrina, pré-albumina e proteína ligadora de retinol. O aumento da difusão de albumina a partir do plasma para dentro do compartimento intersticial também pode contribuir para a hipoalbuminemia de pacientes agudos. A atrofia e a fraqueza da musculatura respiratória podem acarretar em diminuição da ventilação alveolar.

Dentre os mediadores da resposta catabólica proteica ao trauma e à sepse destacam-se: hormônios, citocinas, prostaglandinas e a concentração intracelular de glutamina. Os hormônios denominados contrarregulatórios (glucagon, catecolaminas, glicocorticoides) estão aumentados após o trauma e a sepse. Estudos indicam que o glucagon estimula o catabolismo de aminoácidos indispensáveis no tecido hepático, enquanto os glicocorticoides têm efeitos agudos proteolíticos, possivelmente por meio da ativação do sistema ubiquitina-proteossoma. Por outro lado, a capacidade da insulina de estimular a síntese proteica muscular parece ser prejudicada em indivíduos com sepse grave. Além disso, pacientes gravemente enfermos frequentemente apresentam redução da concentração plasmática de GH e de IGF-1, fato que pode contribuir para o catabolismo proteico nesses pacientes.

Em relação às citocinas, verifica-se que podem mediar algumas das disfunções metabólicas observadas em pacientes com trauma e sepse. Nesse contexto, destaca-se a interleucina 6 (IL-6), a qual está envolvida na estimulação da síntese de proteínas de fase aguda.

A glutamina é o aminoácido livre mais abundante no músculo esquelético. Além disso, a concentração intracelular de glutamina pode influenciar na regulação das taxas de síntese e de degradação proteicas. Contudo, a concentração intramuscular de glutamina diminui substancialmente em muitas situações catabólicas, sendo que alterações na concentração tecidual de glutamina correlacionam-se com o *turnover* proteico. Cabe ressaltar que estudos *in vitro* demonstram que a glutamina diminui a degradação proteica e estimula a síntese proteica. Além disso, a diminuição da hidratação celular pode acarretar catabolismo proteico tecidual. Desse modo, postula-se que alterações da hidratação celular podem representar a ligação entre o conteúdo de glutamina intracelular e o catabolismo proteico durante estados catabólicos.

SITUAÇÕES CLÍNICAS

As necessidades energéticas em pacientes hospitalizados podem ser obtidas por meio de equações preditivas, calorimetria indireta e fórmula de regra de bolso. As equações preditivas são menos precisas em pacientes com baixo peso e obesos. As equações derivadas de pacientes de hospitais (*Penn State, Ireton-Jones, Swinamer*) não são mais acuradas do que as equações derivadas de testes com voluntários normais (*Harris-Benedict, Mifflin St Jeor*). O uso de fórmulas-padrão para o cálculo das necessidades energéticas pode ser impreciso em decorrência do metabolismo energético alterado e de diferenças metabólicas em pacientes com diferentes doenças.

A aplicabilidade da calorimetria indireta pode ser limitada na maioria das instituições pela disponibilidade e pelo custo. É consenso internacional que a calorimetria indireta é o melhor método para quantificar as necessidades energéticas; entretanto, o alto custo do equipamento inviabiliza sua utilização na prática clínica.

A baixa precisão das equações preditivas está relacionada a muitas variáveis não estáticas que afetam o gasto de energia do paciente gravemente doente, como peso corporal, medicamentos, tratamentos e temperatura corporal. A única vantagem de usar equações baseadas em peso corporal sobre outras equações preditivas é a simplicidade.

Com relação à fórmula simplificada – a qual é amplamente utilizada com a denominação de regra de bolso –, ela é simples, necessitando somente da informação do peso corporal. Essa regra não considera nível de atividade e nenhum protocolo de taxa de metabolismo basal e gasto energético total. Em pacientes com extremos de peso, essas fórmulas devem utilizar peso ajustado ou peso usual. Cabe destacar que não se observa diferença na mortalidade em relação à comparação entre estudos que utilizam essas equações e a regra de bolso (Toledo et al., 2018).

Em trabalho realizado por pesquisadores brasileiros, Toledo et al. (2018) desenvolveram um método mnemônico com a palavra "desnutrição", com 11 passos para combater a desnutrição hospitalar. No Brasil não há pesquisas longitudinais para monitorar e combater a desnutrição intra-hospitalar. Dentre os passos apresentados à comunidade científica, destaca-se a padronização das necessidades calóricas e proteicas.

Situações clínicas de restrição

Doença de Parkinson

Dentre as características dos indivíduos com doença de Parkinson é comum observar alterações no peso corporal durante o curso da doença, além de disfunção gastrointestinal (disfagia, sialorreia e constipação).

A levodopa é o fármaco mais eficaz no tratamento dessa patologia, entretanto aminoácidos e levodopa competem pelo mesmo mecanismo de transporte ativo no trato gastrointestinal e na barreira hematoencefálica. As refeições hiperproteicas associadas à ingestão do medicamento favorecem essa interação; portanto, o ideal é manter o equilíbrio da quantidade de ingestão de proteínas nas refeições ao longo do dia, sem que haja refeições com alto teor proteico. Esses pacientes devem ser orientados em relação à administração da droga pelo menos 40 minutos antes ou uma hora após as refeições contendo proteínas. Outra forma de evitar essa interação, muito utilizada na prática clínica, é priorizar a ingestão de proteína no período da noite, em que há menor ingestão medicamentosa, pois reduz a interação droga-nutriente.

Quanto às necessidades diárias de ingestão de proteína, devem ser ajustadas para 0,8 e 1,0 g/kg/dia de peso atual. Nenhum efeito adverso foi observado em relação à composição corporal, como perda de massa muscular, entretanto são necessários mais estudos nessa população. O papel da dieta hipoproteica restrita não foi investigado em ensaios clínicos de boa qualidade e não há evidências que apoiem essa conduta dietética (Burgos et al., 2018).

Insuficiência hepática

Os pacientes com doença hepática crônica possuem uma alta prevalência de risco nutricional, em virtude da gravidade da disfunção hepática, hipertensão portal e síntese proteica comprometida, além da sintomatologia de ascite e edema, muito comum nesses indivíduos; portanto, ferramentas baseadas em peso atual são imprecisas e pouco confiáveis. Pesos habituais ou secos são muitas vezes difíceis de determinar em razão da cronicidade da doença. A maioria desses pacientes possui subnutrição baseada em diversos fatores, incluindo alterações no paladar, saciedade, disfunção autonômica com gastroparesia resultante e motilidade lenta do intestino delgado. As necessidades energéticas nesses indivíduos são altamente variáveis, difíceis de prever por equações simples e, consequentemente, mais bem determinadas por calorimetria indireta. Historicamente, a restrição de proteína foi utilizada para reduzir o risco de encefalopatia hepática, mas tal estratégia pode piorar o estado nutricional, diminuir a massa muscular e reduzir a remoção de amônia. A proteína não deve ser restrita como forma de minimizar a evolução da encefalopatia hepática; portanto, a alimentação deve ser normoproteica. A recomendação de proteínas para indivíduos com insuficiência hepática é a mesma de pacientes graves, com a advertência que o peso seco pode ser necessário nos cálculos (McClave et al., 2016).

Não há evidências que indiquem que uma formulação enriquecida com aminoácidos de cadeia ramificada (ACR) melhore os resultados dos pacientes em formulações-padrão de proteína total em pacientes críticos com doença hepática. A justificativa para o uso de ACR no tratamento da encefalopatia hepática é baseada nas suas concentrações reduzidas na insuficiência hepática, competindo por locais de ligação no sistema nervoso central com aminoácidos aromáticos e seu efeito estimulatório na desintoxicação de amônia. Estudos sugerem que em longo prazo (12 e 24 meses), a suplementação oral com ACR pode ser útil no retardo da progressão da doença hepática, o que favoreceria o aumento da sobrevida dos pacientes. Em pacientes com encefalopatia recebendo terapia de primeira linha, não há evidências até o momento de que a suplementação com ACR poderá propiciar melhora do estado mental ou grau do coma (McClave et al., 2016).

Situações clínicas com maior necessidade de ingestão de proteínas

Queimaduras

Em indivíduos acometidos de queimaduras ocorre balanço proteico corporal negativo e proliferação de microrganismos patógenos que, aliados a uma importante deficiência da resposta imune, podem ocasionar a geração de um foco infeccioso e, posteriormente, sepse. A terapia nutricional precoce tornou-se importante componente no tratamento, reduzindo o risco de translocação bacteriana, úlceras de decúbito e efeitos de hipermetabolismo.

A American Burn Association (ABA, 2011) e a American Society for Parenteral and Enteral Nutrition (McClave et al., 2016) recomendam que a terapia nutricional seja iniciada logo após a admissão do paciente, não ultrapassando período superior a 18 horas e entre 24 e 48 horas, respectivamente. Após esse período pode resultar em maior taxa de gastroparesia e necessidade de nutrição parenteral. De acordo com McClave et al. (2016), a nutrição enteral precoce pode reduzir os riscos de complicações, pneumonia e sepse.

Para cálculo das necessidades energéticas recomenda-se a calorimetria indireta. No caso de esse equipamento não estar disponível, há várias equações preditivas, embora sua precisão em pacientes com queimaduras não seja adequada. De acordo com Dickerson et al. (2002 apud McClave et al., 2016), em uma avaliação com 46 equações publicadas entre 1953 e 2000, nenhuma destas foi considerada precisa para estimar o gasto energético em indivíduos com superfície corpórea queimada superior a 20%.

A necessidade de ingestão de proteína em pacientes queimados está aumentada em virtude do catabolismo proteico, neoglicogênese, perda urinária e do processo de cicatrização. A necessidade de ingestão de proteína depende da porcentagem de área queimada, podendo variar de 1,5 a 2,0 g/kg/dia, com o objetivo de garantir um balanço nitrogenado positivo ou minimizar seu déficit (ABA, 2011; Rousseau et al., 2013; McClave et al., 2016).

Em pacientes críticos com queimaduras deve ser considerado no mínimo 0,3 g/kg/dia de glutamina durante 5 a 10 dias (Rousseau et al., 2013). A ingestão diária de 30 g de glutamina dividida em dois ou três *bolus* mostrou ser eficiente na melhoria do balanço nitrogenado (Rousseau et al., 2013).

A suplementação de glutamina é proposta para diminuir o catabolismo proteico, preservando a massa muscular, minimizando a translocação bacteriana pela preservação da integridade da mucosa. Isso pode impedir o desenvolvimento de sepse em pacientes queimados, especialmente na fase crítica inicial da lesão. Os benefícios com o uso da glutamina podem ser observados com concentrações de 0,5 g/kg/dia até no máximo 30 g/dia, de 7 a 14 dias. O uso da glutamina, independentemente da via de administração, parece auxiliar na cicatrização e na melhora da perfusão da mucosa intestinal.

A suplementação com arginina em pacientes críticos, particularmente na presença de sepse e pneumonia, é controversa e pode elevar a mortalidade nessa população, por aumentar a síntese de óxido nítrico. De acordo com Silva et al. (2012), em pacientes queimados, a suplementação de arginina demonstrou melhora na cicatrização e resposta imune em comparação ao grupo-controle. Entretanto, a quantidade adequada de suplementação com arginina, tempo de uso, método de administração e nível de segurança ainda não estão bem estabelecidos como rotina de uso em pacientes com queimaduras.

Oncologia

Dentre as estratégias atuais preconizadas por ESPEN (Arends et al., 2017) para atenção nutricional no câncer, destaca-se utilizar a calorimetria indireta para estimar o gasto energético em repouso (GER), com o objetivo de adequar as necessidades energéticas e proteicas, para reduzir a inflamação e auxiliar na restauração da massa corporal magra. Quando a calorimetria indireta é inviável, a regra de bolso, 25 a 30 kcal/kg/dia com 1,2 e 1,5 g de proteína/kg/dia, atua como faixa-alvo para ajudar a manter ou restaurar massa corporal magra. Aliado a esse fato, foi proposto que doses ainda maiores de proteína podem ser necessárias quando a depleção é grave.

Estudos indicaram que a suplementação por via oral com aminoácidos indispensáveis ou altas doses de leucina podem melhorar a síntese proteína muscular, mesmo no contexto da inflamação, embora os resultados não tenham sido totalmente consistentes. A arginina e os nucleotídeos são caracterizados como imunomoduladores em fórmulas de nutrição enteral em pacientes submetidos à cirurgia oncológica e radioterapia, sendo observado efeito benéfico em relação à resposta imune e redução de infecções pós-operatórias. Contudo, mais estudos são necessários para fornecer valores recomendados desses nutrientes (Arends et al., 2017).

O papel da suplementação com glutamina ainda é controverso. Uma revisão bibliográfica publicada referindo os efeitos da suplementação desse aminoácido na toxicidade da quimioterapia observou que apenas 8 de 24 estudos utilizaram glutamina oral e apenas 6 de 12 estudos usando glutamina parenteral relataram um benefício clínico (Arends et al., 2016).

Perioperatório

A terapia nutricional perioperatória é indicada em pacientes com subnutrição e aqueles em risco nutricional. Esse período é considerado da indicação à cirurgia até 30 dias de pós-operatório. A necessidade de energia e de proteína pode ser estimada com 25 a 30 kcal/kg/dia e 1,5 g/kg/dia de peso corporal ideal, respectivamente, com início no pós-operatório, quando viável, dentro de 24 horas (McClave et al., 2016; Arends et al., 2017).

Dados referentes à suplementação de glutamina e arginina, ambas de forma isolada, são limitados. Na cirurgia pancreática, a suplementação oral com glutamina e antioxidantes *versus* placebo demonstrou melhora no estresse oxidativo e na resposta inflamatória. Uma metanálise com pacientes oncológicos submetidos à cirurgia para cabeça e pescoço, recebendo suplementação enteral com arginina, durante período perioperatório, observou redução das fístulas e tempo de permanência hospitalar (Arends et al., 2017).

Doença renal

O aumento do catabolismo corporal é, provavelmente, o principal risco para o desenvolvimento da subnutrição em pacientes com doença renal aguda. As principais causas são: perda de nutrientes no dialisato, em caso de necessidade de terapia de reposição renal; presença de inflamação; acidose metabólica; hiperinsulinemia; intolerância à glicose e enfermidades associadas.

De acordo com DITEN (2011), as recomendações energéticas para **doença renal aguda** são baseadas no estresse metabólico: estresse leve de 30 a 35 kcal/kg/dia, estresse moderado de 25 a 30 kcal/kg/dia e estresse grave de 20 a 25 kcal/kg/dia. Referente à recomendação proteica, de acordo também com nível de estresse: estresse leve de 0,6 a 1,0 g/kg/dia; estresse moderado, com terapia de reposição renal de 1,0 a 1,5 g/kg/dia; estresse grave, com terapia de reposição renal de 1,3 a 1,8 g/kg/dia. As metas proteicas devem ser atingidas, no mínimo de 45 a 60% destas, em 3 a 5 dias após início da terapia nutricional. Essa referência recomenda a utilização do peso atual, e no caso de obesidade utilizar peso ideal.

Em 2016, a Aspen apresentou novas recomendações em relação ao suporte nutricional de pacientes críticos e em disfunção renal aguda. O aporte nutricional de proteínas não deve ser reduzido ou limitado, com o intuito de postegar o tratamento dialítico, estando as recomendações de oferta proteica entre 1,2 e 2,0 g/kg de peso corporal atual por dia.

De acordo com Fouquet (2007), citado por DITEN (2011), há autores que relatam um menor gasto energético durante os dias de diálise, decorrente da redução da atividade física, em virtude das 4 horas de duração do procedimento, portanto recomendam nesse período de 30 a 40 kcal/kg/dia.

Os indivíduos que frequentemente utilizam hemodiálise ou **terapia dialítica na modalidade contínua** (CRRT) devem ingerir maior quantidade de proteínas (até no máximo 2,5 g/kg/dia). Em razão da perda de aminoácidos que ocorre durante o procedimento dialítico, a necessidade de proteína desses indivíduos é superior à de indivíduos sadios. Há uma perda significativa de aminoácidos (10 a 15 g por dia), que está associada à terapia de diálise contínua. O catabolismo de massa magra corporal durante esse procedimento é elevado, portanto recomenda-se de 1,4 a 1,8 g/kg/dia de proteína em pacientes com doença renal crônica. Entretanto, de acordo com McClave et al. (2016) nenhuma vantagem importante foi demonstrada com o consumo acima de 2,5 g de proteínas/kg de peso/dia, sendo este o máximo estipulado para obter-se um balanço nitrogenado positivo nessa população específica. Recomenda-se avaliação frequente da adequação da oferta de proteínas com base na evolução clínica do paciente.

Em caso de peritonite é recomendado adicional proteico de 0,1 a 0,2 g/kg/dia em decorrência de aumento da permeabilidade de membrana peritoneal, que eleva as perdas e o catabolismo. Pelo menos 50% da ingestão de proteínas desses pacientes deve ser de alto valor biológico.

Em casos de pacientes com **doença renal aguda e internação em UTI**, a recomendação-padrão de ingestão de proteína é de 1,2 a 2,0 g/kg/dia e de energia é de 25 a 30 kcal/kg/dia. Nessa situação, deve-se utilizar peso corporal usual para pacientes com peso adequado e o peso corporal ideal para pacientes obesos e gravemente doentes (McClave et al., 2016).

Trauma

O gasto energético no paciente com trauma cranioencefálico pode variar de 100 a 200% do gasto energético em repouso predito basal, dependendo de variáveis como o uso de agentes paralíticos e/ou indutores de coma no manejo precoce. A necessidade de ingestão de proteína pode estar na faixa de 1,5 a 2,5 g/kg/dia. É indicado início da terapia nutricional de 24 a 48 horas após estabilização do paciente (McClave et al., 2016). Com base em consenso de especialistas, discutido por McClave et al. (2016), indica-se o uso de formulações imunomoduladoras contendo arginina, glutamina, fibra prebiótica e ácidos graxos ômega-3 com o intuito de reduzir infecções em pacientes com esse tipo de trauma.

A técnica de abdome aberto é frequentemente utilizada após ressuscitação traumática abdominal e nos casos de síndrome do compartimento abdominal no pós-operatório. A técnica também é útil no manejo da peritonite ou necrose pancreática infectada. O peritônio, que é exposto, produz uma proteína de alto exsudato que é essencialmente um ultrafiltrado do soro. Consequentemente, esses pacientes perdem uma quantidade significativa de proteína e, desse modo, indica-se acréscimo de ingestão de proteínas de 15 a 30 g adicionais por litro de exsudato perdido, cujos valores são estimados na perda de exsudato. Os requisitos de energia são semelhantes aos de outros pacientes em uma unidade de terapia intensiva (UTI) cirúrgica ou traumatológica (McClave et al., 2016; Arends et al., 2017).

Pacientes críticos

Pacientes críticos graves são considerados como indivíduos com ventilação mecânica prolongada (acima de 6 horas diárias) e disfunção orgânica persistente que requer permanência na UTI acima de 21 dias. Sugere-se início de terapia nutricional de 24 a 48 horas após a admissão na UTI.

Diversos autores reforçam a dificuldade de se atingir a recomendação de ingestão proteica para paciente crítico, tendo em vista que a maioria dos indivíduos recebe menos que a recomendação proteica necessária, aumentando o risco de perda muscular durante a permanência em UTI (Carpenedo, Luiz e Contini, 2016). As implicações da subnutrição no paciente crítico incluem aumento do tempo de ventilação mecânica e de permanência em UTI, dos custos hospitalares, além de maior risco de infecções e óbito.

Com base nas Diretrizes Americanas – Aspen (McClave et al., 2016), na ausência de calorimetria indireta sugere-se o uso de equações preditivas publicadas ou uma equação baseada no peso corporal (25 a 30 kcal/kg/dia) para determinação das necessidades de energia. No entanto, em pacientes gravemente doentes após reanimação volumétrica agressiva ou na presença de edema ou anasarca, deve-se utilizar peso corporal seco ou habitual nessas equações. Atingir o balanço energético guiado por medidas de calorimetria indireta em comparação com equações preditivas pode levar a um consumo nutricional mais adequado.

Para a maioria dos pacientes gravemente doentes, as necessidades de proteína são proporcionalmente mais altas do que as necessidades de energia. A necessidade de ingestão de proteína deve estar na faixa de 1,2 a 2,0 g/kg/dia de peso atual e provavelmente pode ser ainda maior em pacientes com queimaduras ou politrauma.

Em estudos realizados com pacientes críticos observa-se aumento da síntese de glutamina muscular, ao mesmo tempo em que a concentração plasmática desse aminoácido está reduzida, indicando assim aumento da demanda desse aminoácido. Há trabalhos que relatam também que a redução da concentração plasmática de glutamina (< 420 μmol/L) no momento da admissão está relacionada com maior mortalidade hospitalar. Portanto, a suplementação com glutamina se faz necessária nessa população para repor o *pool* muscular, atenuar o fluxo desse aminoácido e proporcionar a glutamina exógena necessária para atender às elevadas necessidades dos órgãos, melhora da síntese proteica, modulação do sistema imune, redução do estresse oxidativo e preservação da barreira intestinal. Entretanto, a concentração plasmática de glutamina é variável em pacientes de terapia intensiva e nem sempre está associada ao aumento da mortalidade (Martins, 2016). Conforme trabalho publicado por Ziegler et al. (2016) com uso de glutamina (0,5 g/kg/dia) por nutrição parenteral, os pacientes críticos por 28 dias e acompanhados por 6 meses não apresentaram melhora da mortalidade e desfecho hospitalar. Portanto, são necessários mais estudos com a utilização da dosagem da glutamina sérica na internação e após a suplementação de glutamina.

Quanto aos pacientes gravemente doentes obesos, as metas de necessidade energética não devem exceder de 65 a 70% do gasto energético calculado pela calorimetria indireta. Na ausência de calorimetria indireta, indica-se a equação baseada em peso: 11 a 14 kcal/kg/dia de peso atual para pacientes com IMC na faixa de 30 a 50 kg/m²; 22 a 25 kcal/kg/dia de peso atual para pacientes com IMC > 50 kg/m². Em relação à ingestão de proteína, devem ser fornecidos 2 g/kg/dia de peso ideal para pacientes com IMC de 30 a 40 kg/m²; até 2,5 g/kg/dia de peso ideal para pacientes com IMC ≥ 40 kg/m². Os valores supracitados de ingestão de proteína visam, em especial, propiciar balanço nitrogenado positivo e favorecer a cicatrização de feridas (McClave et al., 2016).

Sepse

Em pacientes com sepse, o consenso de especialistas de Aspen (McClave et al., 2016) sugere o fornecimento de alimentação trófica (definida como 10 a 20 kcal por hora ou até 500 kcal por dia) para a fase inicial da sepse, avançando conforme tolerado. Após 24 a 48 horas, passar para 60 a 70% da meta calórica, durante a primeira semana. Com relação à ingestão de proteínas, sugerem-se 1,2 a 2,0 g de proteína/kg/dia, após 24 a 48 horas na primeira semana de UTI.

Ampla variabilidade no gasto de energia tem sido documentada em choque séptico avançado; por essa razão, a calorimetria indireta é recomendada, como medida de acompanhamento a cada 4 dias. Se a calorimetria indireta não estiver disponível ou as condições do paciente não permitirem, equações simplistas baseadas no peso (25 kcal/kg/dia) podem ser usadas para prever o gasto de energia (McClave et al., 2016).

O uso de arginina pode representar uma ameaça para o paciente grave séptico quando está hemodinamicamente instável, aumentando a produção de óxido nítrico e causando maior instabilidade hemodinâmica e disfunção orgânica. De acordo com Aspen (McClave et al., 2016), a suplementação com arginina pode fornecer benefício no estágio inicial de sepse, promovendo a perfusão de tecidos e aumento do débito cardíaco; entretanto, são necessários mais estudos. Em um estudo utilizando uma formulação de glutamina, antioxidantes, oligoelementos e butirato (mas sem arginina) em comparação com o uso de fórmula enteral, observou-se redução do desenvolvimento de disfunções orgânicas, embora não tenha melhorado a mortalidade ou lesão em órgão-alvo.

Cirurgia bariátrica

A ingestão suficiente de proteínas é considerada protetora contra a perda de massa corporal magra em qualquer situação em que ocorre rápida perda de peso. No entanto, a ingestão de proteínas é geralmente reduzida após cirurgia bariátrica. A preferência por alimentos com baixo teor de proteína é comum após todos os procedimentos terem um componente restritivo, particularmente nos primeiros meses após a cirurgia, que é baseado na intolerância gástrica a alimentos ricos em proteínas. Geralmente, a maioria das intolerâncias alimentares tende a diminuir com o tempo, e a ingestão de proteína tende a aumentar, mas a ingestão de proteínas pode ser menor do que a recomendada no primeiro ano após a cirurgia, quando ocorre a maior parte da perda de peso. Portanto, o aconselhamento dietético deve abordar a ingestão de proteínas, particularmente nos primeiros meses após a cirurgia.

Procedimentos bariátricos envolvendo um certo grau de má absorção podem causar subnutrição. A incidência de subnutrição proteica depende do grau de má absorção, assim como dos hábitos alimentares e das necessidades proteicas dos pacientes. Em alguns casos observa-se intolerância ao consumo de alimentos ricos em proteína entre 3 e 6 meses de cirurgia, atingindo apenas 50% da recomendação.

As diretrizes para cirurgia bariátrica recomendam a ingestão de 60 a 120 g/dia ou 1,5 a 2,1 g/kg de peso ideal por dia, dos quais 40 a 60 g deverão ser fornecidos na forma de suplemento proteico altamente digerível. O paciente deve ser orientado a utilizar suplementos proteicos de alto valor biológico após 48 h da realização da cirurgia até no mínimo o primeiro ano de cirurgia. O uso da suplementação proteica, para complementar a dieta, tem como objetivo atingir a recomendação diária proposta. Nas técnicas predominantemente restritivas, como *bypass-Y-roux* e *sleev*, recomenda-se mínimo de 60 g/dia; nas técnicas disabsortivas (*duodenal-switch* e Scopinaro), mínimo de 120 g/dia. O uso de suplementos proteicos líquidos (30 g/dia) pode facilitar a ingestão adequada de proteínas no período após a cirurgia.

Pacientes com multimorbidades

Em projeto coordenado por ESPEN, publicado em 2018, estabeleceu-se um consenso com especialistas para condutas nutricionais em pacientes hospitalizados com polimorbidades. A polimorbidade (também denominada como multimorbidade) é definida como a co-ocorrência de pelo menos duas condições crônicas de saúde e é altamente prevalente, particularmente na população hospitalizada. No entanto, as diretrizes tratam amplamente de doenças individuais e raramente são responsáveis pela polimorbidade. O objetivo dessa publicação foi desenvolver diretrizes sobre suporte nutricional para pacientes polimórbidos hospitalizados em enfermarias.

Na ausência de calorimetria indireta, o gasto energético total para os pacientes polimórbidos idosos pode ser estimado a partir de 27 kcal/kg/dia de peso atual; para indivíduos adultos recomendam-se de 25 a 30 kcal/kg/dia; no caso de pacientes com baixo peso essa meta deve ser atingida com cautela, para evitar a síndrome de realimentação.

Quanto à ingestão proteica, recomenda-se mínimo de 1,2 g/kg/dia em pacientes internados em enfermarias com polimórbidos, exceto para pacientes com insuficiência renal. No caso de pacientes internados com polimórbidos com doença renal, a quantidade de proteína incluída pode ser diferente e deve ser avaliada individualmente com cautela. Em uma diretriz de Aspen (McClave et al., 2016), citado por ESPEN (Gomes et al., 2018), sobre terapia nutricional em pacientes adultos hospitalizados, sugere-se que a ingestão de proteína seja de 1,5 a 2,0 g/kg/dia para otimizar o suporte nutricional.

Com relação à suplementação nutricional específica (fibras, ácidos graxos poli-insaturados ômega 3, glutamina, arginina), o consenso da ESPEN (Gomes et al., 2018) refere que a quantidade de estudos pesquisados identificados com essa população foi baixa. Nessa publicação, cita trabalho realizado por Wong (2014) com pacientes com multimorbidade, incluindo úlceras por pressão por mais de 2 semanas, mostrando um efeito marginal, embora significativo, de uma mistura de 14 g de arginina, 14 g de glutamina e 2,5 g de HMB na cicatri-

CAPÍTULO 1 • PROTEÍNA 35

zação de úlceras de pressão. As úlceras por pressão são responsáveis pela perda de proteínas, hipermetabolismo, hipercatabolismo e estão frequentemente associados à subnutrição, incluindo deficiências nutricionais que são críticas para as diferentes fases da cicatrização de feridas.

Apresentação resumida das metas calóricas e proteínas, de acordo com diferentes diretrizes nacionais e internacionais, pode ser observada na Tabela 5.

TABELA 5 Resumo das recomendações energéticas e proteicas em diferentes situações clínicas

Situações clínicas	Recomendações proteicas	Recomendações energéticas	Referências
Doença de Parkinson	0,8 a 1,0 g/kg/dia	–	Gomes et al. (2018)
Doença renal sem terapia de reposição renal	Estresse leve: 0,6 a 1,0 g/kg/dia	Estresse leve: 30 a 35 kg/kg/dia	DITEN (2011)
	1,2 a 2,0 g/kg/dia	25 a 30 kcal/kg/dia	McClave et al. (2016)
Doença renal com terapia de reposição renal contínua	Estresse moderado: 1,0 a 1,5 g/kg/dia Estresse grave: 1,3 a 1,8 g/kg/dia	Estresse moderado: 25 a 30 kcal/kg/dia Estresse grave: 20 a 25 kcal/kg/dia	DITEN (2011)
	Até 2,5 g/kg/dia	30 a 40 kcal/kg/dia	McClave et al. (2016)
Pacientes críticos com terapia renal substitutiva contínua	1,2 a 2,0 g/kg/dia	25 a 30 kcal/kg/dia	McClave et al. (2016) Toledo et al. (2018)
Pacientes críticos com terapia renal substitutiva contínua	2,0 a 2,5 g/kg/dia	25 a 30 kcal/kg/dia	Toledo et al. (2018)
Pacientes críticos com obesidade grau I e II	2,0 g/kg/dia	11 a 14 kcal/kg/dia	McClave et al. (2016) Toledo et al. (2018)
Pacientes críticos com obesidade grau III	2,5 g/kg/dia	22 a 25 kcal/kg/dia	McClave et al. (2016) Toledo et al. (2018)
Trauma cranioencefálico	1,5 a 2,5 g/kg/dia	100 a 200% GER preditivo	McClave et al. (2016)
Queimaduras	1,5 a 2 g/kg/dia	25 a 30 kcal/kg/dia	Rousseau (2013) McClave et al. (2016) Toledo et al. (2018)
Abdome aberto	Adicionar 15 a 30 g/dia	–	McClave et al. (2016)
Sepse	1,2 a 2,0 g/kg/dia	25 kcal/kg/dia	McClave et al. (2016)

(continua)

36 MACRO E MICRONUTRIENTES EM NUTRIÇÃO CLÍNICA

TABELA 5   Resumo das recomendações energéticas e proteicas em diferentes situações clínicas *(continuação)*

Situações clínicas	Recomendações proteicas	Recomendações energéticas	Referências
Paciente cirúrgicos: período perioperatório	1,5 g/kg/dia	25 a 30 kcal/kg/dia	Weimann (2017)
Oncologia	1,2 a 1,5 g/kg/dia	25 a 30 kcal/kg/dia	Arends (2017)
Cirurgia bariátrica	RYGB – mínimo 60 g/dia DBP – mínimo 120 g/dia 1,5 a 2,1 g/kg/dia	–	Aspen (2017) Weimann (2017) Busetto et al. (2017) VIA e McChanick (2017)
Pacientes com polimorbidades	Mínimo 1,2 g/kg/dia	Adultos: 25-30 kcal/kg/dia Idosos: 27 kcal/kg/dia	Gomes (2018)

Para os casos de pacientes com obesidade grave deve-se utilizar peso ideal nas situações de pacientes críticos e cirurgia bariátrica.

Na Tabela 6, um grupo de pesquisadores brasileiros propuseram recomendações de acordo com a gravidade e localização da internação hospitalar. Deve-se levar também em consideração o risco de síndrome de realimentação, portanto a terapia nutricional pode ser iniciada com 15 kcal/kg/dia (Toledo et al., 2018).

TABELA 6   Sugestões de metas energéticas e proteicas

Situações clínicas	Recomendações proteicas	Recomendações energéticas
Pacientes na enfermaria	Baixo catabolismo: 1,0 a 1,2 g/kg/dia Moderado catabolismo: 1,2 a 1,5 g/kg/dia Alto catabolismo: 1,5 a 2,0 g/kg/dia Doença renal crônica sem evento catabólico agudo: 0,8 a 1,2 g/kg/dia	Fase inicial: 25 a 30 kcal/kg/dia Fase de recuperação: 30 a 40 kcal/kg/dia
Pacientes na UTI	Sem terapia renal substitutiva contínua: 1,2 a 2,0 g/kg/dia Com terapia renal substitutiva contínua: 2,0 a 2,5 g/kg/dia	Fase inicial: 20 a 25 kcal/kg/dia Fase de recuperação: 25 a 30 kcal/kg/dia

Fonte: Toledo et al. (2018).

Os pacientes críticos apresentam grandes variações nas necessidades calóricas e elevado catabolismo proteico, relacionados ao processo inflamatório. A ingestão proteica mais elevada tem sido recomendada pelas principais diretrizes, apesar de não ser atingida na prática clínica e em trabalhos científicos. São necessários mais estudos randomizados para que a meta de ingestão proteica seja atingida nas primeiras semanas e devem ser observados pacientes críticos, extremo de peso, em terapia renal substitutiva contínua e intermitente.

SUPLEMENTAÇÃO BASEADA EM EVIDÊNCIAS

A decisão de adicionar módulos de proteína deve ser baseada em uma avaliação contínua da adequação da ingestão de proteína. Equações baseadas no peso corpóreo podem ser utilizadas para monitorar a adequação do fornecimento de proteína, comparando a quantidade de proteína fornecida com a prescrita, especialmente quando os estudos de balanço de nitrogênio não estão disponíveis para avaliar as necessidades.

A suplementação nutricional, embora muito enfatizada como importante conduta terapêutica, na prática clínica é um grande obstáculo para o sucesso do tratamento nutricional. A utilização regular do suplemento nutricional tem sido defendida quando utilizada de forma correta: pelo menos cinco vezes por semana. Portanto, a utilização de uma dosagem diária de suplemento é uma estratégia para garantir o aporte nutricional adequado e a prevenção de desnutrição.

Para a suplementação proteica há três tipos de proteína: albumina, caseína e proteína do soro do leite (PSL). O consumo regular de albumina geralmente é baixo em virtude do seu sabor residual e odor característico. As PSL e a caseína apresentam diferenças em relação ao processo de digestão, uma vez que a caseína sofre esvaziamento gástrico mais lento em comparação à PSL. Nesse sentido, a caseína tem sido denominada como uma proteína *slow*, enquanto as PSL são tidas como proteínas *fast*; consequentemente, os aminoácidos oriundos da digestão da PSL aparecem no sangue mais rapidamente e o seu pico aminoacídico sanguíneo apresenta maior magnitude em relação à caseína. Aliado a esse fato, verifica-se que a PSL promove significativa elevação da concentração de leucina no plasma em comparação à ingestão de caseína, no período de 60 a 120 minutos pós-ingestão.

Além do tipo de proteína a ser suplementada, deve-se levar em consideração a sua biodisponibilidade, que pode influenciar sua eficácia. Nesse sentido, é importante considerar as formas de apresentação das suplementações disponíveis comercialmente. A escolha do suplemento deve considerar: pH (ácido ou alcalino); pH gastrointestinal necessário para a solubilização do nutriente; forma de apresentação do suplemento: solução aquosa, cápsula, pó; dependência de enzimas do trato gastrointestinal que auxiliam na absorção de alguns micronutrientes; integridade intestinal e superfície de absorção; via de administração: oral, intramuscular ou endovenosa, de acordo com a gravidade da deficiência nutricional; quantidade e tipo de micronutriente presente nas formas de administração; palatabilidade do produto: com sabores adocicados, salgados e sem sabor; processo de cocção do suplemento para melhorar a sua absorção.

REFERÊNCIAS

1. ARENDS, J. et al. ESPEN expert group recommendations for action against cancer-related malnutrition. *Clinical Nutrition*, v. 36, p. 1187-96, 2017.
2. ARENDS, J. et al. ESPEN guidelines on nutrition in cancer patients. *Clinical Nutrition*, p. 1-38, 2016.
3. BELITZ, H.D.; GROSCH, W.; SCHIEBERLE, P. Amino acids, peptides, proteins. In: *Food Chemistry*. 3.ed. Berlin: Springer-Verlag, 2004, p. 8-88.
4. BERDANIER, C.D. *Advanced nutrition: macronutrients*. 2.ed. Boca Raton: CRC Press, 2000. 327p.
5. BRODY, T. *Nutritional biochemistry*. 2.ed. San Diego: Academic Press, 1999.
6. BROOKS, G.A. et al. Metabolism of proteins and amino acids. In: BROOKS, G.A.; FAHEY, T.D.; WHITE, T.P. et al. (Eds.). *Exercise physiology: human bioenergetics and its applications*. 3.ed. California: Mayfield Publishing Company, 2000, p. 144-64.
7. BURGOS, R. et al. ESPEN guideline clinical nutrition in neurology. *Clinical Nutrition*, v. 37, p. 354-96, 2018.
8. BUSETTO, L. et al. Practical recommendations of the obesity management task force of the European Association for the Study of Obesity for the Post-Bariatric Surgery Medical Management. *Obes Facts*, v. 10, p. 597-632, 2017.
9. CARPENEDO, F.B.; LUIZ, M.G.; CONTINI, L.J. Recomendação de proteína: o valor ofertado a pacientes em terapia nutricional enteral total está de acordo com o preconizado pelas diretrizes? *Rev Bras Nutr Clin*, v. 31, n. 2, p. 172-6, 2016.
10. CHIPPONI, J.X. et al. Deficiences of essencial and conditionally essential nutrients. *American Journal of Clinical Nutrition*, v. 35, p. 1112-6, 1982.
11. CUPPARI, L. *Nutrição clínica do adulto*. 2.ed. Barueri: Manole, 2002. 474p.
12. Dietary Protein Quality Evaluation in Human Nutrition. Report of an FAQ Expert Consultation. *FAO Food Nutr Pap*, v.92, p. 1-66, 2013.
13. GOMES, F. et al. ESPEN guidelines on nutritional support for polymorbid internal medicine patients. *Clin Nutr*, v. 37, n. 1, p. 336-53, 2018.
14. HARRIS, R.A.; JOSHI, M.; JEOUNG, N.H.; et al. Overview of the molecular and biochemical basis of branched-chain amino acid catabolism. *J Nutr*, v. 135, p. 1527S-1530S, 2005.
15. HUTSON, S.M.; SWEATT, A.J.; LANOUE, K.F. Branched-chain amino acid metabolism: implications for establishing safe intakes. *J Nutr*, v. 135, p. 1557S-1564S, 2005.
16. [IOM] INSTITUTE OF MEDICINE. *Dietary reference intakes for energy, carbohydrate, fiber, fatty acids, cholesterol, protein and amino acids*. Washington (DC): National Academy Press, 2005.
17. JATENE, F.B.; BERNARDO, M. *Projeto diretrizes*. São Paulo: Associação Médica Brasileira, 2011.
18. LI, J.B.; JEFFERSON, L.S. Influence of amino acid availability on protein turnover in perfused skeletal muscle. *Biochim Biophys Acta*, v. 544, n. 2, p. 351-9, 1978.
19. MARTINS, P. Glutamina em pacientes graves: suplemento nutricional fundamental? *Rev Bras Ter Intensiva*, v. 28, n. 2, p. 100-3, 2016.

20. MCCLAVE, S.S. et al. Society of Critical Care Medicine, American Society for Parenteral and Enteral Nutrition. Guidelines for the provision and assessment of nutrition support therapy in the adult critically ill patient: Society of Critical Care Medicine (SCCM) and American Society for Parenteral and Enteral Nutrition (ASPEN). *JPEN*, v. 40, n. 2, p. 159-211, 2016.
21. PHILIPPI, S.T.; AQUINO, R.C.A. *Dietética: Princípios para o planejamento de uma alimentação saudável.* 1.ed. Barueri: Manole, 2015, p. 1-26.
22. RENNIE, M.J.; BOHE, J.; WOLFE, R.R. Latency, duration and dose response relationships of amino acid effects on human muscle protein synthesis. *Journal of Nutrition*, v. 132, 2002, p. 3225S-7.
23. ROUSSEAU, A-F. et al. ESPEN endorsed recommendations: Nutritional therapy in major burns. *Clinical Nutrition*, v. 32, n. 4, p. 497-502, 2013.
24. RUTHERFURD, S.M.; FANNING, A.C.; MILLER, B.J.; et al. Protein digestibility-corrected amino acid score and disgestible indispensable amino acid scores differentiallu describe protein quality in growing male rats. *J Nutr*, v. 145, n. 26, p. 372-9, 2015.
25. SCHAAFSMA, G. The protein digestibility-corrected amino acid score. *J Nutr*, v. 130, n. 7, p. 1865S-1867, 2000.
26. SGARBIERI, V.C. Propriedades fisiológicas-funcionais das proteínas do soro de leite. *Rev Nutr*, v. 17, n. 4, p. 397-409, 2004.
27. SHIMOMURA, Y.; HONDA, T.; SHIRAKI, M.; et al. Branched-chain amino acid catabolism in exercise and liver disease. *J Nutr*, v. 136, p. 250S-253S, 2006b.
28. SHIMOMURA, Y.; OBAYASHI, M.; MURAKAMI, T.; et al. Regulation of branched-chain amino acid catabolism: nutritional and hormonal regulation of activity and expression of the branched--chain alpha-keto acid dehydrogenase kinase. *Curr Opin Clin Nutr Metab Care*, v. 4, n. 5, p. 419-23, 2001.
29. SILVA, A.P.A. et al. Terapia nutricional em queimaduras: uma revisão. *Rev Bras Queimaduras*, v. 11, n. 3, p. 35-41, 2012.
30. TIRAPAEGUI, J.; ROGERO, M.M.; ROSSI, L. Proteínas e atividade física. In: TIRAPEGUI, J. *Nutrição, metabolismo e suplementação na atividade física.* 2.ed. São Paulo: Atheneu, 2012, v. 1, p. 11-28.
31. TOLEDO, D.; GONÇALVES, R.C.; CASTRO, M. Meta proteica *versus* disfunção renal na Unidade de Terapia Intensiva. *BRASPEN J*, v. 31, n. 4, p. 367-70, 2016.
32. TOLEDO, D.O. et al. Campanha "Diga não à desnutrição:" 11 passos importantes para combater a desnutrição hospitalar. *BRASPEN J*, v. 33, n. 1, p. 86-100, 2018.
33. TOME, D.; BOS, C. Dietary protein and nitrogen utilization. *Journal of Nutrition*, v. 130, p. 1868S-73, 2000.
34. VIA, M.A.; MCCHANICK, J.I. Nutritional and micronutriente care of bariatric surgery patients: current evidence update. *Curr Obes Rep*, v. 6, p. 286-96, 2017.
35. WAGENMAKERS, A.J. Muscle amino acid metabolism at rest and during exercise: role in human physiology and metabolism. *Exerc Sport Sci Rev*, v. 26, p. 287-314, 1998.
36. WEIMANN, A. et al. ESPEN guideline: clinical nutrition in surgery. *Clinical Nutrition*, v. 36, p. 623-50, 2017.
37. ZIEGLER, T.R. et al. Efficacy and safety of glutamine-supplemented parenteral nutrition in surgical ICU patients: An american multicenter randomized controlled trial. *Annal Surgery*, v. 263, n. 4, p. 646-55, 2016.

2

Carboidratos

Renata Juliana da Silva
Vanessa Cukier

INTRODUÇÃO

As quatro principais classes de biomoléculas em sistemas vivos são as proteínas, os lipídios, os ácidos nucleicos e os carboidratos. Estes últimos são, de longe, as moléculas orgânicas mais abundantes encontradas amplamente na natureza e quase todos os organismos os sintetizam e metabolizam. A nomenclatura mais aceita e utilizada pela comunidade científica é carboidrato; no entanto, hidratos de carbono ou glicídios são as diferentes denominações encontradas na literatura para se referir a essa classe de macromoléculas (Nelson e Cox, 2018).

Os carboidratos são poli-hidroxialdeídos ou cetonas, ou substâncias que liberam tais compostos após hidrolisação. Formados a partir de átomos de carbono, oxigênio e hidrogênio, tais elementos químicos ocorrem em uma proporção próxima à de um hidrato de carbono (CH_2O), o que embasa o termo utilizado mais frequentemente, *carboidrato*. É a maior e mais rápida fonte de combustível energético na dieta humana, fornecendo metade ou mais do total calórico ingerido diariamente (Berg, Stryer e Tymoczko, 2014).

Os polissacarídeos (uma estrutura complexa) perfazem cerca da metade do carboidrato dietético, como o amido, a dextrina e a celulose encontrados na maioria dos grãos de cereais e vegetais. A metade restante é obtida na forma de açúcares simples, sendo os mais importantes os dissacarídeos como a sacarose, a lactose e a maltose, que são formados por duas unidades de monossacarídeos como a glicose, a frutose e a galactose (Voet, Voet e Pratt, 2014).

Os carboidratos são classificados de acordo com o tamanho e a complexidade de sua molécula. Assim, do ponto de vista estrutural mais complexo ao mais simples, podem ser classificados em: polissacarídeos, oligossacarídeos, dissacarídeos e monossacarídeos (Marzzoco e Torres, 2015).

Como podemos perceber, a palavra sacarídeo é um termo comum utilizado ao se classificar os carboidratos, sendo derivada do grego *sakcharon*, que significa açúcar (Barreiros et al., 2005).

Do ponto de vista funcional, os carboidratos são as fontes mais rápidas de suprimento energético, sendo a glicose a principal fonte de energia para o corpo humano, tendo o cérebro a utilizado como fonte primária de energia, assim como os glóbulos vermelhos. Representam uma importante reserva energética animal (na forma de glicogênio hepático e muscular) e vegetal (amido, principalmente). Desempenham uma importante função na ação poupadora de energia, visto que o organismo utiliza o carboidrato como primeira fonte de energia em relação aos lipídios e às proteínas (Champe, Harvey e Ferrier, 2009).

Atuam como elementos estruturais da parede celular, como sinalizadores no organismo, e as riboses utilizadas na formação de ácidos nucleicos – desoxirribonucleico (DNA) e ribonucleico (RNA) (Berg, Stryer e Tymoczko, 2014).

As fibras alimentares são ainda importantes polissacarídeos encontrados no reino vegetal que desempenham importantes funções quando ingeridas. Por exemplo, ajudam no aumento do tempo de mastigação, induzem aumento de produção da secreção gástrica, retardam o esvaziamento gástrico, contribuindo para o aumento da sensação de saciedade, aumento do bolo fecal, retardam a absorção de nutrientes e ajudam a regular o trânsito intestinal (Buttriss e Stokes, 2008).

RECOMENDAÇÕES DIÁRIAS DE CONSUMO SEGUNDO SEXO E CICLO DA VIDA

As orientações de consumo de carboidratos podem variar conforme o órgão responsável pela recomendação. As DRIs (*Dietary Reference Intakes* – ingestões dietéticas de referência) para macronutrientes, publicadas pelo Food and Nutrition Board/Institute of Medicine (FNB/IOM), estabeleceram valores relacionados à glicose, obtidos por medianas de ingestão observadas em populações sadias (IOM, 2000).

De acordo com as DRIs, a EAR (*Estimated Average Requirement* – necessidade média estimada) para carboidratos (considerando uma dieta suficiente em energia) foi baseada em uma quantidade de carboidrato disponível que atendesse às necessidades de glicose do cérebro. Essa quantidade deve ser suficiente para suprir as necessidades, não precisando de glicose adicional proveniente de proteína e gordura. A RDA (*Recommended Dietary Allowance* – ingestão dietética recomendada) para carboidrato foi determinada baseada na variação da utilização da glicose pelo cérebro (coeficiente de variação de 15%) (IOM, 2000).

Os valores de EAR e RDA são iguais a partir de um ano de idade, ou seja, de 100 a 130 g, respectivamente. Essa quantidade é facilmente ultrapassada pelo consumo habitual de alimentos fontes de carboidratos pela população brasileira. Para crianças menores de 1 ano não foram estabelecidas EAR ou RDA, e sim AI (*Adequate Intake*), que é utilizada quando não há dados suficientes para a determinação da EAR e, consequentemente, da RDA. Pode-se dizer que é um valor estimado prévio à RDA (Tabela 1) (IOM, 2005).

TABELA 1 Ingestão de referência (AI, EAR e RDA) de carboidratos em g/dia, segundo os estágios de vida

Idade	AI	EAR	RDA
0-6 meses	60	–	–
7-12 meses	95	–	–
1-70 anos	–	100	130
> 70 anos*	–	100	130
Gestantes (14-50 anos)	–	135	175
Lactantes (14-50 anos)	–	160	210

* Não há diferença entre a ingestão recomendada para homens e mulheres.
AI: *Adequate Intake*; EAR: *Estimated Average Requirement*; RDA: *Recommended Dietary Allowance*.
Fonte: IOM (2005).

As DRIs estabeleceram também as AMDRs (*Acceptable Macronutrient Distribution Ranges*), as quais devem ser avaliadas como a porcentagem na participação "aceitável" no valor energético total (VET) de uma dieta normocalórica. A AMDR de carboidratos estabelecida para indivíduos independentemente da idade é de 45 a 65% do VET. A AMDR está associada a uma redução no risco de desenvolvimento de doenças crônicas não transmissíveis (DCNT), além de favorecer a ingestão adequada de nutrientes essenciais (IOM, 2000).

A Organização Mundial de Saúde (OMS), em 2003, publicou o *Technical Report Series n. 916: Diet, nutrition and the prevention of chronic diseases* (WHO/FAO, 2003), estabelecendo recomendações dietéticas para a prevenção de DCNT, baseadas em evidências científicas robustas observadas em múltiplos estudos randomizados e controlados. Assim, a OMS estabeleceu que a participação dos carboidratos no VET de uma dieta normocalórica deve ser entre 55 e 75%, e que os açúcares de adição não ultrapassem 10% do VET, proporção justificada pelas evidências científicas de que a prevalência de cáries dentais é baixa em países onde o consumo de açúcares não ultrapassa 20 kg *per capita* por ano. Isso equivale a 40 a 55 g *per capita*/dia ou a 6 a 10% do VET. Atuais discussões consideram reduzir de 10 para 5% os açúcares adicionados. O termo açúcar de adição é utilizado para definir os açúcares e xaropes que são adicionados aos alimentos industrializados durante seu processamento; portanto, excluem os açúcares naturalmente presentes, como o açúcar intrínseco das frutas (frutose) (FAO, 1998).

Considerando-se que as recomendações da OMS (WHO, 2003) estão mais próximas da realidade brasileira, no planejamento de uma dieta de 2.000 kcal os carboidratos disponíveis pelo grupo do arroz, pães, massas, batata e mandioca, e pelo grupo dos açúcares e doces deverão contribuir diariamente com 225 a 325 g.

O *Guia Alimentar para a População Brasileira*, publicado em 2005 pelo Ministério da Saúde, orienta o consumo de carboidratos de acordo com a recomendação da OMS (WHO, 2003), sendo de 55 a 75% do VET da dieta. Desse total, 45 a 65% devem ser provenientes de carboidratos complexos e fibras, e menos de 10% de açúcares livres (ou simples), como açúcar de mesa, refrigerantes e sucos artificiais, doces e guloseimas em geral.

No Brasil, principalmente em razão da falta de dados que permitam o estabelecimento de recomendações de nutrientes para a população nacional, vêm sendo utilizadas as DRIs para a avaliação da alimentação, como também para a elaboração de planos alimentares adequados, embora alguns grupos ainda prefiram utilizar as recomendações da OMS.

ORIGEM E SÍNTESE DOS CARBOIDRATOS NOS ALIMENTOS

Os carboidratos são compostos orgânicos, como poli-hidroxicetonas (cetoses), poli-hidroxialdeídos (aldoses), com fórmula empírica (CnH_2nOn), sendo $n \geq 3$ (relação molar entre carbono:hidrogênio:oxigênio de 1:2:1); são moléculas à base de carbono, ricas em grupos hidroxilas (OH), e alguns podem conter na sua fórmula nitrogênio, fósforo ou enxofre (Berg, Stryer e Tymoczko, 2014; Dutra de Oliveira e Marchini, 2008; Marzzoco e Torres, 2015).

Os carboidratos são sintetizados pelos vegetais pelo processo de fotossíntese. A clorofila, pigmento de cor verde contido nos vegetais, catalisa a biossíntese de carboidratos, utilizada na reação dióxido de carbono e água, na presença de luz solar, e o resultado desse processo é a produção de carboidrato (glicose) e oxigênio (Nelson e Cox, 2018), conforme a Figura 1.

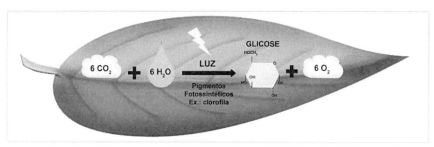

FIGURA 1   Reação de fotossíntese.

Diferentemente, os animais não são capazes de sintetizar os carboidratos a partir de substratos simples não energéticos, sendo dependentes de fontes alimentares de origem vegetal e animal para obtenção de nutrientes, e a glicose é seu composto energético principal. Nos mamíferos são o único composto que o cérebro utiliza em condições normais de consumo de alimentos, e também são metabolizados unicamente pelas hemácias para produção de energia, ou seja, na forma de adenosina trifosfato (ATP), pela via metabólica de glicólise (via glicolítica), que ocorrre nas células dos organismos animais (Voet, Voet e Pratt, 2014).

Os carboidratos podem ser classificados de acordo com o seu grau de polimerização (GP), que está relacionado ao tamanho da molécula, com o tipo de ligação glicosídica (alfa e não alfa) e pelas características dos monômeros (Englyst e Hudson, 1996; FAO, 1998), sendo distribuídos em três principais grupos:

- Grupo 1 (açúcares): representado pelos monossacarídeos (GP 1), díssacarídeos (GP 2) e polióis (açúcares derivados de álcool), conferem sabor doce e características funcionais em alimentos, como viscosidade, textura, corpo, coloração dourada.
- Grupo 2 (oligossacarídeos): GP 3-9, são carboidratos de cadeia curta, divididos em dois grupos: malto-oligossacarídeos (alfaglucanos), como a maltodextrina obtida da hidrólise industrial do amido, amplamente utilizada pela indústria de alimentos como edulcorante, substituto de gordura e para modificar a textura de produtos alimentícios; e os oligossacarídeos (não alfaglucanos), como a rafinose e a estaquiose (alfagalactosídeos), os fruto e galacto-oligossacarídeos e outros oligossacarídeos.
- Grupo 3 (polissacarídeos): GP ≥ 10, podem ser divididos em: amido (alfaglucanos: ligações glicosídicas α-1:4 e 1:6 glucanos) e polissacarídeos não amido (PNAs), como a celulose, hemicelulose e pectina, polissacarídeos que compõem a parede celular de plantas e também incluem-se gomas de plantas, mucilagens e hidrocoloides.

Os principais carboidratos classificados de acordo com seu GP estão representados no Quadro 1.

QUADRO 1 Principais carboidratos classificados segundo o grau de polimerização (GP) e fontes alimentares

Classes (GP)	Subgrupos	Componentes principais	Fontes
Açúcares (GP: 1-2)	Monossacarídeos	Glicose, frutose, galactose	Glicose e frutose livres (mel e frutas)
	Dissacarídeos	Sacarose, lactose, maltose, trealose	Sacarose (cana-de-açúcar, abacaxi e beterraba); lactose (leite e derivados); maltose (trigo e cevada germinados); trealose (leveduras, cogumelos, em pequenas quantidades no mel e no pão)
	Polióis (açúcares de alcoóis)	Sorbitol, manitol, lactitol, xilitol, eritritol	Polióis como o sorbitol são encontrados de forma natural em algumas frutas e produzidos pela conversão do grupo aldeído da molécula de glicose em álcool pela enzima aldose redutase
Oligossacarídeos (carboidratos de cadeia curta) (GP: 3-9)	Malto-oligossacarídeos (alfaglucanos)	Maltodextrinas	Produzidos pela hidrólise parcial do amido
	Oligossacarídeos (não alfaglucanos)	Rafinose e estaquiose	Rafinose e estaquiose (feijões, lentilhas e ervilhas)
		Fruto e galacto-oligossacarídeos (FOS e GOS), polidextrose, inulina	Inulina e fruto-oligossacarídeos são frutanos (chicória, alcachofra, *yacón*, cebola, alho, alho-poró)
Polissacarídeos (GP ≥ 10)	Amidos (alfaglucanos)	Amilose, amilopectina, amidos modificados	Amido (arroz, mandioca, milho, batata, trigo e feijão)

(continua)

46 MACRO E MICRONUTRIENTES EM NUTRIÇÃO CLÍNICA

QUADRO 1 Principais carboidratos classificados segundo o grau de polimerização (GP) e fontes alimentares *(continuação)*

Classes (GP)	Subgrupos	Componentes principais	Fontes
Polissacarídeos (GP ≥ 10)	Carboidratos análogos	Amido e maltodextrina resistentes (amido + produtos da degradação de amido não absorvidos no intestino humano saudável)	Leguminosas, sementes, batata crua e cozida, banana-verde, grãos integrais, polidextrose
	Polissacarídeos não amido (PNA)	Celulose	Parede celular de plantas – vegetais e farelos
		Hemiceluloses (arabinogalactanos, betaglicanos, arabinoxilanos, glicuronoxilanos, xiloglicanos, galactomananos)	Arabinogalactanos, betaglucanos, arabinoxilanos, glicuronoxilanos, xiloglicanos, galactomananos (parede celular de vegetais, aveia, cevada)
		Pectina	Frutas, vegetais, legumes, batata, resíduo de beterraba de produção de açúcar
		Gomas e mucilagens (galactomananos, goma guar, goma locusta, goma karaya, goma tragacanto, alginatos, ágar, carragenanas e *psyllium*)	Galactomananos, goma guar e goma locusta (extrato de sementes); goma acácia, goma *karaya*, goma tragacante (exsudatos de plantas); alginatos, ágar, carragenas (polissacarídeos de algas) e goma *psyllium*
Fibras de origem não vegetal	Quitina, quitosana, colágeno e condroitina	Fungos, leveduras e invertebrados	Cogumelos, leveduras, casca de camarão, frutos do mar, invertebrados

GP: grau de polimerização ou número de unidades de monômeros (açúcar simples) que compõem a molécula de carboidrato.
Fonte: adaptado de Sarda e Giuntini (2013); Cummings e Stephen (2007); FAO (1998); Tungland e Meyer (2002).

Os PNAs, os oligossacarídeos (não alfaglucanos) ou resistentes, os carboidratos análogos (polidextrose, maltodextrinas resistentes, amido resistente, celulose modificada) e a lignina são fibras alimentares (FA). Segundo a American Association Cereal Chemistry (AACC, 2000, p. 112):

> A fibra da dieta é a parte comestível das plantas ou carboidratos análogos que é resistente à digestão e absorção no intestino delgado humano, com fermentação completa ou parcial no intestino grosso. A fibra da dieta inclui polissacarídeos, oligossacarídeos, lignina e substâncias vegetais associadas. A fibra da dieta promove benéficos efeitos fisiológicos, incluindo laxação e/ou atenuação do colesterol e glicose no sangue.

Inicialmente a FA foi definida como os resquícios das paredes celulares de plantas que não são hidrolisadas pelas enzimas digestivas do homem; mais tarde foram incluídos na definição todos os PNAs e as ligninas de plantas. As FAs, também denominadas fibras dietéticas, são classificadas de forma simplificada como (Giuntini e Menezes, 2018):

- Solúveis: dissolvem-se em água, formando géis viscosos, não são digeridas no intestino delgado e são facilmente fermentadas pela microbiota do intestino grosso. Exemplos: pectinas, gomas, inulina e algumas hemiceluloses.
- Insolúveis: não são solúveis em água, portanto não formam géis, e sua fermentação pela microbiota intestinal é limitada. Exemplos: lignina, celulose e algumas hemiceluloses.

A maioria dos alimentos que contêm fibras é constituída de um terço de fibras solúveis e dois terços de insolúveis. *A posteriori*, observou-se que algumas fibras insolúveis eram rapidamente fermentadas e algumas fibras solúveis não afetavam a absorção de glicose e lipídios (Gray, 2006). Sendo assim, a FAO (1998) recomendou que as expressões "fibra solúvel" e "fibra insolúvel" não deveriam mais ser empregadas por induzirem a erros de interpretação.

Além disso, por suas características físico-químicas as fibras podem promover efeitos locais e sistêmicos no organismo humano. As diferenças quanto à capacidade de retenção de água, viscosidade, fermentação, adsorção, entre outras, são responsáveis por implicações metabólicas (efeitos sistêmicos), bem como no trato gastrointestinal (efeitos locais) (Buttriss e Stokes, 2008).

De acordo com Slavin (2013), as FAs, segundo algumas de suas características, podem ser distribuídas da seguinte maneira:

- Solubilidade:
  - Insolúveis: celulose, lignina, algumas pectinas, algumas hemiceluloses e amido resistente.
  - Solúveis: betaglicanos, gomas, dextrinas do trigo, *psyllium*, pectina, algumas hemiceluloses e inulina.
- Fermentabilidade:
  - Fermentáveis: amido resistente, pectina, betaglicanos, goma guar, inulina e dextrina do trigo.
  - Não fermentáveis: celulose e lignina.
- Viscosidade:
  - Viscosas: pectinas, betaglicanos, algumas gomas (p. ex., goma guar) e *psyllium*.
  - Não viscosas: polidextrose e lignina.
  - Quanto aos efeitos locais e sistêmicos, os principais grupos de fibras que chegam ao intestino grosso são os PNAs, substâncias associadas a esses polissacarídeos (compostos fenólicos, proteína de parede celular, oxalatos, fitatos, ceras, cutina, suberina), os amidos resistentes e oligossacarídeos (Elia e Cummings, 2007). Tais componentes são parcial ou totalmente fermentados e utilizados como fonte de energia pela microbiota intestinal (estes serão tratados mais adiante) (Cummings, Macfarlane e Englyst, 2001).

AÇÚCARES

Açúcares são carboidratos simples, de sabor doce, como sacarose, glicose e frutose, e compreendem os monossacarídeos, dissacarídeos e polióis (Cummings e Stephen, 2007). O poder edulcorante dos açúcares é estabelecido mediante um padrão estipulado de 100 para a sacarose. Comparada à sacarose, a glicose alcança de 61 a 70, a frutose, o mais doce dos açúcares, 130 a 180, a maltose está entre 43 e 50 e a lactose, o menos doce dos açúcares, de 15 a 40 (Keim, Levin e Havei, 2016).

Monossacarídeos

Os monossacarídeos são carboidratos simples, como aldeídos (R-CHO) e cetonas (R-CO-R), e de acordo com seu grupo químico funcional (Figura 2) servem ao organismo como fonte de energia e também como componente fundamental e estrutural dos seres vivos – por exemplo, o DNA contém na sua estrutura um açúcar simples, cíclico de cincos carbonos: a desoxirribose. Os monossacarídeos são pequenas moléculas que se ligam e formam uma grande variedade de estruturas oligossacarídicas, o que os torna uma classe de moléculas rica em informações, podendo aumentar sua diversidade (Marzzoco e Torres, 2015; Berg, Stryer e Tymoczko, 2014).

Estrutura química dos monossacarídeos

São carboidratos que podem existir em variadas formas isoméricas, como isômeros constitucionais, que apresentam fórmulas moleculares idênticas com diferentes ordenações dos átomos na molécula (isomeria óptica). Na Figura 2 observam-se as estruturas moleculares do gliceraldeído e da di-hidroxiacetona. Os estereoisômeros são isômeros diferentes no arranjo espacial e são designados pela configuração D ou L, determinados pela configuração do átomo de carbono assimétrico mais distante do grupo aldeído ou cetona (Nelson e Cox, 2018).

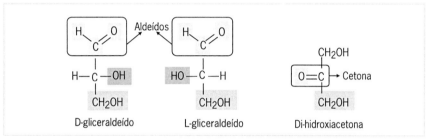

FIGURA 2   Estruturas moleculares do gliceraldeído e da di-hidroxiacetona.
Fonte: adaptada de Marzzoco e Torres (2015).

O gliceraldeído possui apenas um átomo de carbono assimétrico, existindo dois estereoisômeros desse açúcar: D-gliceraldeído e L-gliceraldeído. Quando nessas moléculas ocorrerem imagens especulares uma da outra, são denominados enantiômeros. Os monossacarídeos compostos por mais de três átomos de carbonos têm vários carbonos assimétricos e podem existir como diastereisômeros, que não têm imagens especulares um do outro. Uma aldose de seis carbonos com quatro átomos de carbono assimétricos pode existir em 16 diastereoisômeros possíveis, sendo a glicose um desses isômeros. Nos vertebrados, o mais comum dos monossacarídeos é a configuração D. A di-hidroxiacetona é o único monossacarídeo que não possui isômeros ópticos (Berg, Stryer e Tymoczko, 2014).

Os monossacarídeos são açúcares simples, como a glicose, frutose e galactose. Na sua estrutura pode haver de três a sete carbonos, com dois ou mais grupos hidroxila (OH). De acordo com o número de carbonos podem ser: trioses (p. ex., di-hidroxiacetona e D e L-gliceraldeído, $C_3H_6O_3$), tetroses (p. ex., D e L-eritrose, $C_4H_8O_4$), pentoses (p. ex., D e L-ribose, $C_5H_{10}O_5$), hexoses (p. ex., glicose, frutose e galactose, $C_6H_{12}O_6$), e os principais monossacarídeos são aldoses, exceto a frutose, que é uma cetose (Nelson e Cox, 2018) (Figura 3).

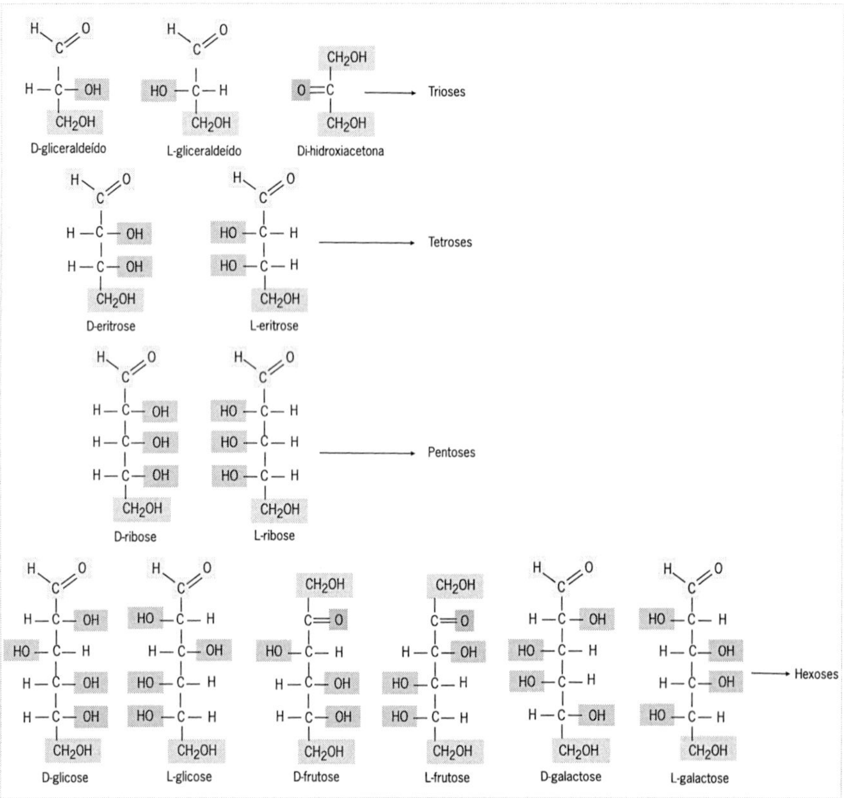

FIGURA 3 Estrutura aberta dos monossacarídeos.

Fonte: adaptada de Nelson e Cox (2018).

Glicose

A glicose, também conhecida como dextrose, é o monossacarídeo mais comum nos alimentos. É encontrada de forma livre no mel, nas frutas secas e naturais e é fonte de energia essencial para os seres vivos. A glicose é um monossacarídeo de seis carbonos, denominado hexose, e cinco grupos hidroxilas. Pode-se observar a forma em cadeia aberta e cíclica conforme mostra a Figura 4. É um açúcar redutor, podendo reagir com outras moléculas; por exemplo, a reação da hemoglobina com a glicose forma a hemoglobina glicosilada (ou glicada). O monitoramento dos níveis de hemoglobina glicosilada é um método eficaz para avaliar a eficiência do tratamento do diabetes melito (DM), patologia caracterizada por altos níveis glicêmicos (Berg, Stryer e Tymoczko, 2014; Dutra de Oliveira e Marchini, 2008).

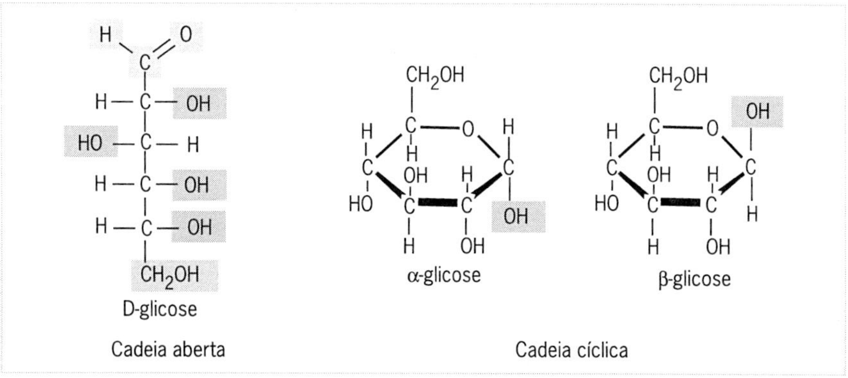

FIGURA 4 Fórmula da glicose (cadeias aberta e cíclica).

Fonte: adaptada de Marzzoco e Torres (2015).

Frutose

A frutose (forma em cadeia aberta e cíclica conforme a Figura 5), também conhecida por levulose, é encontrada nas frutas, mel e no xarope de milho com alta concentração de frutose. É convertida no interior das células em derivados de glicose (Berg, Stryer e Tymoczko, 2014; Marzzoco e Torres, 2015). A glicose e a frutose estão presentes nas frutas, comumente utilizadas como adoçante, e também são encontradas em produtos industrializados. Os açúcares como xarope de glicose e xarope de milho com alto teor de frutose são obtidos da hidrólise do amido de milho, e são comumentes utilizados pela indústria de alimentos, pois além de adoçar e melhorar a palatabilidade dos produtos, conferem-lhes também características funcionais como viscosidade, textura, coloração, aroma e umidade (Silva et al., 2016).

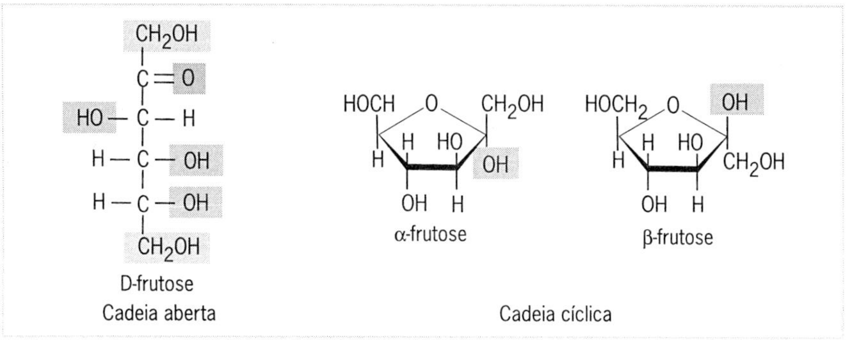

FIGURA 5 Fórmula da frutose (cadeias aberta e cíclica).

Fonte: adaptada de Marzzoco e Torres (2015).

Galactose

A galactose (forma em cadeia aberta e cíclica, conforme a Figura 6) é encontrada combinada com a glicose, formando a lactose presente nos produtos lácteos. No organismo a galactose é transformada em glicose e armazenada na forma de glicose de reserva, no fígado e músculos, como glicogênio (Keim, Levin e Havei, 2016).

Dissacarídeos

Os dissacarídeos são constituídos por dois açúcares. Os encontrados com maior frequência na nutrição são a sacarose, a lactose e a maltose (Keim, Levin e Havei, 2016), formadas pela junção de dois monossacarídeos, por ligações glicosídicas, na forma alfa (α) ou beta (β), entre as hidroxilas dos monossacarídeos, com a exclusão de uma molécula de água (condensação) (Marzzoco e Torres, 2015; Nelson e Cox, 2018; Voet, Voet e Pratt, 2014), conforme representado na Figura 7.

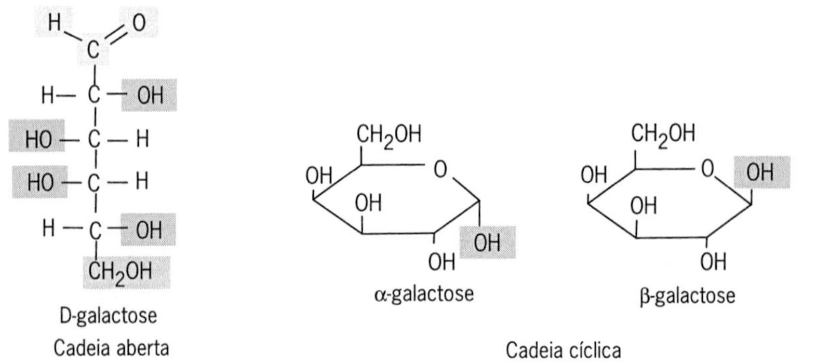

FIGURA 6   Fórmula da galactose (cadeias aberta e cíclica).
Fonte: adaptada de Marzzoco e Torres (2015).

O Quadro 2 demonstra os principais dissacarídeos e seus monossacarídeos constituintes, sendo a glicose o monossacarídeo mais frequente nos dissacarídeos.

QUADRO 2   Principais dissacarídeos na nutrição

Dissacarídeos	Monossacarídeos constituintes	Local de ação enzimática
Sacarose	Glicose + frutose	Ligação α-1, β-2
Lactose	Glicose + galactose	Ligação β–1,4
Maltose	Glicose + glicose	Ligação α–1,4

Fonte: adaptado de Keim, Levin e Havei (2016).

CAPÍTULO 2 • CARBOIDRATOS 53

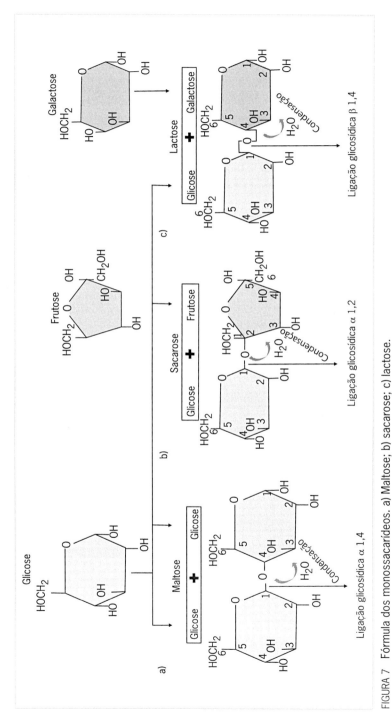

FIGURA 7 Fórmula dos monossacarídeos. a) Maltose; b) sacarose; c) lactose.
Fonte: adaptada de Marzzoco e Torres (2015); Nelson e Cox (2018); Voet, Voet e Pratt (2014).

Sacarose

A sacarose, também conhecida como açúcar de mesa, é produzida da cana-de-açúcar ou da beterraba, formada pela união de uma molécula de glicose e uma de frutose por ligação glicosídica α-1 para a glicose e β-2 para a frutose, e pode ser encontrada em frutas, vegetais e mel (Cummings e Stephen, 2007).

Lactose

A lactose, o açúcar do leite, formada pela união de uma molécula de glicose e uma de galactose, por uma ligação β-1,4-glicosídica, é o dissacarídeo com menor poder edulcorante, sendo encontrada no leite e derivados (Voet, Voet e Pratt, 2014).

Maltose

A maltose é o dissacarídeo menos abundante, formado pela união de duas moléculas de glicose pela ligação glicosídica α-1,4. Como principal fonte de maltose temos os grãos germinados de cevada e trigo, nos produtos intermediários formados durante a quebra do amido. A trealose é encontrada em leveduras, fungos (cogumelos) e em pequenas quantidades no pão e no mel (Keim, Levin e Havei, 2016).

Polióis (açúcares de alcoóis)

Os polióis, como sorbitol, manitol, lactitol, xilitol, eritritol, isomalte e maltitol, são açúcares de alcoóis, encontrados naturalmente em algumas frutas e feitos comercialmente usando a aldose redutase para converter o grupo aldeído da molécula de glicose em álcool. O sorbitol pode ser usado como um substituto para a sacarose na dieta de pessoas com DM. A principal aplicação dos polióis em alimentos é em confeitos isentos de açúcares, como balas, gomas de mascar e chocolates (Cummings e Stephen, 2007).

Os polióis resultam da hidrogenação catalítica do grupo redutor de um sacarídeo específico facilmente acessível (sacarose, açúcar invertido, frutose, glucose, xarope de glucose, xarope de maltose, lactose, xilose etc.) (Lenhart e Chey, 2017; Os Polióis, 2019).

Sorbitol

É o poliol mais amplamente encontrado na natureza, ocorrendo em concentração relativamente elevada em maçãs (0,2 a 1%), peras (1,2 a 2,8%), pêssegos (0,5 a 1,3%), ameixas (1,7 a 4,5%), cerejas, algas marinhas e em bebidas fermentadas, como a cidra (5 a 6 g/L). Como as quantidades presentes na natureza não são suficientes para extração comercial, esse hexitol pode ser produzido industrialmente a partir da sacarose (açúcar invertido) ou do amido (xarope de glicose ou isoglicose), assim como o manitol. Entre as características do sorbitol podem ser citadas: espessante, edulcorante, inibidor de cristalização, estabilizante, umectante, condicionador de umidade, plastificante, anticongelante (reduz o ponto de congelamento) e crioprotetor. Apresenta doçura igual a 0,5 a 0,7 vez a da sacarose (0,5 em relação à sacarose a 10%) e efeito refrescante quando dissolvido na boca (Egashira, Miziara e Leoni, 2014; Os Polióis, 2019).

O sorbitol é comumente empregado como adoçante em confeitos, medicamentos isentos de açúcar e em produtos para fins dietéticos especiais indicados para diabéticos. Por causa de sua propriedade umectante, é aplicado em pastas de dente e em determinados alimentos. Em produtos de panificação é limitado a 30% do produto final. O sorbitol é utilizado em biscoitos, refrigerantes e em vários confeitos isentos de açúcar, sendo o ingrediente padrão em gomas de mascar (Lenhart e Chey, 2017; Os Polióis, 2019).

Manitol

É encontrado na natureza, em vegetais como aipo, cebola, beterraba, azeitonas, figos, exsudatos de árvores, cogumelos e algas marinhas. É isômero do sorbitol, diferenciando-se na orientação espacial do grupo hidroxila no segundo átomo de carbono. É um açúcar hidrogenado correspondente à manose. No entanto, como a produção a partir desse carboidrato não é viável industrialmente e a concentração de manitol na natureza não é suficiente para extração comercial, ele é obtido em mistura com o sorbitol, preferencialmente por hidrólise da sacarose, seguida de hidrogenação da frutose ou do açúcar invertido, ou ainda por hidrólise do amido (Egashira, Miziara e Leoni, 2014; Os Polióis, 2019).

Seu valor calórico é duas vezes menor que o da sacarose, ou seja, 2 kcal/g. A principal aplicação do manitol, geralmente em mistura com o sorbitol, é em gomas de mascar isentas de açúcar, nas quais atua como ingrediente inerte, antiaderente e como inibidor de cristalização. Sua baixa solubilidade impede que seja utilizado em produtos como sorvetes, frutas em conservas, refrigerantes ou confeitos (Lenhart e Chey, 2017; Os Polióis, 2019).

Lactitol

Não é encontrado na natureza, sendo obtido por meio da hidrogenação catalítica de uma solução de lactose, a 30 a 40% por redução de uma unidade glicopiranosil em sorbitol. Utilizado para substituir a sacarose na proporção 1:1 em peso, proporciona estrutura e textura semelhantes às da sacarose pura. A viscosidade do lactitol liquefeito é superior à dos demais polióis (Lenhart e Chey, 2017; Os Polióis, 2019).

Sua doçura é de 0,3 a 0,4 vez a da sacarose, quando comparado a uma solução de 2 a 8%. Por sua baixa doçura, é utilizado industrialmente como suporte e estabilizador de aromas e em produtos farmacêuticos. Apresenta dulçor suave e sem sabor residual. Manifesta sinergismo com edulcorantes intensos e outros edulcorantes de "corpo". Uma solução de lactitol a 10% contendo 0,03% de aspartame ou acessulfame-K, ou 0,013% de sacarina, apresenta doçura equivalente a uma solução de sacarose a 10% (Os Polióis, 2019).

Por seu sabor suave e agradável e excelente estabilidade térmica pode ser utilizado no preparo de bebidas, sorvetes, *sorbets* e sopas instantâneas. Em produtos de panificação, origina produtos igualmente crocantes. O lactitol realça o sabor de chocolates e promove aumento do tempo de prateleira, por sua baixa higroscopicidade. É especialmente indicado na elaboração de geleias e doces. A substituição de 50% de açúcar em geleia de morango produz sabor semidoce e agradável. Pode substituir totalmente o açúcar em gomas de mascar, tornando--as mais flexíveis e não higroscópicas e, em balas duras, conferindo-lhes estrutura vítrea bastante estável (Lenhart e Chey, 2017; Os Polióis, 2019).

Xilitol

Ocorre naturalmente em madeiras, frutos, vegetais, cogumelos e microrganismos, estando normalmente presente no organismo humano. Ameixas, framboesas e couve-flor contêm teores relativamente elevados de xilitol, variando de 0,3 a 0,9 g/100 g de substância seca. É um álcool penta-hídrico que pode ser produzido por métodos químicos ou biológicos, sendo normalmente obtido por meio da hidrogenação da xilose (Lenhart e Chey, 2017; Os Polióis, 2019).

Sua percepção da doçura é considerada semelhante à da sacarose e o poder adoçante equivalente ao da sacarose a 10%, porém a viscosidade é substancialmente menor, razão pela qual não é indicado para uso como agente de "corpo". Geralmente, são utilizadas formulações contendo xilitol e sorbitol na proporção de doçura 60:40 (em gomas de mascar), ou maltitol e xilitol na proporção de doçura de 80:20, ou 85:15 (em chocolates), que além de conferirem textura adequada apresentam efeito sinérgico em relação à doçura, bem como proporcionam doçura igual à do produto adoçado com açúcar (Os Polióis, 2019).

Ainda que a influência da temperatura, da concentração e da acidez seja diferente sobre o dulçor da sacarose e do xilitol, este último é o único edulcorante disponível que permite substituição da sacarose 1:1 em formulações de alimentos. Contudo, o custo do xilitol é aproximadamente 10 vezes superior ao da sacarose (Os Polióis, 2019).

As principais aplicações do xilitol incluem gomas de mascar (por ser cariostático), balas duras, chocolates, geleias de pectina e gelatinas. Na Europa, é utilizado em produtos à base de hortelã para uso após as refeições. Também é utilizado em nutrição parenteral (Lenhart e Chey, 2017; Os Polióis, 2019).

Eritritol

É um poliol encontrado em frutas, algas, cogumelos e em alguns alimentos fermentados, como vinho e cerveja. É derivado do monossacarídeo eritritose. Apresenta 68% da doçura da sacarose, forte efeito refrescante e perfil de sabor semelhante ao da sacarose. Para acentuar a doçura pode ser utilizado em combinação com edulcorantes, como acessulfame-K ou aspartame (Os Polióis, 2019).

Além de ser utilizado como substituto da sacarose, também atua como agente redutor de atividade de água, umectante e plastificante. Apresenta solubilidade muito inferior à dos demais polióis, com exceção do manitol (Os Polióis, 2019).

O eritritol é o poliol ideal para utilização em balas e chocolates, sendo que a substituição total de açúcar por eritritol em chocolates permite redução calórica de 30%, combinado a excelente sabor e qualidade de textura. Pode ser empregado em gomas de mascar e, combinado com edulcorantes intensos, em adoçantes de mesa, proporciona redução calórica em torno de 90% (Lenhart e Chey, 2017; Os Polióis, 2019).

Isomalte

Foi descoberto no início dos anos de 1950 pela empresa alemã *Süddeutsche Zucher AG*®, o maior processador de açúcar de beterraba da Europa Ocidental. Isomalte (Palatinit® ou Palatinose® hidrogenada) é uma mistura equimolar de dois dissacarídeos hidrogenados, o α-D-glicopiranosil-1,6-D-sorbitol (GPS; isomaltitol) e o α-D-glicopiranosil-1,1-D-manitol (GPM) (Os Polióis, 2019).

O poder adoçante do isomalte é de 45 a 65% o da sacarose (0,5 a 0,6 em relação à sacarose a 10%). É amplamente utilizado em geleias com máximo de 25% de sólidos, para evitar cristalização, e em preparados à base de frutas. Ademais, é utilizado como adoçante em chá e café, bem como em pudins, sobremesas, sorvetes, bebidas refrescantes, balas, chocolates, produtos de panificação e confeitaria (Lenhart e Chey, 2017; Os Polióis, 2019).

Maltitol

É um poliol dissacarídico não encontrado na natureza. É produzido por hidrogenação da D-maltose obtida de hidrolisado enzimático de amido de milho ou de batata hidrolisada enzimaticamente. A hidrogenação do xarope de maltose resulta no xarope de maltitol, o qual é purificado, desidratado e cristalizado (Os Polióis, 2019).

É considerado um edulcorante de segunda geração, assim como lactitol, isomalte, xarope de glicose hidrogenado e polidextrose. O poder edulcorante da forma cristalina a 98% de pureza é aproximadamente 80 a 90% o da sacarose e, para o xarope, a doçura relativa é tanto maior quanto maior o teor de maltitol (Lenhart e Chey, 2017; Os Polióis, 2019).

Maltitol pode ser utilizado em chocolates, barras de granola, assados, geleias, gelatinas e sorvetes. No preparo de balas duras, por sua excelente estabilidade térmica, não ocasiona perda de cor durante a fervura (Lenhart e Chey, 2017; Os Polióis, 2019).

Os polióis podem ser obtidos industrialmente, como mostra a Figura 8.

Como podemos observar na Tabela 2, o poliol que apresenta maior doçura é o xilitol, geralmente considerada igual a da sacarose; os demais são menos doces.

TABELA 2 Grau de doçura dos polióis em relação à sacarose

Polióis	Doçura em relação à sacarose	Valor calórico (kcal/g)
Sorbitol	50%	4
Manitol	40%	2
Xilitol	100%	4
Maltitol	80%	4
Lactitol	30 a 40%	2
Isomalte	45 a 60%	2

Fonte: Os Polióis (2019).

OLIGOSSACARÍDEOS

Os oligossacarídeos são carboidratos de cadeia curta, compostos por monossacarídeos unidos por ligações glicosídicas, com GP de 3 a 9, como a maltodextrina, a rafinose, a estaquiose, os fruto e galacto-oligossacarídeos (FOS e GOS, respectivamente), a polidextrose e a inulina (Nelson e Cox, 2018).

Os oligossacarídeos podem ser separados em malto-oligossacarídeos (alfaglucanos), resultantes da hidrólise parcial do amido, oligossacarídeos (não alfaglucanos), como a rafinose e a estaquiose, presentes em leguminosas, e são degradados pelas enzimas bacterianas, no intestino grosso. Os polímeros derivados de frutose e galactose são conhecidos como oligossacarídeos não digeríveis, fornecem um substrato aos processos fermentativos dos microrganismos que compõem a microbiota intestinal, têm propriedades únicas no intestino e são conhecidos como prebióticos (Cummings e Stephen, 2007; Dutra de Oliveira e Marchini, 2008; Keim, Levin e Havei, 2016).

Até o momento, apenas os compostos de carboidratos foram estudados em relação à sua atividade prebiótica; no entanto, isso não está estipulado como exigência na sua definição. A maior parte das pesquisas foi conduzida com frutanos (inulina, FOS e GOS) (Binns, 2014). Embora tenham sido propostas muitas definições, ainda não se chegou a um consenso a respeito de uma definição única para o termo prebióticos. A mais recente foi proposta na reunião

CAPÍTULO 2 • CARBOIDRATOS 59

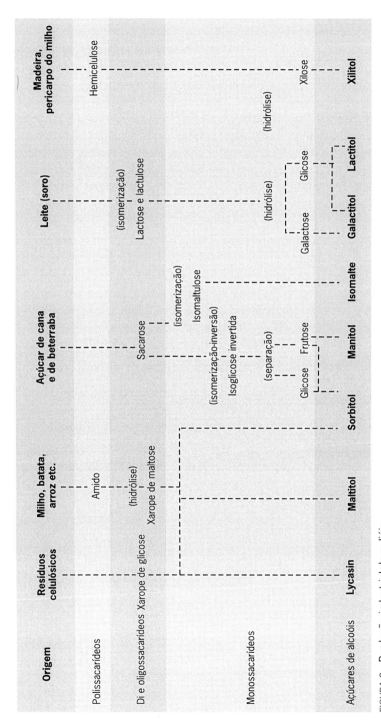

FIGURA 8 Produção industrial de polióis.
Fonte: adaptada de Os Polióis (2019).

da Associação Científica Internacional de Probióticos e Prebióticos (Isapp), em 2010 (Gibson et al., 2017): "Prebióticos alimentares são ingredientes seletivamente fermentados, que resultam em alterações específicas na composição e/ou atividade da microbiota gastrointestinal, assim proporcionando benefícios para a saúde do hospedeiro".

Vários prebióticos, como a inulina, o FOS e os GOS, ou outros candidatos a prebióticos se enquadram na definição nutricional e regulatória de FA, e são rotulados como nutrientes dessa categoria. Assim como as FAs, os prebióticos também resistem à digestão e são fermentecíveis (como algumas fibras), mas se diferenciam das FAs pela seletividade em sua fermentação (Binns, 2014).

Maltodextrina

São oligossacárideos constituidos por unidades de glicose e obtidos enzimaticamente pela ação de amilases, ou quimicamente a partir da hidrólise do amido em tempo, temperatura e pH controlados. Está contida em extratos de amido hidrolisados, em conjunto com moléculas de glicose e maltose. São mais hidrossolúveis que o amido e formam soluções menos viscosas. Alguns produtos industrializados apresentam na sua formulação combinações de amido e maltodextrina como forma de regular a viscosidade do produto final (Egashira, Miziara e Leoni, 2014).

Rafinose

É um trissacarídeo formado por galactose, frutose e glicose, encontrando em vegetais como uva, brócolis, repolho e, principalmente, em leguminosas como feijões e soja (Egashira, Miziara e Leoni, 2014).

Estaquiose

É um tetrassacarídeo formado por duas moléculas de galactose, uma de glicose e uma de frutose, encontrado naturalmente principalmente nas leguminosas e plantas. É menos doce que a sacarose, cerca de 28%, sendo utilizada principalmente como um edulcorante (Cummings e Stephen, 2007; Egashira, Miziara e Leoni, 2014).

FOS

Composto por um número variado de moléculas de glicose associadas à frutose. Geralmente apresentam ligações do tipo beta, as quais não são digeridas pelo trato gastrointestinal (TGI) humano. São naturalmente presentes em inúmeras espécies vegetais como cereais (trigo, centeio, cevada e aveia), raízes tuberosas (*yacón* e icória), bulbos (alho, alho-poró e cebola), frutas (banana, maçã, pera e ameixa) e hortaliças (tomate, almeirão, aspargos, alcachofra e cebolinha). Diversos FOS têm sido empregados como aditivo em alimentos com objetivos variados, por exemplo, conferir consistência a produtos lácteos; umectar bolos e produtos de confeitaria; baixar o ponto de congelamento de sobremesas geladas; conferir crocância a biscoitos com teores reduzidos de gorduras; e associados a edulcorantes. São reconhecidos como prebióticos em decorrência de sua capacidade de modular seletivamente a microbiota intestinal (Cummings e Stephen, 2007; Egashira, Miziara e Leoni, 2014).

GOS

São formados pela transgalactosilação da galactose por ação da enzima betagalactosidase, a partir de substratos ricos em lactose. A formação de GOS ocorre a partir de um substrato rico em lactose, notadamente o leite, o soro de leite ou uma mistura entre ambos. Assim como os FOS, são reconhecidos como prebióticos por sua capacidade de modular seletivamente a microbiota instestinal, no entanto, parecem ser mais efetivos se associados a culturas probióticas (microrganismos vivos), formando uma combinação sinérgica com algumas espécies de *bifidobactérias* e *lactobacilos* (simbióticos) (Tungland e Meyer, 2002).

Polidextrose

É um polímero altamente solúvel em água, sendo formado por moléculas de glicose unidas a moléculas de sorbitol e ácido cítrico. Em sua forma comercial apresenta-se como um pó branco-amarelado e amorfo, cujo valor calórico é de 1 kcal/grama. É extremamente estável dentro de uma ampla faixa de pH, temperatura, condições de processo e estocagem. Dentre os substitutos da sacarose, a polidextrose confere corpo, textura e atribui características funcionais semelhantes às da sacarose. Apresenta alta higroscopicidade e baixa atividade de água, encontrada na forma de pó, com coloração creme e não confere sabor e odor aos alimentos, tornando-se necessário seu uso combinado com outros agentes de corpo ou edulcorantes que confiram sabor doce. Uma grande vantagem apresentada pela polidextrose é seu baixo valor calórico. Em alimentos participa da reação de Maillard, conferindo melhor sabor e escurecimento ao produto, o que é bastante desejável em chocolates, *toffees* e caramelos. Também apresenta propriedades prebióticas (Cummings e Stephen, 2007).

Inulina

Trata-se de um carboidrato cuja cadeia é composta predominantemente por unidades de frutose, com uma unidade terminal de glicose, sendo a ligação entre as moléculas de frutose do tipo β-1,2, ou seja, uma molécula de sacarose associada a várias moléculas de frutose. Apresenta GP maior que 10. A inulina é encontrada em mais de 36.000 plantas, principalmente na alcachofra de Jerusalém; está presente em quantidades significativas em vegetais como aspargo, alho-poró, alho e trigo, e também aparece em grandes quantidades nas raízes da chicória. Apresenta valor calórico de 1,5 kcal/g. Também apresenta propriedades prebióticas (Cummings e Stephen, 2007).

POLISSACARÍDEOS

Os polissacarídeos são polímeros constituídos por monossacarídeos, mais comumente a glicose, com GP ≥ 10, podendo conter centenas ou milhares de unidades de glicose. Entre os mais comuns, incluem-se o amido, o glicogênio, a pectina, a celulose e as gomas (Keim, Levin e Havei, 2016). Os polissacarídeos podem ser divididos em: amido (alfaglucanos) e polissacarídeos não amido (PNAs), como a celulose, a hemicelulose, a pectina, as gomas de plantas e as mucilagens (Cummings e Stephen, 2007).

Amido (alfaglucanos)

O amido é o polissacarídeo vegetal mais importante da alimentação, formado pela união de apenas moléculas de glicose, por essa razão classificado como homopolissacarídeo (formado pela união de monômeros iguais) e designado como alfaglucano, composto por dois homopolímeros: amilose, constituída por α-D-glicose e cadeia linear, unidas por ligação glicosídica α-1,4, e amilopectina, apresentando cadeia ramificada com ligações glicosídicas α-1,4 e α-1,6 (Figura 9). Ambas, amilose e amilopectina, estão presentes nas plantas, constituindo o amido, na forma de grânulos insolúveis e semicristalinos e em proporções distintas dependendo da origem da planta (Berg, Stryer e Tymoczko, 2014; Keim, Levin e Havei, 2016).

Conforme podemos observar na Tabela 3, os alimentos apresentam ambos os tipos de amido na forma de grânulos insolúveis e semicristalinos, além de proporções de amilopectina e amilose características, conforme a classificação botânica.

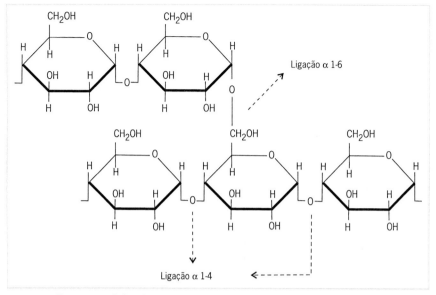

FIGURA 9 Estrutura química do amido (amilose e amilopectina).
Fonte: adaptada de Marzzoco e Torres (2015); Nelson e Cox (2018); Voet, Voet e Pratt (2014).

TABELA 3 Conteúdo de amilose e amilopectina de diversos amidos de plantas

Alimento	Amilopectina (%)	Amilose (%)
Milho	76	24
Batata	80	20
Arroz	81,5	18,5
Trigo	75	25
Mandioca	83,3	16,7

Fonte: adaptada de Keim, Levin e Havei (2016).

Em 1992 Englyst, Kingman e Cummings propuseram classificar o amido de acordo com a velocidade e a extensão de hidrólise (digestibilidade) *in vitro*, como: amido rapidamente digerido, amido lentamente digerido e amido resistente. Os amidos de rápida e lenta digestão são aqueles digeridos pelas alfa--amilases salivar e pancreática, e degradados à glicose para posterior absorção, enquanto o amido resistente é toda a fração de amido que escapa à ação das enzimas digestivas.

Dada a propriedade de resistir à digestão humana e a possibilidade de ser fermentado no cólon pela microbiota presente, o amido resistente é incluído na definição de fibra alimentar, pois se comporta de maneira semelhante aos outros componentes da fibra, diferenciando-se apenas pela ligação tipo alfa existente entre as moléculas de glicose (Englyst, Kingman e Cummings, 1992). Assim, o termo amido resistente considera basicamente quatros tipos de amido:

- **Amido resistente 1 (AR 1):** fisicamente inacessível na matriz alimentar, especialmente se a forma física do alimento dificultar a ação da alfa-amilase pancreática, a digestão do amido é retardada no intestino delgado. Tal fato ocorre quando o amido está contido em estruturas vegetais íntegras, como grãos e sementes, ou quando em paredes celulares muito rígidas, que contêm grandes quantidades de celulose ou outros polissacarídeos não amido, impossibilitam a homogeneização e a dispersão dos grânulos de amido.
- **Amido resistente 2 (AR 2):** apresenta alta concentração de amilose. A constituição do amido é um fator importante que influencia a digestibilidade de diferentes tipos, em virtude da relação entre o conteúdo das frações de amilose e amilopectina. Aqueles que contêm grandes quantidades de amilopectina, ou que apresentem um arranjo de cadeias ramificadas mais complexo, facilitam o acesso das enzimas digestivas responsáveis por sua hidrólise e, consequentemente, têm maior digestibilidade que outros cujo arranjo molecular é mais simples em virtude da maior proporção de cadeias lineares de amilose. Por exemplo, batatas, bananas e leguminosas, em geral, são mais resistentes à digestão pelas amilases do que grânulos de amido contidos em cereais.
- **Amido resistente 3 (AR 3):** amido retrogradado, em decorrência de fenômenos físico-químicos, como a gelatinização (dispersão e homogeneização do amido na matriz alimentar a partir do acréscimo de temperatura) e a retrogradação (recristalização do amido obtida pelo resfriamento de grânulos anteriormente gelatinizados), engloba principalmente a porção de amilopectina e exerce grande influência sobre suas características de digestibilidade.
- **Amido resistente 4 (AR 4):** quimicamente modificado, resistente em virtude de interações existentes entre seus componentes, contém o amido em forma compacta e apresenta redução da superfície de contato com as enzimas implicadas na sua degradação.

PNAs

São não α-glucanos polissacarídeos da alimentação, compostos por macromoléculas com um grande número de monossacarídeos (glicose) residuais, unidos entre si por ligações glicosídicas e encontrados principalmente nas paredes celulares de plantas. Compõem diversos grupos de carboidratos das mais variadas formas moleculares, como a celulose que compreende entre 10 e 30% do PNA nos alimentos. Além da celulose incluem-se hemicelulose, pectina, arabinoxilanas, betaglucanos, gomas de plantas, mucilagens, hidrocoloides (Englyst, Quigley e Hudson, 1994).

Hemicelulose

As hemiceluloses são um grande grupo de heteropolímeros (formado pela união de monômeros diferentes) de polissacarídeos, que contêm uma mistura de açúcares de hexose e pentose, frequentemente em cadeias altamente ramificadas; estão associadas à celulose na parede celular com um GP de 150-200. Existem cerca de 250 tipos desses polissacarídeos, que podem estar na forma solúvel ou insolúvel. Da mesma forma que a celulose, são fibras de característica estrutural e têm a capacidade de retenção de água e metais de carga positiva (cátions). Podem ser encontradas em frutas, hortaliças, leguminosas e castanhas. A hemicelulose pode ser utilizada como estabilizante, emulsificante, espessante, agente antiaglomerante em iogurtes, molhos, alimentos congelados e produtos de confeitaria, entre outros. Algumas hemiceluloses apresentam característica solúvel em água, enquanto outras são insolúveis (Gray, 2006).

Pectina

A pectina é comum nas paredes celulares de frutas e hortaliças. É um polissacarídeo estrutural, e principalmente um polímero de ácido galacturônico, embora 10 a 25% de outros açúcares, como ramnose, galactose e arabinose, também possam estar presentes como cadeias laterais. São solúveis em água quente e formam géis após o resfriamento. Diferentes tipos de pectinas são obtidos de frutas (p. ex., maçã, casca de frutas cítricas) (Cummings e Stephen, 2007; Gray, 2006).

Mucilagens e gomas

As gomas de plantas e mucilagens são polissacarídeos hidrocoloides viscosos. Muitos são polímeros contendo ácido urônico complexo altamente ramificado, como a goma arábica. Outras gomas vegetais incluem acácia, karaya, guar, goma de alfarroba, xantana e tragacanto, todas utilizadas como aditivos alimentares (Gray, 2006).

As mucilagens de plantas são botanicamente distintas, pois geralmente são misturadas ao endosperma dos carboidratos armazenados nas sementes. Seu papel é reter a água e evitar a dessecação. Ambas são amplamente utilizadas nas indústrias alimentícia e farmacêutica como espessantes, estabilizantes, emulsificantes e geleificantes (Cummings e Stephen, 2007; Sarda e Giuntini, 2013).

Os polissacarídeos de algas, que incluem caragenano, ágar e alginato, são todos PNAs extraídos de algas marinhas ou algas. Eles substituem a celulose na parede celular e têm propriedades de formação de gel (Cummings e Stephen, 2007).

As gomas consumidas na alimentação são decorrentes sobretudo de aditivos alimentares presentes nos alimentos industrializados. As mucilagens estão presentes nas células externas de alguns tipos de sementes (Gray, 2006).

Celulose

A celulose é um polissacarídeo insolúvel que compõe a estrutura do tecido vegetal. É um importante componente da parede celular das plantas, sua cadeia reta e longa é constituída por moléculas de D-glicose unidas por ligações β-1,4, incapazes de serem digeridas pelo organismo humano, pela ausência de enzimas que rompem essas ligações. A celulose e outras fibras vegetais compõem as fibras alimentares, importantes na alimentação dos mamíferos, sendo encontradas principalmente nos cereais, hortaliças e frutas. Muitas vezes é utilizada como agente de textura, suspensão, estabilização, formador de volume, no controle de umidade, inibidor na formação de cristais de gelo, aumento de viscosidade (Gray, 2006) (Figura 10).

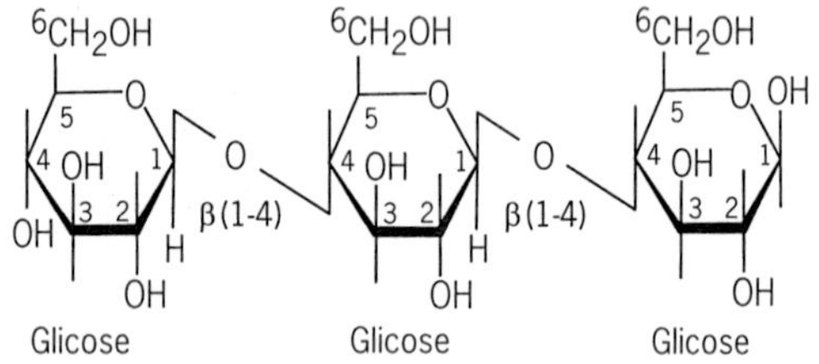

FIGURA 10 Estrutura química da celulose.

Fonte: adaptada de Marzzoco e Torres (2015); Nelson e Cox (2018); Voet, Voet e Pratt (2014).

Glicogênio

A glicose é a principal fonte energética dos seres vivos. É armazenada com unidades em um grande polímero que recebe o nome de glicogênio, sendo a forma de armazenamento de carboidrato nos animais. A glicose livre não pode ser armazenada e quando presente em altas concentrações pode perturbar o equilíbrio osmótico da célula, levando à morte celular. A solução é o armazenamento na forma de polissacarídeos, formados pela ligação de monossacarídeos (Voet, Voet e Pratt, 2014).

Nos animais, o glicogênio (homopolímero – formado apenas por glicose) é a forma de armazenamento da glicose; é encontrado no fígado e nos músculos. O glicogênio hepático tem a importante função de manutenção dos níveis de glicose no organismo em períodos de jejum, por exemplo, durante o sono; já o muscular fornece energia imediata para ações dos próprios músculos. O glicogênio é um grande polímero ramificado, as unidades de glicose são unidas por ligações α-1,4-glicosídicas e as ramificações por ligações α-1,6-glicosídicas, presentes a cada 10 unidades (Figura 11) (Berg, Stryer e Tymoczko, 2014; Dutra de Oliveira e Marchini, 2008).

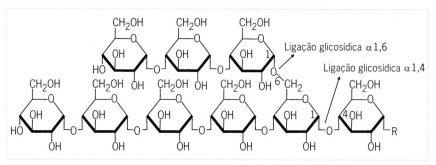

FIGURA 11   Estrutura química do glicogênio.
Fonte: adaptada de Marzzoco e Torres (2015); Nelson e Cox (2018); Voet, Voet e Pratt (2014).

A Figura 12 sintetiza as estruturas dos carboidratos e suas fontes.

Diante dos conhecimentos atuais dos mecanismos pelos quais os carboidratos exercem influência sobre a fisiologia e a saúde humana, é possível descrever essas características e incorporá-las em um esquema de classificação, como pode ser visto no Quadro 3.

QUADRO 3   Características fisiológicas dos carboidratos

Propriedades fisiológicas	Carboidratos				
	Açúcares	PNA	Amido	Oligossacarídeos não glucanos	Amido resistente
Fornecer energia	X	X*	X	X*	X*
Aumentar saciedade	–	X	–	X	X
Fonte de AGCC	–	X	–	X	X

(continua)

MACRO E MICRONUTRIENTES EM NUTRIÇÃO CLÍNICA

QUADRO 3   Características fisiológicas dos carboidratos *(continuação)*

Propriedades fisiológicas	Carboidratos				
	Açúcares	PNA	Amido	Oligossacarídeos não glucanos	Amido resistente
Aumentar bolo fecal	–	X	–	X	X
Efeito prebiótico	–	-	–	X	–
Redução de colesterol	–	X	–	X	X
Redução da glicemia	–	X	–	X	X
Aumentar absorção de cálcio	–	–	–	X	–

* O fator de energia para fibra alimentar fermentável é de 8 kJ/g (2 kcal/g), porém a utilização pelo organismo humano é questionável. AGCC: ácidos graxos de cadeia curta; PNA: polissacarídeos não amido.
Fonte: adaptado de Cummings e Stephen (2007); Roberfroid et al. (2010).

FONTES ALIMENTARES DE CARBOIDRATOS

No tocante nutricional, os carboidratos dietéticos mais importantes são os polissacarídeos e os dissacarídeos, uma vez que os monossacarídeos na sua forma livre não estão normalmente presentes em quantidades representativas na dieta, embora encontremos glicose e frutose no mel e em frutas, ou ainda adicionados em alimentos processados e ultraprocessados, em razão da presença de sacarose ou do xarope de milho com alta concentração de frutose (Keim, Levin e Havei, 2016).

As principais fontes de carboidratos na alimentação do brasileiro são os cereais (arroz, trigo e milho), os tubérculos (principalmente a batata) e as raízes (principalmente a mandioca), utilizados e preparados de diversas formas. Além dessas fontes, os cereais como a aveia, o centeio e a cevada também dão sua contribuição (Egashira, Miziara e Leoni, 2014) (Tabela 4).

As fibras alimentares estão presentes em diferentes quantidades, em vários grupos alimentares, principalmente em frutas, legumes e verduras, leguminosas e oleaginosas, além dos cereais integrais (Philippi, 2014). Os alimentos podem ser classificados com relação ao teor de fibras em:

- Alimento rico em fibras: apresenta > 5 g de fibras/porção.
- Alimento boa fonte de fibras: apresenta 2,5 a 4,9 g de fibras/porção.
- Alimento baixa fonte de fibras: apresenta menos que 2,5 g de fibras/porção.

TABELA 4   Fontes alimentares de carboidratos na dieta brasileira

Cereal	Variedade	Principais preparações mais consumidas
Arroz	Polido, integral e parboilizado	Cozido com temperos, com vegetais
Batata	Batata	Frita, cozida, coxinha, purê
	Fécula de batata	Bolos, biscoitos, espessante
Mandioca	Mandioca	Frita, cozida, coxinha, purê
	Farinha	Com feijão, pirão, farofa
	Polvilho	Pão de queijo, tapioca, biscoito
Trigo	Farinha	Pães, bolos, biscoitos, massas, pizza, panqueca
	Semolina	Pães, massas
	Farinha integral	Pães, massas, bolos
	Trigo laminado	Quibe, salada
Milho	Milho fresco e em conserva	Pamonha, curau, sorvete, farofa, torta, salgados
	Farinha, fubá, sêmola	Cuscuz, polenta, bolo, broa, pães
	Amido de milho	Mingau, cremes, biscoitos
	Glicose	Caldas, molhos, doces
	Milho para pipoca, canjica, cereal pré-cozido e óleo vegetal	Usos variados
Aveia	Flocos, flocos finos, farinha	Mingau, sopas, com frutas, com bebidas, tortas salgadas e doces, biscoitos, pães, bolos
Centeio	Farinha	Pães
Cevada	Malte	Cerveja, mingau, uísque

Fonte: adaptada de Egashira, Miziara e Leoni (2014); Philippi (2014).

FISIOLOGIA

A utilização dos carboidratos pelo organismo depende da sua absorção pelo trato gastrointestinal (TGI), e posterior passagem para a corrente sanguínea, com a subsequente chegada e utilização pelas células, sendo esse processo comumente restrito aos monossacarídeos. Dessa forma, os polissacarídeos e dissacarídeos necessitam ser hidrolisados, ou seja, digeridos até as suas unidades mais básicas, os monossacarídeos. Para facilitar esse processo de digestão, enzimas hidrolíticas como as glicosidases e carboidrases são requeridas (Keim, Levin e Havei, 2016; Nelson e Cox, 2018).

70 MACRO E MICRONUTRIENTES EM NUTRIÇÃO CLÍNICA

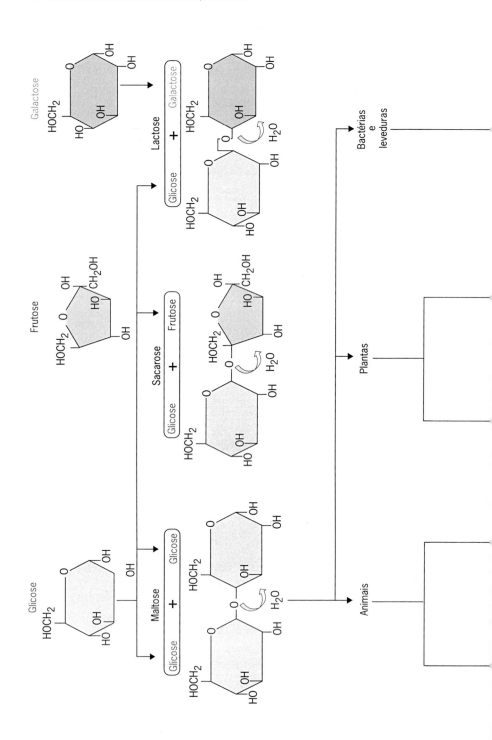

CAPÍTULO 2 • CARBOIDRATOS 71

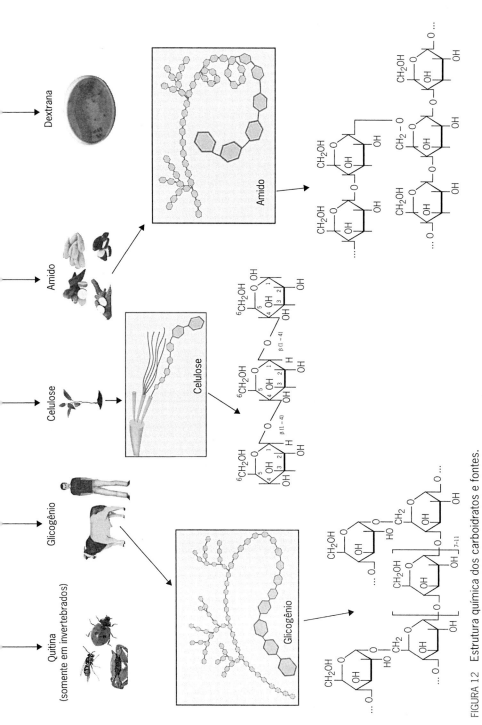

FIGURA 12 Estrutura química dos carboidratos e fontes.
Fonte: adaptada de Marzzoco e Torres (2015); Nelson e Cox (2018); Voet, Voet e Pratt (2014).

Digestão

A digestão dos polissacarídeos (p. ex., amido) inicia-se na boca pela ação da enzima alfa-amilase salivar, uma glicosidase que hidrolisa especificamente as ligações glicosídicas α-1,4. As ligações β-1,4 da celulose, as ligações β-1,4 da lactose e as ligações α-1,6, que formam pontos de ramificações no amido (amilopectina), são resistentes à ação dessa enzima. Não ocorre nenhuma digestão de dissacarídeos ou de oligossacarídeos pequenos na boca ou no estômago. Pelo curto tempo que o alimento pode permanecer na boca antes de ser engolido, essa fase da digestão produz poucos monossacarídeos oriundos do amido. No entanto, a ação da alfa-amilase salivar continua no estômago até o ácido clorídrico (suco gástrico) penetrar no bolo alimentar e reduzir o pH o suficiente para inativar a enzima. Até o momento o amido foi parcialmente hidrolisado, e os produtos mais importantes são as dextrinas, polissacarídeos de cadeia curta e a maltose. A continuidade do trabalho da alfa-amilase será realizada no intestino delgado, pela alfa-amilase pancreática (Voet, Voet e Pratt, 2014).

A digestão das dextrinas é continuada no intestino delgado pela alfa-amilase pancreática, que é secretada no duodeno. A presença do bicarbonato pancreático no duodeno eleva o pH a um nível favorável à função enzimática. Se o amido oriundo da dieta apresentar a forma amilose, que não é ramificada, os produtos da hidrólise da alfa-amilase serão a maltose e o trissacarídeo maltotriose, o qual passa por uma hidrólise mais lenta até originar a maltose e a glicose. A ação hidrolítica da alfa-amilase pancreática na amilopectina (amido ramificado) produz glicose e maltose de forma idêntica ao que ocorre com a amilose. Todavia, as ligações α-1,6 que ligam os resíduos de glicose nos pontos ramificados da molécula não podem ser hidrolisadas pela alfa-amilase pancreática. Isso posto, as unidades de dissacarídeo, denominadas isomaltose, que apresentam ligações glicosídicas α-1,6 são liberadas (Berg, Stryer e Tymoczko, 2014).

Finalmente, a ação da alfa-amilase pancreática no amido dietético libera maltose, isomaltose, dextrinas limites e glicose como produtos principais (Berg, Stryer e Tymoczko, 2014).

Em seres humanos, a digestão dos dissacarídeos se dá inteiramente no intestino delgado superior (duodeno). A atividade das dissacaridases, diferentemente da alfa-amilase pancreática, ocorre nas microvilosidades dos enterócitos (na borda estriada), e não no lúmen intestinal. Dentre as enzimas localizadas nos enterócitos estão a lactase, a sacarase, a maltase e a isomaltase (Champe, Harvey e Ferrier, 2009).

A lactase catalisa a hidrólise da lactose em galactose e glicose. A lactose apresenta ligação glicosídica β-1,4 e a lactase é estereoespecífica para essa ligação. A atividade de lactase é alta em bebês. Na maioria dos mamíferos, incluindo os seres humanos, a atividade da lactase diminui alguns anos após o desmame. Essa atividade reduzida pode levar à má absorção de lactose e à sua intolerância (Champe, Harvey e Ferrier, 2009).

A sacarase (também conhecida como invertase) degrada a sacarose em glicose e um de frutose. Já a maltase hidrolisa a maltose em duas unidades de glicose. A isomaltase (também reconhecida como alfadextrinase) hidrolisa a ligação α-1,6 da isomaltose, que é o dissacarídeo que restou do ponto de ramificação da quebra incompleta da amilopectina. Seus produtos são duas moléculas de glicose (Champe, Harvey e Ferrier, 2009).

Em suma, praticamente todo o amido dietético e os dissacarídeos são, no final desse processo, hidrolisados completamente por glicosidases específicas às suas unidades monossacarídeas constituintes (glicose, frutose e galactose). Os monossacarídeos, junto com pequenas quantidades de dissacarídeos remanescentes, podem então ser absorvidos pelos enterócitos (Nelson e Cox, 2018) (Figura 13).

Absorção, biodisponibilidade, transporte e armazenamento

Quase todos os monossacarídeos são normalmente absorvidos antes do final do jejuno. Na borda em escova encontramos um sistema de transportadores que é composto por proteínas sintetizadas nos enterócitos de acordo com a disponibilidade de monossacarídeos específicos. Em geral, quanto maior a quantidade de carboidratos disponíveis, maiores a síntese e a inclusão dessas proteínas transportadoras na membrana dos enterócitos, e vice-versa (Keim, Levin e Havei, 2016; Nelson e Cox, 2018).

A absorção de monossacarídeos como glicose, galactose e frutose ilustra bem os diferentes mecanismos de transporte identificados nas células epiteliais absortivas da borda em escova. A glicose e a galactose são absorvidas nas células da mucosa por transporte ativo, um processo que exige energia e o envolvimento de um receptor específico; ambas compartilham um transportador comum, denominado transportador de sódio-glicose do tipo 1 (SGLT1 – *sodium glicose transporter 1*), que é responsável pelo transporte ativo desses dois monossacarídeos, concomitantemente a quantidades equimolares de sódio, contra um gradiente de concentração, em direção ao citoplasma dos enterócitos, com consequente gasto de ATP. A glicose ou a galactose não podem se ligar ao transportador até ele ter sido carregado com sódio. Trata-se de um complexo proteico dependente da bomba de Na^+/K^+-ATPase, localizado na membrana basolateral do enterócito. Assim, uma molécula de glicose e dois íons de sódio são transportados dentro da célula da mucosa simultaneamente (Keim, Levin e Havei, 2016).

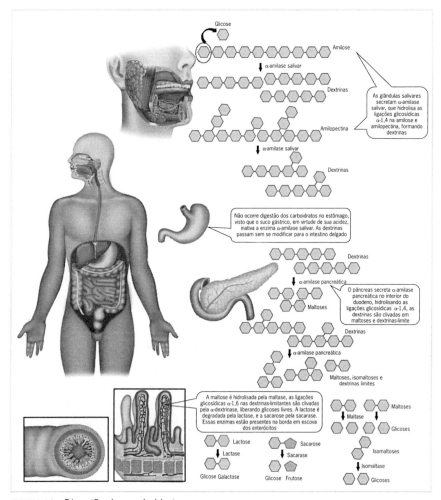

FIGURA 13   Digestão dos carboidratos.
Fonte: adaptada de Champe, Harvey e Ferrier (2009); Voet, Voet e Pratt (2014).

Uma vez dentro da célula intestinal, os íons sódio são trocados por íons potássio, e a glicose pode sair do enterócito na superfície basolateral de três formas: cerca de 15% voltam pela borda estriada para dentro do lúmen intestinal; cerca de 25% se difundem pela membrana basolateral na circulação; e a maior parte (~60%) é transportada da célula para a circulação por meio de outro transportador, também localizado na membrana basolateral, denominado transportador de glicose 2 (GLUT2 – *glucose transporter 2*), preferencialmente expresso no fígado, nos rins, no intestino delgado e nas células betapancreáticas secretoras de insulina (Keim, Levin e Havei, 2016).

Por outro lado, a molécula de frutose é absorvida por meio de um transporte passivo de difusão facilitada, com o auxílio de um transportador específico e diferente do SGLT-1, denominado GLUT5, que também localiza-se na borda em escova dos enterócitos. Porém, esse tipo de transporte envolvido não implica gasto energético (ATP), sendo, portanto, um tipo de transporte facilitado, independente de sódio, aliado ao fato de esse monossacarídeo não competir com o transportador de glicose/galactose. Além disso, observa-se que a frutose é mais bem absorvida com outros açúcares — como ocorre em alimentos que naturalmente contêm frutose — do que quando ela é ingerida isoladamente. Através da membrana basolateral, a glicose, a galactose e a frutose são transportadas por mecanismos de difusão mediada ou facilitada por carregador específico, denominado GLUT2, que é independente de sódio (Keim, Levin e Havei, 2016; Nelson e Cox, 2018).

A Figura 14 ilustra os mecanismos de absorção dos monossacarídeos explicados.

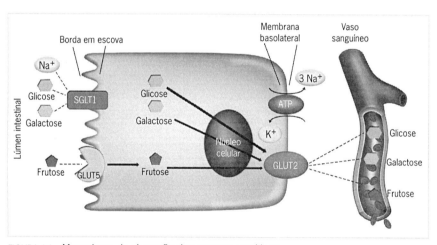

FIGURA 14 Mecanismo de absorção dos monossacarídeos.
Fonte: adaptada de Nelson e Cox (2018); Voet, Voet e Pratt (2014).

Embora a absorção de frutose ocorra mais lentamente do que a da glicose ou galactose, as quais são absorvidas ativamente, ela ocorre mais rapidamente do que açúcares de alcoóis como o sorbitol e o xilitol, que são pouco absorvidos, sendo apenas por difusão passiva, fato que justifica o uso dessas substâncias como edulcorantes em alimentos. Esses açúcares podem servir de substrato a microrganismos fermentadores nos intestinos delgado e grosso, e seus metabólitos podem causar flatulência ou diarreia, dependendo da quantidade que for ingerida (Keim, Levin e Havei, 2016).

As interações que ocorrem na interface entre o lúmen intestinal e a membrana basolateral dos enterócitos são um fator primordial e a principal explicação para a grande biodisponibilidade dos carboidratos, que, em última instância, serão convertidos em glicose, estando aptos a serem metabolizados pelo organismo.

Ao término do processo de digestão e absorção, os monossacarídeos estarão livres para entrar na circulação portal, onde são carreados diretamente até o fígado (Nelson e Cox, 2018).

O fígado é o principal órgão para o metabolismo de galactose e frutose, que são prontamente captadas por ele por meio de receptores específicos dos hepatócitos. Ambas entram nas células hepáticas por transporte facilitado e são metabolizadas. Tanto a frutose quanto a galactose podem ser convertidas em derivados de glicose. Assim que a frutose e a galactose são convertidas em derivados de glicose, elas têm o mesmo destino da glicose, podendo ser armazenadas como glicogênio hepático ou catabolizadas para que possam fornecer energia, de acordo com a necessidade energética do fígado. Os níveis sanguíneos de galactose e frutose não são sujeitos à regulação hormonal rígida, como acontece com a glicose. Contudo, se seu consumo dietético for significativamente maior que a porcentagem normal do total de carboidrato consumido, eles poderão ser regulados de forma indireta como a glicose, dada a sua conversão metabólica para esse monossacarídeo (Keim, Levin e Havei, 2016).

Nutricionalmente, a glicose é o monossacarídeo mais importante, visto ser o componente exclusivo dos amidos e também por estar presente nos três dissacarídeos mais importantes (Figura 12). Assim como a frutose e a galactose, a glicose é metabolizada no fígado, mas sua utilização por esse órgão não é tão completa como no caso da frutose e galactose. O restante da glicose passa para o sangue, sendo distribuído a outros tecidos, como os musculares, os rins e o tecido adiposo. A glicose entra nas células desses órgãos por transporte facilitado. Em músculos esqueléticos e no tecido adiposo, o processo depende da ação do hormônio insulina, enquanto, no fígado, não depende. Dada a importância nutricional da glicose, o processo de transporte facilitado, pelo qual essa substância adentra as células de alguns órgãos e tecidos, merece uma abordagem mais circunstanciada (Keim, Levin e Havei, 2016).

Os açúcares absorvidos são transportados pela circulação sanguínea e captados pelas células, onde são utilizados como fontes de energia. A captação de glicose pelo tecido muscular e pelos adipócitos, por exemplo, depende da sinalização da insulina com seu receptor (IR), o qual possui duas subunidades alfa e duas subunidades beta ligadas por pontes dissufeto. Quando a insulina se liga ao IR na porção extracelular (subunidades alfa), ela é capaz de ativar resíduos tirosina quinase na porção beta e assim promover autofosforilação do receptor. Posteriormente, o substrato do receptor de insulina (IRS) se liga ao IR e amplifica a sinalização da insulina ao ativar a proteína inositol 3 quinase (PI3K), capaz de levar à ativação de uma proteína quinase dependente de fosfoinositol (PDKL) que, em seguida, estimula a fosforilação da proteína quinase B (AKT) para assim promover a translocação de vesículas de GLUT4 para a superfície das membranas celulares, facilitando a captação de glicose (Taniguchi, Emanuelli e Kahn, 2006) (Figura 15).

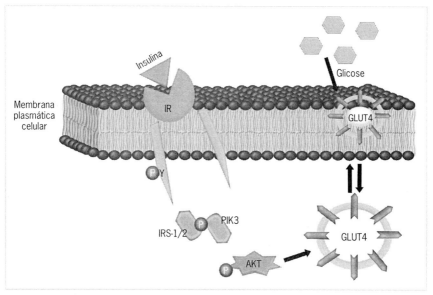

FIGURA 15   Via de sinalização da insulina na captação de glicose.
Fonte: adaptada de Pauli et al. (2009).

Os transportadores de glicose pertencem a uma grande família composta por treze proteínas já descritas (GLUT1-12) e HMIT, distribuídas em diferentes tecidos. A Tabela 5 mostra as características de alguns transportadores, destacando os valores de K_m (constante que se refere à afinidade do substrato pela enzima). O K_m faz parte da equação de Michaelis Menten, proposta em 1913 para avaliação cinética das reações enzimáticas. Assim, quanto menor for o K_m, maior será a afinidade do substrato pela enzima correspondente, fato que implicará na eficácia do transporte (Zhao e Keating, 2007).

78 MACRO E MICRONUTRIENTES EM NUTRIÇÃO CLÍNICA

TABELA 5 Características dos transportadores de glicose

Proteínas	K_m (mM)*	Principais locais de expressão
GLUT1	3-7	Eritrócitos e microvasos cerebrais
GLUT2	17	Fígado, células beta pancreáticas, rins, intestino delgado
GLUT3	1,4	Cérebro e neurônios
GLUT4	6,6	Músculo esquelético, tecido adiposo e coração
GLUT5	–	Intestino, rins e testículos
GLUT6	–	Pâncreas, leucócitos e cérebro
GLUT7	0,3	Intestino delgado, cólon e testículos
GLUT8	2	Testículos, blastócitos, cérebro, músculo esquelético e adipócitos
GLUT9	–	Fígado e rins
GLUT10	0,3	Fígado e pâncreas
GLUT11	–	Coração e músculos
GLUT12	–	Coração, próstata e glândulas mamárias
HMIT	–	Cérebro

– Sem dados. * Em relação à 2-desoxiglicose ou glicose.
Fonte: adaptada de Zhao e Keating (2007).

Homeostase glicídica

A glicose é um dos substratos circulantes mais altamente regulados. Uma das principais razões para tal reside no fato de que o cérebro depende de um suprimento contínuo de glicose, embora possa se adaptar e utilizar corpos cetônicos a partir da degradação da gordura (Sarda e Giuntini, 2013).

Em circunstâncias normais, a glicemia de jejum pode variar entre 70 e 109 mg/dL. Se as concentrações de glicose caem para valores abaixo de 70 mg/dL, tem-se a hipoglicemia, e o indivíduo pode sentir-se nervoso, irritado, com fome e com dor de cabeça, podendo evoluir para coma e morte. Se as concentrações de glicose sobem para mais de 150 mg/dL, tem-se a hiperglicemia, que ocasiona fome e sede e, eventualmente, perda de peso; quando as concentrações ultrapassam 170 mg/dL, ocorre a glicosúria, ou seja, a glicose começa a ser eliminada na urina (Sarda e Giuntini, 2013).

O principal órgão regulador da glicemia é o fígado, pois é o primeiro a receber a glicose, após a absorção intestinal. A homeostase da glicose é alcançada por meio da delicada e complexa interação entre os hormônios pancreáticos e viscerais, como podemos observar no Quadro 4.

QUADRO 4 Hormônios reguladores da glicemia

Hormônio	Origem	Glicemia	Órgão de ação	Efeito geral
Insulina	Pâncreas	↓	Fígado, músculos, tecido adiposo	↑ a síntese de glicogênio Suprime a gliconeogênese ↑ a captação de glicose pelos músculos e pelo tecido adiposo
Glucagon	Pâncreas	↑	Fígado	↑ a quebra de glicogênio, com liberação de glicose pelo fígado ↑ a gliconeogênese
Cortisol	Glândula adrenal	↑	Fígado, músculos	↑ a gliconeogênese pelo fígado ↓ a utilização de glicose pelos músculos e por outros órgãos
Adrenalina e noradrenalina	Glândula adrenal e terminações nervosas	↑	Fígado, músculos	↑ a quebra de glicogênio, com liberação de glicose pelo fígado ↑ a gliconeogênese
Hormônio do crescimento (GH)	Glândula adrenal	↑	Fígado, músculos, tecido adiposo	↓ a captação de glicose pelos músculos ↑ a mobilização e a utilização de lipídios ↑ a liberação de glicose pelo fígado

Fonte: adaptado de Keim, Levin e Havei (2016).

Dentro das células a glicose pode seguir distintos caminhos, sendo para geração de energia na forma de ATP (pela via glicolítica ou glicólise), ou ser armazenada na forma de glicogênio (glicogênese) (Nelson e Cox, 2018). A Figura 16 simplifica o metabolismo da glicose. As possíveis situações do metabolismo da glicose serão discutidas a seguir.

METABOLISMO

Os produtos finais da digestão de carboidratos são quase inteiramente a glicose, a frutose e a galactose, representando a primeira, em média, 80%. Após a absorção, grande parte da frutose e quase toda a galactose são convertidas em glicose, de modo rápido, no fígado. Os hepatócitos apresentam enzimas disponíveis para promover a interconversão entre esses monossacarídeos (Figura 17). A dinâmica das reações, em virtude da grande disponibilidade da enzima glicose fosfatase nas células hepáticas, favorece a formação de glicose, a qual representa mais de 95% dos monossacarídeos circulantes no sangue (Marzzoco e Torres, 2015; Nelson e Cox, 2018; Voet, Voet e Pratt, 2014).

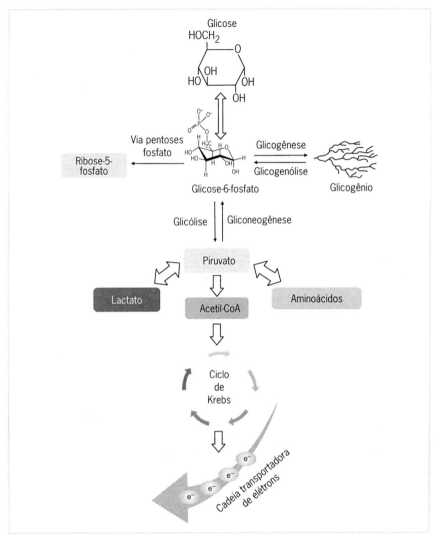

FIGURA 16 Metabolismo simplificado da glicose.
Fonte: adaptada de Marzzoco e Torres (2015); Nelson e Cox (2018); Voet, Voet e Pratt (2014).

Ao adentrar a célula, a glicose se une a um radical fosfato pela ação da enzima glicoquinase, no fígado, ou hexoquinase, em outros órgãos e tecidos, havendo gasto de energia (ATP) (Marzzoco e Torres, 2015; Nelson e Cox, 2018; Voet, Voet e Pratt, 2014).

Tal reação de fosforilação ocorre com o objetivo de manter a molécula de glicose dentro da célula, impedindo sua difusão para o meio extracelular, e é praticamente irreversível. Contudo, os hepatócitos, as células do epitélio tubular renal e do epitélio intestinal têm expressão da glicose fosfatase, uma enzima capaz de reverter a reação (Marzzoco e Torres, 2015; Nelson e Cox, 2018; Voet, Voet e Pratt, 2014).

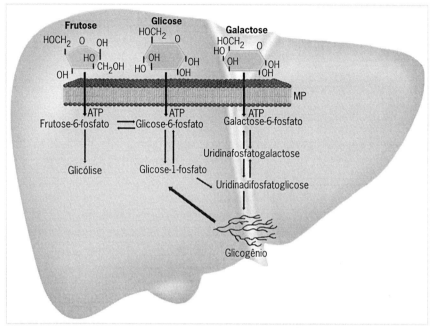

FIGURA 17 Interconversão entre os monossacarídeos nos hepatócitos.
Fonte: adaptada de Nelson e Cox (2018); Voet, Voet e Pratt (2014).

Glicólise (ou via glicolítica)

A glicose dentro da célula pode seguir por uma via catabólica para geração de energia (ATP), sendo essa a via glicolítica ou glicólise, como também é conhecida; este último termo é derivado do grego *glyks*, que significa "doce", e *lysis*, que significa "quebra". Essa é a via mais importante de início da liberação de energia a partir da molécula de glicose e foi descoberta por Gustav Embden e Otto Meyerhof em 1940, demonstrando que a quebra da glicose ocorre em duas fases: na primeira, chamada fase preparatória (ou de investimento), a glicose com seus seis carbonos recebe duas moléculas de fosfato (PO_4^{3-}) provenientes de duas moléculas de ATP e é clivada em duas moléculas de gliceraldeído-3-fosfato, com três carbonos cada. Na etapa seguinte (de rendimento ou pagamento), a fase de geração de ATP, cada uma das moléculas do gliceraldeído-3-fosfato formadas na etapa anterior é transformada em piruvato, com a geração de quatro moléculas de ATP. Assim, ocorre um saldo positivo de 2 ATP por glicose metabolizada, após as dez reações da glicólise. Além do ATP, são formadas duas moléculas de NADH (nicotinamida adenina dinucleotídeo protonada) e duas moléculas de piruvato, que posteriormente poderão ser convertidas em mais energia para a célula (Marzzoco e Torres, 2015; Nelson e Cox, 2018; Voet, Voet e Pratt, 2014).

Vejamos a seguir cada uma das dez reações da glicólise.

Reação 1

- Substrato: glicose.
- Enzima: hexoquinase.
- Produtos: glicose-6-fosfato, ADP (adenosina difosfato) e próton (H^+).
- Cofatores: magnésio e ATP.

No citoplasma das células a glicose é fosforilada na hidroxila do sexto carbono, com o gasto de um ATP, produzindo glicose-6-fosfato, um próton (H^+) e um ADP, em uma reação irreversível catalisada pela enzima hexoquinase. Essa reação impede que a glicose saia das células, já que ao receber o fosfato, ela passa a ter uma carga bivalente negativa, o que dificulta sua passagem pela membrana plasmática. O produto dessa reação, a glicose-6-fosfato, pode ser utilizado não só na glicólise, mas também na via das pentoses (via que produz ribose-5-fosfato, que serve de substrato para a formação de DNA, RNA, ATP, NADH, NADPH, FADH2 e CoA, entre outros) e na glicogênese (produção de glicogênio).

Reação 2

- Substrato: glicose-6-fosfato.
- Enzima: fosfoglicose-isomerase (ou glicosefosfato-isomerase, ou ainda fosfoexose isomerase).
- Produto: frutose-6-fosfato.

A glicose-6-fosfato, uma aldose, é convertida em seu isômero frutose-6--fosfato, uma cetose.

Reação 3

- Substrato: frutose-6-fosfato.
- Enzima: fosfofrutoquinase.

- Produtos: frutose-1,6-bifosfato, ADP e próton (H^+).
- Cofatores: magnésio e ATP.

Com o gasto de mais um ATP, a frutose-6-fosfato recebe mais um fosfato, porém agora na hidroxila de seu carbono 1 em uma reação feita pela enzima marca-passo fosfofrutoquinase, produzindo assim uma molécula de ADP, um próton e uma frutose-1,6-bifosfato.

Reação 4

- Substrato: frutose-1,6-bifosfato.
- Enzima: aldolase.
- Produtos: gliceraldeído-3-fosfato e di-hidroxiacetona fosfato.

A frutose-1,6-bifosfato é quebrada pela enzima aldolase em duas moléculas com três carbonos, o gliceraldeído-3-fosfato e a di-hidroxiacetona fosfato.

Reação 5

- Substrato: di-hidroxiacetona fosfato.
- Enzima: triose-fosfato isomerase.
- Produto: gliceraldeído-3-fosfato.

Nessa reação, a triose-fosfato isomerase converte a di-hidroxiacetona fosfato em mais uma molécula de gliceraldeído-3-fosfato.

Reação 6

- Substrato: gliceraldeído-3-fosfato.
- Enzima: triose-fosfato desidrogenase.
- Produto: 1,3-bifosfoglicerato.
- Cofatores: NAD^+.

Cada gliceraldeído-3-fosfato é oxidado pelo NAD^+, por meio da enzima triose-fosfato desidrogenase, e recebe um fosfato inorgânico, produzindo 1,3-bifosfoglicerato.

Reação 7

- Substrato: 1,3-bifosfoglicerato.

- Enzima: fosfogliceratoquinase.
- Produtos: 3-fosfoglicerato e ATP.
- Cofatores: ADP.

A fosfogliceratoquinase transfere um grupo para uma molécula de ADP, produzindo uma molécula de ATP e 3-fosfoglicerato. Como isso ocorre com cada uma das duas moléculas formadas anteriormente, até aqui formam-se 2 ATP por ciclo.

Reação 8

- Substrato: 3-fosfoglicerato.
- Enzima: fosfogliceromutase.
- Produto: 2-fosfoglicerato.

A enzima fosfogliceromutase catalisa a mudança de posição do fosfato do 3-fosfoglicerato para o carbono 2 da molécula, formando o 2-fosfoglicerato.

Reação 9

- Substrato: 2-fosfoglicerato.
- Enzima: enolase.
- Produto: fosfoenolpiruvato (PEP).

A enzima enolase desidrata o 2-fosfoglicerato, produzindo uma molécula de água e uma de fosfoenolpiruvato (PEP).

Reação 10

- Substrato: fosfoenolpiruvato.
- Enzima: piruvatoquinase.
- Produto: piruvato e ATP.
- Cofatores: ADP.

A enzima piruvatoquinase catalisa a transferência do fosfato do fosfoenol-piruvato para uma molécula de ADP, produzindo uma molécula de ATP e uma de piruvato. Vale lembrar que isso ocorre duas vezes no ciclo, produzindo nessa etapa 2 ATP e 2 piruvato por ciclo.

A Figura 18 ilustra as dez reações da glicólise.

CAPÍTULO 2 • CARBOIDRATOS 85

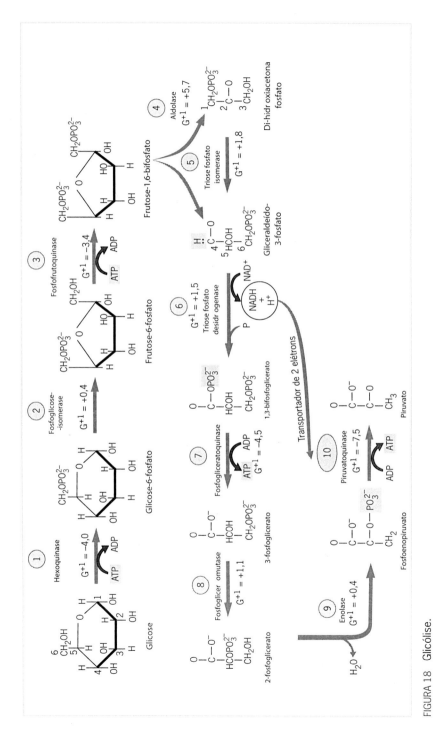

FIGURA 18 Glicólise.
Fonte: adaptada de Marzzoco e Torres (2015); Nelson e Cox (2018); Voet, Voet e Pratt (2014).

Em suma, a glicólise utiliza uma molécula de glicose, duas moléculas de ATP, duas moléculas de fosfato inorgânico e duas moléculas de NAD$^+$, para produzir: duas moléculas de piruvato; duas moléculas de NADH; dois prótons (H$^+$); quatro moléculas de ATP; duas moléculas de água (Marzzoco e Torres, 2015; Nelson e Cox, 2018; Voet, Voet e Pratt, 2014).

O piruvato (ou ácido pirúvico) pode ter diversas destinações, como ser convertido em ácido lático (fermentação lática) ou em etanol (fermentação alcoólica), sendo tais etapas reconhecidas como parte anaeróbia da glicólise, ou, ainda, o piruvato pode ser convertido a acetil-CoA, que será utilizado como substrato para o ciclo de Krebs. Este último gera intermediários para a cadeia respiratória. Tais etapas são reconhecidas como parte da glicólise aeróbia. O piruvato pode ainda ser convertido em alanina ou outros aminoácidos não essenciais (Marzzoco e Torres, 2015; Nelson e Cox, 2018; Voet, Voet e Pratt, 2014).

Fermentação lática

Algumas células, como as hemácias, os espermatozoides e as células que formam a medula renal, não possuem mitocôndrias, por isso, nelas, o piruvato formado na glicólise é convertido em lactato, com o consumo do NADH também formado nesta via (Marzzoco e Torres, 2015; Nelson e Cox, 2018; Voet, Voet e Pratt, 2014).

Esse processo anaeróbico é chamado de fermentação, e nele a glicose não é totalmente metabolizada, mantendo a maior parte da sua energia contida em moléculas de lactato. A fermentação láctea produz apenas 2 ATP, enquanto a aerobiose consegue um rendimento energético em torno de 36 a 38 ATPs por molécula de glicose catabolizada (Marzzoco e Torres, 2015; Nelson e Cox, 2018; Voet, Voet e Pratt, 2014).

Na fermentação lática o ácido pirúvico (piruvato) proveniente da glicólise se converte em ácido láctico, sob a ação da enzima lactato desidrogenase, e a coenzima NADH (Marzzoco e Torres, 2015; Nelson e Cox, 2018; Voet, Voet e Pratt, 2014).

A fermentação do piruvato a lactato é necessária para que o organismo regenere a coenzima NADH em NAD$^+$, caso contrário, haveria esgotamento dessa coenzima e o organismo entraria em colapso (Marzzoco e Torres, 2015; Nelson e Cox, 2018; Voet, Voet e Pratt, 2014).

Desse modo, o objetivo da fermentação lática é manter a operação continuada da glicólise em condições de anaerobiose (Marzzoco e Torres, 2015; Nelson e Cox, 2018; Voet, Voet e Pratt, 2014).

Fermentação alcoólica

Outros seres vivos, como as leveduras, fazem fermentações que produzem substâncias diferentes do lactato (p. ex., o etanol). A fermentação é a ação de leveduras sobre açúcares fermentescíveis contidos em uma solução. É um processo biológico no qual a energia fornecida por reações de oxidação parcial pode ser utilizada para o crescimento de leveduras; e a oxidação parcial anaeróbia da hexose, na produção de álcool e gás carbônico (Marzzoco e Torres, 2015; Nelson e Cox, 2018; Voet, Voet e Pratt, 2014).

O objetivo principal da levedura, ao metabolizar anaerobicamente o açúcar, é gerar uma forma de energia em ATP, que será empregada na realização de diversas funções fisiológicas (absorção e excreção), e biossíntese necessárias à manutenção da vida, crescimento e manipulação. O etanol e o CO_2 resultantes se constituem tão somente em produção de excreção, sem utilidade metabólica para a célula em anaerobiose.

A fermentação alcoólica, além do álcool que é utilizado para produção de destilados e biocombustível, tem como produto o CO_2 que é muito utilizado na produção de pães (Marzzoco e Torres, 2015; Nelson e Cox, 2018; Voet, Voet e Pratt, 2014).

A Figura 19 esquematiza as reações das fermentações lática e alcoólica.

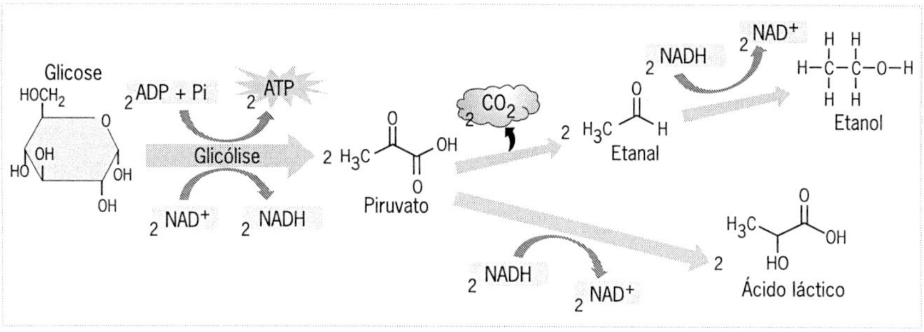

FIGURA 19 Esquematização das fermentações lática e alcoólica.
Fonte: adaptada de Marzzoco e Torres (2015); Nelson e Cox (2018); Voet, Voet e Pratt (2014).

Ciclo de Krebs (ou via do ácido cítrico ou ciclo do ácido tricarboxílico)

Descoberto pelo bioquímico Hans Adolf Krebs, no ano de 1938, o ciclo de Krebs é um processo de transformação de moléculas provenientes do catabolismo de carboidratos, gorduras e aminoácidos em energia, na forma de ATP, NADH e $FADH_2$ (flavina adenina dinucleotídeo protonada), por intermédio de enzimas presentes nas mitocôndrias. A cadeia respiratória é um processo complementar ao ciclo de Krebs, que permite, com intermédio do oxigênio, a conversão da energia armazenada no NADH e no $FADH_2$ em ATP, e ocorre também nas mitocôndrias (Marzzoco e Torres, 2015; Nelson e Cox, 2018; Voet, Voet e Pratt, 2014).

As mitocôndrias são organelas presentes na maioria das células eucarióticas, cuja atividade se relaciona com a produção de energia na presença de oxigênio; possuem DNA próprio, ribossomos e capacidade de sintetizar suas próprias proteínas (Marzzoco e Torres, 2015; Nelson e Cox, 2018; Voet, Voet e Pratt, 2014).

Na linha evolutiva, a presença das mitocôndrias e a aerobiose conferiram vantagem competitiva aos seres vivos, ao permitir a sobrevivência com quantidades menores de nutrientes que as necessárias para sustentar um ser vivo anaeróbio (Marzzoco e Torres, 2015; Nelson e Cox, 2018; Voet, Voet e Pratt, 2014).

A via catabólica da glicose, por exemplo, é 16 vezes mais eficiente quando ocorre pela via do ácido cítrico do que quando acontece apenas pela via glicolítica. Ou seja, com 16 vezes menos moléculas do carboidrato, uma célula em aerobiose consegue obter a mesma energia que outra utilizando apenas a anaerobiose (Marzzoco e Torres, 2015; Nelson e Cox, 2018; Voet, Voet e Pratt, 2014).

O principal produto da glicólise, o piruvato, pode sofrer descarboxilação pela enzima piruvato descarboxilase, formando CO_2 e ácido acético, que pode então se associar a uma molécula de coenzima A (CoA), formando uma molécula de acetil-CoA (Marzzoco e Torres, 2015; Nelson e Cox, 2018; Voet, Voet e Pratt, 2014).

O acetil-CoA apresenta dois carbonos na sua estrutura, e na matriz mitocondrial reage com o oxaloacetato (com quatro carbonos), formando o citrato (ácido cítrico) (com seis carbonos) que dá um dos nomes a essa via catabólica (Marzzoco e Torres, 2015; Nelson e Cox, 2018; Voet, Voet e Pratt, 2014).

Após uma sequência de reações enzimáticas, dois dos carbonos do citrato são oxidados em CO_2, regenerando o oxaloacetato, que pode repetir o ciclo novamente com outra molécula de acetil-CoA formada a partir do segundo piruvato criado na glicólise (Marzzoco e Torres, 2015; Nelson e Cox, 2018; Voet, Voet e Pratt, 2014).

Nesse processo teremos:

- **Consumo de:** 1 acetil-CoA, 3 NAD^+, 1 FAD, 1 ADP, 1 fosfato e 2 águas (H_2O).
- **Produção de:** 2 CO_2, 3 NADH, 1 $FADH_2$, 2 H^+, 1 CoA e 1 ATP por ciclo.

Vejamos a seguir cada uma das oito reações do ciclo de Krebs.

Reação 1

- Substrato: ácido acético e ácido oxaloacético.
- Enzima: citrato sintase.
- Produto: ácido cítrico (citrato).
- Cofatores: coenzima A (CoA).

O ácido acético (acetato), com seus dois carbonos, formado pela descarboxilação do piruvato, ligado a uma molécula de CoA, forma acetil-CoA, que por sua vez, na matriz mitocondrial, sofre a ação da enzima citrato sintase ligando-se a uma molécula de oxaloacetato, com quatro carbonos, liberando a coenzima A para que possa ser utilizada novamente e produzindo uma molécula de ácido cítrico (citrato), que possui seis carbonos.

Reação 2

- Substrato: citrato.
- Enzima: aconitase.
- Produto: isocitrato.

O citrato é convertido em seu isômero isocitrato. Como intermediário dessa reação ocorre formação de cis-acotinato.

Reação 3

- Substrato: isocitrato.
- Enzima: isocitrato desidrogenase.
- Produtos: alfa-cetoglutarato e CO_2.
- Cofatores: NAD^+.

O isocitrato sofre descarboxilação e desidrogenação pela ação da enzima isocitrato desidrogenase e a presença de um NAD^+, produzindo um NADH, um CO_2 e um composto com cinco carbonos chamado alfa-cetoglutarato. Como intermediário dessa reação ocorre formação de oxalosuccinato.

Reação 4

- Substrato: alfa-cetoglutarato.
- Enzima: alfa-cetoglutarato desidrogenase.
- Produtos: succinil-CoA, NADH, H^+ e CO_2.

- Cofatores: NAD^+, CoA.

O alfa-cetoglutarato sofre descarboxilação, sob ação da enzima alfa-cetoglutarato desidrogenase, que produz succinato (com quatro carbonos) e CO_2. O succinato imediatamente condensa-se com uma molécula de CoA, produzindo uma molécula de succinil-CoA e um próton (H^+), com o consumo de uma NAD^+ que se transforma em NADH.

Reação 5

- Substrato: succinil-CoA.
- Enzima: succinil-CoA sintetase.
- Produtos: succinato, CoA e GTP (guanosina trifosfato).
- Cofatores: GDP (difosfato de guanosina), fosfato inorgânico (Pi).

O succinil-CoA sofre a ação da enzima succinil-CoA sintetase, que quebra a molécula liberando a CoA e originando novamente o succinato. No processo, uma molécula de GDP captura o fosfato inorgânico, formando GTP, que se transformará posteriormente em ATP.

Reação 6

- Substrato: succinato.
- Enzima: succinato desidrogenase.
- Produtos: fumarato, $FADH_2$.
- Cofatores: FAD^+.

O succinato sofre oxidação por meio da succinato desidrogenase, que retira da molécula dois prótons, originando uma molécula insaturada de fumarato e uma de $FADH_2$, com o consumo de uma de FAD^+.

Reação 7

- Substrato: fumarato.
- Enzima: fumarase.
- Produto: malato.

O fumarato é hidratado, quebrando a dupla ligação produzida na etapa anterior, adicionando hidrogênio de um lado e hidroxila do outro lado da insaturação, formando malato, uma molécula saturada novamente.

Reação 8

- Substrato: malato.
- Enzima: malato desidrogenase.
- Produto: oxalacetato, NADH e próton.
- Cofatores: NAD⁺.

Nessa etapa, o malato sofre desidrogenação pela enzima malato desidrogenase, produzindo NADH, a partir de NAD⁺ e regenerando o oxaloacetato que pode ser utilizado novamente no início da via, ficando este pronto, portanto, para receber uma nova molécula de acetil-CoA.

A Figura 20 ilustra as reações do ciclo de Krebs.

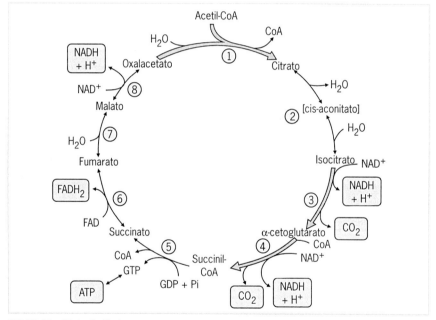

FIGURA 20   Ciclo de Krebs.
Fonte: adaptada de Marzzoco e Torres (2015); Nelson e Cox (2018); Voet, Voet e Pratt (2014).

Cadeia respiratória (ou cadeia transportadora de elétrons ou fosforilação oxidativa)

As coenzimas NADH e FADH$_2$ produzidas na glicólise e no ciclo de Krebs, são transformadas em ATP por meio de uma sequência de reações chamadas de cadeia respiratória (Marzzoco e Torres, 2015; Nelson e Cox, 2018; Voet, Voet e Pratt, 2014).

NADH e $FADH_2$ são agentes redutores e tendem a doar elétrons para outras substâncias. Por outro lado, o oxigênio (O_2) é um forte oxidante, com tendência para receber elétrons de outras substâncias. Nas mitocôndrias, essa reação de transferência de elétrons ocorre de forma gradual e indireta, passando das coenzimas reduzidas NADH e $FADH_2$ para uma série de outras coenzimas (citocromos), até a molécula aceptora final, o oxigênio (cadeia transportadora de elétrons). Durante esse processo, a energia liberada aos poucos é utilizada para a formação de ATP, a partir de ADP e fosfato inorgânico (fosforilação oxidativa) (Marzzoco e Torres, 2015; Nelson e Cox, 2018; Voet, Voet e Pratt, 2014).

Assim, na cadeia respiratória cada NADH produz três ATP e cada $FADH_2$ produz dois ATP (Figura 21).

Glicogênese

A glicogênese é o nome dado à formação de glicogênio nas células do fígado e dos músculos, como forma de estocagem da glicose proveniente principalmente da dieta, após estímulo da insulina sobre essas células. O glicogênio é composto por milhares de moléculas de glicose unidas por ligações glicosídicas do tipo α-1,4, com ramificações a cada 8 a 10 subunidades de glicose, produzidas por ligações glicosídicas do tipo α-1,6 (Marzzoco e Torres, 2015; Nelson e Cox, 2018; Voet, Voet e Pratt, 2014).

O glicogênio é estocado em grânulos citoplasmáticos em conjunto com a maioria das enzimas necessárias à sua síntese e à sua degradação (Marzzoco e Torres, 2015; Nelson e Cox, 2018; Voet, Voet e Pratt, 2014).

A primeira reação da glicogênese é a transformação da glicose-6-fosfato formada na primeira etapa da glicólise em seu isômero a glicose-1-fosfato, pela enzima fosfoglicomutase. Em seguida, ocorre a ligação da glicose-1-fosfato com UTP (uridina trifosfato), catalisada pela enzima UDP-glicose pirofosfatase. Essa ligação retira o fosfato da glicose e um dos fosfatos da UTP, produzindo, assim, além da UDP-glicose, uma molécula de pirofosfato (PPi) composta por duas unidades de fosfato inorgânico (Marzzoco e Torres, 2015; Nelson e Cox, 2018; Voet, Voet e Pratt, 2014).

Posteriormente, na segunda etapa a molécula de UDP-glicose formada na etapa anterior é adicionada à cadeia de algum glicogênio preexistente, a partir da ligação glicosídica α-1,4 (ou seja, entre o carbono 1 da glicose, com o carbono 4 da glicose terminal do polímero, liberando a UDP). A reação é catalisada pela enzima glicogênio sintetase, que é ativada pela enzima fosfoproteína fosfatase A, que por sua vez é ativada pela insulina. Outra substância ativado-

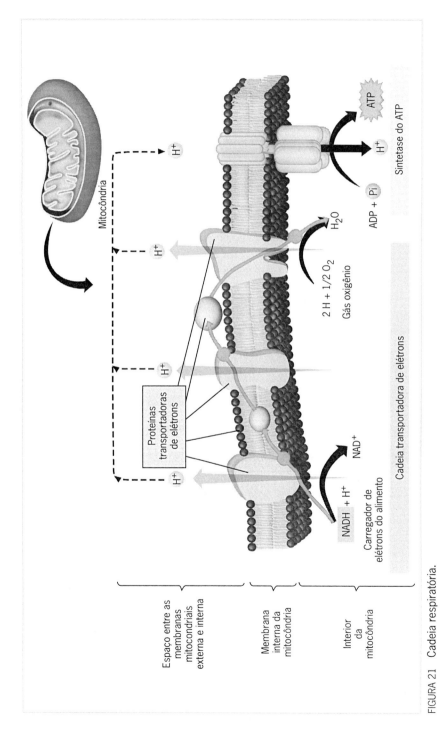

FIGURA 21   Cadeia respiratória.
Fonte: adaptada de Marzzoco e Torres (2015); Nelson e Cox (2018); Voet, Voet e Pratt (2014).

ra da enzima glicogênio sintetase é a própria glicose-6-fosfato quando esta se apresenta em abundância na célula. Além da fosfoproteína fosfatase A, outra enzima participa do processo de polimerização do glicogênio, porém de forma a criar ramificações com ligações do tipo 1-6, a enzima ramificadora amilo (1,4-1,6)-transglicosilase (Marzzoco e Torres, 2015; Nelson e Cox, 2018; Voet, Voet e Pratt, 2014) (Figura 22).

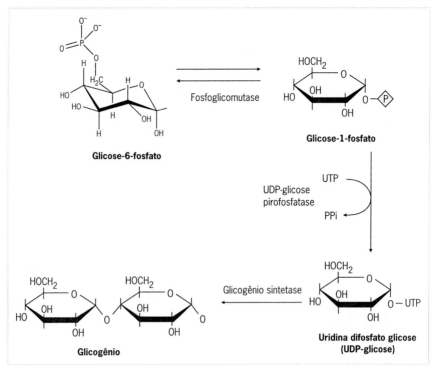

FIGURA 22 Glicogênese.
Fonte: adaptada de Marzzoco e Torres (2015); Nelson e Cox (2018); Voet, Voet e Pratt (2014).

Glicogenólise

Quando ocorre a hipoglicemia, ocorrem inúmeros efeitos fisiológicos na tentativa de se restabelecer níveis mais adequados de glicose para o fornecimento de energia ao sistema nervoso central. Tais efeitos são chamados de mecanismos contrarregulatórios. Por exemplo: fica suprimida a secreção de insulina pelas células betapancreáticas, enquanto ocorre a liberação de glucagon pelas células alfa da mesma glândula. Além disso, outros hormônios são liberados: a adrenalina e o cortisol pela glândula adrenal e o hormônio do crescimento (GH) pela glândula hipófise (Marzzoco e Torres, 2015; Nelson e Cox, 2018; Voet, Voet e Pratt, 2014).

O glucagon estimula a glicogenólise hepática (quebra do glicogênio) e a gliconeogênese (formação de glicose a partir de substratos não glicídicos, como os aminoácidos, o glicerol, o lactato, o piruvato) (Marzzoco e Torres, 2015; Nelson e Cox, 2018; Voet, Voet e Pratt, 2014).

A adrenalina estimula a gliconeogênese hepática e a diminuição da captação de glicose pelos diversos tecidos, além de contribuir para a diminuição na secreção de insulina (Marzzoco e Torres, 2015; Nelson e Cox, 2018; Voet, Voet e Pratt, 2014).

O cortisol e o hormônio de crescimento limitam a utilização de glicose pelos tecidos periféricos.

A glicogenólise a partir da ação da enzima glicogênio fosforilase produz glicose-1-fosfato a partir da hidrólise das ligações glicosídicas α-1,4, e glicose a partir da hidrólise das ligações α-1,6. A enzima glicogênio fosforilase é inibida alostericamente por altas concentrações de glicose-6-fosfato e por altas concentrações de ATP (Marzzoco e Torres, 2015; Nelson e Cox, 2018; Voet, Voet e Pratt, 2014) (Figura 23).

Via das pentoses-fosfato

A via das pentoses-fosfato ou rota das pentoses (também chamada de desvio da hexose-monofosfato ou via do 6-fosfogliconato) ocorre no citosol, sendo um caminho alternativo do metabolismo da glicose. Essa via não gera ou consome ATP, mas exerce algumas funções (Marzzoco e Torres, 2015; Nelson e Cox, 2018; Voet, Voet e Pratt, 2014), por exemplo:

- Produz NADPH para as biossínteses dos ácidos graxos e dos esteroides, e atua como redutor bioquímico.
- Produz ribose-5-fosfato para a biossíntese dos nucleotídeos e dos ácidos nucleicos.
- Produz eritrose-4-fosfato, que combina-se com o fosfoenolpiruvato (PEP) na reação inicial que produz compostos fenólicos vegetais, incluindo aminoácidos aromáticos e precursores de lignina, flavonoides e fitoalexinas.
- Gera intermediários do ciclo de Krebs.

A via das pentoses-fosfato é composta por duas fases: a oxidativa e a não oxidativa (Figura 24).

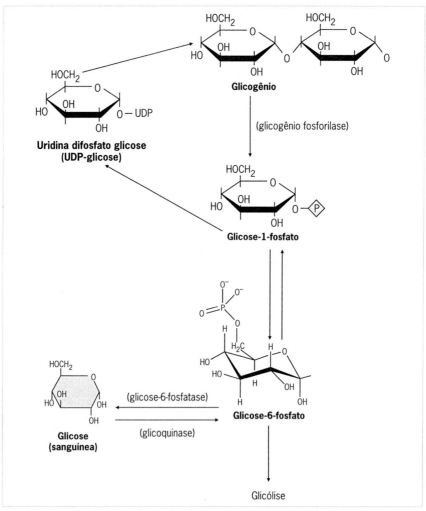

FIGURA 23 Glicogenólise.
Fonte: adaptada de Marzzoco e Torres (2015); Nelson e Cox (2018); Voet, Voet e Pratt (2014).

Essa rota corresponde a um processo multicíclico, em que:

- Três moléculas de glicose-6-fosfato entram no ciclo.
- Três moléculas de CO_2 são liberadas.
- Três moléculas de pentose-5-fosfato são formadas.
- Essas pentoses-5-fosfato se reorganizam, regenerando duas moléculas de glicose-6-fosfato.

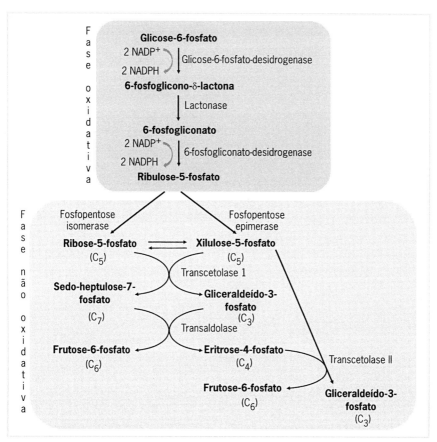

FIGURA 24   Via das pentoses-fosfato.
Fonte: adaptada de Marzzoco e Torres (2015); Nelson e Cox (2018); Voet, Voet e Pratt (2014).

- **Fase oxidativa:** é a fase em que a glicose-6-fosfato sofre desidrogenação e descarboxilação para dar origem a um 6-fosfogliconato, catalisada pela enzima glicose-6-fosfato desidrogenase, uma enzima dependente de NADP$^+$, e um segundo passo é catalisado pela 6-fosfogliconato desidrogenase, que também é dependente de NADP$^+$, para formar NADPH e a ribulose-5-fosfato (Marzzoco e Torres, 2015; Nelson e Cox, 2018; Voet, Voet e Pratt, 2014).
- **Fase não oxidativa:** nesta fase, a ribulose-5-fosfato é convertida novamente em glicose-6-fosfato por uma série de reações envolvendo sobretudo duas enzimas: a transcetolase e a transaldolase. Serão formados, a partir da ribulose-5-fosfato, vários intermediários da via glicolítica, como a frutose-6--fosfato e o gliceraldeído-3-fosfato (Marzzoco e Torres, 2015; Nelson e Cox, 2018; Voet, Voet e Pratt, 2014).

Ciclo de Cori

A designação do ciclo advém do casal de bioquímicos Carl e Gerty Cori, que estudaram o ciclo e as suas reações desde os anos de 1920. Assim, demonstraram a conversão de glicogênio a lactato em tecidos, o movimento do lactato do sangue para o fígado e a reconversão do lactato a glicogênio no fígado, estabelecendo a ligação entre o metabolismo do lactato nos músculos e no fígado (Marzzoco e Torres, 2015; Nelson e Cox, 2018; Voet, Voet e Pratt, 2014).

Ciclo de Cori ou via glicose-lactato-glicose consiste na conversão da glicose em lactato, produzido em tecidos musculares durante um período de privação de oxigenação, com posterior conversão do lactato em glicose, no tecido hepático. Assim, o ciclo de Cori é uma cooperação metabólica entre os tecidos muscular e hepático. Com um trabalho muscular intenso, o músculo usa o glicogênio de reserva como fonte energética, sendo a glicose convertida a piruvato por meio da glicólise. Durante o metabolismo aeróbio normal, o piruvato é então oxidado pelo oxigênio a CO_2 e H_2O. Durante um curto período de intenso esforço físico, a distribuição de oxigênio aos músculos pode não ser suficiente para oxidar totalmente o piruvato; nesses casos, a glicose é convertida a piruvato, e este a lactato, por meio da via da fermentação láctica, obtendo os músculos ATP sem recorrer ao oxigênio (Marzzoco e Torres, 2015; Nelson e Cox, 2018; Voet, Voet e Pratt, 2014).

No entanto, o lactato gerado acumula-se no tecido muscular e difunde-se posteriormente para a corrente sanguínea. Quando o esforço físico termina, o lactato é convertido a glicose por meio da gliconeogênese, no fígado. O indivíduo continua a ter uma respiração acelerada por algum tempo, assim o oxigênio "extra" consumido nesse período promove a fosforilação oxidativa no fígado e, consequentemente, uma produção elevada de ATP. O ATP é necessário para a gliconeogênese, formando-se então a glicose a partir do lactato, e essa glicose é transportada de volta aos músculos para armazenamento sob a forma de glicogênio. Dessa forma, o ciclo de Cori evita que o lactato se acumule na corrente sanguínea, o que poderia provocar acidose láctica. Embora o sangue se comporte como uma solução tampão, o seu pH poderia diminuir (tornar-se-ia mais ácido) com um excesso de lactato acumulado. O ciclo é muito importante para manter a glicemia constante durante o período de elevada atividade física (Marzzoco e Torres, 2015; Nelson e Cox, 2018; Voet, Voet e Pratt, 2014) (Figura 25).

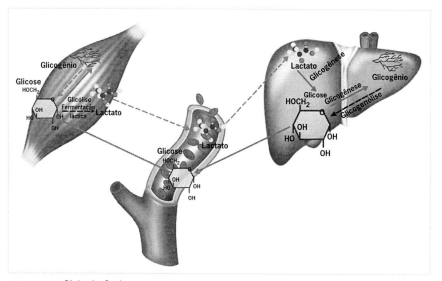

FIGURA 25   Ciclo de Cori.
Fonte: adaptada de Marzzoco e Torres (2015); Nelson e Cox (2018); Voet, Voet e Pratt (2014).

Conversão de carboidratos em gordura

A conversão de carboidratos em gordura permite aos animais estocar reservas, mesmo que sua alimentação contenha pouquíssima gordura. No entanto, no ser humano adulto, a "lipogênese *de novo*", ou seja, a obtenção de gordura a partir de carboidratos, exerce um papel insignificante (Acheson et al., 1987).

Quando uma quantidade muito grande de carboidrato é consumida, primariamente ocorre a conversão de glicose em glicogênio. As reservas do estoque de glicogênio (hepático e muscular) aumentam consideravelmente, de 4 a 6 g/kg de peso corpóreo para mais de 8 a 10 g/kg. A expansão dos estoques de glicogênio leva ao uso quase exclusivo da glicose como fonte de energia, reduzindo por um tempo o acúmulo de glicogênio. Tal processo requer consumo de grande quantidade de carboidratos por mais de dois ou três dias. Evidências indicam que é mais difícil aumentar o estoque energético a partir do consumo excessivo de carboidratos, sugerindo que o tamanho da reserva de carboidratos seja muito bem regulado. No ser humano, a "lipogênese *de novo*" somente ocorre após o consumo de quantidade excessiva de carboidrato e depois do preenchimento dos estoques de glicogênio no organismo. O excesso de carboidrato ingerido tende a ser oxidado, e a energia é liberada como calor (termogênese), enquanto a gordura é preferencialmente estocada no tecido adiposo. Assim, justifica-se a importância do carboidrato como principal fonte de energia para o ser humano (Acheson et al., 1987).

O custo energético para o armazenamento é menor para a gordura (4%) do que para o carboidrato (12% para glicogênese e 23% para a "lipogênese *de novo*"). Logo, explica-se por que o organismo tende a acumular a gordura e oxidar o carboidrato (Acheson et al., 1987).

Em relação à glicose ou ao amido, a frutose é o substrato mais eficaz para a "lipogênese *de novo*", sendo a hipertriacilglicerolemia mais extrema se o conteúdo de carboidratos da alimentação consistir essencialmente em monossacarídeos, com destaque para a frutose (Hallfrisch, 1990; Parks e Hellerstein, 2000).

A frutose preferencialmente favorece a lipogênese à glicose (Hallfrisch, 1990; Gerich, 2000), uma vez que, no fígado, o aumento da atividade de enzimas lipogênicas, como a ácido graxo sintase, resulta em maior síntese de lipídios e, consequentemente, leva ao aumento da circulação de ácidos graxos livres e de lipoproteínas, aumentando o risco para o desenvolvimento de dislipidemias, condição favorecida também pelo alto consumo de bebidas adoçadas (Dekker et al., 2010).

Posteriormente à sua absorção no lúmen intestinal via GLUT5 e, em seguida, via veia porta, ser transportada até o fígado, a rápida entrada da frutose no hepatócito é mediada via GLUT2, o qual também está presente na membrana basolateral do enterócito (Shi et al., 1997), onde é metabolizado (fosforilada no carbono 1) pela frutoquinase ou ainda pela enzima que tem maior afinidade pela glicose, a hexoquinase (fosforilada no carbono 6), resultando em frutose-1-fosfato, um composto intermediário da via glicolítica, o qual é quebrado em gliceraldeído e di-hidroxicetona fosfato (DHAP), por meio da ação da enzima aldolase B. A DHAP é um metabólito intermediário presente tanto na via glicolítica quanto na via glicogênica. O gliceraldeído pode ser convertido em metabólitos intermediários, que atuam como precursores da síntese de glicogênio (Shi et al., 1997).

Cada uma dessas duas trioses podem seguir três caminhos distintos; a DHAP pode: 1) ser isomerizada a gliceraldeído fosfato e continuar por meio da via glicolítica resultando por fim em piruvato, que será convertido em ácido lático em condições anaeróbicas, ou entrará no ciclo de Krebs como acetil-CoA, sob condições aeróbicas. A acetil-CoA pode então produzir energia por meio da cadeia respiratória ou ser utilizada como substrato para a síntese dos ácidos graxos; 2) ser reduzida a glicerol-3-fosfato e fornecer o esqueleto de glicerol para síntese de triacilgliceróis, fosfolipídios e outros lipídios; 3) ser condensada juntamente com o gliceraldeído-3-fosfato pela enzima aldolase formando a frutose-1,6-bifosfato, e, finalmente, glicose ou glicogênio. O gliceraldeído pode: 1) ser fosforilado pela ação da enzima triosequinase, entrando na via glicolítica, ou sendo utilizado na gliconeogênese ou, ainda, favorecendo a formação do estoque do glicogênio; 2) ser convertido em glicerato e, em seguida, entrar na glicólise após fosforilação a glicerato-2-fosfato; 3) ser reduzido a glicerol pela ação da aldose redutase. O glicerol pode ser fosforilado e favorecer a síntese de triacilgliceróis e outros componentes lipídicos, ou, ainda, ser convertido a DHAP (Shi et al., 1997).

Stanhope et al. (2009) demonstraram em seu estudo de intervenção que mesmo em dietas com distribuição similar de macronutrientes (55% carboidratos, destes 25% sendo glicose ou frutose; 30% lipídios e 15% proteínas), os indivíduos que ingerem bebidas com frutose (25% do VET) durante dez semanas apresentam maior acúmulo de tecido adiposo visceral (TAV) em relação ao grupo que consumiu glicose na mesma concentração e período, que apresentaram maior acúmulo de tecido adiposo subcutâneo (TAS) em comparação com o grupo frutose. Nesse sentido, sendo a distribuição de tecido adiposo importante, a maior deposição de TAV sugere associação com o aumento do risco para o desenvolvimento das doenças cardiometabólicas (Jensen, 2008).

A Figura 26 ilustra o metabolismo da glicose e da frutose após a ingestão de uma bebida rica nesses dois monossacarídeos (Stanhope e Havel, 2010).

SITUAÇÕES CLÍNICAS

Situações clínicas de restrição

Resistência à insulina e diabetes melito

A resistência à insulina é identificada como uma resposta biológica comprometida ao estímulo da insulina nos tecidos-alvo, principalmente fígado, músculos e tecido adiposo, que prejudica a metabolização da glicose, resultando em um aumento compensatório na produção de insulina pelas células beta e hiperinsulinemia (Freeman, Soman-Faulkner e Pennings, 2019).

As consequências metabólicas da resistência à insulina podem resultar em hiperglicemia, hipertensão arterial sistêmica (HAS), dislipidemia, adiposidade visceral, hiperuricemia, marcadores inflamatórios elevados, disfunção endotelial e estado pró-trombótico. A progressão da resistência à insulina pode levar à síndrome metabólica, doença hepática gordurosa não alcoólica e diabetes melito tipo 2 (DM2). Níveis elevados de insulina endógena, que é um hormônio anabólico, estão associados à resistência à insulina e resultam em ganho de peso que, por sua vez, exacerba a resistência à insulina. Esse círculo vicioso continua até que a atividade das células betapancreáticas não atenda adequadamente à demanda de insulina criada pela sua resistência, resultando em hiperglicemia (Freeman, Soman-Faulkner e Pennings, 2019).

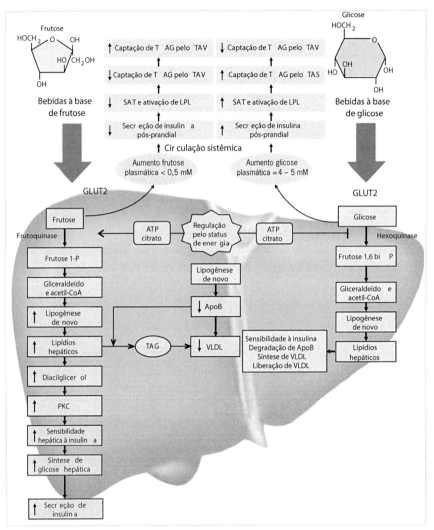

FIGURA 26 Diferentes efeitos do consumo de bebidas adoçadas com frutose e glicose sobre as vias associadas com a deposição de tecido adiposo, metabolismo lipídico pós--prandial, sensibilidade à insulina e tolerância à glicose.

ApoB: apolipoproteína B; ATP: trifosfato de adenosina; GLUT2: transportador de glicose 2; LPL: lipase de lipoproteína; PKC: proteína quinase C; SAT: ácidos graxos saturados; TAG: triacilgliceróis; TAS: tecido adiposo subcutâneo; TAV: tecido adiposo visceral; VLDL: lipoproteína de muito baixa densidade.
Fonte: adaptada de Stanhope e Havel (2010).

A modificação do estilo de vida deve ser o foco principal para o tratamento da resistência à insulina, incluindo a intervenção nutricional, com redução de calorias e evitando o consumo exacerbado de carboidratos que estimulam a produção excessiva de insulina, que são os pilares do tratamento. A atividade física ajuda a aumentar o gasto de energia e melhorar a sensibilidade da insulina muscular. Medicamentos também podem melhorar a resposta à insulina e reduzir a sua produção. A intervenção dietética deve incluir uma combinação de restrição calórica e redução de carboidratos de alto índice glicêmico (Freeman, Soman-Faulkner e Pennings, 2019).

O cuidado nutricional no DM é uma das partes mais desafiadoras do tratamento e das estratégias de mudança do estilo de vida. A relevância da terapia nutricional no tratamento do DM tem sido enfatizada desde a sua descoberta, bem como o seu papel desafiador na prevenção, no gerenciamento da doença e na prevenção do desenvolvimento das complicações decorrentes (ADA, 2017).

As recomendações nutricionais para o gerenciamento do DM têm como base a melhor evidência científica disponível, a qual se encontra aliada com a experiência clínica, com publicações periódicas por sociedades científicas internacionais e nacionais. Nessa perspectiva, os guias da Associação Americana de Diabetes (American Diabetes Association, ADA), da Diabetes UK, da Associação Canadense de Diabetes (Canadian Diabetes Association, CDA) e do Royal Australian College of General Practitioners (RACGP) sobre o tratamento do DM enfatizam que o alcance das metas de tratamento propostas requer esforço da equipe de saúde, que é composta por educadores em diabetes e nutricionista especializado, e do indivíduo com diabetes ativamente envolvido no processo (SBD, 2017).

Embora diversos estudos tenham tentado identificar a melhor combinação de nutrientes para indivíduos com DM, uma revisão sistemática conduzida por Wheeler et al. (2012) mostrou que não há proporção ideal aplicável e que, portanto, macro e micronutrientes devem ser prescritos de forma individualizada. A ingestão dietética em pacientes com DM segue recomendações semelhantes àquelas definidas para a população geral, considerando-se todas as faixas etárias, com uma atenção especial ao conteúdo de carboidratos e tipos (SBD, 2017).

De acordo com a Sociedade Brasileira de Diabetes (SBD, 2017), a recomendação de carboidratos para o manejo diatético do DM é de 45 a 60% do VET da dieta, não sendo inferior a 130 g/dia. A sacarose fica restrita a 5% do VET e quanto à frutose não se recomenda sua adição nos alimentos. Para a fibra alimentar a recomendação é de no mínimo 14 g/1.000 kcal da dieta, que vai de encontro com o preconizado pela ADA em 2008 (Slavin, 2008), e quando em tratamento do DM2, de 30 a 50 g/dia.

A SBD (2017) enfatiza ainda a importância da educação nutricional voltada para a autogestão do DM, como um processo de facilitação de conhecimentos, habilidades e capacidades necessárias para o autocuidado da doença, bem como a utilização da contagem de carboidratos inserida no contexto de uma alimentação saudável, como ferramenta nutricional para o monitoramento da ingestão de carboidratos e controle glicêmico. Tal estratégia prioriza o total de carboidratos consumidos por refeição, considerando que a quantidade é o maior determinante da resposta glicêmica pós-prandial, visto que os carboidratos são totalmente convertidos em glicose, em um período que varia de 15 min a 2 h. Reconhecida como um método que permite maior flexibilidade nas escolhas alimentares desde a publicação do estudo *Diabetes Control and Complications Trial* (DCCT), a contagem de carboidratos pode ser utilizada por qualquer pessoa com DM, tendo a sua aplicação atualmente mais consolidada no tratamento do DM1.

Quanto à utilização de edulcorantes, a SBD (2017) salienta que ao contrário da medicação oral/insulina e do monitoramento da glicemia, os edulcorantes, que são comumente chamados de adoçantes, não são essenciais ao tratamento do DM, mas podem favorecer o convívio social e a flexibilidade do plano alimentar. Assim, para indivíduos que costumam consumir produtos adocicados, os adoçantes não nutritivos têm o potencial de reduzir o consumo de calorias e carboidratos, podendo substituir o açúcar quando consumidos com moderação, e quando utilizados sugere-se o rodízio no uso das versões sintéticas. A Food and Drug Administration (FDA) aprovou o consumo de acessulfame-K, *luo han guo*, neotame, aspartame, sacarina sódica, estévia e sucralose. Todos esses edulcorantes foram submetidos a rigorosa análise, mostrando-se seguros quando consumidos pelo público em geral, inclusive por indivíduos com DM e gestantes, quando a ingestão diária aceitável (IDA) é respeitada. Já no Brasil, os edulcorantes aprovados pela Agência Nacional de Vigilância Sanitária (Anvisa) são: sorbitol, manitol, isomaltitol, maltitol, sacarina, ciclamato, aspartame, estévia, acessulfame-K, sucralose, neotame, taumatina, lactitol, xilitol e eritritol.

Recentemente a ADA (2019) publicou novas diretrizes para assistência do DM. No tocante ao tratamento nutricional, ressalta que a ingestão de carboidratos deve enfatizar a ingestão de alimentos fontes de nutrientes e fibras, incluindo os vegetais, as frutas, os legumes, os cereais integrais, bem como produtos lácteos. Para indivíduos com DM1 e aqueles com DM2 que recebem um programa de insulinoterapia flexível, a educação nutricional sobre como usar a contagem de carboidratos e, em alguns casos, como considerar o teor de gordura e proteína para determinar a dosagem de insulina é recomendada para melhorar o controle glicêmico. Já para indivíduos cuja dose diária de insulina é fixa, um padrão consistente de ingestão de carboidratos em relação ao tempo e à quantidade pode ser recomendado para melhorar o controle glicêmico e reduzir o risco de hipoglicemia. Pessoas com DM e pessoas em risco são aconselhadas a evitar bebidas açúcaradas (incluindo sucos de frutas) para controlar a glicemia e o peso, além de reduzir o risco de doença cardiovascular e esteatose hepática; devem também reduzir o consumo de alimentos com adição de açúcar, além de desenvolverem a capacidade de fazer escolhas alimentares mais saudáveis e mais nutritivas.

Quanto ao uso de adoçantes não nutritivos, a ADA (2019) salienta que estes podem ter o potencial de reduzir a ingestão total de calorias e carboidratos se forem utilizados em substituição aos adoçantes calóricos (açúcar), e sem compensação pela ingestão de calorias adicionais de outras fontes alimentares. Para aqueles indivíduos que consomem bebidas adoçadas com açúcar regularmente, uma bebida adocicada de baixa caloria ou não nutritiva pode servir como uma estratégia de substituição de curto prazo, mas, em geral, as pessoas devem ser encorajadas a diminuir o consumo de bebidas adoçadas e não nutritivas, e usar outras alternativas, com ênfase na ingestão de água.

Quanto à resposta glicêmica vários fatores podem influenciar, dentre eles a origem do alimento, o clima, o solo, a forma de preparo, o tempo de cozimento e outros componentes da refeição, como teor de gorduras, proteínas, fibras, temperatura e acidez (Venn e Green, 2007). Dois conceitos para esses fatores são considerados: o índice glicêmico (IG) e a carga glicêmica (CG).

O IG é considerado um índice-chave, indicador da capacidade dos carboidratos de prevenir doenças e ajudar a reduzir a incidência da obesidade (Jenkins et al., 1981). Ele pode ser definido pela seguinte equação:

$$IG = \text{Aumento da área na curva glicêmica do alimento teste/} \\ \text{aumento da área na curva glicêmica do alimento padrão} \times 100$$

O IG mede a resposta glicêmica (indica como o nível de glicose no sangue aumenta e como é mantido ao longo do tempo) após a ingestão de alimentos com carboidratos. Há alguma evidência de que o IG é relevante para esportes e também para regulação do apetite, sendo os alimentos com IG baixo a melhor escolha em ambos os casos (FAO, 1998). A glicemia é influenciada pela quantidade de carboidrato na refeição. As refeições que contêm alimentos com baixo IG reduzem tanto a glicemia pós-prandial quanto a resposta à insulina. Além disso, a digestibilidade do carboidrato em alimentos com baixo IG é geralmente menor comparada a alimentos com IG alto. Assim, os alimentos com baixo IG chegam em maior quantidade no cólon e aumentam a fermentação e a produção de ácidos graxos de cadeia curta (AGCC) (FAO, 1998).

O conceito de IG foi estendido para também levar em conta o efeito da quantidade total de carboidratos consumidos. Assim, a CG, um produto do IG e a quantidade de carboidrato ingerida, fornece uma indicação da glicose disponível para energia ou armazenamento após uma refeição contendo carboidrato (Salmerón et al., 1997). Já a CG pode ser definida pela seguinte equação:

CG = IG × g de carboidrato contido no alimento consumido/100

Embora o IG seja geralmente testado em alimentos individuais, existem métodos descritos em que o IG e a CG das refeições em dietas habituais podem ser estimados. Além de um papel no tratamento do diabetes, as dietas de baixo IG e CG têm sido mais recomendadas para a prevenção de DCNT, incluindo DM, obesidade, câncer e doenças cardíacas, bem como no tratamento de fatores de risco cardiometabólico, especialmente dislipidemia. A relação entre IG e CG não é direta; por exemplo, um alimento de alto IG pode ter CG baixa se ingerido em pequenas quantidades (Venn e Green, 2007). A glicose, um monossacarídeo, induz uma grande resposta glicêmica e é frequentemente usada como alimento de referência e recebe um IG de 100. A sacarose, um dissacarídeo de glicose e frutose, tem um IG um pouco mais baixo de 68, resultante do componente de frutose que tem um IG excepcionalmente baixo de 19. Adicionar proteína ou gordura a um alimento/preparação contendo carboidrato também pode reduzir o IG global. O conceito de IG/CG tem sido amplamente defendido como um meio de identificar alimentos que possam proteger contra o desenvolvimento de DCNT ou ser útil na conduta da doença (Venn e Green, 2007). A Tabela 6 apresenta os valores de classificação do IC e da CG.

TABELA 6 Classificação do índice glicêmico (IG) e da carga glicêmica (CG) do alimento

Classificação	IG	CG
Baixo	≤ 55%	≤ 10
Médio	–	11-19
Alto	≥ 70%	20

Fonte: Harvard School of Public Health (2015).

A Tabela 7 apresenta o IG e a CG de alguns alimentos de acordo com a porção.

TABELA 7 Índice glicêmico (IG) e carga glicêmica (CG) por porção de alimentos

Alimento	Índice glicêmico	Porção (g)	Carga glicêmica
Melancia	72	120	4
Sorvete (alto teor de gordura)	37	50	4
Cereal	72	25	24,6
Purê de batata	74	150	15

(continua)

TABELA 7 Índice glicêmico (IG) e carga glicêmica (CG) por porção de alimentos *(continuação)*

Alimento	Índice glicêmico	Porção (g)	Carga glicêmica
Macarrão	47	180	23
Arroz parboilizado	64	150	23
Chocolate em barra	65	60	26
Mingau	58	250	13
Flocos de milho	81	30	21

Fonte: adaptada de Venn e Green (2007).

A FAO (1998) recomenda que o IG seja usado, juntamente com informações sobre a composição dos alimentos, para orientar as escolhas alimentares. Para aplicação prática, o IG é útil para classificar e elaborar listas de substituição de alimentos com baixo índice.

No entanto, deve-se ter cautela na escolha de alimentos com base apenas no IG ou na CG, porque os alimentos com baixo IG e CG podem ter maior densidade energética e conter quantidades substanciais de açúcares ou ácidos graxos indesejáveis, que contribuem para a diminuição da resposta glicêmica, mas não necessariamente para uma boa saúde (Venn e Green, 2007).

Segundo a FAO (1998), no relatório sobre carboidratos na nutrição humana, as recomendações incluem: o consumo de alimentos contendo carboidratos ricos em PNA e com baixo IG, como cereais, verduras, leguminosas e frutas; que o consumo excessivo de energia, sob qualquer forma, causa o acúmulo de gordura corporal e pode levar à obesidade se o gasto energético não for aumentado; ao fazer escolhas alimentares, o IG pode ser usado como um indicador útil do impacto dos alimentos na resposta da glicose sanguínea, e a aplicação clínica inclui DM e intolerância à glicose. Recomenda-se que o IG seja usado para comparar alimentos de composição similar dentro de grupos de alimentos e de modo geral evitar todos os alimentos densos em energia, a fim de reduzir o aumento de peso corporal.

Além do DM, outras doenças estão associadas à resistência à insulina, como obesidade, doença cardiovascular, síndrome metabólica e câncer (Freeman, Soman-Faulkner e Pennings, 2019).

De acordo com Aspen (2016), pacientes com câncer apresentando perda de peso e quadro de resistência à insulina têm a absorção e a oxidação da glicose prejudicadas pelas células musculares; assim, sugerem um maior benefício para o paciente quando a dieta contém uma maior proporção de gordura em relação ao carboidrato, além do aumento da densidade energética da dieta e da redução da CG (Arends et al., 2017).

O consumo de fibra dietética tem sido repetidamente relatado pela literatura como benéfico na redução tanto do colesterol sérico quanto da pressão sanguínea. A deficiência de fibra na alimentação contribui para a epidemia de doenças cardiovasculares. Estudos apontam que pessoas com maior ingestão de fibra diminuem o risco relativo de mortalidade total por todas as causas em 16 a 23%, e demonstraram uma relação entre a ingestão de grãos integrais e doença cardiovascular com redução no risco de pelo menos 20 até 40% (McRae, 2017; Riccioni et al., 2012).

Adiante falaremos mais sobre o papel das fibras e seus efeitos locais e sistêmicos no organismo humano.

Intolerância à lactose

A lactose é um dissacarídeo que consiste em D-glicose e D-galactose. Bioquimicamente, contém duas aldo-hexoses, é classificada como O-β-D--galactopiranosil-(1-4)-β-glicose e representa o principal carboidrato do leite de mamíferos. Na natureza, outras fontes desse carboidrato são muito pouco encontradas (Szilagyi e Ishayek, 2018).

O leite humano contém cerca de 70 g/L (7%) de lactose, que fornece cerca de 30 a 40% das calorias aos recém-nascidos. No leite humano, cerca de 5 a 8 g de galacto-oligossacáridos proporcionam benefícios importantes para o recém-nascido, ao mesmo tempo que aumentam os microrganismos intestinais benéficos. Em comparação, o leite bovino contém cerca de 46 g/L (4,6%) (Szilagyi e Ishayek, 2018).

A digestão e a absorção da lactose dependem da presença da enzima lactase-florizina hidrolase na borda em escova no intestino proximal. O desmame após a amamentação em todos os neonatos de mamíferos pode ser desencadeado pela diminuição do teor de lactose nas glândulas mamárias da mãe. Esse evento se correlaciona com a diminuição dos níveis de lactase intestinal no lactente. Em pequenos animais como o rato, a realimentação de alimentos contendo lactose pode levar ao aumento da lactase-florizina hidrolase intestinal, isto é, a enzima é indutível. Em humanos, no entanto, a lactase não é indutível (Szilagyi e Ishayek, 2018).

Na maioria das crianças, a atividade da lactase intestinal é máxima durante o período perinatal; entretanto, após 2 a 12 anos de idade, dois grupos distintos emergem, isto é, um grupo de "lactase não persistente" com baixa atividade de lactase (hipolactasia), sendo um fenótipo presente em cerca de 65% da população mundial (Matthews et al., 2005), e um grupo de "persistência de lactase" que mantém seu nível neonatal de atividade de lactase na idade adulta (Szilagyi e Ishayek, 2018).

A má absorção da lactose refere-se à digestão ineficiente da lactose em decorrência da redução da expressão ou da atividade prejudicada da enzima lactase. Após a ingestão, a lactose passa para o intestino delgado, onde entra em contato com a lactase na borda em escova intestinal, onde é hidrolisada nos monossacarídeos, glicose e galactose, que podem ser absorvidos. A atividade inadequada da lactase permite que a lactose chegue ao intestino grosso e seja digerida pela flora intestinal, por clivagem da lactose em AGCC e gás, principalmente hidrogênio (H_2), dióxido de carbono (CO_2) e metano (CH_4). A lactose não digerida pode causar diarreia osmótica, distensão abdominal e desenvolvimento dos sintomas clínicos (Misselwitz et al., 2013).

A causa mais frequente de má absorção da lactose é a lactase não persistente, uma condição comum na qual a expressão de lactase diminui durante a infância (Mattar, Mazo e Carrilho, 2012; Misselwitz et al., 2013).

É importante distinguir entre hipolactasia primária e causas secundárias de má digestão de lactose, incluindo doença celíaca, enterite infecciosa, doença de Crohn, supercrescimento bacteriano do intestino delgado, doença inflamatória intestinal, drogas, cirurgia gastrointestinal, síndrome do intestino curto (SIC) ou enterite por radiação. Essas condições levam à redução da capacidade de absorção ou à regulação negativa da expressão de lactase no intestino delgado e têm implicações patogênicas e terapêuticas distintas. Além disso, a hipolactasia primária deve ser diferenciada da deficiência congênita de lactase, uma doença autossômica recessiva rara, com mecanismos moleculares únicos que afetam os bebês desde o nascimento (Mattar, Mazo e Carrilho, 2012; Misselwitz et al., 2013).

O desenvolvimento da biologia molecular possibilitou a descoberta de mecanismos genéticos envolvidos na determinação da "lactase não persistente". Sabe-se que a persistência da atividade da lactase na maioria das etnias é determinada principalmente por um SNP (polimorfismos de nucleotídeo único) localizado na região promotora do gene que codifica a lactase, o LCT. Vários estudos têm demonstrado que pode haver variações na prevalência desse SNP de acordo com a população avaliada (Mattar et al., 2009; Babu et al., 2010; Nagy et al., 2009; Almon et al., 2007; Schirru et al., 2007; Ingram et al., 2007; Tishkoff et al., 2007; Imtiaz et al., 2007). Nesse tocante, é importante que o assunto seja cada vez mais explorado a fim de favorecer o desenvolvimento de testes genéticos capazes de determinar o genótipo dos indivíduos que apresentam intolerância à lactose com valor diagnóstico, uma vez que os testes de nutrigenética existentes até o presente momento têm apenas caráter preditivo (Bento e Cominetti, 2017).

Já o diagnóstico é realizado por testes de tolerância à lactose, desenvolvidos para confirmar a capacidade da lactase intestinal em hidrolisar, e do organismo de absorver a lactose, e evitar biópsias intestinais. Os níveis de glicose no sangue são medidos antes e depois de uma carga oral de lactose em intervalos de tempo preestabelecidos; ocorrendo um aumento máximo de 20 mg/dL em relação ao jejum é indicativo de tolerância à lactose. No entanto, de todos os testes indiretos de tolerância à lactose atualmente disponíveis, o hidrogênio expirado após a ingestão de 50 g de lactose foi considerado o mais adequado para o rastreamento populacional da deficiência de lactase, mas o uso da dose de 50 g de lactose tem sido criticado, porque equivale a 4 a 5 xícaras de leite, uma quantidade que é muito superior à que um indivíduo geralmente ingere ao mesmo tempo (Mattar, Mazo e Carrilho, 2012).

O objetivo do tratamento é melhorar os sintomas enquanto se mantém uma ingestão adequada de cálcio, evitando assim a doença óssea secundária causada por uma dieta com restrição de leite. Atenção deve ser dada à ingestão diária de cálcio e vitamina D; caso seja necessário, deve-se optar pela suplementação. O tratamento da intolerância à lactose não deve ter como objetivo reduzir a má absorção, mas sim melhorar os sintomas digestivos. A recomendação inicial do tratamento tem como objetivo a remissão dos sintomas, evitando temporariamente o leite e os produtos lácteos. Em estudos cegos, pacientes avaliados com intolerância à lactose autorreferida ingeriram pelo menos 12 g de lactose (equivalente a 250 mL de leite) sem apresentar sintomas, e tomados com outros alimentos, até 18 g de lactose muitas vezes foram bem tolerados. A recomendação é a redução da ingestão de lactose em vez da exclusão, e após a restrição inicial, a lactose deve ser reintroduzida gradualmente até que o limiar de sintomas do paciente seja atingido (Mattar, Mazo e Carrilho, 2012). A Tabela 8 apresenta o teor de lactose por porção de alguns produtos lácteos.

TABELA 8   Teor de lactose em diferentes produtos lácteos

Alimento	Porção	Lactose
Leite	250 mL	12 g
Leite, gordura reduzida	250 mL	13 g
Iogurte	200 g	9 g
Iogurte, gordura reduzida	200 g	12 g
Queijo cheddar	30 g	0,02 g
Queijo cottage, creme	30 g	0,1 g
Manteiga	5 g	0,03 g
Sorvete	50 g	3 g

Fonte: adaptada de Misselwitz et al. (2013).

Estudos observacionais relatam melhora das queixas abdominais com restrição de lactose em até 85%, em pacientes com má absorção de lactose e SIC; entretanto, em ensaios clínicos randomizados, não foi encontrada melhora significativa com o tratamento dietético ou de reposição enzimática (Misselwitz et al., 2013).

Além das condutas dietéticas, várias medidas comportamentais podem ser adotadas para superar os sintomas, incluindo a indicação de produtos lácteos fermentados e maturados na alimentação, como queijos e iogurtes; consumir os alimentos que contêm lactose junto com outros alimentos; e distribuir a ingestão de lactose ao longo do dia (Mattar, Mazo e Carrilho, 2012).

Ainda assim, se as medidas sugeridas não forem suficientes para reduzir os sintomas, estratégias farmacológicas podem ser implementadas, como suplementos de lactase, alimentos com lactose hidrolisada, probióticos e rifaximina. O iogurte contendo culturas vivas, que fornecem betagalactosidase endógena, é uma fonte alternativa de calorias e cálcio, e é bem aceito por muitos pacientes intolerantes à lactose (Mattar, Mazo e Carrilho, 2012).

Intolerância aos polióis

Os polióis são açúcares de alcoóis formados por meio da hidrogenação catalítica de carboidratos, encontrados naturalmente em certas frutas, vegetais e cogumelos e comumente usados como adoçantes em produtos industrializados, como chicletes, doces e bebidas; são alternativas à sacarose por fornecerem menos calorias por grama, não promovem cárie dentária e resposta elevada de glicose no sangue. Os polióis atualmente utilizados incluem eritritol (encontrado naturalmente em frutas, legumes, cogumelos e alimentos fermentados, como vinho e molho de soja; como adoçante em alimentos de baixa caloria), isomalte (doces duros, caramelo, goma de mascar, chocolate e pastilhas para tosse), lactitol (doces duros e macios, sorvetes, chocolate e alguns assados, como biscoitos e bolos), maltitol (doces duros, chicletes, chocolates, assados e sorvetes), manitol (revestimento de balas duras, pó para gomas de mascar, frutos secos e gomas de mascar), sorbitol (doces duros sem açúcar, chicletes, sobremesas congeladas, assados e preparações de confeitaria) e xilitol (doces duros sem açúcar, pastilhas e goma de mascar e produtos farmacêuticos, como pastilhas para a garganta, xarope para tosse, pasta de dentes e enxaguatório bucal). Embora os polióis tenham muitas funcionalidades comerciais, eles estão associados a sintomas gastrointestinais e exercem efeitos laxativos quando consumidos em excesso (Lenhart e Chey, 2017).

Durante as décadas de 1980 e 1990, surgiram evidências do papel dos carboidratos de cadeia curta, como lactose, frutose e sorbitol na indução dos sintomas da síndrome do intestino irritável (SII), que é uma condição gastrointestinal caracterizada por episódios recorrentes de dor abdominal, inchaço e alterações na forma ou frequência das fezes. A patogênese da SII é provavelmente multifatorial, incluindo anormalidades na motilidade intestinal, hipersensibilidade visceral, interações entre cérebro e intestino, alterações na permeabilidade intestinal, ativação imune, função neuroendócrina, alterações nas concentrações de ácidos biliares e na microbiota intestinal. A restrição alimentar confere alívio sintomático; no entanto, apenas esses açúcares não eram a única resposta. As evidências demonstraram que outros carboidratos estariam envolvidos, como FOS e GOS, que também são carboidratos de cadeia curta e não são absorvidos pelo TGI humano, sendo fermentados pela microbiota intestinal, e também os polióis, como o sorbitol e o manitol, que são mal absorvidos e comumente usados como adoçantes em produtos alimentícios e/ou encontrados naturalmente nos alimentos. Esses carboidratos apresentam potencial de desencadear sintomas em pacientes com SII, e o agrupamento deles (carboidratos de cadeia curta e mal absorvidos) resultou na sigla Fodmap (Barrett e Gibson, 2012; Lenhart e Chey, 2017).

É difícil identificar os componentes dietéticos relacionados à indução dos sintomas gastrointestinais, como dor abdominal, inchaço, flatulência e alteração do hábito intestinal na SII, uma vez que as refeições são compostas por diversos alimentos e o tempo de início dos sintomas após a ingestão de uma refeição pode variar. Além disso, na SII é comum ocorrer alteração da microbiota, supercrescimento bacteriano no intestino delgado e hipersensibilidade visceral (Barrett e Gibson, 2012).

Para alívio dos sintomas, a dieta restrita em Fodmap (oligossacarídeos, dissacarídeos, monossacarídeos e polióis fermentáveis) tem sido utilizada como uma importante estratégia. Fodmap são constituídos por moléculas que são pouco absorvidas no intestino delgado e são altamente fermentáveis pelas bactérias presentes no cólon, e com efeito osmótico, produção de gases, podendo ocasionar sintomas como dor abdominal, inchaço, distensão, flatulência e diarreia. Além dos polióis, os oligossacarídeos (FOS e GOS) não são digeridos no intestino, em virtude da falta de enzimas e, portanto, não são absorvidos. Os dissacarídeos, como a lactose, são resultantes da ligação de dois monossacarídeos e são considerados um Fodmap quando o indivíduo tem insuficiência na produção da enzima lactase. Monossacarídeos são moléculas simples de açúcares, como glicose e frutose, e não precisam de digestão, mas quando a quantidade de frutose é maior do que a de glicose, é necessário um método de absorção alternativo que pode ser prejudicado em alguns indivíduos, resultando em má absorção de frutose. Esses carboidratos estão associados ao desenvolvimento de sintomas e a exclusão na dieta é utilizada para melhorar os sintomas de distúrbios que aparecem em doenças digestivas, como a SII, e também nas doenças inflamatórias intestinais (DII) (Ahmed et al., 2016; Gibson, 2017; Barbalho et al., 2018).

O teste de respiração fornece uma medida confiável de absorção de um açúcar teste pela avaliação dos níveis de hidrogênio no ar expirado. Um aumento significativo no hidrogênio exalado após a ingestão do açúcar no teste (p. ex., frutose) demonstra uma fraca absorção com subsequente fermentação pela microbiota intestinal. Quando os testes de respiração são realizados, uma dieta de baixo Fodmap individualizada pode ser adotada, sem restringir os carboidratos que são bem absorvidos, evitando restrições desnecessárias. Rotineiramente, os testes de respiração que são oferecidos para detectar intolerâncias ao Fodmap são com frutose, lactose e sorbitol (Barrett e Gibson, 2012).

É importante lembrar que independentemente dos resultados do teste respiratório existem outros carboidratos Fodmap que precisam ser considerados possíveis desencadeantes de sintomas em pacientes com SII, como FOS e GOS, que não são avaliados no teste de respiração. Se o teste de respiração não estiver disponível, a introdução de uma dieta restrita em Fodmap pode ser indicada. Geralmente, é recomendado manter a dieta por 4 a 6 semanas, e após esse período iniciar a reintrodução de carboidratos que sejam potencialmente bem absorvidos, como frutose, lactose, sorbitol e manitol. A tolerância a FOS e GOS pode então ser testada. Em grandes quantidades, esses carboidratos estão associados à produção de gases e sintomas também em pessoas saudáveis (Barrett e Gibson, 2012). O Quadro 5 apresenta exemplos de alimentos que contêm Fodmap.

QUADRO 5 Exemplos de alimentos com carboidratos de cadeia curta fermentáveis (Fodmap)

Fodmap			
Oligossacarídeos	Dissacarídeos	Monossacarídeos	Polióis
Aspargos	Leite	Xarope de milho	Pera
Brócolis	Derivados de leite	com alto teor de	Cereja
Cebola	Iogurte	frutose	Pêssego
Alho		Pera	Maçã
Alcachofra		Manga	Melancia
Beterraba		Cereja	Ameixa
Couve-de-bruxelas		Aspargos	Ameixa seca
Brotos		Mel	Abacate
Lentilha			Couve-flor
Repolho			Adoçantes
Ervilha			Sorbitol
Trigo			Xilitol
Pêssego			Manitol
Pistache			Isomalte
Melancia			Polidextrose
Maçã			

Fonte: adaptado de Barbalho et al. (2018).

A relação entre DII e Fodmap ainda não está bem elucidada, e estudos apontam que a diminuição na ingestão reduz os sintomas e proporciona melhora da qualidade de vida dos pacientes. Porém, esses carboidratos têm efeitos fisiológicos benéficos, como modulação da função imunológica, aumento do volume das fezes, absorção de cálcio, redução nos níveis de colesterol sérico e triglicérides e a estimulação seletiva do crescimento de microrganismos como *Bifidobacteria*, que desempenham um efeito prebiótico em decorrência da produção de AGCC após a fermentação e são capazes de proteger contra o câncer de cólon. Além disso, o pH das fezes aumenta após a diminuição de Fodmap na dieta, o que poderia permitir o crescimento e a colonização de bactérias enteropatogênicas. Essas importantes ações do Fodmap são perdidas em indivíduos com dieta muito restrita em alimentos que contenham esses carboidratos (Barbalho et al., 2018).

Apesar de a dieta restrita em Fodmap resultar no alívio dos sintomas em pacientes com SII e DII, é importante que o paciente seja avaliado e acompanhado por um profissional de saúde habilitado, de forma individual, avaliando a possibilidade do uso de suplementos nutricionais, para evitar alteração do estado nutricional, que pode ser causado pela restrição alimentar e dessa forma levar à deficiência de nutrientes, principalmente se a dieta for mantida por um longo período (Barbalho et al., 2018).

Frutosúria essencial

A frutosúria essencial é um erro inato relacionado ao metabolismo da frutose. Consiste em um transtorno metabólico assintomático benigno, causado pela deficiência da enzima frutoquinase, que promove a diminuição da conversão de frutose em frutose-1-fosfato. Consequentemente, a frutose é parcialmente metabolizada por meio da conversão em frutose-6-fosfato e parcialmente excretada pela urina (Steinmann, Gitzelman e Berghe, 2001).

Foi descrita independente e simultaneamente por dois pesquisadores, Czapek e Zimmer, em 1876. Predominantemente, acomete indivíduos de origem judaica, sendo sua incidência de 1:120.000 (Froesch, 1976).

A frutosúria essencial resulta em hiperfrutosemia alimentar, sem disfunção clínica, mas podendo produzir um teste de diabetes falso-positivo. Aproximadamente 1 em cada 130.000 pessoas na população apresenta frutosúria. A frutosúria não requer tratamento alimentar específico (Steinmann et al., 2006).

Intolerância hereditária à frutose

A intolerância hereditária à frutose ou frutosemia é um erro inato do metabolismo da frutose de herança autossômica recessiva, causada pela deficiência da enzima frutose-1,6-bifosfato aldolase ou aldolase B (enzima responsável pela clivagem da frutose-1-fosfato na via glicogênica-gliconeogênica). Consequentemente, há o aumento da concentração de frutose no sangue, a eliminação desta pela urina e o bloqueio da atividade da fosforilase e da frutose-1,6-difosfato-aldolase, o que resulta na diminuição da formação de glicose e de glicogênio, bem como na interrupção da gliconeogênese (Barreiros et al., 2005).

Todos os sinais e sintomas apresentados na frutosemia são decorrentes do acúmulo da frutose-1-fosfato, da diminuição da concentração de fósforo inorgânico intracelular, do desarranjo no potencial de fosfato e das inibições enzimáticas secundárias ao acúmulo de frutose-1-fosfato, em função da inibição da fosforilação da frutose pela frutoquinase (Barreiros et al., 2005).

Os bloqueios enzimáticos envolvendo a fosforilase e a frutose-1,6-difosfatase explicam o aparecimento da hipoglicemia persistente. Outros sintomas, como náuseas e vômitos, são explicados pelo acúmulo de frutose-1-fosfato e pelo desarranjo do metabolismo do fosfato e de energia na mucosa intestinal. As alterações que promovem acúmulo de frutose-1-fosfato e alteração do metabolismo de fosfato nos rins provocam perda da capacidade de acidificação urinária e da reabsorção tubular de fosfato (Froesch, 1976).

O diagnóstico inclui a pesquisa de frutose urinária, a dosagem de fosfato inorgânico sérico e de glicemia após a ingestão de substâncias contendo frutose. O teste de tolerância à frutose pode ser realizado por meio da infusão intravenosa de frutose, que provocará hipoglicemia, queda acentuada e prolongada na concentração plasmática de fosfato e alterações urinárias como aumento do pH e excreção de fosfato. Essas alterações são reversíveis após o teste. A etapa seguinte da investigação diagnóstica envolve a biópsia hepática para a determinação da atividade da aldolase B (Barreiros et al., 2005).

O tratamento da intolerância hereditária à frutose consiste na exclusão da frutose da alimentação (Van den Berghe, 1994). Caso o consumo de fontes de frutose persista, episódios de hipoglicemia e insuficiência renal e hepática ocorrem, podendo levar o paciente à morte (Mayatepek, Hoffmann e Meissner, 2010).

Dietas restritas em carboidratos

Desde 1860, e mais posteriormente em 1972, dietas com baixo teor de carboidratos têm sido uma estratégia para perda de peso. Embora todas as abordagens reduzam o consumo geral de carboidratos, não havia um consenso claro sobre a definição de uma dieta com baixo teor de carboidratos. Portanto, estudos definiram a baixa ingestão de carboidratos em porcentagem do consumo diário do macronutriente ou pela quantidade diária total de carboidratos (Oh e Uppaluri, 2019):

- Muito baixo teor de carboidratos (< 10% de carboidratos) ou 20 a 50 g/dia.
- Baixo teor de carboidratos (< 26% de carboidratos) ou < 130 g/dia.
- Moderado teor de carboidratos (26 a 44%).
- Alto teor de carboidratos (45% ou mais).

Ultimamente as dietas tidas como *low carb* têm ganhado atenção entre o público que visa ao emagrecimento. No entanto, o IOM propõe que os norte-americanos obtenham 45 a 65% das calorias da sua dieta dos carboidratos, uma vez que estes são a moeda energética essencial ao organismo humano (Oh e Uppaluri, 2019).

Estratégias nutricionais com a modificação da dieta, em particular a restrição de carboidratos e gordura, têm sido amplamente utilizadas para perda e controle de peso nas últimas décadas. Não está claro se a redução no peso corporal por restrições em carboidratos ou gorduras é resultado das alterações no apetite ou dos hormônios relacionados ao apetite. O apetite é um fenômeno complexo influenciado por características comportamentais e biológicas. Importantes peptídeos reguladores do apetite são sintetizados e liberados do trato gastrointestinal; por exemplo, a grelina é secretada do estômago e funciona como um sinal de apetite que aumenta a fome, estimula a ingestão de alimentos e diminui a utilização de gordura no tecido adiposo. Em contraste, o péptido YY (PYY) é libertado do intestino delgado distal e do cólon após as refeições e reduz o apetite, aumentando a saciedade. A perda de peso aumenta o apetite estimulando hormônios como a grelina e diminui os hormônios da saciedade, como o PYY (Hu et al., 2016).

Em um estudo randomizado controlado, Hu et al. (2016) examinaram os efeitos de uma dieta com baixo teor de carboidratos (< 40 g/dia) por um ano, em comparação com uma dieta com baixo teor de gordura (< 30% do VET, < 7% de gordura saturada), sobre os hormônios relacionados ao apetite e mudanças no apetite, e concluíram que uma dieta com baixo teor de gordura resultou na redução do PYY mais do que uma dieta pobre em carboidratos, e que esses resultados sugerem que a saciedade pode ser mais bem preservada em uma dieta pobre em carboidratos, em comparação com uma dieta com pouca gordura.

Abordagens com dietas de baixo teor de carboidratos se baseiam principalmente na hipótese de que a redução da insulina, um hormônio anabólico que promove armazenamento de gordura, melhora a função cardiometabólica e induz a perda de peso. Essa abordagem foi chamada recentemente de modelo de carboidrato-insulina. Estudos mostraram que as abordagens com baixos níveis de carboidratos são superiores a outras abordagens dietéticas na produção de rápida perda de peso nos primeiros 6 a 12 meses. Embora as dietas que induzem a perda de peso produzam um déficit calórico, o mecanismo das dietas com poucos carboidratos continua em debate (Oh e Uppaluri, 2019).

Vários estudos relataram que a dinâmica da insulina basal pode explicar o sucesso da perda de peso diferencial comparando dieta com baixo teor de gordura com dieta com baixo teor de carboidratos. Por exemplo, indivíduos com resistência à insulina podem ter mais sucesso com dietas com baixo teor de carboidratos, em virtude da diminuição da demanda de insulina para eliminar uma quantidade menor de carboidrato na circulação. No entanto, nesses estudos, as amostras foram consideradas de tamanho relativamente pequeno (Gardner et al., 2018).

Dietas com baixo teor de carboidratos também são conhecidas como dietas *low-carb* e dieta cetogênica (ceto), e são cada vez mais utilizadas como conduta de uma variedade de condições de saúde, incluindo distúrbios neurológicos, obesidade, DM, síndrome metabólica e vários tipos de câncer. Elas também são amplamente usadas para perda de peso e manutenção, com melhora da saciedade e controle da fome, frequentemente relatados por aqueles que aderem a essas dietas (Harvey et al., 2019).

As dietas ceto limitam a ingestão de carboidratos para induzir cetose nutricional, e normalmente restringem os carboidratos entre 20 e 50 g por dia. Isso induz a depleção de glicogênio e produção de cetona a partir da mobilização de gordura armazenada no tecido adiposo e a cetose nutricional produz corpos cetônicos (acetoacetato, acetona e beta-hidroxibutirato), e pode ser mensurável como cetonas séricas ou urinárias. A cetose nutricional geralmente aumenta as cetonas séricas de 1 mmol/L para 7 mmol/L, mas não produz acidose metabólica. A cetoacidose diabética, por definição, inclui acidose metabólica, hiperglicemia e cetonas séricas (geralmente acima de 20 mmol/L) (Oh e Uppaluri, 2019).

A cetonaemia ocorre com cetose nutricional, resulta de dietas contendo uma proporção de 3:1 ou 4:1 de lipídios para macronutrientes não lipídicos, ou pelo menos 75% de calorias provenientes de lipídios, restritas em carboidratos (geralmente menos de 50 g) e quantidades moderadas de proteína, ou dietas contendo de 60 a 75% de calorias de lipídios que incluem uma alta proporção de triglicerídeos de cadeia média (Harvey et al., 2019).

Revisões sistemáticas mostram que, apesar de maior perda de peso e gordura corporal inicialmente, em períodos mais longos, quando a ingestão de energia é restrita há pouca diferença nos resultados para perda de peso, concentração total e baixa densidade de lipoproteína (LDL-c) entre dietas que têm maiores ou menores restrições em carboidratos; no entanto, há maiores reduções nas concentrações de glicose em jejum, e melhorias no colesterol HDL--c e na hemoglobina glicada (HbA1c) com maior grau em dietas com maior restrição de carboidratos (Harvey et al., 2019).

Como ainda é controversa a utilização desse tipo de dieta para tais objetivos, mais estudos são necessários para avaliar possíveis riscos e benefícios.

Dieta cetogênica e epilepsia refratária

A epilepsia é um dos mais frequentes e graves distúrbios neurológicos na infância, com incidência aproximada de 1% da população (Yacubian, 2002). Dentre as crianças acometidas, 20 a 30% têm crises epilépticas refratárias às drogas antiepilépticas (Costa, 2002). A consideração de opções não farmacológicas para o tratamento da epilepsia refratária é oportuna, dadas as evidências de que a frequência de crises correlaciona-se fortemente com o prognóstico da epilepsia e de que o risco de letalidade da epilepsia pediátrica é mais alto nos pacientes com epilepsia intratável (Shinnar e Pellock, 2002).

Existem três opções de tratamento não farmacológico para o grupo de crianças e adolescentes com epilepsia intratável: cirurgia para epilepsia, estimulação do nervo vago e dieta cetogênica (DC), a primeira das quais é inadequada para mais de metade dessas crianças (Sheth e Stafstrom, 2002).

A DC foi criada por Wilder, em 1921, na Clínica Mayo, para tratar crianças com epilepsia. Partindo da antiga observação clínica citada na Bíblia (Mateus 17, 14-21) de que o jejum exercia uma ação anticonvulsivante em pacientes epilépticos, Wilder ofereceu uma dieta com restrição de carboidratos, taxas minimamente adequadas de proteínas e alto teor de lipídios, a qual mantinha uma produção hepática contínua de corpos cetônicos tanto no estado alimentado quanto no jejum. Em vigência de cetose sanguínea contínua, há uma fase de adaptação do metabolismo cerebral estimada em até 20 dias, depois da qual os neurônios passam a utilizar os corpos cetônicos em lugar da glicose como principal gerador de energia, e o efeito terapêutico é a elevação do limiar convulsivo (Swink, Vining e Freeman, 1997).

Embora se desconheça o mecanismo de ação exato da DC, alguns autores demonstraram que os níveis sanguíneos de acetoacetato e beta-hidroxibutirato guardam relação direta, porém não linear, com o grau de proteção contra crises epilépticas, e talvez essa proteção esteja relacionada com um aumento das reservas cerebrais de energia (Vining, 2002).

Vasconcelos et al. (2004) reviram o prontuário médico de seis pacientes menores de 15 anos submetidos à dieta cetogênica entre abril de 1999 e julho de 2003 e compararam os resultados terapêuticos e efeitos adversos e benéficos com a literatura pertinente. Concluíram que DC foi eficaz e segura em três pacientes de uma série de seis casos com epilepsia intratável. A complicação mais comum foi leucopenia. Os achados demonstram a necessidade de uma melhor elucidação entre a DC e a epilepsia refratária entre crianças e adolescentes, bem como a utilização em adultos.

Ademais, apesar de haver ainda algumas lacunas sobre a sua forma de atuação, esta pode ser, em alguns casos, eficaz, devendo ser considerada como hipótese no tratamento da epilepsia refratária a outras terapêuticas (Rola e Vasconcelos, 2014).

Situações clínicas de excesso

A obesidade vem aumentando em muitos países desenvolvidos e em desenvolvimento, fator de grande importância para a saúde pública pelo efeito negativo dos fatores de risco para o desenvolvimento de diabetes, doença coronariana e outras doenças crônicas. Acredita-se que, além da dieta, a falta de atividade física contribua para o aumento do sobrepeso e da obesidade na população (FAO, 1998).

No entanto, é importante reiterar que o excesso de energia em qualquer forma promoverá o acúmulo de gordura corporal e que o consumo excessivo de alimentos com alto teor de gordura levará à obesidade se o gasto energético não for aumentado (FAO, 1998).

O aumento no consumo de calorias ocorreu pelas mudanças de produção do sistema alimentar. O aumento da disponibilidade dos alimentos e do consumo energético foi impulsionado pela indústria de alimentos industrializados, que produz e comercializa alimentos baratos, convenientes e altamente processados. Tais alimentos contêm quantidades relativamente elevadas de sal, açúcar, gordura e aditivos que conferem sabor, aroma, propriedades sensoriais atrativas e alta densidade energética. A falta de atividade física, o acesso fácil a esse tipo de alimento, o hábito de comer entre as refeições, comer em restaurantes e a falta de tempo para o preparo das refeições são fatores que provavelmente levaram ao aumento do consumo de calorias e, assim, causaram a obesidade (Hall, 2017).

Monteiro et al. (2017) apresentaram a nova classificação de alimentos elaborada pela natureza e pelo propósito do processamento dos alimentos, e classificam em quatro grupos, um dos quais é especificado como alimentos e bebidas ultraprocessados. Alimentos ultraprocessados, como refrigerantes, biscoitos doces ou salgados, produtos de carne reconstituídos e pratos congelados pré-preparados são formulações feitas principal ou inteiramente a partir de substâncias derivadas de alimentos e aditivos, com pouca ou nenhuma comida intacta. Os ingredientes dessas formulações geralmente incluem aqueles também usados em alimentos processados, como açúcares, óleos, gorduras ou sal.

Os produtos ultraprocessados também incluem outras fontes de energia e nutrientes normalmente não utilizadas em preparações culinárias. Algumas delas são extraídas diretamente de alimentos, como caseína, lactose, soro de leite e glúten. Muitas são derivadas do processamento adicional de constituintes dos alimentos, tais como óleos hidrogenados ou interesterificados, proteínas hidrolisadas, proteína isolada de soja, maltodextrina, açúcar invertido e xarope de milho rico em frutose, e contêm aditivos, tais como conservantes, antioxidantes e estabilizadores e aditivos usados para imitar ou melhorar as qualidades sensoriais dos alimentos ou para disfarçar aspectos desagradáveis do produto final (Monteiro et al., 2017).

O objetivo geral do ultraprocessamento é criar produtos alimentícios de marca, convenientes (duráveis, prontos para consumir), atraentes (hiperpalatáveis), altamente lucrativos (ingredientes de baixo custo) e projetados para substituir todos os outros grupos de alimentos. Os produtos alimentícios ultraprocessados costumam ser embalados de forma atraente e comercializados intensivamente (Monteiro et al., 2017).

A Pesquisa de Orçamentos Familiares (POF) 2008-2009, realizada no Brasil, mostrou que no período de cinco anos, o consumo *per capita* de sacarose e de refrigerantes aumentou cerca de 200 e 400%, respectivamente.

A pesquisa nacional denominada Vigilância de Fatores de Risco e Proteção para Doenças Crônicas por Inquérito Telefônico (Brasil, 2014) observou que, no período de 2006 a 2012, a frequência entre os adultos que referiram o consumo de alimentos doces (sorvetes, chocolates, bolos, biscoitos ou doces) em cinco ou mais dias da semana variou de 11,2 a 23,8% da população.

Estudos epidemiológicos evidenciam que o consumo desses alimentos está associado com a obesidade que, por sua vez, aumenta o risco do desenvolvimento de distúrbios metabólicos como dislipidemias, DM2, esteatose hepática não alcóolica e doenças renais (Basaranoglu et al., 2013; Flynn et al., 2013; Goran et al., 2013).

A Tabela 9 mostra o conteúdo de glicose, frutose e sacarose de alguns alimentos.

TABELA 9 Conteúdo de glicose, de frutose e de sacarose em alguns alimentos (g por 100 g de alimento)

Alimentos	Glicose	Frutose	Sacarose
Frutas frescas			
Abacaxi	2,9	2,1	3,1
Banana	4,2	2,7	6,5

(continua)

TABELA 9   Conteúdo de glicose, de frutose e de sacarose em alguns alimentos (g por 100 g de alimento) *(continuação)*

Alimentos	Glicose	Frutose	Sacarose
Cereja	8,1	6,2	0,2
Maçã	2,3	7,6	3,3
Uva	6,5	7,6	0,4
Vegetais frescos			
Cebola	2,4	0,9	1,3
Cenoura	1,0	1,0	3,6
Milho	0,5	0,3	1,5
Tomate	1,1	1,4	0
Leguminosas			
Feijões	1,6	1,4	4,3
Grão-de-bico	0,1	0,1	1,2
Lentilha	0	0,1	0,5
Soja	0,1	0,2	0,5
Doces			
Açúcar mascavo	5,2	0,4	84,3
Mel	33,8	42,4	4,5
Melado de cana	7,4	7,9	26,9
Xarope de milho	14,9	1,2	2,2
Alimentos processados			
Bebida à base de cola*	4,0	4,4	2,1
Bolo de frutas	11,3	11,3	20,5
Caramelo	6,7	5,2	40,9
Farelo de passas	7,3	8,2	10,1
Leite com achocolatado	0,2	0,1	46,8
Pão branco	1,8	1,5	0,1
Suco de laranja	5,3	4,6	0,7

* Bebida comercializada nos EUA.
Fonte: adaptada de Hallfrisch (1990).

Poti, Braga e Qin (2017), em seu artigo de revisão, descreveram o padrão de consumo de alimentos ultraprocessados em vários países. A maior parte do consumo de energia entre indivíduos em países de alta renda vem de alimentos e bebidas ultraprocessados.

Os produtos ultraprocessados contribuíram com 61 a 62% das calorias nas compras de alimentos embalados e bebidas das lojas de varejo nos EUA entre 2000 e 2012, 55% das calorias compradas no Canadá em 2001 e 51% das calorias compradas no Reino Unido em 2008 (Poti, Braga e Qin, 2017).

O consumo de alimentos altamente processados entre adultos de meia-idade em dez países europeus variou de 61% do consumo de energia na Espanha a 78 a 79% na Holanda e na Alemanha entre 1995 e 2000. As compras e o consumo de alimentos ultraprocessados foram um pouco menores nos países de renda média. No Brasil, em 2008 e 2009, os produtos ultraprocessados contribuíram com 25% das calorias compradas e 21,5% do consumo total de energia para adolescentes e adultos (Poti, Braga e Qin, 2017).

Entre as crianças em idade escolar na Colômbia, 34% do consumo de energia veio de alimentos processados e ultraprocessados em 2011. Os alimentos ultraprocessados forneceram 29% do consumo total de energia entre os chilenos em 2010. Na Europa, a contribuição dos produtos ultraprocessados para as compras domésticas de alimentos variou entre 18% das calorias compradas na Croácia (2004), 20% na Eslováquia (2003) e 26% na Lituânia (2004) (Poti, Braga e Qin, 2017).

Os autores concluíram que, no geral, as evidências sugerem que o consumo de alimentos ultraprocessados pode estar associado ao aumento do risco de obesidade, bem como à prevalência da síndrome metabólica, ao aumento do colesterol total e LDL e ao risco de hipertensão arterial sistêmica (HAS), mas sugerem uma maior necessidade de estudos, particularmente aqueles que usam delineamentos longitudinais, que avaliem fatores de estilo de vida e examinem a associação entre o consumo de alimentos ultraprocessados e a obesidade (Poti, Braga e Qin, 2017).

O "modelo de carboidrato-insulina" da obesidade pressupõe que os carboidratos da dieta engordam por causa de sua propensão a elevar a secreção de insulina e direcionar a gordura para armazenamento no tecido adiposo e longe da oxidação pelos tecidos metabolicamente ativos. Além disso, a prescrição de dietas com baixo teor de gordura não leva a uma maior perda de peso quando comparada com outras dietas. No entanto, é possível que o aumento de carboidratos na dieta, particularmente carboidratos refinados, tenha contribuído para a epidemia de obesidade e aumento da ingestão total de calorias (Hall, 2017).

Em 1967, a fim de se atender ao público diabético, a indústria de alimentos introduziu o uso de xarope de milho como fonte de frutose, principalmente nas bebidas prontas para o consumo, como refrigerantes e certos sucos ou chás, os quais podem apresentar conteúdo de frutose acima de 60% (Reiser e Hallfrisch, 1987). A Figura 27 demonstra a quantidade de frutose encontrada em determinadas bebidas importadas.

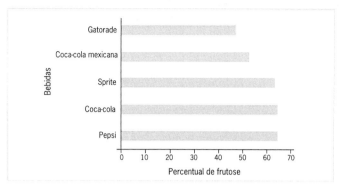

FIGURA 27 Percentual de frutose presente em algumas bebidas adoçadas comercializadas na Califórnia (Estados Unidos). Teor de frutose avaliado pelo método de cromatografia líquida de alta eficiência (HPLC).
Fonte: adaptada de Ventura, Davis e Goran (2011).

Nos Estados Unidos, desde 2006, o consumo de xarope de milho com alto teor de frutose representa o dobro do consumo de sacarose, com média de ingestão de 100 g/dia e 50 g/dia, respectivamente (Tappy et al., 2010). No Brasil não temos dados do consumo de frutose; no entanto, o aumento na ingestão energética e, especialmente, de açúcar refinado e de frutose é nítido e correlaciona-se positivamente com o aumento alarmante da incidência de DCNT (Basciano et al., 2005).

Há estudos na literatura acerca do consumo elevado de açúcares de adição e de frutose e suas consequências para a saúde, como a obesidade, DM2, doenças cardiovasculares e renais (Silva e De Angelis, 2007; Silva et al., 2011; Stanhope et al., 2009; Tappy et al., 2010).

O fígado é um órgão fundamental para a manutenção da homeostase lipídica, glicídica e hormonal. Desde a identificação da proteína de ligação ao elemento regulador dos esteroides (SREBP – *sterol receptor element-binding protein*) como fator de transcrição que modula a homeostase lipídica, tem sido dada grande atenção ao papel do gene que codifica essa proteína na regulação intracelular perante concentrações de carboidratos e lipídios, e da lipogênese "*de novo*". A frutose tem a capacidade de, direta ou indiretamente, por meio dos seus intermediários metabólicos no metabolismo hepático, ativar fatores de transcrição como a proteína 1c de ligação ao elemento regulador dos esteroides (SREBP1c – *sterol receptor element-binding protein-1c*) e a proteína de ligação ao elemento de resposta aos carboidratos (ChREBP – *carbohydrate response element binding protein*), de forma independente de insulina. Tais fatores de transcrição são responsáveis pela ativação de genes que codificam enzimas envolvidas na lipogênese "*de novo*", contribuindo, dessa forma, para a síntese de lipídios e, por consequência, com a gênese da síndrome metabólica (Lim et al., 2010).

Evidências mostram que coativadores de fatores de transcrição da família PGC-1 (*peroxisome proliferator-activated receptor gamma coactivator-1*) controlam a expressão de diversos genes envolvidos no metabolismo lipídico e glicídico hepático. Inicialmente descrito como um coativador do receptor ativado por proliferador de peroxissoma gama (PPARγ – *peroxisome proliferator-activated receptors γ*) (Lin et al., 2002), o PGC-1 é reconhecido como um coativador de múltiplos fatores de transcrição. O PGC-1 pode coordenar tanto o metabolismo glicídico hepático, via FOXO1 (*forkhead box protein O1*) (Puigserver et al., 2003), HNF4α (*hepatocyte nuclear factor 4 alpha*) (Rhee et al., 2003) e MEF-2 (*muscle-selective transcription factor-2*) (Michael et al., 2001), bem como o metabolismo lipídico hepático, via receptor ativado por proliferador de peroxissoma alfa (PPARα – *peroxisome proliferator-activated receptor-α*) (Vega, Huss e Kelly, 2000), LXR (*liver X receptor*) (LIN et al., 2005) e a proteína de ligação ao elemento regulador dos esteroides (SREBP – *sterol receptor element-binding protein*) (Lin, Handschin e Spiegelman, 2005). O PGC-1β (*peroxisome proliferator-activated receptor-gamma coactivator 1 beta*), mas não o PGC-1α (*peroxisome proliferator--activated receptor-gamma coactivator 1 alfa*), ativa a expressão de genes envolvidos na lipogênese e secreção de triglicerói via SREBPs (Lin, Handschin e Spiegelman, 2005). Assim, o PGC-1β é um regulador conhecido dos metabolismos lipídico e glicídico hepáticos, e desempenha uma função prioritária na lipogênese induzida pelo consumo de frutose, uma vez que esta pode ativá-lo, sendo dessa forma considerada uma importante via de ativação de genes lipogênicos, e atuando na inibição da oxidação de ácidos graxos no fígado, contribuindo para a lipogênese "*de novo*" (Faeh et al., 2005; Nagai et al., 2009).

Em relação ao desenvolvimento de dislipidemias, estudos *in vivo* com hamsters demonstraram que o consumo de ração rica em frutose estimula a produção de FOXO1 (*forkhead box protein O1*) e promove a sua redistribuição nuclear no fígado (Su et al., 2009). Essa proteína, por sua vez, aumenta a produção de Apo CIII e prejudica a hidrólise de triacilgliceróis. Sugere-se que este seja um possível mecanismo para o metabolismo hepático de gorduras em resposta a uma alimentação rica em frutose. O aumento da síntese de FOXO1 ainda estimula a gliconeogênese e a hiperglicemia (Lim et al., 2010).

Ademais, estudos têm mostrado também que a alimentação rica em frutose é capaz de promover a ativação do fator de necrose tumoral alfa (TNF-α), contribuindo com a resposta inflamatória. A ativação de vias inflamatórias pela alimentação rica em frutose pode ter influência direta sobre a secreção hepática e intestinal de lipoproteínas. Vias inflamatórias clássicas, como a do fator nuclear kappa B (NF-κB), são estimuladas por altas concentrações de frutose (Roglans et al., 2007) e contribuem para a elevada síntese hepática de triacilgliceróis e, por consequência, para o desenvolvimento da obesidade, como também do DM2 (Tsai et al., 2009).

No tocante ao desenvolvimento da obesidade em função do consumo de frutose, estudos têm sugerido que a alimentação rica em frutose pode promover resistência central à leptina, o que modula as respostas de fome e saciedade e contribui para o ganho de peso exacerbado (Shapiro et al., 2008).

Tais evidências científicas dão ênfase aos vários mecanismos moleculares emergentes, nos quais vias bioquímicas e de expressão gênica são estimuladas em função da exposição crônica à frutose, contribuindo para o desenvolvimento da síndrome metabólica. A Figura 28 ilustra os mecanismos e os fatores envolvidos no desenvolvimento da síndrome metabólica relacionados ao consumo excessivo de frutose.

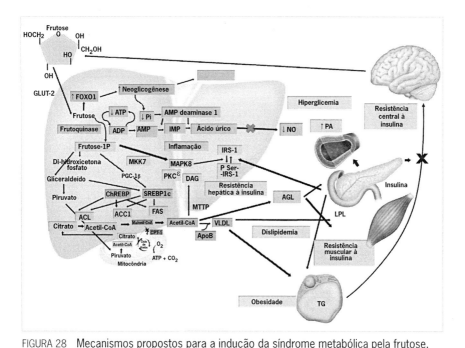

FIGURA 28 Mecanismos propostos para a indução da síndrome metabólica pela frutose.
ACC1: acetil-CoA carboxilase 1; acetil-CoA: acetilcoenzima A; ACL: ATP citrato liase; ADP: difosfato de adenosina; AGL: ácidos graxos livres; AMP: monofosfato de adenosina; ApoB: apolipoproteína B; ATP: trifosfato de adenosina; ChREBP: proteína de ligação ao elemento de resposta aos carboidratos; CPT-1: carnitina palmitoil--transferase-1; DAG: diacilglicerol; FAS: ácido graxo sintase; FOXO1: *forkhead box protein* O1; frutose-1P: frutose-1-fosfato; GLUT-2: transportador de glicose 2; IMP: monofosfato de inosina; IRS-1: substrato 1 do receptor da insulina; malonil-CoA: malonil-coenzima A; LPL: lipase das lipoproteínas; MAPK8: quinase 8 de proteínas ativadas por agentes mitogênicos; MKK7: quinase 7 ativadora de proteínas da família da MAPK; MTTP: proteína microssomal de transferência de triacilgliceróis; NO: óxido nítrico; PA: pressão arterial; Pi: fosfato inorgânico; PGC-1β: coativador 1β do receptor ativado por proliferador de peroxissomos; PKC: proteína quinase C; pSer--IRS-1: IRS-1 fosforilado em serina; SREBP1c: proteína 1c de ligação ao elemento regulador dos esteroides; TG: triacilglicerol; VLDL: lipoproteína de muito baixa densidade.
Fonte: adaptada de Lim et al. (2010).

SITUAÇÕES CLÍNICAS DE DEFICIÊNCIA

Obstipação

A obstipação (ou prisão de ventre, ou intestino preso) é definida como evacuação insatisfatória e menos frequente, passagem difícil das fezes ou ambas as situações. É altamente prevalente e estimada em 14% (com 95% de confiança no intervalo de 12 a 17%) na população mundial. É maior entre mulheres, idosos e pessoas com menor *status* socioeconômico. A obstipação está associada a qualidade de vida prejudicada, aumentos nos custos com saúde e excesso de absenteísmo no trabalho. Cerca de metade dos pacientes com constipação que consultam os médicos não estão satisfeitos com sua resposta ao tratamento. A constipação apresenta causas variadas que podem ser multifatoriais. A abordagem comum agrupa a constipação em causas primárias e secundárias. Causas primárias são problemas intrínsecos da função colônica ou anorretal ou mau funcionamento do processo de evacuação, enquanto causas secundárias estão relacionadas a doenças orgânicas, doenças sistêmicas ou medicamentos. Quando as causas secundárias da obstipação são descartadas, o tratamento empírico geralmente começa com suplementos de fibras e/ou laxantes (Andrews e Storr, 2011; Markland et al., 2013).

A obstipação por trânsito normal (também conhecida como obstipação "funcional") é a forma mais comum de obstipação. Os pacientes são diagnosticados com obstipação por deficiência de FA, de forma empírica, sem a realização de exames, e normalmente respondem bem à terapia com fibra dietética ou com a adição de um laxativo osmótico ou de um agente enterocinético. No caso de falha do tratamento, uma nova avaliação deve ser realizada para descartar outras causas primárias, como a constipação por trânsito lento (Andrews e Storr, 2011).

Bae (2014), em seu artigo de revisão, demonstra que o consumo diário de fibras totais recomendado para crianças maiores de 1 ano é expresso como "idade (em anos) + 5 g" ou "0,5 g/kg", podendo ser obtidas de fontes alimentares como: arroz, milho, pão, legumes, frutas, batatas (com casca) e grãos integrais. As frutas contêm em sua composição água, sorbitol, frutose, fibra e fitoquímicos. As consideradas boas para o tratamento da obstipação são: pera, uva, maçã com casca, kiwis verdes, ameixas secas e caqui, que são ricas em fibras.

O mecanismo de ação da fibra na obstipação inclui vários fatores, dentre eles o aumento do volume das fezes e aceleramento o trânsito intestinal; fermentação da fibra e produção de ácidos graxos de cadeia curta (AGCC), como o butirato, o propionato e o acetato, que alteram o microbioma intraluminal (massa bacteriana) direta ou indiretamente, diminuindo o pH luminal, acelerando o trânsito intestinal (Keim, Levin e Havei, 2016).

A Figura 29 sintetiza as propriedades, atuação e implicações da ingestão de FA.

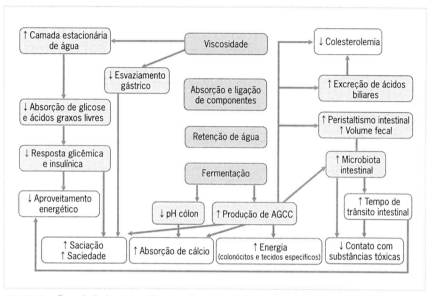

FIGURA 29 Propriedades, atuação e implicações da ingestão de FA.

Markland et al. (2013) mostraram que após o controle dos fatores conhecidos para a obstipação crônica em adultos, entre os fatores modificáveis que podem melhorá-la inclui-se o aumento da ingestão dietética de líquidos, e concluíram que a baixa ingestão de líquidos aumentou as chances de obstipação, que a recomendação das diretrizes clínicas para o tratamento incluíam o aumento da ingestão de líquidos, mas não o aumento da ingestão de fibras dietéticas e que mais evidências são necessárias para apoiar o aumento da ingestão de fibras e líquidos para o tratamento da obstipação.

É de conhecimento que a fibra dietética auxilia a promover a boa saúde e reduzir o risco de várias DCNT e essas recomendações dietéticas são apoiadas por inúmeras pesquisas (Keim, Levin e Havei, 2016).

A dose diária recomendada (nível AI) estabelecida pelo Institute of Medicine (2002) é baseada na fibra total diária e não diferencia entre fibra dietética e funcional. As recomendações de ingestão de fibras segundo o IOM variam de 19 a 38 g/dia, dependendo do sexo e da idade. No entanto, a grande maioria das pessoas fica muito aquém do cumprimento dessas recomendações. As razões são multifatoriais e incluem: o desconhecimento da população sobre quais alimentos são boas fontes de fibra e quanto de fibra consumir; e tendências alimentares, como a popularidade de dietas sem glúten, que são inerentemente pobres em fibra dietética (Quagliani e Felt-Gunderson, 2017).

A FA está associada a uma série de potenciais benefícios para a saúde, com efeitos variados dependendo da fonte e do tipo específico de fibra, como redução do risco de doença cardiovascular, doença cardíaca coronariana, acidente vascular cerebral, HAS, certos distúrbios gastrointestinais, obesidade e disfunções metabólicas, incluindo pré-diabetes e DM2, câncer colorretal, gástrico e de mama, e também está associada a benefícios digestivos, como o aumento do volume das fezes, a diminuição do tempo de trânsito e a fermentação pela microflora do cólon (FAO, 1998).

Na etiologia do câncer colorretal, a dieta é considerada importante, sendo a carne e a gordura os principais fatores de risco, e os alimentos, como frutas, vegetais e cereais, são considerados protetores. Acredita-se que o carboidrato da dieta tenha o efeito protetor pelo mecanismo que envolve a interrupção do crescimento celular, diferenciação e seleção de células danificadas para a morte celular (apoptose). Isso é provavelmente alcançado principalmente pela ação do ácido butírico que é formado no cólon a partir da fermentação de carboidratos, como amido resistente e polissacarídeos não amiláceos, encontrados principalmente em cereais, frutas e legumes (FAO, 1998).

A Tabela 10 apresenta a quantidade de fibra em grãos integrais por 100 g de alimento.

TABELA 10　Teor de fibra de diversos grãos integrais

Alimento	Fibra (g) por 100 g
Cevada	17,3
Arroz tipo 1 cru	1,6
Arroz integral cru	4,8
Arroz selvagem	6,2
Milho (amarelo)	3,9
Aveia	9,1
Centeio	15,1
Trigo	12,2

Fonte: adaptada de Taco (2011); Quagliani e Felt-Gunderson (2017).

CAPÍTULO 2 • CARBOIDRATOS **129**

A deficiência no consumo de FA e a baixa ingestão de água estão associadas à obstipação comum. Cabe ao profissional da área da saúde avaliar todos os fatores envolvidos, como estilo de vida e prática de exercício, a alimentação do paciente, se as recomendações de fibras são alcançadas de acordo com a idade e sexo. Outra questão é a falta de regulamentação sobre a rotulagem dos produtos industrializados integrais, que pode contribuir para a confusão sobre a qualidade e quantidade na ingestão de fibras pela população (FAO, 1998).

De forma geral, a deficiência de fibra dietética pode trazer muitos prejuízos à saúde. O auxílio e o apoio do profissional da área da saúde, como nutricionistas, ao paciente, adequando de forma qualitativa e quantitativa a inclusão da fibra e o alcance das recomendações alimentares, são fundamentais para o bom funcionamento intestinal e a prevenção de doenças (FAO, 1998).

A abordagem alimentar pode ser feita utilizando várias estratégias: introdução de grãos integrais, frutas e preparações à base desses alimentos (como bolos, sopas, tortas, saladas e outras preparações) e na maioria das vezes os pacientes precisam ser orientados também quanto ao preparo dessas preparações e dos grãos integrais, principalmente os menos usuais, como cevada e bulgur, por exemplo, como e em qual refeição esses alimentos podem ser introduzidos. Dessa forma, a alimentação pode se tornar adequada em termo de recomendações das quantidades de fibras e também prazerosa (FAO, 1998).

A Tabela 11 apresenta a recomendação de fibras de acordo com o ciclo da vida.

TABELA 11   Recomendação de fibras de acordo com o ciclo da vida

Idade	AI
0-6 meses	ND
7-12 meses	ND
1-3 anos	19
4-8 anos	25
Homens 9-13 anos	31
Mulheres 9-18 anos	26
Homens 14-50 anos	38
Mulheres 19-50 anos	25
Homens 51-> 70 anos	30
Mulheres 51-> 70 anos	21
Gestantes (< 18-50 anos)	28
Lactantes (< 18-50 anos)	29

AI: *adequate intake*.
Fonte: IOM (2005).

Risco cardiometabólico

A FAO (1998) recomenda a ingestão de PNA e amido resistente para a prevenção de diversas doenças relacionadas ao risco cardiometabólico como obesidade, DM2, HAS, dislipidemia e doença coronariana. A fibra dietética contribui na formação e no peso das fezes, sendo eficaz para prevenir e tratar a obstipação, assim como hemorroidas e fissuras anais. O farelo e outras fontes de cereais contendo polissacárido não amiláceo também parecem proteger contra a doença diverticular e têm um papel importante no tratamento dessa condição. Além disso, a ingestão desse tipo de carboidrato facilita a colonização de *Bifidobacterium* e *Lactobacillus* no intestino (Hemarajata e Versalovic, 2013) e, assim, reduz o risco de doenças gastrointestinais infecciosas agudas.

McRae (2017) realizou um estudo no qual revisou metanálises publicadas anteriormente sobre a eficácia da fibra alimentar na doença cardiovascular. Nos Estados Unidos, pelo menos 21% dos adultos apresentam concentrações indesejáveis de colesterol sérico > 240 mg/dL e 28% HAS. Tanto a hipercolesterolemia quanto a hipertensão são fatores que contribuem para o desenvolvimento de doenças coronarianas e acidente vascular cerebral, e juntos contribuem para 38% de todas as mortes causadas por doenças cardiovasculares.

O consumo de fibra dietética tem sido constantemente associado como benéfico na redução tanto do colesterol sérico quanto da pressão sanguínea. Assim, acredita-se que a deficiência na ingestão de fibra dietética possa estar contribuindo para o aumento de doenças cardiovasculares, e concluiu em seu estudo, pelas metanálises revisadas, que indivíduos que consomem maiores quantidades de fibra dietética podem reduzir significativamente a incidência e mortalidade por doenças cardiometabólicas. Esses efeitos benéficos podem ser devidos às ações das fibras alimentares na redução das concentrações séricas de colesterol total e LDL, e esses resultados são mais evidentes com fibras dietéticas formadoras de gel, tais como betaglucano a 6 g/dia ou *psyllium* a 10 g/dia, tidos como prebióticos (Mcrae, 2017).

Sabe-se que uma dieta rica em fibras tem sido associada a inúmeros benefícios metabólicos, os quais são atribuídos em grande parte à modulação da microbiota intestinal (Franco de Moraes et al., 2017; De Filippo et al., 2017). Pesquisadores sugerem que a dieta seja a principal responsável pela variação da composição da microbiota (Sheflin et al., 2017), inclusive já foi reconhecido que a população bacteriana pode responder em poucos dias após alteração na proporção da ingestão de macronutrientes. Sugere-se, portanto, que a alimentação tenha efeito direto sobre a microbiota, que, em última análise, resultaria em alterações nas reações bioquímicas no lúmen intestinal (De Filippo et al., 2017).

O consumo de FA está inversamente associado à obesidade e a doenças cardiometabólicas, sendo um dos mecanismos envolvidos na modulação da secreção de incretinas via produção de AGCC pela microbiota intestinal. Nesse sentido, os prebióticos podem induzir a proliferação de bactérias benéficas, principalmente em detrimento das bactérias patogênicas (De Moraes e Silva, 2018).

Os mecanismos pelos quais as fibras prebióticas podem ser benéficas e auxiliar no controle das doenças cardiometabólicas são inúmeros e alguns já são elucidados, embora a relação entre dieta e modulação da microbiota intestinal ainda apresente inúmeras incertezas, principalmente quanto aos mecanismos envolvidos e à temporalidade. Todavia, há indícios de que alterações benéficas na alimentação e uma suplementação terapêutica adequada possam promover uma composição microbiana mais saudável, de modo a prevenir distúrbios metabólicos relacionados com o desenvolvimento da obesidade e suas comorbidades (De Moraes e Silva, 2018).

SUPLEMENTAÇÃO BASEADA EM EVIDÊNCIAS

A prescrição de suplementos é responsabilidade do nutricionista ou médico. Vale ressaltar que o conjunto de nutrientes presentes nos alimentos é que propicia proteção à saúde, e não um nutriente isolado. De fato, os nutrientes não atuam sozinhos, mas agem de maneira sinérgica. Assim, devemos recomendar, em primeiro lugar, fontes alimentares para suprir as necessidades nutricionais e o suplemento alimentar deve ser utilizado como forma de complementar a dieta ou em casos de carência de um determinado nutriente (CFN, 2006).

Considerando a competência do nutricionista para a prescrição de suplementos nutricionais (CFN, 2006), e de acordo com a lei (CFN, 2005), são consideradas atividades complementares do nutricionista as áreas de nutrição clínica, saúde coletiva e nutrição em esportes (CFN, 2016). Assim, a prescrição de suplementos nutricionais pode ser utilizada quando indispensável para suprir necessidades nutricionais específicas, deve ter caráter de complementação e/ou suplementação do plano alimentar e não de substituição de uma alimentação saudável e equilibrada (CFN, 2006).

Ultimamente o consumo de suplementos alimentares tem sido muito utilizado e difundido por praticantes de atividade física, em especial a musculação, bem como por pessoas com objetivos de melhora em desempenho físico, redução de gordura corporal e aumento de massa muscular, entre outros. No entanto, ao contrário do que muitas pessoas pensam, os suplementos não são recomendados somente para quem procura rendimento de alto nível, a nutrição diária de pacientes críticos também pode ser melhorada com os benefícios da suplementação para uma melhor qualidade de vida (Ferreira et al., 2016).

No tocante aos suplementos de carboidratos, os mais utilizados são: malto-dextrina, dextrose, carboidratos em gel e sacarose, seja para aumento de aporte energético em casos de doenças hipercatabólicas, como desnutrição e câncer, ou para o uso na nutrição esportiva (Ferreira et al., 2016). Temos ainda a suplementação de fibras alimentares e prebióticos utilizada principalmente em pacientes com obstipação, DCNT, disbiose intestinal, DIIs e câncer colorretal (Cani et al., 2008; Bishehsari et al., 2018).

A suplementação de fibras é um dos métodos mais eficientes de controle de peso e das comorbidades associadas à obesidade. Está relacionada a vários efeitos benéficos, como: aumento do tempo de saciedade; melhora do funcionamento intestinal; controle da absorção de carboidratos e lipídios; e regularização da microbiota intestinal. Os suplementos mais frequentemente utilizados são: farelos (aveia e trigo), *psyllium*, inulina, gomas, FOS, GOS, lactulose (Cani et al., 2008).

Belo, Diniz e Pereira (2008) avaliaram o impacto da fibra goma-guar parcialmente hidrolisada na obstipação intestinal funcional em 64 pacientes adultos hospitalizados, randomizados para duas dietas: grupo 1 dieta laxante (± 30 g de fibras), e grupo 2 mesma dieta acrescida de 10 g de fibra goma-guar parcialmente hidrolisada, durante 15 dias. A dieta laxante ou acrescida da referida fibra reduziu em 78% a obstipação intestinal funcional, assim como sua adição não provocou efeito adicional na frequência evacuatória, consistência fecal, uso de laxativos, embora tenha reduzido a sintomatologia gastrointestinal.

Dentre os prebióticos mais estudados estão inulina, *psyllium*, oligofrutose e lactulose. Sociedades ocidentais recomendam o consumo de 3 a 13 g diários dessas substâncias, que podem ser encontradas na banana, alho-poró, alcachofra, féculas ou de forma isolada (Ioannidis et al., 2011). Nem todos os prebióticos possuem ação anti-inflamatória comprovada nas DII (Stefe, Alves e Ribeiro, 2008). As evidências provêm de estudos experimentais com utilização de prebióticos variados e demonstram diminuição da inflamação histológica e bioquímica, com aumento da concentração de *Bifidobacterias* e *Lactobacillus*.

Lindsay et al. (2006), em estudo com dez portadores de doença de Crohn ileocolônica em atividade, que ingeriram 15 g/dia de FOS durante 3 semanas, demonstraram que houve aumento das bifidobactérias e alteração na função das células dendríticas, com consequente redução da atividade da doença. Por outro lado, Ten Bruggencate et al. (2005) não recomendam o uso desse prebiótico por terem observado aumento da fermentação colônica, resultando em malefícios à mucosa do ceco e do cólon em ratos. Assim, novos estudos devem ser realizados para melhor avaliação dos efeitos do uso de FOS nas DII.

Outra classe de suplementos utilizados são os simbióticos, que são a junção de probióticos (microrganismos vivos) com prebióticos. Alguns exemplos são bifidobactérias com GOD, bifidobactérias com FOS e *Lactobacillus* com lactitol. Um estudo randomizado duplo-cego realizado por Furrie et al. (2005) mostrou benefícios no uso de simbióticos na retocolite ulcerativa inespecífica (RCUI). Os pacientes receberam *Bifidobacterium longum*, inulina e oligofrutose. Houve diminuição das concentrações de TNF-α e interleucina 1b, com melhora endoscópica das lesões.

Fujimori et al. (2009) realizaram estudo sobre a qualidade de vida de 120 pacientes com RCUI, comparando o efeito das terapias prebiótica (*Psyllium* – 8 g) *versus* probiótica (*Bifidobacterium longum* – 2×10^9) *versus* simbiótica (*Psyllium* e *Bifidobacterium longum*), mostrando benefícios na função intestinal no grupo prebiótico (p = 0,04), na função emocional no grupo probiótico (p = 0,03) e na função sistêmica e emocional no grupo simbiótico (p = 0,008 e p = 0,02), com redução da proteína C-reativa somente no grupo simbiótico (p = 0,04). Vale ressaltar que, mesmo perante esses resultados, mais pesquisas são necessárias para justificar o consumo de simbióticos nas DII.

Em relação à nutrição esportiva para atletas de elite, é importante a adoção de uma conduta nutricional adequada que vise a evitar a perda de massa magra e garantir a manutenção da composição corporal adequada para o esporte, bem como evitar a ocorrência de possíveis deficiências nutricionais que venham a interferir no desempenho. Pela necessidade de um aporte energético e nutricional maior pelos atletas é comum que haja a ingestão de suplementos dietéticos antes, durante ou após a atividade física. Estes são classificados como ergogênicos, ou seja, auxiliam os atletas a aumentar a *performance* e/ou adaptações no treinamento físico (Kreider et al., 2010).

Por causa da existência de carboidratos com características distintas, como palatabilidade, características físico-químicas, dulçor e digestão, entre outras, a escolha do tipo de suplemento para cada situação pode ser importante na otimização de resultados (Too et al., 2012).

No mercado de suplementos esportivos, nem todos os carboidratos são utilizados e/ou encontrados, pois alguns se limitam a estudos e outros não apresentam sua eficiência comprovada, não sendo, portanto, utilizados. Os suplementos de carboidratos à base de maltodextrina, glicose, frutose e sacarose são os mais comercializados atualmente, ou em sua forma isolada ou em conjunto para maior otimização (Too et al., 2012).

A suplementação com carboidratos pode ser realizada de diferentes formas físicas, sendo líquidos como bebidas esportivas (*sport drinks*), semissólidos como géis e sólidos como barras de cereais ou balas energéticas (*jelly beans*) (Campbell et al., 2008; Maughan et al., 2018; Pereira et al., 2012).

Os diferentes formatos de suplementação de carboidratos apresentam como principal característica de distinção a praticidade de utilização, finalidade e tempo de esvaziamento gástrico, que depende de vários fatores, como: osmolaridade; volume; intensidade e tipo de exercício; pH; temperatura e nível de desidratação do atleta (Campbell et al., 2008).

Dentre as formas de carboidrato disponíveis, as bebidas apresentam um esvaziamento gástrico mais rápido, seguidas dos géis e das barras. Quando necessita-se de disponibilização de energia rápida utilizam-se as bebidas, em uma concentração de 6 a 8%; já quando se precisa de uma liberação e absorção de carboidrato gradual utilizam-se géis e barras (Guerra, 2010; Maughan et al., 2018).

Vários estudos têm pesquisado a influência da suplementação de carboidrato imediatamente pré, durante e pós-exercício de alta intensidade, visto que a contribuição relativa desse substrato energético depende da intensidade e da duração do exercício. A utilização do carboidrato como recurso ergogênico antes da atividade física para aumento do desempenho esportivo foi apontada como o principal substrato no aumento da performance (Coyle, 1992). A relevância do carboidrato como substrato energético para o exercício de *endurance* já é conhecida desde o início do século XX, considerando que os estoques endógenos de carboidratos são limitados e que a baixa disponibilidade desse nutriente afeta negativamente o desempenho em atividades de *endurance* (Jeukendrup, 2004).

Jeukendrup (2004) reporta que a maioria dos estudos demonstra, de forma convincente, que a suplementação de CHO maximiza o desempenho de *endurance*. Ressalta também que os possíveis mecanismos responsáveis pelo aumento da performance são: 1) manutenção da glicemia, 2) efeito poupador de glicogênio, 3) síntese de glicogênio em exercícios de baixa intensidade e 4) atraso/atenuação da fadiga central.

Quanto às recomendações da Sociedade Brasileira de Medicina do Exercício e do Esporte (SBME) (2009), quanto maior a intensidade dos exercícios, maior será a participação dos carboidratos como fornecedores de energia. A recomendação de carboidratos da SBME (2009) para atletas é em torno de 60 a 70% do valor calórico total, ou 5 a 10 g/kg/dia, dependendo do tipo e da duração do exercício escolhido e respeitando a individualidade do atleta, como a hereditariedade, o gênero, a idade, o peso e a composição corporal, o condicionamento físico e a fase de treinamento. O consumo de carboidratos entre 5 e 8 g/kg/dia otimiza a recuperação muscular, enquanto em atividades de longa duração e/ou treinos intensos podem ser necessários até 10 g/kg/dia para a adequada recuperação do glicogênio muscular e/ou hipertrofia (Carvalho et al., 2009).

Para provas longas, a SBME recomenda o consumo de carboidrato de 7 a 8 g/kg ou 30 a 60 g/hora de exercício, o que evita hipoglicemia, depleção de glicogênio e fadiga. No pós-exercício exaustivo, a recomendação é a ingestão de carboidrato simples entre 0,7 e 1,5 g/kg no período de 4 horas, o que é suficiente para a ressíntese plena de glicogênio muscular (Carvalho et al., 2009).

Já a Sociedade Internacional de Nutrição Esportiva (ISSN) (2017) recomenda, para otimizar um estoque máximo de glicogênio endógeno, uma dieta rica em carboidratos (8 a 12 g de carboidrato/kg/dia). Caso seja necessária a restauração rápida do glicogênio (< 4 h de tempo de recuperação), as seguintes estratégias devem ser consideradas: a) realimentação rica em carboidrato (1,2 g/kg/h) com preferência por fontes de carboidratos que tenham alto IG (> 70); b) a adição de cafeína (3 a 8 mg/kg); c) combinando carboidratos (0,8 g/kg/h) com proteína (0,2 a 0,4 g/kg/h) (Kerksick et al., 2017).

Exercícios prolongados (> 60 min) de alta intensidade (> 70% $VO_{2máx}$) impactam o suprimento de combustível e a regulação de líquidos, portanto os carboidratos devem ser consumidos a uma taxa de aproximadamente 30 a 60 g de carboidrato/h, em uma solução eletrólitica de carboidrato (6 a 8%) a cada 10 a 15 min durante todo o exercício, particularmente naquelas sessões de exercícios que vão além dos 70 min. Quando a oferta de carboidratos é inadequada, a adição de proteína pode ajudar a aumentar o desempenho, melhorar o dano muscular, promover a euglicemia e facilitar a ressíntese de glicogênio (Kerksick et al., 2017).

A ingestão de carboidratos durante exercícios resistidos (p. ex., 3 a 6 séries de 8 a 12 repetições máximas [RM] usando vários exercícios voltados a todos os principais grupos musculares) mostrou promover a euglicemia e maiores estoques de glicogênio. Consumir carboidrato somente ou em combinação com proteína durante o exercício de resistência aumenta os estoques de glicogênio muscular, melhora o dano muscular e facilita maiores adaptações agudas e crônicas ao treinamento (Kerksick et al., 2017).[7]

O uso do bochecho com um pequeno volume de uma solução de carboidrato (6%) na cavidade oral tem demonstrado melhorar o rendimento durante a corrida e o ciclismo com duração de aproximadamente 30 a 60 min. Uma revisão sistemática foi realizada por Silva et al. (2014) para identificar estudos que avaliaram o efeito do bochecho com carboidrato no desempenho do exercício e para quantificar a diferença média geral desse tipo de manipulação em todos os estudos analisados. Em nove dos onze estudos analisados, o bochecho com carboidrato aumentou a performance (intervalo de 1,50 a 11,59%) durante exercício de moderada a alta intensidade com aproximadamente 1 h de duração.

REFERÊNCIAS

1. [AACC] AMERICAN ASSOCIATION OF CEREAL CHEMISTS. *Commission. Members agree on definition of whole grain. AACC Board of Directors approved the definition.* 1 jun. 2000. Disponível

em: https://www.aaccnet.org/initiatives/definitions/ Documents/WholeGrains/wgflyer.pdf. Acessado em: 24 mar. 2019.

2. ACHESON, K. et al. Carbohydrate metabolismo and de novo lipogenesis in human obesity. *Am J Clin Nutr*, v. 45, p. 78-85, 1987.

3. AHMED, I. et al. Microbiome, metabolome and inflammatory bowel disease. *Microorganisms*, [s.l.], v. 4, n. 2, p. 2-20, 15 jun. 2016.

4. ALMON, R. et al. Prevalence and trends in adult-type hypolactasia in different age cohorts in Central Sweden diagnosed by genotyping for the adult-type hypolactasia-linked LCT-13910C>T mutation. *Scand J Gastroenterol*, v. 42, p. 165-70, 2007.

5. [ADA] AMERICAN DIABETES ASSOCIATION. Lifestyle management. *Diabetes Care*, v. 40 (Suppl 1), p. S33-43, 2017.

6. ANDREWS, C.; STORR, M. The pathophysiology of chronic constipation. *Can J Gastroenterol*. Munich, Germany, p. 16-21, 2011.

7. ARENDS, J. et al. ESPEN guidelines on nutrition in cancer patients. *Clinical Nutrition*, v. 36, n. 1, p. 11-48, fev. 2017.

8. BABU, J. et al. Frequency of lactose malabsorption among healthy southern and northern Indian populations by genetic analysis and lactose hydrogen breath and tolerance tests. *Am J Clin Nutr*, v. 91, p. 140-6, 2010.

9. BAE, S.H. Diets for constipation. *Pediatric Gastroenterology, Hepatology & Nutrition*, Korea, v. 17, n. 4, p. 203-8, 2014.

10. BARBALHO, S.M. et al. Inflammatory bowel diseases and fermentable oligosaccharides, disaccharides, monosaccharides, and polyols: an overview. *Journal Of Medicinal Food*, [s.l.], v. 21, n. 7, p. 633-40, jul. 2018.

11. BARREIROS, R.C. et al. Frutose em humanos: Efeitos metabólicos, utilização clínica e erros inatos associados. *Rev Nutr*, v. 18, n. 3, p. 337-89, 2005.

12. BARRETT, J.S.; GIBSON, P.R. Fermentable oligosaccharides, disaccharides, monosaccharides and polyols (FODMAPs) and nonallergic food intolerance: FODMAPs or food chemicals? *Therapeutic Advances In Gastroenterology*, [s.l.], v. 5, n. 4, p. 261-8, 20 mar. 2012.

13. BASARANOGLU, M. et al. Fructose as a key player in the development of fatty liver disease. *World J Gastroenterol*, v. 28, n. 19(8), p. 1166-72, fev. 2013.

14. BASCIANO, H.; FEDERICO, L.; ADELI, K. Fructose, insulin resistance, and metabolic dyslipidemia. *Nutr Metal (Lond)*, v. 2, n. 1, p. 5, 2005.

15. BELO, G.M.S.; DINIZ, A.S.; PEREIRA, A.P.C. Efeito terapêutico da fibra goma-guar parcialmente hidrolisada na constipação intestinal funcional em pacientes hospitalizados. *Arq Gastroenterol*, São Paulo, v. 45, n. 1, p. 93-5, mar. 2008.

16. BENTO, A.P.N.; COMINETTI, C. Intolerância primária à lactose. In: COMINETTI, C.; ROGERO, M.M.; HORST, M.A. (Org.). *Genômica nutricional: dos fundamentos à nutrição molecular*. 1.ed. Barueri: Manole, 2017, p. 363-70.

17. BERG, J.M.; STRYER, L.; TYMOCZKO, J.L. *Bioquímica*. 7.ed. Rio de Janeiro: Guanabara Koogan, 2014.

18. BINNS, N. *Probiótico, prebióticos e a microbiota intestinal*. Bruxelas: ILSI Europa, 2014.

19. BISHEHSARI, F. et al. Dietary fiber treatment corrects the composition of gut microbiota, promotes SCFA production, and suppresses colon carcinogenesis. *Genes*, v. 9, p. 102, fev. 2018.

20. BRASIL. Ministério da Saúde. Secretaria de Vigilância em Saúde. *Vigitel Brasil 2013: vigilância de fatores de risco e proteção para doenças crônicas por inquérito telefônico*. Brasília, 2014.

21. BUTTRISS, J.L.; STOKES, C.S. Dietary fibre and health: an overview. *Nutr Bull*, v. 33, p. 186-200, 2008.

22. CAMPBELL, C. et al. Carbohydrate supplement form and exercise performance. *Int J Sport Nutr Exerc Metab*, v. 18, n. 2, p. 179-90, 2008.

CAPÍTULO 2 • CARBOIDRATOS **137**

23. CANI, P.D. et al. Changes in gut microbiota control metabolic endotoxemia-induced inflammation in high-fat diet-induced obesity and diabetes in mice. *Diabetes*, v. 57, p. 1470-81, 2008.
24. CARVALHO, T. et al. Modificações dietéticas, reposição hídrica, suplementos alimentares e drogas: comprovação de ação ergogênica e potenciais riscos para a saúde. *Revista Brasileira de Medicina do Esporte*, v. 15, n. 3, 2009.
25. CHAMPE, P.C.; HARVEY, R.A.; FERRIER, D.R. *Bioquímica ilustrada*. 4.ed. Porto Alegre: Artmed, 2009.
26. [CFN] CONSELHO FEDERAL DE NUTRIÇÃO. *Recomendação n. 004 de 21 de fevereiro de 2016. Prescrição de suplementos nutricionais.* Disponível em: http://www.cfn.org.br/index.php/cfn-divulga-recomendacao-sobre-suplementos- nutricionais/. Acessado em: 22 abr. 2019.
27. _____. *Resolução CFN n. 390/2006.* Regulamenta a prescrição dietética pelo nutricionista e dá outras providencias. Num. 390 de 27 de outubro de 2006. Brasília, 2006. Disponível em: http://www.cfn.org.br/wp-content/uploads/resolucoes/Res_390_2006.htm. Acesso em: 22 abr. 2019.
28. _____. *Resolução CFN n. 380/2005.* Dispõe sobre a definição das áreas de atuação do nutricionista e suas atribuições, estabelece parâmetros numéricos de referência por área de atuação e dá outras providências. Disponível em: http://www.cfn.org.br/novosite/pdf/res/2005/res380.pdf. Acesso em: 22 abr. 2019.
29. COSTA, J.C. Tratamento cirúrgico das epilepsias na criança. *J Pediatr*, v. 78, p. S28-S39, 2002.
30. COYLE, E.F. Carbohydrate supplementation during exercise. *J Nutr*, v. 122, p. 788-95, 1992.
31. CUMMINGS, J.H.; MACFARLANE, G.T.; ENGLYST, H.N. Prebiotic digestion and fermentation. *Am J Clin Nutr*, v. 73, Suppl 2, p. 415S-20S, 2001.
32. CUMMINGS, J.H.; STEPHEN, A.M. Carbohydrate terminology and classification. *Eur J Clin Nutr*, v. 61, Suppl 1, p. S5-18, dez. 2007.
33. CZAPEK, F. Eine seltene Form von Diabetes mellitus. *Prager Med Wochenschr*, v. 1, p. 245-9, 1876.
34. DE FILIPPO, C. et al. Diet, environments, and gut microbiota. A preliminary investigation in children living in rural and Urban Burkina Faso and Italy. *Front Microbiol*, v. 8, p. 1979, out. 2017.
35. DE MORAES, A.C.F.; SILVA, R.J. Microbiota e obesidade. In: BAGANHA, R.J. et al. (Org.). *Fisiologia da obesidade e emagrecimento: atividade física e dieta.* 1.ed. Pouso Alegre: Eurográfica, 2018, v. 1, p. 67-78.
36. DEKKER, M.J. et al. Fructose: a highly lipogenic nutrient implicated in insulin resistance, hepatic steatosis, and the metabolic syndrome. *Am J Physiol Endocrinol Metab*, v. 299, n. 5, p. E685-94, nov. 2010.
37. DUTRA DE OLIVEIRA.; J.E.; MARCHINI, J.S. *Ciências nutricionais.* São Paulo: Sarvier, 2008.
38. EGASHIRA, E.M.; MIZIARA, A.B.; LEONI, L.A.B. Grupo do arroz, pão, massa, batata e mandioca. In: PHILIPPI, S.T. (Org.). *Pirâmide dos alimentos: fundamentos básicos da nutrição.* 2.ed. Barueri: Manole, 2014, p. 31-67. ELIA, M.; CUMMINGS, J.H. Physiological aspects of energy metabolism and gastrointestinal effects of carbohydrates. *Eur J Clin Nutr*, v. 61 Suppl 1, p. 40-74, 2007.
39. ENGLYST, H.N.; HUDSON, G.J. The classification and measurement of dietary carbohydrates. *Food Chem*, n. 57, p. 15-21, 1996.
40. ENGLYST, H.N.; KINGMAN, S.M.; CUMMINGS, J.H. Classification and measurement of nutritionally important starch fractions. *Eur J Clin Nutr*, v. 46, Suppl 2, p. S33-50, out. 1992.
41. ENGLYST, H.N.; QUIGLEY, M.E.; HUDSON, G.J. Determination of dietary fibre as non-starch polysaccharides with gas-liquid chromatographic, high-performance liquid chromatographic or spectrophotometric measurement of constituent sugars. *Analyst*, v. 119, p. 1497-509, 1994.
42. FAEH, D. et al. Effect of fructose overfeeding and fish oil administration on hepatic de novo lipogenesis and insulin sensitivity in healthy men. *Diabetes*, v. 54, n. 7, p. 1907-13, 2005.
43. FERREIRA, A.B. et al. Quais os suplementos alimentares mais utilizados? *Cinergis*, Santa Cruz do Sul, v. 17, n. 1, p. 85-90, jan./mar. 2016.

44. FLYNN, E.R. et al. High-fat/fructose feeding during prenatal and postnatal development in female rats increases susceptibility to renal and metabolic injury later in life. *Am J Physiol Regul Integr Comp Physiol*, v. 15, n. 304(4), p. R278-85, fev. 2013.

45. [FAO] FOOD AND AGRICULTURE ORGANIZATION. Carbohydrates in human nutrition. Report of a Joint FAO/WHO Expert Consultation. *FAO Food Nutr Pap*, v. 66, p. 1-140, 1998.

46. FRANCO DE MORAES A.C. et al. Worse inflammatory profile in omnivores than in vegetarians associates with the gut microbiota composition. *Diabetol Metab Syndr*, v. 9, n. 1, p. 1-8, 2017.

47. FREEMAN, A.M.; SOMAN-FAULKNER, K.; PENNINGS, N. Insulin resistance. *Treasure Island: Statpearls Publishing*, 2019. Disponível em: https://www.ncbi.nlm.nih.gov/books/NBK507839/. Acessado em: 19 jul. 2019.

48. FROESCH, E.R. Disorders of fructose metabolism. *Clin Endocrinol Metab*, v. 5, n. 3, p. 599-611, 1976.

49. FUJIMORI, S. et al. A randomized controlled trial on the efficacy of symbiotic versus probiotic or prebiotic treatment to improve the quality of life in patients with ulcerative colitis. *Nutrition*, v. 25, n. 5, p. 520-5, 2009.

50. FURRIE, E. et al. Symbiotic therapy (Bifidobacterium longum/1) synergy initiates resolution of inflammation in patients with active ulcerative colitis: a randomised controlled pilot trial. *Gut*, v. 54, n. 2, p. 242-9, 2005.

51. GARDNER, C.D. et al. Effect of low-fat vs low-carbohydrate diet on 12 month weight loss in overweight adults and the association with genotype pattern or insulin secretion. *JAMA*, [s.l.], v. 319, n. 7, p. 667-79, 20 fev. 2018.

52. GERICH, J.E. Physiology of glucose homeostasis. *Diabetes Obes Metab*, v. 2, n. 6, p. 345-50, dez. 2000.

53. GIBSON, G.R. al. The International Scientific Association for Probiotics and Prebiotics (ISAPP) consensus statement on the definition and scope of prebiotics. Expert Consensus Document. *Nat Rev Gastroenterol Hepatol*, v. 14, p. 491-502, 2017.

54. GIBSON, G.R. et al. Dietary modulation of the human colonic microbiota. Introducing the concept of prebiotics. *Nutr Res Rev*, v. 17, p. 259-75, 2004.

55. GIBSON, P.R. Use of the low-FODMAP diet in inflammatory bowel disease. *Journal of Gastroenterology and Hepatology*, v. 32, p. 40-2, 28 fev. 2017.

56. GIUNTINI, E.B.; MENEZES, E.W. Fibra alimentar. In: _____. (Ed.). ILSI ed. Série de Publicações ILSI Brasil – Funções Plenamente Reconhecidas de Nutrientes. São Paulo: ILSI, 2018.

57. GORAN, M.I. et al. The obesogenic effect of high fructose exposure during early development. *Nat Rev Endocrinol*, v. 9, n. 8, p. 494-500, ago. 2013.

58. GRAY, J. *Dietary fibre – Definition, analysis, physiology and health*. ILSI Europe Consise Monograph Series. Brussels, Belgium: ILSI Europe, 2006.

59. GUERRA, I. Hidratação no exercício. In: BIESEK, S.; ALVES, L.A.; GUERRA, I. *Estratégias de nutrição e suplementação no esporte*. 2.ed. Barueri: Manole, 2010.

60. HALL, K.D. Did the food environment cause the obesity epidemic? *Obesity*, [s.l.], v. 26, n. 1, p. 11-3, 20 dez. 2017.

61. HALLFRISCH, J. Metabolic effects of dietary fructose. *FASEB J*, v. 4, n. 9, p. 2652-60, jun. 1990.

62. HARVARD SCHOOL OF PUBLIC HEALTH. *The nutrition source carbohydrates and the Glycemic Load*, 2015. Disponível em: https://www.hsph.harvard.edu/nutritionsource/carbohydrates/carbohydrates-and-blood-sugar/. Acessado em: 15 maio 2019.

63. HARVEY, C.J.D.C. et al. Low-carbohydrate diets differing in carbohydrate restriction improve cardiometabolic and anthropometric markers in healthy adults: A randomised clinical trial. *Peerj*, [s.l.], v. 7, p. 6273, 5 fev. 2019.

64. HEMARAJATA, P.; VERSALOVIC, J. Effects of probiotics on gut microbiota: mechanisms of intestinal immunomodulation and neuromodulation. *Therap Adv Gastroenterol*, v. 6, n. 1, p. 39-51, 2013.

CAPÍTULO 2 • CARBOIDRATOS **139**

65. HU, T. et al. The effects of a low-carbohydrate diet on appetite: A randomized controlled trial. *Nutrition, Metabolism and Cardiovascular Diseases*, [s.l.], v. 26, n. 6, p. 476-88, jun. 2016.

66. IMTIAZ, F. et al. The T/G213915 variant upstream of the lactase gene (LCT) is the founder allele of lactase persistence in an urban Saudi population. *J Med Genet*, v. 44, p. e89, 2007.

67. INGRAM, C.J. et al. A novel polymorphism associated with lactose tolerance in Africa: multiple causes for lactase persistence? *Hum Genet*, v. 120, p. 779-88, 2007.

68. [IOM] INSTITUTE OF MEDICINE. *Dietary Reference Intakes for energy, carbohydrate, fiber, fat, fatty acids, cholesterol, protein, and amino acids*. Washington, D.C.: The National Academies Press, 2005. 1357p. Disponível em: https://www.nal.usda.gov/sites/default/files/fnic_uploads/energy_full_report.pdf. Acessado em: 17 jun. 2019.

69. _____. *Dietary Reference Intakes: applications in dietary assessment*. Washington, D.C.: National Academy Press, 2000. 306p. Disponível em: https://www.nap.edu/catalog/9956/dietary-reference-intakes-applications-in-dietary-assessment. Acessado em: 17 jun. 2019.

70. _____. Position statement of the American Diabetes Association: diagnosis and classification of diabetes mellitus. *Diabetes Care*, (suppl. l), p. S62-9, 2011.

71. [IBGE] INSTITUTO BRASILEIRO DE GEOGRAFIA E ESTATÍSTICA. *Pesquisa de Orçamentos Familiares 2008-2009. Antropometria e estado nutricional de crianças, adolescentes e adultos no Brasil*. Rio de Janeiro, 2010. Disponível em: https://biblioteca.ibge.gov.br/visualizacao/livros/liv45419.pdf. Acessado em: 17 jun. 2019.

72. IOANNIDIS, O. et al. Nutritional modulation of the inflammatory bowel response. *Digestion*, v. 84, n. 2, p. 89-101, 2011.

73. JENKINS, D.J. et al. Glycemic index of foods: a physiological basis for carbohydrate exchange. *Am J Clin Nutr*, v. 34, n. 3, p. 362-6, 1981.

74. JENSEN, M.D. Role of body fat distribution and the metabolic complications of obesity. *J Clin Endocrinol Metab*, v. 93, p. S57-63, 2008.

75. JEUKENDRUP, A.E. Carbohydrate intake during exercise and performance. *Nutr*, v. 20, p. 669-77, 2004.

76. KEIM, N.L.; LEVIN, R.J.; HAVEI, P.J. Carboidratos. In: ROSS, C.A. (Org.). *Nutrição moderna de Shils na saúde e na doença*. 11.ed. Barueri: Manole, 2016.

77. KERKSICK, C. et al. International Society of Sports Nutrition position stand: Nutrient timing. *J Int Soc Sports Nutr*, v. 29, p. 14-33, ago. 2017.

78. KREIDER, R.B. et al. ISSN exercise & sport nutrition review: research & recommendations. *J Int Soc Sports Nutr*, v. 7, n. 7, 2010.

79. LENHART, A.; CHEY, W.D. A systematic review of the effects of polyols on gastrointestinal health and irritable bowel syndrome. *Advances in Nutrition*, Oxford University Press, v. 8, n. 4, p. 587-96, 6 jul. 2017.

80. LIM, J.S. et al. The role of fructose in the pathogenesis of NAFLD and the metabolic syndrome. *Nat Rev Gastroenterol Hepatol*, v. 7, n. 5, p. 251-64, 2010.

81. LIN, J. et al. Peroxisome proliferator activated receptor gamma coactivator 1beta (PGC-1beta), a novel PGC-1-related transcription coactivator associated with host cell factor. *J Biol Chem*, v. 277, n. 3, p. 1645-8, 2002.

82. LIN, J.; HANDSCHIN, C.; SPIEGELMAN, B.M. Metabolic control through the PGC-1 family of transcription coactivators. *Cell Metab*, v. 1, n. 6, p. 361-70, 2005.

83. LINDSAY, J.O. et al. Clinical, microbiological, and immuno-logical effects of fructo-oligosacchari-de in patients with Crohn's disease. *Gut*, v. 55, p. 348-55, 2006.

84. MACFARLANE, S.; MACFARLANE, G.T.; CUMMINGS, J.H. Review article: prebiotics in the gastrointestinal tract. *Aliment Pharmacol Ther*, v. 24, n. 5, p. 701-14, 2006.

140 MACRO E MICRONUTRIENTES EM NUTRIÇÃO CLÍNICA

85. MARKLAND, A.D. et al. Association of low dietary intake of fiber and liquids with constipation: evidence from the National Health and Nutrition Examination Survey. *The American Journal of Gastroenterology*, [s.l.], v. 108, n. 5, p. 796-803, 9 abr. 2013.

86. MARZZOCO, A.; TORRES, B.B. *Bioquímica básica*. 4.ed. Rio de Janeiro: Guanabara Koogan, 2015.

87. MATTAR, R. et al. Frequency of LCT-13910C>T single nucleotide polymorphism associated with adult-type hypolactasia/lactase persistence among Brazilians of different ethnic groups. *Nutrition Journal*, v. 8, n. 46, 2009.

88. MATTAR, R.; MAZO, D.F.C.; CARRILHO, F.J. Lactose intolerance: diagnosis, genetic, and clinical factors. *Clinical and Experimental Gastroenterology*, [s.l.], p.113-21, jul. 2012.

89. MATTHEWS, S.B. et al. Systemic lactose intolerance: a new perspective on an old problem. *Postgrad Med J*, v. 81, p. 167-73, 2005.

90. MAUGHAN, R.J. et al. IOC consensus statement: dietary supplements and the high performance athlete. *Br J Sports Med*, v. 52, p. 439-55, 2018.

91. MAYATEPEK, E.; HOFFMANN, B.; MEISSNER, T. Inborn errors of carbohydrate metabolism. *Best Pract Res Clin Gastroenterol*, v. 24, n. 5, p. 607-18, 2010.

92. MCRAE, M.P. Health benefits of dietary whole grain: an umbrella review of meta analyses. *J Chiropr Med*, v. 16, p. 10-8, 2017.

93. MICHAEL, L.F. et al. Restoration of insulin sensitive glucose transporter (GLUT4) gene expression in muscle cells by the transcriptional coactivator PGC-1. Proc Natl Acad Sci USA, v. 98, n. 7, p. 3820-5, 2001.

94. MISSELWITZ, B. et al. Lactose malabsorption and intolerance: pathogenesis, diagnosis and treatment. *United European Gastroenterology Journal*, [s.l.], v. 1, n. 3, p. 151-9, 28 mar. 2013.

95. MONTEIRO, C.A. et al. The UN Decade of Nutrition, the NOVA food classification and the trouble with ultra-processing. *Public Health Nutrition*, [s.l.], v. 21, n. 1, p. 5-17, 21 mar. 2017.

96. NAGAI, Y. et al. The role of peroxisome proliferator-activated receptor gamma coactivator-1 beta in the pathogenesis of fructose-induced insulin resistance. *Cell Metab*, v. 9, n. 3, p. 252-64, 2009.

97. NAGY, D. et al. Prevalence of adult-type hypolactasia as diagnosed with genetic and lactose hydrogen breath tests in Hungarians. *Eur J Clin Nutr*, v. 63, p. 909-12, 2009.

98. NELSON, D.L.; COX, M.M. Carboidratos e glicobiologia. In: *Princípios de Bioquímica de Lehninger*. 7.ed. São Paulo: Sarvier, 2018, p. 241-72.

99. [NEPA/UNICAMP] NÚCLEO DE ESTUDOS E PESQUISAS EM ALIMENTAÇÃO/UNIVERSIDADE ESTADUAL DE CAMPINAS. *Tabela brasileira de composição dos alimentos (Taco)*. 4.ed. Campinas, 2011. Disponível em: http://www.nepa.unicamp.br/taco/contar/taco_4_edicao_ampliada_e_revisada.pdf?arquivo=taco_4_versao_ampliada_e_revisada.pdf. Acessado em: 22 maio 2019.

100. OH, R, UPPALURI, K.R. Low carbohydrate diet. In: StatPearls [Internet]. *Treasure Island (FL): Stat Pearls Publishing*, 2019. Disponível em: https://www.ncbi.nlm.nih.gov/pubmed/30725769. Acessado em: 10 jul. 2019.

101. OS POLIÓIS. Aditivos ingredientes. *Revista n. 139*, São Paulo, 17 jul. 2019. Disponível em: http://aditivosingredientes.com.br/upload_arquivos/201601/2016010952517001454073482.pdf. Acessado em: 17 jul. 2019.

102. PARKS, E.J.; HELLERSTEIN, M.K. Carbohydrate-induced hypertriacylglycerolemia: Historical perspective and review of biological mechanisms. *Am J Clin Nutr*, v. 71, p. 412-33, 2000.

103. PAULI, J.R. et al. Novos mecanismos pelos quais o exercício físico melhora a resistência à insulina no músculo esquelético. *Arquivo Brasileiro Endocrinologia e Metabologia*, v. 53, n. 4, p. 399-408, 2009.

104. PEREIRA, L.G. et al. Diferentes formas de suplementos de carboidrato durante o exercício: impactos metabólicos e no desempenho. *Motricidade*, v. 8(Suppl 2), p. 167-76, 2012.

CAPÍTULO 2 • CARBOIDRATOS **141**

105. PHILIPPI, S.T. (Org.). *Pirâmide dos alimentos: fundamentos básicos da nutrição.* 2.ed. rev. Barueri: Manole, 2014.

106. POTI, J.M.; BRAGA, B.; QIN, B. Ultra-processed food intake and obesity: what really matters for health – processing or nutrient content? *Current Obesity Reports*, [s.l.], v. 6, n. 4, p. 420-31, 25 out. 2017.

107. PUIGSERVER, P. et al. Insulin regulated hepatic gluconeogenesis through FOXO1-PGC-1alpha interaction. *Nature*, v. 423, n. 6939, p. 550, 2003.

108. QUAGLIANI, D.; FELT-GUNDERSON, P. Closing America's fiber intake gap: communication strategies from a food and fiber summit. *American Journal Of Lifestyle Medicine*, Western Springs, v. 11, n. 1, p. 80-5, Jan 2017.

109. REISER, S.; HALLFRISCH, J. *Metabolic effects of dietary fructose.* Boca Raton, Florida: CRC Press Inc, 1987.

110. RHEE, J. et al. Regulation of hepatic fasting response by PPAR-gamma coactivator-1alpha (PGC-1): requirement for hepatocyte nuclear factor 4alpha in gluconeogenesis. *Proc Natl Acad Sci USA*, v. 100, n. 7, p. 4012-7, 2003.

111. RICCIONI, G. et al. Dietary fibers and cardiometabolic diseases. *International Journal of Molecular Sciences*, [s.l.], v. 13, n. 2, p. 1524-40, 2 fev. 2012.

112. ROBERFROID, M. et al. Prebiotic effects: metabolic and health benefits. *Br J Nutr*, v. 104 (Suppl 2), p. S1-63, 2010.

113. RODWELL, V.W. et al. *Bioquímica ilustrada de Harper.* 30.ed. Porto Alegre: AMGH, 2017.

114. ROGLANS, N. et al. Impairment of hepatic Stat-3 activation and reduction of PPARalpha activity in fructose fed rats. *Hepatology*, v. 45, p. 778-88, 2007.

115. ROLA, M.; VASCONCELOS, C. Dieta cetogénica – abordagem nutricional. *Revista Nutrícias*, Porto, n. 22, 2014.

116. SALMERÓN, J. et al. Dietary fiber, glycemic load, and risk of non-insulin-dependent diabetes mellitus in women. *JAMA*, v. 277, n. 6, p. 472-7, 1997.

117. SARDA, F.A.H.; GIUNTINI, E.B. Carboidratos. In: COZZOLINO, S.M.F.; COMINETTI, C. (Org.). *Bases bioquímicas e fisiológicas da nutrição nas diferentes fases da vida, na saúde e na doença.* 2.ed. Barueri: Manole, 2013, p. 44-74.

118. SCHIRRU, E. et al. Decline of lactase activity and C/T-13910 variant in Sardinian childhood. *J Pediatr Gastroenterol Nutr*, v. 45, p. 503-6, 2007.

119. SHAPIRO, A. et al. Fructose-induced leptin resistance exacerbates weight gain in response to subsequent high-fat feeding. *Am J Physiol Regul Integr Comp Physiol*, v. 295, p. R1370-R13, 2008.

120. SHEFLIN, A.M. et al. Linking dietary patterns with gut microbial composition and function. *Gut Microbes*, v. 8, n. 2, p. 113-29, 2017.

121. SHETH, R.D.; STAFSTROM, C.E. Intractable pediatric epilepsy: vagal nerve stimulation and the ketogenic diet. *Neurol Clin North Am*, v. 20, p. 1183-94, 2002.

122. SHI, X. et al. Fructose transport mechanism in humans. *Gastroenterology*, v. 113, n. 4, p. 1171-9, 1997.

123. SHINNAR, S.; PELLOCK, J.M. Update on the epidemiology and prognosis of pediatric epilepsy. *J Child Neurol*, v. 17(Suppl 1), p. S4-17, 2002.

124. SILVA, R.J. et al. Glicose e frutose. In: COMINETTI, C.; ROGERO, M.M.; HORST, M.A. (Org.). *Genômica nutricional: dos fundamentos à nutrição molecular.* 1.ed. Barueri: Manole, 2016.

125. SILVA, R.J. et al. Simvastatin-induced cardiac autonomic control improvement in fructose-fed female rats. *Clinics*, v. 66, p. 1793-6, 2011.

126. SILVA, R.J.; DE ANGELIS, K. Aumento no consumo de frutose como fator de risco para o desenvolvimento de síndrome metabólica. *Integração*, São Paulo, ano I, p. 73-6, 2007.

127. SILVA, T.A. et al. Can carbohydrate mouth rinse improve performance during exercise? A systematic review. *Nutrients*, v. 6, p. 1-10, 2014.

142 MACRO E MICRONUTRIENTES EM NUTRIÇÃO CLÍNICA

128. SLAVIN J. Fiber and prebiotics: Mechanisms and health benefits. *Nutrients*, v. 5, p. 1417-35, 2013.
129. SLAVIN, J.L. Position of the American Dietetic Association: Health implications of dietary fiber. *J Am Diet Assoc*, v. 108, p. 1716-31, 2008.
130. [SBD] SOCIEDADE BRASILEIRA DE DIABETES. *Diretrizes da Sociedade Brasileira de Diabetes, 2017-2018*. São Paulo: Editora Clannad, 2017.
131. STANHOPE, K.L. et al. Consuming fructose-sweetened, not glucose-sweetened, beverages increases visceral adiposity and lipids and decreases insulin sensitivity in overweight/obese humans. *J Clin Invest*, v. 119, n. 5, p. 1322-34, 2009.
132. STANHOPE, K.L. et al. Consumption of fructose and high fructose corn syrup increase postprandial triglycerides, LDL-cholesterol, and apolipoprotein-B in young men and women. *J Clin Endocrinol Metab*, v. 96, n. 10, p. E1596-605, out. 2011.
133. STANHOPE, K.L.; HAVEL, P.J. Fructose consumption: recent results and their potential implications. *Ann N Y Acad Sci*, v. 1190, p. 15-24, mar. 2010.
134. STEFE, C.A.; ALVES, M.; RIBEIRO, R.L. Probióticos, prebióticos e simbióticos – artigo de revisão. *Saúde Ambient Rev*, v. 3, n. 1, p. 16-33, 2008.
135. STEINMANN, B.; GITZELMAN, R.; BERGHE, G.V.D. Disorders of fructose metabolism. In: SCRIVER C.; BEAUDET, A.; SLY, W. (Org). *The metabolic and molecular bases of inherited disease*. 8.ed. New York: McGraw Hill, 2001, p. 1489-520.
136. SU, Q. et al. Apo-lipoprotein B100 acts as a molecular link between lipid-induced endoplasmic reticulum stress and hepatic insulin resistance. *Hepatology*, v. 50, p. 77-84, 2009.
137. SWINK, T.D.; VINING, E.P.G.; FREEMAN, J.M. The ketogenic diet: 1997. *Adv Pediatr*, v. 44, p. 297-329, 1997.
138. SZILAGYI, A.; ISHAYEK, N. Lactose intolerance, dairy avoidance, and treatment options. *Nutrients*, [s.l.], v. 10, n. 12, p. 1-30, 15 dez. 2018.
139. TANIGUCHI C.M.; EMANUELLI, B.; KAHN, C.R. Critical nodes in signalling pathways: insights into insulin action. *Nat Rev Mol Cell Biol*, v. 7, n. 2, p. 85-96, fev. 2006.
140. TAPPY, L. et al. Fructose and metabolic diseases: new findings, new questions. *Nutrition*, v. 26, n. 11-12, p. 1044-9, dez. 2010.
141. TEN BRUGGENCATE, S.J. et al. Dietary fructooligosaccharides increase intestinal permeability in rats. *J Nutr*, v. 135, n. 4, p. 837-42, 2005.
142. TISHKOFF, A.S. et al. Convergent adaptation of human lactase persistence in Africa and Europe. *Nat Genet*, v. 39, p. 31-40, 2007.
143. TOO, B.W. et al. Natural versus commercial carbohydrate supplementation and endurance running performance. *J Int Soc Sports Nutr*, v. 9, n. 1, p. 27, 2012.
144. TSAI, J. et al. Inflammatory NF-B activation promotes hepatic apolipoprotein B100 secretion: evidence for a link between hepatic inflammation and lipoprotein production. *Am J Physiol Gastrointest Liver Physiol*, v. 296, p. G1287-G1298, 2009.
145. TUNGLAND, B.C.; MEYER, D. Nondigestible oligo- and polysaccharides (dietary fiber): their physiology and role in human health and food. *Comprehensive Reviews in Food Science and Food Safety*, v. 1, n. 3, p. 90-109, 2002.
146. VAN DEN BERGHE, G. Inborn errors of fructose metabolism. *Annu Rev Nutr*, v. 14, p. 41-58, 1994.
147. VASCONCELOS, C. Dieta cetogénica – abordagem nutricional. *Nutrícias*, Porto, n. 22, p. 16-19, set. 2014.
148. VASCONCELOS, M.M. et al . Dieta cetogênica para epilepsia intratável em crianças e adolescentes: relato de seis casos. *Rev Assoc Med Bras*, São Paulo, v. 50, n. 4, p. 380-5, dez. 2004.
149. VEGJA, R.B.; HUSS, J.M.; KELLY, D.P. The coactivator PGC-1 cooperates with peroxisome proliferator-activated receptor alpha in transcriptional control of nuclear genes encoding mitochondrial fatty acid oxidation enzymes. *Mol Cell Biol*, v. 20, n. 5, p. 1868-76, 2000.

150. VENN, B.; GREEN, T. Glycemic index and glycemic load: measurement issues and their effect on diet–disease relationships. *European Journal of Clinical Nutrition*, New Zealand, p. 122-31, 2007.
151. VENTURA, E.E.; DAVIS, J.N.; GORAN, M.I. Sugar content of popular sweetened beverages based on objective laboratory analysis: focus on fructose content. *Obesity* (Silver Spring), v. 19, n. 4, p. 868-74, abr. 2011.
152. VINING, E.P.G. The ketogenic diet. *Adv Exp Med Biol*, v. 497, p. 225-31, 2002.
153. VOET, D.; VOET, J.; PRATT, C.W. *Fundamentos de bioquímica: a vida em nível molecular.* 4.ed. Porto Alegre: Artmed, 2014.
154. WHEELER, M.L. et al. Macronutrients, food groups, and eating patterns in the management of diabetes: a systematic review of the literature, 2010. *Diabetes Care*, v. 35, n. 2, p. 434-45, 2012.
155. WILDER, R.M. The effect of ketonemia on the course of epilepsy. *Bull Mayo Clin*, v. 2, p. 307-8, 1921.
156. [WHO/FAO] WORLD HEALTH ORGANIZATION/FOOD AND AGRICULTURE ORGANI- ZATION. *Diet, nutrition and the prevention of chronic diseases.* WHO Technical Report Series, 916, Geneva, 2003. Disponível em: https://apps.who.int/iris/bitstream/handle/10665/42665/WHO_ TRS_916.pdf;jsessionid=7DAA36BBF9A4DA56A09ADFDADB34EE18?sequence=1. Acessado em: 18 fev. 2019.
157. YACUBIAN, E.M.T. Tratamento da epilepsia na infância. *J Pediatr*, v. 78, p. S19-S27, 2002.
158. ZHAO, F.Q.; KEATING, A.F. Functional properties and genomics of glucose transporters. *Curr Genomics*, v. 8, n. 2, p. 113-28, 2007.

3

Lipídios

Helena Maria de Albuquerque Ximenes
Vanessa Cukier
Camila Ferraz Lucena
Juliana Fernandes

INTRODUÇÃO

Os lipídios compõem um grande grupo de compostos orgânicos heterogêneos que têm em comum a propriedade de ser predominantemente solúveis em solventes orgânicos. Também chamados de gordura, constituem, juntamente aos carboidratos e proteínas, o grupo de macronutrientes da alimentação, fornecendo nutrientes essenciais, energia e componentes estruturais. Sua estrutura varia de uma simples cadeia curta de hidrocarbonos a moléculas complexas como os triacilgliceróis, fosfolipídios, esteróis e seus ésteres (Burdge e Calder, 2015).

O principal lipídio presente na alimentação é o triacilglicerol, ou triglicerídeo (TG), o qual é composto por três ácidos graxos e um molécula de glicerol. Portanto, as características químicas dos ácidos graxos determinam as características físico-químicas da gordura dietética e seus efeitos no organismo humano. Os lipídios representam a fonte alimentar mais concentrada em energia entre os macronutrientes (9 kcal/g ou 37 kJ/g). Por conta de sua alta densidade energética é também a forma mais eficiente de armazenamento de energia no corpo humano. Além disso, apresenta várias funções essenciais como estrutura de membranas celulares e de organelas celulares (fosfolipídios, glicolipídios), sinalização celular (gliceraldeído, ácido araquidônico) e mediação da resposta inflamatória (eicosanoides). Além disso, são capazes de aumentar a palatabilidade dos alimentos, por absorver e reter componentes aromatizantes e que conferem sabor, e por influenciar a textura dos alimentos.

Mudanças nos hábitos alimentares resultantes da industrialização, urbanização, desenvolvimento econômico e globalização do mercado, em especial nos países em desenvolvimento, têm elevado significativamente as incidências de doenças crônicas não transmissíveis relacionadas à alimentação. Nesse contexto, estudos apontam relação positiva entre consumo excessivo de gordura de origem animal e produtos industrializados e maior risco de doenças resultantes de aterogênese, como as cardiovasculares e neurodegenerativas, além de alguns tipos de câncer (WHO/FAO, 2008). Por outro lado, há pesquisas evidenciando a influência benéfica do consumo de gorduras derivadas de alimentos de origem vegetal tanto na prevenção de doenças cardiovasculares como no tratamento de condições que envolvam modulação da resposta inflamatória do organismo. Dessa forma, tais estudos proporcionam embasamento para as recomendações de ingestão para os diferentes tipos de gordura na alimentação humana (Mensink, 2016).

As diferentes fontes alimentares de lipídios proporcionam diferentes perfis de ácidos graxos e, por meio da ingestão variada dos diferentes tipos de gorduras alimentares, é possível modular funções orgânicas e assim aumentar o risco de doenças ou preveni-las. Além disso, a gordura dietética também fornece nutrientes essenciais com importante função na formação das membranas plasmáticas e modulação das respostas inflamatórias por meio da síntese de substâncias chamadas eicosanoides. Esses compostos essenciais são os ácidos graxos ácido linoleico e o ácido alfa-linolênico, ambos derivados de alimentos de origem vegetal (Calder, 2015).

Apesar de rara, a deficiência de ácidos graxos essenciais (AGE) é preocupante em pacientes submetidos à nutrição parenteral e naqueles com doença mal absortiva do trato gastrointestinal (Parrish, 2017). Nestes últimos, a prevalência da deficiência pode alcançar índices de 25% (Siguel e Lerman, 1996). Outros grupos que inspiram cuidados quanto à ingestão de AGE são o das gestantes e lactantes. O desenvolvimento normal do cérebro depende de um consumo adequado de AGE e, portanto, esses nutrientes devem ser ofertados de forma adequada nesse período de vida (Holman, Johson e Ogburn, 1991).

RECOMENDAÇÕES DIÁRIAS DE CONSUMO SEGUNDO SEXO E CICLO DA VIDA

Os lipídios são uma importante fonte de energia para o corpo, e auxiliam na absorção de vitaminas lipossolúveis e carotenoides. A AI (*adequate intake* – ingestão adequada) e a RDA (*recommended dietary allowance* – ingestão dietética recomendada) não foram definidas para o total de gordura, porque não existem dados suficientes para determinar um nível de ingestão de gordura no qual o risco de inadequação ou prevenção de doença crônica possa ocorrer. A AMDR (*acceptable macronutrient distribution ranges* – faixa de distribuição aceitável de macronutrientes), no entanto, foi estimada para gordura total de 20 a 35% da energia diária. Os valores de UL (*tolerable upper intake level* – nível de ingestão superior tolerável) também não foi definida para gordura total. O UL, bem como AI e RDA, não foi estabelecido para ácidos graxos saturados, que são sintetizados pelo organismo para suas funções fisiológicas e estruturais e não têm um papel conhecido na prevenção de doenças crônicas, e existe uma tendência positiva entre a ingestão total de ácidos graxos saturados e a concentração de lipoproteína de baixa densidade, LDL-colesterol (LDL-c) e o aumento do risco de doença arterial coronariana (DAC). Portanto, o UL não foi definido para ácidos graxos saturados, porque qualquer aumento na ingestão pode aumentar o risco de doença coronariana (IOM, 2005).

O ácido linoleico (ômega 6) é um ácido graxo poli-insaturado (AGPI) essencial; serve como um precursor dos eicosanoides. A deficiência de ácidos graxos ômega 6 na dieta é caracterizada por pele áspera e escamosa. Os ácidos graxos poli-insaturados ômega 3 desempenham um papel importante, como lipídios estruturais da membrana, particularmente em células do sistema nervoso e na retina, nas quais são precursores dos eicosanoides. A falta de ácido alfa-linolênico na dieta pode resultar em dermatite escamosa, e não há evidências suficientes para definir um UL para ácidos graxos poli-insaturados ômega 3 e ômega 6. O AI para o ácido linoleico e alfa-linolênico (Tabela 1) é baseado na ingestão mediana nos Estados Unidos, onde em indivíduos saudáveis a deficiência é inexistente.

Os ácidos graxos trans não são essenciais e não fornecem nenhum benefício conhecido à saúde humana. Portanto, AI ou RDA não foram definidas. Assim como os ácidos graxos saturados, existe uma relação positiva entre a maior ingestão destes e o aumento na concentração de LDL-c e, portanto, o aumento do risco de doença coronariana. Por esse mesmo motivo, não é definida a UL para ácidos graxos trans. No entanto, recomenda-se que o consumo de ácidos graxos trans seja o mais baixo possível (IOM, 2005).

A Organização Mundial de Saúde (OMS), em 2003, publicou o *Technical Report Series n. 916: Diet, nutrition and the prevention of chronic diseases* (WHO/FAO, 2003), estabelecendo recomendações dietéticas para gordura total para incluir nos países onde a ingestão habitual de gordura é tipicamente superior a 30%, bem como naqueles em que a ingestão habitual pode ser muito baixa, por exemplo, menos de 15%. A ingestão total de gordura de pelo menos 20% do valor energético total (VET) é considerada adequada para se ter uma boa saúde. Grupos altamente ativos com dietas ricas em vegetais, leguminosas, frutas e cereais integrais podem, no entanto, sustentar uma ingestão total de gordura de até 35% do VET sem risco de ganho de peso, e a recomendação para o consumo de colesterol < 300 mg por dia.

TABELA 1   Recomendações de AI (*adequate intake* – ingestão adequada) de lipídios, ácido linoleico e ácido alfa-linolênico por faixa de idade e ciclo da vida

Idade	Lipídios (g/dia)	Ácido linoleico (g/dia)	Ácido alfa-linolênico (g/dia)
Lactentes			
0-6 meses	31	4,4	0,5
7-12 meses	30	4,6	0,5
Crianças			
1-3 anos	ND	7	0,7
4-8 anos	ND	10	0,9
Homens			
9-13 anos	ND	12	1,2
14-18 anos	ND	16	1,6
19-30 anos	ND	17	1,6
31-50 anos	ND	17	1,6
51-70 anos	ND	14	1,6
> 70 anos	ND	14	1,6
Mulheres			
9-13 anos	ND	10	1,0
14-18 anos	ND	11	1,1
19-30 anos	ND	12	1,1
31-50 anos	ND	12	1,1
51-70 anos	ND	11	1,1
> 70 anos	ND	11	1,1
Gestantes			
14-18 anos	ND	13	1,4
19-30 anos	ND	13	1,4
31-50 anos	ND	13	1,4
Lactantes			
14-18 anos	ND	13	1,3
19-30 anos	ND	13	1,3
31-50 anos	ND	13	1,3

ND: não disponível.
Fonte: IOM (2005).

148 MACRO E MICRONUTRIENTES EM NUTRIÇÃO CLÍNICA

Na Tabela 2 pode-se observar as recomendações de ingestão de gordura total e ácidos graxos da dieta de adultos em % do VET (WHO/FAO, 2008).

TABELA 2 Recomendações de ingestão de gordura total e ácidos graxos da dieta de adultos em % do valor energético total (VET)

Gordura/ácidos graxos	% do VET*
Gordura total	20-35%
Ácidos graxos saturados	< 10%
Ácidos graxos poli-insaturados totais (linoleico + alfa-linolênico + EPA + DHA)	6-11%
Ácidos graxos poli-insaturados ômega 6 – linoleico	2,5-9%
Ácidos graxos poli-insaturados ômega 3	0,5-2%
Ácidos graxos poli-insaturados alfa-linolênico	> 0,5%
Ácidos graxos trans	< 1%
Ácidos graxos monoinsaturados*	Por diferença

* Ácidos graxos monoinsaturados: gordura total (%VET) – ácidos graxos saturados (%VET) – ácidos graxos poli-insaturados (%VET) – ácidos graxos trans (%VET).
Fonte: WHO/FAO (2008).

Segundo recomenda a WHO/FAO (2008), os valores mínimos de ingestão de ácidos graxos essenciais para prevenir sintomas de deficiência são estimados em 2,5% de ácido graxo poli-insaturado linoleico, e 0,5% de graxos poli-insaturados alfa-linolênico do VET. Os níveis para ingestão de colesterol não foram definidos, e com base em estudos epidemiológicos e ensaios clínicos randomizados de eventos coronarianos, o valor mínimo recomendado de consumo total de ácidos graxos poli-insaturados para reduzir as concentrações de LDL e colesterol total, aumentar as concentrações de HDL-colesterol (HDL-c) e diminuir o risco de eventos coronarianos é de 6% do VET. Com base em estudos experimentais, o risco de peroxidação lipídica pode aumentar com o consumo elevado de ácidos graxos poli-insaturados > 11% do VET, particularmente quando a ingestão de tocoferol for baixa. Portanto, a faixa aceitável de consumo total de ácidos graxos poli-insaturados (ácidos graxos ômega 6 e ômega 3) pode variar entre 6 e 11% do VET e a ingestão adequada para prevenir a deficiência é de 2,5 a 3,5% do VET. Nos ácidos graxos poli-insaturados de cadeia longa ômega 3 (AGPICL), ácido eicosapentaenoico (EPA) e ácido docosa-hexaenoico (DHA), a AMDR é de 0,250 a 2,0 g para fazer parte de uma dieta saudável, e existem evidências de que o AGPICL ômega 3 pode contribuir para a prevenção da doença coronariana e possivelmente outras doenças degenerativas do envelhecimento.

CAPÍTULO 3 • LIPÍDIOS **149**

Durante as últimas décadas, as recomendações nutricionais defendem a diminuição do consumo de ácidos graxos saturados (AGS). As recomendações foram indicadas tanto pela ação destes no aumento do LDL-c quanto no aumento do risco de doença cardiovascular. A substituição destes por ácidos graxos monoinsaturados (AGMI) resulta em diminuição no LDL-c, mas também pode acarretar diminuição do HDL-c. A substituição por ácido graxo poli-insaturado (AGPI) é considerada a melhor escolha, pois pode ocasionar diminuição do LDL-c, aumento da razão HDL/LDL, diminuição da razão CT/HDL e redução de risco de DCV (Santos et al., 2013).

Recentemente, Mozaffarian, Micha e Wallace (2010), em uma metanálise de estudos clínicos, mostraram que a substituição de 5% do valor calórico total (VCT) de AGS por AGPI ocasionou 10% de redução de risco cardiovascular. A concentração de LDL-c basal do indivíduo, condição preexistente, como obesidade e resistência insulínica, pode influenciar na resposta ao AGS. A Tabela 3 mostra a recomendação de ingestão de AGS segundo o VCT da dieta.

TABELA 3   Recomendação de ácidos graxos saturados (g) de acordo com a ingestão calórica

VCT da dieta (kcal)	10% VCT	7% VCT
2.000	22 g	16 g
1.800	20 g	14 g
1.500	17 g	12 g
1.200	13 g	9 g

VCT: valor calórico total.
Fonte: adaptada de Santos et al. (2013).

ORIGEM E SÍNTESE DOS LIPÍDIOS NOS ALIMENTOS

Definição, classificação e nomenclatura

Os lipídios costumam ser definidos, classicamente, como compostos orgânicos hidrofóbicos e solúveis em solventes orgânicos (Smith, 2000). No entanto, uma nova definição foi proposta em 2005, considerando essas moléculas de uma perspectiva estrutural e biossintética, estabelecendo como pequenas moléculas hidrofóbicas ou anfipáticas que podem se originar inteira ou parcialmente da condensação de tioésteres (ácidos graxos, policetídeos etc.) e/ou de unidades isoprenoides (prenóis, esteróis etc.) (Fahy et al., 2005).

Quanto à classificação, os lipídios sempre foram amplamente subdivididos em simples e complexos. Os lipídios simples são aqueles que liberam no máximo dois produtos distintos após hidrólise e os complexos são aqueles que originam mais de dois produtos diferentes após sua hidrólise (Quadro 1).

QUADRO 1 Classificação clássica de lipídios

Lipídios simples			
Composto	Estrutura	Característica	Exemplo
Monoglicerídeos		Formados a partir da esterificação de apenas uma hidroxila do glicerol	
Diglicerídeos		Formados a partir da esterificação de duas hidroxilas do glicerol	
Triglicerídeos		Formados a partir da esterificação de três hidroxilas do glicerol	
Ceras		Formadas a partir da reação de ácido carboxílico e um álcool de cadeia longa	Palmitato de miricila (cera de abelha)
Lipídios compostos			
Composto	Estrutura	Característica	Exemplo
Fosfolipídios		Principais componentes das membranas celulares	Esfingomielina

(continua)

CAPÍTULO 3 • LIPÍDIOS **151**

QUADRO 1   Classificação clássica de lipídios *(continuação)*

Lipídios compostos			
Composto	Estrutura	Característica	Exemplo
Esteroides		Derivados cíclicos do isopreno	 Vitamina D3

Fonte: adaptado de Bobbio e Bobbio (2003).

Uma nova classificação foi proposta em categorias bem definidas que incluem fontes eucarióticas e procarióticas e igualmente aplicável a lipídios sintéticos e naturais (Fahy et al., 2005). Essa nova categorização considerou a estrutura química funcional dos lipídios e os dividiu em: policetídeos, acilgliceróis (glicerolipídios), esfingolipídios, prenóis e sacarolipídios. No entanto, para facilitar a inserção em bancos de dados para padronização e uso em pesquisas, algumas separações foram feitas: ácidos graxos foram separados de outros policetídeos, os glicerofosfolipídios de outros glicerolipídios e os esteróis de outros prenóis, o que resultou em um total de oito categorias primárias (Quadro 2).

QUADRO 2   Nova classificação de lipídios

Categoria	Abreviação	Exemplos
Ácidos graxos	FA	Ácido oleico, ácido palmítico
Glicerolipídios	GL	Triglicerídeos
Glicerofosfolipídios	GP	Fosfatidilcolina
Esfingolipídios	SP	Esfingomielina
Lipídios de esterol	ST	Colesterol, progesterona
Lipídios de prenol	PL	Retinol, ubiquinona
Sacarolipídios	SL	Lipopolissacarídeo
Policetídeos	PK	Eritromicina, aflatoxina B1

FA: do inglês *fatty acyl*; PK: do inglês *polyketides*; PL: do inglês *prenol lipids*; SP: do inglês *sphingolipids*; ST: do inglês *sterol lipids*.
Fonte: Fahy et al. (2005).

Quimicamente, os AG são cadeias hidrocarbônicas, sendo que o comprimento da cadeia carbônica, a presença de insaturação e a localização de duplas ligações definem as suas características. As principais diferenças nos efeitos desencadeados pelos AG saturados e insaturados dizem respeito às suas taxas de metabolismo e à forma de estoques, já que os AG saturados são estocados principalmente nas formas de monoacilgliceróis, diacilgliceróis e ceramidas, os quais estão intimamente relacionados ao aumento da expressão de citocinas pró-inflamatórias no tecido adiposo, induzindo resistência à insulina neste tecido, além de induzir lipotoxicidade em monócitos por ativação da cicloxigenase 2 (COX2). Em contrapartida, AG monoinsaturados são estocados na forma de triacilgliceróis e não possuem os mesmos efeitos (Dommels et al., 2003; Ortsäter, 2011).

Fontes alimentares de lipídios

As fontes alimentares de lipídios são normalmente chamadas de gorduras e óleos, dos quais os triglicerídeos, compostos por uma molécula de glicerol e três de ácidos graxos, são os principais componentes. Por isso, e pela importante função de formação de membranas celulares, por meio de fosfolipídios também compostos por ácidos graxos, essas moléculas são detalhadamente estudadas, já que são os principais responsáveis pelos efeitos biológicos das gorduras nos alimentos e no organismo humano.

O ácido alfa-linolênico (ALA) é abundante na semente de linho e está presente em pequenas quantidades no óleo de cânhamo, noz, soja e canola. É encontrado principalmente no cloroplasto de vegetais de folhas verdes. EPA é encontrado em peixe e em óleo de peixe, tanto em peixe fresco como salgado. E DHA está presente no óleo de peixe e nas algas marrons-vermelhas, e são os principais ácidos graxos ômega 3 do cérebro, também presentes na retina (Kaur, Chugh e Gupta, 2012).

O ácido linoleico (LA) é abundante em cártamo, girassol e milho; presente em quantidades médias na soja, gergelim e amêndoas, e em pequenas quantidades na canola, amendoim e azeite; e muito baixo em coco e palmiste. Ácido gama-linolênico está presente em óleo de prímula (7 a 10%), groselha negra (15 a 20 g/100 g), borage (18 a 26 g/100 g) e também em pequenas quantidades nas vísceras e no leite humano. Ácido araquidônico é encontrado em carnes, ovos e laticínios. O LA é abundante nas dietas da maioria das pessoas; sua ingestão foi aumentada nos últimos anos em decorrência do aumento do uso de óleos. Dietas com alto consumo de LA e baixo consumo em ácidos graxos ômega 3 podem levar à inflamação crônica, hipertensão e tendência de coagulação do sangue, que aumentam o risco de ataque cardíaco e derrame. O aumento de LA diminui o metabolismo do ALA para EPA e DHA ao inibir a delta-6--dessaturase. As composições de ácidos graxos poli-insaturados de vários óleos e gorduras são apresentadas na Tabela 4. Ácidos graxos saturados (AGS) são encontrados em produtos de origem animal, como carne vermelha, manteiga e produtos lácteos (Kaur, Chugh e Gupta, 2012; Hannon et al., 2017).

TABELA 4 Teor médio dos ácidos linoleico (LA 18:2 – ômega 6), alfa-linolênico (ALA 18:3 – ômega 3) e teor total de ácidos graxos insaturados em óleos e gorduras (g/100 g)

Óleo	LA 18:2 (ômega 6)	ALA 18:3 (ômega 3)	Total de ácidos graxos insaturados
Soja	50,8	6,8	80,7
Semente de algodão	50,3	0,4	69,6
Milho	57,3	0,8	82,8
Cártamo	73,0	0,5	86,3
Girassol	66,4	0,3	88,5
Gergelim	40,0	0,5	80,5
Azeitona	8,2	0,7	81,4
Amendoim	31,0	1,2	77,8
Colza/canola (zero ácido erúcico)	22,2	11,0	88,0
Colza/canola (alto ácido erúcico)	12,8	8,6	88,4
Manteiga de cacau	2,8	0,2	36,0
Coco	1,8	–	7,9
Óleo de palmiste	1,5	–	12,9
Palma	9,0	0,3	47,7
Amêndoa	18,2	0,5	87,7
Caju	17,0	0,4	73,8
Castanha	35,0	4,0	75,5
Noz	61,0	6,7	86,5
Manteiga	2,3	1,4	32,6

Fonte: adaptada de Kaur, Chugh e Gupta (2012).

Ácidos graxos são formados por cadeias carbônicas com um grupo metil em uma ponta da cadeia e uma carboxila na outra (Rustan e Drevon, 2005), podendo apresentar somente ligações simples entre os átomos de carbono ou insaturações. Em 1977, a União Internacional de Química Pura e Aplicada (Iupac) propôs que a nomenclatura dos ácidos graxos incluísse o número de átomos de carbono da molécula e fossem diferenciados pela indicação da presença ou ausência de insaturações na molécula, o número de insaturações e sua localização (Quadro 3). Portanto, uma das formas de se classificar os ácidos graxos é pelo seu grau de saturação em ácidos graxos saturados e insaturados, sendo estes subdivididos em monoinsaturados, quando apresentarem somente uma insaturação na cadeia, e poli-insaturados, quando apresentarem mais de uma insaturação.

QUADRO 3   Nomenclatura de ácidos graxos

Nome do ácido graxo	Nomenclatura proposta	Classificação quanto à saturação da cadeia
Ácido láurico	12:0	Saturado
Ácido mirístico	14:0	Saturado
Ácido palmítico	16:0	Saturado
Ácido esteárico	18:0	Saturado
Ácido oleico	18:1, ω9	Monoinsaturado
Ácido linoleico	18:2, ω6	Poli-insaturado
Ácido alfa-linolênico	18:3, ω3	Poli-insaturado
Ácido araquidônico	20:4, ω6	Poli-insaturado
Ácido eicosapentaenoico (EPA)	20:5, ω3	Poli-insaturado
Ácido docosaexaenoico (DHA)	22:6, ω3	Poli-insaturado

Fonte: IUPAC-IUB (1978).

A localização da primeira insaturação na cadeia carbônica é uma importante metodologia de nomenclatura de ácidos graxos e pode ser apresentada de duas formas: a mais utilizada é o uso da letra grega ω (ômega), ou a letra n, para indicar a posição da primeira insaturação a partir da terminação metil da cadeia; a segunda forma, menos utilizada, é o uso da letra delta (Δ) para localizar a primeira insaturação a partir da terminação carboxila da cadeia carbônica (Rustan e Drevon, 2005). No Quadro 4 é possível observar exemplos dessas nomenclaturas de ácidos graxos.

A maioria dos ácidos graxos presentes na natureza possui número par de carbonos distribuídos em uma cadeia linear simples (exceções são ácidos graxos ramificados produzidos por ruminantes e outros com cadeia ímpar de carbonos produzidos por bactérias). Normalmente, o número de carbonos na cadeia dos ácidos graxos pode variar de 2 a 30 átomos. Dependendo do comprimento da cadeia carbônica, assim como de seu grau de saturação, tanto o metabolismo quanto a ação do ácido graxo serão diferentes. Portanto, para facilitar o estudo dessas moléculas, outra classificação é adotada ao comprimento de sua cadeia carbônica, sendo divididos em ácidos graxos de cadeia curta (até 5 átomos de carbono), ácidos graxos de cadeia média (de 6 a 12 átomos de carbono) e ácidos graxos de cadeia longa (aqueles com mais de 12 átomos de carbono) (Burdge e Calder, 2015).

CAPÍTULO 3 • LIPÍDIOS **155**

QUADRO 4 Nomenclatura de ácidos graxos insaturados

Classificação ω	Terminal metil	Terminal carboxil	Classificação Δ
18:1, ω9	Ácido oleico		18:1 Δ9
18:2, ω6	Ácido linoleico		18:2 Δ9, 12
18:3, ω3	Ácido alfa-linolênico		18:3 Δ9, 12, 15
20:5, ω3	Ácido eicosapentaenoico (EPA)		20:5 Δ5, 8, 11, 14, 17
22:6, ω3	Ácido docosaexaenoico (DHA)		22:6 Δ4, 7, 10, 13, 16, 19

Fonte: IUPAC-IUB (1978).

O ácido palmítico é o ácido graxo saturado mais encontrado em animais, plantas e microrganismos; sua estrutura é formada por 16 carbonos e nenhuma dupla-ligação. Está amplamente distribuído em produtos consumidos em grande escala, como carnes, queijos e manteigas. Ao ácido palmítico são atribuídos efeitos deletérios em vários tecidos, alterando a composição dos fosfolípides de membrana e consequentemente a sinalização intracelular (Maedler et al., 2001).

Já aos AG ômega 3 têm sido atribuídos benefícios em vários processos patológicos, como a melhora do perfil lipídico, prevenção de doença coronariana e infarto do miocárdio (Harris et al., 1997; Nettleton, 1995; Skerrett e Hennekens, 2003), melhora da resposta imune (Hwang, 2000; Simopoulos, 2002), prevenção de câncer de mama e próstata (De Deckere, 1999; Fukui et al., 2013; Rose, 1997) e câncer de cólon (Dommels et al., 2003).

O termo ácidos graxos essenciais (AGE) refere-se àqueles ácidos graxos poli-insaturados (AGPI) que devem ser fornecidos pelos alimentos, porque estes não são sintetizados no organismo, mas são necessários para a saúde. Existem duas famílias de AGE, ômega 3 (ω3) e ômega 6 (ω6). O ácido alfa-linolênico (ALA), o ácido eicosapentaenoico (EPA) e o ácido docosa-hexaenoico (DHA) possuem várias propriedades para as quais podem ser classificados como alimentos funcionais (Kaur, Chugh e Gupta, 2012).

O ω3, cuja estrutura química é mais simples, é o alfa-linolênico (ALA), o qual pode ser sintetizado a partir do alfa-linoleico (LA). Porém, mamíferos não possuem a enzima necessária para síntese de ALA a partir de LA, fazendo com que o ALA seja classificado como um AG essencial na alimentação humana. O ALA é o ω3 mais presente na dieta ocidental (Calder, 2003; Calder e Yaqoob, 2009). Os outros AG ω3 são eicosapentaenoico (EPA) e o docosa-hexaenoico (DHA), de origem marinha, que são sintetizados no fitoplâncton e consumidos por peixes, moluscos e crustáceos, sendo estes animais fontes de ω3 na alimentação humana (Nettleton, 1995). É importante salientar que o corpo humano é capaz de converter apenas 5% de ALA em EPA, tornando a ingestão alimentar do segundo também essencial (Ellulu et al., 2015; Jump, 2002). A estrutura química dos ácidos graxos ω3 está representada no Quadro 4.

FISIOLOGIA

Digestão

Os triglicerídeos são a principal porção lipídica da dieta humana e necessitam ser hidrolisados em seus constituintes ácidos graxos, ou como 2-monoacilglicerol, para serem absorvidos pelas células intestinais (Burdge, Calder e 2015; Bauer, Jakob e Mosenthin, 2005). O processo de digestão das gorduras envolve várias etapas que incluem eventos físico-químicos e enzimáticos, como emulsificação que permite a digestão de lipídios em meio aquoso.

Outros fatores que têm se mostrado importantes no processo de digestão das gorduras dietéticas, no tocante à biodisponibilidade dos ácidos graxos durante essa hidrólise, incluem o estado físico da fonte alimentar (líquida ou sólida) e a posição dos ácidos graxos na molécula do triglicerídeo ou fosfolipídio dietético (Figura 1) (Michalski et al., 2013).

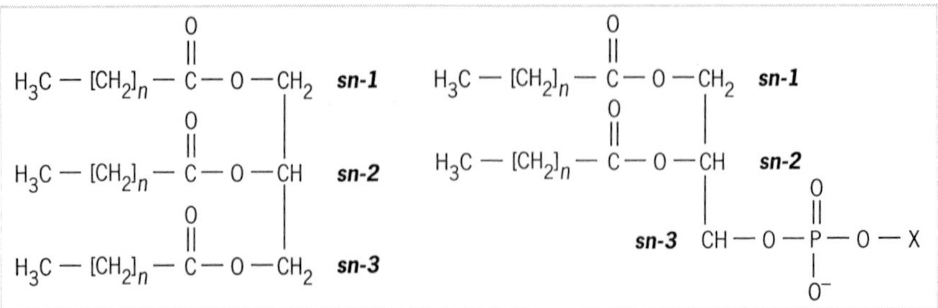

FIGURA 1   Posicionamento de ácidos graxos na molécula de triglicerídeos (A) e na molécula de fosfolipídio (B).

Fonte: Michalski et al. (2013).

Digestão pré-duodenal de lipídios

A digestão dos triglicerídeos é iniciada no estômago por ação das lipases lingual e gástrica, enzimas estáveis em meio ácido que hidrolisam cerca de 10 a 30% dos triglicerídeos dietéticos em diacilgliceróis e ácidos graxos livres. Ambas as enzimas atuam na posição sn3 do triglicerídeo (Feher, 2017).

A lipase lingual é secretada por glândulas sublinguais serosas chamadas glândulas de Ebner, cuja presença já foi demonstrada em várias espécies, inclusive no ser humano, e acredita-se que sua ação seja importante para recém-nascidos na hidrólise de triglicerídeos de cadeia longa, mas especialmente de triglicerídeos de cadeia média e curta, compensando a ineficiente produção de lipase pancreática nessas crianças. No entanto, em adultos, a maior parte das gorduras chega ao intestino intacta (Goodman, 2010).

A lipase gástrica, uma proteína de 43 kDa, é sintetizada e secretada por células do fundo gástrico (Feher, 2017). Sua atividade é potencializada em pacientes com fibrose cística na presença de reduzida produção de lipase pancreática. Essa enzima hidrolisa principalmente triglicerídeos compostos por ácidos graxos de cadeia média e de cadeia curta, dos quais os produtos de hidrólise podem ser absorvidos no próprio estômago, tornando-a importante também para os recém-nascidos, auxiliando no melhor aproveitamento de lipídios de cadeia média e de cadeia curta presentes no leite materno (Innis, 2012).

Em virtude da hidrofobicidade dos lipídios, a gordura dietética tende a se aglutinar em grandes gotas lipídicas na luz do trato gastrointestinal, meio predominantemente aquoso. Por isso, para ser eficiente, a digestão dos lipídios exige a formação de uma emulsão finamente dispersa e relativamente estável com uma composição interfacial que favoreça o ancoramento das lipases. As propriedades dessa interface influenciam a digestão lipídica e, portanto, a biodisponibilidade da gordura dietética. Tais propriedades são definidas por características físico-químicas como a organização do glóbulo lipídico, o tamanho da gota lipídica (que influencia a área da interface lipídica) e a estrutura molecular do triglicerídeo contido nas gotas lipídicas (Bauer, Jakob e Mosenthin, 2005). A emulsificação da gordura dietética é facilitada pela cocção do alimento, continua com a mastigação e, em seguida, com a agitação e o peristaltismo gástrico (Goodman, 2010).

Digestão duodenal de lipídios

Após a digestão gástrica, a gordura que alcança o duodeno estimulará a secreção do suco pancreático rico em enzimas digestivas, incluindo lipases e esterases, e também a contração da vesícula biliar com relaxamento do esfíncter hepatopancreático, permitindo, assim, a liberação da bile na luz intestinal

(Goodman, 2010). Os triglicerídeos continuarão a ser digeridos no duodeno pela lipase pancreática, secretada pelas células acinares pancreáticas, que completará a hidrólise dos diacilgliceróis e triglicerídeos nas posições sn-1 e sn-2 a sn-2-monoacilgliceróis e ácidos graxos não esterificados (Feher, 2017; Goodman, 2010; Innis, 2012).

A emulsificação das gorduras continua no duodeno. Muitas moléculas anfipáticas com propriedades emulsificadoras estão presentes na luz intestinal, sejam componentes biliares, tais como ácidos biliares, fosfolipídios, colesterol, ou produtos da digestão com oligossacarídeos e peptídeos (Bauer, Jakob e Mosenthin, 2005). O processo de emulsificação diminui a superfície de contato das gotas de gordura composta pelas gorduras dietéticas, formando micelas nas quais a gordura, em especial acilgliceróis, permanece no núcleo e a superfície é composta principalmente por ácidos biliares (Figura 2), facilitando o processo de digestão que será realizado pelas lipases e esterases (Goodman, 2010).

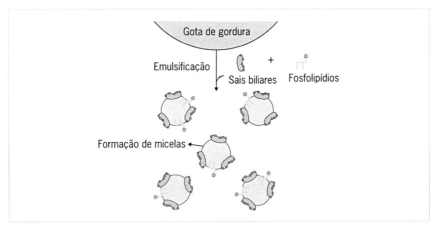

FIGURA 2 Formação de micelas durante processo de emulsificação das gorduras no intestino delgado.

Sais biliares são sintetizados no fígado a partir do colesterol. O sal biliar mais abundante é o ácido cólico, que é conjugado aos aminoácidos taurina ou glicina, o que aumenta sua solubilidade e diminui a toxicidade para as células. A formação das micelas depende da concentração dos sais biliares no meio, porém a concentração dos sais biliares muda ao longo do intestino delgado. Após uma refeição, a concentração de sais biliares aumenta drasticamente na luz intestinal, podendo chegar a 15 mmol/L no duodeno e então progressivamente diminui para 10 mmol/L no jejuno e, então, cai para 4 mmol/L em virtude de sua absorção ativa pelas células da borda em escova (Bauer, Jakob e Mosenthin, 2005).

A lipólise se dá da superfície para o núcleo das micelas pela lipase pancreática, a qual, apesar de ser secretada na forma ativa, exige a presença da colipase para facilitar o processo digestivo. A colipase, por sua vez, é secretada como pró--colipase e ativada pela tripsina. A colipase provavelmente liga-se à gordura dietética e à lipase, garantindo que os triacilgliceróis entrem no sítio hidrolítico da lipase. A colipase também previne a inibição da lipase pelos sais biliares. A lipase pancreática hidrolisa os ácidos graxos nas posições sn-1 e sn-3 do triacilglicerol produzindo ácidos graxos livres e 2-monoaglicerídeo, processo que ocorre especialmente na porção proximal do jejuno. Outras enzimas pancreáticas também participam desse processo, como a esterase, que promove a liberação do colesterol de outros componentes da gordura dietética e a fosfolipase A2 (secretada como pró-fosfolipase) que hidrolisa fosfolipídios (Goodman, 2010).

Absorção de lipídios

Os produtos da hidrólise dos triacilgliceróis, ácidos graxos livres (não esterificados e 2-monogliceróis), são eficientemente absorvidos pelos enterócitos, assim como os outros componentes lipídicos. Tradicionalmente, acreditava-se que esse processo absortivo acontecia por difusão simples através da bicamada lipídica da membrana, no entanto, recentemente, dois modelos de absorção foram propostos: um por difusão independente de transportadores e outro mecanismo dependente de proteína (Goodman, 2010). Uma ácido graxo translocase, chamada de FAT/CD36, parece exercer um importante papel na captação de ácidos graxos de cadeia longa; tal captação se mostra saturável e competitiva entre diferentes ácidos graxos. A expressão de FAT/CD36 é alta e positivamente regulada pela presença de gordura na dieta, em obesidade genética e no *diabetes mellitus* (Iqbal e Hussain, 2009). Outras proteínas de transporte de ácidos graxos (FATP2, FATP3, FATP4) são também expressas no intestino delgado e facilitam a captação de ácidos graxos nos enterócitos. A FATP4 é a forma predominantemente expressa no intestino delgado e foi encontrada no retículo endoplasmático dos enterócitos, mostrando uma ação de CoA acilase, o que aponta sua importância na transferência de acil-CoA em organelas intracelulares em vez de participar na captação apical de ácidos graxos. Uma terceira proteína foi também identificada, a proteína ligante de ácidos graxos (FABP), na membrana plasmática (FABPpm) das células da borda em escova com um importante papel na absorção de ácidos graxos (Goodman, 2010). Outro mecanismo de transporte facilitado foi também sugerido para a captação de colesterol pelos enterócitos. A proteína *Niemann-Pick C1-like 1* (NPC1-L1), parte de um transportador de colesterol intestinal, também está situada na membrana apical do enterócito e promove a passagem do colesterol através da borda em escova desta célula, facilitando a absorção intestinal do colesterol (Iqbal e Hussain, 2009).

Em humanos, a absorção dos lipídios ocorre principalmente no jejuno. Ácidos graxos de cadeia curta e média, moléculas hidrofílicas, são absorvidos pelos enterócitos e diretamente liberados nos capilares portais, já os ácidos graxos de cadeia longa, por causa de sua hidrofobicidade, necessitam da ligação de proteínas que permitam sua translocação por meios aquosos (Burdge e Calder, 2015). A saturação dos ácidos graxos também influencia na absorção intestinal desses nutrientes. Evidências apontam que ácidos graxos insaturados são absorvidos mais eficientemente que os ácidos graxos saturados (Wang et al., 2013).

Após a entrada dos lipídios hidrofóbicos nos enterócitos, proteínas como FABPs os carrearão pelo citoplasma para o retículo endoplasmático, onde serão reconstituídos e reesterificados e inseridos na molécula lipoproteína que dará início à distribuição de gordura para o restante do organismo. Tais proteínas são essenciais para a translocação dos lipídios pelo citoplasma celular. O processo se inicia no retículo endoplasmático rugoso com a síntese da apolipoproteína B48 (ApoB48), à qual serão incorporados triglicerídeos por proteínas de transferência microssomal (MTP), formando complexos estáveis com outras partículas como fosfolipídios, colesterol e outros lipídios presentes. No retículo endoplasmático liso (REL), uma molécula menos densa é formada pela fusão da apoproteína AIV (ApoAIV) e lipídios neutros. Esses precursores do quilomícron fundem-se, então, no retículo endoplasmático liso, formando partículas com núcleo lipídico neutro e duas apoproteínas, as quais brotam do REL envolvidas por uma membrana em uma vesícula de transporte de pré-quilomícrons (VTPQ). A VTPQ funde-se ao complexo de Golgi, onde a apoproteína AI (ApoAI) liga-se ao pré-quilomícron formando o quilomícron maduro. Além dessas, outras apoproteínas ainda serão incluídas na molécula como a apoproteína CII (ApoCII). Os quilomícrons maduros deixam o complexo de Golgi em uma vesícula de transporte grande para exocitose através da membrana basolateral do enterócito e serão absorvidos nos vasos linfáticos, já que seu tamanho não permite que atravessem os poros de comunicação entre os vasos portais e os enterócitos. Os quilomícrons alcançarão a corrente sanguínea a partir da junção entre sistema linfático e sistema sanguíneo via ducto torácico (Goodman, 2010). Um resumo do processo de digestão, absorção e início de distribuição dos lipídios pode ser visto na Figura 3.

Distribuição dos lipídios

As lipoproteínas

Além dos quilomícrons, outras lipoproteínas, proteínas de transporte de lipídios, também são produzidas principalmente no fígado. Essas lipoproteínas são importantes não somente para a distribuição corporal de lipídios, mas também transportam compostos xenobióticos hidrofóbicos como endotoxinas bacterianas, participando de mecanismos contra doenças infecciosas (Feingold e Grunfeld, 2018).

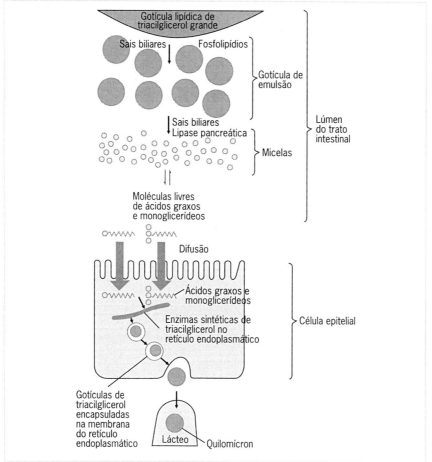

FIGURA 3 Resumo sobre o processo de digestão, absorção e início de distribuição dos lipídios.

O metabolismo lipídico no organismo, no que diz respeito à sua distribuição, é dividido em via exógena ou intestinal e via endógena e hepática. A via exógena é representada pela síntese intestinal de quilomícrons e representa um importante marcador da lipemia pós-prandial. Já a via endógena é representada pela síntese hepática de lipoproteínas de muito baixa densidade (VLDL), a partir da qual as lipoproteínas de densidade intermediária (IDL) e de baixa densidade (LDL) serão geradas. Outra lipoproteína importante no metabolismo lipídico, em especial quanto ao metabolismo de colesterol, é a lipoproteína de alta densidade (HDL), que será mais bem descrita a seguir. Recentemente outra lipoproteína foi descrita, a lipoproteína (a) [Lp(a)], que é produzida também no fígado e para a qual não se conhecem efeitos fisiológicos, mas é considerada uma lipoproteína patogênica pelo seu potencial efeito pró-aterogênico (Feingold e Grunfeld, 2018; Maranhão et al., 2014). Na Tabela 5 são apresentadas as classes das lipoproteínas e seu conteúdo lipídico e proteico principal.

TABELA 5 Classes de lipoproteínas e suas principais características

Lipoproteína	Densidade (g/mL)	Tamanho (nm)	Principais componentes lipídicos	Principais componentes proteicos
Quilomícrons	< 0,930	75-1.200	Triglicerídeos	Apo B-48, Apo C, Apo E, Apo A-I, A-II, A-IV
Quilomícron remanescente	0,930-1,006	30-80	Triglicerídeos Colesterol	Apo B-48, Apo E
VLDL	0,930-1,006	30-80	Triglicerídeos	Apo B-100, Apo E, Apo C
IDL	1,006-1,019	25-35	Triglicerídeos Colesterol	Apo B-100, Apo E, Apo C
LDL	1,019-1,063	18-25	Colesterol	Apo B-100
HDL	1,063-1,210	5-12	Colesterol Fosfolipídios	Apo A-I, Apo A-II, Apo C, Apo E
Lp(a)	1,055-1,085	~ 30	Colesterol	Apo B-100, Apo (a)

Apo: apolipoproteína.
Fonte: adaptada de Feingold e Grunfeld (2018).

A diferença de tamanho das lipoproteínas pode ser observada na Figura 4.

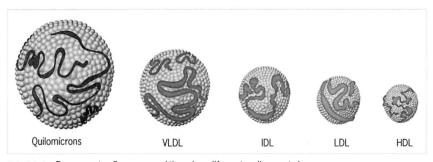

FIGURA 4 Representação esquemática das diferentes lipoproteínas.

CAPÍTULO 3 • LIPÍDIOS 163

De forma geral, as lipoproteínas são compostas por diferentes proporções de moléculas lipídicas e apolipoproteínas. Essas proteínas têm quatro princi-pais funções: 1) manter a estrutura da molécula; 2) atuar como ligante para os receptores das lipoproteínas nas membranas celulares; 3) orientar a formação das lipoproteínas; 4) servir como inibidor ou ativador de enzimas envolvidas no metabolismo das lipoproteínas. São, portanto, componentes essenciais ao metabolismo adequado das lipoproteínas (Tabela 6).

TABELA 6   Apolipoproteínas e suas principais características

Apolipoproteína	Peso molecular	Fonte primária	Lipoproteínas associadas	Funções
Apo A-I	28,000	Fígado, intestino	HDL, quilomícrons	Proteína estrutural para HDL, ativa a LCAT
Apo A-II	17,000	Fígado	HDL, quilomícrons	Proteína estrutural para HDL, ativa a lipase hepática
Apo A-IV	45,000	Intestino	HDL, quilomícrons	Desconhecida
Apo A-V	39,000	Fígado	VLDL, quilomícrons, HDL	Ativa a LPL mediando a lipólise de TG
Apo B-48	241,000	Intestino	Quilomícrons	Proteína estrutural para quilomícrons
Apo B-100	512,000	Fígado	VLDL, IDL, LDL, Lp(a)	Proteína estrutural, ligante para receptor de LDL
Apo C-I	6,600	Fígado	Quilomícrons, VLDL, HDL	Ativa a LCAT
Apo C-II	8,800	Fígado	Quilomícrons, VLDL, HDL	Cofator para LPL
Apo C-II	8,800	Fígado	Quilomícrons, VLDL, HDL	Inibe a LPL e a captação de lipoproteínas
Apo E	34,000	Fígado	Quilomícron remanescente, IDL, HDL	Ligante para receptor de LDL
Apo(a)	250,000-800,00	Fígado	Lp(a)	Inibe o fator de ativação do plasminogênio, associação positiva com DCV

DCV: doença cardiovascular; LCAT: lecitina colesterol acil-transferase; LPL: lipoproteína lipase; TG: triglicerídeos.
Fonte: adaptada de Feingold e Grunfeld (2018); Maranhão et al. (2014).

Metabolismo das lipoproteínas

O tamanho e a composição dos quilomícrons produzidos no intestino dependerão da quantidade de gordura consumida na dieta e absorvida nos enterócitos. Quilomícrons são lipoproteínas compostas principalmente por triglicerídeos (85 a 90%), fosfolipídios (7 a 9%), ésteres de colesteril (3 a 5%), colesterol não esterificado (1 a 3%) e apolipoproteínas (1 a 2%). Seu núcleo é composto por triglicerídeos e ésteres de colesteril, enquanto na superfície encontram-se as apolipoproteínas, uma camada simples de fosofolipídios e colesterol livre (Figura 4). A composição de ácidos graxos nos triglicerídeos do quilomícron reflete diretamente o perfil de ácidos graxos consumido na dieta (Wang et al., 2013). No geral, sua composição proteica pode incluir as apoproteínas A-I, A-II, A-IV, A-V, B-48, C-II, C-III e E.

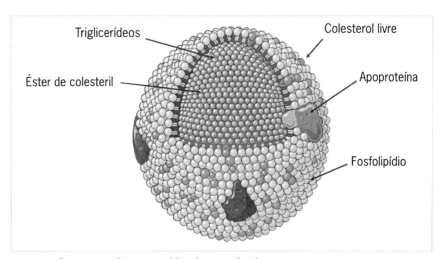

FIGURA 5   Representação esquemática de um quilomícron.

Uma vez tendo alcançado a corrente sanguínea, os quilomícrons serão captados pelo fígado; no entanto, antes de alcançar esse órgão, parte do seu conteúdo de triglicerídeos é entregue a tecidos periféricos como células musculares e adiposas. Além disso, na comunicação sanguínea entre essas lipoproteínas e a lipoproteína de alta densidade (HDL), para a qual entrega colesterol, vai receber as apoproteínas CII (Apo-CII) e Apo-E (Feingold e Grunfeld, 2018).

Nos tecidos periféricos é alta a expressão da enzima lipoproteína lipase (LPL), que é transportada para a superfície luminal dos vasos sanguíneos que os circundam. Nos quilomícrons a presença da Apo-CII, apolipoproteína que é importante cofator para atividade da LPL, facilita a hidrólise dos triglicerídeos presentes na lipoproteína. Com isso, a molécula passa a se chamar quilomícrons remanescentes (Qr). Os Qr são moléculas menores que os quilomícrons originais e, proporcionalmente, mais ricos em colesterol e, por isso, consideradas mais pró-aterogênicas (Feingold e Grunfeld, 2018).

A presença de Apo-E no Qr permite o reconhecimento dessa molécula pelas células hepáticas, por meio do receptor de LDL, o que leva à endocitose da lipoproteína. Tanto a LPL dos tecidos quanto a hepática são estimuladas pela insulina; portanto, após uma refeição a atividade dessas enzimas está aumentada, permitindo, assim, deposição de gordura nos depósitos das células adiposas (Sales, Peluzio e Costa, 2003).

Os Qr serão captados pelos hepatócitos e então degradados, sendo seus constituintes lipídicos, e outros lipídios derivados do metabolismo orgânico, utilizados para síntese da lipoproteína de muito baixa densidade (VLDL), a qual será secretada no sangue para distribuir gordura para tecidos periféricos. No hepatócito, os lipídios migram para o RE onde serão ligados à molécula de Apo-B100, formando a VLDL. Assim como os quilomícrons, a VLDL também é uma molécula rica em triglicerídeos e além da Apo-B100 contém também Apo-CI, CII, CIII e Apo-E em sua estrutura (Feingold e Grunfeld, 2018).

Uma vez liberada no sangue, a VLDL irá fornecer ácidos graxos para os tecidos periféricos por meio da hidrólise dos triglicerídeos (TG) pela LPL. É um processo bem similar ao que acontece com os quilomícrons, havendo inclusive uma competição entre o metabolismo dessas lipoproteínas. Altos níveis de quilomícrons diminuem a remoção de VLDL. A remoção de TG da molécula de VLDL resulta na formação de uma molécula de VLDL remanescente, também chamada de lipoproteína de densidade intermediária (IDL). A IDL tem, portanto, uma proporção maior de ésteres de colesterol comparada à VLDL e adquire uma Apo-E a partir da HDL, o que facilita sua captação celular pelo reconhecimento do receptor de LDL, mas sua remoção é menor do que a remoção dos Qr. Os TG que permanecem na IDL são hidrolisados pela lipase hepática e parte de seu conteúdo proteico é trocado com outras lipoproteínas, levando à formação da LDL, mostrando, dessa forma, que a principal origem dessa lipoproteína é o metabolismo da VLDL (Feingold e Grunfeld, 2018; Sales, Peluzio e Costa, 2003).

A LDL contém predominantemente ésteres de colesterol, fosfolipídios e Apo-B100. Essa lipoproteína é responsável pela entrega de colesterol para as células, sendo endocitada pelas células após ligação ao receptor de LDL nas membranas plasmáticas. Níveis plasmáticos altos de LDL são considerados um dos principais fatores de risco para doenças vasculares como aterosclerose. Os níveis plasmáticos de LDL são determinados pela taxa de produção da lipoproteína e pela sua taxa de remoção do sangue, ambas reguladas pelo número de receptores de LDL (Brown, Radhakrishnan e Goldstein, 2017).

A produção de LDL a partir da VLDL depende parcialmente da atividade do receptor de LDL hepático. Quanto mais eficiente a atividade desse receptor, menores os valores plasmáticos da LDL em virtude da maior captação hepática de IDL. No entanto, quanto menor a atividade desse receptor, maiores os níveis de LDL circulantes, pois a captação de IDL estará comprometida. Cerca de 70% da LDL circulante é removida via receptor de LDL hepático, sendo o restante removido pela captação dos tecidos extra-hepáticos. Isso mostra o importante papel dos receptores de LDL na regulação dos níveis plasmáticos de LDL (Brown, Radhakrishnan e Goldstein, 2017).

Nos hepatócitos os níveis de receptores de LDL são regulados principalmente pelo conteúdo celular de colesterol. A redução dos níveis intracelulares de colesterol inativa as proteínas ligantes do elemento regulatório de esteróis (SREBPs), que são fatores de transcrição que medeiam a expressão dos receptores de LDL e outros genes envolvidos no metabolismo de colesterol e ácidos graxos. As SREBPs estimulam a transcrição do receptor de LDL e da HMG-CoA redutase, a enzima-chave na síntese de colesterol. Caso os níveis de colesterol na célula estejam altos, a transcrição do receptor de LDL estará diminuída. Adicionalmente, a oxidação do colesterol no interior da célula ativa a degradação do receptor de LDL por meio de ubiquitinização (Brown, Radhakrishnan e Goldstein, 2017).

A LDL consiste em um espectro de partículas que variam em tamanho e densidade. Recentemente foi demonstrado que, associadas à hipertrigliceridemia, baixos níveis de HDL, obesidade e diabetes tipo 2, as partículas de LDL são menores e mais densas; o mesmo pode ser encontrado em resposta a infecções e estados inflamatórios (Feingold e Grunfeld, 2018). Tais partículas encontram-se normalmente oxidadas e apresentam alto potencial aterogênico (Brown, Radhakrishnan e Goldstein, 2017). Essas partículas menores de LDL têm afinidade diminuída ao receptor de LDL, resultando em uma permanência prolongada da LDL no sangue, o que aumenta o risco de sofrer oxidação. Adicionalmente, elas atravessam mais facilmente as paredes arteriais e ligam-se mais facilmente às proteoglicanas arteriais, o que resulta em uma maior captação por macrófagos, aumentando assim o risco de aterogênese (Hurtado-Roca et al., 2017).

Transporte reverso do colesterol

O colesterol é uma molécula extremamente importante para o organismo humano, já que é o substrato para substâncias esteroidais como os hormônios sexuais, hormônios adrenais e a vitamina D (Burdge e Calder, 2015). Além disso, o colesterol é componente essencial para membranas de células eucarióticas com papel crucial na organização, dinâmica e função desse componente celular (Pucadyil e Chattopadhyay, 2006). No entanto, as células não fazem reserva de colesterol, com exceção das que produzem hormônios esteroidais e, por isso, o excesso de colesterol deve ser transportado ao fígado, de onde será excretado por meio da bile (Burdge e Calder, 2015).

O retorno do colesterol dos tecidos periféricos ao fígado é chamado de transporte reverso do colesterol e é realizado pela lipoproteína de alta densidade (HDL). É um processo que garante não somente a remoção de colesterol não esterificado das células, mas também retira o excesso dessas moléculas das lipoproteínas plasmáticas (Sales, Peluzio e Costa, 2003; Brown, Radhakrishnan e Goldstein, 2017).

Em razão de vários estudos epidemiológicos relacionarem altos níveis de colesterol plasmático, ligados à molécula da LDL, com doenças cardiovasculares, a remoção do excesso de colesterol pela HDL é considerado um mecanismo potencial de proteção contra aterogênese (Brown, Radhakrishnan e Goldstein, 2017). A HDL pode conter em sua estrutura as apolipoproteínas A-I, A-II, A-IV, C-I, C-II, C-III e E. A Apo-AI é a proteína presente no núcleo da estrutura e cada HDL pode ter múltiplas moléculas de Apo--I. HDL compreende um grupo heterogêneo de lipoproteínas classificadas de acordo com a densidade, tamanho, composição de apolipoproteínas e lipídios (Quadro 5). Além disso, as partículas de HDL têm propriedades anti-inflamatórias, antioxidantes, antitrombóticas e antiapoptóticas, o que pode contribuir para sua habilidade antiaterosclerótica (Feingold e Grunfeld, 2018).

QUADRO 5   Classificação da lipoproteína de alta densidade (HDL)

Método de classificação	Tipos de HDL
Gradiente de densidade por ultracentrifugação	HDL_2, HDL_3, HDL de densidade muito alta
Ressonância magnética nuclear	Pequeno, médio e grande
Gradiente em gel de eletroforese	HDL 2a, 2b, 3a, 3b, 3c
Gel de eletroforese bidimensional	Pré-beta 1 e 2; alfa 1, 2, 3 e 4
Composição de apolipoproteínas	A-I, A-I: A-II, A-I: E

Fonte: Feingold e Grunfeld (2018).

A síntese de HDL acontece predominantemente no fígado e intestino, iniciando com a síntese de Apo A-I, à qual serão adicionados colesterol e fosfolipídios, processo facilitado pela *ATP-binding cassette transporter A1* (ABCA1); a molécula recém-formada é chamada pré-beta HDL. A HDL secretada no sangue irá interagir com as células extra-hepáticas e lipoproteínas plasmáticas adquirindo colesterol não esterificado que será esterificado pela lecitina-

-colesterol aciltransferase (LCAT). A LCAT é sintetizada no fígado e facilita a transferência de um ácido graxo da posição sn-2 da lecitina para o colesterol. Isso garante a transferência do colesterol da superfície da lipoproteína para seu núcleo central, o que permite que a HD continue captando colesterol livre das células e das lipoproteínas (Feingold e Grunfeld, 2018, Brown, Radhakrishnan e Goldstein, 2017).

A HDL no plasma passa por um processo de remodelagem que inclui trocas com outras lipoproteínas plasmáticas. A HDL pode obter triglicerídeos e fosfolipídios a partir de quilomícrons e VLDL durante a lipólise promovida pela LPL. Durante a lipólise plasmática dessas lipoproteínas também resulta em transferência de apoproteínas dessas partículas para a HDL. Em contrapartida, a HDL também pode transferir ésteres de colesterol para lipoproteínas contendo ApoB em troca de triglicerídeos, processo mediado pela proteína transportadora de éster de colesterol (CETP) e que resulta em partículas de HDL mais ricas em TG. Tais moléculas são degradadas pela lipase hepática e sofreram também maior degradação da ApoA-I, o que pode diminuir os níveis plasmáticos da HDL. A atividade da lipase hepática é maior na presença de resistência à insulina, situação em que se encontram baixos os níveis plasmáticos de HDL (Feingold e Grunfeld, 2018, Brown, Radhakrishnan e Goldstein, 2017).

O colesterol transportado pela HDL é primariamente levado ao fígado. A captação hepática da HDL é mediada pelo receptor chamado SR-BI, que promove captação seletiva de colesterol da molécula de HDL, mas não promove endocitose da molécula. Assim, uma molécula menor de HDL é liberada de volta na circulação. A molécula de HDL pode permanecer na circulação por 3 a 5 dias. A sua catabolização independe do colesterol e é determinada pela Apo A-I, a qual é metabolizada em especial nos rins e no fígado. A ApoA-I livre de lipídios ou ligada a poucos lipídios é filtrada nos rins, portanto a quantidade de lipídios presente na HDL determina se poderá ser filtrada ou não, ou seja, sua taxa de degradação (Feingold e Grunfeld, 2018). Apesar de poder ser degradada em menor proporção pelo fígado, o mecanismo é ainda desconhecido.

O transporte reverso de colesterol pode ser resumido em cinco passos: 1) retirada do colesterol das células extra-hepáticas por aceptores específicos (efluxo de colesterol); 2) esterificação do colesterol dentro da HDL por ação da enzima LCAT; 3) transferência do colesterol para lipoproteínas que contêm a ApoB; 4) remodelagem da HDL; e 5) captura da HDL pelo rim e fígado (Sales, Peluzio e Costa, 2003; Brown, Radhakrishnan e Goldstein, 2017) (Figura 6).

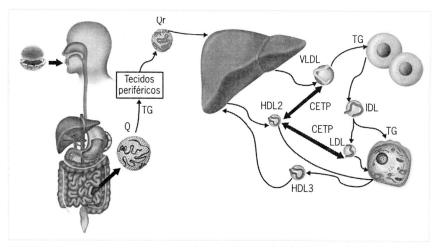

FIGURA 6 Resumo do metabolismo das lipoproteínas e distribuição dos lipídios (estado alimentado).

CETP: proteínas de transferência de éster de colesterol; HDL: lipoproteína de alta densidade; IDL: lipoproteína de densidade intermediária; LDL: lipoproteína de baixa densidade; Q: quilomícrons; Qr: quilomícrons remanescentes; TG: triglicerídeos; VLDL: lipoproteína de muito baixa densidade.

Além do importante papel no transporte reverso do colesterol, a HDL também exerce importante papel antiaterosclerótico como antioxidante para a partícula de LDL. O principal mecanismo pelo qual o HDL-c inibe a oxidação da LDL é por meio da hidrólise enzimática dos hidroperóxidos dos fosfolipídios. A paraoxonase (PON) e o fator ativador de plaquetas, acetil-hidrolase, são as enzimas responsáveis pelo papel antioxidante e anti-inflamatório da HDL, sendo a PON a enzima que confere o maior potencial antioxidante do HDL, reduzindo a acúmulo dos produtos de peroxidação lipídica (Correia e Perry, 2010).

Transporte de lipídios endógenos após mobilização

Em resposta ao jejum, quando níveis de glicose alcançam valores basais e a secreção de insulina diminui, a lipólise de reservas de gorduras levará à liberação dos ácidos graxos estocados na forma de TG no tecido adiposo. A lipase hormônio-sensível (LHS), responsável pela hidrólise dos TG, é inibida pela insulina; portanto, a redução dos níveis de insulina plasmáticos permite que a enzima aja e, dessa forma, as células que não estarão captando glicose para fornecer energia poderão captar ácidos graxos e usar como combustíveis energéticos. Os ácidos graxos liberados das reservas adiposas necessitam de um transportador para serem distribuídos pelo organismo. Esse transporte será realizado pela albumina como os ácidos graxos na forma livre (AGL) ou não esterificados. Esses ácidos graxos podem suprir a necessidade por combustível energético de tecidos como músculo esquelético, tecido adiposo e fígado. No fígado, os ácidos graxos podem ser reesterificados em TG e fosfolipídios e secretados na molécula de VLDL (Burdge e Calder, 2015).

Funções dos lipídios

Funções dos ácidos graxos

Considerando que os TG são a principal forma de gordura na alimentação e sua porção lipídica é composta por ácidos graxos, essas moléculas podem ser as principais responsáveis pela regulação exercida pela gordura dietética sobre o organismo humano. Tal regulação pode se dar por vários mecanismos (Figura 7), como será discutido a seguir.

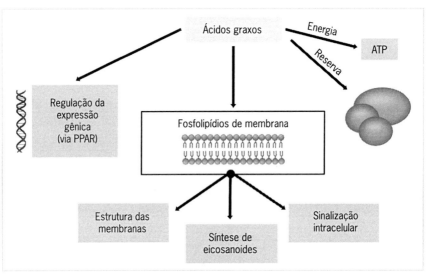

FIGURA 7 Resumo dos principais mecanismos pelos quais os ácidos graxos podem regular funções celulares.

Ácidos graxos como fonte energética

A produção de energia na forma de adenosina trifosfato (ATP) é especialmente eficiente a partir de substâncias fornecedoras de esqueleto carbônico capazes de serem convertidas em acetil-CoA, o qual ao entrar na mitocôndria e ser metabolizado no ciclo de Krebs, junto à fosforilação oxidativa, produzirá ATP suficiente para suprir a necessidade diária do ser humano (Leverve, 2006).

No ser humano, assim como em outros animais, a reserva energética é feita na forma de triglicerídeos. Armazenar energia na forma de gordura é uma forma mais eficiente do que armazenar glicogênio, pois a gordura pesa menos e fornece maior quantidade de calorias por grama (1 g de gordura fornece 9 kcal). Os triglicerídeos são armazenados no tecido adiposo e em menor proporção no músculo esquelético e cardíaco. Um ácido graxo com 18 átomos de carbono oxidado na betaoxidação produz cerca de 147 moléculas de ATP, portanto uma molécula de triglicerídeos (que contém três ácidos graxos) pode fornecer mais de 440 moléculas de ATP, enquanto uma molécula de glicose só produz 38 moléculas de ATP pela via aeróbica (Melzer, 2011).

No entanto, algumas células utilizam exclusivamente glicose como combustível energético, como hemácias, células do sistema nervoso central, epitélio da córnea e medula renal. Por isso, o uso de ácidos graxos como fonte energética é tão importante durante situações que exigem economia no uso da glicose, como em resposta ao jejum e exercício físico. Células musculares, adiposas e hepáticas utilizam ácidos graxos como combustível, o que permite uma importante economia de glicose (Leverve, 2006).

A mobilização de ácidos graxos dos triglicerídeos armazenados nas células adiposas é estimulada pelo glucagon, adrenalina e noradrenalina e inibida pela insulina (Frayn, 2010). Após uma refeição, a insulina estimula a deposição da gordura no tecido adiposo, por meio da ativação da lipoproteína lipase (LPL), enquanto inibe a lipase hormônio-sensível (LHS). Ao contrário, durante resposta ao estresse, como no exercício físico, em que há aumento de adrenalina ou noradrenalina, ou durante o jejum, que promove aumento de glucagon e redução da insulina, a atividade da LHS aumenta e ocorre a liberação dos ácidos graxos não esterificados que serão transportados para os outros tecidos pela albumina (Burdge e Calder, 2015). Essa forma de apresentação dos ácidos graxos também é chamada de ácidos graxos livres (AGL) (Frayn, 2010).

Os ácidos graxos armazenados nos triglicerídeos são os de cadeia longa, por isso os principais passos limitantes em sua entrada na mitocôndria, onde sofrerá a betaoxidação, são a presença e o adequado funcionamento do sistema de transporte mitocondrial chamado carnitina palmitoiltransferase. Já os ácidos graxos de cadeia curta e média não necessitam desse passo para entrar na mitocôndria, sendo utilizados de forma mais rápida no metabolismo mitocondrial (Frayn, 2010).

Papel dos ácidos graxos na constituição das membranas

A presença de ácidos graxos nas moléculas de fosfolipídios que compõem as membranas celulares é uma das principais maneiras pelas quais essas substâncias podem regular funções celulares. Sua importância mais óbvia é na própria composição da membrana, garantindo, assim, a integridade da célula (Burdge e Calder, 2015).

O principal fator determinante da composição lipídica dos fosfolipídios da membrana plasmática é o consumo dietético de gorduras. A presença de ácidos graxos insaturados nos fosfolipídios é o que garante a propriedade de fluidez da membrana, auxiliando na adequada permeabilidade que, por sua vez, depende da possibilidade de movimentação das proteínas aí inseridas, o que favorece as trocas entre os meios intra e extracelulares (Haag, 2003).

Além de determinar a permeabilidade, o perfil lipídico das membranas celulares tem também efeito sobre o funcionamento de proteínas transmembranares. Os ácidos graxos dos fosofolipídios podem agir sobre os canais iônicos de uma maneira direta ou indireta. Os efeitos indiretos, em geral, são relacionados à formação de compostos oxigenados provenientes do metabolismo, principalmente do ácido araquidônico. Já o efeito direto não depende do metabolismo do ácido graxo, podendo este mesmo interagir diretamente com a proteína, alterando a sua atividade. A ação direta pode dar-se pelos ácidos graxos endógenos, que são liberados a partir dos fosfolipídios da membrana, como também daqueles que se encontrem na forma livre e que são liberados para a célula a partir da albumina ou de lipoproteínas (Ximenes, 2001).

Ácidos graxos como sinalizadores

Os ácidos graxos poli-insaturados podem modular respostas celulares por meio de mecanismo de tradução de sinal intracelulares, ativando reações importantes tanto para respostas celulares a hormônios e neurotransmissores como para secreções celulares (Haag, 2003; Ximenes, 2003).

Um dos principais sistemas de mensageiros intracelulares é o da adenosina monofosfato cíclica (AMPc), dirigido pela enzima adenilato ciclase (AC). Essa via é usada pelos receptores de serotonina, noradrenalina e adrenalina e na sinalização exercida pelo metabolismo da glicose nas células betapancreáticas que levam à secreção de insulina, por exemplo (Haag, 2003; Ximenes, 2003).

Para entender esse importante papel, a secreção de insulina pela célula betapancreática em resposta à glicose é um modelo bem útil. Durante a metabolização da glicose, algumas substâncias são produzidas, como a adenosina monofosfato cíclica (AMPc), o diacilglicerol (DAG) e o inositol-1,4,5-trisfosfato (IP_3), os quais vão agir como intermediários no processo secretório do hormônio (Figura 8).

Ácidos graxos poli-insaturados podem influenciar a via do AMPc em dois pontos: aumentando a atividade tanto da AC quanto da proteína quinase A (PKA). A estimulação das células beta pela glicose é acompanhada da ativação da fosfolipase C (PLC) e esta, por sua vez, promove a hidrólise de fosfolipídios de membrana (especificamente fosfoinositídios), gerando o inositol 1-4-5-trisfosfato (IP_3) e o diacilglicerol (DAG), sendo também influenciada por ácidos graxos poli-insaturados (Haag, 2003). O IP$_3$ age sobre os canais de cálcio localizados na membrana do retículo endoplasmático (RE), promovendo sua abertura e o consequente aumento na concentração de cálcio no citossol, ação necessária para a secreção ocorrer, enquanto o DAG participa ativando também os canais de cálcio sensíveis à voltagem da membrana citossólica, além de promover a ativação da proteína quinase C (PKC), sendo este efeito mais potente quando o DAG é formado de ácidos graxos poli-insaturados. Os fosfolipídios de membrana também podem sofrer hidrólise pela fosfolipase A$_2$ liberando ácido araquidônico (AA), que tem efeito aditivo ao do IP$_3$ sobre o efluxo de Ca^{2+} do RE, e ao do DAG sobre a ativação da PKC (Ximenes, 2003).

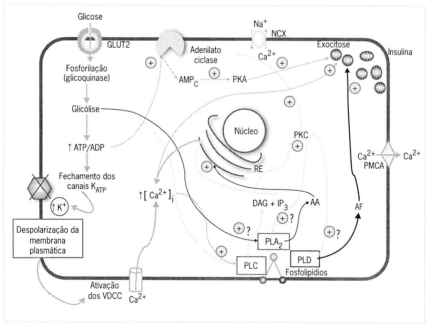

FIGURA 8 Representação gráfica do processo de secreção de insulina estimulado pela glicose, mostrando a participação do AMPc e de lipídios como diacilglicerol (DAG), inositol 1-4-5-trisfosfato (IP$_3$) e ácido araquidônico (AA) como mensageiros intracelulares.
Fonte: Ximenes (2003).

Outra forma dos ácidos graxos funcionarem como sinalizadores é por meio da síntese de eicosanoides, um grupo de substâncias bioativas derivadas de ácidos graxos poli-insaturados contendo a partir de 20 átomos de carbono, principalmente o ácido araquidônico (AA), mas também podem ser produzidos a partir do ácido di-homo-gama-linolênico, ácido eicosapentaenoico e ácido docosa-hexaenoico. As vias de síntese incluem a cicloxigenase (COX), na qual

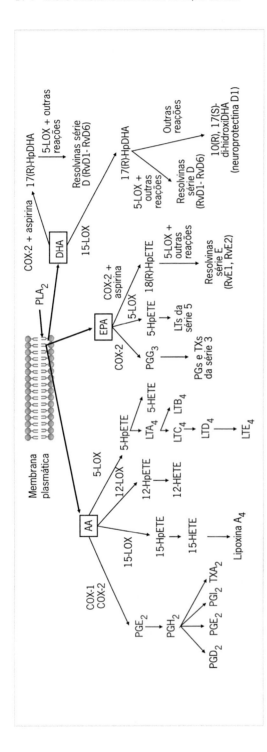

FIGURA 9 Resumo da síntese de eicosanoides a partir do ácido araquidônico (AA), ácido eicosapentaenoico (EPA) e do ácido docosa-hexaenoico (DHA).

COX: cicloxigenase; HETE: ácidos hidroxieicosatetraenoicos; HpDHA: hidroperoxidocosahexaenoico; HpETE: ácidos hidroperoxieicosatetraenoicos; LOX: lipoxigenase; LT: leucotrienos; PG: prostaglandinas; TX: tromboxanos.

Fonte: adaptada de Calder (2009).

são produzidos prostaglandinas (PG) e tromboxanos (TX), e a lipoxigenase (LOX), que dá origem aos leucotrienos (LT), ácidos hidroperoxieicosatetrae-noicos (HpETE), ácidos hidroxieicosatetraenoicos (HETE) e lipoxinas (Burdge e Calder, 2015).

A quantidade e a natureza dos eicosanoides são determinadas pela disponibilidade dos precursores das vias de síntese (evento totalmente dependente do consumo alimentar de gorduras), pela atividade da fosfolipase A_2, fosfolipase C, COX, LOX, pelo tipo de célula e pelo estímulo que a célula recebe. Os eicosanoides derivados do AA têm importantes ações na inflamação e na regulação da resposta imunológica, agregação plaquetária e contração do músculo liso. Já aqueles derivados do ácido di-homo-gama-linolênico e ácido eicosapentaenoico tendem a ter efeitos inflamatórios menos potentes. Derivados do ácido eicosapentaenoico e ácido docosa-hexaenoico, chamados resolvinas e protecti-nas, apresentam importante papel na resolução da inflamação e no controle da resposta imunológica (Burdge e Calder, 2015). Na Figura 9 pode-se observar os principais produtos aqui citados.

Ácidos graxos na regulação da expressão gênica

Além de possuírem importante papel na sinalização celular, os ácidos graxos podem ainda regular funções celulares por meio da ativação de fatores de transcrição. Uma família de fatores de transcrição, em particular, responde à ação dos ácidos graxos, a dos receptores ativados por proliferadores de peroxissoma (PPARs). Os ácidos graxos se ligam aos PPARs e heterodímeros do receptor retinoico X, os quais, por sua vez, se ligam aos elementos responsivos ao PPAR em regiões promotoras de genes no DNA, em especial naqueles de enzimas envolvidas na betaoxidação dos ácidos graxos (Burdge e Calder, 2015).

Membros da família do fator de transcrição PPAR apresentam distribuição e funções distintas entre os tecidos; por exemplo, o PPARα é altamente expresso no fígado e promove a betaoxidação de ácidos graxos, enquanto o PPARγ2 está envolvido na regulação da diferenciação e da resposta metabólica de adipócitos (Burdge e Calder, 2015).

SITUAÇÕES CLÍNICAS

Situações clínicas de deficiência

Deficiência de ácidos graxos essenciais (DAGE)

Os dois ácidos graxos essenciais necessários para a saúde humana são o ácido linolênico e o ácido linoleico, e a manifestação clínica da deficiência de ácidos graxos essenciais (DAGE) tem sido frequentemente descrita por causa da deficiência de ácido linoleico. Os ácidos graxos ômega 6 e 3, quando consumidos na dieta sob a forma de triglicerídeos, de várias fontes alimentares, sofrem digestão no intestino delgado, o que permite absorção e transporte no sangue e subsequente assimilação no corpo incluindo cérebro, retina, coração e outros tecidos (Roongpisuthipong et al., 2012).

Os sinais clínicos de DAGE aparecem em poucas semanas e caracterizaram-se por xerose, descamação, eritema difuso, erosões intertriginosas, fragilidade capilar, unhas quebradiças, alopecia, pigmentação anormal e má cicatrização da ferida. Relatos prévios da DAGE revelaram que os pacientes apresentavam dermatite escamosa sobre as coxas anterolaterais, posterolaterais, ombros, abdome, costas, nádegas, face e aspecto posterior do pescoço. As diretrizes da Sociedade Europeia para Nutrição Clínica e Metabolismo recomendam de 9 a 12 g por dia de ácido linoleico para pacientes gravemente doentes (Roongpisuthipong et al., 2012).

Roongpisuthipong et al. (2012) em seu estudo clínico concluíram que na administração de gordura por nutrição parenteral total (NPT) no cuidado ao paciente desnutrido grave, sem adequar a dose de ácido linoleico, os pacientes podem desenvolver manifestação clínica de DAGE. A recomendação e a quantidade de ácido linoleico adequado, na forma de emulsões lipídicas, para prevenir DAGE em pacientes criticamente doentes estão resumidas na Tabela 7.

TABELA 7 Recomendação e quantidade de ácido linoleico na forma de emulsões lipídicas para pacientes criticamente doentes para prevenir a deficiência de ácidos graxos essenciais (DAGE)

Emulsão lipídica	Ácido linoleico (% peso)	Ácido linoleico (g por unidade/dia)	Recomendação (unidade por semana)
Liposyn (óleo de cártamo)	77	38,5	1,63-2,18
Intralipid (óleo de soja)	52	26	2,42-3,23
Structolipid (óleo de soja/coco/ óleo de palmiste)	33	16,5	3,81-5,09
SMOF lipid (soja/MCT/azeite/ óleo de peixe)	18,7	9,35	6,73-8,98
Clinoleic acid (óleo de oliva/óleo de soja)	18	9	7,00-9,30

* MCT: triglicerídeos de cadeia média.
Fonte: adaptada de Roongpisuthipong et al. (2012).

Funcionamento cerebral e visual

A depleção dos níveis de DHA para concentrações subótimas no cérebro em virtude da ingestão dietética insuficiente de ácidos graxos ômega 3 pode resultar em déficits cognitivos (capacidade de aprendizado prejudicada). Uma ingestão suficiente de DHA parece necessária para uma ótima neurotransmissão, suporte da função cognitiva no cérebro e melhor transdução e funcionamento visual (Kaur, Chugh e Gupta, 2012).

O DHA (22:6 ω3) é agora reconhecido como um nutriente fisiologicamente essencial no cérebro e na retina, onde é requerido em altas concentrações para proporcionar um desempenho mental ótimo (funcionamento neuronal) e atividade visual, respectivamente. Seu efeito modulatório sobre a atividade dos canais iônicos enfatiza seu papel no suporte da sinalização elétrica e, em última análise, do funcionamento cerebral, como capacidade de aprendizado e memória. O alto nível de DHA no cérebro e no sistema nervoso é depositado ativamente, particularmente durante o último trimestre da gravidez e durante os primeiros 2 meses da infância e os primeiros anos da vida de uma criança (Kaur, Chugh e Gupta, 2012).

A proteína C-reativa (PCR) é um marcador inflamatório sistêmico e um forte preditor de acidente vascular cerebral e comprometimento cognitivo. Pacientes que receberam uma dose baixa de óleo de krill, em decorrência de efeitos anti-inflamatórios, tiveram redução significativa do nível de PCR. Os pacientes também apresentavam doença cardiovascular, artrite reumatoide ou osteoartrite, além dos altos níveis de PCR (Kaur, Chugh e Gupta, 2012).

Deficiência alimentar de lipídios

A quantidade e a qualidade dos lipídios ingeridos também influenciam a secreção de hormônios sexuais. Estudos realizados em homens verificaram que dietas com baixo teor lipídico (inferior a 20% do VET) têm um impacto negativo na produção de testosterona (Dorgan et al., 1996; Giltay et al., 2012). Esse efeito também foi verificado em mulheres saudáveis e com síndrome de ovário policístico (SOP), em que dietas hipolipídicas se refletem em uma diminuição dos níveis de testosterona (Mumford et al., 2016).

O consumo de gordura inferior a 20% do VET pode comprometer a homeostasia endócrina, sendo que existe uma forte interligação entre o metabolismo energético e a fertilidade, sobretudo em mulheres (Fontana e Torre, 2016).

Em atletas, a pressão para reduzir o percentual de gordura corporal pode contribuir para o desenvolvimento de distúrbios alimentares. A combinação de exercícios extenuantes e baixa ingestão alimentar pode contribuir para o desenvolvimento de distúrbios gonadais tanto em homens quanto em mulheres, com intensa restrição calórica (ACSM, 1999).

Colestase

O fígado tem um papel no controle do metabolismo lipídico, produzindo a bile, que é necessária na absorção eficiente da gordura, e também na secreção biliar de colesterol (na forma de sais biliares) e fosfolipídios do fígado para o intestino, que é de grande importância na homeostase lipídica corporal (Werner, Kuipers e Verkade, 2013).

A colestase é definida como a diminuição ou ausência, transitória ou permanente, do fluxo biliar do fígado para o intestino. Na doença hepática colestática as perturbações na formação de bílis terão um forte impacto em vários aspectos do metabolismo lipídico no corpo. Com isso, ocorre redução de sais biliares na luz intestinal, com prejuízo da lipólise e absorção dos triglicérides de cadeia longa, sendo apenas absorvidos os de cadeia média, os quais não precisam da ação micelar. A má absorção dos triglicérides de cadeia longa, e também de vitaminas lipossolúveis, provoca esteatorreia e anorexia. As consequências clínicas secundárias da colestase são: o acúmulo de componentes biliares tóxicos e não tóxicos no corpo, mais notadamente nos hepatócitos, com alterações concomitantes na função dos hepatócitos; lesão hepática progressiva, com cirrose biliar; hipertensão porta, que leva à congestão da mucosa gástrica e intestinal, acarreta supercrescimento bacteriano e exacerba a má absorção e insuficiência hepática.

A colestase crônica causa deficiência nutricional em decorrência da ingestão inadequada, má digestão e má absorção dos nutrientes. A anormalidade na absorção dos triglicérides de cadeia longa leva à deficiência nos ácidos graxos essenciais, como o ácido araquidônico e o ácido docosaexaenoico, os quais têm importância fundamental na infância, principalmente para o desenvolvimento mental, crescimento e acuidade visual (Barbosa et al., 2013; Werner, Kuipers e Verkade, 2013).

As alterações laboratoriais são caracterizadas pelo aumento dos ácidos biliares e da bilirrubina direta do sangue, hipercolesterolemia, hiperfosfolipidemia, aumento da fosfatase alcalina e da gama-glutamiltransferase, glóbulos vermelhos anormais, diminuição da concentração sérica de vitaminas A, D e E, bem como prolongamento do tempo de protrombina (Barbosa et al., 2013).

Além disso, as necessidades de energia e/ou nutrientes específicos podem aumentar durante a colestase. Geralmente, a ingestão calórica recomendada para pacientes com colestase crônica é de 130% da necessidade diária recomendada. A suplementação pode ser indicada utilizando polímeros de glicose e/ou TCM (triglicerídeos de cadeia média) enriquecido com ácidos graxos essenciais, assim como a via de administração e a frequência do uso, de acordo com a recomendação médica. A deficiência de vitaminas lipossolúveis é frequente e presente particularmente em crianças colestáticas, para as quais deve ser feita uma correção rápida e adequada pela suplementação vitamínica, e os níveis de vitamina plasmática devem ser cuidadosamente monitorados para evitar níveis séricos excessivos e toxicidade (Werner, Kuipers e Verkade, 2013).

Situação clínica de restrição

Dislipidemias

As dislipidemias são definidas como distúrbios no metabolismo das lipoproteínas, como o aumento do colesterol total (CT), da lipoproteína de baixa densidade (LDL) e dos triglicerídeos, e diminuição da lipoproteína de alta densidade (HDL), sendo desenvolvidas de acordo com exposição a fatores genéticos e/ou ambientais. A classificação das dislipidemias se encontra a seguir (Nobre, Lamounier e Franceschini, 2013; Barbosa, Chaves e Ribeiro, 2012):

- Hipertrigliceridemia, quando há aumento de triglicerídeos no perfil lipídico.
- Hipercolesterolemia, quando há aumento de colesterol total e LDL no perfil lipídico.
- Hiperlipidemia mista, quando há aumento de mais de um tipo de lipídio no perfil lipídico.

Essas alterações no perfil lipídico contribuem para o desenvolvimento da doença cardiovascular, aterosclerose e hipertensão arterial sistêmica (HAS), sendo também secundárias à obesidade, podendo surgir durante a infância e se potencializar durante a vida, de acordo com a combinação de outros fatores, como o estilo de vida, hábitos alimentares e histórico familiar (Hannon et al., 2017; Jacobson et al., 2015). A Tabela 8 apresenta os parâmetros séricos de lipídios.

TABELA 8   Classificações dos níveis de colesterol (frações) e triglicérides em mg/dL

Não HDL-c	
< 130	Desejável
130-159	Acima do desejável
160-189	Limite superior
190-219	Alto
≥ 220	Muito alto
LDL-c	
< 100	Desejável
100-129	Acima do desejável
130-159	Limite superior
160-189	Alto
≥ 190	Muito alto

(continua)

TABELA 8   Classificações dos níveis de colesterol (frações) e triglicérides em mg/dL *(continuação)*

HDL-c	
< 40 (homens)	Baixo
< 50 (mulheres)	Baixo
Triglicerídeos	
< 150	Normal
150-199	Limite superior
200-499	Alto
≥ 500	Muito alto

Fonte: adaptada de Jacobson et al. (2015).

Estudos demonstraram uma relação positiva entre os níveis séricos de triglicérides e a incidência de doença cardiovascular aterosclerótica, embora os mecanismos responsáveis por essa associação não sejam totalmente compreendidos, e também as possíveis ligações fisiopatológicas, como a aterogenicidade de espécies menores de partículas de lipoproteínas remanescentes ricas em triglicerídeos, que podem entrar no espaço subendotelial. Triglicerídeos elevados podem agir como um marcador das concentrações aumentadas de partículas aterogênicas (partículas de LDL pequenas e densas contendo Apo B, Apo C3), e os triglicerídeos estão associados a distúrbios metabólicos, como resistência à insulina, inflamação, disfunção endotelial, hipercoagulação e menor transporte reverso de colesterol (Jacobson et al., 2015).

Níveis elevados de colesterol (CT e LDL) também são fatores de risco para o desenvolvimento de acidente vascular cerebral por causa do seu papel na progressão aterosclerótica. Os valores séricos de colesterol são frequentemente usados como um preditor do risco de doença cardiovascular (DCV), uma vez que altos valores de CT e LDL-c são fortes preditores de mortalidade por DCV. As Diretrizes Alimentares de 2015-2020 para os americanos recomendam não obter mais que 10% da energia diária total de AGS. Um percentual ainda menor, 5 a 6%, é recomendado pela American Heart Association para indivíduos com alto CT. Essa orientação é devida às evidências que ligam uma dieta com baixo teor de AGS com risco reduzido de DCV. As estratégias atuais para controlar os níveis de colesterol incluem uma combinação de farmacoterapia e modificações dietéticas, sendo a primeira implementada após a mudança na dieta não apresentar resultado na diminuição dos níveis de CT e LDL-c. As abordagens dietéticas para melhorar a hipertensão incluem a redução de AGS com um aumento concomitante de ácidos graxos mono e poli-insaturados, alterar a composição da dieta e reduzir o consumo total de energia para reduzir o

CAPÍTULO 3 • LIPÍDIOS **181**

peso corporal, aumentar a atividade física e eliminar o uso do tabaco (Hannon et al., 2017; Jacobson et al., 2015).

Hipertrigliceridemia familiar (HTGF)

Grande parte do aumento nos triglicérides séricos que ocorre na vida adulta e em jovens é causada por ganho de peso, falta de exercícios e uma dieta rica em carboidratos simples e bebidas açucaradas.

O HTGF é um distúrbio hereditário comum, considerado autossômico dominante, que afeta cerca de 1% da população, caracterizada por uma síntese aumentada de triglicerídeos, que resulta em partículas de VLDL muito grandes e enriquecidas com triglicerídeos. As pessoas afetadas têm níveis elevados de VLDL, mas níveis baixos de colesterol LDL e HDL, e geralmente são assintomáticas, a menos que uma hipertrigliceridemia grave se desenvolva. Esses indivíduos têm risco aumentado para o desenvolvimento da síndrome de quilomicronemia e pancreatite quando as formas secundárias de hipertrigliceridemia estão presentes, como diabetes não tratada ou uso de drogas que aumentam os triglicerídeos (Berglund et al., 2012).

A terapia recomendada começa pela mudança de estilo de vida, incluindo educação nutricional, para que a dieta tenha uma composição adequada, atividade física, e em indivíduos com sobrepeso e obesidade, dieta hipocalórica para atingir um peso adequado. A restrição de gordura dietética saturada e não saturada, particularmente no início da terapia, auxilia na redução aguda de triglicerídeos, e para hipertrigliceridemia severa e muito grave (> 1.000 mg/dL), é recomendada a combinação da redução da ingestão de gordura dietética e carboidratos simples, associada ao tratamento medicamentoso para reduzir o risco de pancreatite (Berglund et al., 2012).

Situações clínicas de excesso

Lipídios e processo inflamatório do organismo

Nas horas após o consumo de uma refeição, ocorre um aumento transitório dos marcadores inflamatórios circulantes, o que contribui potencialmente para a disfunção endotelial e doença vascular. A reação inflamatória pós-prandial parece ser desencadeada principalmente por triglicerídeos e ácidos graxos saturados (AGS), além da energia total consumida, incluindo o teor de glicose da refeição. Curiosamente, essa resposta inflamatória pós-prandial é exagerada em indivíduos obesos. O aumento persistente da exposição pós-prandial produz um estado de inflamação crônica de baixo grau, caracterizado por níveis sistêmicos aumentados de citocinas pró-inflamatórias (TNFα, IL-1β e IL-6) e quimiocinas, que são um fator crítico no desenvolvimento de muitas doenças.

A inflamação relacionada à obesidade é mediada principalmente pelo aumento da massa gorda no estado obeso, no entanto, pode ser modulada pela exposição crônica ou aguda à gordura dietética (Telle-Hansen et al., 2017).

Estudos apontam que uma das maneiras pela qual a gordura dietética está ligada à inflamação é promovendo a translocação de produtos microbianos do intestino para a corrente sanguínea. Estudos sugerem que existem > 100 trilhões de organismos comensais no intestino. Esses microrganismos, coletivamente chamados de "microbioma intestinal", contêm > 1 g de LPS. O LPS é também referido como endotoxina, um componente endógeno da parede celular de todas as bactérias Gram-negativas, pode ter efeitos "tóxicos" na maioria dos mamíferos, promove um estímulo muito potente das respostas inflamatórias e, recentemente, pesquisadores relataram que a gordura da dieta poderia promover a absorção de endotoxinas. Evidências sugerem que os quilomícrons desempenham um papel crítico na absorção e no transporte da endotoxina, e os fatores que promovem a absorção de gordura, como a emulsificação, também aumentam a absorção de endotoxina. Descobertas recentes sugerem que as gorduras da dieta podem influenciar a composição da microflora intestinal e que isso pode afetar o estado inflamatório *in vivo*. Além de seu papel na promoção da absorção de endotoxina no intestino, muitos pesquisadores acreditam que as gorduras da dieta são capazes de afetar a inflamação por meios mais diretos. Por exemplo, há muito se sabe que os AGS são um componente estrutural essencial das endotoxinas bacterianas. A substituição de AGS por AGMI ou AGPI elimina a atividade pró-inflamatória do LPS, que por sua vez ativa a sinalização mediada por LPS pela TLR4 e leva à ativação de NF-kB, um fator de transcrição que subsequentemente ativa a expressão de numerosas citocinas pró-inflamatórias, como TNF-α, IL-1, IL-6 e IL-8 (Fritsche, 2015).

A gordura dietética pode modular a inflamação, aumentar o risco de doenças em humanos, e é composta de diferentes ácidos graxos, como ácidos graxos saturados (AGS) e ácidos graxos (AG) trans, ácidos graxos monoinsaturados (AGMI), ácidos graxos poli-insaturados (AGPI) das famílias ômega (ω) 3 e 6 e ácido linoleico conjugado (CLA) (Telle-Hansen et al., 2017).

O efeito dos ácidos graxos sobre a resposta inflamatória pode ocorrer via metabolismo dos eicosanoides ou ainda sobre a sinalização intracelular, pela ativação da expressão gênica. A regulação direta da expressão gênica envolve a ativação de fatores de transcrição, como os receptores ativados por proliferadores de peroxissoma (PPAR) e receptores do fígado X (LXR). A resposta inflamatória difere dependendo do tipo de ácido graxo. Geralmente, enquanto ácidos graxos saturados (AGS) e gordura trans são considerados pró-inflamatórios, os AGPI, em especial os ácidos graxos de cadeia longa ômega 3, são considerados anti-inflamatórios. Sendo um precursor de eicosanoides pró-inflamatórios, sugere-se que os AGPI ômega 6 medeiem os efeitos pró--inflamatórios (Figura 10), assim aumentando o risco de doenças crônicas em humanos (Telle-Hansen et al., 2017).

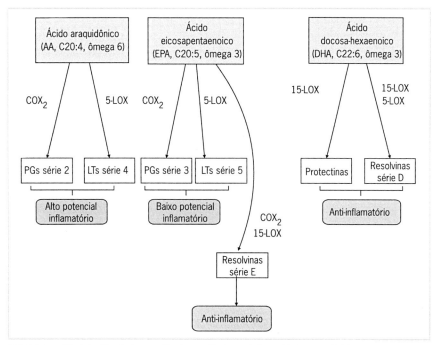

FIGURA 10 Modulação da formação de mediadores inflamatórios por ácidos graxos.
Fonte: adaptada de Wang e Chan (2015).

Tem sido sugerido que a ingestão de > 14 g de ALA ao dia reduz marcadores inflamatórios, por uma relação inversa entre consumo de ALA e PCR sérica. Há indícios de possíveis benefícios cardiovasculares deste ômega 3, embora conclusões mais definitivas, sobretudo sobre os efeitos e desfechos efetivos, devam aguardar estudos randomizados e controlados futuros (Santos et al., 2013).

O ácido araquidônico (AA) é o substrato para a produção de uma ampla variedade de eicosanoides, e alguns têm características pró-inflamatórias, vasoconstritoras e/ou pró-agregantes, como a prostaglandina E2, o tromboxano A2 e o leucotrieno B4. Nos países ocidentais, a substituição de 1% do consumo de energia a partir de AGS por AGPI tem sido associada com uma redução de 2 a 3% na incidência de doença coronariana. De fato, vários estudos mostram que a redução nos desfechos cardiovasculares é menor com a substituição dos

AGS por AGPI ômega 6 do que quando comparada com a substituição por AGPI ômega 3 (Santos et al., 2013).

Outro fator importante a ser considerado a respeito das recomendações de ingestão dos diferentes ácidos graxos é a proporção deles na dieta. A relação ω6:ω3, que anteriormente era em torno de 1:1 a 2:1, hoje se situa de 15:1 a 40:1 na dieta ocidental, o que poderia em partes justificar o aumento de mediadores inflamatórios implicados com diversas processos patológicos, incluindo aterosclerose e seus fatores de risco tradicionais, como hipertensão arterial, diabetes e obesidade.

A maior parte dos estudos conclui que, para a promoção de saúde geral, a relação ω6:ω3 deve ser mais baixa do que a atualmente encontrada na população ocidental. Essa relação pode ser modificada por meio do aumento do consumo de ômega 3, como pela redução de ômega 6 (Santos et al., 2013).

Obesidade

A obesidade pode ser definida como acúmulo excessivo de tecido adiposo corporal. Trata-se de uma epidemia mundial, crescente desde a década de 1990, caracterizada principalmente pela redução de doenças infecciosas e aumento de doenças crônicas não transmissíveis (WHO, 2014).

Mudanças no estilo de vida, como o aumento do sedentarismo, além de dietas ricas em gordura saturada e pobres em fibras, levaram a alterações significativas na composição corporal da população. É importante enfatizar que não apenas a ingestão excessiva de gorduras contribui para o aumento da obesidade, mas também o maior consumo de carboidratos simples, uma combinação muito presente na dieta ocidental (Popkin e Gordon-Larsen, 2004).

Atualmente, cerca de 2 bilhões de adultos em todo o mundo estão acima do peso. Destes, mais de meio bilhão são obesos, segundo dados da Organização Mundial da Saúde. Os riscos de doença coronariana, acidente vascular cerebral isquêmico e *diabetes mellitus* tipo II (DMII) estão positivamente associados ao aumento do índice de massa corporal (IMC) (WHO, 2014).

O sobrepeso e a obesidade apresentam alta associação com o DMII, a endocrinopatia mais prevalente no mundo, caracterizada pela hiperglicemia, fator responsável pelas inúmeras comorbidades associadas à obesidade. O DMII é uma doença multifatorial, caracterizada pela desregulação no metabolismo dos nutrientes, resultante de um defeito nos processos de produção e/ou ação e/ou secreção de insulina. A estimativa é de que 366 milhões de pessoas no mundo sejam diagnosticadas com o DMII até 2030. A exposição crônica aos AGS está associada ao maior risco de disfunção da célula betapancreática, bem como seu acúmulo em tecidos como fígado e músculo esquelético está associado à resistência desses tecidos à ação da insulina (Shariful Islam et al., 2013).

Gordura, carboidratos (CHO) e proteínas são os macronutrientes contendo energia primária consumidos rotineiramente por seres humanos. Nesse contexto, a qualidade, e não a quantidade, de CHO e gordura dietética tornou-se um assunto relevante nas origens nutricionais das condições cardiometabólicas. Entre os macronutrientes, a gordura contém a maior quantidade de energia por grama. Uma "caloria consumida"; no entanto, não é a mesma que uma "caloria disponível", uma vez que as dietas isocalóricas com diferentes composições de macronutrientes têm diferentes efeitos no gasto energético em repouso e total (Ruiz-Nõñez, Dijck-Brouwer e Muskiet, 2016).

Com as preocupações mundiais convergindo sobre a obesidade e doenças relacionadas a ela, há um interesse na redução do peso corporal, e com isso melhora da saúde da população, e os indivíduos podem apresentar alterações metabólicas antes que ocorra um ganho de peso detectável, no aumento particularmente da gordura visceral ou abdominal, que é um tecido complexo que desempenha um papel crítico na estimulação do apetite, gasto de energia e regulação do peso (Lucan e Dinicolantonio, 2014).

Após o consumo, certos ácidos graxos são mais propensos a serem armazenados no tecido adiposo. Isso pode ser medido pela taxa de oxidação após a ingestão. Ácidos graxos saturados de cadeia média (C6-C12), ácido alfa-linolênico (ALA), ácido oleico e ácido linoleico têm taxas de oxidação particularmente altas comparadas a certas gorduras saturadas de cadeia longa, como palmitato (16:0) e estearato (18:0).

As gorduras saturadas de cadeia longa (como ácido palmítico 16:0 e ácido esteárico 18:0) são mais propensas a serem retidas no fígado e no músculo esquelético em comparação com o ácido oleico. Isso é reflexo da menor taxa de oxidação pós-prandial do AGS (cadeia longa) comparado ao ácido oleico. Isso também pode ocorrer pelo fato de o AGMI ser mais prontamente "empacotado" em triglicérides de VLDL e exportado para fora do fígado, em vez de ser armazenado no tecido adiposo; além disso, o AGMI é mais facilmente absorvido pelos tecidos periféricos. O armazenamento de gordura comparado à queima é, em última análise, determinado pela ingestão de carboidratos refinados e pelo tipo de gordura. O ácido palmítico é armazenado na gordura visceral, enquanto o ácido oleico geralmente é armazenado por via subcutânea (Dinicolantonio e O'Keefe, 2017).

Um estudo em 14 voluntários do sexo masculino mostrou que a taxa de oxidação de gordura pós-prandial de cinco horas foi maior com uma refeição matinal (42% de carboidratos, 43% de gordura, 15% de proteína) contendo AGMI (azeite extravirgem) comparada à refeição contendo creme de leite. Em pacientes com circunferência da cintura alta, houve também um aumento significativo no efeito térmico com a refeição rica em AGMI comparada à dieta rica em AGS. Assim, a quantidade de energia necessária para processar AGMI foi maior do que a de AGS quando quantidades moderadas de carboidratos são consumidas (Dinicolantonio e O'Keefe, 2017).

De acordo com Vessby et al. (2001, *apud* Dinicolantonio e O'Keefe, 2017), o estudo de Kanwu comparou uma dieta rica em AGS com uma dieta rica em AGMI em 162 indivíduos saudáveis, e a dieta era moderadamente alta em carboidratos (~ 45% do total de calorias). Aqueles que consumiam a dieta AGS usaram na alimentação manteiga e margarina de mesa com alto teor de AGS, enquanto os que consumiam a dieta contendo AGMI usaram pastas e margarina elaboradas com óleo de girassol e alto teor oleico. Os pacientes foram instruídos a ingerir dietas isocalóricas contendo 37% de energia provinda da gordura, a dieta rica em AGS contendo 17% de AGS, 14% de AGMI e 6% de AGPI, e a dieta enriquecida com AGMI contendo 8% de AGS, 23% de AGMI e 6% de AGPI. O resultado apontou a sensibilidade à insulina prejudicada na dieta maior em AGS, enquanto nenhuma mudança ocorreu na dieta com AGMI, apresentando sensibilidade à insulina 12,5% menor na dieta com maior teor de AGS e 8,8% maior na dieta com alto teor de AGMI. Assim, uma dieta maior em AGMI pode melhorar a sensibilidade à insulina em comparação com uma dieta com maior consumo de AGS, quando consumida em uma alimentação com teor moderado a alto em carboidratos.

Dinicolantonio e O'Keefe (2017) concluíram em seu estudo que uma dieta rica em AGMI (p. ex., azeite de oliva, abacate, amêndoas, amendoim, macadâmia ou avelã) provavelmente melhora a resistência à insulina, bem como a perda de peso e gordura, em comparação com dietas com teores mais elevados em AGS de cadeia longa (p. ex., creme de leite ou manteiga), e dieta rica em ácidos graxos poli-insaturados ômega 6, em comparação com os ácidos graxos ômega 3, também pode promover resistência à insulina, inflamação e obesidade. Assim, uma dieta rica em certos ácidos graxos de alimentos naturais, como azeite, nozes, abacate, peixe e óleo de peixe, pode reduzir a obesidade e melhorar a saúde cardiovascular (CV) a longo prazo.

Resistência à insulina

O possível elo entre as alterações metabólicas associadas à obesidade pode ser a resistência à insulina. A relação entre a resistência à insulina e o excesso de peso pode ser intermediada por mediadores como TNF-α e a IL-6, que estão aumentados em indivíduos obesos e prejudicam a sinalização da insulina, reduzindo a fosforilação do receptor de insulina (RI) nos tecidos-alvo do hormônio, além da sinalização intracelular da via da PI3K, com consequente prejuízo na translocação do GLUT-4, reduzindo, desta forma, a captação de glicose. Já a interferência no metabolismo lipídico é provocada pela inibição da lipogênese, por meio da redução da expressão da lipase lipoproteica. As citocinas inflamatórias estimulam a lipólise, aumentando a liberação de ácidos graxos livres para a circulação, e o excesso destes em tecidos como músculo e fígado, inibe a fosforilação do RI, contribuindo para resistência à insulina (Chissini et al., 2015). A Figura 11 ilustra o mecanismo de resistência à insulina promovida pelos ácidos graxos.

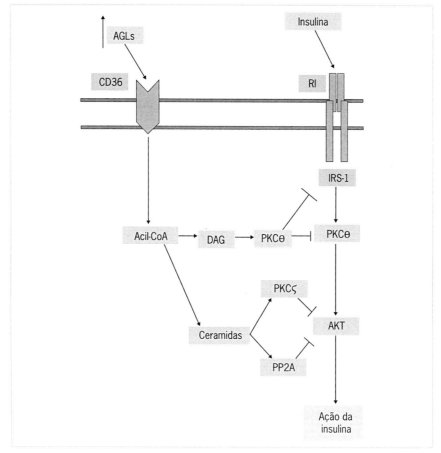

FIGURA 11 Via de sinalização da insulina na presença de ácidos graxos (AG) nos tecidos periféricos.
Fonte: Pararasa, Bailey e Griffiths (2015).

Essa lipotoxicidade ocorre por diversos mecanismos; dentre eles, podemos citar a síntese de ceramidas e a alteração na regulação das chaperonas. Ambos os processos estão envolvidos em um processo chamado estresse de retículo endoplasmático (Cnop et al., 2012; Eizirik et al., 2008). O estresse de retículo endoplasmático ocorre pelo acúmulo de proteínas malformadas ou mal dobradas no lúmen do retículo. O acúmulo dessas proteínas desencadeia um mecanismo chamado de resposta da proteína mal dobrada (*unfolded protein response* – UPR) que é ativado para garantir a normalização do processo de síntese e dobramento das proteínas. Esse mecanismo envolve: 1) aumento na expressão de chaperonas, garantindo o dobramento e prevenindo a agregação proteica; 2) atenuação da tradução, evitando o acúmulo de proteínas mal dobradas; 3) degradação de proteínas mal dobradas; 4) ativação da apoptose, quando o acúmulo de proteínas ultrapassa a capacidade da UPR. Esses processos são desencadeados por uma cascata de sinalização intracelular promovida pelas proteínas: enzima que requer inositol 1 (IRE 1), quinase do retículo PKR-*like* (PERK) e fator de ativação de transcrição (ATF 6). Em estado basal, essas proteínas estão inibidas pela ligação com as proteínas de ligação (BiP) (Oyadomari, Araki e Mori, 2002).

Os AGS podem causar maior resistência à insulina muscular por meio do aumento do acúmulo de lipídios intramiocelulares; além disso, em comparação com as gorduras insaturadas, são mais facilmente incorporados ao diacilglicerol (DAG) do que ao triacilglicerol (TG), o que também pode aumentar a inflamação e a resistência à insulina. O palmitato também pode aumentar o conteúdo celular de DAG e a síntese de ceramidas, que promove ativação da caspase-3 e apoptose em miotubos do músculo esquelético, enquanto o oleato aumenta principalmente o TG, que é menos inflamatório. Esses resultados são provavelmente relevantes apenas em indivíduos com hiperinsulinemia ou que consomem uma quantidade moderada a alta de carboidratos refinados, uma vez que o AGS dietético não é o principal fator que determina aumentos do palmitato no corpo, mas sim a ingestão de carboidratos refinados. Assim, a ingestão combinada de carboidratos refinados com AGS de cadeia longa, típico do padrão da dieta americana, cria a "condição perfeita" para precipitar a resistência à insulina, a inflamação e a obesidade (Dinicolantonio e O'Keefe, 2017).

Estudos observacionais sugerem uma associação inversa entre a ingestão de ômega 6 e risco de *diabetes mellitus* (DM), embora os dados sejam pouco consistentes. Os dados provenientes de pequenos estudos de intervenção também são controversos no que diz respeito a seu efeito sobre a sensibilidade à insulina (Santos et al., 2013).

Doença cardiovascular

O interesse na relação entre gordura dietética e doença cardiovascular (DCV) iniciou com estudos em animais indicando que o colesterol da dieta causava lesões mediadas pela elevação dos níveis de colesterol sanguíneo. Desde então, essa relação tem sido intensamente investigada, usando diferentes abordagens. Um dos maiores estudos, o Monitoramento Multinacional de Tendências e Determinantes da Organização Mundial da Saúde em Doenças Cardiovasculares, que examinou fatores de risco para DCV e foi concluído no final do século passado, apontou que não havia uma relação clara entre colesterol total (CT) e DCV; no entanto, os resultados de numerosos estudos deram origem ao primeiro conjunto de recomendações dietéticas, nos aconselhando a reduzir o consumo de gordura total da dieta para 30% e AGS para 10% sob o total de energia diária consumida (Ruiz-Nõñez, Dijck-Brouwer e Muskiet, 2016).

Sachdeva et al. (2009), em seu estudo de coorte em participantes hospitalizados com doença coronariana, avaliaram os níveis lipídicos obtidos nas primeiras 24 horas de internação. Foi observado que quase metade dos participantes apresentaram LDL na admissão < 100 mg/dL, enquanto menos de um quarto apresentou LDL > 130 mg/dL. Os níveis de LDL < 70 mg/dL foram observados em apenas 17,6% dos pacientes. Os níveis de HDL na admissão, em 54,6% dos pacientes hospitalizados, foram < 40 mg/dL, enquanto < 10% dos pacientes apresentaram níveis de admissão no HDL $\geq$ 60 mg/dL e concluíram que os resultados encontrados forneceram informações sobre os níveis lipídicos na prática clínica recente para pacientes hospitalizados com doença coronariana, e podem fornecer mais suporte para revisões de diretrizes para metas ainda menores de LDL, e também podem sugerir uma necessidade clínica de desenvolver tratamentos eficazes para aumentar o HDL antiaterogênico.

É quase universalmente aceito que o colesterol sérico elevado, em especial o LDL-c, é fator de risco para DCV, enquanto um nível alto de HDL-c é, por outro lado, protetor. Uma redução de 1% no CT e LDL-c corresponde a uma redução do risco de DCV de 2 e 1,7%, respectivamente, enquanto um aumento no HDL-c de 0,025 mmol/L (1 mg/dL) corresponde a uma redução de 2 a 3% no risco de DCV. O colesterol sérico total e o colesterol de lipoproteína de baixa densidade (LDL) contribuem significativamente para a aterosclerose e suas manifestações clínicas, incluindo situações de doença coronariana aguda, e numerosos estudos demonstraram que a terapia lipídica reduz o risco de eventos cardiovasculares iniciais ou recorrentes e melhora a sobrevida em pacientes com doença arterial coronariana, associada a mudanças no estilo de vida (Sachdeva et al., 2009; Ruiz-Nõñez, Dijck-Brouwer e Muskiet, 2016).

A dislipidemia aterogênica coincidente é composta por partículas de LDL pequenas e densas, TG elevados, baixa quantidade de HDL-c e síndrome metabólica. A LDL é suscetível à oxidação e tanto a LDL quanto a LDL oxidada têm sido relacionadas ao aumento do risco de DCV. Essas partículas passam facilmente para o espaço subendotelial e podem promover a formação da placa aterosclerótica por meio da geração de células espumosas, inflamação local e disfunção endotelial. Também é universalmente aceito que ácidos graxos (AG) trans aumentam o risco de DCV, provavelmente pelas suas propriedades pró--inflamatórias. O AG trans é produzido industrialmente (está presente em *fast foods*, produtos de panificação e margarinas) e ocorre de forma natural (em animais ruminantes e está presente em produtos lácteos e carne). Por exemplo, o ácido linoleico conjugado (CLA) é um AG trans naturalmente presente em pequenas quantidades na gordura dos ruminantes. Estudos observacionais sobre o risco e estudos metabólicos sobre a relação de AG trans com lipoproteínas indicaram que os AG trans industriais têm efeitos prejudiciais sobre a saúde cardiovascular, aumentam o LDL-c e diminuem os níveis séricos de HDL-c (Ruiz-Nŏñez, Dijck-Brouwer e Muskiet, 2016).

Lipídios e risco de câncer

O câncer colorretal (CCR) é um dos cânceres mais comuns em homens e mulheres em todo o mundo. O Instituto Nacional do Câncer dos Estados Unidos relatou que a mortalidade causada pelo CCR é o quarto mais alto, representando 8,3% de todas as mortes relacionadas a câncer (Kim e Park, 2018).

O exame de colonoscopia é realizado para investigação do câncer colorretal, e normalmente é recomendado um intervalo de 10 anos após a realização do exame inicial apresentando resultado negativo. No entanto, estudos recentes sugeriram a ocorrência do "câncer de intervalo", que envolve o aparecimento de pólipos e câncer alguns anos após a realização do exame com resultado negativo. Em uma recente análise, a média de intervalo de tempo entre a colonoscopia inicial com resultado negativo e o diagnóstico de câncer colorretal foi de aproximadamente 2 a 3,5 anos (Kim e Park, 2018).

Um estudo comparou as estatísticas de câncer no Japão em 2001 publicadas pela Fundação para Promoção da Pesquisa do Câncer, indicando uma tendência ao aumento nas taxas de mortalidade ajustadas por idade para câncer de cólon entre os anos de 1955 e 1999. De acordo com esse relatório, as taxas de mortalidade por câncer de cólon em homens e mulheres japoneses em 1955 foram de 2,9 e 3,0 (por 100.000/ano), respectivamente, enquanto no ano de 1999 houve um aumento para 14,7 e 9,8 (por 100.000/ano), respectivamente. Essa tendência do aumento nas taxas de mortalidade causada pelo câncer de cólon é causada principalmente pela americanização dos hábitos alimentares japoneses. Esse estudo também forneceu dados sobre as tendências temporais no consumo de alimentos, e apontaram o aumento da ingestão de gordura animal e carne e diminuição do consumo de grãos integrais de 1960 a 1999. O aumento do consumo de gordura animal passou de 25 g/dia (*per capita*) em 1960 para cerca de 58 g em 1999. O consumo de carne aumentou de 19 para 78 g/dia (*per capita*) e o consumo de grãos diminuiu de 453 para 254 g/dia durante esses anos. A mudança nos hábitos alimentares no Japão pode, em parte, explicar as tendências de aumento na mortalidade por câncer de cólon. De fato, o consumo de carne tem sido associado a um aumento do risco para o desenvolvimento de adenomas de cólon no Japão. Além disso, a gordura dietética pode ser um fator de risco na ausência de fatores protetores, como o consumo de fibra na dieta (Reddy, 2002).

Tem sido relatado que a gordura dietética está associada a vários tumores malignos, como câncer de mama, câncer colorretal, câncer de pâncreas e câncer de próstata. Entretanto, a associação entre gordura dietética e o risco desses tipos de câncer permanece controverso. Numerosos estudos epidemiológicos também avaliaram a contribuição da gordura dietética para o risco de câncer gástrico. Embora alguns estudos de caso-controle tenham apontado que a alta ingestão de gordura dietética poderia aumentar o risco de câncer gástrico, alguns outros estudos de caso-controle relataram efeito nulo e até inverso do câncer relacionado à gordura dietética. Apesar disso, acredita-se que o consumo de alimentos salgados, conservas salgadas, carne vermelha e carne processada aumente o risco de câncer gástrico, enquanto o consumo de frutas frescas, vegetais e vitaminas antioxidantes pode reduzir o risco de câncer gástrico. No geral, os resultados de estudos relevantes sobre os efeitos dos fatores dietéticos sobre o câncer gástrico são inconsistentes e precisam de mais investigação (Han et al., 2015).

Entre os fatores associados ao desenvolvimento de CCR, os fatores de risco modificáveis, como atividade física, tabagismo, etilismo e dieta, chamaram a atenção. Em particular, a ingestão de gordura está associada à incidência de CCR. Estudos anteriores mostraram que o risco de CCR é maior em grupos com alto consumo de gordura do que em grupos com baixa ingestão de gordura. Além disso, investigações sobre o risco de CCR e sua associação com diferentes tipos de gordura revelaram um maior risco de CCR entre aqueles com alta ingestão de gordura saturada e colesterol (Kim e Park, 2018).

A dieta também tem um impacto importante na composição e função da microbiota intestinal, que é mais relevante com os fatores ambientais do que com os antecedentes genéticos. Fibras, gorduras e proteínas da dieta têm efeitos diferentes, mas importantes na composição e diversidade do microbioma. Além disso, a estrutura da comunidade microbiana intestinal é perturbada em pacientes com CCR e adenoma, em comparação com pacientes-controle saudáveis. Assim, essa correlação indica fortemente que a dieta a longo prazo pode influenciar o início e o desenvolvimento do CCR por meio da microbiota intestinal (Yang e Yu, 2018).

Em indivíduos saudáveis, mais de 90% da dieta é absorvida no intestino delgado, e os resíduos da dieta que entram no cólon são sobretudo carboidratos complexos (fibras), juntamente com resíduos de proteínas e ácidos biliares primários secretados pelo fígado em resposta à ingestão de gordura. Estes são os que determinam a composição e função da microbiota intestinal e desempenham um papel crítico na manutenção da saúde do cólon por meio da fermentação.

A gordura influencia a composição da microbiota intestinal e estimula a secreção de ácidos biliares. O microbioma é necessário para que os ácidos biliares entrem no cólon e sejam digeridos em ácidos biliares secundários.

No entanto, ainda falta evidência do efeito direto da gordura na microbiota intestinal humana em virtude da mistura de carne e gordura e da diminuição da fibra na dieta humana, e evidências experimentais substanciais sugerem que o potencial carcinogênico dos ácidos biliares secundários no cólon pode ser potencializado pela deficiência de butirato. Isso indica a importância de uma dieta balanceada para a saúde do cólon.

As evidências apoiam a hipótese de que o risco de início de desenvolvimento de CCR é influenciado pelo equilíbrio entre a produção microbiana de metabólitos benéficos à saúde, como butirato, e metabólitos potencialmente tumorais, como ácidos biliares secundários.

Uma metanálise realizada em 1997 com base em 13 estudos de caso-controle mostrou a ausência de impacto da gordura dietética sobre o risco de CCR.

Em 2011, uma outra metanálise baseada em 13 estudos de coorte prospectivos que investigaram a associação entre a ingestão de gordura na dieta e o risco de CCR sugeriu que a ingestão de gordura dietética pode não estar associada ao aumento do risco de CCR (Yang e Yu, 2018).

Yang e Yu (2018) concluíram no estudo de revisão que as evidências baseadas em estudos experimentais epidemiológicos, animais e humanos têm mostrado que a dieta desempenha um papel importante no desenvolvimento de CCR. Por exemplo, em estudos de coorte prospectivos, a fibra e o leite foram comprovadamente associados à diminuição do risco de CCR, enquanto a carne vermelha e processada está significativamente relacionada com o aumento do risco de CCR, e que uma estratégia promissora para a prevenção do CCR, a intervenção dietética, pode remodelar a microbiota intestinal e alterar os resíduos da dieta que entram no cólon.

Riscos para a saúde de altos níveis de EPA e DHA

Os efeitos colaterais da suplementação de ômega 3 mais comumente relatados são os relacionados com o trato gastrointestinal, que podem ocorrer em ~4% em dosagens < 3 g/dia e em até ~20% em dosagens de 4 g/dia. Os riscos suspeitos de altos níveis de EPA e DHA podem incluir a possibilidade de sangramento aumentado se usado em excesso (normalmente acima de 3 g por dia) por um paciente que também esteja tomando aspirina ou varfarina. No entanto, estudos clínicos não têm revelado aumento do risco de hemorragias induzido por estes AG, mesmo quando prescritos em altas doses (~3-4 g/d), por tempo prolongado (> 2 anos) e mesmo quando associados à aspirina e clopidogrel ou varfarina. A preocupação com ingestão de contaminantes, como mercúrio, também não se justifica. De forma semelhante ao que ocorre para a maioria das espécies de peixe, o óleo de peixe comercializado contém pouco ou nenhum mercúrio (Santos et al., 2013).

SUPLEMENTAÇÃO BASEADA EM EVIDÊNCIAS

Os ácidos graxos poli-insaturados representam fonte de ácidos graxos essenciais, e são importante fonte de energia. Além disso, eles podem influenciar na resposta inflamatória e também exercem efeito positivo na imunidade dos pacientes (Justino, 2015).

Em decorrência disso, o ômega 3, precursor de EPA e DHA, é hoje a fonte lipídica mais estudada no que diz respeito à suplementação. Como efeitos positivos, o ômega 3 pode promover alterações na fluidez das membranas celulares, e com isso promover maior expressão de eicosanoides de série ímpar, mais anti-inflamatórios, além de inibir a produção de citocinas pró-inflamatórias (Justino, 2015).

Os papéis reguladores dos ácidos graxos evidenciam a importância de ácidos graxos essenciais, em especial no funcionamento adequado de várias funções orgânicas. Por exemplo, evidências mostram que um balanço correto entre ácidos graxos ômega 3 e ômega 6 nas membranas celulares das células nervosas é importante para a saúde mental. Alguns estudos clínicos apontam que doses de 2 a 4 g de ácidos graxos ômega 3 por dia ajudam a melhorar sintomas de várias condições psiquiátricas (Haag, 2003).

Estudos associam altos níveis de ácidos graxos ômega 3 com menores eventos cardiovasculares e menor mortalidade. Porém, há dificuldade em determinar a partir de que nível de EPA e DHA é que se inicia a prevenção da progressão da agregação plaquetária.

Além da doença cardiovascular, já foram publicados inúmeros estudos sobre suplementação de ômega 3 em diversos tipos de câncer, na caquexia, doenças inflamatórias (p. ex., doença inflamatória intestinal), osteoporose e no idoso. Efeitos benéficos são sempre encontrados, porém sem definição de quantidades. Alguns estudos epidemiológicos mostraram a relação entre uma dieta enriquecida com ômega 3 e a prevenção de algumas doenças como infarto do miocárdio, psoríase, doença intestinal, tratamento e prevenção de doenças mentais, prevenção de vários tipos de câncer e asma brônquica (Kaur, Chugh e Gupta, 2012).

A American Heart Association recomenda comer peixe (em especial peixes gordurosos, como salmão, sardinhas, arenque e cavala) pelo menos duas vezes por semana. A associação reforça a preferência em se aumentar o consumo de ômega 3 via alimentação. Porém, destaca que pacientes com doença coronariana ou pacientes com hipertrigliceridemia podem precisar de suplementação, que depende de avaliação e cuidado médico (Siscovick et al., 2017).

Os resultados de um grande estudo clínico envolvendo mais de 11 mil pacientes com infarto do miocárdio recente mostraram que suplementação com 1 g/dia de ácidos graxos ômega 3 reduziu a ocorrência de morte, morte cardiovascular e morte súbita cardíaca em 20, 30 e 45%, respectivamente (Kaur, Chugh e Gupta, 2012).

Em 2008, a WHO/FAO publicou relatório sobre gorduras e ácidos graxos na nutrição humana, em que estudos de suplementação com ácidos graxos ômega 3 foram conduzidos em diferentes doenças inflamatórias, e apresentaram evidência de efeitos benéficos para alguns doenças, como asma (em crianças e não em adultos), doença inflamatória intestinal (doença de Crohn) e artrite reumatoide.

Em pacientes asmáticos, um estudo em crianças relatou um benefício significativo do ômega 3 na função pulmonar e na gravidade da doença, mas outro estudo semelhante em crianças não encontrou benefícios e concluiu-se um possível benefício do ômega 3 em crianças.

Na doença de Crohn, cerca de 12 estudos randomizados controlados por placebo, duplos-cegos, que utilizaram entre 2,1 e 5,6 g (média de cerca de 3,3 g) de ômega 3/dia, relataram um efeito favorável, incluindo melhora da histologia do intestino e melhor manutenção na remissão, pela diminuição da produção de eicosanoides inflamatórios. Na artrite reumatoide (AR), estudos foram realizados suplementando entre 2,1 e 7 g (média de cerca de 3,3 g) de ômega 3/dia, e quase todos esses estudos relatam um efeito favorável na redução de articulações inchadas ou sensíveis, diminuição da duração da rigidez matinal e redução do uso de medicação anti-inflamatória. Recomendam-se ingestões de cerca de 3 g de ômega 3/dia para algumas doenças crônicas, especialmente artrite reumatoide. As recomendações devem ser adaptadas aos indivíduos com base na avaliação dietética individual de ingestão de ácidos graxos na alimentação e acompanhada por um profissional de saúde habilitado (WHO/FAO, 2008).

O relatório apresenta dados sugestivos de que EPA + DHA pode diminuir o risco de câncer colorretal (CCR) e de mama (CM). Os dados são limitados e indicam que a ingestão de 500 mg/dia possivelmente diminui o risco de CCR e CM e sugerem manter a ingestão de AGS abaixo de 11% do VET para CM, e dieta com baixo teor de gordura e gordura animal apresentou evidências de possível efeito protetor em relação aos câncer colorretal e de ovário.

Em situações clínicas em que a absorção de lipídios se torna comprometida, como na colestase, é frequente a deficiência nutricional de ácidos graxos essenciais e vitaminas lipossolúveis. Nessas situações, pode ser utilizada suplementação dietética com TCM (triglicerídeos de cadeia média) enriquecida com ácidos graxos essenciais. A via de administração, assim como a frequência, é prescrita de acordo com a avaliação do estado nutricional do paciente (Werner, Kuipers e Verkade, 2013).

REFERÊNCIAS

1. [ACSM] AMERICAN COLLEGE OF SPORTS MEDICINE. A tríade da atleta. *Rev Bras Med Esporte*, v. 5, n. 4, jul./ago. 1999.
2. BARBOSA, L.; CHAVES, O.C.; RIBEIRO, R.C.L. Anthropometric and body composition parameters to predict body fat percentage and lipid profile in schoolchildren. *Rev Paul Pediatr*, v. 30, n. 4, p. 520-8, 2012.
3. BARBOSA, P.S.H. et al. Nutrition assessment and support of children with cholestasis. *Revista Médica de Minas Gerais*, [s.l.], v. 23, p. 34-40, 2013. GN1 Genesis Network. Disponível em: http://dx.doi.org/10.5935/2238-3182.2013s006.
4. BAUER, E.; JAKOB, S.; MOSENTHIN, R. Principles of physiology of lipid digestion. *Asian-Aust. J. Anim. Sci.*, v. 18, n. 2, p. 282-95, 2005.
5. BERGLUND, L. et al. Evaluation and treatment of hypertriglyceridemia: An Endocrine Society Clinical Practice Guideline. *The Journal of Clinical Endocrinology & Metabolism*, [s.l.], v. 97, n. 9, p. 2969-89, 1 set. 2012.
6. BOBBIO, F.O.; BOBBIO, P.A. *Introdução à química de alimentos*. 3.ed. São Paulo: Varela, 2003. 238p.
7. BROWN, M.S.; RADHAKRISHNAN, A.; GOLDSTEIN, J.L. Retrospective on cholesterol homeostasis: the central role of scap. *Annual review of biochemistry*, 25 ago. 2017. PMID: 28841344.
8. BURDGE, G.C.; CALDER, P.C. Introduction to fatty acids and lipids. In: CALDER, P.C.; WAITZBERG, D.L.; KOLETZKO, B. (Eds.). Intravenous lipid emulsions. *World Rev Nutr Diet*, Basel, Karger, v. 112, p. 1-16, 2015.
9. CALDER, P.C. Functional roles of fatty acids and their effects on human health. *JPEN J Parenter Enteral Nutr*, v. 39, p. 18S-39S, 2015.
10. CALDER, P.C. Polyunsaturated fatty acids and inflammatory processes: New twists in an old tale. *Biochimie*, v. 91, p. 791-5, 2009.
11. _____. Polyunsaturated fatty acids and cytokine profiles: a clue to the changing prevalence of atopy? *Clin Exp Allergy*, v. 33, n. 4, p. 412-5, abr. 2003. Disponível em: http://www.ncbi.nlm.nih.gov/pubmed/12680853. Acessado em: 6 set. 2019.
12. CALDER, P.C.; YAQOOB, P. Omega-3 polyunsaturated fatty acids and human health outcomes. *Biofactors*, v. 35, n. 3, p. 266-72, maio/jun. 2009. Disponível em: http://www.ncbi.nlm.nih.gov/pubmed/19391122. Acessado em: 6 set. 2019.
13. CHISSINI, R.B.C.; OLIVEIRA, C.L.; GIANNINI, D.T.; et al. Obesidade na infância e adolescência: associação da inflamação e resistência à insulina com alterações metabólicas. *Revista HUPE*, Rio de Janeiro, v. 14, n. 3, p. 41-9, 2015.
14. CNOP, M. et al. Endoplasmic reticulum stress, obesity and diabetes. *Trends Mol Med*, v. 18, n. 1, p. 59-68, jan. 2012. Disponível em: http://www.ncbi.nlm.nih.gov/pubmed/21889406. Acessado em: 6 set. 2019.

15. CORREIA, J.D.; PERRY, I.D.S. Modulação dietética da atividade da paraoxonase: revisão de estudos em humanos. *Rev HCPA*, v. 30, n. 3, p. 271-8, 2010.

16. DE DECKERE, E.A. Possible beneficial effect of fish and fish n-3 polyunsaturated fatty acids in breast and colorectal cancer. *Eur J Cancer Prev*, v. 8, n. 3, p. 213-21, jul. 1999. Disponível em: http://www.ncbi.nlm.nih.gov/pubmed/10443950. Acessado em: 6 set. 2019

17. DINICOLANTONIO, J.J.; O'KEEFE, J.H. Good fats versus bad fats: a comparison of fatty acids in the promotion of insulin resistance, inflammation, and obesity. *Missouri Medicine*. Kansas City, Missouri, jul./ago. 2017, p. 303-7. Disponível em: https://www.ncbi.nlm.nih.gov/pmc/articles/PMC6140086/. Acessado em: 04 jul. 2019.

18. DOMMELS, Y.E. et al. The role of cyclooxygenase in n-6 and n-3 polyunsaturated fatty acid mediated effects on cell proliferation, PGE(2) synthesis and cytotoxicity in human colorectal carcinoma cell lines. *Carcinogenesis*, v. 24, n. 3, p. 385-92, mar. 2003. Disponível em: http://www.ncbi.nlm.nih.gov/pubmed/12663496. Acessado em: 6 set. 2019.

19. DORGAN, J.F. et al. Effects of dietary fat and fiber on plasma and urine androgens and estrogens in men: a controlled feeding study. *The American Journal of Clinical Nutrition*. v. 64, n. 6, p. 850-5, 1996.

20. EIZIRIK, D.L. et al. The role for endoplasmic reticulum stress in diabetes mellitus. *Endocr Rev*, v. 29, n. 1, p. 42-61, fev. 2008. Disponível em: http://www.ncbi.nlm.nih.gov/pubmed/18048764. Acessado em: 6 set. 2019.

21. ELLULU, M.S. et al. Role of fish oil in human health and possible mechanism to reduce the inflammation. *Inflammopharmacology*, fev. 2015. Disponível em: http://www.ncbi.nlm.nih.gov/pubmed/25676565. Acessado em: 6 set. 2019.

22. FAHY, E. et al. A comprehensive classification system for lipids. *J Lipid Res*, v. 46, p. 839-61, 2005.

23. FEHER, J. Digestion and absorption of the macronutrients. In: _____. *Quantitative human physiology*. 2.ed. Elsevier, 2017, p. 821-33.

24. FEINGOLD, K.R.; GRUNFELD, C. Introduction to lipids and lipoproteins. In: DE GROOT, L.J.; CHROUSOS, G.; DUNGAN, K. et al. (Eds.). Endotext [Internet]. South Dartmouth (MA): MDText.com Inc., 2018. Disponível em: https://www.ncbi.nlm.nih.gov/books/NBK305896/?report=printable. Acessado em: 1 dez. 2018.

25. FONTANA, F.; TORRE, S.D. The deep correlation between energy metabolism and reproduction: a view on the effects of nutrition for women fertility. *Nutrients*, v. 8, p. 87, 2016.

26. FRAYN, K.N. *Metabolic regulation: a human perspective*. 3.ed. Oxford: John Wiley & Sons Ltd., 2010.

27. FRITSCHE, K.L. The science of fatty acids and inflammation. *Advances in Nutrition*, [s.l.], v. 6, n. 3, p. 293-301, 1 maio 2015. Oxford University Press (OUP). http://dx.doi.org/10.3945/an.114.006940. Disponível em: https://www.ncbi.nlm.nih.gov/pmc/articles/PMC4424767/. Acessado em: 4 jul. 2019.

28. FUKUI, M. et al. EPA, an omega-3 fatty acid, induces apoptosis in human pancreatic cancer cells: role of ROS accumulation, caspase-8 activation, and autophagy induction. *J Cell Biochem*, v. 114, n. 1, p. 192-203, jan. 2013. Disponível em: http://www.ncbi.nlm.nih.gov/pubmed/22903547. Acessado em: 6 set. 2019.

29. Giltay, E.J. et al. No effects of n-3 fatty acid supplementation on serum total testosterone levels in older men: The Alpha Omega Trial. *International Journal of Andrology*, v. 35, n. 5, p. 680-7, 2012.

30. GOODMAN, B.E. Insights into digestion and absorption of major nutrients in humans. *Adv Physiol Educ*, v. 34, p. 44-53, 2010.

31. HAAG, M. Essential fatty acids and the brain. *Can J Psychiatry*, v. 48, n. 3, p. 195-203, 2003.

32. HAN, J. et al. Dietary fat intake and risk of gastric cancer: a meta-analysis of observational studies. *Plos One*, [s.l.], v. 10, n. 9, p. 1-18, 24 set. 2015. Public Library of Science (PLoS). http://dx.doi.org/10.1371/journal.pone.0138580.

33. HANNON, B.A. et al. Clinical outcomes of dietary replacement of saturated fatty acids with unsaturated fat sources in adults with overweight and obesity: a systematic review and meta-analysis of

randomized control trials. *Annals of Nutrition and Metabolism*, [s.l.], v. 71, n. 1-2, p. 107-17, 2017. S. Karger AG. http://dx.doi.org/10.1159/000477216.

34. HARRIS, W.S. et al. N-3 fatty acids and chylomicron metabolism in the rat. *J Lipid Res*, v. 38, n. 3, p. 503-15, mar. 1997. Disponível em: http://www.ncbi.nlm.nih.gov/pubmed/9101431. Acessado em: 6 set. 2019.

35. HOLMAN, R.T.; JOHNSON, S.B.; OGBURN, P.L. Deficiency of essential fatty acids and membrane fluidity during pregnancy and lactation. *Proc Nat Acad Sci*, USA, v. 88, p. 4835-9, 1991.

36. HURTADO-ROCA, Y. et al. Oxidized LDL is associated with metabolic syndrome traits independently of central obesity and insulin resistance. *Diabetes*, v. 66, n. 2, p. 474-82, 2017; DOI: 10.2337/db16-0933.

37. HWANG, D. Fatty acids and immune responses – a new perspective in searching for clues to mechanism. *Annu Rev Nutr*, v. 20, p. 431-56, 2000. Disponível em: http://www.ncbi.nlm.nih.gov/pubmed/10940341. Acessado em: 6 set. 2019.

38. INNIS, S.M. Lipid digestion, absorption, plasma transport, and clearance. In: NEU, J. *Gastroenterology and nutrition: Neonatology questions and controversies*. 2.ed. Elsevier, 2012.

39. [IOM] INSTITUTE OF MEDICINE. *Dietary Reference Intakes for energy, carbohydrate, fiber, fat, fatty acids, cholesterol, protein, and amino acids*. Washington, D.C.: The National Academies Press, 2005. 1357p. Disponível em: https://www.nal.usda.gov/sites/default/files/fnic_uploads/energy_full_report.pdf. Acessado em: 17 jun. 2019.

40. IQBAL, J.; HUSSAIN, M.M. Intestinal lipid absorption. *Am J Physiol Endocrinol Metab*, v. 296, p. E1183-E1194, 2009.

41. IUPAC-IUB Commission on Biochemical Nomenclature. The nomenclature of lipids (Recommendations 1976). *Journal of Lipid Research*, v. 19, p. 114-28, 1978.

42. JACOBSON, T.A. et al. National Lipid Association recommendations for patient-centered management of dyslipidemia: Part 1—full report. *Journal of Clinical Lipidology*, [s.l.], v. 9, n. 2, p. 129-69, mar. 2015.

43. JUMP, D.B. The biochemistry of n-3 polyunsaturated fatty acids. *Journal of Biological Chemistry*, v. 277, n. 11, p. 8755-8, 2002.

44. JUSTINO, S.R. Ômega-3. In: TOLEDO, D.; CASTRO, M. *Terapia nutricional em UTI*. Rio de Janeiro: Rubio, 2015, p. 187-95.

45. KAUR, N.; CHUGH, V.; GUPTA, A.K. Essential fatty acids as functional components of foods – a review. *Journal of Food Science and Technology*, [s.l.], v. 51, n. 10, p. 2289-303, 21 mar. 2012. Springer Science and Business Media LLC. http://dx.doi.org/10.1007/s13197-012-0677-0.

46. KIM, M.; PARK, K. Dietary fat intake and risk of colorectal cancer: A systematic review and meta-analysis of prospective studies. *Nutrients*, [s.l.], v. 10, n. 12, p. 1-11, 12 dez. 2018. MDPI AG. http://dx.doi.org/10.3390/nu10121963.

47. LEVERVE, X.M. Integração do metabolismo 1: Energia. In: GIBNEY, M.J.; MACDONALD, I.A.; ROCHE, H.M. Nutrição e metabolismo (Tradução). 1.ed. Rio de Janeiro: Guanabara Koogan, 2006, p. 27-38.

48. LUCAN, S.C.; DINICOLANTONIO, J.J. How calorie-focused thinking about obesity and related diseases may mislead and harm public health. An alternative. *Public Health Nutrition*, Cambridge, v. 18, n. 4, p. 571-81, 24 nov. 2014. http://dx.doi.org/10.1017/s1368980014002559. Disponível em: https://www.ncbi.nlm.nih.gov/pubmed/25416919/. Acessado em: 4 jul. 2019.

49. MAEDLER, K. et al. Distinct effects of saturated and monounsaturated fatty acids on beta-cell turnover and function. *Diabetes*, v. 50, n. 1, p. 69-76, jan. 2001. Disponível em: http://www.ncbi.nlm.nih.gov/pubmed/11147797. Acessado em: 6 set. 2019.

50. MARANHÃO, R.C. et al. Lipoproteína(a): estrutura, metabolismo, fisiopatologia e implicações clínicas. *Arq Bras Cardiol*, v. 103, n. 1, p. 76-84, 2014.

51. MELZER, K. Carbohydrate and fat utilization during rest and physical activity. *e-SPEN, the European e-Journal of Clinical Nutrition and Metabolism*, v. 6, p. e45-e52, 2011.
52. MENSINK, R.P. *Effects of saturated fatty acids on serum lipids and lipoproteins: a systematic review and regression analysis*. Geneva: World Health Organization, 2016.
53. MICHALSKI, M.C.; GENOT, C.; GAYET, C. et al. Multiscale structures of lipids in foods as parameters affecting fatty acid bioavailability and lipid metabolism. *Progress in Lipid Research*, v. 52, p. 354-73, 2013.
54. MOZAFFARIAN, D.; MICHA, R.; WALLACE, S. Effects on coronary heart disease of increasing polyunsaturated fat in place of saturated fat: a systematic review and meta-analysis of randomized controlled trials. *Plos Med*, v. 7, n. 3, 2010.
55. MUMFORD, S.L. et al. Dietary fat intake and reproductive hormone concentrations and ovulation in regularly menstruating women. *The American Journal of Clinical Nutrition*, v. 103, n. 3, p. 868-77, 2016.
56. NETTLETON, J.A. *Omega-3 fatty acids and health*. Boston: Springer, 1995.
57. NOBRE, L.N.; LAMOUNIER, J.A.; FRANCESCHINI, S.C.C. Sociodemographic, anthropometric and dietary determinants of dyslipidemia in preschoolers. *J Pediatr*, v. 89, n. 5, p. 462-9, 2013.
58. ORTSÄTER, H. Arachidonic acid fights palmitate: new insights into fatty acid toxicity in β-cells. *Clin Sci (Lond)*, v. 120, n. 5, p. 179-181, mar. 2011. Disponível em: http://www.ncbi.nlm.nih.gov/pubmed/21044045. Acessado em: 6 set. 2019.
59. OYADOMARI, S.; ARAKI, E.; MORI, M. Endoplasmic reticulum stress-mediated apoptosis in pancreatic beta-cells. *Apoptosis*, v. 7, n. 4, p. 335-45, ago. 2002. Disponível em: https://www.ncbi.nlm.nih.gov/pubmed/12101393. Acessado em: 6 set. 2019.
60. PARARASA, C.; BAILEY, C.J.; GRIFFITHS, H.R. Ageing, adipose tissue, fatty acids and inflammation. *Biogerontology*, v. 16, p. 235-48, 2015.
61. PARRISH, C.R. Essential fatty acid deficiency. *Practical Gastroenterology*, 2017. Disponível em: https://med.virginia.edu/ginutrition/wp-content/uploads/sites/199/2014/06/Parrish-June-17.pdf. Acessado em: 10 jul. 2018.
62. POPKIN, B.M.; GORDON-LARSEN, P. The nutrition transition: worldwide obesity dynamics and their determinants. *Int J Obes Relat Metab Disord*, v. 28 Suppl 3, p. S2-9, nov. 2004. Disponível em: http://www.ncbi.nlm.nih.gov/pubmed/15543214. Acessado em: 6 set. 2019.
63. PUCADYIL, T.J.; CHATTOPADHYAY, A. Role of cholesterol in the function and organization of G-protein coupled receptors. *Progress in Lipid Research*, v. 45, n. 4, p. 295-333, 2006.
64. REDDY, B.S. Types and amount of dietary fat and colon cancer risk: Prevention by omega-3 fatty acid-rich diets. *Environmental Health and Preventive Medicine*, [s.l.], v. 7, n. 3, p. 95-102, jul. 2002. Springer Nature. http://dx.doi.org/10.1265/ehpm.2002.95.
65. ROONGPISUTHIPONG, W. et al. Essential fatty acid deficiency while a patient receiving fat regimen total parenteral nutrition. *Case Reports*, [s.l.], v. 2012, n. 131, p. 1-4, 14 jun. 2012. BMJ. http://dx.doi.org/10.1136/bcr.07.2011.4475.
66. ROSE, D.P. Effects of dietary fatty acids on breast and prostate cancers: evidence from in vitro experiments and animal studies. *Am J Clin Nutr*, v. 66, n. 6 Suppl, p. 1513S-1522S, dez. 1997. Disponível em: http://www.ncbi.nlm.nih.gov/pubmed/9394709. Acessado em: 6 set. 2019.
67. RUIZ-NðÑEZ, B.; DIJCK-BROUWER, D.A.J.; MUSKIET, F.A.J. The relation of saturated fatty acids with low-grade inflammation and cardiovascular disease. *The Journal of Nutritional Biochemistry*, [s.l.], v. 36, p. 1-20, out. 2016. Elsevier BV. http://dx.doi.org/10.1016/j.jnutbio.2015.12.007. Disponível em: https://www.sciencedirect.com/science/article/pii/S095528631600005X?via%3Dihub. Acessado em: 4 jul. 2019.
68. RUSTAN, A.C.; DREVON, C.A. Fatty acids: structures and properties. *Encyclopedia of life sciences*, 2005. DOI: 10.1038/npg.els.0003894.

CAPÍTULO 3 • LIPÍDIOS **199**

69. SACHDEVA, A. et al. Lipid levels in patients hospitalized with coronary artery disease: An analysis of 136,905 hospitalizations in Get with The Guidelines. *American Heart Journal*, [s.l.], v. 157, n. 1, p. 111-7, jan. 2009. Elsevier BV. http://dx.doi.org/10.1016/j.ahj.2008.08.010. Disponível em: https://www.ncbi.nlm.nih.gov/pubmed/19081406. Acessado em: 7 jul. 2019.

70. SALES, R.L.; PELUZIO, M.C.G.; COSTA, N.M.B. Lipoproteins: a review of its metabolism and implications on the progress of cardiovascular diseases. *Nutrire: Rev Soc Bras Alim Nutr*, São Paulo, v. 25, p. 71-86, jun. 2003.

71. SANTOS, R.D.; GAGLIARDI, A.C.M.; XAVIER, H.T.; et al. Sociedade Brasileira de Cardiologia. I Diretriz sobre o consumo de Gorduras e Saúde Cardiovascular. *Arq Bras Cardiol*, v. 100(1Supl.3), p. 1-40, 2013.

72. SHARIFUL ISLAM, S.M. et al. Social and economic impact of diabetics in Bangladesh: protocol for a case-control study. *BMC Public Health*, v. 13, p. 1217, 2013. Disponível em: http://www.ncbi.nlm. nih.gov/pubmed/24359558. Acessado em: 6 set. 2019.

73. SIGUEL, E.N.; LERMAN, R.H. Prevalence of essential fatty acid deficiency in patients with chronic gastrointestinal disorders. *Metabolism*, v. 45, n. 1, p. 12-23, jan. 1996.

74. SIMOPOULOS, A.P. Omega-3 fatty acids in inflammation and autoimmune diseases. *J Am Coll Nutr*, v. 21, n. 6, p. 495-505, dez. 2002. Disponível em: http://www.ncbi.nlm.nih.gov/pubmed/12480795. Acessado em: 6 set. 2019.

75. SIRIWARDHANA, N. et al. Health benefits of n-3 polyunsaturated fatty acids: eicosapentaenoic acid and docosahexaenoic acid. *Adv Food Nutr Res*, v. 65, p. 211-22, 2012. Disponível em: http://www.ncbi.nlm.nih.gov/pubmed/22361189. Acessado em: 6 set. 2019.

76. SISCOVICK, D.S. et al. Omega-3 polyunsaturated fatty acid (fish oil) supplementation and the prevention of clinical cardiovascular disease: A science advisory from the American Heart Association. *Circulation*, 2017.

77. SKERRETT, P.J.; HENNEKENS, C.H. Consumption of fish and fish oils and decreased risk of stroke. *Prev Cardiol*, v. 6, n. 1, p. 38-41, 2003. Disponível em: http://www.ncbi.nlm.nih.gov/pubmed/12624561. Acessado em: 6 set. 2019.

78. SMITH, A. *Oxford Dictionary of Biochemistry and Molecular Biology*. 2.ed. Oxford: Oxford University Press, 2000.

79. TELLE-HANSEN, V.H. et al. Does dietary fat affect inflammatory markers in overweight and obese individuals? – a review of randomized controlled trials from 2010 to 2016. *Genes & Nutrition*, [s.l.], v. 12, n. 1, p. 1-18, 4 out. 2017. Springer Nature. http://dx.doi.org/10.1186/s12263-017-0580-4. Disponível em: https://www.ncbi.nlm.nih.gov/pubmed/29043006. Acessado em: 4 jul. 2019.

80. WANG, T.Y. et al. New insights into the molecular mechanism of intestinal fatty acid absorption. *Eur J Clin Invest*, v. 43, n. 11, p. 1203-23, nov. 2013.

81. WANG, X.; CHAN, C.B. n-3 polyunsaturated fatty acids and insulin secretion. *J Endocrinol*, v. 224, n. 3, p. R97-106, mar. 2015. Disponível em: http://www.ncbi.nlm.nih.gov/pubmed/25486966. Acessado em: 6 set. 2019.

82. WERNER, A.; KUIPERS, F.; VERKADE, H.J. Fat absorption and lipid metabolism in cholestasis. In: *Madame Curie Bioscience Database* [Internet]. Austin (TX): Landes Bioscience, 2000-2013.

83. [WHO] WORLD HEALTH ORGANIZATION. *Global Health Observatory Data: overweight and obesity*, 2014.

84. [WHO//FAO] WORLD HEALTH ORGANIZATION/FOOD AND AGRICULTURE ORGANIZATION. *Interim summary of conclusions and dietary recommendations on total fat & fatty acids. The Joint FAO/WHO Expert Consultation on Fats and Fatty Acids in Human Nutrition*. Geneva, 2008. Disponível em: http://www.fao.org/3/a-i1953e.pdf. Acessado em: 6 set. 2019.

85. _____. *Diet, nutrition and the prevention of chronic diseases*. WHO Technical Report Series, v. 916, Geneva, 2003. Disponível em: https://apps.who.int/iris/bitstream/handle/10665/42665/WHO_TRS_916.pdf;jsessionid=7DAA36BBF9A4DA56A09ADFDADB34EE18?sequence=1. Acessado em: 6 set. 2019.

86. XIMENES, H.M.A. Ácidos graxos e canais iônicos. In: CURI, R. et al. Entendo a gordura – ácidos graxos. 1.ed. Barueri: Manole, 2001, p. 261-8.

87. _____. *Papel da glicose na expressão gênica e protéica da CA^{2+}-ATPase e do trocador Na^{+}/Ca^{2+} da membrana plasmática em ilhotas pancreáticas de ratas.* Tese (Doutorado em Ciências Biomédicas) – Instituto de Ciências Biomédicas, Universidade de São Paulo, 2003.

88. YANG, J.; YU, J. The association of diet, gut microbiota and colorectal cancer: what we eat may imply what we get. *Protein & Cell*, [s.l.], v. 9, n. 5, p. 474-87, 30, abr. 2018. Springer Science and Business Media LLC. http://dx.doi.org/10.1007/s13238-018-0543-6.

4

Água

Dayane Pêdra Batista de Faria

INTRODUÇÃO

A água é um recurso essencial à sobrevivência do ser humano, tanto no aspecto biológico quanto no social (Dias, 2011). É utilizada em diversos setores, como agricultura, pecuária e indústria, entre outros, sendo sua escassez ou abundância determinantes no modo de vida de uma comunidade (Unesco, 2003).

Embora a água potável e o saneamento básico sejam direitos de todos os cidadãos, cerca de 2,1 bilhões de pessoas ao redor do mundo não têm acesso à água potável segura e 4,5 bilhões não possuem saneamento adequado. Estima-se que mais de 90% da água usada nos países em desenvolvimento não é coletada nem tratada (Ecosoc, 2017).

No Brasil, o *Sistema Nacional de Informações sobre Saneamento* (SNIS, 2019) mostrou que em 2017 aproximadamente 35 milhões de brasileiros não tinham acesso à água tratada. As regiões mais afetadas foram o Norte e o Nordeste, com 42,5 e 26,7% da população sem acesso a água potável, respectivamente. Já nas regiões Centro-Oeste, Sul e Sudeste, o índice de atendimento total de água tratada estava acima de 89%. Em relação ao saneamento básico, a realidade não é diferente, pois quase 100 milhões de brasileiros não têm acesso a esse serviço. Apenas 10% da população no Norte do país tem acesso a esgotos tratados. A parcela da população com coleta de esgoto nas regiões Nordeste, Sudeste, Sul e Centro-Oeste é de 26,9, 78,6, 43,9 e 53,9%, respectivamente.

A falta de água e esgoto tratados tem impacto direto na saúde da população, pois o consumo de água contaminada pode causar danos à saúde das pessoas. Em 2013, o Ministério da Saúde (Departamento de Informática do SUS – Datasus, 2014) notificou que mais de 340 mil internações foram por infecções gastrointestinais no país. Além disso, mais de 14 milhões de pessoas foram afastadas do trabalho por vômitos e diarreias.

Internações por falta de investimento em saneamento e água tratada geram altos custos aos cofres públicos. Em 2013, de acordo com Datasus, foram mais de 340 mil internações por infecções gastrointestinais em todo o país e 2.135 pacientes morreram no hospital por causa desse tipo de doença. O custo de uma internação por essas infecções foi de cerca de R$ 355,71 por paciente na média nacional. Quanto aos afastamentos por vômitos e/ou diarreias, foram observados 14 milhões de casos, sendo aproximadamente 3,32 dias de faltas, causando 49,8 milhões de dias de afastamento ao longo de um ano. (Datasus, 2014).

A compreensão das relações entre água tratada, saneamento e melhores condições de vida para a população é urgente e prioritária para o desenvolvimento de políticas de abastecimento de água e de esgotamento sanitário, uma vez que o saneamento tem reflexos imediatos nos indicadores de saúde, econômicos e na longevidade dos brasileiros.

A necessidade hídrica para o funcionamento adequado do organismo depende de diversos fatores como sexo, idade, condições climáticas, níveis de atividades físicas e vestimentas, entre outros (Benelam e Wyness, 2010).

Em relação aos adultos, estima-se que homens sedentários necessitem de aproximadamente 2,5 L/dia; moderadamente ativos, em torno de 3,5 L/dia; para ativos e que vivem em climas quentes a necessidade hídrica diária aumenta para 6 L. Já as mulheres adultas necessitam de menor quantidade de água do que os homens, em virtude da menor massa corporal e menor proporção de água corporal. Estima-se que a necessidade hídrica no sexo feminino seja cerca de 0,5 a 1 L de água menor do que a do sexo masculino (Benelam e Wyness, 2010).

Durante a gestação as mulheres necessitam de maior quantidade de água para o funcionamento adequado do organismo. O IOM estima que o volume de água diário para as mulheres nessa condição é de 3 L/dia, com adicional de 800 mL/dia durante a lactação (Otten, Hellwig e Meyers, 2006); e, segundo o European Food Safety Authority (2010), esse aumento deve ser de 700 mL/dia.

De acordo com o IOM (Otten, Hellwig e Meyers, 2006), o nível de ingestão superior tolerável (UL) é o nível mais alto de ingestão diária de nutrientes que provavelmente não apresentará nenhum dano ao organismo da maioria dos indivíduos. Como os indivíduos saudáveis excretam o excesso de água, e assim mantêm o equilíbrio hídrico, um UL não foi definido para a água. No entanto, efeitos adversos para o consumo excessivo de água em curto tempo podem ocorrer, pois grandes quantidades de fluidos excedem em muito a taxa de excreção máxima dos rins, que é em torno de 0,7-1,0 L/hora. Portanto, a ingestão adequada (AI) de água total para homens e mulheres nas faixas etárias de 19 a acima de 70 anos é de 3,7 e 2,7 L, respectivamente. Para adolescentes entre 14 e 18 anos a necessidade diária de água é de 3,3 L para meninos e de 2,3 L para meninas. Para as faixas etárias entre 9 e 13 anos, a ingestão diária de água deve ser de 2,4 L para meninos e 2,1 L para meninas. Para as faixas etárias a seguir a recomendação de água diária é a mesma para ambos os sexos: entre 4 e 8 anos, 1,7 L; entre 1 e 3 anos, 1,3 L; e entre 7 e 12 meses, 0,8 L.

TABELA 1   Ingestão diária recomendada para água segundo faixa etária, sexo, gestação e lactação

Faixa etária	Total de água (L/dia)
7 a 12 meses	0,8
1 a 3 anos	1,3
4 a 8 anos	1,7
9 a 13 anos (masculino)	2,4
9 a 13 anos (feminino)	2,1
14 a 18 anos (masculino)	3,3
14 a 18 anos (feminino)	2,3
19 a > 70 anos (masculino)	3,7
19 a > 70 anos (feminino)	2,7
Gestantes	3,0
Lactantes	3,8

Fonte: adaptada de Otten, Hellwig e Meyers (2006).

ORIGEM E SÍNTESE DA ÁGUA

A água é uma substância polar, formada por duas moléculas de hidrogênio e uma de oxigênio, representada pela fórmula H_2O. Encontra-se no estado líquido em temperatura ambiente, possui ponto de fusão de 0°C e ponto de ebulição de 100°C. Apresenta calor de vaporização de 2.260 J/g – energia necessária para converter 1 g de líquido no seu ponto de ebulição e na pressão atmosférica até seu estado gasoso na mesma temperatura (Nelson e Cox, 2019).

Em relação à sua composição, segundo a classificação europeia de águas minerais, a água é considerada rica em micronutrientes se possuir as seguintes concentrações: sódio > 200 mg/L, cálcio > 150 mg/L, bicarbonato > 600 mg/L, magnésio > 50 mg/L, flúor > 1 mg/L e para o potássio não há um referencial (não é representativo nas águas) (Van Der Aa, 2003; Petraccia, 2006; Diduch, Polkowska e Namiesnik, 2011).

No Brasil, estudos realizados por Rebelo e Araújo (1999) e Ceron (2014) constataram que as águas minerais não gasosas apresentam concentração de sódio em torno de 1 a 103,6 mg/L, não podendo ser consideradas ricas em sódio (Van Der Aa, 2003; Petraccia, 2006; Diduch, Polkowska e Namiesnik, 2011; Pereira, Paiva e Gaiolla, 2017).

Formas de obter a água

As necessidades do organismo para manter seu equilíbrio hídrico, ou seja, a ingestão diária de água igual às perdas, podem ser obtidas pela ingestão de bebidas, alimentos sólidos e pelo processo de oxidação dos macronutrientes que produzirá a água metabólica (Benelam e Wyness, 2010; Nelson e Cox, 2019).

A água potável é capaz de suprir todas as necessidades de hidratação do indivíduo, mas as bebidas como sucos, chás, refrigerantes, cafés, iogurtes e leite que estão presentes na alimentação diária do ser humano também contribuem para a hidratação, além de possuir nutrientes e calorias em sua composição. As bebidas alcoólicas contêm água, entretanto, seus efeitos diuréticos podem levar a perdas importantes e consequentemente a um balanço hídrico negativo (DRI, 2006; Benelam e Wyness, 2010).

Os alimentos sólidos possuem teor muito variável de água, sendo 80% da composição da maioria das sopas; 40 a 70% em frutas e legumes; nas carnes até 50%, dependendo da quantidade de gordura presente no corte; menos de 40% em produtos à base de cereais (como pães e biscoitos); e menos de 10% em salgadinhos e produtos de confeitaria (DRI, 2006; Benelam e Wyness, 2010).

A densidade energética dos alimentos está diretamente relacionada com o seu conteúdo de água, ou seja, alimentos com alto teor de água como as frutas, verduras e legumes apresentam baixa densidade energética, enquanto os com baixa quantidade de água, tais como farinhas, grãos, açúcar, óleo e manteiga têm alta densidade energética (Rolls, Roe e Meengs, 2006).

Os macronutrientes advindos da dieta também produzem água em nosso organismo, pelo processo de oxidação. Um grama de carboidrato, proteína e lipídio gera 0,60, 0,41 e 1,07 grama de água metabólica no corpo humano, respectivamente. Um indivíduo sedentário com ingestão diária de 2.500 kcal/dia produzirá em torno de 250 mL/dia, mas se o indivíduo for fisicamente ativo poderá produzir uma quantidade maior de água, em torno de 500 a 600 mL/dia. Portanto, a produção de água metabólica é proporcional ao gasto energético com um pequeno ajuste para o substrato oxidado (Hoyt e Honig, 1996).

TABELA 2 Teor de água nos alimentos e bebidas comumente consumidos

Alimento	Teor de água (%)
Bebidas não alcoólicas	
Água, chá, café, refrigerante de baixa caloria	90-100
Leite 2% de gordura, suco de frutas	85-90
Bebidas alcoólicas	
Cerveja e vinho	90-95
Frutas e verduras e legumes	
Morango, melão, pêssego, pera, laranja, maçã, uva	80-85
Pepino, alface, aipo, tomate, repolho, brócolis, cebola, cenoura	
Lácteos	
Requeijão e iogurte	75-80
Queijo cheddar, queijo cottage	37-79
Arroz, pães, cereais e tubérculos	
Arroz e massas	65-80
Pães e biscoitos	30-45
Batata-inglesa assada, batata-doce cozida	75-80
Carnes, peixes e ovos	
Peixes e frutos do mar	70-80
Ovo cozido, frito, omelete	65-80
Carne bovina, frango, cordeiro, porco, peru, vitela	45-65
Carne-seca, bacon	15-30

Fonte: adaptada de Grandjean e Campbell (2004).

FISIOLOGIA

Ingestão, absorção, transporte, regulação e excreção

Ao longo do dia o ser humano pode obter água pela ingestão de líquidos, nos alimentos sólidos e pela oxidação de macronutrientes (Jéquier e Constant, 2010). A ingestão de água é controlada pela sensação de sede. Localizado no encéfalo, o hipotálamo é ativado quando o organismo necessita de mais fluidos. Esse mecanismo acontece pelo aumento da pressão osmótica dos líquidos corporais e diminuição do volume extracelular (Waitzberg et al., 2004; Thomas e Bishop, 2007).

Ao longo de 24 horas, a água consumida pela ingestão de líquidos e alimentos sólidos fornece em torno de 2 L de líquidos. A água após ser ingerida é absorvida rapidamente pelo estômago, em seguida passa para o intestino. Também são gerados cerca de 6 L de fluidos pelas secreções das glândulas salivares, estômago, pâncreas, fígado e duodeno. O intestino delgado absorve aproximadamente 6,5 L e o restante é absorvido pelo intestino grosso. A absorção da água é em decorrência de diferença de pressão osmótica entre o plasma e o conteúdo presente no intestino.

A água absorvida é transportada para os tecidos pelo músculo cardíaco, no líquido intravascular. Por meio do equilíbrio entre a pressão hidrostática e a pressão osmótica plasmática ocorre a passagem de líquidos do meio intravascular para o intersticial. Assim, no compartimento intersticial, a solução percorre as células, permitindo trocas gasosas e de substâncias. Parte do líquido não retorna ao compartimento intravascular, sendo drenada pelo sistema linfático, que irá conduzi-la de volta para a circulação (Waitzberg, 2004).

O líquido extracelular é regulado pelos rins. Em 24 horas, os rins filtram em torno de 150 L de fluidos, reabsorvendo 99% do conteúdo filtrado. Se a osmolaridade plasmática sofre aumento, são enviados sinais aos rins para a retenção da água, e ocorre a sensação de sede. Em contrapartida, se diminui a osmolaridade plasmática, os rins aumentam a produção de urina para que a água seja excretada (IOM, 2004; Benelam e Wyness, 2010). Os principais hormônios que agem nos rins para a reabsorção ou excreção de urina são: hormônio antidiurético (ADH) e o sistema renina-angiotensina-aldosterona (SRAA). Em caso de déficit de água, pela menor ingestão, perda, ou ambas, diminui-se a quantidade de solvente, promovendo a liberação do hormônio ADH, que irá reter a água nos rins. O SRAA também é ativado, levando à retenção de água e sódio (IOM, 2004; Jéquier e Constan, 2010).

A água é eliminada do organismo por diversos mecanismos: pelos rins (urina), pelo trato gastrointestinal (fezes), pela pele (suor) e pelo sistema respiratório (evaporação). Atividades físicas e condições climáticas possuem forte influência nas perdas de água pelo organismo (IOM, 2004; Benelam e Wyness, 2010).

Em condições normais, a maior via de perda de água pelo organismo é pela urina, sendo controlada pelos rins (mecanismo descrito anteriormente). A produção diária de urina por adultos é em torno de 1.200 a 2.000 mL/dia. Porém, essa quantidade é diretamente relacionada com o consumo de líquidos ingeridos e a quantidade de suor produzido (IOM, 2004; Benelam e Wyness, 2010).

Há uma perda fisiológica pelas fezes, pelas quais são excretados diariamente cerca de 100 mL a 200 mL de água. Situações clínicas como vômitos e diarreias levam o trato gastrointestinal a eliminar maiores quantidades de líquidos (Otten, Hellwig e Meyers, 2006; Jéquier e Constan, 2010).

A água também é eliminada pela transpiração, quando a perda de calor do corpo pelo processo de radiação de calor não é suficiente para dissipar o excesso de calor corporal. A quantidade de suor produzida pelo organismo depende de vários fatores, incluindo variação interindividual nas taxas de suor, condições climáticas, níveis de atividade física e condicionamento físico (IOM, 2004; Jéquier e Constant, 2010).

Outra forma de o organismo humano eliminar água é pela perda de água insensível, ou seja, evaporação da água pelos pulmões. O sistema respiratório elimina cerca de 250 a 350 mL de água por dia pela evaporação. Esse volume sofre influência do volume ventilatório, que aumenta com a atividade física, hipoxemia e hipercapnia. Além disso, o gradiente de pressão do vapor de água, influenciado por umidade, temperatura e pressão barométrica, também participa da perda de água pelos pulmões (IOM, 2004; Benelam e Wyness, 2010).

Distribuição corporal e função

No corpo humano em torno de 45 a 75% do peso corporal total é composto por água. A variação da porcentagem de água no organismo depende do sexo, da idade e da composição corporal do indivíduo, sendo alta no tecido magro (70 a 75%) e baixa no tecido adiposo (10 a 40%) (IOM, 2004). Os homens possuem maior quantidade de água corporal do que as mulheres. Em média, um homem adulto de 70 kg possui 60% do seu peso corporal composto por água. Já as mulheres têm aproximadamente 51% de água em seu peso corporal, por apresentar menor quantidade de músculos e gordura corporal total aumentada (IOM, 2004; Thomas e Bishop, 2007).

A água corporal é distribuída em dois compartimentos: intracelular (interior das células do corpo) e extracelular (líquido intersticial, líquido intravascular e líquido transcelular) (Sawka, Cheuvront e Carter, 2005). O primeiro comporta ⅔ da água corporal, sendo responsável por fornecer um meio adequado para que ocorram as reações químicas necessárias para a manutenção da célula. O interstício possui ¾ do líquido extracelular e está presente em várias células do organismo, facilitando a troca gasosa e de substâncias entre o sangue e as células. O líquido intravascular é um componente dos vasos sanguíneos, formando o plasma. O volume plasmático adequado é essencial para a manutenção da circulação normal e quantidade de oxigênio adequada ao funcionamento do organismo. O líquido transcelular constitui apenas 2% do total de líquidos corporais e inclui os líquidos presentes nos espaços sinovial, peritoneal, pericárdio, intraocular e líquido cefalorraquidiano (Grandjean e Campbell, 2004; Waitzberg, 2004; IOM, 2015).

Outra função da água no organismo humano é atuar como solvente, ou seja, diluição de substâncias, chamadas de solutos. Os principais solutos no líquido extracelular são: cloreto de sódio, bicarbonato, cálcio, potássio, magnésio, metabólitos e hormônios. Nos líquidos intracelulares são encontrados fosfatos e proteinatos, além de pequenas quantidades de sódio, magnésio e bicarbonato, e um pouco de cloreto e cálcio (IOM, 2004; Jéquier e Constant, 2010; Gil, 2015).

A razão entre solutos e solventes é denominada osmolaridade, sendo fundamental para o funcionamento adequado do organismo. Atividades como comer ou exercitar-se podem causar desequilíbrios temporários nas concentrações de soluto na corrente sanguínea. O mineral sódio é o principal soluto que influencia na osmolaridade, ou seja, a variação nas concentrações de sódio ou água corporal terá influência na osmolaridade (IOM, 2004).

A água também contribui de forma significativa para a regulação da temperatura corporal pela transpiração, ou seja, pela perda de calor. Contribui para a eliminação de resíduos principalmente pelos rins e pela produção de urina. Além disso, as proteínas, membranas, enzimas, mitocôndrias e hormônios somente são funcionais na presença desse líquido (IOM, 2004).

SITUAÇÕES CLÍNICAS

Situações clínicas de deficiência

O volume de água no organismo humano é rigorosamente controlado, pois com pequenas alterações na osmolaridade plasmática, de menos de 1%, os mecanismos de conservação ou excreção de água são ativados. Existem várias situações que desencadeiam a perda do equilíbrio hídrico: a presença de algumas doenças, condições climáticas e prática de atividades físicas, entre outras. Essas condições podem levar a um processo de desidratação, podendo comprometer o estado de saúde do indivíduo, em casos mais severos levando até ao óbito (Otten, Hellwig e Meyers, 2006).

As populações de risco para a desidratação são: crianças, idosos, gestantes e lactantes. Diversos fatores contribuem para o desequilíbrio hidroeletrolítico nas crianças, como alta razão superfície-peso corporal, capacidade limitada de excretar solutos e a concentração urinária, baixa capacidade de expressar sede e alta taxa metabólica (Gorelick, Shaw e Murphy, 1997). As principais variáveis que contribuem para a desidratação na infância são: febre, vômitos, diarreia e a diluição inadequada das fórmulas infantis (Jéquier e Constant, 2010). Em indivíduos idosos, a desidratação pode ocorrer por diminuição da sensação de sede, menor capacidade renal em concentrar a urina e baixa secreção de aldosterona. Além disso, a perda de massa magra decorrente do envelhecimento, menor mobilidade, uso de medicamentos como diuréticos e laxantes também contribuem para a desidratação (Benelam e Wyness, 2010). Em relação às gestantes, náuseas e vômitos são comuns, principalmente nos três primeiros meses. No entanto, esses desconfortos podem atrapalhar a mulher em alcançar as recomendações de ingestão hídrica, ficando suscetível à desidratação. Já as lactantes perdem grandes quantidades de água pelo leite materno (Otten, Hellwig e Meyers, 2006).

Na população em geral, as principais causas de desidratação são por perda de água corporal (diarreia, vômitos, uso de diuréticos, sudorese intensa) e patologias (*diabetes mellitus, diabetes insipidus* e pancreatite, entre outras) (Pereira, Paiva e Gaiolla, 2017).

A desidratação pode ser definida como 1% ou mais de perda de massa corporal, considerando apenas perda de fluidos (sem perda de peso pelo balanço energético negativo) (Kleiner, 1999). A deficiência de água pode variar quanto à intensidade: leve ou de primeiro grau (perdas de até 5% do peso), moderada ou de segundo grau (entre 5 e 10%) e grave ou de terceiro grau (acima de 10%) (Barbosa e Sztajnbok, 1999; Jéquier e Constant, 2010).

Nas formas leve e moderada, observam-se sintomas como: boca seca e pegajosa, sonolência ou cansaço, sensação de sede, diminuição na produção de urina, pouca ou nenhuma lágrima ao chorar, fraqueza muscular, dor de cabeça e tontura. Já na forma grave os sinais são: sede extrema, irritabilidade e confusão mental em adultos, boca muito seca, pele, membranas e mucosas secas, falta de transpiração, pouca ou nenhuma micção (qualquer urina produzida terá cor amarelo-escura ou âmbar), olhos fundos, pele sem elasticidade quando comprimida em uma dobra, pressão sanguínea baixa, batimentos cardíacos acelerados, febre, delírios ou inconsciência, e em crianças ainda observam-se fontanelas afundadas (Barbosa e Sztajnbok, 1999; Jéquier e Constant, 2010).

Com a perda de água, o corpo excreta também o sódio, podendo causar a desidratação isotônica, hipotônica ou hipertônica. A desidratação isotônica ou isonatrêmica é caracterizada por sódio sérico entre 135 e 150 mEq/L. Nesse tipo de desidratação observa-se que há perda de água e sódio na mesma proporção, com consequente diminuição de volume extracelular. Na desidratação hipotônica ou hiponatrêmica, o sódio sérico está abaixo de 130 mEq/L, em virtude da depleção de sódio e água, porém com uma perda proporcional excessiva de sódio em relação à perda de água. A hipotonicidade do líquido extracelular causa uma movimentação de água do espaço extracelular para o intracelular, o que compromete ainda mais o déficit extracelular, consequentemente piorando os sinais e sintomas da desidratação. Baixo consumo de água e perda excessiva de fluidos são os dois mecanismos responsáveis pelo surgimento da desidratação hipertônica ou hipernatrêmica, cujo teor de sódio é maior que 150 mEq/L. Nesse caso há uma diminuição na concentração de sódio e água, porém com perda proporcional maior de água (Barbosa e Sztajnbok, 1999; Jéquier e Constant, 2010).

As principais técnicas utilizadas para avaliar a hidratação do indivíduo são:

- Medida do peso corpóreo: a técnica utilizada para avaliar mudanças no estado de hidratação é a medição das alterações no peso corporal que ocorrem durante curtos períodos. Em um indivíduo em equilíbrio calórico, a perda de peso corporal é equivalente à perda de água (Jéquier e Constant, 2010). Estima-se que alterações de 1 g de peso corporal equivalem à alteração de 1 mL de volume de água corporal (Pereira, Paiva e Gaiolla, 2017).
- Impedância bioelétrica: considerada um método rápido, não invasivo e relativamente barato, que se baseia na passagem de corrente elétrica de baixa amplitude e alta frequência que irá medir o teor de água no organismo, além da quantidade de músculos e gordura (Jéquier e Constant, 2010). Entretanto, esse método depende da temperatura corporal, ingestão de líquidos e da postura do paciente (Campana e Paiva, 2005).
- Osmolaridade urinária e cor da urina: osmolaridade urinária e a cartela de cores da urina podem ser usadas como um indicador de desidratação, pois quanto mais escura for a urina e quanto maior a osmolaridade urinária, maior será a desidratação do indivíduo (Kavouras, 2002).
- Dosagem de ADH e variáveis hematológicas: aumento de osmolaridade de 1% é suficiente para iniciar uma sensação de sede e aumentar a concentração plasmática de ADH em 100% do valor basal. Portanto, a medição de alterações na osmolaridade plasmática é o índice hematológico de hidratação mais utilizado. As variáveis hematológicas como hemoglobina (Hb) e hematócrito (Ht) também podem ser utilizadas para avaliar o estado de desidratação do indivíduo, porém é necessário saber a Hb e o Ht basais do paciente (Francesconi et al., 1987; Kavouras, 2002).

Situações clínicas de excesso de água corporal

A ingestão excessiva de água pode levar à hiponatremia, ou seja, baixa concentração de sódio no sangue (< 135 mmol/L). A menor concentração de sódio no fluido extracelular faz com que o fluido se mova para o meio intracelular, resultando em edema do sistema nervoso central, congestão pulmonar e fraqueza muscular. A baixa concentração de sódio no sangue também pode ocorrer pela ingestão excessiva de líquidos e/ou pelo subdeslocamento de sódio, durante ou após eventos esportivos de resistência prolongada (Otten, Hellwig e Meyers, 2006).

Os participantes de eventos esportivos prolongados, como maratonas, perdem quantidades significativas de sal e água pelo suor. A ingestão excessiva de água para corrigir o déficit de água livre, mas não o de sódio, faz com que o sódio corporal se dilua ainda mais, causando a hiponatremia e sintomas como fadiga, sonolência e confusão mental, podendo levar a edema cerebral, convulsões, coma e até óbito (Montain, 2008; Draper et al., 2009).

Outras situações clínicas que devem ser citadas pelo aumento da ingestão hídrica são: pacientes psiquiátricos com polidipsia psicogênica (sede excessiva crônica e ingestão de líquidos) e pacientes em uso de drogas psicotrópicas (Otten, Hellwig e Meyers, 2006).

Geralmente, a normalização da ingestão hídrica permite que os rins excretem o excesso de água do corpo e permite o retorno do equilíbrio hídrico (Pereira, Paiva e Gaiolla, 2017).

SUPLEMENTAÇÃO BASEADA EM EVIDÊNCIAS

A ingestão de água contribui para a hidratação, possui um esvaziamento gástrico rápido e apresenta baixo custo. Porém, em algumas situações, como em patologias (vômitos e diarreias) e exercícios físicos prolongados, a reposição hídrica utilizando apenas água é ineficaz, pois a perda de eletrólitos associada ao aumento da ingestão hídrica pode induzir a quadros como a hiponatremia (como descrito anteriormente) (Mountain, Cheuvront e Sawka, 2006).

Indivíduos que apresentam vômitos e diarreias devem corrigir a desidratação com a ingestão de fluidos, como água e soro de hidratação. É importante ressaltar que a ingestão excessiva de água pura sem a correção de sódio é contraindicada, pois pode levar a quadros de hiponatremia. Para os casos mais graves, ou na impossibilidade de ingerir fluidos por via oral, é necessária a reposição intravenosa de soro fisiológico, ringer lactato ou solução polieletrolítica (Maughan, 2012).

Para os indivíduos que praticam exercícios físicos com duração inferior a uma hora, a reposição com água pura é suficiente para evitar o aumento da temperatura central, não sendo necessária a reposição de sódio. Atividades físicas com duração acima de 1 hora, com consumo de oxigênio entre 60 e 90%, necessitam de reposição hídrica com a presença de sódio, a fim de se evitar a hiponatremia. Nos eventos acima de 3 horas, como nas ultramaratonas, com consumo de oxigênio entre 30 e 70%, há necessidade de reposição hídrica, do substrato energético e de eletrólitos, principalmente o sódio (Carvalho e Mara, 2010).

A Sociedade Brasileira de Medicina Esportiva (Hernandez e Nahas, 2009) recomenda de forma geral que o indivíduo inicie a hidratação 2 horas antes de iniciar o exercício físico com 250 a 500 mL de água. Durante a atividade física, a recomendação é de manutenção da ingestão de líquidos a cada 15 a 20 min. A quantidade de líquido a ser ingerido varia de acordo com a taxa de sudorese, podendo variar entre 500 e 2.000 mL por hora. Caso a atividade física tenha duração superior a uma hora, ou se for intensa do tipo intermitente, mesmo inferior a uma hora, deve-se repor de 30 a 60 gramas de carboidratos por hora e sódio na quantidade de 0,5 a 0,7 g/h. É importante ressaltar que a bebida deve estar com a temperatura em torno de 15 a 22°C; além disso, deve apresentar um sabor de acordo com a preferência do indivíduo.

REFERÊNCIAS

1. BARBOSA, A.P.; SZTAJNBOK, J. Distúrbios hidroeletrolíticos. *Jornal de Pediatria*, Rio de Janeiro, v. 75, n. 2, p. 223-33, 1999.

2. BENELAM, B.; WYNESS, L. Hydration and health: a review. *Nutrition Bulletin*, London, v. 35, n. 1, p. 3-25, 2010.

3. CAMPANA, A.O.; PAIVA, S.A.R. Body composition: methods of assessment. *Nutrire*, São Paulo, v. 29, p. 99-120, 2005.

4. CARVALHO, T.; MARA, L.S. Hidratação e nutrição no esporte. *Revista Brasileira de Medicina do Esporte*, São Paulo, v. 16, n. 2, p. 144-8, 2010.

5. [DATASUS] DEPARTAMENTO DE INFORMÁTICA DO SUS. Instituto Trata Brasil e o Conselho Empresarial Brasileiro para o Desenvolvimento Sustentável, 2014. Disponível em: http://datasus. saude.gov.br/noticias/atualizacoes/391-trata-brasil-e-cebds-destacam-beneficios-com-expansao- -do-saneamento. Acessado em: 20 jun. 2019.

6. DIAS, R.B. Tecnologias sociais e políticas públicas: lições de experiências internacionais ligadas à água. *Inclusão Social*, Brasília, DF, v. 4, n. 2, p. 56-66, 2011.

7. DIDUCH, M.; POLKOWSKA, Z.; NAMIESNIK, J. Chemical quality of bottled waters: A review. *Journal Food Science*, North Carolina, v. 76, n. 9, p. 178-96, 2011.

8. DRAPER, S.B, et al. Overdrinking-induced hyponatraemia in the 2007 London Marathon. *BMJ Case Reports*, United Kingdom, v. 27, 2009.

9. [ECOSOC] UNITED NATIONS ECONOMIC AND SOCIAL COUNCIL. *Progress towards the Sustainable Development Goals: report of the secretary general*, 2017. Disponível em: http://admin. indiaenvironmentportal.org.in/files/file/Progress%20towards%20the%20Sustainable%20Development%20Goals_0.pdf. Acessado em: 20 jun. 2019.

10. [EFSA] EUROPEAN FOOD SAFETY AUTHORITY. Scientific opinion on dietary reference values for water. *European Food Safety Authority Journal*, Parma, v. 8, n. 3, p. 1-48, 2010.

11. FRANCESCONI, R.P. et al. Urinary and hematologic indexes of hypohydration. *Journal of Applied Physiology*, v. 62, n. 3, p. 1271-6, 1987.

12. GIL, A. Hydration and health. *Nutricion Hospitalaria*, Madrid, v. 32, n. 1, p. 1-58, 2015.

13. GORELICK, M.H.; SHAW, K.N.; MURPHY, K.O. Validity and reliability of clinical signs in the diagnosis of dehydration in children. *Pediatrics,* Vermont, v. 99, n. 5, p. 1-6, 1997.

14. GRANDJEAN, A.C.; CAMPBELL, S.M. *Hydration: Fluids for life.* A monograph by the North American Branch of the International Life Science Institute. Washington, DC: ILSI North America, 2004.

15. HERNANDEZ, A.J.; NAHAS, R.M. Diretriz da Sociedade Brasileira de Medicina do Esporte: modificações dietéticas, reposição hídrica, suplementos alimentares e drogas: comprovação de ação ergogênica e potenciais riscos para a saúde. *Revista Brasileira de Medicina do Esporte*, São Paulo, v. 15, n. 3. p. 3-12, 2009.

16. HOYT, R.W.; HONIG, A. Environmental influences on body fluid balance during exercise: Altitude. In: BUSKIRK, E.R.; PUHL, S.M. (Eds.). *Body fluid balance: exercise and sport*. Boca Raton, FL: CRC Press, 1996, p. 183-96.

17. [IOM] INSTITUTE OF MEDICINE. Dietary Reference Intakes for water, potassium, sodium, chloride, and sulfate. In: *Dietary Reference Intakes*. Washington: National Academic Press, 2004, p. 73-185.

18. JÉQUIER, E.; CONSTANT, F. Water as an essential nutrient: the physiological basis of hydration. *European Journal of Clinical Nutrition*, London, v. 64, n. 2, p. 115- 23, 2010.
19. KAVOURAS, S.A. Assessing hydration status. *Current Opinion in Clinical Nutrition Metabolic Care*, v. 5, n. 5, p. 519-24, 2002.
20. KLEINER, S.M. Water: an essential but overlooked nutrient. *Journal of the American Dietetic Association*, Iowa City, v. 99, n. 2, p. 200-6, 1999.
21. MAUGHAN, R.J. Hydration, morbidity, and mortality in vulnerable populations. *Nutrition Reviews*, Oxford, v. 70, n. 2, p. 152-5, 2012.
22. [SNIS] SISTEMA NACIONAL DE INFORMAÇÕES SOBRE SANEAMENTO. *Ministério do Desenvolvimento Regional publica diagnósticos da situação do saneamento no Brasil, 2019*. Disponível em: http://www.snis.gov.br/component/content/article?id=175. Acessado em: 20 jun. 2019.
23. MONTAIN, S.J. Hydration recommendations for sport 2008. *Current Sports Medicine Reports*, North Carolina, v. 7, n. 4, p. 187-92, 2008.
24. MOUNTAIN, S.J.; CHEUVRONT, S.N.; SAWKA, M.N. Exercise associated hyponatraemia: Quantitative analysis to understand the aetiology. *British Journal of Sports Medical*, Vancouver, v. 40, p. 98-106, 2006.
25. NELSON, D.L.; COX, M.M. Água. In: *Princípios de Bioquímica de Lehninger*. 7.ed. Porto Alegre: Artmed, 2019. 1272p.
26. OTTEN, J.J.; HELLWIG, J.P.; MEYERS, L.D. IOM: Dietary Reference Intakes for water. In: *Dietary Reference Intakes: essential guide nutrient requirements*. Washington DC: National Academic Press, 2006, p.156-76.
27. PEREIRA, F.W.L.; PAIVA, S.A.R.; GAIOLLA, P.S.A. Funções plenamente reconhecidas de nutrientes – Água. *International Life Sciences Institute do Brasil*, v. 5, n. 2, p. 1-39, 2017.
28. PETRACCIA, L. Water, mineral waters and health. *Clinical Nutrition*. Edinburgh, v. 25, n. 3, p. 377-85, 2006.
29. ROLLS, B.J.; ROE, L.S.; MEENGS, J.S. Reductions in portion size and energy density of foods are additive and lead to sustained decreases in energy intake. *American Journal of Clinical Nutrition*, Oxford, v. 83, n. 1, p. 11-7, 2006.
30. SAWKA, M.N.; CHEUVRONT, S.N.; CARTER, R. Human water needs. *Nutrition Reviews*, Oxford, v. 63, n. 1, p. 30-9, 2005.
31. SHIRREFFS, S.M.; MAUGHAN, R.J. Whole body sweat collection in man: an improved method with some preliminary data on electrolyte composition. *Journal of Applied Physiology*, Rockland, v. 82, n. 1, p. 336-41, 1985.
32. THOMAS, B.; BISHOP, J. Fluid. In: *Manual of dietetic practice*. 4.ed. Oxford: Blackwell Sciences, v. 4, p. 217-21, 2007.
33. THOMAS, D.R. et al. Understanding clinical dehydration and its treatment. *Journal of the American Medical Directors Association*, North Carolina, v. 9, n. 5, p. 292-301, 2008.
34. [UNESCO] UNITED NATIONS EDUCATIONAL, SCIENTIFIC AND CULTURAL ORGANIZATION. *World water assessment programme: water for people, water for life*. Paris, 2003. Disponível em: http://www.unesco.org/new/en/natural-sciences/environment/water/wwap/wwdr/wwdr1-2003/. Acessado em: 20 jun. 2019.
35. [USDA/ARS] U.S. DEPARTMENT OF AGRICULTURE/AGRICULTURAL RESEARCH SERVICE. *USDA National Nutrient Database for Standard*, 2002. Disponível em: https://ndb.nal.usda.gov/ndb/nutrients/index. Acessado em: 21 jun. 2019.
36. VAN DER AA, M. Classification of mineral water types and comparison with drinking water standards. *Environmental Geology*, v. 44, n. 5, p. 554-63, 2003.
37. WAITZBERG, D.L. Água. In: WAITZBERG, D.L. Nutrição oral, enteral e parenteral na prática clínica. São Paulo: Atheneu, 2004, p. 3-13.

SEÇÃO II

Micronutrientes – Vitaminas

5

Vitamina A

Fernanda Cobayashi
Camila Longhi Macarrão

INTRODUÇÃO

A vitamina A (lipossolúvel) desempenha diversas funções no organismo, sendo essencial para o crescimento e desenvolvimento, a manutenção da integridade epitelial, o sistema imunológico e a reprodução (Mason et al., 2001; Underwood e Arthur, 1996). Além disso, destaca-se o seu papel na visão, cujas manifestações clínicas como cegueira noturna e manchas de Bitot indicam quadros de deficiência de vitamina A sistêmica moderada a grave (WHO, 1996).

A Organização Mundial de Saúde considera a deficiência de vitamina A como problema de saúde pública leve: quando a prevalência no país for ≥ 2 e ≤ 10%; moderada: > 10 e < 20%; e grave: ≥ 20% (WHO, 1996).

A deficiência de vitamina A é prevalente particularmente em países em desenvolvimento. No Brasil, por exemplo, a deficiência é considerada um problema moderado de saúde pública (WHO, 2009). De acordo com a Pesquisa Nacional de Demografia e Saúde (PNDS), realizada em 2006, das 3.499 amostras de sangue de crianças menores de 5 anos e das 5.698 amostras de mulheres de 15 a 49 anos, a prevalência de deficiência encontrada foi de 17,4 e 12,3%, respectivamente. E as maiores prevalências foram encontradas nas regiões Nordeste (21,6%) e Sudeste (19,0%) (Brasil, 2009).

No mundo, a prevalência da deficiência de vitamina A atinge 190 milhões de crianças menores de cinco anos (33,3%) e 19,1 milhões de gestantes (15,3%) (WHO, 2009).

As principais causas da deficiência são o consumo baixo de alimentos-fontes na vitamina e a ausência do aleitamento materno (WHO, 1996; WHO,

2009). Nos países em desenvolvimento, as mulheres em idade reprodutiva são particularmente vulneráveis em razão do consumo inadequado de nutrientes, da alta prevalência de infecções e alta paridade (Miller, Humphrey e Johnson, 2002). A quantidade de vitamina A no leite materno dessas mulheres tende a ser baixa, assim como também a ausência de alimentos-fontes na alimentação complementar dos bebês (Miller, Humphrey e Johnson, 2002; Gogia e Sachdev, 2010).

No Brasil, o Ministério da Saúde conta com um programa que visa a ações de educação nutricional, focadas na melhoria da qualidade da dieta, divulgando o valor nutricional dos alimentos regionais e aulas de culinária pelo programa Estratégia Nacional para Alimentação Complementar Saudável (Enpacs), que aborda também o conteúdo do guia alimentar para crianças menores de 2 anos, aconselhamento e planejamento alimentar (Brasil, 2010). Além disso, o Brasil ainda conta com o programa de suplementação profilática de vitamina A desde 1983. A vitamina A medicamentosa é distribuída nas regiões onde a prevalência da deficiência é alta (Nordeste, Vale do Jequitinhonha e Vale do Mucuri) (Brasil, 2004).

A Tabela 1 mostra as recomendações de vitamina A propostas pelo Instituto de Medicina dos Estados Unidos em 2001, de acordo com o sexo e as fases da vida.

TABELA 1 Recomendações de ingestão de vitamina A e limites superiores toleráveis de ingestão (UL) de acordo com o Instituto de Medicina dos Estados Unidos

Estágio da vida	EAR (µg/dia)	RDA (µg/dia)	UL (µg/dia)
Lactentes			
0-6 meses	–	400 (AI)	600
7-12 meses	–	500 (AI)	600
Crianças			
1-3 anos	210	300	600
4-8 anos	275	400	900
Masculino			
9-13 anos	445	600	1.700
14-18 anos	630	900	2.800
> 19 anos	625	900	3.000
Feminino			
9-13 anos	420	600	1.700
14-18 anos	485	700	2.800
> 19 anos	500	700	3.000

(continua)

TABELA 1   Recomendações de ingestão de vitamina A e limites superiores toleráveis de ingestão (UL) de acordo com o Instituto de Medicina dos Estados Unidos *(continuação)*

Estágio da vida	EAR (µg/dia)	RDA (µg/dia)	UL (µg/dia)
Gestantes			
≤ 18 anos	530	750	2.800
19-50 anos	550	770	3.000
Lactação			
≤ 18 anos	880	1.200	2.800
19-50 anos	900	1.300	3.000

EAR: *Estimated Average Requirements*; RDA: *Recommended Dietary Intakes*; UL: *Tolerable Upper Intake*.
Fonte: IOM (2001).

ORIGEM E SÍNTESE DA VITAMINA A NOS ALIMENTOS

A vitamina A foi descoberta em 1915 por McCollum e Davis como um fator lipossolúvel denominado "A", que era essencial para o crescimento de ratos (Ross, 2006). "Vitamina A" é um termo genérico que se refere aos vários compostos com atividade biológica do retinol todo trans ou pré-vitamina A (retinol, retinal e ácido retinoico), com exceção dos carotenoides, cujo termo é "pró-vitamina A" (IOM, 2001).

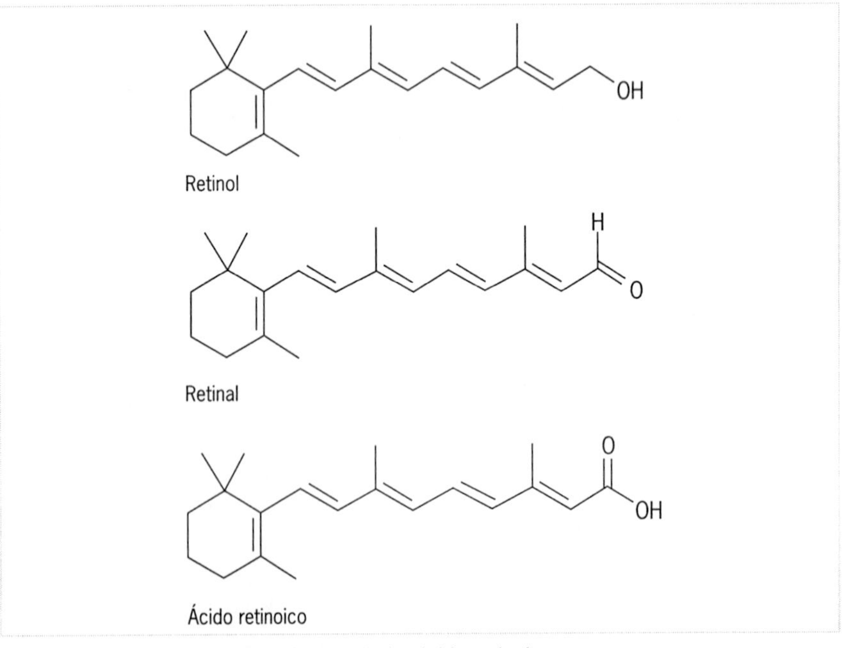

FIGURA 1   Forma química do retinol, retinal e ácido retinoico.

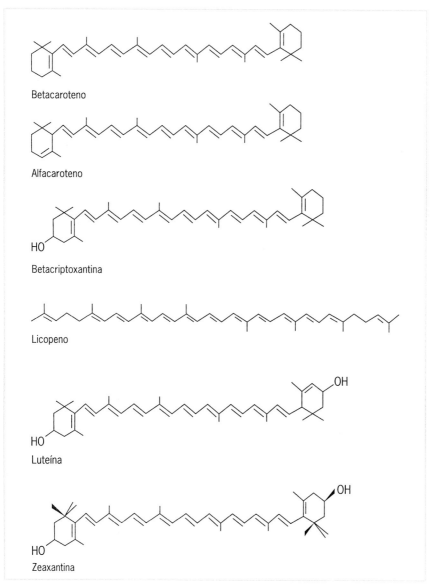

FIGURA 2 Forma química dos carotenoides.

Os carotenoides ou pró-vitaminas são precursores da vitamina A. Embora existam mais de 600 tipos de carotenoides (pigmentos lipossolúveis vermelho, laranja e amarelos produzidos pelas plantas) na natureza, apenas 10% conseguem ser convertidos em retinol. Entre os carotenoides, destacam-se: betacarotenos, alfacarotenos e betacriptoxantina. Os carotenoides licopeno, luteína e zeaxantina não são precursores de vitamina A, mas desempenham papel antioxidante importante para o organismo (Reboul, 2013).

FONTES ALIMENTARES

A vitamina A ou retinol é encontrada nos alimentos de origem animal, sendo considerados como fontes o fígado, óleo de fígado de bacalhau, derivados do leite (leite integral, queijos e manteiga) e os peixes, como atum, sardinha e arenque (IOM, 2001). Já os carotenoides são encontrados nas frutas, legumes e vegetais (cores vibrantes: amarelos, laranjas, vermelhos, roxas, verdes-escuros), sendo o mais abundante deles o betacaroteno, considerado o mais ativo dos carotenoides na conversão para retinol (Ambrósio et al., 2006). Boas fontes de licopeno são: melancia, tomate e molhos de tomate; de zeaxantina: pimentão-vermelho, milho, batata e ovos; e de luteína: brócolis, beterraba, kiwi e ovos (Ambrósio et al., 2006).

A indicação da vitamina A nos alimentos é expressa em equivalentes de retinol (ER), que representam a soma das vitaminas provenientes do retinol pré-formado e dos retinoides. As principais fontes de vitamina A podem ser visualizadas na Tabela 2.

TABELA 2   Conteúdo de vitamina A em alimentos

Alimentos	Quantidade de vitamina A (µg/ER/100 g)
Óleo de fígado de bacalhau	30.000
Fígado de frango	11.600
Fígado de vaca	8.340
Manteiga	590
Atum	450
Ovo de galinha	220
Leite de vaca	30
Sardinha	20
Taioba	1.210,23
Rúcula	810,86
Abobrinha	25,59
Brócolis	352,16

Fontes: Moreira et al. (2005) e Guilland e Lequeu (1995).

FISIOLOGIA

Digestão, absorção e biodisponibilidade

O metabolismo da vitamina A é complexo e envolve uma série de proteínas carreadoras específicas, e como uma substância lipossolúvel, a sua absorção depende da ingestão concomitante de lipídios. A biodisponibilidade do retinol é eficiente, chegando a atingir entre 70 e 100%, e a dos carotenoides é bastante variável, entre 3 e 90% (Reboul, 2013). A biodisponibilidade dos carotenoides irá depender da localização do betacaroteno nas plantas, ou seja, se estão livres em solução oleosa ou presos no interior da matriz alimentar. No geral, os pigmentos de carotenoides presentes nos cloroplastos das plantas, como ocorre com a maioria dos vegetais folhosos verdes-escuros, têm menor biodisponibilidade quando comparados aos carotenoides presentes nas frutas que estão localizados nos cromoplastos. Estes são corpúsculos mais oleosos do que os cloroplastos, o que facilita a absorção (Tang, 2010). Ingestão inadequada de gorduras, excesso de fibras na dieta e distúrbios gastrointestinais que afetam a absorção de gorduras são alguns dos fatores que reduzem a biodisponibilidade da vitamina A e dos carotenoides (Ross, 2006).

Nos alimentos, a vitamina A está na forma de ésteres de retinil e, assim, como os carotenoides serão hidrolisados pelas hidrolases pancreáticas no lúmen intestinal. A absorção é otimizada pela presença das gorduras e da bile que irão emulsificar os glóbulos brancos de gordura que contêm a vitamina e outras gorduras. Nos enterócitos, o retinol se ligará à *cellular retinol binding protein type-II* (CRBP-II), e será reesterificado pela ação da enzima lecitina-retinol aciltransferase (LRAT) e secretado juntamente com os quilomícrons no sistema linfático (Harisson, 2005).

Transporte, armazenamento e excreção

O fígado é o principal local do metabolismo e do armazenamento dos retinoides, onde concentra mais da metade do total de vitamina no organismo. Essa reserva é suficiente para vários meses (Harisson, 2001).

Do fígado o retinol será ligado à proteína ligadora de retinol (RBP – *retinol binding protein*), que também é responsável por controlar as concentrações de retinol sérico. O retinol ligado à RBP deixará o fígado e entrará no sangue, e se ligará a uma outra proteína chamada transtiretina (TTR), formando um complexo de onde irão seguir para os tecidos periféricos (D'Ambrosio, Clugston e Blaner, 2011). Entre os tecidos que utilizam o retinol do complexo estão: tecido adiposo, sistema musculoesquelético, pulmões, rins, olhos, glóbulos brancos e medula óssea (Harisson, 2005). Já os carotenoides com atividade pró--vitamínica A são hidrolisados nos enterócitos pela enzima betadioxigenase. O primeiro produto dessa reação é o retinal, que depois será reduzido a retinol ou será oxidado em ácido retinoico, e então absorvido pelo sistema linfático, assim como a vitamina A pré-formada. Em seguida, são transportados ligados às lipoproteínas plasmáticas de baixa, muito baixa ou alta densidade. Eles são armazenados principalmente no fígado e no tecido adiposo, mas alguns carotenoides são mais específicos a determinados órgãos, como a retina do olho, que concentra especificamente luteína e zeaxantina (Johnson, 2014). O rim é o principal órgão responsável pelo catabolismo e pela excreção da vitamina A e 40% são perdidos pelas fezes.

Função biológica

As funções essenciais da vitamina A incluem diferenciação celular, crescimento e desenvolvimento, função imunológica, reprodução e visão. A vitamina A é componente estrutural dos pigmentos visuais dos cones e bastonetes da retina, sendo essencial para a fotorrecepção (Gropper, Smith e Groff, 2011). Na visão, o composto retinal, que é uma forma oxidada do retinol, está ligado a proteínas específicas – as opsinas, para formar os pigmentos visuais dos cones e dos bastonetes na retina. Nos bastonetes, células funcionalmente responsáveis pela visão no escuro, encontra-se a rodopsina, formada pelo complexo retinal + opsina. Na presença da luz, o 11-cis-retinal assume a configuração da forma do transretinal. Em seguida, uma cascata de sinalização neuronal é ativada, produzindo um impulso nas terminações nervosas do nervo óptico, que é, então, transmitido ao cérebro (Diniz e Santos, 2000; Saari, 2012).

Como ácido retinoico, a vitamina A promove a diferenciação celular, especialmente das células epiteliais, tais como as células respiratórias, gastrointestinais e urogenitais, auxiliando tanto no crescimento quanto na manutenção normal dessas células. Além disso, no núcleo celular, o ácido retinoico liga-se aos receptores de ácido retinoico chamados de receptores retinoides (RXR) no gene, cuja interação permite a estimulação ou inibição da transcrição de genes específicos, afetando dessa forma a síntese de diversas proteínas e muitos processos corporais (Wei, 2003).

O ácido retinoico desempenha papel importante na regulação da diferenciação, maturação e função das células do sistema imune inato. Essas células são compostas de macrófagos e neutrófilos, que iniciam respostas imediatas à invasão de patógenos e da ativação das células T *natural killer* que desempenham funções imunorreguladoras por meio de atividade citotóxica (Wynn e Vanella, 2016).

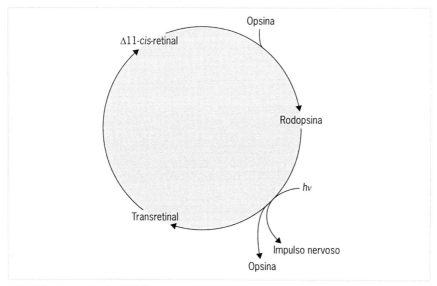

FIGURA 3   Fonte: Devlin (2006).

Entre outras funções importantes da vitamina A, destacam-se os processos reprodutivos masculino e feminino, metabolismo ósseo (pela ativação dos osteoblastos), na hematopoiese e distribuição de ferro pelos tecidos, apesar de os mecanismos envolvidos não estarem completamente elucidados (Brown e Noelle, 2015).

A vitamina A e os carotenoides são potentes antioxidantes que protegem o organismo contra o estresse oxidativo. A função antioxidante se deve à sua capacidade de neutralizar os radicais peroxyl que estão envolvidos na peroxidação lipídica (Gropper, Smith e Groff, 2011). Especificamente com relação aos carotenoides, as suas moléculas são capazes de interagir com os radicais livres para neutralizá-los, atuando dessa maneira no controle da inflamação e na regulação de respostas imunes por meio de suas propriedades antioxidantes (Ross, 2006). Dois carotenoides que não têm função de pró-vitamina A, a luteína e a zeaxantina, são os únicos de origem alimentar que são depositados na região da mácula (Granado, Olmedilla e Blanco, 2003). Estudos têm demonstrado que a suplementação com luteína pode melhorar a função visual de indivíduos com distúrbios da retina (Granado, Olmedilla e Blanco, 2003). De modo geral, o consumo frequente de frutas, legumes e verduras tem sido associado a risco reduzido de desenvolver doenças crônicas, pela quantidade expressiva de uma variedade de carotenoides nesses alimentos (Augusto, Cobayashi e Cardoso, 2015).

SITUAÇÕES CLÍNICAS

Situações clínicas de deficiência

A deficiência da vitamina A ainda é um dos principais problemas nutricionais em países em desenvolvimento. Entre as principais causas, destaca-se a dieta insuficiente da vitamina, que pode baixar os estoques e consequentemente comprometer o estado nutricional da população. Tal deficiência, quando mais grave, leva à xeroftalmia (olho seco), principal causa prevenível de cegueira na infância, anemia e infecções recorrentes. O círculo vicioso vivenciado pelas populações de baixa renda, caracterizado por baixo consumo, desnutrição e infecções, sobretudo nas faixas etárias mais vulneráveis (crianças, gestantes, mulheres em idade reprodutiva), exacerba a deficiência, podendo levar até a morte (WHO, 2009; Stephensen, 2001).

A cegueira noturna frequentemente aparece durante a gestação, uma consequência da deficiência marginal materna de vitamina A associada ao aumento das demandas fisiológicas da gravidez seguidas de infecções (WHO, 1996; WHO, 2009). A anemia também pode ser resultado da deficiência da vitamina em crianças e mulheres, uma vez que a vitamina A desempenha papel importante na hematopoiese, na mobilização e no transporte de ferro (Cardoso, Cobayashi e Augusto, 2014).

A deficiência pode começar no primeiro ano de vida, na ausência de aleitamento materno ou na deficiência de vitamina A em nutrizes que produzem leite materno insuficiente na vitamina, e na vida adulta, quando há consumo insuficiente de alimentos ricos em vitamina A como os de origem animal e o consumo inadequado de alimentos ricos em pró-vitaminas A, como as frutas, legumes e verduras (Miller, Humphrey e Johnson, 2002).

Avaliação do estado nutricional de vitamina A

De acordo com a Organização Mundial de Saúde, dois conjuntos de indicadores de deficiência de vitamina A são comumente utilizados para estudos populacionais: a avaliação bioquímica sérica da vitamina e o exame clínico da visão. A Tabela 3 mostra a classificação da xeroftalmia, cujo termo engloba as manifestações oculares da deficiência desde os estágios iniciais até os estágios mais graves, em que não há mais possibilidade de recuperação da visão (WHO, 1996; WHO, 2009).

Com relação à avaliação bioquímica das concentrações de vitamina A, o ponto de corte que representa deficiência é 0,70 µmol/L e abaixo de 0,35 µmol/L a deficiência é grave (Sommer e Davidson, 2002; West, 2002).

TABELA 3   Classificação da xeroftalmia

XN	Cegueira noturna
X1A	Xerose de conjuntiva
X1B	Mancha de Bitot
X2	Xerose da córnea
X3A	Ulceração da córnea/ceratomalácia < 1/3 de superfície corneal
X3B	Ulceração da córnea/ceratomalácia > 1/3 de superfície corneal
XS	Escara corneal
XF	Fundo xeroftálmico

Fonte: WHO (2009).

O controle da deficiência da vitamina A em crianças se dá por meio do incentivo ao aleitamento materno, da introdução adequada de alimentos complementares saudáveis e da alimentação variada com a presença de alimentos-fontes de origem animal e vegetal (Cardoso, Cobayashi e Augusto, 2014). Tudo isso requer educação nutricional para mudança de hábitos, assim como também melhorar o acesso aos alimentos ricos em vitamina A pela população. A fortificação de alimentos com vitamina A, tais como açúcar, óleos e margarinas ou cereais já é uma realidade em alguns países desenvolvidos e uma última abordagem seria a suplementação medicamentosa de vitamina A, especialmente para os grupos de maior vulnerabilidade à deficiência, como as gestantes e crianças menores de 5 anos (Dary e Mora, 2002).

Situações clínicas de toxicidade

Os sintomas da hipervitaminose A são náuseas, vômitos, visão dupla, dor de cabeça, tontura e descamação da pele. A ingestão crônica de até 3 a 4 vezes acima da recomendada pode resultar em hipervitaminose A e a ingestão de cerca de 10 vezes mais leva à toxicidade (IOM, 2001) e consequente doença hepática. Na intoxicação, há altos níveis plasmáticos de vitamina A associados às lipoproteínas. Sinais iniciais característicos de toxicidade são lábios secos (queilite), seguidos de secura das mucosas (nasal, dos olhos) e fraturas ósseas (Gropper, Smith e Groff, 2011).

Além disso, o excesso de retinol é teratogênico. Estudos mostraram que a ingestão excessiva de suplementos da vitamina esteve associada à maior incidência de malformação em bebês nascidos dessas mulheres (Rothman et al., 1995). O Instituto de Medicina dos Estados Unidos definiu o nível de tolerância máxima para a vitamina A com base nos defeitos congênitos para mulheres na idade reprodutiva e anormalidades hepáticas. Porém, ele se aplica apenas para a vitamina A pré-formada (IOM, 2001).

Por outro lado, a toxicidade causada pelos carotenoides é baixa, e a ingestão de até 30 mg de betacaroteno não possui efeitos colaterais além da hipercarotenodermia (acúmulo de carotenoide na pele e consequente amarelamento). A hipercarotenodermia é reversível, ou seja, após cessar a ingestão excessiva há o desaparecimento dos sintomas (Tanumihardjo et al., 2015).

SUPLEMENTAÇÃO BASEADA EM EVIDÊNCIAS

Pesquisas sugerem associação entre a deficiência de micronutrientes (especialmente a vitamina A) e doenças infecciosas do trato respiratório e digestivo em crianças (Chen et al., 2009; Semba et al., 2010). Ressalta-se, no entanto, que muitas infecções podem ser resultado da anorexia, causada pela própria infecção e menor absorção de vitamina A pelo intestino (Chen, et al., 2009). Sendo assim, a Organização Mundial de Saúde sugere que nos países em desenvolvimento crianças entre 6 meses e 5 anos devem ser suplementadas com altas doses de vitamina A para prevenir e curar doenças relacionadas à deficiência de vitamina A, e reduzir a incidência e taxa de mortalidade dessas doenças (Fisker et al., 2014). Mais de 80 países implementaram programas de suplementação de vitamina A com foco nas crianças menores de 5 anos (Wirth et al., 2017). Em lugares onde a deficiência de vitamina A é um problema de saúde pública, os programas de suplementação devem ser implementados em paralelo com outros programas para melhorar o consumo de alimentos ricos em vitamina A, a fim de se reduzir a mortalidade nos menores de 5 anos (Wirth et al., 2017). Como já mencionado no início deste capítulo, o Brasil conta com o programa de suplementação profilática de vitamina A desde 1983. A vitamina A medicamentosa é distribuída nas regiões onde a prevalência da deficiência é alta: Nordeste, Vale do Jequitinhonha e Vale do Mucuri (Brasil, 2010). A vitamina é administrada em uma única vez. Cada cápsula contém 100.000 UI de vitamina A para crianças de 6 a 11 meses e 200.000 UI para crianças de 12 a 59 meses (Brasil, 2004). Paralelamente a esse programa nacional de suplementação de vitamina A, o Ministério da Saúde adotou um programa que visa a ações de educação nutricional, focadas na melhoria da qualidade da dieta, divulgando o valor nutricional dos alimentos regionais e aulas de culinária – o Enpacs, que aborda também o conteúdo do guia alimentar para crianças menores de 2 anos, aconselhamento e planejamento alimentar (Brasil, 2010).

REFERÊNCIAS

1. AMBRÓSIO, C.L.B.; CAMARA, F.A.; CAMPOS, S.; et al. Carotenoids as an alternative against hypovitaminoses A. *Rev Nutr Camp*, v. 19, n. 2, p. 233-43, 2006.

2. AUGUSTO, R.A.; COBAYASHI, F.; CARDOSO, M.A. Associations between low consumption of fruits and vegetables and nutritional deficiencies in Brazilian schoolchildren. *Publ Health Nutr*, v. 18. n. 5, p. 927-35, 2015.

3. BRASIL. Ministério da Saúde. *Pesquisa Nacional de Demografia e Saúde da criança e da mulher – PNDS 2006: Dimensões do processo reprodutivo e da saúde da criança*. Brasília, 2009.

4. _____. Secretaria de Atenção à Saúde. Departamento de Atenção Básica. *Estratégia nacional para alimentação complementar saudável. ENPACS. Caderno do Tutor*. Rede Internacional de Defesa do Direito de Amamentar. Brasília, DF: IBFM, 2010.

5. _____ Secretaria de Atenção à Saúde. Departamento de Atenção Básica. *Vitamina A mais. Programa Nacional de Suplementação de Vitamina A. Condutas gerais*. Brasília: Ministério da Saúde, 2004.

6. BROWN, C.C.; NOELLE, R.J. Seeing through the dark: New insights into the immune regulatory functions of vitamin A. *Eur J Immunol*, v. 45, n. 5, p. 1287-95, 2015.

7. CARDOSO, M.A.; COBAYASHI, F.; AUGUSTO, R.A. Epidemiologia da deficiência de micronutrientes. In: CARDOSO, M.A. *Nutrição em saúde coletiva*. São Paulo: Atheneu, 2014, p. 105-22.

8. CHEN, K.; ZHANG, X.; LI, T.Y.; et al. Co-assessment of iron, vitamin A and growth status to investigate anemia in preschool children in suburb Chongqing, China. *World J Pediatr*, n. 5, p. 275-81, 2009.

9. D'AMBROSIO, D.N.; CLUGSTON, R.D.; BLANER, W.S. Vitamin A metabolism: an update. *Nutrients*, v. 3, n. 1, p. 63-103, 2011.

10. DARY, O.; MORA, J.O. International vitamin A consultative group. Food fortification to reduce vitamin A deficiency: International vitamin A consultative group recommendations. *J Nutr*, v. 132, p. 2927S-2933S, 2002.

11. DEVLIN, T. *Textbook of biochemistry with clinical correlations*. 6.ed. Hoboken, NJ: Wiley-Liss, John Wiley & Sons, 2006. 1208 p.

12. DINIZ, A.S.; SANTOS, L.M.P. Hipovitaminose A e xeroftalmia. *J Pediatr*, Rio de Janeiro, v. 76, Supl 3, p. s11-s22, 2000. Disponível em: http://bvsms.saude.gov.br/bvs/publicacoes/pnds_crianca_mulher.pdf. Acessado em: jul. 2018.

13. FISKER, A.B.; BALE, C.; RODRIGUES, A.; et al. High-dose vitamin A with vaccination after 6 months of age: a randomized trial. *Pediatrics*, v. 134, p. 739-48, 2014.

14. GOGIA, S.; SACHDEV, H.S. Maternal postpartum vitamin A supplementation for the prevention of mortality and morbidity in infancy: a systematic review of randomized controlled trials. *Int J Epidemiol*, v. 39, n. 5, p. 1217-26, 2010.

15. GRANADO, F.; OLMEDILLA, B.; BLANCO, I. Nutritional and clinical relevance of lutein in human health. *Br J Nutr*, v. 90, p. 487-502, 2003.

16. GROPPER, S.S.; SMITH, J.L.; GROFF, J.L. *Nutrição avançada e metabolismo humano*. Tradução de Marlene Cohen. 5.ed. São Paulo: Cengage Learning, 2011.

17. GUILLAND, J.C.; LEQUEU, B. *As vitaminas do nutriente ao medicamento*. Santos: Santos, 1995. 375p.

18. HARISSON, E.H. Mechanism of digestion and absorption of dietary vitamin A. *Ann Rev Nutr*, v. 25, n. 1, p. 87-103, 2005.

19. HARISSON, E.H. Mechanisms involved in the intestinal digestion and absoption of dietary vitamin A. *Am J Clin Nutr*, v. 131, n. 5, p. 1405-8, 2001.

20. [IOM] INSTITUTE OF MEDICINE. Food and Nutrition Board. *Dietary reference intakes for vitamin A, vitamin K, arsenic, boron, chromium, copper, iodine, iron, manganese, molybdenum, nickel,*

silicone, vanadium, and zinc. New York: National Academy Press, 2001, p. 442-501. Disponível em: https://www.nap.edu/read/10026/chapter/1#x. Acessado em: jul. 2018.

21. JOHNSON, E.J. Role of lutein and zeaxanthin in visual and cognitive function throughout the lifespan. *Nut Rev*, v. 72, n. 9, p. 605-12, 2014.

22. MASON, J.B.; LOTFI, M.; DALMIYA, N.; et al. *The micronutrient report: Current progress and trends in the control of vitamin A, iodine, and iron deficiencies. Micronutrients Iniciative.* Ottawa, Canadá, 2001.

23. MILLER, M.; HUMPHREY, J.; JOHNSON, E. Why do children become vitamin A deficient? *J. Nutrition*, v. 132, p. S2867-S2880, 2002.

24. MOREIRA, A.P.B.; SANT'ANA, H.M.P.; SOUZA, S.L.; et al. Atividade pró-vitamínica A de hortaliças comercializadas nos mercados formal e informal de Viçosa, Minas Gerais. *Rev Ceres*, v. 52, p. 177-89, 2005.

25. REBOUL, E. Absorption of vitamin A and carotenoids by the enterocyte: Focus on transport proteins. *Nutrients*, v. 5, p. 3563-81, 2013.

26. ROSS, C. Vitamina A e carotenóides. In: SHILLS, M.E. *Nutrição moderna na saúde e na doença.* Barueri: Manole, 2006, p. 378-404.

27. ROTHMAN, K.; MOORE, L.; SINGER, M.; et al. Teratogenicity of high vitamin A intake. *N Engl J Med*, v. 333, p. 1369-73, 1995.

28. SAARI, J.C. Vitamin A metabolism in rod and cone visual cycles. *Annu Rev Nutr*, v. 32. p. 125-45, 2012.

29. SEMBA, R.D.; DE PEE, S.; SUN, K.; et al. Low intake of vitamin A-rich foods among children, aged 12-35 months, in India: Association with malnutrition, anemia, and missed child survival interventions. *Nutrition*, v. 26, p. 958-62, 2010.

30. SOMMER, A.; DAVIDSON, F.R. Assessment and control of vitamin A deficiency: the Annecy Accords. *J Nutr*, v. 132, p. 2845S-2850S, 2002.

31. STEPHENSEN, C. Vitamin A, infection, and immune function. *Ann Rev Nutr*, v. 21. p. 167-92, 2001.

32. TANG, G. Bioconversion of dietary provitamin A carotenoids to vitamin A in humans. *Am J Clin Nutr*, v. 91, n. 5, p. 1468S-73S, 2010.

33. TANUMIHARDJO, S.A.; GANNON, B.M..; KALIWILE, C.; et al. Hypercarotenodermia in Zambia: which children turned orange during mango season? *Eur J Clin Nutr*, v. 69, n. 12, p. 1346-9, 2015.

34. UNDERWOOD, B.A.; ARTHUR, P. The contribution of vitamin A to public health. *Faseb J*, v. 10, p. 1040-8, 1996.

35. WEI, L.N. Retinoid receptors and their coregulators. *Annu Rev Pharmacol Toxicol*, v. 43, p. 47-72, 2003.

36. WEST, K.P. JR. Extent of vitamin A deficiency among preschool children and women of reproductive age. *J Nutr*, v. 132. p. 2857S-66S, 2002.

37. WIRTH, J.P.; PETRY, N.; TANUMIHARDJO, S.A.; et al. Vitamin A supplementation programs and country-level evidence of vitamin A deficiency. *Nutrients*, v. 9, n. 190, p. 1-18, 2017.

38. [WHO] WORLD HEALTH ORGANIZATION. *Global prevalence of vitamin A deficiency: micronutrient deficiency information system.* Genebra: WHO, 2009.

39. _____. *Indicators for assessing vitamin A deficiency and their application in monitoring and evaluating intervention programmes.* Geneva: WHO, 1996.

40. WYNN, T.A.; VANNELLA, K.M. Macrophages in tissue repair, regeneration, and fibrosis. *Immunity*, v. 44, p. 450-62, 2016.

6

Vitamina D

Gina Roberta Borsetto
Liane Athayde Beringhs-Bueno
Naiara Cabral

INTRODUÇÃO

A vitamina D é uma substância lipossolúvel, precursora de hormônios, classificada como um nutriente essencial para o organismo dos seres humanos. Diversas funções são exercidas no organismo humano pela vitamina D, dentre elas o metabolismo da insulina, a regulação do metabolismo de minerais, em especial do cálcio (saúde óssea), a participação na manutenção da homeostasia, como crescimento, diferenciação e apoptose celular, e a participação na regulação dos sistemas imunológico, cardiovascular e musculoesquelético (Oliveira et al., 2014).

A deficiência de vitamina D teve sua prevalência muito aumentada após a Revolução Industrial, incidindo principalmente em crianças, causando o raquitismo e o retardo do crescimento, e em adultos, causando osteomalácia e hiperparatireoidismo secundário. Nessas desordens, ocorrem o aumento da reabsorção óssea, favorecendo a perda de massa óssea, e o desenvolvimento de osteopenia e osteoporose (os ossos contêm menos cálcio: a relação entre o cálcio e o osso orgânico está reduzida). A fraqueza muscular também pode ocorrer, contribuindo para elevar ainda mais o risco de quedas e de fraturas ósseas em pacientes com baixa massa óssea (Maeda et al., 2014; Premaor e Furlanetto, 2006; Holick et al., 2011; Truswell, 2011).

Atualmente, sabe-se que a grande síntese da vitamina D ocorre pela pele (pela exposição solar), porém 20% é feita por meio da ingestão alimentar; assim, tanto alimentos como a exposição aos raios solares ultravioleta (UV) são essenciais para a formação da vitamina D. A baixa exposição solar é um dos principais fatores de risco para hipovitaminose D (Junior et al., 2011; Premaor e Furlanetto, 2006), considerando deficiência de vitamina D quando a sua medida é inferior a 20 ng/mL (Oliveira et al., 2014; Premaor e Furlanetto, 2006).

A exposição de face, braços e mãos, ou braços e pernas, à luz solar, por cinco a dez minutos, por pelo menos duas a três vezes por semana, é suficiente não somente para satisfazer as necessidades, mas também para estocar quantidades suficientes de vitamina D em períodos em que a exposição solar é impossível (Araujo et al., 2013).

É sabido que uma dieta saudável não é suficiente para alcançar as doses necessárias de vitamina D, como vimos anteriormente, e a quantidade absorvida dessa vitamina proveniente da alimentação é baixa, porém vale ressaltar que são escassos os alimentos-fontes dessa vitamina, e muitas vezes esses alimentos são pouco consumidos em função do seu elevado teor de colesterol (Bueno e Czepielewski, 2008).

A Grassroots Health, organização de pesquisa em saúde pública sem fins lucrativos dedicada a transmitir mensagens de saúde pública em relação à vitamina D, a partir da ciência em prática, vem nos três últimos anos executando o programa de intervenção populacional D*action, para resolver a epidemia de falta de vitamina D em todo o mundo. Sob o guarda-chuva do D*action, existem programas que focam em toda a população, bem como programas direcionados para a prevenção do câncer de mama e um recém--anunciado programa, o Protect Our Children NOW!, para reduzir as complicações da deficiência de vitamina D encontradas durante a gravidez e na infância (Grassroots Health, 2018).

A Sociedade Brasileira de Endocrinologia e Metabologia (SBEM) encaminhou ao Ministério da Saúde e à Secretaria de Ciência, Tecnologia e Insumos Estratégicos um ofício solicitando uma reunião para discutir a inclusão da vitamina D3 na lista de medicamentos fornecidos gratuitamente pelo Sistema Único de Saúde (SUS). Segundo o texto, a disponibilização corrigiria a deficiência prevalente desse nutriente nos grandes centros urbanos.

De acordo com a Sociedade, o SUS já fornece 400 UI de vitamina D, porém apenas em associação com sais de cálcio, que já seria uma desvantagem, já que a maioria dos pacientes não precisa de suplementação de cálcio, mas, sim, de quantidades maiores de vitamina D. Para a SBEM, as doses de ataque deveriam ser de 7.000 UI/dia por períodos de dois a três meses.

Ainda nesse ofício, cita-se que valores inadequados de vitamina D foram encontrados em 85% dos idosos moradores na cidade de São Paulo, em mais de 90% dos idosos institucionalizados e em cerca de 50% da população de jovens saudáveis. Entre as consequências dessa deficiência estão a maior fragilidade óssea e as fraturas. De acordo com o texto da SBEM (2013),

CAPÍTULO 6 • VITAMINA D 231

uma metanálise sobre o assunto constatou que a suplementação com doses superiores a 700 UI de vitamina D/dia em população idosa conseguiu reduzir o risco de fraturas de quadril em 26% e de fraturas não vertebrais em 23%. Doses inferiores não foram efetivas. Portanto, a adequação das concentrações de vitamina D é essencial na prevenção das fraturas e do tratamento da osteoporose, com excelente relação de custo/benefício.

A Tabela 1 apresenta os valores de ingestão de referência dietética de vitamina D (DRIs) por faixa etária.

TABELA 1   Ingestão de referência dietética (DRIs) de vitamina D para adequação (quantidade/dia)

Grupo de estágio de vida	AI	EAR	RDA
Bebês			
0-6 meses	400 UI (10 μg)	–	–
6-12 meses	400 UI (10 μg)	–	–
Crianças			
1-3 anos	–	400 UI (10 μg)	600 UI (15 μg)
4-8 anos	–	400 UI (10 μg)	600 UI (15 μg)
Masculino			
9-13 anos	–	400 UI (10 μg)	600 UI (15 μg)
14-18 anos	–	400 UI (10 μg)	600 UI (15 μg)
19-30 anos	–	400 UI (10 μg)	600 UI (15 μg)
31-50 anos	–	400 UI (10 μg)	600 UI (15 μg)
51-70 anos	–	400 UI (10 μg)	600 UI (15 μg)
> 70 anos	–	400 UI (10 μg)	800 UI (20 μg)
Feminino			
9-13 anos	–	400 UI (10 μg)	600 UI (15 μg)
14-18 anos	–	400 UI (10 μg)	600 UI (15 μg)
19-30 anos	–	400 UI (10 μg)	600 UI (15 μg)
31-50 anos	–	400 UI (10 μg)	600 UI (15 μg)
51-70 anos	–	400 UI (10 μg)	600 UI (15 μg)
> 70 anos	–	400 UI (10 μg)	800 UI (20 μg)
Gravidez			
14-18 anos	–	400 UI (10 μg)	600 UI (15 μg)
19-30 anos	–	400 UI (10 μg)	600 UI (15 μg)
31-50 anos	–	400 UI (10 μg)	600 UI (15 μg)

(continua)

TABELA 1 Ingestão de referência dietética (DRIs) de vitamina D para adequação (quantidade/dia) *(continuação)*

Grupo de estágio de vida	AI	EAR	RDA
Lactação			
14-18 anos	–	400 UI (10 µg)	600 UI (15 µg)
19-30 anos	–	400 UI (10 µg)	600 UI (15 µg)
31-50 anos	–	400 UI (10 µg)	600 UI (15 µg)

AI: ingestão adequada; EAR: requisito médio estimado; RDA: permissão dietética recomendada; UI: unidade internacional.

Fonte: Ross et al. (2011).

ORIGEM E SÍNTESE DA VITAMINA D NOS SERES VIVOS

A história da vitamina D começou há mais de 100 anos, evoluindo em conjunto com a elucidação patogênica do raquitismo (Martins e Silva, 2007). O termo raquitismo vem do grego sugerido por Francis Glisson em 1650, e é caracterizado principalmente pela diminuição da mineralização da placa epifisária de crescimento em crianças; são observadas bainhas espessas de cartilagem osteoide não calcificadas. Vários estudos iniciados nos séculos XIX e XX buscaram encontrar uma forma de cura para o raquitismo, que na época era um grave problema tanto na Escócia quanto no norte da Europa. Em 1892, o cientista britânico T. A. Palm encontrou uma relação entre a distribuição geográfica do raquitismo e a proporção de luz solar na região (Peters, 2014).

Em 1918, o médico Edward Mellanby acreditava que o raquitismo poderia apresentar relação com alguma deficiência dietética. O Dr. Edward em seu estudo experimental induziu o raquitismo em cães, mantendo-os em espaços fechados e alimentando-os com uma dieta característica da Escócia, ou seja, com aveia; quando o médico administrou óleo de fígado de bacalhau para curá-los e viu que obteve sucesso, associou a cura às propriedades da vitamina A (presente em algumas gorduras e ativos contra o raquitismo e xeroftalmia) (Deluca, 2004; Truswell, 2011), porém o bioquímico Elmer V. McCollum, que também estudava a vitamina A, observou que o óleo de fígado de bacalhau, quando aquecido, apresentava bolhas de hidrogênio, e sua atividade antixeroftalmia era perdida, porém não sua função antirraquítica (Deluca, 2004; Truswell, 2011; Martins e Silva, 2007).

Desse modo, em 1922, McCollum observou que existiam dois fatores nutricionais no óleo de fígado de bacalhau testado, sendo que um deles continha o fator antirraquítico, o qual ele denominou vitamina D. Enquanto isso, uma cientista britânica, Harriete Chick, provou que crianças com o raquitismo poderiam ser curadas tanto pela ingestão do óleo de fígado de bacalhau quanto pela exposição a uma lâmpada de luz ultravioleta (UV) (Peters, 2014; Truswell, 2011).

A vitamina D pode ocorrer sob duas formas químicas, a primeira denominada vitamina D2, obtida pela primeira vez em 1927, por meio da irradiação do ergosterol (um estrolfúngico) com luz UV, e por meio da mesma sequência química foi denominada ergocalciferol. Sua estrutura química foi estabelecida por Adolf Windaus, na Alemanha, e por F. Askew, na Inglaterra, em 1932. Em 1936, A. Windaus estabeleceu a segunda estrutura química da vitamina como D3, derivada do 7-de-hidrocolesterol e designada colecalciferol, um companheiro secundário do colesterol na pele (Truswell, 2011; Martins e Silva, 2007; Barral et al., 2007; Pinheiro, 2015; Ferreira, 2005).

Fonte alimentar de origem animal

As fontes alimentares da vitamina D são peixes como sardinha, salmão, arenque e atum, óleo de fígado de peixe (bacalhau) e gema de ovo. Em alguns países, o maior consumo dessa vitamina provém dos alimentos fortificados, nesse caso, temos os leites e a margarina (Peters, 2014; Barral et al., 2007).

A vitamina D3 ($C_{22}H_{44}O$) é produzida no tecido animal pela ação da luz ultravioleta na pele humana, a partir do colesterol, apresenta-se sob a estrutura química apresentada na Figura 1.

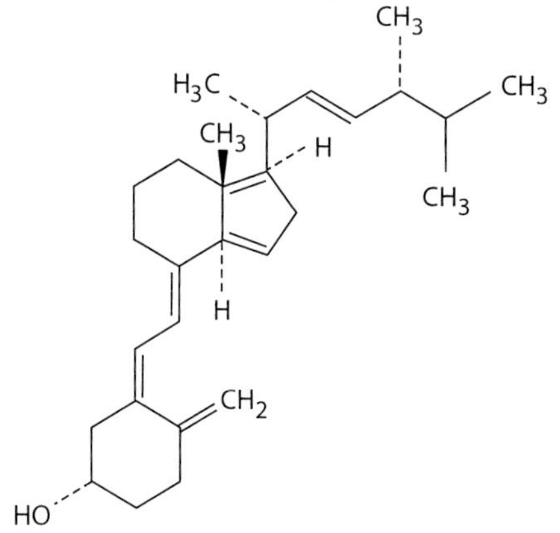

FIGURA 1   Estrutura química do colecalciferol (vitamina D3).
Fonte: Peters e Martini (2014).

Fonte alimentar de origem vegetal

São poucos os alimentos que contêm vitamina D de fonte vegetal; embora ela exista nos cogumelos, esse alimento não é frequentemente consumido e está sujeito a grande variação sazonal. Em alguns países onde há fortificação de alimentos com vitamina D, ela pode ser encontrada nos pães, cereais matinais e suco de laranja (Peters e Martini, 2014).

A vitamina D2 ($C_{28}H_{44}O$) é produzida pelas plantas e leveduras, e apresenta-se sob a estrutura química mostrada na Figura 2.

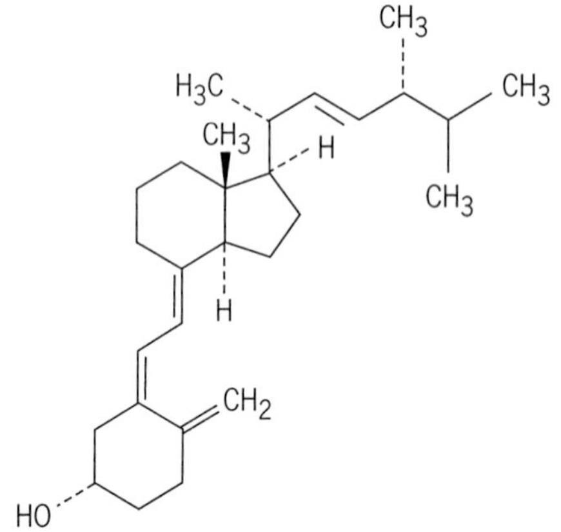

FIGURA 2 Estrutura química do ergocalciferol (vitamina D2).
Fonte: Peters e Martini (2014).

As vitaminas D2 e D3 são classificadas quimicamente como secoesteroides, ou seja, um dos quatro anéis que as constituem apresenta-se quebrado; nesse caso, ocorre a quebra de um anel com adição de dois átomos de hidrogênio em cada grupo terminal. Em relação à estrutura, as vitaminas D2 e D3 (Figuras 1 e 2) são semelhantes, sendo a principal diferença química no nível da cadeia lateral, precisamente no carbono 17, onde a vitamina D2 apresenta uma ligação dupla adicional e um grupo metil incorporado na cadeia lateral (Pinheiro, 2015).

FISIOLOGIA

Síntese, transporte e ativação

A vitamina D proveniente da pele ou da dieta é biologicamente inerte, precisando sofrer uma série de transformações para se tornar ativa (Pereira e Almeida, 2008; Wimalawansa, 2012; Lichtenstein et al., 2013). Assim, a vitamina D (obtida a partir da isomerização da pré-vitamina D3 na camada basal da epiderme ou pela absorção intestinal de alimentos enriquecidos e suplementos) liga-se à proteína ligadora de vitamina D (DBP) na corrente sanguínea, e é transportada para o fígado, onde é hidroxilada por enzimas do citocromo P450 (CYP450), mais precisamente pelas 25-hidroxilases (25- OHase) hepáticas mitocondriais e microssomais, que por sua vez são codificadas pelo gene *CYP27A1*, dando origem à 25-hidroxivitamina D [25(OH)D] com uma meia-vida de 21 a 30 dias (Fraser e Milan, 2013).

A hidroxilação da vitamina D processa-se no nível do rim, nas mitocôndrias dos túbulos contornados proximais do rim (Pereira e Almeira, 2008; Wimalawansa, 2012; Holick, 2004). Nessa porção do rim estão presentes as 1-alfa--hidroxilases (1α-OHase) codificadas pelo gene *CYP27B1*, por meio das quais a 25(OH)D é convertida em 1,25 (OH)2D ou calcitriol (Pereira e Almeida, 2008; Wimalawansa, 2012; Holick, 2004; Wolpowitz e Gilchrest, 2006). Apesar de ser a forma biologicamente ativa da vitamina D a 1,25(OH)2D, esta circula em concentrações cerca de 1.000 vezes menores que as da 25(OH)D [concentrações na ordem dos picomolares, enquanto a 25(OH)D circula na ordem dos nanomolares)]. No entanto, apresenta uma afinidade maior para o receptor da vitamina D (VDR), sendo biologicamente mais potente (Pereira e Almeida, 2008; Wimalawansa, 2012; Premaor e Furlanetto, 2006). A produção de 1,25(OH)2D é estimulada pela hormona paratireoide (PTH), que estimula a atividade da enzima 1-alfa-OHase dos rins. Essa enzima é também controlada pela concentração de cálcio e fósforo e pela concentração de 1,25(OH)2D (Wimalawansa, 2012; Lichtenstein et al., 2013). Assim, quando o nível de cálcio e fósforo no sangue é muito baixo, os gânglios paratireoides segregam PTH, que por sua vez aumenta a produção da forma ativa da vitamina D, que atua estimulando a absorção de cálcio e fósforo no nível do intestino delgado, intervindo então na mobilização de cálcio e fósforo nos ossos, e aumentando a reabsorção do cálcio nos rins (Wimalawansa, 2012; Lichtenstein et al., 2013; Premaor e Furlanetto, 2006).

Já as vitaminas D2 e D3, ao alcançarem o fígado, sofrem hidroxilação no carbono 25, hidroxilação esta mediada por uma enzima microssomal da superfamília do citocromo P450 (CYP450) denominada CYP2R1, dando origem à 25-hidroxivitamina D ou calcidiol [25(OH)D3 e 25(OH)D2]. A CYP2R1 é uma enzima microssomal expressa preferencialmente no fígado, mas que também está presente nas células testiculares (Blomberg et al., 2010).

A 25(OH)D, acoplada à proteína ligadora da vitamina D (DBP, *vitamin D bindingprotein*), é transportada a vários tecidos cujas células contêm a enzima 1-alfa-hidroxilase (CYP27B1), uma proteína mitocondrial da família do CYP450 que promove hidroxilação no carbono 1 da 25(OH)D, formando a 1-α,25-di-hidroxi-vitamina D [1,25(OH)$_2$D ou calcitriol], que é na verdade a molécula metabolicamente ativa. A CYP27B1 é expressa nas células dos túbulos renais proximais, onde grande parte do calcitriol necessário ao metabolismo sistêmico é sintetizada (Norman, 2008). A DBP, com seus ligantes, apresenta uma alta taxa de recaptação pelas células dos túbulos proximais, evitando dessa forma perda urinária dos metabólitos do grupo da vitamina D, e concentra a 25(OH)D nos túbulos renais, onde será necessária para a conversão em 1,25(OH)$_2$D (Hewison, 2010).

Biodisponibilidade

A vitamina D é um pró-hormônio biologicamente inativo que para se tornar ativo precisa passar por duas sucessivas hidroxilações: a primeira no fígado, formando a 25-hidroxivitamina D (25-OHD3), denominada calcidiol; e a segunda nos rins, formando seus dois principais metabólitos: a 1α,25-dihidroxivitamina D [1α,25-(OH)2D3], conhecida como calcitriol, e a 24R,25--di-hidroxivitamina D3 [24R,25(OH)2D3], também conhecida como 24-hidroxicalcidiol (Holick, 1999; Chiellini e Deluca, 2011).

Para que esse processo de ativação da vitamina D se inicie, é essencial que o indivíduo receba a luz solar direta, especificamente a radiação ultravioleta B (UVB) nos comprimentos de onda entre 290 e 315 nanômetros. Em decorrência da posição do eixo em que a Terra translaciona em torno do sol, quanto mais distante uma localidade estiver da linha do Equador, maior será a espessura da camada atmosférica que a luz solar deve atravessar, o que provoca atenuação em vários comprimentos de onda, entre eles a radiação UVB. Esse ângulo de incidência da luz solar sobre a Terra (zênite solar) também se modifica ao longo das estações do ano, sendo maior nos meses de inverno, quando a quantidade de raios UVB que atinge a superfície terrestre é menor. Em virtude disso, a quantidade de raios UVB que atinge a pele dos indivíduos é uma função inversa da latitude e é menor nos meses de inverno (Webb et al., 1988).

Uma outra variável envolvida nessa etapa inicial de ativação da vitamina D é a quantidade de melanina na pele do indivíduo. A melanina, um pigmento da pele, também compete pelo fóton da radiação UVB nos comprimentos de onda entre 290 e 315 nm, diminuindo a disponibilidade de fótons para a fotólise do 7-DHC. Os estudos mostram menores reservas da 25(OH)D em indivíduos negros, quando comparados aos caucasianos (Looker et al., 2002), porém entendem que as duas etnias têm a mesma capacidade de síntese de 25(OH)D (Brazerol et al., 1988), mas retratam que indivíduos com pele mais escura precisam de mais tempo de exposição ao sol para sintetizar a vitamina D3.

Um grupo etário que merece atenção especial nessa fase inicial de ativação da vitamina D na epiderme é o grupo dos idosos, pois, pelo processo de envelhecimento, apresentam afinamento da epiderme e derme e, consequentemente, diminuição da reserva de 7-DHC (Need et al., 1993).

A absorção do fóton UVB pelo 7-DHC promove a quebra fotolítica da ligação entre os carbonos 9 e 10 do anel B do ciclo pentanoperidrofenantreno, formando assim uma molécula secosteroide, que é caracterizada por apresentar um dos anéis rompidos. Essa nova substância, a pré-vitamina D3, é termoinstável e sofre uma reação de isomerização induzida pelo calor, assumindo então uma configuração espacial mais estável, a vitamina D3 (ou colecalciferol). A energia estérica dessa nova conformação tridimensional da molécula permite que seja secretada para o espaço extracelular, ganhando a circulação sanguínea (Armas et al., 2004) (Figura 3).

Armazenamento

Grande parte do 25(OH)D produzido pelo organismo é depositada no nível do tecido adiposo, o qual representa o seu principal reservatório (Pereira e Almeida, 2008; Lichtenstein et al., 2013). A produção de 25(OH)D no fígado é rápida, sofrendo pouca regulação (Wimalawansa, 2012; Lichtenstein et al., 2013; Holick, 2004). Por causa dessa situação, essa é a forma de vitamina D circulante predominante, e os seus níveis séricos refletem os níveis de reserva corporal de vitamina D. Dessa forma, o seu doseamento é o mais indicado na avaliação do *status* corporal de vitamina D, pois se relaciona não só com a síntese cutânea do metabólito, mas também com a ingestão (Wimalawansa, 2012; Alves et al., 2013). No entanto, o metabólito 25(OH)D não apresenta a atividade biológica necessária para realizar as funções biológicas características e esperadas da vitamina D, necessitando para isso ser alvo de uma nova hidroxilação para formar a 1,25-di-hidroxivitamina D [1,25(OH)2D], que é a forma mais ativa da vitamina D (Wimalawansa, 2012; Lichtenstein et al., 2013; Holick, 2004).

Apesar de a 1,25(OH)$_2$D ser o metabólito ativo no organismo, a avaliação da reserva de vitamina D de um indivíduo é realizada pela dosagem sérica da 25(OH)D (Hagenau et al., 2009). As principais razões para o não uso do calcitriol nessa avaliação são sua meia-vida curta [4 a 6 horas, enquanto a 25(OH)D tem meia-vida de 2 a 3 semanas], e pelo fato de que, em situações de deficiência de vitamina D, esse metabólito pode estar em níveis normais, uma vez que a hipocalcemia decorrente da hipovitaminose D estimula a síntese de paratormônio (PTH), o qual tem a capacidade de estimular a expressão da 1-α-hidroxilase, consumindo e convertendo a 25(OH)D em 1,25(OH)$_2$D. Reserva-se a dosagem da 1,25(OH)$_2$D à investigação de situações em que se suspeita de resistência à vitamina D, como no quadro de raquitismo dependente e no resistente à vitamina D. Os valores de 25(OH)D podem ser expressos em nmol/L ou ng/mL (1 ng/mL corresponde a 2,496 nmol/L) (Norman, 2008).

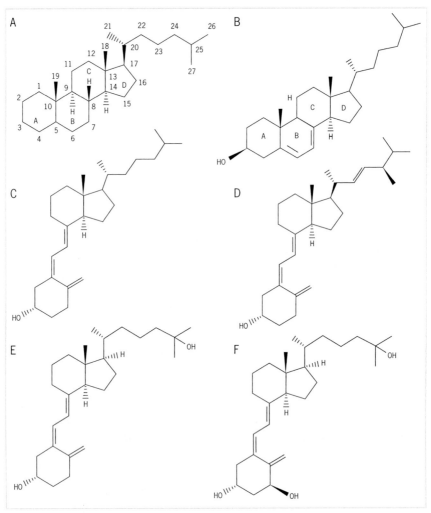

FIGURA 3 Fórmulas esteroquímicas. (A) 5-α-colestano, com a respectiva numeração dos carbonos e a denominação dos anéis do ciclo pentanoperidrofenantreno. O 5-α-colestano é um dos esteroides utilizados como referência para numeração dos carbonos, segundo a orientação da lupac. (B) 7-deidrocolesterol. (C) Colecalciferol (vitamina D3). (D) Ergosterol (vitamina D2). (E) 25-hidroxivitamina D [25(OH)D ou calcidiol]. (F) 1α,25-di-hidroxivitamina D [1α,25(OH)2D ou calcitriol]. As estruturas para a 25(OH)D e 1α,25(OH)2D são aquelas derivadas do colecalciferol.

Excreção

A 1,25(OH)2D estimula a sua própria inativação pelo aumento da expressão da enzima 24-hidroxilase (24-OHase), isoenzima do citocromo P450 (codificada pelo gene *CYP24A1*), que metaboliza a 25(OH)D e a 1,25(OH)2D em formas hidrossolúveis inativas, que serão consequentemente excretadas (Alves et al., 2013, Lichtenstein et al., 2013; Wimalawansa, 2012).

O limite superior da normalidade também é um assunto ainda não definido. Relatos isolados na literatura mostram que intoxicação por vitamina D, baseada em hipercalciúria, está relacionada a níveis séricos de 25(OH)D superiores a 140 ng/mL (Jones, 2008). Porém, como o primeiro sinal de toxicidade pela vitamina D não é hipercalcemia, mas, sim, a hipercalciúria, este seria um parâmetro mais adequado para se avaliar o limite superior de segurança, porém não há dados consistentes relativos a essa avaliação (Hollis e Horst, 2007).

SITUAÇÕES CLÍNICAS

Situações clínicas de deficiência

A hipovitaminose D é, hoje, altamente prevalente entre a população, e constitui um problema de saúde pública em todo o mundo (Castro, 2011). A produção cutânea de vitamina D é modulada pela estação, latitude, período do dia, pigmentação e espessura da pele, idade do indivíduo e uso de filtro solar (Bandeira et al., 2006; Ferreira, 2005; Oliveira et al., 2014), além da influência da localidade do indivíduo em relação à linha do Equador, como já citado anteriormente (Oliveira et al., 2014; Castro, 2011).

A deficiência da vitamina D é muito prevalente na Europa, África, América do Norte, Oriente Médio e em alguns países da América do Sul, como Chile e Argentina. No Brasil, não há estudo nacional com amostra representativa avaliando o estado nutricional da vitamina D, porém vários estudos locais demonstraram deficiência ou insuficiência dessa vitamina, em homens e mulheres, de diferentes faixas etárias, e em diferentes regiões do país, relacionados com baixo consumo dietético da vitamina D e menor exposição aos raios solares UV (Peters, 2014; Prentice, 2008).

Estudos relatam que no estado do Rio Grande do Sul, em virtude das características climáticas da região, há maior possibilidade da deficiência, assim como em São Paulo, onde foi demonstrada prevalência de hipovitaminose D na sua maioria na população idosa, sobretudo institucionalizada. Em Recife, apesar do clima tropical, foi observada maior incidência de hipovitaminose D em mulheres pós-menopausadas. Além das peculiaridades de cada região, o brasileiro infelizmente apresenta uma dieta pobre em vitamina D (Junior et al., 2011; Premaor e Furlanetto, 2006).

Em mulheres na pós-menopausa, a prevalência de insuficiência ou deficiência de vitamina D tem sido encontrada acima de 60%, assim como em pacientes hospitalizados. Nos idosos não institucionalizados, a deficiência de vitamina D ocorreu em 15% dos pacientes, insuficiência em 42% e hiperparatiroidismo secundário (HPS) em mais de 50%. Em adolescentes saudáveis, Peters et al. evidenciaram insuficiência de vitamina D em 60% da amostra analisada. Mais recentemente, Martini et al., avaliando indivíduos de uma amostra representativa da cidade de São Paulo, mostraram que a maior concentração de 25-OHD3 foi observada no outono (20,7 ng/mL), enquanto a menor concentração foi evidenciada no verão (12,0 ng/mL). Os autores também observaram ainda que gênero, índice de massa corporal, atividade física, álcool e tabagismo, estágio de vida, renda familiar, cor da pele, circunferência da cintura e época do ano estavam relacionados e explicavam 22% da variabilidade de 25-OHD3 (Radominski et al., 2017).

Quando analisamos as doenças autoimunes, como o lúpus eritematoso sistêmico, a artrite reumatoide e a doença inflamatória intestinal, a insuficiência de vitamina D também tem sido relatada, especialmente naqueles indivíduos com maior atividade da doença. Premaor et al. encontraram ainda baixos valores de vitamina D em 57% dos residentes médicos de Porto Alegre/RS, com HPS em quase 40% deles, similar aos achados do estudo de Maeda et al. Além disso, a insuficiência/deficiência de vitamina D também é uma constante em pacientes com insuficiência renal crônica em tratamento conservador não dialítico, assim como nos pacientes submetidos à cirurgia bariátrica, e pacientes epilépticos jovens, em uso crônico de anticonvulsivantes (Maeda et al., 2014).

A hipovitaminose D é muito prevalente no Brasil e tem importância clínica muito significativa. A determinação laboratorial do metabólito 25 hidroxivitamina D [25(OH)D] deve ser utilizada na avaliação do *status* de vitamina D dos pacientes e nortear a reposição terapêutica da substância, de acordo com a faixa etária e com a presença ou não de doenças crônicas.

Os valores discutidos na literatura médica, baseados em estudos populacionais com ênfase na homeostase do cálcio e na saúde óssea, variam em doses de 20 a 32 ng/mL (50 a 80 nmol/L). Vários especialistas concordam que para correção do hiperparatireoidismo secundário, redução do risco de quedas e fraturas e a máxima absorção de cálcio, o melhor ponto de corte de 25(OH)D é de 30 ng/mL (75 nmol/L) (Peters e Martini, 2014). Dessa maneira, as concentrações séricas podem ser classificadas como segue:

- Deficiência abaixo de 20 ng/mL (50 nmol/L).
- Insuficiência entre 20 e 29 ng/mL (50 e 74 nmol/L).
- Suficiência entre 30 e 100 ng/mL (75 e 250 nmol/L).

Portanto, concentrações séricas de 25(OH)D abaixo de 30 ng/mL (75 nmol/L) são consideradas por muitos estudiosos no assunto como hipovitaminose D, segundo a diretriz da Endocrine Society (Peters e Martini, 2014).

Na população geral, não há evidência de benefício na mensuração da 25(OH)D, em razão do alto custo dos exames, porém, segundo a Endocrine Society, para alcançar a melhor saúde óssea é recomendável a suplementação de crianças até 1 ano com pelo menos 400 UI/dia, e entre 1 e 70 anos de idade com pelo menos 600 UI/dia, enquanto, acima dos 70 anos, a suplementação indicada seria de 800 UI/dia (Vaz-Carneiro, 2017).

Atualmente existe grande interesse na pesquisa dos efeitos extraesqueléticos da vitamina D, isso porque estudos observacionais mostraram associação de baixas concentrações de vitamina D com diversos desfechos negativos preocupantes, como mortalidade, complicações cardiovasculares, diabetes, câncer, doenças autoimunes, função cognitiva, entre outros (Vaz-Carneiro, 2017). Situações especiais devem ser levadas em consideração, em relação a grávidas e lactentes, a pacientes com insuficiência renal crônica, a pacientes obesos e aqueles submetidos à cirurgia bariátrica (Maeda et al., 2014; Oliveira et al., 2015).

A complementação das necessidades diárias de vitamina D, assim como o tratamento de sua deficiência, devem ser realizados para indivíduos com risco para hipovitaminose D, e naqueles com contraindicação clínica para exposição solar, como no câncer de pele, transplantados, ou no lúpus eritematoso sistêmico (Maeda et al., 2014).

Para pacientes com osteoporose e risco de fraturas aumentado, recomenda-se que as concentrações de 25(OH)D se mantenham acima de 30 ng/mL, para promover benefícios plenos sobre a prevenção do hiperparatireoidismo secundário, e ainda a diminuição do risco de quedas (Maeda et al., 2014).

Grupos de risco para hipovitaminose D

Os principais grupos de risco para hipovitaminose D estão listados a seguir:

- Idosos – acima de 60 anos.
- Indivíduos que não se expõem ao sol ou que tenham contraindicação à exposição solar.
- Indivíduos com fraturas ou quedas recorrentes.
- Gestantes e lactantes.
- Osteoporose (primária e secundária).
- Doenças osteometabólicas, tais como raquitismo, osteomalácia, hiperparatireoidismo.
- Doença renal crônica.

- Síndromes de má absorção, como em pós-operatório de cirurgia bariátrica e doença inflamatória intestinal.
- Uso de medicações que possam interferir na formação e degradação da vitamina D, tais como: terapia antirretroviral, glicocorticoides e terapia anticonvulsivante (Ferreira et al., 2017).

Pacientes pós-cirurgia gástrica

A obesidade é uma doença crônica multifatorial, que promove comorbidades importantes, desencadeando grande repercussão à saúde. Porém, quando instalada a obesidade, e diante do insucesso de formas conservadoras de tratamento em alguns pacientes, a gastroplastia torna-se indicada; entretanto, indivíduos submetidos a essa técnica apresentam maior risco de desenvolver deficiências nutricionais pela limitação da ingestão alimentar e também pela restrição na absorção intestinal, necessitando, por vezes, de suplementação adequada (Segura et al., 2017).

A técnica mais empregada atualmente é o *bypass* gástrico com derivação em Y de Roux, executada em 90% dos casos, sendo um procedimento misto, que restringe o volume estomacal e promove uma diminuição da absorção intestinal, embora seja frequente a evolução clínica para alguns distúrbios nutricionais (Junior et al., 2015). Após o procedimento cirúrgico, o indivíduo pode vir a sofrer algumas deficiências nutricionais, sejam elas em curto ou longo prazo (Sarmento et al., 2014). Modificações no metabolismo do cálcio, redução da absorção de vitamina D, anemia e perda de massa óssea têm sido evidenciadas frequentemente. As carências mais comuns se correlacionam a vitaminas e minerais. Essas ocorrências se justificam pela ingestão insuficiente de nutrientes, má absorção, falha da adesão do paciente à ingestão de polivitamínicos e ainda a alterações intestinais decorrentes da própria cirurgia (Silva et al., 2011).

Apesar de existirem muitos estudos que avaliaram os déficits nutricionais após esse tipo de cirurgia, são poucos os estudos que avaliaram quantitativamente o estado nutricional pré-operatório dos doentes. A correção pré-operatória, como já visto, influencia a morbidade e a mortalidade pós-operatória. A prevalência de déficits pré-operatórios de vitamina B12 é de 13 a 18% e de vitamina D é de 25 a 99% (Antunes, 2017).

Indicações para solicitação de níveis de 25(OH)D

- As principais indicações clínicas para solicitação do nível sérico de 25(OH)D são as doenças ou situações clínicas já mencionadas, baseadas em dados de história clínica do paciente, no exame físico e em exames complementares.

- Não existem evidências para solicitação do nível sérico de 25(OH)D para a população adulta sem comorbidades; portanto, a triagem da população indiscriminadamente não está indicada (Ferreira et al., 2017).

Intervalos de referência: 25(OH)D

Com base em dados da literatura, o posicionamento em relação aos valores ideais da 25(OH)D para a população deve ser estratificado de acordo com a idade do indivíduo e suas características clínicas individuais:

- Acima de 20 ng/mL é o valor desejável para população saudável (até 60 anos).
- Entre 30 e 60 ng/mL é o valor recomendado para grupos de risco como: idosos, gestantes, lactantes, pacientes com raquitismo/osteomalácia, osteoporose, pacientes com história de quedas e fraturas, causas secundárias de osteoporose (doenças e medicações), hiperparatireoidismo, doenças inflamatórias, doenças autoimunes, doença renal crônica e síndromes de má absorção (clínicas ou pós-cirúrgicas).
- Acima de 100 ng/mL: risco de toxicidade e hipercalcemia (Ferreira et al., 2017).

Situações clínicas de toxicidade

A ocorrência de intoxicação por vitamina D é rara. Ainda assim pode ocorrer em decorrência de erros na formulação de medicamentos, suplementos e alimentos fortificados, quando a vitamina D é adicionada em quantidade excessiva ou no abuso da ingestão de suplementos (Peters e Martini, 2014; Truswell, 2011).

A intoxicação de vitamina D pode levar a hipercalcemia e/ou hipercalciúria e hiperfosfatemia, resultando em perda óssea, litíase renal e/ou calcificação de vasos sanguíneos e rins, se essa intoxicação ocorrer por um longo período (Peters e Martini, 2014). Os sintomas da toxicidade da vitamina D podem incluir perda de apetite, náuseas, vômito, constipação, poliúria, polidipsia, desorientação, perda de peso e, em alguns casos, pode evoluir à insuficiência renal.

Em relação à toxicidade causada pelo excesso de ingestão de vitamina D, pesquisadores sugerem que o nível superior tolerável de ingestão (UL) fixado para adultos e idosos é excessivamente conservador, e que é muito improvável a ocorrência de intoxicação por vitamina D em uma população saudável, e com níveis de ingestão menores que 10.000 UI (250 µg) por dia (72-73). A vitamina D3, quando administrada nas posologias indicadas, é bastante segura. Doses de até 10.000 UI/dia, por cinco meses seguidos, não induziram sinais de toxicidade, que se traduziriam por hipercalcemia e hipercalciúria. Concentrações tóxicas de 25(OH)D (> 90 ng/mL) são dificilmente alcançadas com essas doses habituais. Em raras situações clínicas, como em alguns casos de doenças granulomatosas (sarcoidose, tuberculose e infecções fúngicas crônicas) e alguns linfomas, os macrófagos ativados podem produzir localmente 1,25(OH)2D em excesso e, assim, induzir hipercalcemia e hipercalciúria.

Crianças com a síndrome de Williams são mais predispostas à hipercalcemia. Portanto, nessas condições, a suplementação da vitamina D deve ser mais criteriosa, e com monitorização frequente do cálcio plasmático e urinário.

Os sintomas de intoxicação por vitamina D geralmente são poliúria, polidipsia, constipação intestinal e anorexia (Peters e Martini, 2014).

SUPLEMENTAÇÃO BASEADA EM EVIDÊNCIAS

Segundo a recomendação da Sociedade Brasileira Endocrinologia e Metabolismo (Radominski et al., 2017), como já citado, não se deve indicar suplementação generalizada de vitamina D para toda a população. Os benefícios do tratamento com vitamina D são mais evidentes especialmente nas populações com risco para deficiência.

Como a adequação de vitamina D em nosso meio possui íntima dependência da sua produção cutânea secundária à exposição solar, indivíduos com baixa insolação constituem a principal população de deficientes.

As doses para tratamento da hipovitaminose D variam de acordo com o grau de deficiência. Aparentemente, concentrações de 25(OH)D superiores a 12 ng/mL seriam suficientes para se evitar o raquitismo e a osteomalácia, assim como para normalizar a absorção intestinal de cálcio. Entretanto, para reduzir fraturas, concentrações acima de 24 ng/mL são necessárias, enquanto para evitar o desenvolvimento de hiperparatireoidismo secundário, concentrações acima de 30 ng/mL são desejáveis. Portanto, especialmente durante o tratamento da osteoporose, recomenda-se que a 25(OH)D plasmática esteja acima de 30 ng/mL. Para pacientes com osteoporose e risco de fraturas aumentado, doses de manutenção entre 1.000 e 2.000 UI são necessárias (Radominski et al., 2017).

Em nosso meio, a forma mais disponível de vitamina D para tratamento e suplementação é o colecalciferol ou vitamina D3, e esse é o metabólito que tem se mostrado mais efetivo. O ergocalciferol ou vitamina D2 também pode ser usado como suplemento, entretanto os estudos mostram que, por sua meia-vida ser um pouco inferior à D3, a posologia deve ser preferencialmente diária. Além disso, alguns métodos laboratoriais que dosam 25(OH)D reconhecem apenas a 25(OH)D3, o que pode trazer problemas no controle dos níveis plasmáticos quando se faz a suplementação com vitamina D2. Assim, embora a suplementação e o tratamento possam ser feitos com ambos os metabólitos da vitamina D, recomenda-se dar preferência para a vitamina D3, pelas vantagens sobre a manutenção de concentrações mais estáveis (Maeda et al., 2014).

Como regra prática, pode-se predizer que, para cada 100 UI suplementadas, um aumento de 0,7 a 1,0 ng/mL nas concentrações de 25(OH)D é conquistado. Diversos trabalhos mostram que essa curva de dose-resposta pode não ser linear (Radominski et al., 2017).

Em 2011, o Institute of Medicine dos Estados Unidos (IOM), órgão que regulamenta as tabelas de referências de ingestão dietética (DRIs) para a população geral, aumentou a recomendação diária para 600 UI para indivíduos entre 1 e 70 anos de idade, e para 800 UI para aqueles com > 70 anos de idade. Entretanto, a tabela nutricional brasileira permanece com a recomendação de ingestão diária de 200 UI, embora diversos estudos nacionais tenham comprovado e demonstrado que a alimentação do brasileiro não é fonte relevante de vitamina D, e por isso dependemos da síntese cutânea para obter suficiência em vitamina D, e que a deficiência está presente em todas as faixas etárias e grupos populacionais, em especial entre os idosos.

De maneira geral, quando a 25(OH)D está muito abaixo do desejado (abaixo de 20 ng/mL), o esquema de ataque é necessário para repor os estoques corporais.

O esquema mais utilizado atualmente é de 50.000 UI/ semana (ou 7.000 UI/ dia) de vitamina D, por um período de 6 a 8 semanas. Caso a meta de 25(OH) D não tenha sido atingida, um novo ciclo pode ser proposto. Como pode existir uma variação individual na resposta ao tratamento, a reavaliação dos valores plasmáticos após cada ciclo mostra-se necessária, especialmente nos casos de deficiências mais graves, até que a meta seja alcançada. Após esse período, a dose de manutenção deve ser instituída, e varia de acordo com a faixa etária e com as condições concomitantes de cada indivíduo (IOM, 2011).

Atualmente, no pós-operatório gástrico, recomenda-se a suplementação com cálcio e vitamina D, com orientações que sugerem 1.500 mg de citrato de cálcio, em doses divididas, além de uma dose inicial de 3.000 unidades internacionais (UI) de vitamina D, até que os níveis séricos de 25(OH)D atinjam valores superiores a 70 nmol/L. Alguns indivíduos podem precisar de doses mais altas de suplementação (50.000 a 100.000 UI/dia) para evitar o hiperparatireoidismo secundário.

A biodisponibilidade do citrato de cálcio provou ser superior à do carbonato de cálcio, e por isso é o eleito para a suplementação. Recomenda-se fazer a monitorização da suplementação por meio da avaliação dos níveis séricos de cálcio, fósforo, 25(OH)D e níveis de cálcio urinário na urina de 24 horas. Essa

MACRO E MICRONUTRIENTES EM NUTRIÇÃO CLÍNICA

monitorização deve ser feita 2 a 4 semanas após início da suplementação, e sugere-se que seja repetida a cada três meses, no primeiro ano pós-operatório (Antunes, 2017).

TABELA 2   Doses de manutenção diárias de vitamina D recomendadas para população geral e para a população de risco para deficiência

Faixa etária	População geral (UI)	População de risco (UI)
0-12 meses	400	400-1.000
1-8 anos	400	600-1.000
9-18 anos	600	600-1.000
19-70 anos	600	1.500-2.000
> 70 anos	800	1.500-2.000
Gestantes 14-18 anos	600	600-1.000
Gestantes > 18 anos	600	1.500-2.000
Lactantes 14-18 anos	600	600-1.000
Lactantes > 18 anos	600	1.500-2.000

Fonte: adaptada com base nas tabelas nutricionais do Institute of Medicine e da Endocrine Society.

Doses de manutenção

- Adultos: 400 a 2.000 UI, a depender da exposição solar e da coloração da pele.
- Idosos: 1.000 a 2.000 UI/dia ou 7.000 a 14.000 UI/semana.
- Indivíduos obesos, portadores de má absorção ou em uso de anticonvulsivantes podem necessitar de doses duas a três vezes maiores.

A Sociedade Americana de Endocrinologia, com o objetivo de fazer recomendações para prevenir e tratar a deficiência/insuficiência de vitamina D, acredita que, em vez de fixar um valor exato, algo irreal na prática clínica, deve-se recomendar uma faixa de ingestão, algo mais razoável e seguro. Dessa forma, recomenda para crianças de 0 a 1 ano a ingestão de 400 a 1.000 UI/dia (10 a 25 µg/dia) de vitamina D. Para crianças acima de 1 ano de idade, a recomendação é de 600 a 1.000 UI/dia (15 a 25 µg/dia), e para adultos e idosos, de 1.500 a 2.000 UI/dia (37,5 a 50 µg/dia) (Holick et al., 2012).

Como fazer a reposição em casos especiais

A. Doença renal crônica (DRC): o paciente com doença renal crônica possui maior risco para deficiência de vitamina D. As concentrações de PTH também se correlacionam com a 25(OH)D circulante. A deficiência de vitamina D contribui para o desenvolvimento do hiperparatireoidismo secundário no paciente renal crônico, independentemente da produção renal de calcitriol. Diversos tecidos, como macrófagos e osteoblastos, possuem a capacidade de produzir a vitamina D ativa (calcitriol), e essa síntese é dependente de substrato, portanto, não sofre regulação estrita como a síntese renal. Por esse motivo, o tratamento da deficiência e a adequação dos valores circulantes de 25(OH)D são sempre recomendados, sempre que as concentrações plasmáticas estiverem abaixo de 30 ng/mL. No Brasil, recomenda-se a avaliação da 25(OH)D ao fim de cada ciclo de doses de ataque até que a meta seja atingida e, a partir daí, a cada seis meses. Na DRC ocorre aumento dos níveis de PTH secundários à alteração da regulação do fator de crescimento fibroblástico (FGF-23) no eixo PTH-vitamina D, e diminuição da produção de calcitriol pela própria insuficiência renal. A supressão dos níveis de PTH em pacientes em estágio 3-4 da DRC chega a mais de 40%, em 90% dos pacientes. A dose utilizada é variável, depende do estágio de DRC e considera se o paciente encontra-se em diálise ou não, além do nível de PTH sérico. Na DRC estágios 3-5, os níveis ideais de PTH ainda não estão definidos, devendo ser afastadas outras causas para o aumento do PTH. Hipocalcemia, deficiência de vitamina D e hiperfosfatemia devem ser corrigidas inicialmente. Se os níveis de PTH persistirem elevados e aumentando progressivamente, o uso de análogos como o calcitriol deve ser considerado. Na DRC estágio 5D, com níveis elevados e mantidos de PTH, a recomendação é que o PTH seja mantido entre 2 e 9 vezes o limite superior do normal. Não existe um consenso sobre as doses de doxercalciferol e paricalcitol. O uso dos análogos da vitamina D minimiza a perda óssea na DRC pela supressão dos níveis de PTH, e previne a diminuição da remodelação óssea, pelo efeito sobre a diferenciação dos osteoblastos normais e inibição da osteoclastogênese. Estudos demonstram benefício na sobrevida de pacientes em diálise tratados com calcitriol ou análogos da vitamina D. Além disso, há menor risco de progressão para doença renal terminal e aumento da sobrevida em pacientes com DRC estágios 3-4 (Maeda et al., 2014).

B. Gestação: a deficiência de vitamina D em gestantes associou-se a baixo peso do recém-nascido, além de alguns desfechos tardios, como baixa massa óssea e marcadores de risco cardiovascular nas crianças quando em idade escolar. Quando existe suspeita de deficiência de vitamina D, o tratamento com as doses mais elevadas continua indicado, preferencialmente em tomadas diárias. Concentrações de 25(OH)D do bebê possuem íntima correlação com as da mãe. A placenta possui enzima 1-alfa-hidroxilase e, portanto, tem a capacidade de converter 25(OH)D em calcitriol. Recomenda-se que, durante a gestação, evite-se o uso das doses maiores semanais ou mensais. Os análogos ativos da vitamina D são substâncias sintéticas que se ligam diretamente ao receptor da vitamina D (VDR). Apresentam seletividade diferente à da célula paratireoidiana dependendo da sua estrutura química, sendo o calcitriol [1,25(OH)2D3] o de menor seletividade, provocando maiores efeitos colaterais, como hipercalcemia, hiperfosfatemia e calcificações vasculares. Compostos mais seletivos como o paricalcitol [19-nor-1α,25(OH)2D2], maxacalcitol [22-oxa-1α,25(OH)2D3] e doxercalciferol [1α(OH)D2] e eldecalcitol [1α,25(OH)2-2β-(3hidroxipropiloxi)D3] provocam menos efeitos adversos ao organismo (Maeda et al., 2014).

C. Obesidade e após cirurgia bariátrica: obesos possuem vitamina D mais baixa do que não obesos. A cirurgia bariátrica é uma alternativa bastante utilizada para induzir perda de peso, porém pode agravar ainda mais essa deficiência. É aconselhável que se corrija a deficiência de vitamina D desde o pré-operatório. As concentrações de 25(OH)D se correlacionaram inversamente com o PTH (r = -0,57, p < 0,05) e diretamente com os marcadores de remodelação óssea (CTX e osteocalcina) que, em conjunto, podem justificar o aumento no risco de fraturas nessa população. Dependendo da técnica cirúrgica utilizada e do grau de disabsorção provocado, alguns indivíduos têm dificuldade em normalizar os níveis de 25(OH)D e de PTH, sendo necessário seu monitoramento e a consideração de nova dose de ataque, ou ainda o emprego de doses de manutenção maiores, sempre individualizadas. A orientação de banhos de sol frequentes e o uso de vitamina D parenteral são possibilidades de recursos que podem ser necessários em algum momento (Maeda et al., 2014). Atualmente, no pós-operatório, recomenda-se a suplementação com cálcio e vitamina D, com orientações que sugerem 1.500 mg de citrato de cálcio, em doses divididas e uma dose inicial de 3.000 UI de vitamina D até que os níveis séricos de 25(OH)D atinjam valores superiores a 70 nmol/L. Alguns indivíduos podem precisar de doses mais altas de suplementação (50.000 a 100.000 UI/dia) para evitar o hiperparatireoidismo secundário. A biodisponibilidade do citrato de cálcio se mostrou superior à do carbonato de cálcio, e por isso é o eleito para a suplementação. Recomenda-se fazer a monitorização da suplementação por meio da avaliação: dos níveis séricos de cálcio, fósforo, 25(OH)D, níveis de cálcio urinário na urina de 24 horas. Essa monitorização deve ser feita de duas a quatro semanas após início da suplementação, e repetida a cada três meses no primeiro ano pós-operatório (Antunes, 2017).

D. Osteoporose: os benefícios da vitamina D sobre o risco de fraturas constatados na literatura estiveram associados ao uso concomitante do cálcio.

Portanto, a adequação na ingestão de cálcio faz parte de qualquer protocolo de tratamento da osteoporose. As doses de vitamina D recomendadas são aquelas capazes de levar e manter o paciente para valores de 25(OH)D plasmáticos acima de 30 ng/mL, evitando, assim, o hiperparatireoidismo secundário e a reabsorção óssea. A relação entre baixos níveis de vitamina D com quedas e fratura tem sido descrita, inclusive como um preditor linear significativo de fraturas osteoporóticas maiores em dez anos. Em pacientes com osteoporose pós-menopausa, recomenda-se avaliar as concentrações plasmáticas da 25(OH)D antes de se iniciar o tratamento. Em pacientes deficientes de vitamina D, a reposição deve ser iniciada com 50.000 UI por semana, durante oito semanas e, então, reavaliar. Como dose de manutenção, recomendam-se doses diárias de 1.000 a 2.000 UI, e valores séricos acima de 30 ng/mL para a prevenção do hiperparatireoidismo secundário, melhoria da massa óssea e redução do risco de quedas (Maeda et al., 2014; Oliveira, 2015; Radominski et al., 2017).

E. Doença cardiovascular (DCV): a deficiência de vitamina D foi acrescentada como um novo fator de risco para DCV, baseada em estudos observacionais que demonstram uma forte associação entre a deficiência de vitamina D e a mortalidade por DCV. Hipóteses potenciais incluem a ação na regulação de genes envolvendo a produção de renina, a proliferação de células musculares cardíacas e vasculares, regulação negativa da proteína C-reativa e em outros fatores pró-inflamatórios. Deficiência grave de vitamina D em pacientes com DCV estabilizada está relacionada ao aumento de 50% a mais de mortes por AVC, e três a cinco vezes mais morte súbita. Estudos observacionais e de coorte levaram o uso potencial da vitamina D como um agente anti-hipertensivo e demonstraram redução nos níveis de pressão arterial sistólica com a suplementação de vitamina D (Maeda et al., 2014).

F. Diabetes: estudos epidemiológicos e observacionais demonstram um envolvimento potencial da vitamina D na patogênese do processo inflamatório, na prevenção e no controle dos tipos de *diabetes mellitus* 1 e 2 (DM1 e 2). Pesquisas sugerem que a vitamina D pode ser um modificador potencial dessas doenças e demonstram que ações imunomoduladoras e anti-inflamatórias da vitamina D reduzem a insulinite autoimune do DM1. A vitamina D parece suprimir a capacidade antígena dos macrófagos, inibir a maturação da célula dendrítica, modular o desenvolvimento do linfócito CD4 e inibir a produção de citocinas como interferon (IFN) e interleucina-2 (IL-2). Essas citocinas são conhecidas por ativarem macrófagos e células T citotóxicas, que por sua vez levam à destruição das ilhotas pancreáticas. No DM2, a vitamina D age reduzindo a resistência insulínica e aumentando a sua secreção, por meio da modulação do processo imune e inflamatório.

O DM2 está associado a um aumento nos níveis dos fatores de necrose tumoral alfa e beta, proteína C-reativa (PCR), fator ativador do plasminogênio e da interleucina-6. Estudos epidemiológicos demonstram que crianças com deficiência de vitamina D apresentam aumento 2,4 vezes maior no risco de desenvolver DM1. No estudo Eurodiab, houve uma redução no risco de desenvolver DM1 em 33% nas crianças suplementadas com vitamina D, assim como a suplementação materna também demonstrou um efeito protetor ao recém-nascido. Já em adultos com a doença, uma redução na dose de insulina foi vista com a suplementação de calcitriol. Existem evidências sugerindo que a vitamina D tenha um papel na prevenção e no tratamento do DM1 e 2, por meio da sua ação no sistema imune, mais especificamente na secreção e na resistência insulínica (Maeda et al., 2014).

G. Câncer: estudos epidemiológicos demonstraram uma correlação entre níveis de insolação e mortalidade por alguns tipos de câncer, assim como a coloração da pele parece estar relacionada ao aumento da prevalência de câncer colorretal, mama e próstata. O risco de desenvolvimento e morte por neoplasia é mais elevado em locais com uma menor exposição solar. Em tecidos onde a 25(OH)D está disponível, ocorre a produção parácrina de 1,25(OH)2D3 que, pela ligação ao seu receptor, VDR, regula a transcrição de genes-alvos, que agem tanto na diferenciação de células normais como nas células tumorais. Estudos epidemiológicos e pré-clínicos sugerem a ação da vitamina D na prevenção e no tratamento do câncer. Polimorfismos no gene do VDR estão associados com um risco maior no desenvolvimento de neoplasias. A produção local de 1,25(OH)2D3 não exerce função no controle do metabolismo do cálcio, porém apresenta efeitos autócrinos e parácrinos. *In vitro*, observou-se uma diminuição da 1-alfa-hidroxilase (CYP27B1) e do receptor da vitamina D (VDR), à medida que o câncer progride, associado ao aumento da 24-hidroxilase (CYP24A1), inativadora. Baixas concentrações locais de vitamina D tornam os tecidos mais sensíveis aos efeitos pró-carcinogênicos. Evidências laboratoriais indicam que o calcitriol gera uma resposta biológica ao organismo, resultando na inibição do progresso neoplásico. Porém, são necessários estudos clínicos em larga escala, que corroborem os benefícios do uso da vitamina D nas neoplasias (Maeda et al., 2014; Oliveira, 2015).

H. Doenças autoimunes: a ação da vitamina D no sistema imune parece ser mediada pelos linfócitos B e T. O VDR está presente nessas células. A 1,25(OH)2D3 inibe a proliferação de células T, suprime a síntese e a proliferação de imunoglobulinas, previne a formação de IFN-gama (interferon-γ) e IL-2 (interleucina-2), além de aumentar a atividade das células T supressoras (TH2). Em humanos, existem evidências epidemiológicas da importância da vitamina D no sistema imune. A luz solar ou a vitamina D são fatores ambientais envolvidos na etiologia da esclerose múltipla (MHC), e podem interagir com fatores herdados do MHC classe II. Estudos epidemiológicos sugerem que adultos com altos níveis séricos de vitamina D apresentam um risco menor de desenvolver esclerose múltipla. Estudos epidemiológicos também confirmaram uma associação negativa entre os níveis de vitamina D e a prevalência da doença autoimune. Outras doenças autoimunes que estão sendo associadas com a vitamina D são: a encefalite autoimune, o lúpus eritematoso sistêmico, a doença inflamatória intestinal e a tireoidite autoimune (Maeda et al., 2014).

I. Imunidade inata: estudos recentes sugerem que a vitamina D pode modular o sistema imune inato. A hipovitaminose D pode apresentar um impacto negativo nas doenças infecciosas. Foi visto que a 1,25(OH)2D3 tem uma ação antimicrobiana, incluindo o *Mycobacterium tuberculosis*, por meio do estímulo da produção da catelicidina (proteína que age na destruição de agentes patológicos). Um estudo que utilizou doses elevadas de vitamina D, na dose de 600.000 UI, em pacientes portadores de tuberculose, demonstrou maior ganho de peso e menos doença residual naqueles que receberam a vitamina D, em comparação aos grupos-controles. Alguns trabalhos também demonstram que níveis mais baixos de vitamina D podem ser um fator de risco para septicemia (Maeda et al., 2014).

J. Psoríase: o clalcitriol é um potente inibidor da proliferação dos queratinócitos e pode ser usado com segurança em doenças hiperproliferativas não malignas da pele, como a psoríase. Estudos controlados e randomizados mostram que a forma ativa é um tratamento efetivo e bem tolerado em pacientes com placas crônicas de psoríase leves ou moderadas. A aplicação tópica de 1,25(OH)2D3 ou de seu análogo calcipotriol pode ser usada como um tratamento de primeira linha para a psoríase (Maeda et al., 2014).

K. Doenças respiratórias (Maeda et al., 2014): em crianças com asma, o nível de 25(OH)D parece se correlacionar positivamente com o controle da doença e a função pulmonar, e negativamente com o uso de corticoides. Demonstrou-se que 1.200 UI/dia de vitamina D, em crianças, associaram-se a 83% de redução no risco de exacerbação da doença. Presume-se que os efeitos imunomoduladores da vitamina D e os efeitos na função pulmonar podem ser úteis para o tratamento de doenças respiratórias. Pesquisa com mulheres na pós-menopausa, que ingeriram 2.000 UI/dia de vitamina D, mostrou uma redução de 90% nas infecções de vias respiratórias superiores, quando comparadas àquelas que ingeriram 400 UI/dia.

L. Idosos – função física e cognitiva: a deficiência de vitamina D em idosos tem sido relacionada a diversos tipos de enfermidades, entre elas: diabetes, câncer, esclerose múltipla, doenças musculoesqueléticas, infecções, doenças cardio-vasculares, doença de Alzheimer e demências. O surgimento dessas doenças está relacionado aos baixos níveis de vitamina D no organismo. A vitamina D parece estar implicada nas mudanças fisiológicas e possíveis patologias que acontecem com o envelhecimento. O fato de a suplementação poder ter um impacto positivo no processo de envelhecimento permanece incerto, e estudos intervencionistas de longo prazo são necessários. Muitos adultos idosos têm necessidades nutricionais especiais porque o envelhecimento afeta a absorção, o uso e a excreção de nutrientes, de forma individual. As ingestões diárias recomendadas (DRI, *dietary reference intakes*) separam o grupo de pessoas com 50 anos ou mais em dois grupos, com idades entre 50 e 70 anos e com > 71 anos. Receptores da vitamina D apresentam altas concentrações em várias áreas do sistema nervoso central. Baixos níveis de vitamina D estão associados com redução de mobilidade, piora na função muscular, e, dessa forma, um maior risco de quedas. Estudos epidemiológicos demonstraram que a baixa ingestão de vitamina D está associada com um declínio cognitivo, um aumento no risco da doença de Alzheimer e de depressão. O mecanismo sugerido para essa associação inclui a formação e a agregação beta-amiloide, uma desregulação no sistema gabaérgico e um aumento no influxo de cálcio nos neurônios (Maeda et al., 2014; Oliveira, 2015; Vaz-Carneiro, 2017).

M. Obesidade: a obesidade está associada a uma maior prevalência de deficiência da vitamina D, interpretada como um sequestro pelo tecido adiposo. De fato, quando comparada com indivíduos não obesos, a dose necessária para reposição de vitamina D é maior nos obesos, assim como sua maior área corpórea, embora mais estudos se façam necessários, nesse público em especial, para comprovar essa relação. Dados recentes sugerem que baixas concentrações de 25(OH)D poderiam predizer uma aceleração no aumento da massa gorda e, assim, poderiam significar um aumento na incidência da obesidade; a 1,25(OH)2D3 regula a apoptose dos adipócitos. Estudos sugerem que a suplementação com doses elevadas de cálcio e vitamina D reduz o peso e a massa gorda em obesos. Estudos em humanos são necessários para a avaliação da eficácia da vitamina D no tratamento da obesidade (Maeda et al., 2014).

REFERÊNCIAS

1. ALVES, M. et al. Vitamina D – importância da avaliação laboratorial. *Revista Portuguesa de Endocrinologia, Diabetes e Metabolismo*, v. 8, n. 1, p. 32-9, 2013.

2. ANTUNES, D.C.M. Status do défice de vitaminas no contexto de cirurgia bariátrica. 2017. Dissertação (Mestrado Integrado em Medicina). Instituto de Ciências Biomédicas Abel Salazar, Porto, Portugal.

CAPÍTULO 6 • VITAMINA D   **253**

3. ARAUJO, M.C. et al. Inadequação de micronutrientes em adulto. *Rev Saúde Pública*, v. 47(1 Supl), p. 177S-89S, 2013.

4. ARMAS, L.A. et al. Vitamin D2 is much less effective than vitamin D3 in humans. *J Clin Endocrinol Metab*, v. 89, n. 11, p. 5387-91, 2004.

5. BANDEIRA, F. et al. Vitamin D deficiency: A global perspective. *Arq Bras Endocrinol Metab*, v. 50, n. 4, p. 640-6, 2006.

6. BARRAL, D. et al. Vitamina D: Uma abordagem molecular. *Pesquisa Brasileira Odontopediatria Clínica e Integrada*, v. 7, n. 3, p. 309-15, 2007.

7. BEZERRA, M.L.P. et al. Os benefícios da vitamina D na capacidade cognitiva em idosos. *Revista de Medicina e Saúde de Brasília*, v. 5, n. 1, 2016.

8. BLOMBERG, J.M. et al. Vitamin D receptor and vitamin D metabolizing enzymes are expressed in the human male reproductive tract. *Hum Reprod*, v. 25, p. 1303-11, 2010.

9. BUENO, A.L.; CZEPIELEWSKI, M.A. Consumo de cálcio e vitamina D no crescimento. *Jornal de Pediatria*, v. 84, n. 5, p. 386-94, 2008.

10. BRAZEROL, W.F. et al. Serial ultraviolet B exposure and serum 25 hydroxyvitamin D response in young adult American blacks and whites: no racial differences. *J Am Coll Nutr*, v. 7, p. 111-8, 1988.

11. CASTRO, L.C.G. O sistema endocrinológico vitamina D. *Arq Bras Endocrinol Metab*, p. 5-8, 2011.

12. CHIELLINI, G.; DELUCA, H.F. The importance of stereochemistry on the actions of vitamin D. *Curr Top Med Chem*, v. 11, n. 7, p. 840-59, 2011.

13. ROSS, A.C.; TAYLOR, C.L.; YAKTINE, A.L. et al. (Ed.). Comitê do Instituto de Medicina (EUA). Dietary Reference Intakes para vitamina D e cálcio. Washington, D.C.: National Academies Press, 2011. Disponível em: https://www.ncbi.nlm.nih.gov/books/NBK56070/. DOI: 10.17226/13050.

14. DELUCA, H.L. Overview of general physiologic features and functions of vitamin D. *American Society for Clinical Nutrition*, v. 80 (suppl), p. 1689S-1696S, 2004.

15. FERREIRA, C.E. et al. Consensus – reference ranges of vitamin D [25(OH)D] from the Brazilian medical societies. Brazilian Society of Clinical Pathology/Laboratory Medicine (SBPC/ML) and Brazilian Society of Endocrinology and Metabolism (SBEM). *J Bras Patol Med Lab*, v. 53, n. 6, p. 377-81, nov. 2017. Disponível em: http://www.scielo.br/scielo.php?script=sci_arttext&pid=S1676--24442017000600377&lng=en. DOI: http://dx.doi.org/10.5935/1676-2444.20170060.

16. FERREIRA, F.A.G. *Nutrição humana*. Lisboa: Fundação Calouste Gulbenkien, 2005.

17. FRASER, W.D.E; MILAN, A.M. Vitamin D assays: past and present debates, difficulties, and developments. *Calcified Tissue International*, v. 92, n. 2, p.118-27, 2013.

18. GRASSROOTS HEALTH. Disponível em: www.grassrootshealth.net/grassrootshealth-research--paper-determines-vitamin-d-level-necessary-to-help-reduce-risk-of-preterm-births. Acessado em: 26 ago. 2018.

19. HAGENAU, T. et al. Global vitamin D levels in relation to age, gender, skin pigmentation and latitude: an ecologic meta-regression analysis. *Osteoporos Int*, v. 20, p. 133-40, 2009.

20. HEWISON, M. Vitamin D and the intracrinology of innate immunity. *Mol Cell Endocrinol*, v. 321, n. 2, p. 103-11, 2010.

21. HOLICK, M.F. Evolution, biologic function, and recommended dietary allowances for vitamin D. In: *Vitamin D: physiology, molecular biology, and clinical applications*. Totowa: Humana Press, 1999, p. 1-16.

22. _____. Sunlight and vitamin D for bone health and prevention of autoimmune diseases, cancers, and cardiovascular disease. *The American Journal of Clinical Nutrition*, v. 80 (suppl 6), p.1678S--1688S, 2004.

23. HOLICK, M.F. et al. Evaluation, treatment, and prevention of vitamin D deficiency: an endocrine society clinical practice guideline. *J Clin Endocrinol Metab*, v. 96, n. 7, p. 1911-30, 2011.

24. _____. Weaver; guidelines for preventing and treating vitamin d deficiency and insufficiency revisited. *The Journal of Clinical Endocrinology & Metabolism*, v. 97, n. 4, p. 1153-8, 1 abr. 2012. DOI: https://doi.org/10.1210/jc.2011-2601.

25. HOLILIS, B.W.; HORST, R.L. The assessment of circulating 25(OH)D and 1,25(OH)2D: where we are and where we are going. *J Steroid Biochem Mol Biol*, v. 103, p. 473-6, 2007.

26. [IOM] INSTITUTE OF MEDICINE. Dietary Reference Intakes (DRIs) for calcium and vitamin D. *Report at a glance*, 2011. Disponível em: http://www.iom.edu/Reports/2010/Dietary-Reference--Intakes-for-Calcium-and-Vitamin-D/DRI-Values.aspx. Acessado em: 7 ago. 2019.

27. JONES, G. Pharmacokinetics of vitamin D toxicity. *Am J Clin Nutr*, v. 88 (suppl), p. 582S-6S, 2008.

28. JUNIOR, E.P.S. et al. Epidemiologia da deficiência de vitamina D. *Revista Científica do ITPAC*, v. 4, n. 3, p. 1983-6708, 2011.

29. JUNIOR, S. et al. Repercussões nutricionais em pacientes submetidos à cirurgia bariátrica. *Arq Bras Cir Dig*, v. 28, n. 1, p. 48-52, 2015.

30. LICHTENSTEIN, A. et al. Vitamina D: ações extraósseas e uso racional. *Revista da Associação Médica Brasileira*, v. 59, n. 5, p. 495-506, 2013.

31. LOOKER, A.C. et al. Serum 25-hydroxyvitamin D status of adolescents and adults in two seasonal subpopulations from NHANES III. *Bone*, v. 30, n. 5, p. 771-7, 2002.

32. MAEDA, S.S. et al. Recomendações da Sociedade Brasileira de Endocrinologia e Metabologia (SBEM) para o diagnóstico e tratamento da hipovitaminose D. *Arq Bras Endocrinol Metab*, v. 58, n. 5, p. 411-33, jul. 2014. Disponível em: http://www.scielo.br/scielo.php?script=sci_arttext&pid=S0004--27302014000500411&lng=en. http://dx.doi.org/10.1590/0004-2730000003388. Acessado em: 7 ago. 2019.

33. MARTINS E SILVA, J. Breve história do raquitismo e da descoberta da vitamina D. *Orgão Oficial da Socidade Portuguesa de Reumatologia (Acta ReumPort)*, v. 32, p. 205-29, 2007.

34. NEED, A.G. et al. Effects of skin thickness, age, body fat, and sunlight on serum 25-hydroxyvitamin D. *Am J Clin Nutr*, v. 58, p. 882-5D, 1993.

35. NORMAN, A.W. From vitamin D to hormone D: fundamentals of the vitamin D endocrine system essential for good health. *Am J Clin Nutr*, v. 88 (suppl), p. 491S-9S, 2008.

36. OLIVEIRA, D.F.M. A vitamina D nos idosos. 2015. Dissertação (Mestrado em Medicina) – Faculdade de Medicina da Universidade de Coimbra, Coimbra.

37. OLIVEIRA, V. et al. Influência da vitamina D na saúde humana. *Acta Bioquím Clín Latinoam*, v. 48, n. 3, p. 339-47, 2014.

38. PEREIRA, F.; Almeida, M. Vitamina D: uma verdadeira hormona. *Nutrícias*, v. 8, p. 42-7, 2008.

39. PETERS, B.S.E.; MARTINI, L.A. Funções plenamente reconhecidas de nutrientes – vitamina D. São Paulo: ILSI Brasil – International Life Science sInstitute do Brasil, 2014, p 3-18.

40. [SBEM] SOCIEDADE BRASILEIRA DE ENDOCRINOLOGIA E METABOLISMO. Pela vitamina D. Disponível em: www.endocrino.org.br/pela-vitamina-d/. Acessado em: 26 ago. 2018.

41. PINHEIRO, T.M.M. A importância clínica da vitamina D. 2015. Dissertação (Mestrado em Ciências Farmacêuticas) – Universidade Fernando Pessoa, Porto, Portugal.

42. PREMAOR, M.O.; FURLANETTO, T.W. Hipovitaminose D em adultos: entendendo melhor a apresentação de uma velha doença. *Arq Bras Endocrinol Metab*, v. 50, n. 1, p. 25-37, 2006.

43. PRENTICE, A. Vitamin D deficiency: A global perspective. *Nutrition Reviews*, v. 66 (Suppl. 2), p. S153-S164, 2008.

44. QUADROS, K.R.S.; OLIVEIRA, R.B. Native vitamin D supplementation: indication in the light of current scientific evidences. *Rev Fac Ciênc Méd*, v. 18, n. 2, p. 79-86, 2016.

45. RADOMINSKI, S.C. et al. Brazilian guidelines for the diagnosis and treatment of postmenopausal osteoporosis. *Revista Brasileira de Reumatologia* (English Edition), v. 57 (Suppl. 2), p. 452-66, 2017.

46. SARMENTO, R.A. et al. Cirurgia bariátrica no tratamento da obesidade: impacto sobre o metabolismo ósseo. *Rev HUPE*, v. 13, n. 1, p. 87-93, 2014.

47. SEGURA, D.C.A. et al. Deficiências nutricionais e suplementação em indivíduos submetidos à gastroplastia redutora do tipo Y de Roux. *Revista Brasileira de Obesidade, Nutrição e Emagrecimento*, São Paulo, v. 11, n. 65, p. 338-47, set./out. 2017.

48. SILVA, M.R.S.B. et al. Intolerância alimentar pós-operatória e perda de peso em pacientes submetidos à cirurgia bariátrica pela técnica Bypass gástrico. *J Health Sci Inst*, v. 29, n. 1, p. 41-4, 2011.

49. TRUSWELL, A.S. Vitaminas D e K. In: MANN, J.; TRUSWELL, A.S. *Nutrição humana*. Rio de Janeiro: Guanabara Koogan, 2011, p. 233-8.

50. VAZ-CARNEIRO, A. A vitamina D na prevenção de doenças crónicas: uma análise baseada na evidência científica. *Acta Med Port*, v. 30, n. 5, p. 351-3, maio 2017.

51. WEBB, A.R. et al. Influence of season and latitude on the cutaneous synthesis of vitamin D3: exposure to winter sunlight in Boston and Edmonton will not promote vitamin D3 synthesis in human skin. *J Clin Endocrinol Metab*, 1988, v. 67, p. 373-8, 1988.

52. WIMALAWANSA, S. Vitamin D in the new millennium. *Current Osteoporosis Reports*, v. 10, n. 1, p. 4-15, 2012.

53. WOLPOWITZ, D.; GILCHREST, B.A. The vitamin D questions: How much do you need and how should you get it? *Journal of the American Academy of Dermatology*, v. 54, n. 2, p. 301-17, 2006.

7

Vitamina K

Gyslaine Pequeno Araujo Cadenazzi
Milena Gonçalves Lima Cardoso
Africa Isabel de la Cruz Perez
Kleber de Magalhães Galvão

INTRODUÇÃO

A vitamina K em sua forma natural é encontrada em duas principais estruturas: K1 – filoquinona – e K2 – menaquinona (MK). Além das formas naturais, a vitamina K também é encontrada na forma sintética, conhecida como K3 – menadiona, com sua estrutura química básica igual à da filoquinona e menaquinona (Fusaro et al., 2017).

A vitamina K1 é facilmente detectada na corrente sanguínea, já a vitamina K2 geralmente não é encontrada, exceto quando sua fonte de ingestão é via suplementação (Piscaer et al., 2017).

Suas principais funções compreendem o papel de cofator na produção de proteínas hepáticas da coagulação sanguínea e atividade nos tecidos extra-hepáticos, principalmente na regulação do metabolismo ósseo e vascular (Fusaro et al., 2017). Sua importância se relaciona ainda a atividades biológicas, como regulação do metabolismo de cálcio nos tecidos, regulação do crescimento e da proliferação celular, do estresse oxidativo e de reações inflamatórias (Akbari e Rasouli-Ghahroudi, 2018).

A vitamina K, diferente de outras vitaminas lipossolúveis, é importante para a síntese hepática de proteínas de coagulação sanguínea: protrombina (fator II - FII), fator VII (FVII), fator IX (FIX) e fator X (FX). A formação de fatores de coagulação ativos requer a carboxilação de resíduos de ácido glutâmico (Glu) em resíduos de ácido gama-carboxiglutâmico (Gla), e necessita de vitamina K nessa reação. Essa reação de carboxilação (ligação do cálcio com proteínas de coagulação que permite a interação com os fosfolipídios de membranas de plaquetas e células endoteliais) requer a enzima gama-glutamilcarboxilase, O_2, CO_2, e a forma de hidroquinona da vitamina K (que após oxidação gera a forma epóxido) (Ferrier, 2019; Penteado e Souza, 2013). Essa modificação proteica pós-traducional foi descoberta em 1974 e é a única função bioquímica mais firmemente estabelecida da vitamina K (Figura 1) (Shearer e Newman, 2014).

A enzima vitamina K epóxido-redutase converte a vitamina K em sua forma epóxido para vitamina K e novamente para vitamina K hidroquinona, gerando um processo de reciclagem de vitamina K. Consequentemente, antagonistas de vitamina K (como a droga varfarina) inibem essa enzima e a reciclagem de vitamina K, resultando em deficiência dessa vitamina induzida por drogas (Halder et al., 2019).

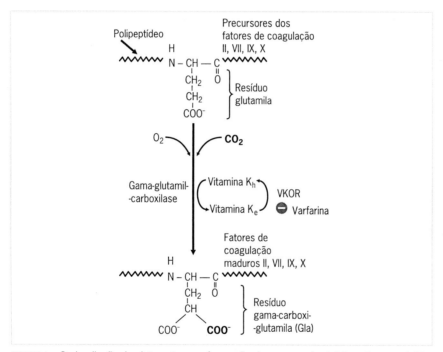

FIGURA 1 Carboxilação de glutamato para formação de gama-carboxiglutamato. e: epóxido; h: hidroquinona; VKOR: vitamina K epóxido-redutase.
Fonte: adaptada de Ferrier (2019).

Carl Peter Henrik Dam foi o primeiro a identificar a vitamina K por meio de um estudo sobre a coagulação sanguínea na Dinamarca, e a letra K se deve à palavra *koagulation* em dinamarquês (Akbari e Rasouli-Ghahroudi, 2018). Dam fazia pesquisas sobre o metabolismo do colesterol entre 1928 e 1930, no Instituto de Bioquímica da Universidade de Copenhagen. Ele observou uma tendência espontânea para hemorragia em filhotes alimentados por mais de 2 a 3 semanas com uma ração à base de frango livre de colesterol e gordura. Esse distúrbio de coagulação ocorreu juntamente com uma redução de protrombina no sangue (Gröber et al., 2014).

A vitamina K1 apresenta variações importantes tanto intra quanto interindividuais em sua concentração plasmática (no jejum ou pós-prandial), comparando-se a outras vitaminas lipossolúveis. Essa variabilidade intraindividual na biodisponibilidade de filoquinona tem sido observada em vários estudos, sugerindo que fatores não dietéticos possam estar relacionados. Parece não haver diferença entre gêneros, mas, sim, diferenças com relação à idade. A concentração de filoquinona é maior em indivíduos na terceira idade, em especial mulheres, possivelmente devido ao maior consumo de alimentos fonte e também a um mecanismo de reposição óssea de filoquinona e menadiona dessa faixa etária. Uma menor concentração plasmática é observada em pessoas até a terceira década de vida (Klack e Carvalho, 2006; Shearer, Fu e Booth, 2012).

A ingestão dietética de referência americana (*Dietary Reference Intakes – DRI*) foi elaborada em 2001, e nessa época o Comitê considerou que não havia dados suficientes para estabelecer uma recomendação dietética adequada (*Recommended Dietary Allowance – RDA*) para vitamina K, e definiu a ingestão adequada (*Adequate Intake – AI*) com base em dados de ingestão dietética representativos de indivíduos saudáveis, como é possível observar na Tabela 1. Essa decisão contém a lógica de que praticamente qualquer dieta pode prevenir mudanças clínicas significativas em testes de coagulação sanguínea que poderiam representar risco de sangramento (Shearer, Fu e Booth, 2012). A determinação das recomendações de vitamina K torna-se difícil em razão da síntese bacteriana intestinal de MK (Penteado e Souza, 2013).

TABELA 1 Recomendação diária de vitamina K

Faixa etária	Recomendação diária (µg/d)	
	RNI-FAO/OMS	DRIs – AI
Infância		
0-6 meses	5	2
7-12 meses	10	2,5
1-3 anos	15	30
4-8 anos	20-25	55
Homens		
9-13 anos	35-55	60

(continua)

TABELA 1 Recomendação diária de vitamina K *(continuação)*

Faixa etária	Recomendação diária (µg/d)	
	RNI-FAO/OMS	DRIs – AI
14-18 anos	35-55	75
19-30 anos	65	120
31-70 anos	65	120
> 70 anos	65	120
Mulheres		
9-13 anos	35-55	60
14-18 anos	35-55	75
19-30 anos	55	90
31-70 anos	55	90
> 70 anos	55	90
Gestação		
14-18 anos	55	75
19-30 anos	55	90
31-50 anos	55	90
Lactação		
14-18 anos	55	75
19-30 anos	55	90
31-50 anos	55	90

DRI: *Dietary Reference Intakes*; AI: *Adequate Intake*; RNI: *Recommended Nutrient Intakes*; FAO/WHO: *Food and Agriculture Organization/World Health Organization*. Fonte: FAO/OMS (2001) e IOM (2001).

ORIGEM E SÍNTESE DA VITAMINA K NOS ALIMENTOS

A filoquinona é de origem vegetal e faz parte da dieta humana, já a di--hidrofiloquinona presente em alguns óleos hidrogenados é menos proeminente no corpo humano comparada à filoquinona. A menaquinona ou MK se refere a um grupo de compostos químicos com formulação específica. Esses compostos possuem um anel naftoquinona e uma cadeia lateral com tamanhos variáveis. A formulação química da MK é MK-n (MK-2 a MK-14), em que "n" é o número de resíduos isoprenoides.

A filoquinona contém uma cadeia lateral fitil com quatro unidades prenil, e a MK (Figura 2) contém uma cadeia lateral alifática com um número variável de unidades prenil. Esse número de unidades prenil indica o respectivo tipo de MK, como citado anteriormente. As MKs podem ser divididas em dois subtipos de acordo com o tamanho da cadeia: cadeias curtas (menaquinona-4, MK-4) e cadeias longas (MK-7, MK-8 e MK-9). Embora a maioria desses resíduos isoprenoides seja insaturada, algumas formas de MK produzidas por bactérias possuem unidades prenil saturadas (Akbari e Rasouli-Ghahroudi, 2018; Halder et al., 2019).

No intestino humano ocorre síntese de vitamina K na forma menaquinona (Figura 2) por bactérias, e estas estão presentes em grande quantidade. Apesar de grande concentração, o que auxiliaria na manutenção dos níveis de vitamina K adequados, a absorção no intestino grosso das menaquinonas se mostra deficiente. As menaquininas, embora apresentem importância na saúde humana, têm baixa contribuição no suprimento do requerimento da vitamina K (Dôres, Paiva e Campana, 2001).

Fonte alimentar de origem animal

As fontes alimentares da vitamina K na forma de MK ainda são parcialmente incertas; contudo, sabe-se que há participação de bactérias intestinais, sendo encontrada em carnes de animais, alimentos fermentados e laticínios. Grande quantidade de MK é encontrada no fígado, mas queijos, frango, ovos e peixes são considerados boas fontes. A Tabela 2 apresenta a quantidade da vitamina K por porção de alguns alimentos de origem animal (Fusaro et al., 2017; Shea e Booth, 2016; Halder et al., 2019).

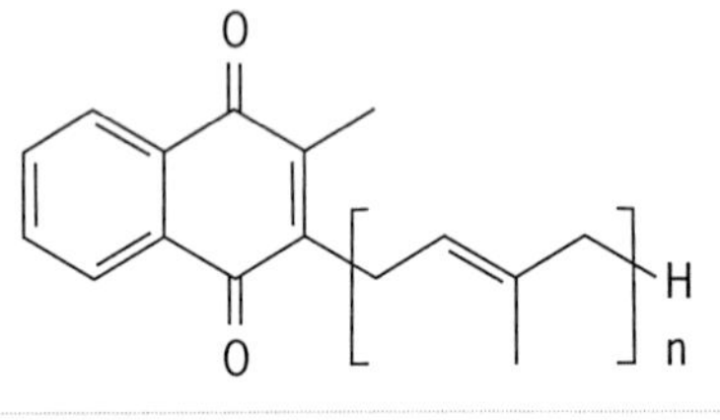

FIGURA 2 Fórmula química da menaquinona.
Fonte: adaptada de Fusaro et al. (2017).

TABELA 2 Fontes alimentares de vitamina K de origem animal

Alimentos	Peso (g)	Quantidade de vitamina K (µg)
Ovo cozido	48-50	24
Leite integral	244	9,8
Leite desnatado	245	8,6
Queijos	100	2-6

(continua)

CAPÍTULO 7 • VITAMINA K **261**

TABELA 2 Fontes alimentares de vitamina K de origem animal *(continuação)*

Alimentos	Peso (g)	Quantidade de vitamina K (µg)
Fígado de galinha cozido	100	1,7
Frango	100	1,2
Carne/bife	100	0,8
Iogurte	100	0,8

Fonte: adaptada de Dôres, Paiva e Campana (2001) e Reis, Pires e Cozzolino (2016).

Fonte alimentar de origem vegetal

A vitamina K na forma K1 (Figura 3) está presente em alimentos de origem vegetal, e em maior quantidade nos de folhas verdes, em especial espinafre, brócolis, couve e couve-de-bruxelas. Frutas como kiwi, avocado e uvas verdes também apresentam vitamina K1, além de alguns óleos de origem vegetal, como canola, soja e oliva (Fusaro et al., 2017; Shearer, Fu e Booth, 2012; Cases et al., 2019; Akbari e Rasouli-Ghahroudi, 2018).

Já a vitamina K2 é encontrada predominantemente em alimentos fermentados, como queijo, requeijão e natto (grãos de soja fermentados com *Bacillus natto*), além de conserva de repolho fermentado (chucrute). A Tabela 3 apresenta a quantidade de vitamina K por porção de alguns alimentos de origem vegetal (Cases et al., 2019; Halder et al., 2019).

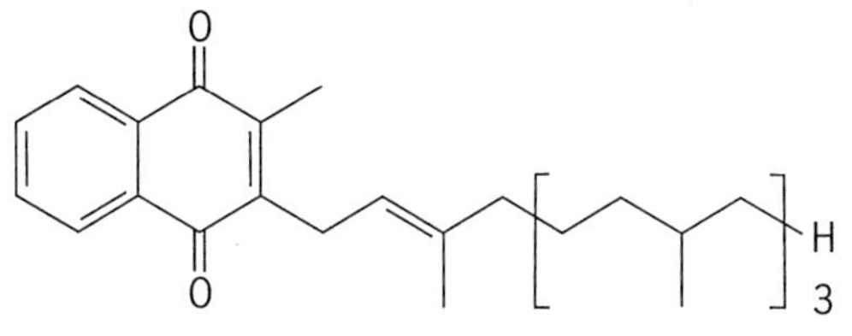

FIGURA 3 Fórmula química da filoquinona.
Fonte: adaptada de Fusaro et al. (2017).

TABELA 3 Fontes alimentares de vitamina K de origem vegetal

Alimentos	Peso (g)	Quantidade de vitamina E (mg)
Couve-de-bruxelas cozida	78	460
Brócolis cozido	95	248
Couve-flor crua	50	150

(continua)

TABELA 3   Fontes alimentares de vitamina K de origem vegetal *(continuação)*

Alimentos	Peso (g)	Quantidade de vitamina E (mg)
Acelga cozida	88	123
Espinafre cru	30	120
Alface	56	118
Cenoura crua	72	104
Aspargo	60	34
Morango	152	23
Abacate	100	20
Vagem	80	20
Alcachofra inteira cozida	120	17
Coração da alcachofra cozido	84	12
Maçã com casca	128	6,9
Óleo de girassol	13,6	6,9
Pimentão vermelho ou verde	37	6
Tomate fresco picado	90	5,4
Pêssego	98	4,9
Batata assada com casca	122	4,9
Óleo de semente de algodão	13,6	5,2
Pêssego enlatado	98	3,3
Farelo de trigo	3,6	2,9
Gérmen de trigo	14	2,6
Óleo de soja	13,6	2,5
Banana	118	1,2

Fonte: Reis, Pires e Cozzolino (2016).

FISIOLOGIA

Digestão

A vitamina K, no intestino, assim como os produtos da hidrólise pancreática de triglicerídeos (TG), é transformada em micelas mistas, que são absorvidas pelos enterócitos, para posterior acondicionamento em quilomícrons (QM) e sua exocitose no sistema linfático. Essas ações são dependentes de condições normais da bile e suco pancreático, além do consumo adequado de gorduras na dieta, que condicionará um aumento da absorção da vitamina K. Isso ocorre porque as gorduras no duodeno estimulam a liberação do hormônio colecistocinina (CCK), o qual por sua vez incita o contraestímulo da secreção biliar e a formação de micelas (Villa et al., 2017; Penteado e Souza, 2013; Shearer, Fu e Booth, 2012; Guyton, 2011).

Absorção e biodisponibilidade

A filoquinona, forma predominante da vitamina K na dieta, é absorvida por um processo ativo no intestino delgado (jejuno e íleo). Já a menaquinona e a menadiona são absorvidas nos intestinos delgado e grosso por difusão. Não há competição entre menaquinona e filoquinona durante o processo de absorção. Do total ingerido na dieta, é absorvido cerca de 40 a 80% de vitamina K, e essa absorção depende do veículo de administração e da circulação êntero-hepática. Sabe-se que cerca de 80% da filoquinona ingerida é absorvida em indivíduos normais (Reis, Pires e Cozzolino, 2016; Dôres, Paiva e Campana, 2001; Klack e Carvalho, 2006).

Um diagrama simplificado sobre o processo de absorção de filoquinona e MK-7 pode ser observado na Figura 4.

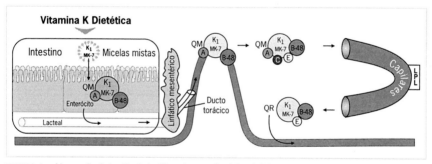

FIGURA 4   Absorção intestinal de filoquinona dietética (K1) e MK-7. No lúmen intestinal, K1 e MK-7 são incorporados às micelas mistas compostas de sais biliares, produtos da lipólise pancreática e outros lipídios dietéticos. As micelas mistas são absorvidas pelos enterócitos no duodeno e são incorporadas em QM que possuem apoA e apoB-48 em sua superfície. Os QM são secretados de dentro das vilosidades intestinais para os capilares linfáticos (lacteais), que se ligam a vasos linfáticos maiores e entram na circulação sanguínea através do ducto torácico. Na corrente sanguínea, os QM adquirem apoC e apoE a partir do HDL, entram nos capilares do tecido periférico onde perdem grande parte de sua carga de TG por meio da ação da LPL, e ao mesmo tempo perdem apoA e C. As QR resultantes que reentram na circulação são pequenas e possuem um núcleo lipídico central com apoB-48 e apoE em sua superfície.

HDL: lipoproteína de alta densidade (*high density lipoprotein*); LPL: lipase lipoproteica; MK: menaquinona; QM: quilomícrom; QR: quilomícrons remanescentes; TG: triglicérides.
Fonte: adaptada de Shearer, Fu e Booth (2012).

O processo de absorção é complexo e envolve diferentes apoproteínas na superfície das lipoproteínas, células de superfície com baixa afinidade a sítios de ligação de proteoglicanas de heparan sulfato e receptores de lipoproteínas com alta afinidade que mediam a internalização de partículas de lipoproteínas. A Figura 5 mostra a absorção de filoquinona (K1) e MK-7 pelo fígado e pelos ossos.

Entre os compostos da família da vitamina K, sabe-se muito mais sobre a absorção e o metabolismo da K1 do que das MKs. Isso porque a K1 é predominante na dieta e é a única vitamina K rotineiramente mensurada no sangue. Concentrações de MKs no plasma, como MK-4, são muito baixas ou indetectáveis, com exceção da MK-7, que pode ser frequentemente observada em pessoas que consomem com regularidade natto, em virtude de a MK-7 possuir uma meia-vida plasmática longa e a mesma ingestão diária equimolar produzir concentrações plasmáticas que são cinco vezes maiores do que a K1 (Shearer e Newman, 2014).

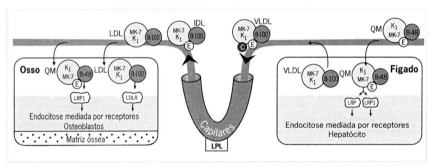

FIGURA 5 Absorção de filoquinona (K1) e MK-7 pelo fígado e ossos. A maior fração de K1 e MK-7 da dieta é encaminhada ao fígado e ossos pelos quilomícrons remanescentes, que possuem apoB-48 e apoE em sua superfície. Esses quilomícrons interagem com os receptores de lipoproteínas da superfície celular (LDLR e LRP) e são absorvidos por células-alvo através da endocitose mediada pelo receptor. Existe evidência de que a vitamina K1 e em especial a MK-7 são incorporadas em LDL por meio da exportação hepática de VLDL (mantendo apoB-100, C e E em sua superfície) seguida pela sua subsequente deterioração para VLDL remanescentes (IDL) nos capilares e posterior catabolismo para LDL (mantendo apoB-100 em sua superfície). Sabe-se que os osteoblastos expressam o LDLR e LRP1 e que o LRP1 possui um papel fundamental na absorção de quilomícrons remanescentes pelos osteoblastos, incluindo sua habilidade em utilizar quilomícrons ricos em K1 para gama carboxilação de osteocalcina.

IDL: lipoproteína de densidade intermediária (*intermediate density lipoprotein*); LDL: lipoproteína de baixa densidade (*low density lipoprotein*); LDLR: receptor de LDL; LRP: proteína relacionada ao receptor de LDL; MK: menaquinona; QR: quilomícrons remanescentes; VLDL: lipoproteína de muito baixa densidade (*very low density lipoprotein*).

Fonte: adaptada de Shearer, Fu e Booth (2012).

Nos últimos 10 anos, métodos têm sido desenvolvidos para estudar a biodisponibilidade de quantidades-traço de filoquinona por meio de tecnologia de isótopos estáveis. Essa técnica combinada com modelagem compartimental possui vantagens na especificidade e sensibilidade e está atualmente expandindo o conhecimento sobre absorção, disponibilidade e metabolismo da filoquinona em humanos (Shearer, Fu e Booth, 2012).

Transporte

Posteriormente, os QM são separados dos triglicerídeos, principalmente no músculo e tecido adiposo. O restante do QM é agregado à vitamina K no núcleo lipofílico. No fígado, os lipídios que restaram do QM são reestruturados em VLDL, onde retornarão na circulação. Quando o triglicerídeo é descartado, o produto é o IDL, que será convertido em LDL. A vitamina K permanece no núcleo lipofílico (Villa et al., 2017).

Nenhuma proteína transportadora específica é conhecida para vitamina K, e com exceção da menadiona, as formas de ocorrência natural altamente lipofílicas são todas transportadas no plasma por lipoproteínas. No jejum e durante a fase pós-prandial, 50 a 90% da vitamina K1 é transportada por lipoproteínas ricas em triacilgliceróis compreendendo quilomícrons remanescentes e VLDLs. Embora haja uma escassez de estudos comparando diretamente a cinética plasmática pós-prandial de diferentes formas moleculares da vitamina K, há evidências claras de que o comprimento e o grau de saturação da cadeia lateral de isopreno influenciam significativamente na cinética de formação e liberação para a circulação (Shearer e Newman, 2014).

Armazenamento

As concentrações plasmáticas de K1 em pessoas saudáveis durante o jejum são de 0,5 nM, que é de magnitude um, três e quatro vezes menor do que as concentrações de 25-hidroxivitamina D, retinol e alfa-tocoferol, respectivamente. Além de baixas concentrações plasmáticas, as reservas teciduais também se mantêm em valores reduzidos.

O fígado é o único órgão no qual a maior parte das reservas de vitamina K compreendem as formas de cadeia longa: MK-7 a MK-13 e com baixas concentrações de MK-4. Tecidos extra-hepáticos em humanos contêm principalmente K1 e/ou MK-4. Concentrações de K1 comparáveis às do fígado (10 pmol/g) estão no cérebro, rim e pulmão. A distribuição tecidual do MK-4 varia bastante; valores altos de MK-4 (6 pmol/g) foram encontrados em cérebro e rins humanos e valores ainda maiores no pâncreas (22 pmol/g). A relação de

MK-4:K1 variou de 0,3 no fígado e coração a 6 no cérebro e rim (Thijssen e Drittij-Reijnders, 1996).

Excreção

Estima-se que cerca de 60 a 70% de filoquinona absorvida em cada refeição seja definitivamente perdida por excreção, sugerindo que os estoques corporais de filoquinona são constantemente reabastecidos. As reservas de filoquinona são extremamente lábeis e sob condições de grave depleção nutricional podem reduzir-se a 25% de suas concentrações originais, após três dias (Usui et al., 1990). A excreção ocorre pela urina (cerca de 20%) e fezes (40 a 50%) (Dôres, Paiva e Campana, 2001; Penteado e Souza, 2013).

Funções biológicas

A vitamina K possui importante papel no fígado humano, onde é utilizada para síntese de compostos ativos de vários fatores de coagulação, o que justifica sua grande importância na coagulação sanguínea. Além disso, nas últimas décadas surgiram evidências que indicam que a vitamina K apresenta ação relevante na manutenção da saúde óssea. A vitamina K se faz necessária para realização da ação de carboxilação da osteocalcina (Palermo et al., 2017). A osteocalcina, conhecida como proteína do osso, é uma das proteínas não colagenosas de maior presença na matriz extracelular do osso. A realização de teste para avaliação da concentração de osteocalcina no sangue é importante para avaliação da atividade osteoblástica. Estudos sugerem que a vitamina K é necessária no desenvolvimento precoce do esqueleto e também para a integridade do osso maduro (Klack e Carvalho, 2006).

Existem ainda estudos sendo realizados para se avaliar o impacto da vitamina K2 ou MK na melhora da saúde cardiovascular, doença renal crônica e em certos tipos de câncer (Halder et al., 2019).

SITUAÇÕES CLÍNICAS

Situações clínicas de deficiência

Os seguintes sintomas podem ocorrer na deficiência de vitamina K: hemorragia, equimose, fezes com sangue, sangramento na urina, hematêmese e osteoporose (Klack e Carvalho, 2006). As seguintes situações estão associadas à deficiência: baixa ingestão de alimentos-fontes; utilização de antagonistas de vitamina K; polimorfismos no gene da subunidade 1 da epóxido-redutase

(VKORC1) juntamente com redução da reciclagem de vitamina K; degradação rápida da elastina por desequilíbrio na protease/antiprotease, gerando calcificação da elastina, que leva a aumento da produção de proteína Gla e que necessita de vitamina K para ser ativada; aumento de demanda da vitamina (Piscaer et al., 2017).

A deficiência de vitamina K está associada com risco aumentado de calcificação vascular e desmineralização óssea, que pode ser especialmente relevante na população com doença renal crônica (Cases et al., 2019). Muitos estudos têm avaliado a ingestão dietética de vitamina K em pacientes com doença renal crônica em diálise, e observaram que a dieta habitual desses pacientes é pobre em vitamina K. Restrições dietéticas como redução de potássio (vegetais verdes ricos em K1) e fosfato (laticínios ricos em K2) podem favorecer essa deficiência (Cases et al., 2019).

Mas o *status* de vitamina K é influenciado não somente pela dieta, mas também pela síntese bacteriana intestinal, por uma reciclagem endógena e por interações medicamentosas (como varfarina e quelantes de fósforo). Uma produção reduzida de vitamina K pela microbiota intestinal em decorrência de disbiose urêmica também pode favorecer a deficiência de vitamina K. Em alguns casos, a deficiência de vitamina K nesses pacientes pode também estar relacionada a uma necessidade aumentada de proteínas dependentes de vitamina K para inibir a calcificação. Drogas como estatinas e antagonistas de vitamina K podem agravar a calcificação vascular nesses pacientes (Cases et al., 2019).

O leite humano apresenta baixa concentração de vitamina K e os recém--nascidos apresentam baixa reserva dessa vitamina; sendo assim, é um problema de ocorrência mundial a deficiência de vitamina K com hemorragia. Ainda mais porque recém-nascidos inicialmente não possuem as bactérias que sintetizam a vitamina. Alguns países como Estados Unidos e Canadá administram como profilaxia vitamina K ao nascimento, e por isso a ingestão adequada (AI) desse nutriente para recém-nascidos de 0 a 6 meses foi estabelecida considerando a dose profilática dessa vitamina (Greer, 2010; Shearer, Fu e Booth, 2012; Ferrier, 2019).

Situações clínicas de toxicidade

O excesso de vitamina K ocorre em geral com o consumo da vitamina na forma sintética e leva a um quadro de toxicidade, caracterizada por indução de rompimento das hemácias, deixando a pele com tonalidade amarelada. Também há liberação de bilirrubina pelo fígado na corrente sanguínea em vez de excreção via bile, gerando quadro de icterícia. Em crianças, a bilirrubina, ao atingir o cérebro, pode ocasionar problemas cerebrais e levar à morte (Sizer e Whitney, 2002).

Há poucos dados relevantes que associam o consumo de vitamina K em excesso a efeitos adversos tanto em humanos como animais, independentemente de o consumo ser por alimentos ou suplementação. Embora não haja informações consistentes, o consumo deve ser controlado, uma vez que a ausência de dados não indica necessariamente que não há riscos (IOM, 2001).

SUPLEMENTAÇÃO BASEADA EM EVIDÊNCIAS

Estão disponíveis suplementos à base de vitamina K sintética na forma filoquinona e MK-4 e são utilizados em humanos nos seguintes casos: prevenção da doença hemorrágica do recém-nascido (HDN); correção de doses excessivas de drogas cumarínicas utilizadas em tratamento com anticoagulante oral; manutenção da hemostasia em casos de envenenamento por uso de antagonistas da vitamina K. Podem ser utilizados suplementos com vitamina K sintética, normalmente na forma filoquinona, com doses variando de 100 a 500 mg por comprimido (Vermeer e Schurgers, 2000).

Alguns estudos sugerem que a suplementação com vitamina K auxilia na prevenção de perda óssea em adultos; contudo, mais investigações devem ser realizadas para avaliar as ações da suplementação da vitamina K na saúde óssea (Shah, Gleason e Villareal, 2014).

REFERÊNCIAS

1. AKBARI, S.; RASOULI-GHAHROUDI, A.A. Vitamin K and bone metabolism: A review of the latest evidence in preclinical studies. *BioMed Research International*, Review Article, v. 2018, 2018. 8p.
2. CASES, A.; CIGARRÁN-GULDRÍS, S.; MAS, S.; et al. Vegetable-based diet for chronic kidney disease? It is time to reconsider. *Nutrients*, v. 11, n. 6, p. 1-26, 2019.
3. DÔRES, S.C.; PAIVA, S.A.R.; CAMPANA, A.O. Vitamina K: metabolismo e nutrição. *Rev Nutr.* v. 14, n. 3, 2001.
4. [FAO/WHO] FOOD AND AGRICULTURE ORGANIZATION OF THE UNITED NATIONS; WORLD HEALTH ORGANIZATION. Human Vitamin and Mineral Requirements. In: *Report 7th Joint FAO/OMS Expert Consultation.* Bangkok, Thailand, 2001, xxii+286p
5. FERRIER, D. *Bioquímica ilustrada.* 7.ed. Porto Alegre: Artmed, 2019.
6. FUSARO, M. et al. Vitamin K plasma levels determination in human health. *Clin Chem Lab Med*, v. 55, n. 6, p. 789-99, 2017.
7. GREER, F.R. Vitamin K the basics—What's new? *Early Human Development*, v. 86, suppl. 1, S43--S47, 2010.
8. GRÖBER, U.; REICHRATH, J.; HOLICK, M.F.; et al. Vitamin K: an old vitamin in a new perspective. *Dermato-Endocrinology*, v. 6, n. 1, 2014.
9. GUYTON, A.C. *Fisiologia humana.* 6.ed. Rio de Janeiro: Guanabara Koogan, 2011. 564p.
10. HALDER, M. et al. Vitamin K: Double bonds beyond coagulation insights into differences between vitamin k1 and k2 in health and disease. *Int J Mol Sci.* v. 20, n. 896, 2019.

11. [IOM] INSTITUTE OF MEDICINE. *DRI: Dietary Reference Intakes for vitamin A, vitamin K, arsenic, boron, chromium, copper, iodine, iron, manganese, molybdenum, nickel, silicon, vanadium, and zinc.* Washington, D.C.: National Academy Press, 2001.

12. KLACK, K.; CARVALHO, J.F. Vitamina K: metabolismo, fontes e interação com o anticoagulante varfarina. *Revista Brasileira de Reumatologia*, v. 46, n. 6, p. 398-406, 2006.

13. PALERMO, A. et al. Vitamin K and osteoporosis: Myth or reality? *Metabolism Clinical and Experimental*, v. 70, n. 1, p. 57-71, 2017.

14. PENTEADO, M.V.C.; SOUZA, W. Vitamina K. In: COZZOLINO, S.M.F.; COMINETTI, C. *Bases bioquímicas e fisiológicas da nutrição nas diferentes fases da vida, na saúde e na doença.* Barueri: Manole, 2013, p. 427-39.

15. PISCAER, I. et al. Vitamin K deficiency: the linking pin between COPD and cardiovascular diseases? *Respiratory Research*, v. 18, n. 1, p. 1-7, 2017.

16. REIS, B.Z.; PIRES, L.V.; COZZOLINO, S.M.F. Vitamina K. In: COZZOLINO, S.M.F. *Biodisponibilidade de nutrientes.* Barueri: Manole, 2016, p. 393-416.

17. SHAH, K.; GLEASON, L. VILLAREAL, D.T. Vitamin K and bone health in older adults. *Journal of Nutrition in Gerontology and Geriatrics*, v. 33, n. 1, p. 10-22, 2014.

18. SHEA, M.K.; BOOTH, S.L. Concepts and controversies in evaluating vitamin K status in population-based studies. *Nutrients*, v. 8, n. 1, p. 1-25, 2016.

19. SHEARER, M.J.; FU, X.; BOOTH, S.L. Vitamin K nutrition, metabolism, and requirements: Current concepts and future research. *Adv Nutr*, v. 3, n. 2, p. 182-95, 2012.

20. SHEARER, M.J.; NEWMAN, P. Recent trends in the metabolism and cell biology of vitamin K with special reference to vitamin K cycling and MK-4 biosynthesis. *Journal of Lipid Research*, v. 55, p. 345-62, 2014.

21. SIZER, F.; WHITNEY, E. Vitaminas. In: SIZER, F.; WHITNEY, E. *Nutrição: conceitos e controvérsias.* Barueri: Manole, 2001, p. 209-55.

22. THIJSSEN, H.H.; DRITTIJ-REIJNDERS, M.J. Vitamin K status in human tissues: tissue-specific accumulation of phylloquinone and menaquinone-4. *Br J Nutr*, v. 75, p. 121-7, 1996.

23. USUI, Y.; TANIMURA, H.; NISHIMURA, N.; et al. Vitamin K concentrations in the plasma and liver of surgical patients. *American Journal of Clinical Nutrition,* Bethesda, v. 51, n. 5, p. 846-52, 1990.

24. VERMEER, C.; SCHURGERS, L.J. A comprehensive review of vitamin K and vitamin K antagonists. *Hematol Oncol Clin North Am*, v. 14, n. 2, p. 339-53, 2000.

25. VILLA, J.K.D. et al. Effect of vitamin K in bone metabolism and vascular calcification: A review of mechanisms of action and evidences. *Crit Rev Food Sci Nutr*, v. 57, n. 18, p. 3959-70, 2017.

8

Vitamina E

Gyslaine Pequeno Araujo Cadenazzi
Milena Gonçalves Lima Cardoso
Africa Isabel de la Cruz Perez
Camila Ferraz Lucena

INTRODUÇÃO

A vitamina E é o termo coletivo usado para designar oito compostos lipossolúveis: quatro tocoferóis (alfa, beta, gama e delta tocoferóis) e quatro tocotrienóis (alfa, beta, gama e delta tocotrienóis) produzidos apenas por plantas, que possuem diversas funções fisiológicas específicas, sendo que o alfa-tocoferol é o mais eficiente, presente em maior quantidade nos tecidos, plasma sanguíneo e LDL-colesterol, além de ser o único a suprir os requerimentos de vitamina E no organismo humano, pois as outras formas não são convertidas em alfa-tocoferol e são fracamente reconhecidas pela proteína transportadora de alfa-tocoferol (alfa-TTP) no fígado (Boni et al., 2010; Traber, 2007).

Esta vitamina é essencial para a fisiologia normal do organismo e seu baixo consumo está associado ao desenvolvimento de doenças, principalmente as crônicas não transmissíveis (DCNT), mas a deficiência pode ser evitada pela ingestão do alfa-tocoferol (Cozzolino, 2009; Boni et al., 2010; Azzi, 2018).

O seu fator protetor é decorrente de uma importante atividade antioxidante, por meio da eliminação de radicais peroxílicos e oxidação de ácidos graxos poli-insaturados. A reação ocorre quando os radicais peroxílicos reagem com o alfa-tocoferol presente na vitamina E em vez do hidroperóxido lipídico, ocorrendo assim uma interrupção na cadeia produtora de radicais peroxil, além do bloqueio da oxidação de Pufas (Lee e Han, 2018).

No Brasil, o consumo dessa vitamina é de aproximadamente 5,32 mg/dia, valor próximo ao encontrado nos Estados Unidos, de 7,1 mg/dia. A semelhança de ingestão nesses dois países pode estar relacionada ao consumo de alimentos como arroz branco. Os cinco alimentos que mais contribuíram para o consumo de vitamina E no Brasil são, em ordem decrescente: arroz branco cozido, óleos e gorduras, couve-manteiga crua, pipoca doce ou salgada e peixes frescos ou preparações com esses alimentos (Tureck et al., 2013).

Na Tabela 1 é possível observar as recomendações de consumo de vitamina E segundo sexo e faixa etária.

TABELA 1 Requerimento médio estimado (*estimated average requirements* – EAR), recomendações nutricionais (*recommended dietary allowances* – RDA) e limite superior tolerável de ingestão (*tolerable upper intake levels* – UL) de vitamina E de acordo com a faixa etária e sexo

Faixa etária	Recomendação diária (mg)		
	EAR	RDA	UL
Infância			
0-6 meses	–	4*	ND
6-12 meses	–	5*	ND
1-3 anos	5	6	200
4-8 anos	6	7	300
Homens			
9-13 anos	9	11	600
14-18 anos	12	15	800
19-30 anos	12	15	1.000
31-70 anos	12	15	1.000
> 70 anos	12	15	1.000
Mulheres			
9-13 anos	9	11	600
14-18 anos	12	15	800
19-30 anos	12	15	1.000
31-70 anos	12	15	1.000
> 70 anos	12	15	1.000
Gestação			
14-18 anos	12	15	800
19-30 anos	12	15	1.000
31-50 anos	12	15	1.000
Lactação			
14-18 anos	16	19	800

(continua)

TABELA 1 Requerimento médio estimado (*estimated average requirements* – EAR), recomendações nutricionais (*recommended dietary allowances* – RDA) e limite superior tolerável de ingestão (*tolerable upper intake levels* – UL) de vitamina E de acordo com a faixa etária e sexo *(continuação)*

Faixa etária	Recomendação diária (mg)		
	EAR	RDA	UL
19-30 anos	16	19	1.000
31-50 anos	16	19	1.000

* *Adequate intakes* – AI. Quando não há evidências científicas suficientes para estabelecer a RDA, há o desenvolvimento da AI, que vigora por um período até que haja respaldo para a elaboração da RDA. ND: não determinado.
Fonte: IOM (2000).

ORIGEM E SÍNTESE DA VITAMINA E NOS ALIMENTOS

Os tococromanóis, tocoferóis, tocotrienóis, plastocromanol-8 (PC-8) e tocomonoenóis são compostos produzidos por organismos fotossintetizantes, como plantas, algas, algumas cianobactérias e de forma não fotossintetizante pelo parasita causador da malária, *Plasmodium falciparum* (Sussmann et al., 2011; Pellaud e Mène-Saffranè, 2017).

Tococromanóis são compostos anfipáticos caracterizados por um anel cromanol, sendo os tocoferóis e tocotrienóis com atividade de vitamina E. Tocoferóis possuem um anel cromanol e uma cadeia lateral fitil saturada com 16 carbonos; enquanto os tocotrienóis possuem um anel cromanol e uma cadeia lateral isoprenoide com 16 carbonos insaturados com duplas ligações nas posições 3', 7'e 11'. As formas alfa, beta, gama e delta diferem no número e na posição de grupos metil na estrutura cromanol. O prefixo grego refere-se ao grau de metilação do grupo aromático: enquanto alfa-tocoferol e alfa-tocotrienol representam os tococromanóis com maior número de metilações, as formas delta são aquelas com menor grau. Tocoferóis naturais possuem apenas um estereoisômero RRR (RRR-alfa-tocoferol ou d-alfa-tocoferol), mas tocoferóis sintéticos são misturas de oito estereoisômeros (RRR-, RSR-, RRS-, RSS-, SRR-, SSR-, SRS-, SSS-) com três centros quiriais nos carbonos 2, 4' e 8', conforme observado na Figura 1 (Lee e Han, 2018; Cohen, Silva e Vanucchi, 2014; Traber e Sies, 1996; Pellaud e Mène-Saffra-nè, 2017).

Entre as formas sintéticas, o acetato de vitamina E é o análogo mais comum em suplementos. A esterificação protege o acetato de vitamina E da oxidação, porém no organismo humano, o éster é facilmente hidrolisado por esterases celulares para que a vitamina E se torne disponível (Zingg e Azzi, 2004).

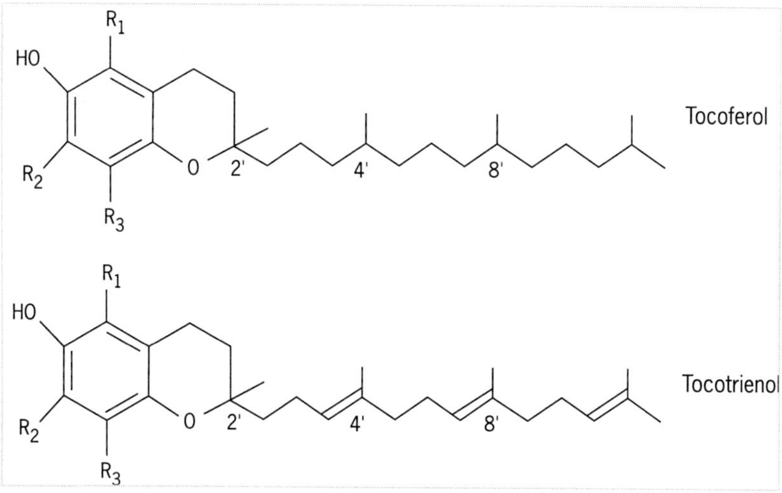

FIGURA 1   Estrutura dos tocoferóis e tocotrienóis.
Fonte: adaptada de Lee e Han (2018).

R_1	R_2	R_3	
CH_3	CH_3	CH_3	$\alpha-$
CH_3	H	CH_3	$\beta-$
H	CH_3	CH_3	$\gamma-$
H	H	CH_3	$\delta-$

Fonte alimentar de origem animal

Apesar de naturalmente presente em alimentos de origem vegetal, a vitamina E também está presente em alimentos de origem animal como gema de ovo e fígado (Batista, Costa e Pinheiro-Sant'Ana, 2007).

TABELA 2   Fontes alimentares de vitamina E de origem animal

Alimentos	Peso (g)	Quantidade de vitamina E (mg)
Fígado de peru cozido	100	3,0
Óleo de fígado de bacalhau	100	3,0
Óleo de salmão	13,6	2,6
Atum branco em óleo	100	2,5
Marisco no vapor	100	2,0

(continua)

TABELA 2 Fontes alimentares de vitamina E de origem animal *(continuação)*

Alimentos	Peso (g)	Quantidade de vitamina E (mg)
Fígado de galinha cozido	100	1,7
Atum *light* em óleo (enlatado)	100	1,2
Carpa cozida	100	1,1
Caranguejo cozido	100	1,0
Salmão cozido	100	0,8
Fígado de boi cozido	100	0,55
Ovo cozido	48-50	0,5
Carne de porco cozida	100	0,40
Presunto cozido	100	0,30

Fonte: adaptada de Bortoli, Bandeira e Cozzolino (2016).

Fonte alimentar de origem vegetal

As maiores fontes dietéticas de vitamina E estão nos óleos vegetais. Óleos de soja, girassol, milho, algodão, palma e de gérmen de trigo contêm quantidades relativamente altas (cerca de mais de 50 mg de vitamina E/100 g de óleo). A proporção de alfa, beta, gama e delta tocoferóis varia de acordo com o tipo de óleo. Óleos de cártamo e girassol contêm quantidades altas de alfa-tocoferol; óleos de soja e milho possuem principalmente gama-tocoferol; e óleo de algodão contém proporções similares de alfa e gama-tocoferol. Nozes também são boas fontes (Pellaud e Mène-Saffranè, 2017).

A quantidade de tocoferol presente em tecidos e no plasma varia bastante de acordo com a composição de tocoferóis nos óleos vegetais e as preferências alimentares em diferentes países. Nos Estados Unidos, a ingestão de gama-tocoferol é maior do que de alfa-tocoferol em virtude da maior ingestão de óleo de milho. Na Europa, a ingestão de alfa-tocoferol é maior do que gama-tocoferol em função do maior consumo de óleo de girassol e oliva, enquanto na Ásia a ingestão habitual de óleo de soja leva a maiores valores de delta-tocoferol (Zingg e Azzi, 2004).

Vegetais verde-escuros, sementes oleaginosas e gérmen de trigo são exemplos de alimentos que contêm tocoferol. Os níveis plasmáticos são dependentes da ingestão desses alimentos, de alimentos fortificados ou de suplementos de vitaminas E e C, já que a vitamina C tem a capacidade de regenerar a vitamina E que foi oxidada, aumentando seu nível plasmático (Batista, Costa e Pinheiro-Sant'Ana, 2007; Cozzolino, 2009; Cohen, Silva e Vannucchi, 2014).

CAPÍTULO 8 • VITAMINA E **275**

TABELA 3   Fontes alimentares de vitamina E de origem vegetal

Alimentos	Peso (g)	Quant. vitamina E (mg)
Óleo de gérmen de trigo	13,6	26
Semente de girassol	33	17
Avelã	68	16
Óleo de girassol (linoleico > 60%)	13,6	7,0
Amendoim	72	5,0
Óleo de amêndoa	13,6	5,0
Castanha-do-Brasil	70	5,0
Amêndoa	78	4,3
Pistache	64	3,3
Óleo de milho	13,6	2,9
Óleo de canola	13,6	2,9
Gérmen de trigo	13,6	2,6
Manga	207	2,3
Abóbora	123	1,3
Óleo de amendoim	13,6	1,7
Molho de tomate	123	1,7
Azeite de oliva	13,6	1,7
Acelga cozida	88	1,65
Mamão papaia	140	1,6
Nozes	60	1,6
Folha de mostarda cozida	70	1,4
Abacate	100	1,4
Ameixa seca	85	1,2
Noz-pecã	60	1,8
Uva	160	1,1
Brócolis cozido	85	0,9
Espinafre	95	0,9
Pera	166	0,8
Suco de tomate	242	0,8
Pêssego	98	0,7
Quiabo cozido	92	0,6
Semente de abóbora	57	0,6
Repolho crespo cozido	65	0,55
Couve cozida	90	0,55

(continua)

TABELA 3 Fontes alimentares de vitamina E de origem vegetal *(continuação)*

Alimentos	Peso (g)	Quant. vitamina E (mg)
Amora preta fresca	72	0,5
Maçã com casca	138	0,44
Cenoura cozida	76	0,30
Cenoura crua	72	0,30
Banana	118	0,30
Vagem de ervilha cozida fresca	80	0,30
Alface romana	56	0,30
Alface	56	0,30
Uva-passa	36	0,25
Melão cantalupo	160	0,24
Alcachofra cozida inteira	12	0,20
Morangos frescos	152	0,20

Fonte: adaptada de Bortoli, Bandeira e Cozzolino (2016).

FISIOLOGIA

Digestão

Como outros compostos lipossolúveis, a vitamina E requer secreções biliares e pancreáticas para formar micelas e favorecer a absorção intestinal. No estômago, a lipase gástrica inicia a digestão de triacilgliceróis e compostos esterificados lipossolúveis. Outras enzimas como lipase pancreática, carboxilases e fosfolipase A, secretadas no lúmen intestinal, continuam a digestão de lipídios dietéticos. No duodeno, a vitamina E é incorporada, juntamente com outros produtos de digestão lipídica, em micelas para absorção pelo enterócito. As micelas podem solubilizar componentes hidrofóbicos e se difundir no glicocálix, aproximando-se da membrana da borda em escova dos enterócitos (Schmolz et al., 2016; Reboul, 2017; Traber, 2007).

Como a vitamina E na dieta humana está principalmente sob a forma não esterificada, a degradação lipolítica é de pequena importância, porém a necessidade de hidrólise das formas estabilizadas é primordial, como no caso do acetato de alfa-tocoferol, que requer hidrólise adicional pelos sais biliares. A absorção no duodeno é caracterizada pela transferência de gotículas lipídicas em emulsão e micelas mistas compostas por fosfolipídios e ácidos biliares. A absorção pelos enterócitos é menos eficiente em comparação com outros tipos de lipídios; isso pode explicar a biodisponibilidade relativamente baixa da vitamina (Cozzolino, 2009; Schmolz et al., 2016).

Absorção e biodisponibilidade

Por ser uma vitamina lipossolúvel, a vitamina E segue a absorção intestinal, o metabolismo hepático e processos de captação celular de outros lipídios. No trato digestório, a taxa de absorção varia individualmente entre 20 e 80%, sendo menor do que para outros compostos, como a vitamina A. Alguns fatores podem reduzir sua absorção, como ácido retinoico, ésteres vegetais, ácido eicosapentaenoico e fibras alimentares, bem como a ingestão crônica de álcool. Além disso, a forma fornecida de alfa-tocoferol, seja como molécula livre ou na forma de acetato, pode também impactar a sua biodisponibilidade (Cozzolino, 2009; Schmolz et al., 2016).

Os quatro tocoferóis são absorvidos igualmente, sugerindo que nesse nível não ocorra seletividade, porém parecem ser menos absorvidos que os tocotrienóis (Yap, Yuen e Wong, 2001; Zingg e Azzi, 2004).

Apenas as formas livres são absorvidas pela mucosa intestinal. Ao se aproximarem da membrana de borda em escova, as micelas mistas dissociam-se ao gradiente de pH existente e são absorvidas pelo enterócito. Por muitos anos acreditou-se que a absorção ocorria apenas por difusão passiva através da membrana apical do enterócito. Hoje, sabe-se que a captação celular segue em princípio duas diferentes vias: (1) difusão passiva; e (2) transporte mediado por receptor (Schmolz et al., 2016; Reboul, 2017).

A absorção de alfa-tocoferol via transportador pode ser mediada pelo receptor de classe B tipo I (SR-BI), que também pode mediar o transporte de carotenoides, vitamina D e K. Outro transportador, o NPC1L1 (transportador de colesterol intracelular 1), está envolvido na captação de fitoesteróis, vitamina D, K e luteína; e o CD36 está envolvido na absorção de ácidos graxos, vitamina D, K e carotenoides (Reboul et al., 2006; Gonçalves et al., 2014; Schmolz et al., 2016; Yamanashi et al., 2017; Reboul, 2017).

Dentre os fatores com capacidade de interferir na absorção, destacamos a matriz alimentar em que a vitamina E é incorporada. A quebra da matriz alimentar pode melhorar a transferência de vitamina E para micelas, assim como ocorre com outros nutrientes lipídicos (Reboul et al., 2006; Werner e Bohm, 2011; Reboul, 2017).

A biodisponibilidade da vitamina E é influenciada por numerosos fatores, incluindo: (1) a quantidade ingerida e presença de nutrientes interferentes; (2) proteínas envolvidas e diferenças individuais na eficiência da absorção; (3) metabolismo; (4) fatores de estilo de vida; (5) gênero; e (6) polimorfismos genéticos (Cozzolino, 2009; Schmolz et al., 2016).

Outro fator importante é a estimulação da secreção biliar, essencial para a formação das micelas. O tipo da gordura e óleo, bem como o comprimento da cadeia, interferem na disponibilidade do alfa-tocoferol, sendo que longas cadeias de triacilgliceróis não aumentam significativamente a biodisponibilidade da vitamina E como é observado com o betacaroteno. A disponibilidade do acetato de tocoferol é maior em triacilgliceróis de cadeia longa, ao contrário de emulsões de cadeia média, provavelmente pela maior solubilidade de micelas formadas a partir de cadeias longas de ácidos graxos e uma conversão aumentada em tocoferol. A disponibilidade da vitamina E também é aumentada na presença de fosfolipídios (Yang, Xiao e McClements, 2017). Além disso, o alfa-tocoferol pode ser fosforilado, formando o alfa-tocoferol fosfato (alfa-TP), que vem sendo proposto como a forma mais ativa (Azzi, 2018).

Transporte e armazenamento

Em condições normais, o alfa-tocoferol é principalmente transportado via quilomícrons pelas lipoproteínas de muito baixa densidade (VLDL) e lipoproteínas de alta densidade (HDL), enquanto em condições de jejum as lipoproteínas de baixa densidade (LDL) assumem essa tarefa, lembrando que podem ocorrer variações em virtude de diferenças individuais nas lipoproteínas causadas por diferentes dietas, estados metabólicos e outros fatores. Os quilomícrons atingem a corrente sanguínea pela via linfática (Schmolz et al., 2016).

Além das lipoproteínas, SR-BI e NPC1L1 estão envolvidos no transporte da vitamina E, pois, promovendo fluxos lipídicos por meio do enterócito, esses receptores criariam uma força motriz para absorção de lipídios menores, como micronutrientes, por causa do gradiente lipídico (Reboul, 2017).

A alfa-TTP tem como função manter as altas concentrações de alfa-tocoferol no plasma e em outros tecidos. Mutações em resíduos de aminoácidos do transportador, como na arginina, podem levar à deficiência severa de vitamina E. No plasma, a vitamina circula associada a lipoproteínas, embora certa quantidade esteja ligada à albumina, responsável pela distribuição entre o plasma, células e tecidos (Azzi, 2018).

Uma vez absorvida, o destino da vitamina E são as membranas de organelas, gotículas lipídicas citosólicas ou ligada a proteínas de transporte. A vitamina E pode acumular-se nas membranas microssomais, isto é, do retículo endoplasmático, de Golgi, membranas lisossomal e peroxisomal (Anwar, Kayden e Hussain, 2006).

A maior parte é incorporada nos quilomícrons em sua forma livre no aparelho de Golgi, antes de ser liberada para a linfa. Essa via é dependente da apolipoproteína-B (apoB), mas é possível que uma via não apoB-dependente possa existir. Essa rota envolve a ligação ATB (ABCA1), que permite a secreção de vitamina E por meio de lipoproteínas de alta densidade (HDL). É importante enfatizar que patologias caracterizadas pela falta de quilomícrons estão associadas a um grave comprometimento da absorção de vitamina E que não é mantida por outra via (Reboul et al., 2009).

Além do papel fundamental no transporte, a alfa-TTP tem papel crucial na homeostase da vitamina E, pois regula o seu armazenamento hepático e a distribuição para outros tecidos, quando necessário, sendo o fígado o principal local de armazenamento dessa vitamina (Narushima et al., 2008).

De todos os tocoferóis, apenas a forma alfa e em menor quantidade a gama estão presentes em quantidades significativas no plasma, sendo eficientemente absorvidas e retidas no organismo. Parte dessa seletividade ocorre pelo transportador alfa-TTP, cuja degradação é relativamente lenta pelo citocromo p450. A especificidade do alfa-tocoferol tem sido evolutivamente conservada pela eficiente seletividade do alfa-TTP (Azzi, 2018).

Excreção

Os metabólitos da vitamina E são os CEHC (2'-carboxietil-6-hidroxicromano). As várias formas de vitamina E são oxidadas pelo citocromo p450 (CYPs), seguidos da betaoxidação e são conjugados e excretados na urina ou bile. De forma similar a outros xenobióticos, CEHCs são sulfatadas ou glicuronidadas. A excreção urinária de alfa-CEHC é positivamente correlacionada à sua concentração plasmática e pode refletir a quantidade de alfa-tocoferol que excede o requerimento corporal (Eichorn et al., 2004; Azzi et al., 2016; Azzi, 2018).

Em virtude de sua polaridade, os metabólitos de cadeia intermediária e curta são excretados via urina, principalmente conjugados com glicosídeos. As fezes podem conter todos os metabólitos da vitamina E, sendo que em humanos os de cadeia longa são os principais metabolitos fecais, com > 60% de metabólitos presentes. Os metabólitos de cadeia curta são transportados pela corrente sanguínea e excretados pela urina, enquanto tocoferóis e tocotrienóis e todos os outros metabólitos circulam pelo sistema vascular e são secretados na bile e eliminados por meio das fezes (Schmolz et al., 2016). O resumo desse processo pode ser observado na Figura 2.

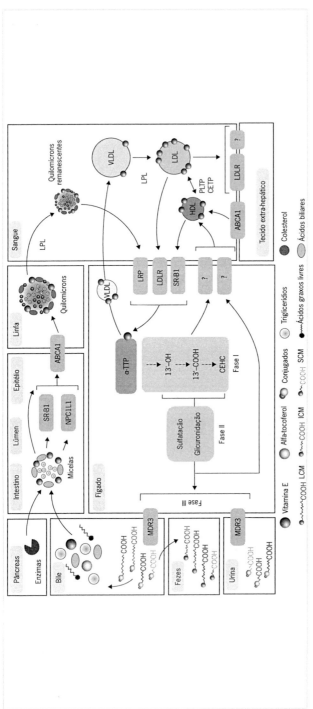

FIGURA 2 Absorção, transporte e metabolismo de vitamina E. Após a ingestão oral, a vitamina E segue em geral a mesma rota metabólica de outros lipídios. A digestão por meio de enzimas pancreáticas e intestinais é seguida pela circulação e distribuição para o fígado e tecidos extra-hepáticos. A preferência por alfa-tocoferol em vez de outras formas de tocoferóis ocorre principalmente no fígado pela alfa-TTP, que protege o alfa-tocoferol de degradação e excreção excessivas.

13'-COOH: 13'-carboxicromanol; 13'-OH: 13'-hidroxicromanol; alfa-TOH: alfa-tocoferóis; alfa-TTP: proteína transportadora de alfa-tocoferol; CEHC: carboxietil-hidroxicromanol; CETP: proteína transportadora de éster de colesterol; HDL: lipoproteínas de alta densidade; ICM: metabólitos de cadeia intermediária; LCM: metabólitos de cadeia longa; LDL: lipoproteínas de baixa densidade; LDLR: receptor LDL; LPL: lipase lipoproteica; LRP: LDL proteína relacionada ao receptor; NPC1L1: transportador de colesterol intracelular 1; PLTP: proteína transportadora de fosfolipídio; SR-B1: receptor de classe B tipo I; SCM: metabólitos de cadeia curta; VLDL: lipoproteínas de muito baixa densidade.

Fonte: adaptada de Schmölz et al. (2016).

Função biológica

A principal função biológica da vitamina E é a sua ação antioxidante, sendo o alfa-tocoferol a isoforma com maior atividade. A vitamina E está presente abundantemente nas membranas biológicas, nas quais protege os ácidos graxos polinsaturados da peroxidação, contribuindo assim para a manutenção da integridade e estabilidade de estruturas celulares. O alfa-tocoferol reage com radicais peroxila e hidroxila, impedindo a propagação das reações em cadeia induzidas pelas espécies reativas de oxigênio (Batista, Costa e Pinheiro-Sant'Ana, 2007; Cohen, Silva e Vannucchi, 2014).

Os mecanismos antioxidantes foram investigados extensivamente e estão bem documentados. Essa atividade foi demonstrada pela primeira vez contra a toxicidade do tetracloreto de carbono em dano hepático, que é inibido pela administração prévia de vitamina E (Cheng et al., 2012). Quando a vitamina elimina radicais peroxil, é convertida em radical de vitamina E, que pode ser ainda oxidada em alfa-tocoferil quinona, um biomarcador da ação antioxidante da vitamina E. Além do papel antioxidante, o alfa-tocoferol pode agir como um potente redutor e um agente eletrofílico em reações químicas (Niki, 2015).

O alfa-tocoferol e seus isômeros podem estar envolvidos na regulação da expressão gênica. A deficiência de vitamina E está associada à maior síntese de xantina oxidase no fígado, envolvida na geração de espécies reativas de oxigênio (Catignani et al., 1974).

Estudos mostram efeito da vitamina E sobre a expressão gênica do alfa-TTP no fígado, sobre genes que codificam proteínas de ligação ao fator de crescimento, proteínas quinases ativadas por mitógenos e proteínas inibidoras de apoptose (Gohil et al., 2003). Todas as formas de vitamina E ativam a expressão gênica pelo receptor pregnano X, conhecido por regular enzimas metabolizadoras de drogas como CYP3A4. Mecanismos alternativos envolvendo efeitos anti-inflamatórios e na sinalização intracelular têm sido o foco de investigações (Cohen, Silva e Vannucchi, 2014).

SITUAÇÕES CLÍNICAS

Situações clínicas de deficiência

A deficiência de vitamina E em humanos, caracterizada por sintomas neurológicos, é rara e normalmente é consequência de mutações da alfa-TTP, levando a concentrações muito baixas dessa enzima. Essa doença é conhecida como "ataxia com deficiência de vitamina E isolada (AVED)". Sua ocorrência é rara e gerada por uma mutação no gene que codifica o alfa-TTP, causando a morte das células cerebrais de Purkinje. Como consequência ocorre a perda de neurônios, ataxia, atrofia de retina, acúmulo de lipofuscina em neurônios e retinite pigmentosa. A prevenção e o tratamento, que evitam a progressão da doença, consistem na suplementação de alfa-tocoferol (Khadangi e Azzi, 2019; Zingg e Azzi, 2004).

Algumas doenças, como abetalipoproteinemia, doença hepática colestática crônica, fibrose cística, pancreatite crônica, síndrome do intestino curto e outras síndromes que acarretam má absorção de gorduras estão associadas a uma absorção diminuída de vitamina E, acarretando sintomas semelhantes aos da AVED (Zingg e Azzi, 2004).

Situações clínicas de toxicidade

Não existe evidência de eventos adversos pelo consumo de vitamina E presente naturalmente nos alimentos. Entretanto, alguns efeitos adversos foram observados com a suplementação, como toxicidade hemorrágica. O nível máximo tolerável para vitamina E se aplica a qualquer forma de alfa-tocoferol obtida a partir de suplementos, alimentos fortificados ou ambos. Pacientes em terapia com anticoagulantes devem ser monitorados durante o uso de suplementos com vitamina E (IOM, 2000).

A vitamina E parece ter muito baixa toxicidade. Evidências de dano oxidativo têm sido associadas ao uso de suplementação em altas doses (> 1.000 mg/dia) (FAO/OMS, 2001).

SUPLEMENTAÇÃO BASEADA EM EVIDÊNCIAS

A redução do risco de doenças crônicas por meio da suplementação com vitamina E ainda é controversa e os achados parecem estar relacionados à suscetibilidade dos indivíduos ao dano oxidativo (Galli et al., 2017).

Muitos estudos descrevem melhoras relacionadas à ingestão de 400-800 mg de vitamina E em crianças e adultos com doença hepática gordurosa não alcoólica (Galli et al., 2017).

Vários estudos analisaram o impacto da suplementação de vitamina E na progressão da doença de Alzheimer, porém com resultados inconsistentes. Embora alguns ensaios obtivessem resultados positivos com a redução na progressão da doença e da necessidade de cuidados com doses de 2.000 UI/dia de alfa-tocoferol, outros autores não observaram efeitos benéficos ou ainda tiveram piora do declínio cognitivo. Ressalta-se ainda que suplementação com altas doses de vitaminas pode aumentar a mortalidade geral por todas as causas, fazendo os autores concluírem que doses acima de 400 UI de vitamina E/dia devem ser evitadas, apesar de críticas de possíveis vieses metodológicos (Galli et al., 2017; Grimm, Mett e Hartmann, 2016).

De acordo com a Organização Mundial de Saúde (OMS), uma ingestão diária aceitável compreende valores entre 0,15 e 2,0 mg/dia de alfa-tocoferol/kg, e a suplementação de até 720 mg/dia.

REFERÊNCIAS

1. ANWAR, K.; KAYDEN, H.J.; HUSSAIN, M.M. Transport of vitamin E by differentiated Caco-2 cells. *J Lipid Res*, v. 47, n. 1, p. 1261-73, 2006.
2. AZZI, A. et al. The rise, the fall and the renaissance of vitamin E. *Arch Biochem Biophys*, v. 595, n. 1, p. 100-8, 2016.
3. AZZI, A. Many tocopherols, one vitamin E. *Mol Aspects Med*, v. 61, n. 1, p. 92-103, jun. 2018.
4. BATISTA, E.S.; COSTA, A.G.V.; PINHEIRO-SANT'ANA, H.M. Adição da vitamina E aos alimentos: implicações para os alimentos e para a saúde humana. *Rev Nutr*, v. 20, n. 5, p. 525-35, 2007.
5. BONI, A. et al. Vitaminas antioxidantes e prevenção da arteriosclerose na infância. *Rev Paul Pediatr*, v. 29, n. 2, p. 373-80, 2010.
6. BORTOLI, M.C.; BANDEIRA, V.S.; COZZOLINO, S.M.F. Vitamina E. In: COZZOLINO, S.M.F. *Biodisponibilidade de nutrientes*. Barueri: Manole, 2016, p. 369-91.
7. CATIGNANI, G.L. et al. Vitamin E deficiency: immunochemical evidence for increased accumulation of liver xanthine oxidase. *Proc Natl Acad Sci*, v. 71, n. 5, p. 1966-8, 1974.
8. CHENG, J. et al. Metabolomic profiling to identify predictors of response to vitamin E for non-alcoholic steatohepatitis (NASH). *PLoS One*, v. 7, p. 44106, 2012.
9. COHEN, C.; SILVA, C.S.; VANUCCHI, H. *Funções plenamente reconhecidas de nutrientes: Vitamina E*. ILSI BRASIL: INTERNATIONAL LIFE SCIENCES INSTITUTE DO BRASIL, 2014.
10. COZZOLINO, S.M.F. Vitamina E (tocoferol). In: *Biodisponibilidade de nutrientes*. 3.ed. Barueri: Manole, 2009, p. 319-39.
11. EICHORN, J. et al. Alpha- and gamma-tocopherol plasma and urinary biokinetics following alpha--tocopherol supplementation. *Annals of the New York Academy of Sciences*, v. 1031, p. 339-40, 2004.
12. [FAO/OMS] FOOD AND AGRICULTURE ORGANIZATION/ORGANIZAÇÃO MUNDIAL DA SAÚDE. Human vitamin and mineral requeriments. In: *Report 7th Joint FAO/OMS Expert Consultation*. Bangkok, Thailand, 2001.
13. GALLI, F. et al. Vitamin E: Emerging aspects and new directions. *Free Radic Biol Med*, v. 102, p. 16-36, 2017.
14. GOHIL, K. et al. Gene expression profile of oxidant stress and neurodegeneration in transgenic mice deficient in alpha-tocopherol transfer protein. *Free Radic Biol Med*, v. 35, n. 11, p. 1343-54, 2003.
15. GONÇALVES, A. et al. Cluster-determinant 36 (CD36) impacts on vitamin E postprandial response. *Mol Nutr Food Res*, v. 58, n. 1, p. 2297-306, 2014.
16. GRIMM, M.O.W.; METT, J.; HARTMANN, T. The impact of vitamin E and other fat-soluble vitamins on Alzheimer's disease. *Int J Mol Sci*, v. 17, p. 1785, 2016.
17. [IOM] INSTITUTE OF MEDICINE. DRI: *Dietary Reference Intakes for vitamin C, vitamin E, selenium, and carotenoids*. Washington, D.C.: National Academy Press, 2000, p. 95-262.
18. KHADANGI, F.; AZZI, A. Vitamin E – The next 100 years. *IUBMB Life*, v. 71, n. 4, p. 411-5, 2019.
19. LEE, G.Y.; HAN, S.N. The role of vitamin E in immunity. *Nutrients*, v. 10, n. 1614, p. p. 1-18, 2018.
20. NIKI, E. Evidence for beneficial effects of vitamin E. *Korean J Intern Med*, v. 30, n. 1, p. 571-9, 2015.
21. NARUSHIMA, K. et al. Niemann-pick C1-like 1 mediates alpha-tocopherol transport. *Mol Pharmacol*, v. 74, n. 1, p. 42-9, 2008.

22. PELLAUD, S.; MENÈ-SAFFRANÈ, L. Metabolic origins and transport of vitamin E biosynthetic precursors. *Front Plant Sci*, Switzerland, v. 8, n. 1959, out. 2017.
23. REBOUL, E. et al. Bioaccessibility of carotenoids and vitamin E from their main dietary sources. *J Agric Food Chem*, v. 54, n. 1, p. 8749-55, 2006.
24. REBOUL, E. et al. ATP-binding cassette transporter A1 is significantly involved in the intestinal absorption of alpha- and gamma-tocopherol but not in that of retinyl palmitate in mice. *Am J Clin Nutr*, v. 89, n. 1, p. 177-84, 2009.
25. REBOUL, E. Vitamin E bioavailability: Mechanisms of intestinal absorption in the spotlight. *Antioxidants*, v. 6, n. 95, p. 1-11, 2017.
26. SCHMOLZ, L. et al. Complexity of vitamin E metabolism. *World J Biol Chem*, v. 7, n. 1, p. 14-43, 2016.
27. SUSSMANN, R.A.C. et al. Intraerythrocytic stages of *Plasmodium falciparum* biosynthesize vitamin E. *FEBS Lett*, v. 585, p. 3985-91, out. 2011.
28. TRABER, M.G. Vitamin E regulatory mechanisms. *Annu Rev Nutr*, v. 27, p. 347-62, 2007.
29. TRABER, M.G.; SIES, H. Vitamin E in humans: Demand and delivery. *Annu Rev Nutr*, v. 16, p. 321-47, 1996.
30. TURECK, C. et al. Estimativa do consumo de vitaminas e minerais antioxidantes da dieta brasileira. *Nutr Clín Diet Hosp*, v. 33, n. 3, p. 30-8, 2013.
31. WERNER, S.; BOHM, V. Bioaccessibility of carotenoids and vitamin E from pasta: Evaluation of an in vitro digestion model. *J Agric Food Chem*, v. 59, n. 1, p. 1163-70, 2011.
32. YAMANASHI, Y. et al. Transporters for intestinal absorption of cholesterol, vitamin E and vitamin K. *J Atheroscler Thromb*, v. 24, n. 4, p. 347-59, 2017.
33. YANG, Y.; XIAO, H.; McCLEMENTS, D.J. Impact of lipid phase on the bioavailability of vitamin E in emulsion-based delivery systems: Relative importance of bioaccessibility, absorption, and transformation. *J Agric Food Chem*, v. 65, n. 1, p. 3946-55, 2017.
34. YAP, S.P.; YUEN, K.H.; WONG, J.W. Pharmacokinetics and bioavailability of alpha-, gamma- and delta-tocotrienols under different food status. *J Pharm Pharmacol*, v. 53, p. 67-71, 2001.
35. ZINGG, J-M.; AZZI, A. Non-antioxidant activities of vitamin E. *Current Medicinal Chemistry*, v. 11, p. 1113-33, 2004.

9

Vitamina C

Audrey Yule Coqueiro
Raquel Raizel
Andrea Bonvini
Julio Tirapegui

INTRODUÇÃO

A vitamina C apresenta diversas denominações, como: ácido ascórbico, L-ácido ascórbico, ácido deidroascórbico (forma oxidada), ascorbato (forma reduzida), entre outros (Bender, 2003). O termo "vitamina antiescorbútica" também é utilizado para designar essa vitamina, tendo em vista que sua deficiência ocasiona uma doença conhecida como escorbuto, caracterizada por hemorragias, principalmente nas gengivas, letargia, fadiga, lesões de pele e comprometimento do sistema imune (Monsen, 2000; Bender, 2003; Bivona, Patel e Vajdy, 2017; Carr e Maggini, 2017; Duarte, Reis e Cozzolino, 2017).

Considerada indispensável à saúde, a vitamina C é um micronutriente que está envolvido na síntese de colágeno, nos mecanismos de defesa antioxidante (Pullar, Carr e Vissers, 2017) e desempenha, também, papel fundamental no desenvolvimento e na regeneração dos músculos, na conversão de colesterol em ácidos biliares e no aumento da absorção intestinal de ferro. Como um antioxidante, essa vitamina protege o organismo de vários efeitos deletérios causados pelos radicais livres, poluentes e toxinas (Savini et al., 2005; Carr e Maggini, 2017; Guz e Oliński, 2017; Hemilä, 2017). Para fornecer proteção antioxidante, a ingestão diária recomendada para a vitamina C foi estabelecida em 75 mg/dia para mulheres e 90 mg/dia para homens, sendo que 10 mg/dia podem prevenir os sintomas do escorbuto, apesar de não serem suficientes para manter reservas adequadas dessa vitamina (Monsen, 2000).

Embora as recomendações de vitamina C sejam facilmente alcançadas com o consumo de frutas, principalmente as cítricas, e de vegetais frescos, como tomate e folhas verdes, o perfil alimentar da população brasileira é insatisfatório em relação ao consumo de frutas e hortaliças. De acordo com o estudo Vigitel realizado em 2016, a frequência de brasileiros adultos que consomem regularmente frutas e hortaliças foi de 35,2%. No estudo Brazos, realizado em 150 cidades brasileiras, a ingestão de vitamina C foi adequada em apenas 15% da população avaliada (Pinheiro et al., 2011).

Apesar de o consumo de vitamina C ser considerado indispensável para a manutenção de diversas funções metabólicas do organismo, o excesso desse micronutriente está associado a efeitos adversos. A ingestão de doses superiores às recomendações (limite máximo fixado em 2 g/dia para adultos) tem sido relacionada com diarreia osmótica, desconforto intestinal e litíase renal (Monsen, 2000; Bender, 2003; Belin et al., 2010).

SITUAÇÃO DA VITAMINA C NO BRASIL E NO MUNDO

Embora o Brasil tenha abundância de alimentos fontes de vitamina C, o consumo desse nutriente não é alto nessa população. Esse fato torna-se preocupante em vista da elevada incidência de anemia ferropriva no país, a qual é agravada também na deficiência de vitamina C. Ainda assim, a suplementação com essa vitamina não seria a melhor alternativa, sendo que o consumo alimentar deve ser priorizado (Silva e Cozzolino, 2009; Raizel et al., 2017; Fisberg, Del'Arco e Previdelli, 2017).

Os países com maior incidência de deficiência de vitamina C são aqueles com menor suprimento de vegetais ou em situações como guerras e fome. Ainda assim, mesmo em países onde os vegetais são abundantes, como no Brasil e nos Estados Unidos, tem sido observado baixo consumo desses alimentos e, consequentemente, deficiências nutricionais, como a de vitamina C (Bender, 2003; Schleicher et al., 2009).

Considerando todos esses aspectos, o presente capítulo sintetiza o conhecimento disponível acerca da origem, fisiologia e situações clínicas envolvendo a deficiência e a toxicidade de vitamina C.

De acordo com a Ingestão Diária Recomendada (*Dietary Reference Intakes – DRI*), as recomendações de vitamina C são determinadas em concordância com diversos fatores, como idade, sexo, gestação e lactação. Para fornecer proteção antioxidante, a recomendação é definida com base na ingestão de vitamina C para manter a concentração quase máxima desse nutriente em neutrófilos, com excreção urinária mínima de ascorbato (Monsen, 2000). As recomendações de ingestão média, ideal e máxima de vitamina C são apresentadas na Tabela 1.

É possível observar que a recomendação para lactantes é elevada. Isso porque parte da vitamina C ingerida é secretada no leite (cerca de 20 mg/dia) e,

TABELA 1 Requerimento médio estimado (*Estimated Average Requirements* – EAR), recomendações nutricionais (*Recommended Dietary Allowances* – RDA) e limite superior tolerável de ingestão (*Tolerable Upper Intake Levels* – UL) de vitamina C de acordo com a faixa etária

Faixa etária	Recomendação diária (mg)		
	EAR	RDA	UL
Infância			
0-6 meses	ND	40*	ND
6-12 meses	ND	50*	ND
1-3 anos	13	15	400
4-8 anos	22	25	650
Homens			
9-13 anos	39	45	1.200
14-18 anos	63	75	1.800
19-30 anos	75	90	2.000
31-70 anos	75	90	2.000
> 70 anos	75	90	2.000
Mulheres			
9-13 anos	39	45	1.200
14-18 anos	56	65	1.800
19-30 anos	60	75	2.000
31-70 anos	60	75	2.000
> 70 anos	60	75	2.000
Gestação			
14-18 anos	66	80	1.800
19-30 anos	70	85	2.000
31-50 anos	70	85	2.000
Lactação			
14-18 anos	96	115	1.800
19-30 anos	100	120	2.000
31-50 anos	100	120	2.000

* *Adequate Intakes* – AI. Quando não há evidências científicas suficientes para estabelecer a RDA, há o desenvolvimento da AI, que vigora por um período até que haja respaldo para a elaboração da RDA. ND: não determinado.
Fonte: Institute of Medicine (1999).

portanto, é necessário um aumento no aporte dessa vitamina para que não haja deficiência nutricional na lactante. Além disso, o teor desse nutriente no leite materno evita o desenvolvimento de escorbuto nos neonatos (Bender, 2003; Duarte, Reis e Cozzolino, 2017).

Embora a RDA não seja diferente para idosos, evidências sugerem que as concentrações de vitamina C no plasma e nos leucócitos são menores nessa população, principalmente em indivíduos institucionalizados. Nesse sentido, a ingestão desse nutriente no envelhecimento requer atenção (Duarte, Reis e Cozzolino, 2017). Vale ressaltar que diversas sociedades científicas, como as Sociedades de Nutrição da Alemanha, Áustria e Suíça, sugerem a ingestão diária de quantidades mais elevadas de vitamina C para todas as idades e sexos, comparadas com as DRI (Nogueira de Almeida et al., 2017).

Em fumantes, a necessidade de vitamina C é 40% superior a de não fumantes, em decorrência do aumento do estresse oxidativo e do *turnover* metabólico da vitamina C, ocasionado pelo tabagismo (Opolot et al., 2017; Wilson et al., 2017). Nesse cenário, é sugerido o aumento no consumo dessa vitamina, aproximadamente 35 mg/dia na recomendação da RDA (Lykkesfeldt et al., 2000; Monsen, 2000; Alberg, 2002).

ORIGEM E SÍNTESE DA VITAMINA C NOS ALIMENTOS

Estrutura química

A vitamina C é uma lactona (éster cíclico) contendo seis carbonos (Bender, 2003) e a sua estrutura química permite que esse nutriente doe elétrons, atuando como um agente redutor, com importante ação antioxidante. Os dois átomos de hidrogênio enólico dão ao composto seu caráter ácido e fornecem elétrons para sua função como um redutor e antioxidante (Monsen, 2000; Bender, 2003). A estrutura química da vitamina C é apresentada na Figura 1.

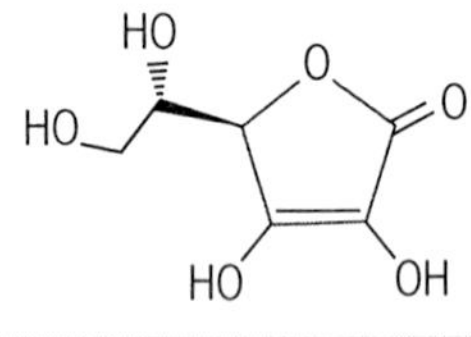

FIGURA 1 Estrutura química da vitamina C.
Fonte: adaptada de Cozzolino e Cominetti (2013).

Síntese

As fontes dietéticas de vitamina C são abundantes, tendo em vista que grande parcela dos vegetais e animais tem a capacidade de sintetizá-la. A síntese ocorre pela conversão da D-glicose e/ou D-galactose através da via metabólica do ácido glicurônico (Bates e Heseker, 1994; Bender, 2003; Naidu, 2003). Essa via é apresentada na Figura 2.

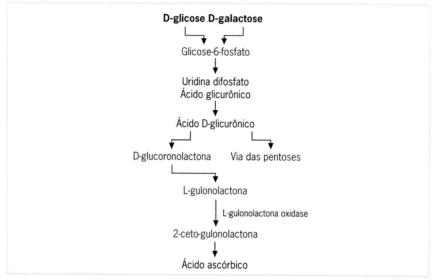

FIGURA 2   Conversão de D-glicose e D-galactose a ácido ascórbico.
Fonte: adaptada de Naidu (2003).

Em aves e répteis, a síntese de vitamina C ocorre nos rins, enquanto em mamíferos é sintetizada no fígado. No entanto, algumas espécies de mamíferos, como os humanos, são incapazes de sintetizar esse nutriente em virtude da ausência de enzimas-chave do metabolismo da vitamina C, como a L-gulono-lactona oxidase (Bender, 2003; Belin et al., 2010). O ascorbato é a forma biologicamente ativa dessa vitamina, assim como as formas semideidroascorbato e de-hidroascorbato. Além dessas, o D-isoácido ascórbico também pode apresentar atividade biológica, entretanto em menor proporção, visto que apresenta apenas 5% da atividade biológica do ascorbato (Bates e Heseker, 1994).

Fontes alimentares

As principais fontes de vitamina C são de origem vegetal, sendo que nas fontes de origem animal há baixa concentração e nos grãos essa vitamina é ausente. Pelo fato de o ser humano não ser capaz de sintetizar vitamina C, o consumo dietético é indispensável. Os vegetais, como laranja, morango e brócolis, são importantes fontes dessa vitamina, embora o teor seja variável de acordo com diversas condições, como estação do ano, estágio de maturação, tempo de armazenamento e modo de cocção (Bates e Heseker, 1994; Bender, 2003; Duarte, Reis e Cozzolino, 2017). Deve-se considerar, também, na avaliação e planejamento de dietas, que a vitamina C é utilizada como aditivo em diversos alimentos industrializados (Nogueira de Almeida et al., 2017). Na Tabela 2 são apresentadas as principais fontes de vitamina C (Hands, 2000).

TABELA 2   Fontes alimentares de vitamina C

Fonte alimentar	Peso (g)	Vitamina C (mg)
Suco de laranja fresco	248	124
Mamão papaia	140	86
Morango	152	86
Kiwi	76	74
Manga	207	57
Vagem de ervilha cozida fresca	80	38
Brócolis cozido fresco	92	37
Couve-flor cozida	62	27
Repolho fresco cozido	65	27

Fonte: adaptada de Hands (2000).

É válido ressaltar que, no suco de laranja refrigerado, o teor de vitamina C é reduzido a quase 50% da concentração encontrada no suco fresco (82 mg em 249 g). Em suma, a maior concentração desse nutriente é encontrada em produtos frescos e com casca (Hands, 2000). Além disso, por ser uma vitamina hidrossolúvel, o teor em produtos crus é superior ao encontrado em alimentos cozidos. Nesse contexto, a cocção rápida associada ao menor tempo de exposição ao ar dos alimentos atenua as perdas dessa vitamina (Bender, 2003).

FISIOLOGIA

Absorção

Após a ingestão de vitamina C, esse nutriente é absorvido na membrana apical dos enterócitos no intestino delgado, por um processo de transporte ativo dependente de sódio que é saturável e dose-dependente. De forma contrária, a absorção de vitamina C não depende de sódio na membrana basolateral (Bates e Heseker, 1994; Bender, 2003). Esses mecanismos de absorção são exemplificados na Figura 3.

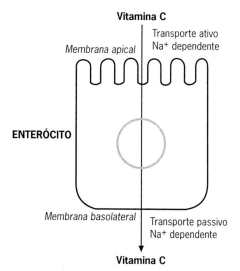
FIGURA 3   Mecanismo de absorção da vitamina C.

A absorção intestinal é dependente das concentrações de vitamina C ingeridas. Quando há pequenas concentrações de ascorbato, o transporte ativo predomina, e mais rápida e eficiente é a absorção. Entretanto, esses carreadores são saturados quando a concentração é muito elevada, acima de 6 mmol/L e, então, a absorção ocorre por difusão simples. Cerca de 70 a 90% das ingestões dietéticas usuais de vitamina C (30 a 180 mg/dia) são absorvidas; no entanto, a absorção decresce para cerca de 50% ou menos com doses crescentes – acima de 1 g/dia (Monsen, 2000). Dessa forma, o remanescente (não absorvido) é utilizado como substrato por bactérias intestinais, podendo promover efeitos colaterais como distúrbios no trato gastrointestinal (TGI), como diarreia e desconforto. Além da absorção intestinal, as formas ascorbato e de-hidroascorbato podem ser absorvidas na mucosa bucal, por meio de carreadores, de forma passiva. O excesso de vitamina C ingerido é excretado pelos rins na forma intacta ou como deidroascorbato e dioxogulonato (Bates e Heseker, 1994; Silva e Cozzolino, 2009).

Transporte intracelular e estoques corporais

O transporte celular de ascorbato e de-hidroascorbato é mediado por transportadores que variam de acordo com o tipo de célula. Independentemente da forma de absorção, quando no sangue, o ascorbato está presente em maior concentração no plasma e nos eritrócitos (70%), quando comparada ao valor nos leucócitos (30%), e seu acúmulo é mediado por transportadores de alta e baixa afinidade. As formas biológicas ascorbato e de-hidroascorbato circulam no sangue livres e associadas à albumina, sendo os valores de de-hidroascorbato muito inferiores, quando comparados aos de ascorbato, correspondentes a apenas 5% da vitamina C sanguínea (Silva e Cozzolino, 2005).

Em ambas as formas biológicas, ascorbato e de-hidroascorbato, o transporte intracelular é dependente de uma importante variável: o sistema transportador de glicose. A vitamina C compartilha o mesmo transportador com a glicose, portanto, situações de hiperglicemia, como no *diabetes mellitus*, afetam a captação celular de vitamina C (Price, Price e Reynolds, 2001; Wilson et al., 2017). O transporte celular de ascorbato exige gasto energético, pois ocorre por processo ativo, a partir de transportadores de vitamina C sódio-dependentes (SVCT1 e SVCT2), enquanto o ácido de-hidroascórbico é transportado pelos GLUTs (transportadores de glicose) 1 e 4 (Belin et al., 2010).

Em relação ao armazenamento de vitamina C no fígado e no baço, há um limitado estoque desse nutriente. Além disso, a vitamina C também pode ser armazenada no interior das células, por causa dos sistemas de transporte e reciclagem do ascorbato (Tsukaguchi et al., 1999; Takanaga, Mackenzie e Hediger, 2004). Por esse motivo, quando o consumo de vitamina C é insuficiente, os sinais de deficiência só se manifestam após dois meses de baixa ingestão (Bender, 2003).

O músculo esquelético também apresenta um papel importante no armazenamento de vitamina C. Esse tecido apresenta baixas concentrações da vitamina, porém, pela sua extensão, a somatória desse nutriente presente no órgão representa o seu principal *pool* orgânico (Savini, Catani e Duranti, 2005; Carr, Bozonet e Vissers, 2013; Carr et al., 2013). Em decorrência da regulação homeostática, a meia-vida biológica do ascorbato varia amplamente de 8 a 40 dias e está inversamente relacionada ao seu estoque corporal. Da mesma forma, o catabolismo pode variar de 10 a 45 mg/dia. Um estoque corporal menor que 300 mg é associado a sintomas de escorbuto, enquanto o acúmulo é limitado a 2 g (Monsen, 2000; Nualart et al., 2014).

Biodisponibilidade

Como mencionado no tópico sobre absorção de vitamina C, em doses baixas, a biodisponibilidade desse nutriente é quase completa, sendo que o oposto ocorre em elevadas concentrações. Dessa forma, a dose ingerida e a biodisponibilidade de vitamina C são inversamente proporcionais e, portanto, o uso de suplementos nutricionais ou o consumo de doses excessivas de vitamina C não promovem benefícios adicionais (Levine et al., 1996). Além disso, há indícios de que a biodisponibilidade dessa vitamina em produtos crus seja superior à de alimentos cozidos (Bender, 2003).

Embora o consumo alimentar deva ser priorizado, evidências indicam que a biodisponibilidade da vitamina C é similar quando o consumo desse nutriente é de fonte natural e sintética (Carr, Bozonet e Vissers, 2013). Entretanto, por esse tema ainda ser controverso na literatura, é recomendada, sempre que possível, a ingestão de vitamina C de fontes naturais, visto que a matriz alimentar contempla fatores que auxiliam na biodisponibilidade desse nutriente (Carr e Vissers, 2013).

Função biológica

As funções biológicas da vitamina C baseiam-se na sua capacidade de proporcionar equivalentes redutores para uma variedade de reações bioquímicas. No que concerne às principais funções da vitamina C, destacam-se:

- Atividade antioxidante.
- Cofator/cossubstrato de diversas enzimas.
- Síntese de colágeno.
- Síntese de ATP.
- Síntese de norepinefrina.
- Metabolismo enzimático da tirosina.
- Metabolismo iônico de minerais, entre outras funções (Price, Price e Reynolds, 2001; Bender, 2003).

O mecanismo de ação da vitamina C em cada uma dessas funções é apresentado na Quadro 1.

QUADRO 1 Mecanismos de ação da vitamina C no desempenho de diversas funções biológicas

Função biológica	Mecanismo de ação
Atividade antioxidante	Atua como um doador de elétrons, estabilizando espécies reativas ou tornando-as menos danosas ao organismo
Cofator ou cossubstrato enzimático	Participa da atividade de diversas enzimas, como: prolina hidroxilase, lisina hidroxilase e dopamina β-monoxigenase
Síntese de colágeno	É essencial para a atividade de enzimas envolvidas na síntese de colágeno, como: prolina hidroxilase, prolina pró-colágeno 2 oxoglutarato 3-dioxigenase e lisina hidroxilase. Por esse papel, é importante no processo de cicatrização

(continua)

QUADRO 1 Mecanismos de ação da vitamina C no desempenho de diversas funções biológicas *(continuação)*

Função biológica	Mecanismo de ação
Síntese de ATP	É utilizada na rota biossintética da carnitina pela mitocôndria no processo de transferência de elétrons
Síntese de norepinefrina	Cofator de enzimas que atuam na conversão de dopamina a norepinefrina
Metabolismo da tirosina	Cofator de enzimas que atuam no metabolismo da tirosina
Metabolismo iônico de minerais	Atua como agente redutor biológico. Um dos exemplos clássicos para explicar a atuação da vitamina C no metabolismo mineral é a otimização da absorção de ferro, pela conversão da forma Fe^{+3} na forma Fe^{+2}

Fonte: adaptado de Price, Price e Reynolds (2001); Bender (2003).

A função antioxidante da vitamina C tem se destacado. Evidências indicam que a deficiência dessa vitamina na dieta promove danos ao DNA em decorrência da ação de espécies reativas (Sahyoun, 1997; Guz e Oliński, 2017; Hemilä, 2017). Esse importante efeito antioxidante também está vinculado à prevenção de doenças, como a aterosclerose, tendo em vista que a vitamina C previne a oxidação da lipoproteína de baixa densidade (*low-density lipoprotein* – LDL) (Bender, 2003).

Além da atuação antioxidante direta, a vitamina C também age de forma indireta, regenerando a forma ativa da vitamina E, ou seja, o α-tocoferol, conhecido por ser um potente antioxidante. Entretanto, esse mecanismo ainda é bastante discutível (Price, Price e Reynolds, 2001; Mandl, Szarka e Bánhegyi, 2009). Quanto à ação como cofator enzimático, na maioria dos casos a vitamina C doa elétrons para reduzir íons metais que ativam enzimas, ou seja, atua de forma indireta. Na ausência/deficiência de vitamina C, a ativação enzimática pode ou não ocorrer de forma atenuada, resultando em efeitos deletérios. Estudos sugerem que distúrbios psicológicos possam surgir em decorrência de alterações na síntese do neurotransmissor norepinefrina quando há ausência/deficiência de vitamina C (González et al., 2005; Hemilä, 2017; Travica et al., 2017).

No esporte, a vitamina C também tem demonstrado efeitos promissores, tendo em vista a sua capacidade de atenuar o estresse oxidativo promovido pelo exercício físico. Além disso, o aumento da síntese de carnitina por esse nutriente, otimizando o fornecimento de energia e a manutenção do conteúdo de glicogênio muscular, tem sido associado ao retardo do desenvolvimento de fadiga. A participação na síntese de colágeno também atribui à vitamina C um importante papel na regeneração muscular após exercícios físicos (Savini et al., 2005).

SITUAÇÕES CLÍNICAS

Situações clínicas de deficiência

Um dos grandes desafios no tratamento da deficiência de vitamina C é o retardo no aparecimento de sintomas e sinais clínicos decorrentes da ingestão insuficiente. Estima-se que a deficiência só se manifeste após dois meses de ingestão insuficiente (Bender, 2003; Pullar, Carr e Vissers, 2017). Os principais sintomas e sinais de deficiência estão listados no Quadro 2.

QUADRO 2 Sintomas e sinais clínicos decorrentes da deficiência de vitamina C

Sintoma/sinal	Definição
Equimoses	Manchas na pele decorrentes do extravasamento de sangue
Hiperqueratose folicular	Espessamento da camada exterior da pele
Hemorragia ocular	"Sangue ocular", no qual é possível perceber uma mancha vermelha (de sangue) na esclera dos olhos
Histeria	Neurose caracterizada por instabilidade emocional
Depressão	Distúrbios no sistema nervoso central que promovem perda do interesse em atividades
Fadiga	Cansaço e letargia são considerados sintomas tardios da deficiência

* É válido destacar que nem todos os sintomas/sinais ocorrem em um mesmo quadro clínico.

A deficiência nutricional de vitamina C está associada a uma doença denominada escorbuto, caracterizada pela depleção severa dos estoques corporais desse nutriente (aproximadamente 0,2 mg/100 mL plasmático). Essa doença foi muito comum durante o século XV, quando marinheiros e exploradores consumiam apenas carne seca e biscoitos ao longo da expedição. Inúmeros casos de morte, nessa época, foram relatados em decorrência do escorbuto. Atualmente, tendo em vista que a vitamina C é abundante nos alimentos, o escorbuto é mais comum apenas em países subdesenvolvidos (Bender, 2003). Essa doença contempla quadros de hemorragia e transtornos psicológicos (irritação, neurose, descontentamento), decorrentes de alterações na síntese de neurotransmissores (Travica et al., 2017). Além disso, está frequentemente associada à anemia ferropriva (Bender, 2003).

O acometimento por escorbuto é mais comum em situações de anormalidades no trato gastrointestinal, como diarreia e acloridria (ausência de ácido clorídrico no suco gástrico). Além disso, em estados em que a exigência orgânica de vitamina C é superior, como na gestação, lactação, inflamação aguda e crônica, período pós-cirúrgico e outros, é comum que o baixo consumo desse nutriente desencadeie o escorbuto (Mandl, Szarka e Bánhegyi, 2009; Teng, Pourmand e Mazer-Amisharhi, 2017). Finalmente, como esperado, a prevenção dessa doença ocorre com o consumo adequado de vitamina C (Bender, 2003).

Situações clínicas de toxicidade

Os sintomas e sinais clínicos decorrentes da toxicidade com vitamina C ocorrem, especialmente, quando o consumo diário dessa vitamina é superior a 2 g, podendo incluir quadros como gastroenterite transiente ou diarreia osmótica. O excesso da vitamina C consumida é fermentado pela microbiota intestinal, promovendo diarreia e desconforto abdominal, situações comuns na toxicidade (Bender, 2003).

Embora não esteja bem esclarecido na literatura, um dos eventos decorrentes da toxicidade é a ocorrência de litíase renal (cálculos renais de oxalato), além do excesso de ferro e deficiência de cobalamina (vitamina B12) (Rivers, 1989; Bender, 2003). Dessa forma, a suplementação com vitamina C é contraindicada para pacientes com hiperoxalúria, insuficiência renal ou sob diálise (Mandl, Szarka e Bánhegyi, 2009).

SUPLEMENTAÇÃO BASEADA EM EVIDÊNCIAS

Como na maioria dos nutrientes, a suplementação com vitamina C pode ser viável quando há deficiência dessa vitamina, em casos de escorbuto, por exemplo. Além desses casos, evidências indicam que a prevenção e o tratamento de certas doenças podem ser beneficiados com a suplementação de vitamina C (Schleicher et al., 2009).

Embora o senso comum indique esse nutriente para prevenção de gripe, as evidências científicas apontam somente que a suplementação com vitamina C reduz a duração dos sintomas em indivíduos bem nutridos (Carr e Maggini, 2017). Algumas divergências são apontadas quando há comprometimento do sistema imune, indicando efeitos benéficos da suplementação com essa vitamina para essa população na prevenção e no tratamento de doenças respiratórias (Vissers et al., 2013; Bivona, Patel e Vajdy, 2017).

Observou-se que pacientes com câncer em estágio avançado apresentam deficiência em relação à vitamina C e que, em alguns quadros, essa vitamina apresenta ação anticarcinogênica (Bender, 2003; Padayatty et al., 2004; Miller e Ebert, 2017), embora os efeitos da vitamina C na fisiopatologia do câncer ainda sejam controversos (González et al., 2005; Schleicher et al., 2009; Gillberg et al., 2017).

Esse vínculo também é estabelecido entre a suplementação com vitamina C e doenças cardiovasculares (DCV). Isso porque essa vitamina tem ação antioxidante, prevenindo a oxidação lipídica (responsável pelo desencadeamento de algumas DCV) (Bender, 2003) e está vinculada com a redução do colesterol total e aumento do HDL (*high-density lipoprotein*). Sob a mesma perspectiva, a suplementação de vitamina C também tem sido ofertada para pacientes com *diabetes mellitus*, com o intuito de prevenir o desenvolvimento da aterosclerose (Price, Price e Reynolds, 2001; Wilson et al., 2017).

REFERÊNCIAS

1. ALBERG, A. The influence of cigarette smoking on circulating concentrations of antioxidant micronutrients. *Toxicology*, v. 180, p. 121-37, 2002.

2. BATES, C.J.; HESEKER, H. Human bioavailability of vitamins. *Nutr Res Rev*, v. 7, p. 93-127, 1994.

3. BELIN, S. et al. Ascorbic acid and gene expression: another example of regulation of gene expression by small molecules? *Curr Genomics*, v. 11, p. 52-7, 2010.

4. BENDER, D. Vitamin C (ascorbic acid). In: BENDER, D. (Ed.). *Nutritional biochemistry of the vitamins*. Londres: Cambridge University Press, 2003, cap. 13, p. 357-84.

5. BIVONA, J.J.; PATEL, S.; VAJDY, M. Induction of cellular and molecular immunomodulatory pathways by vitamin E and vitamin C. *Expert Opin Biol Ther*, v. 17, p. 1539-51, 2017.

6. CARR, A.C. et al. Human skeletal muscle ascorbate is highly responsive to changes in vitamin C intake and plasma concentrations. *Am J Clin Nutr*, v. 97, p. 800-7, 2013.

7. CARR, A.C.; BOZONET, S.M.; VISSERS, M.C. A randomised cross-over pharmacokinetic bioavailability study of synthetic versus kiwifruit-derived vitamin C. *Nutrients*, v. 5, p. 4451-61, 2013.

8. CARR, A.C.; MAGGINI, S. Vitamin C and immune function. *Nutrients*, v. 9, 2017.

9. CARR, A.C.; VISSERS, M.C. Synthetic or food-derived vitamin C – are they equally bioavailable? *Nutrients*, v. 5, p. 4284-304, 2013.

10. COZZOLINO, S.M.F.; COMINETTI, C. *Bases bioquímicas e fisiológicas da nutrição: nas diferentes fases da vida na saúde e na doença*. Barueri: Manole, 2013.

11. DUARTE, G.B.S.; REIS, B.Z.; COZZOLINO, S.M.F. Recomendações de minerais e vitaminas. In: PHILIPPI, S.T.; AQUINO, R.C. (Eds.). *Recomendações nutricionais nos estágios de vida e nas doenças crônicas não transmissíveis*. 1.ed. Barueri: Manole, 2017, p. 54-83.

12. FISBERG, M.; DEL'ARCO, A.P.W.T.; PREVIDELLI, A.N. Uso das recomendações nutricionais na adolescência. In: PHILIPPI, S.T.; AQUINO, R.C. (Eds.). *Recomendações nutricionais nos estágios de vida e nas doenças crônicas não transmissíveis*. 1.ed. Barueri: Manole, 2017, p. 243-64.

13. GILLBERG, L. et al. Vitamin C – a new player in regulation of the cancer epigenome. *Semin Cancer Biol*, v.17, 2017.

14. GONZÁLEZ, M.J. et al. Orthomolecular oncology review: ascorbic acid and cancer 25 years later. *Integr Cancer Ther*, v. 4, p. 32-44, 2005.

15. GUZ, J.; OLIŃSKI, R. The role of vitamin C in epigenetic regulation. *Postepy Hig Med Dosw* (Online), v. 71, p. 747-60, 2017.

16. HANDS, E.S. *Nutrients in food*. Filadélfia: Lippincott William & Wilkins, 2000.

17. HEMILÄ, H. Vitamin C in clinical therapeutics. *Clin Ther*, v. 39, n. 10, p. 2110-2, 2017.

18. LEVINE, M. et al. Vitamin C pharmacokinetics in healthy volunteers: evidence for a recommended dietary allowance. *Proc Natl Acad Sci USA*, v. 93, p. 3704-9, 1996.

19. LYKKESFELDT, J. et al. Ascorbate is depleted by smoking and repleted by moderate supplementation: a study in male smokers and nonsmokers with matched dietary antioxidant intakes. *Am J Clin Nutr*, v. 71, p. 530-6, 2000.

20. MANDL, J.; SZARKA, A.; BÁNHEGYI, G. Vitamin C: update on physiology and pharmacology. *Br J Pharmacol*, v. 157, p. 1097-110, 2009.
21. MILLER, P.G.; EBERT, B.L. Leukaemia: Vitamin C regulates stem cells and cancer. *Nature*, v. 549, p. 462-4, 2017.
22. MONSEN, E.R. Dietary reference intakes for the antioxidant nutrients: vitamin C, vitamin E, selenium, and carotenoids. *J Am Diet Assoc*, v. 100, p. 637-40, 2000.
23. NAIDU, K.A. Vitamin C in human health and disease is still a mystery? An overview. *Nutr J*, v. 2, p. 7, 2003.
24. NOGUEIRA DE ALMEIDA, C.A. et al. Uso das recomendações nutricionais na infância. In: PHILIPPI, S.T.; AQUINO, R.C. *Recomendações nutricionais nos estágios de vida e nas doenças crônicas não transmissíveis*. 1.ed. Barueri: Manole, 2017, p. 304-39.
25. NUALART, F. et al. Vitamin C transporters, recycling and the bystander effect in the nervous system: SVCT2 versus gluts. *J Stem Cell Res Ther*, v. 4, p. 209, 2014.
26. OPOLOT, J.O. et al. Effect of smoking on acute phase reactants, stress hormone responses and vitamin C in pulmonary tuberculosis. *Afr Health Sci*, v. 17, p. 337-45, 2017.
27. PADAYATTY, S.J. et al. Vitamin C pharmacokinetics: implications for oral and intravenous use. *Ann Intern Med*, v. 140, p. 533-7, 2004.
28. PINHEIRO, M.M. et al. Antioxidant intake among Brazilian adults – the Brazilian Osteoporosis Study (Brazos): a cross-sectional study. *Nutr J*, v. 10, p. 39, 2011.
29. PRICE, K.D.; PRICE, C.S.; REYNOLDS, R.D. Hyperglycemia-induced ascorbic acid deficiency promotes endothelial dysfunction and the development of atherosclerosis. *Atherosclerosis*, v. 158, p. 1-12, 2001.
30. PULLAR, J.M.; CARR, A.C.; VISSERS, M.C.M. The roles of vitamin C in skin health. *Nutrients*, v. 9, n. 8, 2017.
31. RAIZEL, R. et al. Pre-season dietary intake of professional soccer players. *Nutrition and Health*, 2017.
32. RIVERS, J.M. Safety of high-level vitamin C ingestion. *Int J Vitam Nutr Res Suppl*, v. 30, p. 95-102, 1989.
33. SAHYOUN, N.R. Vitamin C: what do we know and how much do we need? *Nutrition*, v. 13, p. 835-6, 1997.
34. SAVINI, I. et al. Vitamin C homeostasis in skeletal muscle cells. *Free Radical Biology & Medicine*, v. 38, p. 898-907, 2005.
35. SCHLEICHER, R.L. et al. Serum vitamin C and the prevalence of vitamin C deficiency in the United States: 2003-2004 National Health and Nutrition Examination Survey (Nhanes). *Am J Clin Nutr*, v. 90, p. 1252-63, 2009.
36. SILVA, V.L.; COZZOLINO, S.M.F. Vitamina C. In: COZZOLINO, S.M.F. *Biodisponibilidade de Nutrientes*. 3.ed. Barueri: Manole, 2009.
37. TAKANAGA, H.; MACKENZIE, B.; HEDIGER, M.A. Sodium-dependent ascorbic acid transporter family SLC23. *Pflugers Arch*, v. 447, p. 677-82, 2004.
38. TENG, J.; POURMAND, A.; MAZER-AMIRSHAHI, M. Vitamin C: The next step in sepsis management? *J Crit Care*, v. 43, p. 230-4, 2017.
39. TRAVICA, N. et al. Vitamin C status and cognitive function: a systematic review. *Nutrients*, v. 9, 2017.
40. TSUKAGUCHI, H. et al. A family of mammalian Na+-dependent L-ascorbic acid transporters. *Nature*, v. 399, p. 70-5, 1999.
41. VISSERS, M.C. et al. The bioavailability of vitamin C from kiwifruit. *Adv Food Nutr Res*, v. 68, p. 125-47, 2013.
42. WILSON, R. et al. Inadequate vitamin C status in prediabetes and type 2 diabetes mellitus: associations with glycaemic control, obesity, and smoking. *Nutrients*, v. 9, 2017.

10

Tiamina – vitamina B1

Érica de Lemos Ferreira Monaro

INTRODUÇÃO

As vitaminas são substâncias orgânicas complexas presentes nos alimentos, possuem diferentes estruturas químicas e são essenciais aos sistemas bioquímicos e fisiológicos. A tiamina ou aneurina, a primeira vitamina B identificada (vitamina B1), foi quimicamente caracterizada e sintetizada pela primeira vez em 1936 por Williams e Cline.

A deficiência de tiamina é causada principalmente pela ingestão inadequada do nutriente, mas pode estar relacionada também ao alcoolismo e a doenças desabsortivas graves. Os principais sinais e sintomas da carência podem levar de 2 a 3 meses para aparecerem, e as consequências mais graves da deficiência de tiamina são o beribéri e a encefalopatia de Wernicke.

Beribéri, a principal doença causada pela deficiência de tiamina, não é amplamente encontrada na população. Sua ocorrência é observada em grupos específicos com hábitos alimentares inadequados e que se encontram em situações de insegurança alimentar, como pobreza, fome e alimentação monótona baseada em arroz polido. Surtos isolados foram observados nos últimos 30 anos em países como: Costa do Marfim, Cuba, Colômbia, Malásia e Somália (Abdul et al., 2017; Ahoua et al., 2007; Martínez et al.,1996; Román, 1994; Watson et al., 2011).

A etiologia do beribéri foi descoberta por Christiaan Eijkman em 1889. Essa doença era conhecida desde antes de Cristo na China e em países do Oriente. O médico militar Christian Eijkman observou que frangos alimentados com uma dieta baseada em arroz polido apresentavam sinais de uma polineuropatia grave, semelhante ao beribéri (Rezende, 2009).

300 MACRO E MICRONUTRIENTES EM NUTRIÇÃO CLÍNICA

No Brasil, os primeiros relatos de uma doença que provocava intensa fraqueza, perturbações circulatórias, edemas e polineurite, futuramente chamada de beribéri, datam do século XVIII. O último surto de beribéri no país tinha sido registrado entre o final do século XIX e o início do século XX e ocorreu em um asilo (Jacobina e Carvalho, 2001; Rezende, 2009). Entretanto, desde 2006, casos recentes têm sido notificados nos estados do Maranhão e Tocantins. Em 2008, foram identificados casos suspeitos em indígenas das etnias Ingaricó e Macuxi, no município de Uiramutã em Roraima. Diante dos recentes casos notificados, o Ministério da Saúde vem desenvolvendo ações de investigação, acompanhamento, prevenção e controle do beribéri (Brasil, 2012).

A vitamina B1 não é sintetizada pelo organismo humano, portanto deve ser ingerida diariamente pela dieta. As necessidades de ingestão de tiamina são definidas, conforme gênero e estágio de vida, pelo Institute of Medicine (IOM, 1998).

A necessidade média estimada (EAR), o valor de ingestão diária de um nutriente para suprir a necessidade de metade (50%) dos indivíduos saudáveis de um determinado grupo de mesmo gênero e estágio de vida, a ingestão dietética recomendada (RDA), o nível de ingestão dietética diária que é suficiente para atender às necessidades de um nutriente de praticamente todos (97 a 98%) os indivíduos saudáveis de um determinado grupo de mesmo gênero e estágio de vida e a ingestão adequada (AI), utilizada quando não há dados suficientes para a determinação da RDA, estão apresentados na Tabela 1.

TABELA 1   Necessidade média estimada (EAR), ingestão dietética recomendada (RDA) e ingestão adequada (AI) de tiamina, segundo gênero e estágio de vida

Estágio de vida	Recomendação diária (mg)		
	EAR	RDA	AI
Infância			
0-6 meses			0,2
6-12 meses			0,3
1-3 anos	0,4	0,5	
4-8 anos	0,5	0,6	
Homens			
9-13 anos	0,7	0,9	
14-18 anos	1,0	1,2	
19-30 anos	1,0	1,2	
31-50 anos	1,0	1,2	
51-70 anos	1,0	1,2	

(continua)

TABELA 1 Necessidade média estimada (EAR), ingestão dietética recomendada (RDA) e ingestão adequada (AI) de tiamina, segundo gênero e estágio de vida *(continuação)*

Estágio de vida	Recomendação diária (mg)		
	EAR	RDA	AI
> 70 anos	1,0	1,2	
Mulheres			
9-13 anos	0,7	0,9	
14-18 anos	0,9	1,0	
19-30 anos	0,9	1,1	
31-50 anos	0,9	1,1	
51-70 anos	0,9	1,1	
> 70 anos	0,9	1,1	
Gestação			
14-18 anos	1,2	1,4	
19-30 anos	1,2	1,4	
31-50 anos	1,2	1,4	
Lactação			
14-18 anos	1,2	1,4	
19-30 anos	1,2	1,4	
31-50 anos	1,2	1,4	

Fonte: IOM (1998).

O limite superior tolerável de maior ingestão (UL), que é o maior nível de ingestão continuada de um nutriente que com uma dada probabilidade não coloca em risco a saúde da maior parte dos indivíduos, não foi determinado para essa vitamina em virtude da falta de dados de efeitos adversos.

ORIGEM E SÍNTESE DA TIAMINA NOS ALIMENTOS

Estrutura química

A tiamina é uma vitamina hidrossolúvel encontrada amplamente em tecidos animais e vegetais. Sua estrutura apresenta um anel pirimídico com um grupamento amino ligado a um anel tiazol por uma ponte de metileno (Figura 1). A maior ocorrência natural da tiamina é na forma de pirofosfato de tiamina (Figura 1), que é predominante em tecidos vivos, geralmente na forma de coenzimas. As formas não fosforilada, mono e trifosfatada de tiamina também são encontradas na natureza. Essa vitamina pode ser encontrada comercialmente na forma de sais de hidrocloridrato e mononitrato (Figura 1) para fortificação de alimentos e suplementos nutricionais (Williams e Cline, 1936; Damodaran, Parkin e Fennema, 2010).

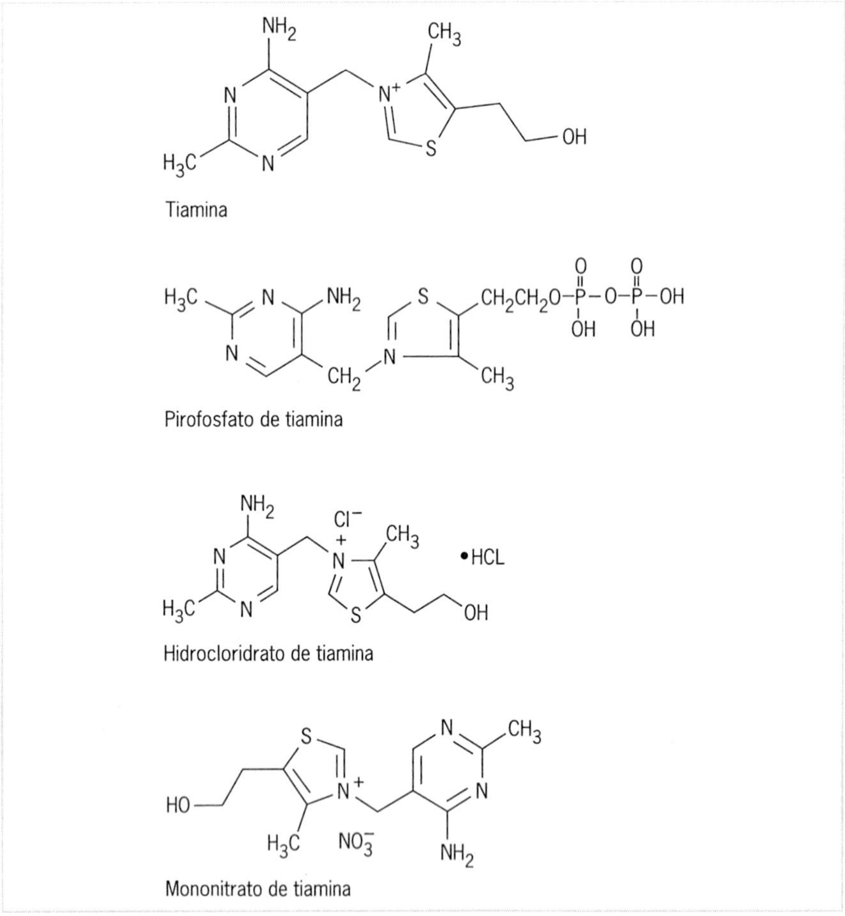

FIGURA 1 Estrutura das várias formas de tiamina com atividade vitamínica.

Os seres humanos não conseguem sintetizar a tiamina; portanto, deve ser fornecida pela alimentação. Uma quantidade considerável de tiamina é gerada pela microbiota intestinal na forma de pirofosfato. Estudos recentes indicam que o pirofosfato de tiamina (TPP) produzido pela microbiota intestinal pode ser absorvido por um processo específico e altamente eficiente mediado por transportador específico e de alta afinidade para a forma TPP da vitamina (Arumugam et al., 2011; Leblanc et al., 2017; Nabokina, 2015; Nabokina, Ramos e Said, 2016).

A estabilidade dessa vitamina é relativamente baixa e depende da temperatura e do pH do meio, é facilmente degradada com o aquecimento e estável em pH ácido. Embora seja razoavelmente estável à oxidação e à luz, inativa-se com o calor em pH neutro ou alcalino. Como todas as vitaminas solúveis em água, pode-se ter perdas por lixiviação durante o processamento do alimento, como cocção e moagem de cereais (Damodaran, Parkin e Fennema, 2010).

Síntese

A vitamina B1 é encontrada em inúmeros alimentos, como cereais, carnes, ovo, leite e verduras verde-escuras. Ela é sintetizada apenas por alguns microrganismos e plantas, e os animais são capazes de metabolizar a tiamina livre, via alimentação, formando um cofator essencial para uma série de enzimas.

A biossíntese de tiamina é realizada em etapas diferentes e a síntese da porção pirimidina e da porção tiazol ocorre em vias diferentes. Em microrganismos, as vias já estão bem descritas na literatura, mas em plantas o processo é pouco conhecido (Garcia et al., 2014; Hasnain et al., 2016; Raschke et al., 2007).

Fontes alimentares

A tiamina pode ser encontrada amplamente nos alimentos; atualmente, os cereais, as farinhas e pães são enriquecidos com essa vitamina. O conteúdo de tiamina em alguns alimentos está apresentado na Tabela 2.

TABELA 2 Teor de tiamina em alimentos

Tipo de alimento	Tiamina (mg/100 g)
Farinha de arroz	3,23
Carne suína	0,7-0,8
Cereal matinal de milho	0,76
Aveia em flocos	0,55
Pão francês	0,39
Farinha de trigo	0,31
Castanha-do-Brasil	0,30
Ervilha em vagem	0,27
Carne bovina	0,1-0,2
Pescado	0,2

(continua)

TABELA 2 Teor de tiamina em alimentos *(continuação)*

Tipo de alimento	Tiamina (mg/100 g)
Carne de aves	0,1
Feijões	0,05-0,1
Frutas	0,05-0,1

Fonte: Taco (2011).

É importante ressaltar que essa vitamina é sensível a elevadas temperaturas e seu cozimento prolongado pode resultar em perda significativa; o processamento térmico pode provocar uma perda de 20 a 30% e a maior delas ocorre no cozimento doméstico ou processamento comercial de alimentos em decorrência de sua solubilidade em água (Damodaran, Parkin e Fennema, 2010).

FISIOLOGIA

Absorção

Nos alimentos, a vitamina B1 é encontrada principalmente na forma de pirofosfato de tiamina e é convertida à sua forma livre pela ação das fosfatases intestinais, para ser absorvida, majoritariamente, no duodeno. Quando a oferta é baixa, a tiamina é absorvida por transporte ativo saturável. As células epiteliais intestinais polarizadas possuem transportadores de tiamina (THTR), o THTR-1 (codificado pelo gene SLC19A2) expresso nos domínios da membrana apical e basolateral, e o THTR-2 (codificado pelo gene SLC19A3) que é expresso no domínio da membrana apical. O transporte da tiamina mediado pelos seus transportadores é independente do sódio e modulado por um gradiente H^+. Ambos os transportadores são expressos também no intestino grosso, o que indicaria a absorção da tiamina produzida pela microbiota intestinal. Na elevada oferta de tiamina, a absorção ocorre por difusão passiva (Rindi e Laforenza, 2000; Said, 2011; Subramanian, Nabokina e Said, 2014).

A entrada de tiamina no enterócito é completamente inibida por análogos de tiamina e reduzida pela administração de etanol. Gradientes de H^+ orientados para fora melhoram o transporte da tiamina, cujo componente saturável é um processo eletroneutro ascendente independente de Na^+ que usa energia fornecida pelo gradiente de H^+ e envolve uma troca estequiométrica de 1:1 de tiamina/H^+. A saída de tiamina do enterócito, como determinada nas vesículas da membrana basolateral, é dependente de Na^+ e diretamente acoplada à hidrólise de ATP pela Na^+-K^+-ATPase, conforme apresentado na Figura 2 (Rindi e Laforenza, 2000; Rocha et al., 2008).

O processo de absorção de tiamina é regulado por fatores/condições intra e extracelulares, via mecanismos transcricional e pós-transcricional, e de forma adaptativa pelo nível de substrato na dieta, a deficiência de tiamina leva a uma indução específica e significativa na sua absorção intestinal (Said, 2011).

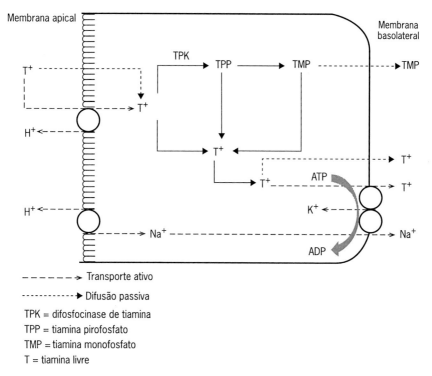

FIGURA 2   Representação esquemática da absorção intestinal de tiamina.
Fonte: adaptada de Rindi e Laforenza (2000).

Transporte, armazenamento e excreção

Após a absorção no trato gastrointestinal, a tiamina é transportada pelo sangue portal até o fígado. A tiamina é encontrada em maiores concentrações no músculo esquelético, coração, fígado, rim e cérebro. Os tecidos obtêm a vitamina presente na circulação através do transporte pela membrana celular mediado por transportadores específicos de tiamina (Subramanian et al., 2013).

Estima-se que o conteúdo de tiamina no corpo humano adulto seja entre 25 e 30 mg. As taxas de *turnover* dessa vitamina são relativamente rápidas e cerca de 1 mg de tiamina é degradado nos tecidos. Considerando que não há depósitos significativos no organismo, a ingestão diária dessa vitamina pela dieta é necessária (Cozzolino e Cominetti, 2013).

O excedente de tiamina e seus metabólitos são excretados principalmente na urina, além de pequenas quantidades na bile. Existem cerca de 20 metabólitos de tiamina identificados na urina (Cozzolino e Cominetti, 2013).

Biodisponibilidade

Condições clínicas específicas, descritas neste capítulo, podem interferir na absorção e na utilização de tiamina pelo organismo, como alcoolismo e doenças disabsortivas. Além da condição clínica do indivíduo, existem alguns fatores antinutricionais que podem afetar o metabolismo dessa vitamina, os polifenóis, as tiaminases e os antagonistas de tiamina.

Polifenóis são encontrados em inúmeros alimentos e apresentam importante ação antitiamina, principalmente os polifenóis termoestáveis encontrados em chás e café. Estudos sugerem que os ácidos clorogênicos encontrados nos vegetais podem afetar a biodisponibilidade da tiamina, mas ainda não é possível avaliar o efeito nutricional dessa interação nem a dose-dependente (Cozzolino e Cominetti, 2013; Gregory, 1997).

Alguns alimentos possuem tiaminases que degradam rapidamente a tiamina. A tiaminase I é encontrada em peixes crus, mariscos, samambaias e alguns microrganismos. A tiaminase II é encontrada apenas em microrganismos e exerce ação distinta da tiaminase I. As tiaminases são termolábeis, têm ação apenas durante o armazenamento, a preparação ou digestão dos alimentos quando consumidos crus (Kraft, Gordon e Angert, 2014).

Os antagonistas de tiamina mais comuns são a oxitiamina e a piritiamina. A formação desses componentes ocorre quando um grupamento amino substitui o grupo funcional da tiamina e quando uma piridina substitui o anel tiazol, respectivamente. A oxitiamina é um análogo estrutural da tiamina que compete com sua entrada no enterócito e na formação de enzimas dependentes de tiamina. A piritiamina inibe a pirofosforilação da tiamina (Cozzolino e Cominetti, 2013; Mariadasse et al., 2016).

Funções biológicas

Assim que a tiamina é captada pelas células, a tiamina livre é convertida a tiamina pirofosfato (TPP), um importante cofator enzimático para enzimas envolvidas no metabolismo da glicose e de aminoácidos. As funções da tiamina no metabolismo estão apresentadas no Quadro 1.

QUADRO 1 Funções metabólicas das enzimas dependentes de tiamina

Enzima	Via metabólica
Transcetolase (TK)	Atua na via das pentoses fosfato. A TPP é necessária para a transferência de uma unidade de dois carbonos ($CO\text{-}CH_2OH$) de uma cetose para uma aldose
Piruvato desidrogenase (PDHC)	Age na entrada do piruvato no ciclo do ácido cítrico, participa da conversão do piruvato em acetil-CoA
α-cetoglutarato desidrogenase (α-KGDH)	Enzima constituinte do ciclo do ácido cítrico, responsável pela descarboxilação oxidativa do α-cetoglutarato para formação do succinil-CoA
Desidrogenases de cetoácidos de cadeia ramificada	Complexo enzimático dependente de TDP que catalisa a descarboxilação dos α-cetoácidos da leucina, isoleucina e valina, e são metabolizados a acetil-CoA, acetoacetato e succinil-CoA

Fonte: adaptado de Berg, Stryer e Tymoczko (2017).

A deficiência de tiamina compromete os processos bioquímicos que envolvem as enzimas dependentes dessa vitamina, ocorrendo um aumento nos níveis sanguíneos de piruvato e α-cetoglutarato.

O sistema nervoso utiliza glicose como única fonte de energia. Nos casos de deficiência de tiamina, a enzima piruvato desidrogenase está desativada e o piruvato, produto da glicólise, não consegue entrar no ciclo do ácido cítrico, levando a transtornos neurológicos (Berg, Stryere Tymoczko, 2017).

Além de ser um essencial cofator enzimático, a tiamina possui uma importante função no sistema nervoso como um componente das membranas neurais. A TPP pode ser novamente fosforilada pela ação da TPP-fosforiltransferase, resultando em uma molécula de tiamina trifosfato (TTP). O papel da TTP ainda não está muito bem estabelecido, porém acredita-se que essa substância ative canais de cloreto de alta condutância (Bettendorff e Wins, 2013; Cozzolino e Cominetti, 2013).

A TTP possui propriedades reguladoras em algumas proteínas envolvidas com a transmissão do impulso nervoso e tem ação na aglomeração de proteínas dos receptores de acetilcolina, o que sugere um papel direto na regulação da neurotransmissão colinérgica (Bettendorff, 1994; Bettendorff et al., 2014).

SITUAÇÕES CLÍNICAS

Situações clínicas de deficiência

A ingestão insuficiente de tiamina é a principal causa de deficiência, mas pode ser causada pelo alcoolismo e por doenças disabsortivas. Essa vitamina é um cofator importante para algumas enzimas que atuam no metabolismo de carboidratos e aminoácidos, portanto sua deficiência afeta o sistema nervoso, cardiovascular e gastrointestinal, e está associada a inúmeros distúrbios clínicos, como beribéri, síndrome de Wernicke-Korsakoff e demência (Abdou e Hazell, 2015; Gibson et al., 2016; Nardone et al., 2013).

O armazenamento corporal de tiamina é mínimo. Em indivíduos jovens e saudáveis, os sintomas aparecem após 2 a 3 semanas de uma dieta deficiente. Os primeiros sinais e sintomas característicos incluem anorexia, mal-estar geral, constipação intestinal, desconforto abdominal, plenitude pós-prandial, fraqueza nos membros inferiores (frequentemente associada a parestesias), irritabilidade e depressão. O quadro clínico pode persistir no estado crônico ou evoluir para uma condição aguda caracterizada por sintomas cardiovasculares (com edema instalado) ou por sintomas relacionados à neuropatia periférica (WHO, 1999).

Beribéri

O beribéri é a principal doença causada pela deficiência de tiamina. Seu diagnóstico é essencialmente clínico e pode ser confirmado pela resposta terapêutica com tiamina. Exames laboratoriais para confirmação do diagnóstico podem ser realizados, utilizando-se a medida da tiamina sérica, da excreção urinária de tiamina e da transcetolase de eritrócitos (Brasil, 2012).

Conforme a definição da Organização Mundial da Saúde (WHO, 1999), a doença pode apresentar-se nas seguintes formas clínicas:

- O beribéri seco é caracterizado por uma polineuropatia com parestesia das extremidades (especialmente pernas), perda de reflexos e fraqueza muscular, comprometendo funções sensitivas e motoras das partes distais dos membros (Bravatà et al., 2014; Naik et al., 2017; Tanphaichitr et al., 1970).
- O beribéri úmido caracteriza-se por insuficiência cardíaca de alto débito, quando o indivíduo apresenta edema e congestão pulmonar (Essa et al., 2011).
- O beribéri shoshin é uma condição menos comum e caracteriza-se por insuficiência cardíaca fulminante, de início súbito, com acidose lática, hipotensão, taquicardia e edema pulmonar (Dabar et al., 2015).

Beribéri infantil

A deficiência de tiamina na infância é rara e geralmente é encontrada em bebês amamentados por mães com deficiência assintomática de tiamina. As manifestações da deficiência nas crianças são severas, o início dos sintomas é, na maioria das vezes, muito rápido e a taxa de mortalidade é muito alta, com a morte ocorrendo frequentemente dentro de alguns dias após o início dos sintomas. Historicamente, as características clínicas foram categorizadas em três tipos principais: cardíaco agudo, afônico e encefalítico ou pseudomeningítico (Barennes et al., 2015; Brasil, 2012; WHO, 1999). As diferenças entre os tipos de beribéri infantil são apresentadas no Quadro 2.

QUADRO 2 Caracterização dos tipos de beribéri infantil

Tipo de beribéri	Idade acometida (meses)	Sinais/sintomas
Cardíaco agudo	1 a 3	Cólicas, agitação, anorexia, vômitos, cianose, dispneia e sinais de insuficiência cardíaca: taquicardia, aumento da área cardíaca, edema pulmonar, hepatomegalia e oligúria
Afônico	4 a 6	Paresia ou paralisia das cordas vocais em decorrência de neurite
Encefalítico ou pseudomeningítico	7 a 9	Nistagmo, contratura muscular, rigidez de nuca, abaulamento de fontanela, convulsões e perda de consciência

Fonte: adaptado de Brasil (2012).

Síndrome de Wernicke-Korsakoff

A encefalopatia de Wernicke foi reportada pela primeira vez em 1881 por Carl Wernicke e a progressão para um quadro crônico marcado por amnésia anterógrada e confabulação foi descrita por Sergey Korsakoff em 1887 (WHO, 1999).

A síndrome de Wernicke-Korsakoff (SWK) é caracterizada por sinais e sintomas neuropsiquiátricos resultantes da deficiência de tiamina e por apresentar duas fases distintas de um mesmo processo patológico. Na encefalopatia de Wernicke, observam-se estado confusional agudo, paralisia ocular, ataxia e nistagmo. Com a progressão do processo patológico, instala-se a síndrome de Korsakoff (Nardone et al., 2013; Zubaran et al., 1996). A SWK é encontrada em indivíduos com alcoolismo crônico, doenças disabsortivas, cirurgia bariátrica, uso de drogas, má-nutrição, soropositivos para HIV e pacientes com hiperêmese gravídica (Bhat et al., 2016; Bohan et al., 2016; Larsen, Dragu e Williams, 2013; Pitel et al., 2011; Restivo et al., 2016).

Alcoolismo

Sintomas da deficiência de tiamina são frequentemente encontrados em indivíduos com consumo excessivo de álcool, e é muito comum o surgimento da síndrome de Wernicke-Korsakoff nos casos graves de alcoolismo (Day et al., 2013; Donnelly, 2017).

O etanol inibe o processo de absorção ativa da tiamina pelas células intestinais, diminui sua conversão em pirofosfato de tiamina, provoca diminuição do estoque hepático dessa vitamina e inibe o processo de reabsorção de tiamina pelos rins. Esses fatores, associados à ingestão inadequada de tiamina, são as causas da baixa concentração de tiamina nos dependentes de álcool (Hoyumpa, 1980; Subramanya, Subramanian e Said, 2010).

Outras situações

A deficiência de tiamina afeta múltiplos sistemas do organismo humano. Estudos recentes indicam que a falta dessa vitamina leva a danos importantes no cérebro. Observa-se uma cascata de eventos que incluem aumento do estresse oxidativo nas células neurais, neuroinflamação e neurodegeneração, em consequência da diminuição de enzimas dependentes de tiamina no cérebro. Esses achados comumente são observados em pacientes com doenças neurodegenerativas, como doença de Alzheimer, Parkinson e Huntington's, e na paralisia subnuclear progressiva. Os mecanismos que induzem à neurodegeneração na deficiência de tiamina e a relação com essas doenças ainda não foram elucidados (Karuppagounder et al., 2009; Liu, Ke e Luo, 2017; Wang et al., 2017).

Situações clínicas de toxicidade

Não há evidências de que o excesso de tiamina pela via oral provoque efeitos adversos graves. Em casos de doses elevadas, o organismo tem a absorção dessa vitamina limitada e o excedente excretado pelos rins. Efeitos como náuseas, choque anafilático e distúrbios respiratórios podem ser observados a partir do uso de grandes doses (> 400 mg/dia) administradas por via parenteral ou injeções intramusculares. A hipersensibilidade e a dermatite de contato têm sido documentadas em trabalhadores da área farmacêutica que manuseiam a vitamina (IOM, 1998; Vannucchi e Cunha, 2009; WHO, 1999).

SUPLEMENTAÇÃO BASEADA EM EVIDÊNCIAS

A suplementação de tiamina é sempre realizada nos casos de deficiência e os protocolos de tratamento variam conforme a gravidade da doença. Os quadros leves de beribéri podem ser tratados com 25 mg/dia (crianças com peso menor que 40 kg) ou 100 mg/dia (adultos, gestantes ou crianças com peso maior que 40 kg). Quadros mais graves podem necessitar de uma dose total de 400 mg em 24 horas, principalmente se houver comprometimento do sistema nervoso central, tendo em vista que a penetração no líquido cerebroespinal é limitada. Doses mais baixas de derivados lipossolúveis de tiamina tetraidrofurfural podem ser empregadas por causa de sua alta permeabilidade neuroespinhal (Brasil, 2012; WHO, 1999).

Indivíduos com consumo excessivo de álcool podem apresentar deficiência de tiamina em decorrência da ingestão dietética diminuída e da redução da absorção e utilização da tiamina pelo organismo. Estudos sugerem que indivíduos dependentes de álcool façam suplementação de tiamina para prevenir a deficiência dessa vitamina e o desenvolvimento da síndrome de Wernicke--Korsakoff. Não há valores exatos para a dosagem, modo de administração, frequência de utilização e duração do tratamento; a dose diária recomendada pode variar de 50 a 100 mg de tiamina (Ijaz et al., 2017; Rees e Gowing, 2013).

O papel da tiamina no câncer mostra-se controverso. Em alguns modelos de tumor os compostos antitiamina inibem a síntese de ácido nucleico e a proliferação celular *in vitro* e *in vivo*. Nesse contexto, quando a doença neoplásica já está instalada, a suplementação usual de tiamina pode interferir negativamente na resposta das células neoplásicas à terapia anticâncer (Zastre et al., 2013a).

As alterações na homeostase da tiamina e o aumento da proliferação de células cancerígenas com suplementação de tiamina evidenciam um papel importante na tiamina no câncer. Estudos metabólicos forneceram forte evidência de que as células cancerosas exploram enzimas e vias dependentes de tiamina para fins anabolizantes, proliferativos e de sobrevivência. Portanto, mais estudos são necessários para elucidar a relação da tiamina com o câncer (Gevorkian e Gambashidze, 2013; Hanberry, Berger e Zastre, 2014; Lu'o'ng e Nguyen, 2013; Olsen et al., 2009; Zastre et al., 2013b).

A anemia megaloblástica responsiva à tiamina, também conhecida como síndrome de Rogers, é um distúrbio autossômico recessivo muito raro caracterizado por anemia megaloblástica, surdez e *diabetes mellitus*. Em alguns casos, observam-se retinopatia, defeitos cardíacos congênitos e ataxia. Os indivíduos com síndrome de Rogers apresentam mutação no gene *SLC19A2* que codifica um transportador de tiamina na membrana plasmática de alta afinidade (THTR1). Estudos indicam que a suplementação contínua de tiamina, com doses entre 50 e 100 mg por dia, pode reverter a anemia e o diabetes (Ghaemi et al., 2013; Mikstiene et al., 2015; Sun et al., 2018; Tahir et al., 2015).

REFERÊNCIAS

1. ABDOU, E; HAZELL, A.S. Thiamine deficiency: an update of pathophysiologic mechanisms and future therapeutic considerations. *Neurochemical Research*, v. 40, p. 353-61, 2015.
2. ABDUL, R.S. et al. Beriberi outbreak among unauthorised immigrants in a detention camp in Malaysia. *Journal of Immigrant and Minority Health*, v. 20, p. 1-4, 2017.
3. AHOUA, L. et al. Outbreak of beribéri in a prison in Côte d'Ivoire. *Food and Nutrition Bulletin*, v. 28, p. 283-90, 2007.

312 MACRO E MICRONUTRIENTES EM NUTRIÇÃO CLÍNICA

4. ARUMUGAM, M. et al. Enterotypes of the human gut microbiome. *Nature*, v. 473, p. 174-80, 2011.
5. BARENNES, H. et al. Beriberi (thiamine deficiency) and high infant mortality in northern Laos. *Plos Neglected Tropical Diseases*, v. 9, 2015.
6. BERG, J.M.; STRYER, L; TYMOCZKO, J.L. *Bioquímica*. 7.ed. Rio de Janeiro: Guanabara Koogan, 2017.
7. BETTENDORFF, L.; WINS, P. Biological functions of thiamine derivatives: Focus on non-coenzyme roles. *OA Biochemistry*, v. 1, p. 1-10, 2013.
8. BETTENDORFF, L. Thiamine in excitable tissues: reflections on a non-cofactor role. *Metabolic Brain Disease*, v. 9, n. 3, p. 183-209, 1994.
9. BETTENDORFF, L. et al. Thiamine triphosphate: a ubiquitous molecule in search of a physiological role. *Metabolic Brain Disease*, v. 29, n. 4, p. 1069-82, 2014.
10. BHAT, T. et al. Wernicke's encephalopathy in hyperemesis gravidorum. *International Journal of Nutrition, Pharmacology, Neurological Diseases*, v. 6, p. 46-9, 2016.
11. BOHAN, P.K. et al. Wernicke encephalopathy after restrictive bariatric surgery. *The American Surgeon*, v. 82, n. 4, p. 73-5, 2016.
12. BRASIL. Ministério da Saúde. Secretaria de Atenção à Saúde. Secretaria Especial de Saúde Indígena. Secretaria de Vigilância em Saúde. *Guia de Consulta para Vigilância Epidemiológica, Assistência e Atenção Nutricional dos Casos de Beribéri*. Brasília: Ministério da Saúde, 2012. 66p.
13. BRAVATÀ, V. et al. Analysis of thiamine transporter genes in sporadic beriberi. *Nutrition*, v. 30, p. 485-8, 2014.
14. COZZOLINO, S.M.F.; COMINETTI, C. *Bases bioquímicas e fisiológicas da nutrição: nas diferentes fases da vida, na saúde e na doença*. Barueri: Manole, 2013.
15. DABAR, G. et al. Shoshin beriberi in critically-ill patients: case series. *Nutrition Journal*, England, v. 14, 2015.
16. DAMODARAN, S.; PARKIN, K.L.; FENNEMA, O.R. *Química de alimentos de Fennema*. 4.ed. Porto Alegre: Artmed, 2010.
17. DAY, E. et al. Thiamine for prevention and treatment of Wernicke-Korsakoff syndrome in people who abuse alcohol. *The Cochrane Database of Systematic Reviews*, v. 7, 2013.
18. DONNELLY, A. Wernicke-Korsakoff syndrome: recognition and treatment. *Nursing Standard*, v. 31, p. 46-53, 2017.
19. ESSA, E. et al. Cardiovascular magnetic resonance in wet beriberi. *Journal of the Society for Cardiovascular Magnetic Resonance*, v. 13, n. 41, 2011.
20. GARCIA, A.F. et al. THI1, a protein involved in the biosynthesis of thiamin in Arabidopsis thaliana: structural analysis of THI1(A140V) mutant. *Biochimica et Biophysica Acta*, v. 1844, n. 6, p. 1094-103, 2014.
21. GEVORKIAN, L; GAMBASHIDZE, K. The novel hypothesis of carcinogenesis and anti-cancer treatment perspectives – Hydroxyethylthiamine diphosphate. *Georgian Medical News*, v. 222, p. 57-68, 2013.
22. GHAEMI, N. et al. Novel mutation in the SLC19A2 gene in an Iranian family with thiamine-responsive megaloblastic anemia: a series of three cases. *Journal of Clinical Research in Pediatric Endocrinology*, v. 5, n. 3, p. 199-201, 2013.
23. GIBSON, G.E. et al. Vitamin B1 (thiamine) and dementia. *Annals of The New York Academy of Sciences*, v. 1367, p. 21-30, 2016.
24. GREGORY, J.F. Bioavailability of thiamin. *European Journal of Clinical Nutrition*, v. 51, p. 34-7, 1997.
25. HANBERRY, B.S; BERGER, R; ZASTRE, J.A. High-dose vitamin B1 reduces proliferation in cancer cell lines analogous to dichloroacetate. *Cancer Chemotherapy and Pharmacology*, v. 73, p. 585-94, 2014.
26. HASNAIN, G. et al. Bacterial and plant HAD enzymes catalyse a missing phosphatase step in thiamin diphosphate biosynthesis. *The Biochemical Journal*, v. 473, p. 157-66, 2016.
27. HOYUMPA, A.M. Mechanisms of thiamin deficiency in chronic alcoholism. *The American Journal of Clinical Nutrition*, v. 33, p. 2750-61, 1980.

CAPÍTULO 10 • TIAMINA – VITAMINA B1 **313**

28. IJAZ, S. et al. Nutritional deficiencies in homeless persons with problematic drinking: a systematic review. *International Journal for Equity in Health*, v. 16, 2017.
29. [IOM] INSTITUTE OF MEDICINE. Dietary reference intakes for thiamin, riboflavin, niacin, vitamin B6, folate, vitamin B12, pantothenic acid, biotin, and choline. Washington, D.C.: National Academy Press, 1998.
30. JACOBINA, R.R.; CARVALHO, F.M. Nina Rodrigues, epidemiologista: estudo histórico de surtos de beribéri em um asilo para doentes mentais na Bahia, 1897-1904. *História Ciências Saúde-Manguinhos*, v. 8, p. 113-32, 2001.
31. KARUPPAGOUNDER, S.S. et al. Thiamine deficiency induces oxidative stress and exacerbates the plaque pathology in Alzheimer's mouse model. *Neurobiology of Aging*, v. 30, p. 1587-600, 2009.
32. KRAFT, C.E; GORDON, E.L; ANGERT, E.R. A rapid method for assaying thiaminase I activity in diverse biological samples. *PLoS ONE*, v. 9, p.1-8, 2014.
33. LARSEN, T.R.; DRAGU, D.; WILLIAMS, M. Wernicke's encephalopathy: An unusual consequence of the acquired immune deficiency syndrome – case report and literature review. *Case Reports in Medicine*, v.1, p. 1-4, 2013.
34. LEBLANC, J.G. et al. Beneficial effects on host energy metabolism of short-chain fatty acids and vitamins produced by commensal and probiotic bacteria. *Microbial Cell Factories*, v. 16, p. 1-10, 2017.
35. LIU, D.; KE, Z.; LUO, J. Thiamine deficiency and neurodegeneration: The interplay among oxidative stress, endoplasmic reticulum stress, and autophagy. *Molecular Neurobiology*, v. 54, p. 5440-8, 2017.
36. LU'O'NG, K.V.Q.; NGUYEN L.T.H. The role of thiamine in cancer: possible genetic and cellular signaling mechanisms. *Cancer Genomics Proteomics*, v. 10, p. 169-85, 2013.
37. MARIADASSE, R. et al. Mechanical insights of oxythiamine compound as potent inhibitor for human transketolase-like protein 1 (TKTL1 protein). *Journal of Receptor and Signal Transduction Research*, v. 36, p. 233-42, 2016.
38. MARTÍNEZ, M. et al. Estudio clínico y epidemiológico de um brote de beribéri húmedo em Cartagena de Indias, Colombia, 1992-1993. *Biomedica*, v. 16, p. 41-51, 1996.
39. MIKSTIENE, V. et al. Thiamine responsive megaloblastic anemia syndrome: a novel homozygous SLC19A2 gene mutation identified. *American Journal of Medical Genetics*, Part A, v. 167, p. 1605-9, 2015.
40. NABOKINA, S.M. et al. Regulation of basal promoter activity of the human thiamine pyrophosphate transporter SLC44A4 in human intestinal epithelial cells. *American Journal of Physiology-Cell Physiology*, v. 308, p.750-7, 2015.
41. NABOKINA, S.M.; RAMOS, M.B.; SAID, H.M. Mechanism(s) involved in the colon-specific expression of the thiamine pyrophosphate (TPP) transporter. *PLoS ONE*, v. 11, 2016.
42. NAIK, M. et al. Dry beriberi in a patient of acute fatty liver of pregnancy. *International Journal of Nutrition, Pharmacology, Neurological Diseases*, v. 7, p. 18-20, 2017.
43. NARDONE, R. et al. Thiamine deficiency induced neurochemical, neuroanatomical, and neuropsychological alterations: A reappraisal. *The Scientific World Journal*, v. 1, 2013.
44. OLSEN, A. et al. Dietary intake of the water-soluble vitamins B1, B2, B6, B12 and C in 10 countries in the European Prospective Investigation into Cancer and Nutrition. *European Journal of Clinical Nutrition*, v. 63, p. 122-49, 2009.
45. PITEL, A. et al. Signs of preclinical Wernicke's encephalopathy and thiamine levels as predictors of neuropsychological deficits in alcoholism without Korsakoff's syndrome. *Neuropsychopharmacology*, v. 36, p. 580-8, 2011.
46. RASCHKE, M. et al. Vitamin B1 biosynthesis in plants requires the essential iron sulfur cluster protein, THIC. *Proceedings of the National Academy of Sciences of the United States of America*, v. 104, p. 19637-42, 2007.
47. REES, E.; GOWING, L.R. Supplementary thiamine is still important in alcohol dependence. *Alcohol and Alcoholism (Oxford, Oxfordshire)*, v. 48, p. 88-92, 2013.

314 MACRO E MICRONUTRIENTES EM NUTRIÇÃO CLÍNICA

48. RESTIVO, A. et al. Risk of thiamine deficiency and Wernicke's encephalopathy after gastrointestinal surgery for cancer. *Supportive Care in Cancer*, v. 24, p. 77-82, 2016.

49. REZENDE, J.M. *À sombra do plátano: crônicas de história da medicina*. São Paulo: Editora Unifesp, 2009. Eijkman, o detetive do Beribéri, p. 237-40.

50. RINDI, G.; LAFORENZA, U. Thiamine intestinal transport and related issues: recent aspects. *Proceedings of the Society for Experimental Biology and Medicine. Society for Experimental Biology and Medicine (New York, N.Y.)*, v. 224, p. 246-55, 2000.

51. ROCHA, R.M. et al. Influência da terapia com espironolactona sobre níveis sanguíneos de tiamina em pacientes com insuficiência cardíaca. *Arquivos Brasileiros de Cardiologia*, v. 90, p. 355-9, 2008.

52. ROMÁN, G.C. An epidemic in Cuba of optic neuropathy, sensorineural deafness, peripheral sensory neuropathy and dorsolateral myeloneuropathy. *The Journal of the Neurological Sciences*, v. 127, p. 11-28, 1994.

53. SAID, H.M. Intestinal absorption of water-soluble vitamins in health and disease. *The Biochemical Journal*, v. 437, p. 357-72, 2011.

54. SUBRAMANIAN, V.; NABOKINA, S.; SAID, H. Association of TM4SF4 with the human thiamine transporter-2 in intestinal epithelial cells. *Digestive Diseases & Sciences*, v. 59, p. 583-90, 2014.

55. SUBRAMANIAN, V.S. et al. Mitochondrial uptake of thiamin pyrophosphate: physiological and cell biological aspects. *PLoS ONE*, v. 8, 2013.

56. SUBRAMANYA, S.; SUBRAMANIAN, V.; SAID, H. Chronic alcohol consumption and intestinal thiamin absorption: effects on physiological and molecular parameters of the uptake process. *The American Journal of Physiology-Gastrointestinal and Liver Physiology*, v. 299, p. 23-31, 2010.

57. SUN, C. et al. Recovered insulin production after thiamine administration in permanent neonatal diabetes mellitus with a novel solute carrier family 19 member 2 (SLC19A2) mutation. *Journal of Diabetes*, v; 10, p. 50-8, 2018.

58. [TACO] TABELA BRASILEIRA DE COMPOSIÇÃO DE ALIMENTOS. 4.ed. Campinas: Nepa/Unicamp, 2011. 161p.

59. TAHIR, S. et al. A novel homozygous SLC19A2 mutation in a Portuguese patient with diabetes mellitus and thiamine-responsive megaloblastic anaemia. *International Journal of Pediatric Endocrinology*, v. 1, p. 1-4, 2015.

60. TANPHAICHITR, V. et al. Clinical and biochemical studies of adult beriberi. *The American Journal of Clinical Nutrition*, v. 23, p. 1017-26, 1970.

61. VANNUCCHI, H.; CUNHA, S.F.C. Funções plenamente reconhecidas de nutrientes – vitaminas do complexo B: Tiamina, riboflavina, niacina, piridoxina, biotina e acido pantotênico. *Força Tarefa Alimentos Fortificados e Suplementos Comitê de Nutrição – ILSl Brasil*, Ribeirão Preto, v. 9, p. 1-34, 2009.

62. WANG, X. et al. Thiamine deficiency induces endoplasmic reticulum stress and oxidative stress in human neurons derived from induced pluripotent stem cells. *Toxicology & Applied Pharmacology*, v. 320, p. 26-31, 2017.

63. WATSON, J.T. et al. Outbreak of beriberi among African union troops in Mogadishu, Somalia. *PLoS ONE*, v. 6, p. 1-7, 2011.

64. WILLIAMS R.R.; CLINE, J.K. Synthesis of vitamin B1. *Journal of the American Chemical Society*, v. 58, p. 1504-5, 1936.

65. [WHO] WORLD HEALTH ORGANIZATION. *Thiamine deficiency and its prevention and control in major emergencies*. 1.ed. WHO, 1999. 52p.

66. ZASTRE, J.A. et al. Linking vitamin B1 with cancer cell metabolism. *Cancer & Metabolism*, v. 1, p.1-16, 2013a.

67. _____. Up-regulation of vitamin B1 homeostasis genes in breast cancer. *Journal of Nutritional Biochemistry*, v. 24, p. 1616-24, 2013b.

68. ZUBARAN, C. et al. Aspectos clínicos e neuropatológicos da síndrome de Wernicke-Korsakoff. *Revista de Saúde Pública*, v. 30, p. 602-8, 1996.

11

Riboflavina – vitamina B2

Iara Gumbrevicius

INTRODUÇÃO

A maioria das vitaminas não se correlaciona quimicamente e tem suas funções fisiológicas distintas, sendo classificadas conforme certas propriedades, comuns a cada grupo.

A riboflavina, uma vitamina hidrossolúvel, foi descoberta em 1879 por Blyth, sendo chamada de lactocromo, dada sua forte coloração amarela. Sua estrutura foi determinada na década de 1930 por Huhn et al., em conjunto com os pesquisadores Szent-Gyõrgyi e Wagner-Jaunergy.

As recomendações de riboflavina, em condições normais de saúde, são:

- Em adultos e crianças, para que as reservas teciduais de vitamina B_2 sejam mantidas, a FAO/OMS preconiza a ingestão de 0,6 mg para cada 1.000 Kcal.
- Na gestação e no período de lactação, a ingestão diária de referência recomenda:
  - Adicional de 0,3 mg/dia na gravidez.
  - 0,5 mg/dia extra nos primeiros seis meses de lactação.
  - 0,4 mg/dia a partir do sexto mês de lactação.

As *Recommended Dietary Allowances* (RDAs) contemplam as recomendações para riboflavina mostradas na Tabela 1.

TABELA 1 *Recommended Dietary Allowances* (RDAs) para riboflavina

Faixa etária	EAR (mg/dia)	RDA (mg/dia)
Recém-nascidos e crianças		
0-6 meses	–	0,3 (AI)
7-12 meses	–	0,4 (AI)
1-3 anos	0,4	0,5
4-8 anos	0,5	0,6
Homens		
9-13 anos	1,8	0,9
14-70 anos	1,1	1,3
> 71 anos	1,1	1,3
Mulheres		
9-13 anos	0,8	0,9
14-18 anos	0,9	1,0
19-70 anos	0,9	1,1
> 71 anos	0,9	1,1
Gestantes		
≤ 18-50 anos	1,2	1,4
Nutrizes		
≤ 18-50 anos	1,3	1,6

EAR: *Estimated Average Requirement* – necessidade média estimada; RDA: *Recommended Dietary Allowance* – ingestão dietética recomendada.

Fonte: NRC (2000).

A riboflavina é estável a oxidação, ácidos e temperatura. Sendo termoestável, ou seja, não se destruindo facilmente com aumento de temperatura, é importante destacar que seu valor nutricional não é alterado de forma significativa com o cozimento dos alimentos. Contudo, essa vitamina é instável à ação dos álcalis e é fotossensível, sobretudo à luz ultravioleta, sendo, por essa razão, essencial que as condições de armazenamento e processamento dos alimentos sejam cautelosamente observadas, a fim de evitar perdas importantes dessa vitamina.

ORIGEM E SÍNTESE DA VITAMINA B2 NOS ALIMENTOS

A riboflavina pode ser sintetizada por bactérias da microbiota do intestino grosso, porém não em quantidades suficientes para um indivíduo sadio. Essa vitamina não é armazenada no organismo; portanto, seu fornecimento deve ser diário e por meio da dieta alimentar.

Estrutura química

A riboflavina ($C_{17}H_{20}N_4O_6$) é estruturada com um anel de isoaloxazina, também conhecido como anel de flavina, ligado a um ribitol, um álcool de açúcar. É uma vitamina hidrossolúvel, sendo a principal precursora das coenzimas mononucleotídeo de flavina (FMN) e dinucleotídeo de flavina e adenina (FAD) no organismo humano, coenzimas que atuam no metabolismo energético e em diversas reações de oxirredução nas células (Figura 1).

Fontes alimentares de origem animal

As fontes de origem animal são as mais ricas e de melhor biodisponibilidade, sendo as principais os ovos, leite e derivados, bife de fígado e demais vísceras, frutos do mar e carne vermelha. No leite e nos ovos, a riboflavina se apresenta na forma livre, enquanto nos demais alimentos está estruturada como coenzima de flavina em conjunto com enzimas.

Fontes alimentares de origem vegetal

As maiores fontes vegetais de riboflavinas são os cereais, frutas, verduras e legumes verde-escuros, os cogumelos, grãos em geral e oleaginosas.

FISIOLOGIA

A riboflavina está integrada às reações de oxirredução nas células, com transferência de elétrons – especialmente de hidrogênio, nas mitocôndrias. As coenzimas mononucleotídeo e dinucleotídeo de flavina e adenina participam dos processos referentes ao metabolismo de ácidos graxos, vitaminas B6 e B9 e da cadeia respiratória. Esses processos metabólicos são mediados por hormônios tireoidianos e do eixo hipófise-adrenais. O FAD é cofator para a metilenotetraidrofolato redutase, enzima que catalisa a síntese de 5-metiltetraidrofolato, doando um radical metil para a remetilação da homocisteína.

A riboflavina também é necessária para que a piridoxina seja ativada, além de participar no equilíbrio da integridade dos eritrócitos, sendo essencial para sua formação.

A oferta de riboflavina é dependente do estado nutricional do indivíduo, da presença de certas doenças, do metabolismo do indivíduo perante determinadas condições de saúde, como balanço nitrogenado negativo, estresse, atividade física intensa, entre outros.

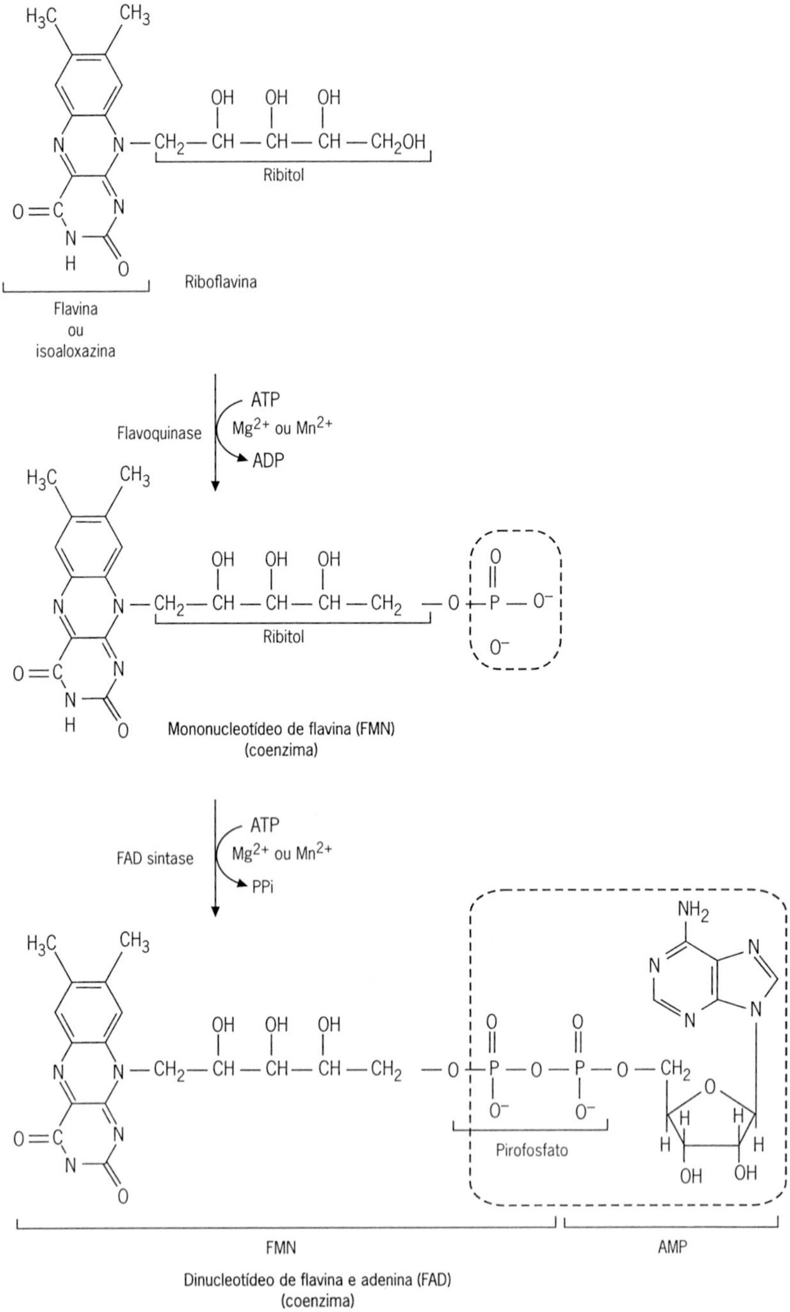

FIGURA 1 Estrutura da riboflavina e de suas formas de coenzimas.

Fonte: Gropper, Smith e Groff (2011).

Digestão, absorção e transporte

Durante a ocorrência do processo digestório, a riboflavina, quando em contato com o ácido clorídrico, está ligada às proteínas, na forma de coenzimas, e será desfosforilada no lúmen intestinal, pela ação das enzimas pirofosfatases e fosfatases.

A vitamina B2 é absorvida, por transporte ativo, no trato gastrointestinal, principalmente pelos enterócitos do duodeno. Quando no plasma, liga-se parcialmente à albumina e a outras proteínas. Entretanto, na presença de síndrome de má absorção ou quaisquer outras alterações que afetam o trato gastrointestinal, sua absorção pode ficar seriamente comprometida.

A maioria da riboflavina absorvida é fosforilada pela flavoquinase e, em seguida, entra na corrente sanguínea como riboflavina fosfato. Cerca de 7% da riboflavina advinda da dieta alimentar está ligada, por ligação covalente, a proteínas (riboflavina 8-alfa-histidina ou riboflavina 8-alfa-cisteína), sendo que esse complexo vitamina-aminoácido, quando liberado por meio da proteólise, não é biodisponível, sendo excretado pela urina (Vannucchi, Carvalho e Chiarello, 2016).

Biodisponibilidade

Algumas condições provocam a inibição da absorção da vitamina B2, como é o caso de consumo excessivo de álcool, doenças cardíacas, contaminação por metais pesados e condições de hipermetabolismo. Seu metabolismo se dá no fígado.

O uso de alguns fármacos pode provocar redução da absorção da riboflavina, no trato gastrointestinal, como:

- Antidepressivos tricíclicos e as fenotiazinas, prescritos simultaneamente.
- Clorpromazina.
- Imipramine.
- Probenecida.
- Metotrexate.

Da mesma forma, outros elementos podem formar quelatos e, assim, diminuir a biodisponibilidade dessa vitamina:

- Sacarina.
- Cobre.
- Zinco.

- Ferro.
- Nicotinamida.
- Vitamina C.
- Cafeína.
- Teofilina.
- Triptofano.

Armazenamento e conservação

Em casos de ingestão em excesso, a concentração de vitamina B2 excedente é excretada pela urina, não sendo direcionada para reservas. Com exceção da cobalamina, as demais vitaminas hidrossolúveis não são armazenadas pelo organismo humano por muito tempo.

A conservação nos tecidos é altamente eficiente, principalmente em casos de deficiência de ingestão. A prova funcional para se diagnosticar deficiência desse nutriente é feita pelo coeficiente de atividade da glutationa redutase eritrocitária. Em condições de déficit ocorre maior atividade, o que reflete menor saturação.

Excreção

A riboflavina é excretada por via renal, pela urina, quando as concentrações excedem os limiares. As concentrações dessa excreção podem ser utilizadas como parâmetro para avaliação do estado nutricional do indivíduo, tanto na forma de excreção basal, como de dose-teste de riboflavina.

A excreção de riboflavina só é correlacionada com sua ingestão quando o indivíduo apresenta balanço nitrogenado adequado.

Em função da sua sensibilidade, a atividade da glutationa redutase nos eritrócitos e o coeficiente de ativação da piridoxina oxidase também podem ser utilizados para diagnóstico do estado nutricional, em relação à vitamina B2.

Atualmente, ainda são utilizados os parâmetros plasmáticos para diagnóstico do estado nutricional, com base nas concentrações de riboflavina.

SITUAÇÕES CLÍNICAS

Situações clínicas de deficiência

A deficiência de riboflavina pode ocasionar arriboflavinose – uma síndrome que é caracterizada pela presença de queilose, glossite, hiperemia e edema de faringe e membranas, mucosas orais, estomatite angular; fotofobia, queratite, catarata, dermatite seborreica, degeneração de nervos periféricos, crescimento deficiente, anorexia, inflamação esclerocorneana e até mesmo anemia.

A carência de riboflavina interfere negativamente no metabolismo das vitaminas B3, B6, B9 e K.

O indivíduo com falta de riboflavina, condição mais prevalente na presença de determinadas enfermidades, má alimentação, uso de medicamentos por grandes períodos de tempo e determinadas alterações endócrinas, sente-se muito fatigado, com fortes dores e sensibilidade na cavidade oral, percepção de queimação e dor nos olhos.

Estudos têm associado a deficiência de riboflavina a casos oncológicos, doenças cardiovasculares, anemia hipocrômica microcítica, gestantes nos últimos três meses de gestação e idosos.

Situações clínicas de toxicidade

A toxicidade da riboflavina é rara, principalmente porque essa vitamina não é armazenada no organismo humano e, em indivíduos que têm função renal normal, essa condição se torna ainda mais infrequente.

Uma ocorrência eventual, quando em excesso no organismo, é uma coloração amarelada na urina, porém essa condição não provoca nenhum tipo de doença específica.

Em caso de uso de terapia nutricional parenteral, doses de 300 a 400 mg/kg de peso corporal de riboflavina podem se cristalizar nos rins, dada a baixa solubilidade.

SUPLEMENTAÇÃO BASEADA EM EVIDÊNCIAS

A suplementação de riboflavina é indicada em casos de fadiga crônica, para redução da concentração plasmática de homocisteína, correção de déficits de concentração e também para atletas, os quais necessitam de aporte maior dessa vitamina, em função do maior consumo energético e necessidades de exercícios físicos aumentados.

Em relação às condições clínicas, a suplementação pode ser indicada em casos de:

- Anemia: aumenta a transformação do Fe^{+2} em Fe^{+3}.
- Doenças cardíacas: a suplementação da riboflavina com folato pode reduzir as concentrações plasmáticas de homocisteína.
- Doença de Parkinson: a riboflavina tem ação antioxidante. O déficit de riboflavina pode colaborar para que haja menor conversão da glutationa em

seu estado reduzido, o que impede o organismo de extinguir os metabólitos danosos ao sistema nervoso central (SNC) (Bertollo, 2006).

- Enxaqueca: doses elevadas dessa vitamina promovem efeitos profiláticos, diminuindo a dor e a frequência das crises (Bertollo, 2006).
- Doenças oncológicas: a riboflavina teria a função de inativar os elementos carcinógenos.

Na prática clínica, salvo raras exceções, não se utilizam suplementos isolados de riboflavina, pois comumente se prescrevem suplementos que contemplam todas as vitaminas do complexo B. Essa conduta se explica porque, uma vez que uma apresentação com uma única vitamina é fornecida, pode haver comprometimento, de forma negativa, da ação de outros micronutrientes e até mesmo de produtos de reações de oxirredução.

Segundo as *Dietary Reference Intakes* (DRIs – ingestão dietética de referência), não há determinação de limite superior tolerável de ingestão (UL – *tolerable upper intake level*) para a riboflavina. O *No observed adverse effect level* (Noael) de 200 mg/dia é considerado seguro, enquanto para o *Lowest observed adverse effect level* (Loael) não se tem uma dosagem estabelecida (Hathcock, 1997).

Em oftalmologia, casos de ceratocone têm o procedimento de *crosslinking* induzido pelo UVA associado à riboflavina (UVA-R), como um tratamento promissor. A utilização clínica desse tipo de irradiação em córneas de humanos, após criteriosa seleção de pacientes e respeito às recomendações técnicas protocoladas na literatura, tem evidências de resultados promissores (Amaral e Solari, 2009).

Na maioria dos casos que necessitam de suplementação, uma vez que o consumo de uma dieta alimentar não seria suficiente para atender às necessidades e recomendações de riboflavina, recomenda-se que a RDA seja a meta inicial e, com base em cada condição clínica, pode ser feito um adicional a essas recomendações, sempre respeitando a Noael para essa vitamina.

Há que se atentar ao fato de que ainda necessitamos de mais pesquisas sobre a suplementação de riboflavina; entretanto, o fato de essa vitamina apresentar reações adversas mínimas facilita a realização de mais estudos científicos a respeito.

REFERÊNCIAS

1. AMARAL, R.C.; SOLARI, H.P. Crosslinking de colágeno no tratamento do ceratocone. *Rev Bras Oftalmol*, v. 68, n. 6, p. 359-64, 2009.
2. BATISTUZZO, J.A.O. *Formulário médico farmacêutico*. 3.ed. São Paulo: Pharmabooks, 2006.

CAPÍTULO 11 • RIBOFLAVINA – VITAMINA B2 323

3. BERTOLLO, C.M. Avaliação da atividade da riboflavina em diferentes modelos de nocicepção e inflamação. 2006. 83f. Dissertação (Mestrado em Ciências Farmacêuticas) – Programa de Pós-Graduação da Universidade Federal de Minas Gerais, UFMG, Belo Horizonte.

4. LACERDA, F.V.; ALCÂNTARA, J.P.; FERREIRA, I.G.G. et al. *O uso da riboflavina como terapia coadjuvante no tratamento de doenças contemporâneas.* In: XI Encontro Latino Americano de Iniciação Científica e VII Encontro Latino Americano de Pós-Graduação. Universidade do Vale do Paraíba, 2007.

5. GROPPER, S.S.; SMITH J.L.; GROFF, J.L. Nutrição avançada e metabolismo humano. Tradução da 5.ed. norte-americana. Boston: Cengage Learning, 2011, p. 307-72. Cap. 9.

6. HATHCOCK, J.N. Vitamins and minerals: efficacy and safety. *The American Journal of Clinical Nutrition*, v. 66, n. 2, p. 427-37, 1997.

7. JIMÉNEZ, C.T. et al. Nutrición en la enfermedad de Parkinson. *Nutrición Clínica*, v. 11, n. 2-2017, p. 96-113, 2017.

8. [NRC] NATIONAL RESEARCH COUNCIL. Dietary Reference Intakes: for thiamin, riboflavin, niacin, vitamin B6, folate, vitamin B12, pantothenic acid, biotin, and choline. Washington, D.C., National Academy Press, 2000. 564p. Disponível em: http://www.nationalacademies.org/hmd/~/media/Files/Activity%20Files/Nutrition/DRI-Tables/5Summary%20TableTables%2014.pdf?la=en. Acessado em: 8 abr. 2018.

9. TALBOTT, S.M.; HUGHES, K. *Suplementos dietéticos para profissionais de saúde.* Rio de Janeiro: Guanabara Koogan, 2015.

10. VANNUCCHI, H.; CARVALHO, D.S.L.; CHIARELLO, P.G. Vitamina B_2 (riboflavina). In: COZZOLINO, S.M.F. *Biodisponibilidade de nutrientes.* 5.ed. Barueri: Manole, 2016.

12

Niacina – vitamina B3

Nadya Caroline Mambelli Magri
Natália de Carvalho

INTRODUÇÃO

Ácido nicotínico e nicotinamida, referidos coletivamente como niacina, têm como função fisiológica atuar como coenzimas para diversas desidrogenases.

A niacina é uma vitamina hidrossolúvel que atua no organismo em diversas reações metabólicas. As principais são aquelas envolvidas com a produção de energia por fazer parte de duas coenzimas: a nicotinamida adenina dinucleotídeo (NAD) e o fosfato de nicotinamida adenina dinucleotídeo (NADP). Essas coenzimas participam da transferência de elétrons na cadeia respiratória.

Em estudos foi demonstrado que a niacina permanece estável quando submetida ao calor, ou seja, é uma vitamina resistente ao processo de cozimento e se mantém estável na presença de acidez, luz e oxigênio (Riaz, Asif e Ali, 2009).

Recomendações de ingestão diária de niacina são em média de 15 mg/dia, dependendo da faixa etária, conforme apresentado na Tabela 1. As fontes dietéticas englobam carnes, cereais e leguminosas, além de ser sintetizada pelo próprio organismo, na presença do aminoácido triptofano.

ORIGEM E SÍNTESE DA NIACINA NOS ALIMENTOS

A niacina pode ser sintetizada a partir do triptofano, porém a biossíntese pode não ser suficiente, pois necessita de tiamina, riboflavina e piridoxina em quantidades adequadas (Figura 1). Na presença de deficiência dessas vitaminas, assim como de baixa ingestão proteica, essa via de síntese de niacina estará prejudicada. Além disso, a eficiência da conversão de triptofano em niacina é baixa; para cada 60 mg de triptofano é produzido o equivalente a 1 mg de niacina.

TABELA 1 Recomendações dietéticas de niacina por faixa etária e sexo de acordo com DRIs de 1998

Faixa etária	EAR (mg/dia)	RDA (mg/dia)	UL (mg/dia)
Lactentes			
0-6 meses	–	2*	ND
7-12 meses	–	4*	ND
Crianças			
1-3 anos	5	6	10
4-8 anos	6	8	15
Homens			
9-13 anos	9	12	20
14-18 anos	12	16	20
19-70 anos	12	16	35
> 70 anos	12	16	35
Mulheres			
9-13 anos	9	12	20
14-18 anos	11	14	30
19-70 anos	11	14	35
> 70 anos	11	14	35
Gestantes			
14-18 anos	14	18	30
19-50 anos	14	18	35
Lactantes			
14-18 anos	13	17	30
19-50 anos	13	17	35

* Valores de ingestão adequada (AI).

DRI: *Dietary Reference Intakes*; EAR: necessidade média estimada; ND: não definido; RDA: ingestão dietética recomendada; UL: limite superior tolerável de ingestão.

Fonte: IOM (1998).

Fonte alimentar de origem animal

Em alimentos de origem animal a niacina constitui-se sobretudo na forma de coenzimas NAD e NADP, devendo ser digerida para liberar as formas absorvíveis, nicotinamida e ácido nicotínico. Leite e ovos apresentam quantidades baixas de niacina; no entanto, a presença de triptofano é significativa

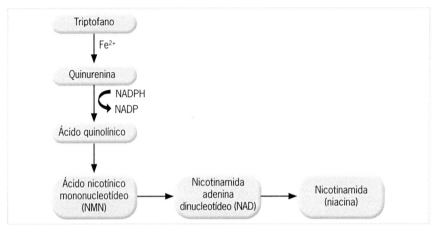

FIGURA 1   Síntese de niacina a partir de triptofano.
* NADPH, fosfato de dinucleotídeo de nicotinamida e adenina na forma reduzida.
Fonte: adaptada de Mahan, Escott-Stump e Raymond (2013).

nesses alimentos. A Tabela 2 apresenta a quantidade estimada de niacina em alimentos de origem animal.

TABELA 2   Conteúdo de niacina em alimentos de origem animal

Alimentos	mg em 100 g
Peito de frango	15,80
Lombo	12,43
Fígado	11,92
Coxa de frango	10,40
Cação	9,77
Coração de frango	9,70
Lambari	8,93
Pescada branca	8,07
Merluza	7,97
Atum	5,94
Bacalhau	5,17

Fonte: Tabela Brasileira de Composição de Alimentos.

Fonte alimentar de origem vegetal

A Tabela 3 apresenta a quantidade de niacina encontrada em alimentos de origem vegetal; no entanto, nos grãos a niacina está associada por ligações covalentes a peptídeos e carboidratos, tendo baixa biodisponibilidade. Por meio de hidrólise alcalina a vitamina torna-se biodisponível.

TABELA 3   Conteúdo de niacina em alimentos de origem vegetal

Alimentos	mg em 100 g
Farinha de arroz	24,42
Amendoim cru	10,18
Gergelim	5,92
Lentilha	5,07
Feijão preto	4,60
Macarrão	4,37
Cupuaçu	4,34
Almeirão	4,03
Feijão carioca	4,02

Fonte: Tabela Brasileira de Composição de Alimentos.

FISIOLOGIA

Digestão, absorção e biodisponibilidade

A niacina pode ser sintetizada pelo organismo humano e, na ausência de deficiência proteica, ferro, vitamina B2 e vitamina B6, a quantidade sintetizada pode ser suficiente para atingir as necessidades nutricionais dessa vitamina. Outra forma de obtenção dessa vitamina é pela dieta, nas formas de ácido nicotínico, presente nos alimentos de origem vegetal, e nucleotídeos pré-formados, presentes nas carnes bovina, de peixe e frango, que liberam nicotinamida durante a digestão.

A absorção da niacina ocorre no estômago e no intestino delgado, rapidamente por meio de difusão facilitada por transportadores sódio-dependentes. Na presença de suplementação, altas doses de nicotinamida são absorvidas por difusão passiva. Quando na forma de NAD e NADP, estes devem ser inicialmente hidrolisados em nicotinamida livre para posteriormente serem absorvidos. As enzimas responsáveis por essa reação são as NAD glico-hidrolases intestinais.

Transporte

Após a absorção nos enterócitos, a nicotinamida e o ácido nicotínico são liberados na circulação porta. No fígado, a absorção é dependente de alguns parâmetros: acidez, pH, temperatura e energia (De Maria e Moreira, 2011); e em altas concentrações o transporte de nicotinamida nos hepatócitos pode ocorrer por difusão simples. As NAD glico-hidrolases também estão presentes no fígado; assim, a nicotinamida é a forma predominante no sangue, oriunda da hidrólise de NAD e NADP no fígado e no intestino delgado (De Maria e Moreira, 2011).

Ao atingirem a corrente sanguínea, a nicotinamida, forma predominante, e o ácido nicotínico são transportados no plasma em solução livre e seguem para os tecidos-alvo onde serão convertidos em NAD e NADP. A absorção nos tecidos ocorre por difusão simples, com exceção dos eritrócitos, rins e cérebro que requerem um sistema de transporte específico para o ácido nicotínico.

Armazenamento

No fígado o ácido nicotínico e, em maior escala, a nicotinamida podem ser estocados na forma de NAD e podem ser utilizados para manutenção da concentração sanguínea a médio prazo.

Excreção

Normalmente há pouca ou nenhuma excreção urinária da niacina, pois ela é ativamente reabsorvida do filtrado glomerular. Somente quando a concentração está relativamente alta pode ocorrer uma excreção significativa (Bender, 2003).

Os principais produtos de excreção da niacina são a N1-metilniacinamida e a N1-metil-2-pirodona-5-carboxamida, seu derivado (De Maria e Moreira, 2011).

SITUAÇÕES CLÍNICAS

A niacina apresenta ação vasodilatadora e anti-hiperlipidêmica, podendo ser empregada como terapia adjuvante em pacientes com hiperlipidemia em associação com outros vasodilatadores.

Situações clínicas de deficiência

Apesar de rara, principalmente em países desenvolvidos, a deficiência de niacina pode ocorrer em alguns grupos populacionais, como alcoolistas, pacientes anoréxicos e indivíduos HIV-positivo. A principal forma da deficiência dessa vitamina é a pelagra.

Em 1763, o médico espanhol Gaspar Casal descreveu a doença pela primeira vez, porém apenas em 1771, outro médico, o italiano Francesco Frapolli, pela característica rugosa adquirida pela pele dos indivíduos portadores, nomeou-a pelagra.

A pelagra tornou-se evidente em um momento em que o milho era importante fonte alimentar nos países europeus. No final do século XIX e início do século XX a doença tomou grandes proporções, atingindo níveis de epidemia e chegando aos EUA, onde causou mais de 120.000 mortes na década de 1920.

Inicialmente, a doença foi associada à deficiência proteica, já que a oferta de leite e carnes levava à melhora no quadro dos doentes. Posteriormente, chegou-se à conclusão de que o nutriente que preveniria e trataria a pelagra era o ácido nicotínico.

Atualmente a deficiência de niacina ainda é vista em populações que consomem primariamente o milho como fonte de carboidrato, pois ele é deficiente tanto em niacina quanto em triptofano, um aminoácido que desempenha papel importante na síntese endógena da vitamina. Dietas ricas em cereais apenas são adequadas em niacina caso esses cereais sejam cozidos em pH alcalino, o que faz com que a vitamina se torne biodisponível para o organismo.

Por meio da dieta pode-se atingir a necessidade diária de niacina, porém a síntese endógena contribui significativamente para a manutenção do seu *status* nutricional. O aminoácido triptofano é um precursor de niacina, e para que essa conversão ocorra são necessárias também as vitaminas B2 e B6 como cofatores, o que pode, na deficiência destas, desencadear deficiência secundária de niacina. Da mesma forma, dietas hiperproteicas, que são adequadas no aminoácido, quando deficientes em niacina, não são suficientes para prevenir ou tratar a deficiência da vitamina. Outro conhecido fator que interfere negativamente na síntese endógena de niacina é o excesso do aminoácido leucina na dieta.

Para o diagnóstico de pelagra, são observadas primeiramente manifestações na pele, em maior escala nas áreas expostas ao sol, definidas como dermatite. Além desses sinais, a pelagra é caracterizada pela presença de diarreia e demência, sendo conhecida como doença dos 3 Ds.

Apesar de não totalmente esclarecidos, os mecanismos para que a pelagra desencadeie fotossensibilidade e alterações na pele parecem estar relacionados ao hipercatabolismo do aminoácido histidina, que reduz a produção de ácido urocânico, responsável pela absorção de raios ultravioleta na pele. Com o avanço da doença, a hiperpigmentação e as mudanças na espessura da pele progridem.

Os sintomas neurológicos comumente observados são fraqueza muscular, letargia, apatia, depressão, irritabilidade e ansiedade (Kirkland e Meyer-Ficca, 2018). No cérebro a deficiência de niacina prejudica a síntese de serotonina, sendo causa de alterações de humor. Ainda dentro das manifestações da doença, a diarreia pode ter importante impacto no estado nutricional em decorrência do quadro de inflamação intestinal e da má absorção presentes.

Além dessas alterações orgânicas, a redução da produção de NAD pode levar o indivíduo ao óbito, já que essa coenzima desempenha papel importante nas vias metabólicas de geração de energia para o corpo.

Pacientes portadores de imunodeficiência adquirida (SIDA) apresentam depleção de triptofano e, consequentemente, de NAD^+ em linfócitos (De Maria e Moreira, 2011); esses pacientes merecem atenção sobre o estado nutricional de niacina e o consumo alimentar dela.

Em estudos recentes, outros papéis deletérios à saúde têm sido associados à deficiência de niacina, como desenvolvimento de glaucoma e malformações congênitas tanto em modelos animais quanto em humanos.

Situações clínicas de toxicidade

Mesmo sendo uma vitamina hidrossolúvel e sua excreção ocorrer pelo sistema renal, estudos clínicos têm reportado que a suplementação de niacina pode desencadear efeitos adversos com base em doses específicas.

Alguns autores reportaram que resistência à insulina e risco de desenvolvimento de diabetes em indivíduos que apresentam intolerância à glicose podem estar associados à suplementação de niacina para fins terapêuticos em pacientes dislipidêmicos (Zeman et al., 2016; Guyton e Bays, 2007). Vasodilatação e rubor, prurido e calor na pele também são efeitos apontados por estudos nos quais doses de 2.000 mg por período superior a 15 dias foram administradas (Kirkland e Meyer-Ficca, 2018). O rubor atinge face, pescoço e tórax, podendo atingir o corpo todo e a vasodilatação levar a quadros de hipotensão.

Sintomas gastrointestinais, como náusea e dor abdominal, foram encontrados em 10-20% dos pacientes tratados com ácido nicotínico (Carlson, 2006) e efeitos hepatotóxicos na administração de altas doses de niacina (> 2 a 3 g/dia) também foram relatados (Zeman et al., 2016). Elevação das transaminases hepáticas pode ocorrer após tempo prolongado, semanas ou meses, de exposição a altas doses de niacina (> 2,5-3,0g/dia).

Alterações no metabolismo de ácido úrico sérico foram descritas, causadas por competição pela excreção renal entre este e a niacina (Zeman et al., 2016).

SUPLEMENTAÇÃO BASEADA EM EVIDÊNCIAS

Doses superiores às recomendadas são ofertadas para fins terapêuticos, e na literatura existem dados que descrevem benefícios associados à suplementação de niacina. Doses farmacológicas de niacina ($\geq$ 1 g/dia) reduzem os níveis plasmáticos de lipoproteínas em até 15% de LDL-c, redução de TGL em até 50%, além de aumentar a concentração de HDL-c de 15 a 35%, atuando como um protetor cardiovascular (Capuzzi et al., 2000).

A associação de niacina com estatinas reduz significativamente as concentrações de Lp(a) e síntese de apo(a) e Lp(a)-apoB-100, marcadores de risco cardiovascular para a população geral. Ooi et al. (2015) demonstraram esses resultados em homens diagnosticados com diabetes tipo 2, sem mudanças no perfil antropométrico, pressão arterial e alterações dietéticas, bem como sem alterações nas concentrações plasmáticas de glicose. Uma recente metanálise com estudos clínicos controlados e randomizados também encontrou melhora em parâmetros lipídicos com o uso de niacina isolada ou combinada a estatinas, em pacientes com diabetes tipo 2. No entanto, os autores ressaltam a importância da monitoração da glicemia, dado o risco de aumento desta com doses elevadas de niacina (Ding, Li e Wen, 2014).

Apesar de poucos dados na literatura, o uso de niacina na hipercolesterolemia familiar tem apontado resultados positivos, sempre levando em consideração em pacientes diabéticos em virtude do efeito hiperglicemiante e de redução na tolerância à glicose.

Em estudos recentes o uso de ácido nicotínico para pacientes renais demonstrou benefícios relacionados à redução do fósforo sérico em pacientes dialíticos, por reduzir sua absorção intestinal, além de reduzir o produto cálcio *versus* fósforo, e sem causar aumento de concentração sérica de cálcio (Liu et al., 2018). Em modelos experimentais a suplementação com niacina levou à melhora de parâmetros como proteinúria, glomerulosclerose e dano tubulointersticial, e melhora na inflamação e redução de fatores pró-fibróticos (Cho et al., 2009).

Pelo seu papel vasodilatador, alguns autores destacam, porém sem evidências suficientes, a importância da niacina no tratamento de enxaqueca, prevenindo os sintomas pela vasodilatação intracranial. Pacientes que apresentam enxaqueca possuem concentrações plasmáticas de lactato e piruvato aumentadas quando comparados àqueles com dores de cabeça comuns. A suplementação de niacina tem mostrado resultados na redução dos níveis de lactato e piruvato séricos.

Em doses farmacológicas, a niacina reduz doenças cardiovasculares pela ação inibitória do estresse oxidativo e ação anti-inflamatória. Nas células endoteliais, a niacina aumenta os níveis de NADPH e GSH/GSSG, inibindo a produção de espécies reativas de oxigênio (EROS), além da redução da oxidação de LDL (Ganji et al., 2009).

REFERÊNCIAS

1. BENDER, D.A. *Nutritional biochemistry of the vitamins*. 2.ed. Cambridge: Cambridge University Press, 2003.
2. CAPUZZI, D.M.; MORGAN, J.M.; BRUSCO, O.A.; et al. Niacin dosing: relationship to benefits and adverse effects. *Current Atherosclerosis Reports*, v. 2, p. 64-71, 2000.
3. CARLSON, L.A. Nicotinic acid and other therapies for raising high-density lipoprotein. *Current Opinion in Cardiology*, v. 21, p. 336-44, 2006.
4. CARPENTER, K.J.; LEWIN, W.J. A reexamination of the composition of diets associated with pellagra. *J Nutr*, v. 115, p. 543-52, 1985.
5. CHAUDRY, R.; VILJOEN, A.; WIERZBICKI, A.S. Pharmacological treatment options for severe hypertriglyceridemia and familial chylomicronemia syndrome. *Expert Review of Clinical Pharmacology*, v. 11, n. 6, p. 589-98, 2018.
6. CHO, K.; KIM, H.; RODRIGUEZ-ITURBE, B.; et al. Niacin ameliorates oxidative stress, inflammation, proteinuria, and hypertension in rats with chronic renal failure. *Am J Physiol Renal Physiol*, v. 297, p. F106-F113, 2009.
7. DE MARIA, C.A.B.; MOREIRA, R.F.A. a intrigante bioquímica da niacina – uma revisão crítica. *Quim Nova*, v. 34, n. 10, p. 1739-52, 2011.
8. DING, Y.; LI, Y.; WEN, A. Effect of niacin on lipids and glucose in patients with type 2 diabetes: a meta-analysis of randomized, controlled clinical trials. *Clinical Nutrition*, p. 1-7, 2014.
9. ELLSWORTH, M.A.; ANDERSON, K.R.; HALL, D.J.; et al. Acute liver failure secondary to niacin toxicity. *Case Reports in Pediatrics*, 2014.
10. GALIMBERT, F.; MESINKOVSKA, N. Skin findings associated with nutritional deficiencies. *Cleveland Clinic Journal of Medicine*, v. 83, n. 10, p. 731-9, 2016.
11. GANJI, S.H.; QIN, S.; ZHANG, L.; et al. Niacin inhibits vascular oxidative stress, redox-sensitive genes, and monocyte adhesion to human aortic endothelial cells. *Atherosclerosis*, v. 202, p. 68-75, 2009.
12. GUYTON, J.R.; BAYS, H.E. Safety considerations with niacin therapy. *The American Journal of Cardiology*, v. 99, n. 6A, p. 22-31, 2007.
13. HUI, S.; SHAODONG, W.; ZHENKAI, W.; et al. Pellagra affecting a patient with Crohn's disease. *Na Bras Dermatol*, v. 92, n. 6, p. 879-81, 2017.
14. [IOM] INSTITUTE OF MEDICINE. *DRIs: Dietary Reference Intakes for thiamin, riboflavin, niacin, vitamin B6, folate, vitamin B12, pantothenic acid, biotin, and choline*. Washington, D.C.: National Academy Press, 1998.
15. JUNG, K.I.; KIM, Y.C.; PARK, C.K. Dietary niacin and open-angle glaucoma. *The Korean National Health and Nutrition Examination Survey*, v. 387, n. 10, p. 1-16, 2018.
16. KAMANNA, V.S.; KASHYAP, M.L. Mechanism of action of niacin. *Am J Cardiol*, v. 101, p. 20B-26B, 2008.
17. KIRKLAND, J.B.; MEYER-FICCA, M. Niacin. *Advances in Food and Nutrition Research*, v. 83, p. 83-149, 2018.
18. KUMAR, N. Nutrients and neurology. *Continuum (Minneap Minn)*, v. 23, n. 3, p. 822-61, 2017.
19. KYURAGI, S.L.; SATO, R. Alcoholic pellagra as a cause of altered mental status in the emergency department. *The Journal of Emergency Medicine*, v. 3, n. 3, p. 1-4, 2017.
20. LIU, X.; YANG, R.; DAI, B.; et al. Nicotinic acid and related compounds. A meta-analysis of their use for hyperphosphatemia. In dialysis patients. *Medicine*, v. 97, n. 12, 2018.
21. MAHAN, L.K.; ESCOTT-STUMP, S.; RAYMOND, J.L. *Krause: Alimentos, nutrição e dietoterapia*. 13. ed. Rio de Janeiro: Elsevier, 2013.
22. MALHOTRA, R.; et al. The effect of extended release niacin on markers of mineral metabolism in CKD. *Clin J Am Soc Nephrol*, v. 13, p. 1-9, 2017.

CAPÍTULO 12 • NIACINA – VITAMINA B3 **333**

23. MONTEIRO, J.P.; et al. Niacin metabolite excretion in alcoholic pellagra and AIDS patients with and without diarrhea. *Nutrition*, v. 20, n. 9, p. 778-82, 2004.

24. NATTAGH-ESHTIVANI, E.; et al. The role of nutrients in the pathogenesis and treatment of migraine headaches: review. *Biomedicine & Pharmacotherapy*, v. 102, p. 317-25, 2018.

25. OOI, E.M.; et al. Effects of extended-release niacin on the postprandial metabolism of Lp(a) and ApoB-100-containing lipoproteins in statin-treated men with type 2 diabetes mellitus. *Arterioscler Thromb Vasc Biol*, v. 35, n. 12, p. 2686-93, 2015.

26. QIN, B.; et al. Intake of niacin, folate, vitamin B-6, and vitamin B-12 through young adulthood and cognitive function in midlife: The Coronary Artery Risk Development in Young Adults (CARDIA) study. *Am Journal of Clinical Nutrition*, v. 106, p. 1032-40, 2017.

27. RIAZ, M.N; ASIF, M.; ALI, R. Stability of vitamins during extrusion. *Critical Reviews in Food Science and Nutrition*, v. 49, n. 4, p. 361-8, 2009.

28. ROSS, A.C.; et al. Nutrição moderna de Shils na saúde e na doença. 11.ed. Barueri: Manole, 2014.

29. SAID, H.M.; MOHAMMED, Z.M. Intestinal absorption of water-soluble vitamins: an update. *Curr Opin Gastroenterol*, v. 22, p. 140-6, 2006.

30. SANYAL, S.; HARAS, R.H. KUVIN, J.T. Present-day uses of niacin: effects on lipid and non-lipid parameters. *Expert Opin Pharmacother*, v. 8, n. 11, p. 1711-7, 2007.

31. SAYAKA, Y.; et al. Depletion of epidermal Langerhans cells in the skin lesions of pellagra patients. *A J Dermatopathol*, v. 39, n. 6, p. 428-32, 2017.

32. SHI, H.; ENRIQUEZ, A.; RAPADAS, M.; et al. NAD deficiency, congenital malformations, and niacin supplementation. *The New England Journal of Medicine*, v. 377, n. 6, p. 544-52, 2017.

33. SHIBATA, K. Organ co-relationship in tryptophan metabolism and factors that govern the biosynthesis of nicotinamide from tryptophan. *J Nutr Sci Vitaminol*, v. 64, p. 90-8, 2018.

34. ZEMAN, M.; et al. Pleiotropic effects of niacin: current possibilities for its clinical use. *Acta Pharm*, v. 66, p. 449-69, 2016.

13

Ácido pantotênico – vitamina B5

Camila Ferraz Lucena
Flavia Bulgarelli Vicentini

INTRODUÇÃO

O ácido pantotênico, também conhecido como vitamina B5, é uma vitamina hidrossolúvel e tem importância metabólica por ser parte da coenzima A (CoA) e da proteína carreadora de grupos acila (ACP) da síntese dos ácidos graxos, ambos necessários para a produção de energia e formação de hormônios. A deficiência dessa vitamina está associada às desordens metabólicas e energéticas em seres humanos (Moreschi e Almeida-Muradian, 2007) e é caracterizada por dermatite, enterite, alopecia e insuficiência adrenal (Li et al., 2015). Substância amplamente distribuída entre os alimentos, a vitamina B5 é essencial para várias etapas do metabolismo celular e para obtenção de energia (Depeint et al., 2006).

Essa vitamina é estável em condições neutras, mas é facilmente destruída pelo calor em soluções alcalinas ou ácidas. Até 50% podem ser perdidos durante o cozimento e até 80% como resultado do processamento e refinamento dos alimentos. A pasteurização do leite causa pequenas perdas de ácido pantotênico. O álcool diminui sua absorção e o ácido acetilsalicílico é uma droga de ação antagonista. A vitamina B12 tem ação de sinergismo na conversão do ácido pantotênico livre em coenzima A (Vanucchi e Cunha, 2009; Kelly, 2011; Falcato, 2012).

A Tabela 1 traz a recomendação diária de ingestão deste nutriente (IOM, 1998).

Os limites máximos de ingestão de ácido pantotênico de acordo com as *Dietary Reference Intakes* (DRIs) e a Agência Nacional de Vigilância Sanitária (Anvisa) não foram estabelecidos.

TABELA 1   Recomendação de ingestão diária de ácido pantotênico

Faixa etária	Dosagem (mg)
Bebês 0 a 6 meses	1,7
Bebês 7 a 12 meses	1,8
Crianças 1 a 3 anos	2
Crianças 4 a 8 anos	3
Crianças 9 a 13 anos	4
Adolescentes > 14 anos e adultos	5
Gestantes	6
Lactantes	7

Fonte: adaptada de IOM (1998).

ORIGEM E SÍNTESE DO ÁCIDO PANTOTÊNICO NOS ALIMENTOS

As células de mamíferos não podem sintetizar pantotenato. Elas precisam que a vitamina B5 seja fornecida por meio da dieta ou sintetizada pela microbiota intestinal (Daugherty et al., 2002).

O pantotenato foi identificado pela primeira vez em 1933 como um nutriente essencial para leveduras. A presença dessa substância em amostras colhidas de muitas fontes diferentes levou ao nome pantotenato, derivado da palavra grega *pantothen*, que significa "em toda parte" (Williams et al., 1933; Webb, Smith e Abell, 2004; Lanska, 2012).

O isolamento inicial por Williams et al. (1933) produziu 3 g de ácido pantotênico impuro (cerca de 40% puro) que foi extraído a partir de 250 kg de fígado de ovelha. A estrutura do ácido pantotênico (Figura 1) foi determinada por degradação gradual e síntese.

Finalmente, a síntese do ácido pantotênico foi alcançada em 1940 pelo bioquímico norte-americano Karl Folkers (1906-1997) e colegas da Merck and Company, e foi baseada na identificação de uma lactona formada pela degradação do pantotenato. O trabalho analítico inicial revelou um ácido a-hidroxi que foi prontamente lactonizado. Usando uma estrutura de evidência, identificou a lactona como α-hidroxi-β, β-dimetil-γ-butirolactona 6 (lactona ou pantolactona). Isso leva à estrutura 1 do pantotenato rapidamente seguida por sínteses totais de pantotenato racêmico e dos dois enantiômeros constituintes. O racemato demonstrou ter aproximadamente metade da atividade biológica do enantiômero dextrorrotatório e o enantiômero levorrotatório estava totalmente inativo (Stiller et al., 1940).

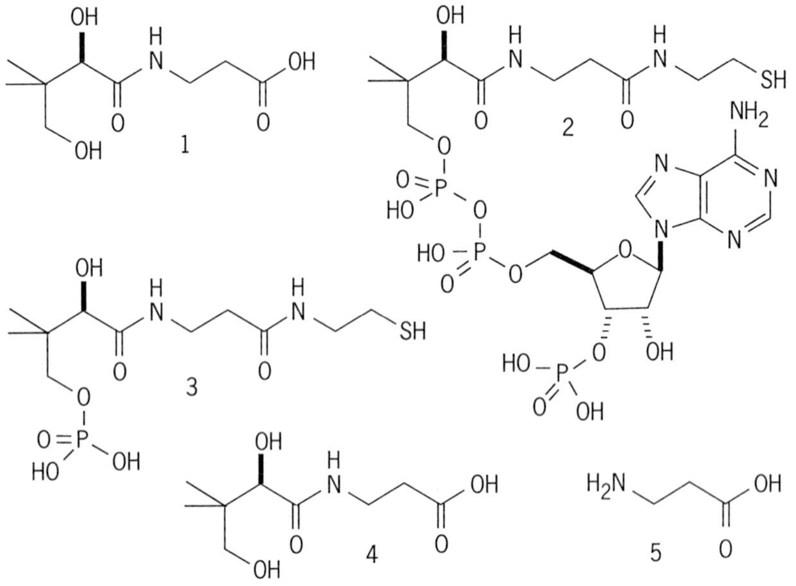

336 MACRO E MICRONUTRIENTES EM NUTRIÇÃO CLÍNICA

FIGURA 1   Pantotenato 1, coenzima A2 e derivados.
Fonte: Webb, Smith e Abell (2004).

Em 1989, Snell observou que as bactérias do ácido lático e propiônico exigiam uma substância para o crescimento que tivesse as mesmas propriedades do ácido pantotênico. As bactérias ácido-láticas são caracterizadas como Gram-positivas, geralmente não móveis, não esporuladas, catalase-negativas e produtoras de ácido lático, como o maior ou único produto fermentativo do metabolismo. Os principais gêneros são: *Streptococcus, Lactobacillus, Leuconostoc* e *Lactococcus* (Poffo e Silva, 2011; Parra-Huertas, 2010).

A coenzima A é uma das formas ativas do ácido pantotênico e se apresenta como um cofator essencial na acetilação de sulfonamidas no fígado e de colina no cérebro, sendo que o "A" em CoA indicava "ativação do acetato" (Lanska, 2012). Além disso, é um cofator essencial para as vias de respiração e para o metabolismo lipídico, e para a síntese de muitos metabólitos secundários, incluindo a lignina. Quando o ácido pantotênico liga-se a um grupo beta-mercaptoetilamina, torna-se panteteína. A fosfopanteteína faz ligação covalente com várias proteínas, particularmente aquelas envolvidas no metabolismo dos ácidos graxos, participando na síntese de compostos como os hormônios esteroides, colesterol e os fosfolipídios (Webb, Smith e Abell, 2004; Vanucchi e Cunha, 2009; Kennedy, 2016).

Fontes alimentares

O ácido pantotênico está incorporado na coenzima A (coenzima de acetilação) e é particularmente abundante na levedura de cerveja, fígado, rins, coração e cérebro, carne bovina, carne de frango, pescado, ovos, cereais, batata-doce, brócolis, amendoins, nozes, cogumelos, lentilhas, laranja e abacate (Falcato, 2012).

Está presente também em grandes quantidades em alimentos como amendoim, favas e na gema de ovo, e em quantidades menores em carne magra, leite, batatas e vegetais de folhas verdes. O ácido pantotênico é encontrado em todas as células vegetais e animais, porém os níveis são baixos em alimentos ultraprocessados, incluindo grãos refinados, produtos à base de frutas e carne ou peixe com adição de gordura (Depeint et al., 2006).

FISIOLOGIA

Digestão, absorção, transporte e armazenamento

A coenzima A dos alimentos é hidrolisada no lúmen intestinal, liberando o ácido pantotênico. A absorção intestinal ocorre por transporte ativo dependente do sódio, mas também por difusão simples, em uma razão constante por todo o intestino delgado (Reddy-Chirapu et al., 2013).

No sangue, o ácido pantotênico absorvido liga-se aos eritrócitos. Sua captação pelos tecidos também ocorre por processo ativo cálcio-dependente e a passagem para o sistema nervoso central ocorre por difusão facilitada. Nas células, a CoA é sintetizada a ácido pantotênico, a partir da enzima pantotenato quinase (PanK). A CoA é hidrolisada e absorvida através da veia porta, sendo armazenada no fígado, onde ocorre a ressíntese da coenzima A (Depeint et al., 2006).

O ácido pantotênico normalmente não é armazenado em quantidades significativas no organismo, o que leva à necessidade de um suprimento diário dessas vitaminas (Arruda, 2009).

A primeira etapa do metabolismo ocorre no citosol, no qual as enzimas PP cisteína sintetase, PP cistina descarboxilase e PP adenil transferase catalisam a formação de defosfo-CoA, que é então metabolizado em CoA pela defosfo--CoA quinase. O transporte para as mitocôndrias é iniciado por ligação a um sítio de reconhecimento de adenina nas mitocôndrias e, em seguida, a captação ocorre por um transportador específico, dependente de energia; esse processo é sensível a variações do gradiente eletroquímico e do pH. O transporte de CoA é inibido pelo desacoplamento desses agentes (Reddy-Chirapu et al., 2013).

Excreção

A mensuração da vitamina B5 é feita pelo seu nível sanguíneo total, sendo que os valores de referência variam de acordo com a situação: adultos – 183 µg/dL; gestação – 103 µg/dL; lactação – 112 µg/dL (Vanucchi e Cunha, 2009). É comumente medida também como excreção urinária e níveis nos eritrócitos (Depeint et al., 2006).

Em condições normais, a concentração plasmática está em torno de 1 µmol/L e não se correlaciona com a ingestão alimentar. Embora com uma grande margem de variação individual, a excreção urinária de ácido pantotênico reflete o padrão de sua ingestão alimentar. Adultos consumindo de 5 a 7 mg/dia apresentam excreção urinária de 2 a 7 mg (9 a 32 µmol) e de 1 a 2 mg (4,5 a 9 µmol) de perda fecal. Indivíduos mantidos com dietas experimentais contendo 10 mg/dia de pantotenato tiveram uma excreção urinária variando de 4 a 7 mg (18 a 32 µmol) (Vanucchi e Cunha, 2009).

A excreção urinária representa cerca de 60-70%, e a fração eliminada pelas fezes é de aproximadamente 30-40%. Há boa correlação da excreção urinária com os níveis de ingestão alimentar do ácido pantotênico. A excreção urinária menor que 1 mg (4,5 µmol) de ácido pantotênico em 24 horas é considerada anormalmente baixa (Depeint et al., 2006).

SITUAÇÕES CLÍNICAS

Situações clínicas de deficiência

A deficiência do ácido pantotênico é rara, por sua produção pela microbiota intestinal, porém, quando ocorre, ela reprime a proliferação e diferenciação de queratinócitos, diminui a síntese do fator de crescimento de queratinócitos e de pró-colágeno em fibroblastos, ou seja, causa problemas na pele, alterando suas propriedades. Foram relatados casos de acne, hipoglicemia, problemas gastrointestinais, fadiga, câimbras musculares, fraqueza de unhas e de cabelos, déficit de crescimento, dermatite, dislipidemia, neuropatia e doença adrenal (Kobayashi et al., 2011). Além disso, formigamento em mãos e pés pode indicar falta dessa vitamina (Magnoni e Cukier, 2004).

Sabe-se que as vitaminas B são envolvidas como cofatores em reações importantes (síntese de neurotransmissores, de mielina e de energia) do sistema nervoso. Portanto, sua deficiência está implicada em distúrbios cerebrais relacionados à função cognitiva e insônia (Lanyau-Dominguez e Macias-Matos, 2005).

Estudos têm demonstrado que a suplementação com doses suprafisiológicas de vitamina A e ácido pantotênico leva à redução da resposta antigênica, tanto humoral como celular. A falta conjunta de ácido pantotênico e piridoxina (B6) resulta em inibição quase completa da imunidade que é revertida com a sua suplementação (Brunetto et al., 2007).

Pessoas com insuficiência renal, submetidas à hemodiálise, podem apresentar deficiência da vitamina em virtude de sua menor reabsorção pelos túbulos renais (Guyton e Hall, 2011).

O consumo de álcool interfere com o estado de ácido pantotênico; portanto, etilistas crônicos têm necessidades aumentadas dessa vitamina (Newland et al., 1992; Miyazaki et al., 2012), bem como mulheres em uso de anticoncepcionais (Lewis e King, 1980; Mindell, 1991).

Um estudo realizado com peixes observou que a deficiência de ácido pantotênico pode aumentar o estresse oxidativo, o que os torna suscetíveis a diferentes doenças. Isso sugere uma estreita conexão entre o estado oxidativo e o estado de saúde dos peixes, sendo ainda pouco compreendido (Sheikhzadeh et al., 2012).

Os espermatozoides são particularmente vulneráveis aos efeitos nocivos das espécies reativas de oxigênio (EROs). O estresse oxidativo afeta sua atividade, danifica a estrutura do DNA e acelera a apoptose, o que consequentemente diminui seu número, interfere na mobilidade e na morfologia normal. Isso prejudica sua função, o que leva a distúrbios na fertilidade ou desordem do desenvolvimento embrionário (Walczak-Jedrzejowska et al., 2013). Sendo assim, o ácido pantotênico é considerado um fator essencial na endocrinologia testicular e na mobilidade espermática (Yamamoto et al., 2009).

Um estudo realizado com ratos machos observou que as concentrações plasmáticas de testosterona e corticosterona foram significativamente menores no grupo com deficiência de ácido pantotênico em comparação com o grupo-controle (Yamamoto et al., 2009).

Situações clínicas de toxicidade

O ácido pantotênico tem muito pouca toxicidade. Ingestão diária maior que 10 g de pantotenato de cálcio durante mais de 6 semanas não causou efeitos adversos aparentes (Vanucchi e Cunha, 2009).

O excesso de ingestão da vitamina normalmente é eliminado pela urina; no entanto, grandes quantidades podem causar diarreia (Magnoni e Cukier, 2004).

SUPLEMENTAÇÃO BASEADA EM EVIDÊNCIAS

O ácido pantotênico ajuda na resposta corporal ao estresse e independentemente da forma de apresentação sua suplementação é indicada no tratamento de acne, alopecia, doença celíaca, lúpus eritematoso, hepatite A, doença inflamatória do intestino, hiperlipidemia, obesidade, osteoartrite e artrite reumatoide (Kelly, 2011).

Diante da suspeita de deficiência, recomenda-se a administração oral de 10 mg/dia de ácido pantotênico, de forma isolada ou em associação com outras vitaminas do complexo B (Vanucchi e Cunha, 2009).

Ação neurológica

Esta vitamina é um substrato para a síntese da coenzima A (CoA). Além de seu papel no metabolismo oxidativo, a CoA contribui para a estrutura e a função das células cerebrais por meio do seu envolvimento na síntese de colesterol, aminoácidos, fosfolipídios e ácidos graxos. O ácido pantotênico, via CoA, também está envolvido na síntese de múltiplos neurotransmissores (prevenção de neurodegeneração, acetilação de proteínas, autofagia e transdução de sinal) e hormônios esteroides (Rucker e Bauerly, 2013; Srinivasan et al., 2015).

Um estudo investigou o papel das vitaminas do complexo B na prevenção da morte neuronal contra a excitotoxicidade e observou que a aplicação de tiamina (B1), nicotinamida (B3), ácido d-pantotênico (B5), piridoxina (B6) ou carnitina melhorou a excitotoxicidade mediada por glutamato (Lin et al., 2004).

Um estudo utilizando 26 mg/kg de ácido pantotênico em ratos observou que o tratamento atenuou significativamente o estresse oxidativo; aumentou a atividade de isocitrato desidrogenase (IDH), alfa-cetoglutarato desidrogenase (α-KGDH) e succinato desidrogenase (SDH); minimizou o aumento do nível de aminoácidos e a atividade das transaminases. Em conclusão, o ácido pantotênico pode melhorar o nível de aminoácidos dos neurotransmissores, o que depende das atividades enzimáticas do ciclo de Krebs e está ligado ao estresse oxidativo (SM et al., 2018).

O ácido pantotênico também foi associado à melhora da neurodegeneração associada à proteína pantotenato quinase (PanK), pertencente a um grupo heterogêneo de doenças neurodegenerativas, conhecido como neurodegeneração com acúmulo cerebral de ferro. Essas doenças são caracterizadas por grave sobrecarga de ferro em regiões específicas do cérebro, neurodegeneração e disfunção extrapiramidal (Orellana et al., 2016). Acredita-se que a fosforilação do pantotenato (vitamina B5) pela PanK controle a taxa de produção de CoA. A neurodegeneração associada à PanK é uma doença hereditária que surge de mutações que inativam o gene humano PanK2 (Zano et al., 2015).

Ação na pele

A acne é caracterizada por uma desordem das glândulas sebáceas da pele que resulta no tamponamento dos poros e deflagração das lesões. É a patologia mais comum em dermatologia, com importante significância estética, que pode causar a inflamação da pele, caracterizada por vermelhidão, inchaço, ardor e dor. As principais causas da acne são: flutuações hormonais, formação de radicais livres e fatores nutricionais (Kucharska, Szmurlo e Sinka, 2016). O ácido pantotênico regula a função da barreira epidérmica e a diferenciação de queratinócitos via metabolismo de CoA (Camargo et al., 2011).

A ingestão de 10 g/dia de ácido pantotênico diminui a secreção de sebo e consequentemente o aparecimento da acne. A correção do metabolismo dos ácidos graxos com a suplementação de ácido pantotênico faz com que os pacientes com acne tolerem melhor os alimentos ricos em gordura (Leung, 1995).

Um estudo randomizado, duplo-cego, de adultos previamente diagnosticados com acne vulgar leve a moderada avaliou 41 indivíduos, dos quais um grupo recebeu a dosagem de 2,2 g de ácido pantotênico, dividida em duas doses diárias, e outro grupo recebeu placebo por 12 semanas. A dosagem de ácido pantotênico utilizada mostrou-se segura, bem tolerada e reduziu a contagem total de lesões faciais *versus* placebo, e em análise secundária demonstrou redução significativa das manchas inflamatórias e específicas da área (Yang et al., 2014).

Sistema digestório

A doença hepática gordurosa não alcoólica (DHGNA) é a causa número um de doença hepática crônica e a segunda indicação para o transplante de fígado no mundo ocidental. Estudo realizado com ratos, na dosagem de 250 mg/kg de pantotenato e 250 mg/kg de N-acetilcisteína 3 vezes por semana, observou que a suplementação dietética com precursores de CoA não restaurou os níveis de CoA nem melhorou a patogênese da esteato-hepatite não alcoólica, sugerindo que abordagens alternativas são necessárias para normalizar a CoA livre durante a doença (Machado et al., 2016).

Um estudo com carpas mostrou que a suplementação de ácido pantotênico promoveu crescimento, função imunológica e física da mucosa intestinal, bem como níveis normais de mRNA de moléculas sinalizadoras NF-κB P65, TOR, Nrf2 e MLCK no intestino (Li et al., 2015).

Um estudo realizado com camundongos observou que a suplementação de biotina e ácido pantotênico preveniu a morte precoce, bem como normalizou a taxa de crescimento, integridade intestinal, patologia e inflamação intestinal.

Os resultados fornecem evidências do papel para a biotina e/ou ácido pantotênico na manutenção da integridade e saúde do intestino (Sabui et al., 2018).

Evidências apontam a utilização do ácido pantotênico em associação com riboflavina como alvo atraente para a nova terapia antifúngica, principalmente em relação ao fungo patogênico humano *A. fumigatus*, mas embora vários tenham demonstrado atividade *in vitro*, nenhum foi descrito como atuando *in vivo* (Dietl et al., 2018; Meir e Osherov, 2018).

Yao et al. (2018) observaram a capacidade do ácido pantotênico na promoção da proliferação de *L. helveticus*, mas não teve efeito significativo sobre *Lactobacillus bulgaricus*. Outros achados sugerem que, em bactérias que crescem exponencialmente, a CoA funciona para gerar tioésteres metabolicamente ativos, enquanto também tem o potencial de atuar como um antioxidante de baixo peso molecular em resposta ao estresse oxidativo e metabólico (Tsuchiya et al., 2018).

Outros efeitos

A suplementação de ácido pantotênico estimulou células adrenais de ratos machos para secretarem corticosterona. Os resultados mostraram que a suplementação induziu hiper-responsividade adrenal à estimulação com o hormônio adrenocorticotrófico (ACTH) (Jaroenporn et al., 2008).

A ingestão dessa vitamina está associada a menores concentrações de proteína C-reativa (PCR) em mulheres, o que poderia influenciar o processo inflamatório subjacente à patogênese da aterosclerose (Scheurig et al., 2008).

REFERÊNCIAS

1. ARRUDA, V.A.S. *Estabilidade de vitaminas do complexo B em pólen apícola.* 2009. Dissertação (Programa de Pós-Graduação em Ciências dos Alimentos Área de Bromatologia – Mestrado e Doutorado) – Universidade de São Paulo, São Paulo.
2. BRUNETTO, M.A. et al. Imunonutrição: o papel da dieta no restabelecimento das defesas naturais. *Acta Scientiae Veterinariae*, v. 35, n. 2, p. s230-s232, 2007.
3. CAMARGO, F.B. et al. Skin moisturizing effects of panthenol-based formulations. *J Cosmet Sci.* v. 62, n. 4, p. 361-70, 2011.
4. COZZOLINO, S.M.F. *Biodisponibilidade de nutrientes.* 3.ed. Barueri: Manole, 2009, p. 319-39.
5. DAUGHERTY, M. et al. Complete reconstitution of the human coenzyme A biosynthetic pathway via comparative genomics. *J Biol Chem.* v. 277, n. 24, p. 21431-9, 14 jun. 2002.
6. DEPEINT, F. et al. Mitochondrial function and toxicity: Role of the B vitamin family on mitochondrial energy metabolism. *Chemico-Biological Interactions*, v. 163, p. 94-112, 2006.
7. DIETL, A.M. et al. Riboflavin and pantothenic acid biosynthesis are crucial for iron homeostasis and virulence in the pathogenic mold Aspergillus fumigatus. *Virulence*, v. 9, n. 1, p. 1036-49, 2018.
8. FALCATO, A.R.Q. Suplementos alimentares: consumo nacional estimado de vitaminas e minerais em 2012. 2014. Dissertação (Mestrado) – Instituto Superior de Agronomia, Universidade de Lisboa, Lisboa.

CAPÍTULO 13 • ÁCIDO PANTOTÊNICO – VITAMINA B5 **343**

9. GUYTON, A.C.; HALL, J.E. Tratado de fisiologia médica. 12.ed. Rio de Janeiro: Editora Elsevier, 2011, p. 898-902.

10. [IOM] INSTITUTE OF MEDICINE. *Food and Nutrition Board. Dietary Reference Intakes for thiamin, riboflavin, niacin, vitamin B6, folate, vitamin B12, pantothenic acid, biotin, and choline.* Washington: National Academy Press, 1998.

11. JAROENPORN, S. et al. Effects of pantothenic acid supplementation on adrenal steroid secretion from male rats. *Biol Pharm Bull*, v. 31, n. 6, p. 1205-8, jun. 2008.

12. KELLY, G. Pantothenic acid. Monograph. *Altern Med Rev*, v. 16, n. 3, p. 263-74, 2011.

13. KENNEDY, D.O. B Vitamins and the brain: Mechanisms, dose and efficacy – A review. *Nutrients*, v. 8, n. 2, p. 68, 2016.

14. KOBAYASHI, D. et al. The effect of pantothenic acid deficiency on keratinocyte proliferation and the synthesis of keratinocyte growth factor and collagen in fibroblasts. *J Pharmacol Sci*, v. 115, n. 2, p. 230-4, 2011.

15. KUCHARSKA, A.; SZMURLO, A.; SINSKA, B. Significance of diet in treated and untreated acne vulgaris. *Advances in Dermatology and Allergology*, São Paulo, v. 33, n. 2, p. 81-6, nov. 2016.

16. LANSKA, D.J. The discovery of niacin, biotin, and pantothenic acid. *Ann Nutr Metab*, v. 61, p. 246-53, 2012.

17. LANYAU-DOMINGUEZ, Y.; MACIAS-MATOS, C. Vitamin deficiency and Alzheimer's disease. *Rev Cubana Salud* Pública, Ciudad de La Habana, v. 31, n. 4, dez. 2005.

18. LEUNG, L.H. Pantothenic acid deficiency as the pathogenesis of acne vulgaris. *Med Hypotheses*, v. 44, n. 6, p. 490-2, 1995.

19. LEWIS, C.M.; KING, J.C. Effect of oral contraceptives agents on thiamin, riboflavin, and pantothenic acid status in young women. *Am J Clin Nutr*, v. 33, n. 4, p. 832-8, 1980.

20. LI, L. et al. Dietary pantothenic acid deficiency and excess depress the growth, intestinal mucosal immune and physical functions by regulating NF-κB, TOR, Nrf2 and MLCK signaling pathways in grass carp (Ctenopharyngodon idella). *Fish Shellfish Immunol*, v. 45, n. 2, p. 399-413, 2015.

21. LIN, Y. et al. Group B vitamins protect murine cerebellar granule cells from glutamate/NMDA toxicity. *Neuroreport*, v. 15, n. 14, p. 2241-4, 5 out. 2004.

22. MACHADO, M.V. et al. Vitamin B5 and N-acetylcysteine in nonalcoholic steatohepatitis: a preclinical study in a dietary mouse model. *Dig Dis Sci*, v. 61, n. 1, p. 137-48, jan. 2016.

23. MAGNONI, D.; CUKIER, C. *Perguntas e respostas nutrição clínica.* 2.ed. São Paulo: Roca, 2004.

24. MEIR, Z.; OSHEROV, N. Vitamin biosynthesis as an antifungal target. *J Fungi*, Basel, v. 4, n. 2, p. 72, 2018.

25. MINDELL, E. *Tudo sobre as vitaminas.* Santa Marta de Corroios, Portugal: Plátano Edições Técnicas, 1991.

26. MIYAZAKI, A. et al. Effects of ethanol consumption on the B-group vitamin contents of liver, blood and urine in rats. *Br J Nutr*, v. 108, n. 6, p. 1034-41, 28 set. 2012.

27. MORESCHI, E.C.P; ALMEIDA-MURADIAN, L.B. Comparação de métodos de análise para o ácido pantotênico em alimentos. *Rev Bras Cienc Farm*, São Paulo, v. 43, n. 2, p. 247-52, jun. 2007.

28. NEWLAND, M.C. et al. Interactions between ethanol and pantothenic acid on tremor and behavior in squirrel monkeys. *J Stud Alcohol*, v. 53, n. 1, p. 80-5, jan. 1992.

29. ORELLANA, D.I. et al. Coenzyme A corrects pathological defects in human neurons of PANK2-associated neurodegeneration. *EMBO Mol Med*, v. 8, n. 10, p. 1197-211, 11 ago. 2016.

30. PARRA-HUERTAS, R.A. Review. Bacterias ácido lácticas: papel funcional en los alimentos. *Biotecnol Sect Agropec Agroindust*, v. 8, p. 93-105, 2010.

31. POFFO, F.; SILVA, M.A.C. Caracterização taxonômica e fisiológica de bactérias ácido-láticas isoladas de pescado marinho. *Ciênc Tecnol Aliment,* Campinas, v. 31, n. 2, p. 303-7, 2011.

32. REDDY-CHIRAPU, S. et al. High specificity in response of the sodium-dependent multivitamin transporter to derivatives of pantothenic acid. *Current Topics in Medicinal Chemistry*, v. 13, p. 837-42, 2013.

344 MACRO E MICRONUTRIENTES EM NUTRIÇÃO CLÍNICA

33. RUCKER, R.B.; BAUERLY, K. Pantothenic acid. In: ZEMPLENI, J.; SUTTIE, J.W.; GREGORY III, J.F.; STOVER, P.J. (Eds.). *Handbook of vitamins*. 5.ed. Boca Raton, FL, USA: CRC Press, 2013.

34. SABUI, S. et al. Biotin and pantothenic acid oversupplementation to conditional SLC5A6 KO mice prevents the development of intestinal mucosal abnormalities and growth defects. *Am J Physiol Cell Physiol*, v. 315, n. 1, p. C73-C79, 2018.

35. SCHEURIG, A.C. et al. Association between the intake of vitamins and trace elements from supplements and C-reactive protein: results of the MONICA/KORA Augsburg study. *Eur J Clin Nutr*, v. 62, n. 1, p. 127-37, jan. 2008.

36. SHEIKHZADEH, N. et al. Effects of Haematococcus pluvialis supplementation on antioxidant system and metabolism in rainbow trout (Oncorhynchus mykiss). *Fish Physiol Biochem*, v. 38, n. 2, p. 413-9, abr. 2012.

37. SM, S. et al. Curative role of pantothenic acid in brain damage of gamma irradiated rats. *Indian J Clin Biochem*, v. 33, n. 3, p. 314-21, jul. 2018.

38. SNELL, E. Nutrition research with lactic acid bacteria: a retrospective review. *Ann Rev Nutr*, v. 9, p. 1-19, 1989.

39. SRINIVASAN, B. et al. Extracellular 4'-phosphopantetheine is a source for intracellular coenzyme A synthesis. *Nat Chem Biol*, v. 11, n. 10, p. 784-92, out. 2015.

40. STILLER, E.T. et al. Pantothenic acid. VIII. The total synthesis of pure pantothenic acid. *J Am Chem Soc*, v. 62, p. 1785-90, 1940.

41. TSUCHIYA, Y. et al. Protein CoAlation and antioxidant function of coenzyme A in prokaryotic cells. *Biochem J*, v. 475, n. 11, p. 1909-37, 6 jun. 2018.

42. VANUCCHI, H.; CUNHA, S.F.C. Funções plenamente reconhecidas de nutrientes – vitaminas do complexo B: tiamina, riboflavina, niacina, piridoxina, biotina e ácido pantotênico. ILSI Brasil, 2009.

43. WALCZAK-JEDRZEJOWSKA, R. et al. The role of oxidative stress and antioxidants in male fertility. *Cent European J Urol*, v. 66, n. 1, p. 60-7, 2013.

44. WEBB, M.E.; SMITH, A.G.; ABELL, C. Biosynthesis of pantothenate. *Nat Prod Rep*, v. 21, p. 695-721, 2004.

45. WILLIAMS, R.J. et al. "Pantothenic acid." A growth determinant of universal biological occurrence. *J Amer Chem Soc*, v. 55, p. 2912-27, 1933.

46. YAMAMOTO, T. et al. Effects of pantothenic acid on testicular function in male rats. *J Vet Med Sci*, v. 71, n. 11, p. 1427-32, nov. 2009.

47. YANG, M. et al. A randomized, double-blind, placebo-controlled study of a novel pantothenic acid-based dietary supplement in subjects with mild to moderate facial acne. *Dermatol Ther (Heidelb)*, v. 4, n. 1, p. 93-101, 2014.

48. YAO, C. et al. Pantothenic acid, vitamin C, and biotin play important roles in the growth of Lactobacillus helveticus. *Front Microbiol*, v. 9, p. 1194, 4 jun. 2018.

49. ZANO, S.P. et al. Correction of a genetic deficiency in pantothenate kinase 1 using phosphopantothenate replacement therapy. *Mol Genet Metab*, v. 116, n. 4, p. 281-8, dez. 2015.

14

Vitamina B6

Ana Clara Barreto Marini
Bruna Melo Giglio
Renata Costa Fernandes
Gustavo Duarte Pimentel

INTRODUÇÃO

A vitamina B6 foi identificada na década de 1930, quando Gyorgy observou a sua capacidade de solucionar dermatite acrodinia em ratos, e no ano de 1937 foi proposto o termo vitamina B6. A princípio, a vitamina B6 era inteiramente piridoxina; mais tarde Snell observou a existência de três formas estruturais derivadas da piridina que diferem entre si pelo grupo funcional ligado ao anel. São elas: piridoxina, piridoxal e piridoxamina (Figura 1) (Gyorgy e Eckardt, 1940).

Essas estruturas, quando fosforiladas na posição cinco, apresentam funções bioativas, como o piridoxal-5-fosfato (PLP) e a piridoxamina-5-fosfato (PMP) (Figura 1). O PLP é a configuração primária de reações biológicas. A vitamina B6 é considerada cofator para uma grande quantidade de enzimas que catalisam reações de transaminases, descarboxilases e sintetases, entre outras, que estão envolvidas no metabolismo de carboidratos, na biossíntese e degradação de lipídios, no metabolismo de aminoácidos, na biossíntese de hemoglobina, de neurotransmissores e em várias vias metabólicas importantes (Galluzzi et al., 2013).

As recomendações dietéticas para a ingestão dessa vitamina são baseadas nas *Dietary Reference Intakes* (Tabela 1), pois sua deficiência ou o excesso no consumo podem provocar efeitos colaterais ou indesejáveis à saúde humana.

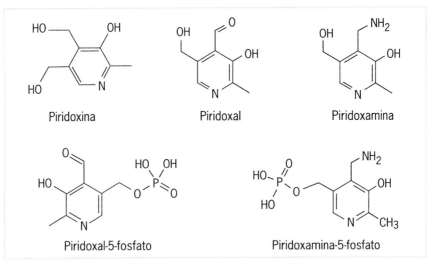

FIGURA 1 Estruturas químicas das formas bioativas da vitamina B6.

TABELA 1 Recomendações de ingestão diária de vitamina B6

Estágio da vida	EAR (mg/dia)*	AI/RDA (mg/dia)*	UL (mg/dia)*
Recém-nascidos			
0-6 meses	–	0,1	–
7-12 meses	–	0,3	–
Crianças			
1-3 anos	0,4	0,5	30
4-8 anos	0,5	0,6	40
Homens			
9-13 anos	0,8	1,0	60
14-18 anos	1,1	1,3	80
19-30 anos	1,1	1,3	100
31-50 anos	1,1	1,3	100
51-70 anos	1,4	1,7	100
> 70 anos	1,4	1,7	100
Mulheres			
9-13 anos	0,8	1,0	60
14-18 anos	1,0	1,2	80
19-30 anos	1,1	1,3	100
31-50 anos	1,1	1,3	100
51-70 anos	1,3	1,5	100
> 70 anos	1,3	1,5	100

(continua)

CAPÍTULO 14 • VITAMINA B6   347

TABELA 1   Recomendações de ingestão diária de vitamina B6 (continuação)

Estágio da vida	EAR (mg/dia)*	AI/RDA (mg/dia)*	UL (mg/dia)*
Gravidez			
≤ 18 anos	1,6	1,9	80
19-50 anos	1,6	1,9	100
Lactação			
≤ 18 anos	1,7	2,0	80
19-50 anos	1,7	2,0	100

* AI: ingestão adequada; EAR: necessidade média estimada; RDA: ingestão dietética recomendada; UL: limite superior tolerável de ingestão.
Fonte: adaptada de IOM (1998).

ORIGEM E SÍNTESE DA VITAMINA B6 NOS ALIMENTOS

Fontes alimentares

A vitamina B6 é encontrada em várias fontes alimentares; no entanto, sua biodisponibildade se difere nos alimentos e pode ser encontrada nas três formas estruturais, sendo que a piridoxina ocorre principalmente nas plantas, enquanto o piridoxal e a piridoxamina são encontrados em alimentos de origem animal (Galluzzi et al., 2013). A Tabela 2 apresenta quantidades totais de piridoxina em 100 g de um alimento segundo a Tabela Brasileira de Composição de Alimentos (Taco, 2011).

TABELA 2   Fontes alimentares da vitamina B6

Alimento	Piridoxina (mg/100 g)
Verduras	
Cenoura	0,05
Repolho roxo	0,06
Brócolis	0,08
Couve-flor	0,10
Espinafre refogado	0,13
Cebola crua	0,14
Broto de feijão	0,15
Cereais	
Arroz integral cozido	0,08

(continua)

TABELA 2 Fontes alimentares da vitamina B6 *(continuação)*

Alimento	Piridoxina (mg/100 g)
Farinha de mandioca	0,81
Leguminosas	
Ervilha	0,06
Soja	0,35
Feijão-carioca	0,65
Grão-de-bico	0,75
Frutas	
Abacate	0,04
Laranja	0,04
Tamarindo	0,10
Banana-maçã	0,14
Carnes	
Lambari	0,07
Carne de porco	0,11
Costela assada	0,35
Peito de frango	0,52
Outros	
Nozes, gergelim e linhaça	0,13
Amendoim	0,76

Fonte: Taco (2011).

FISIOLOGIA

Digestão

Os processos de digestão e absorção da vitamina B6 ocorrem em conjunto. Alguns alimentos fontes dessa vitamina encontram-se associados ao complexo vitamina-proteína, formando uma ligação do tipo base de Schiff (aldimina) com uma amina ou aminoácido. A formação da base de Schiff é dependente de pH alcalino, porém a sua dissociação ocorre em meio ácido como o encontrado no conteúdo gástrico do estômago. Após a dissociação, a absorção dos compostos inicia-se principalmente pela ação da enzima fosfatase alcalina na membrana no lúmen intestinal que hidrolisa as formas fosforiladas da vitamina (piridoxal fosfato, piridoxina fosfato e piridoxamina fosfato), sendo transportadas por difusão passiva para os enterócitos (Albersen et al., 2013; Ink e Henderson, 1984) (Figura 2).

CAPÍTULO 14 • VITAMINA B6   349

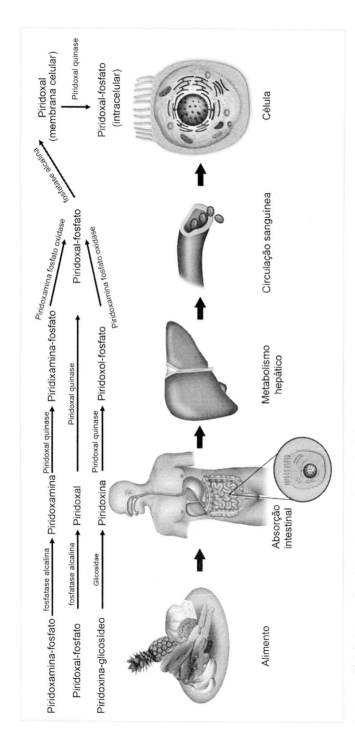

FIGURA 2   Metabolismo – digestão e absorção da vitamina B6.
Fonte: Clayton (2006).

Absorção e biodisponibilidade

A absorção da vitamina B6 ocorre no intestino delgado, principalmente no jejuno. Os compostos fosforilados da vitamina, piridoxal fosfato, piridoxina fosfato e piridoxamina fosfato, são hidrolisados por meio da ação da enzima fosfatase alcalina, que remove grupos fosfatos das moléculas. As formas glicosiladas podem ser absorvidas na sua forma intacta ou hidrolisadas pela glicosidase nos enterócitos e em outros tecidos (Albersen et al., 2013; Nakano e Gregory, 1995).

O fígado é o principal órgão responsável pela metabolização da vitamina B6. Piridoxina, piridoxal e piridoxamina são absorvidos por difusão pelos hepatócitos e convertidos em piridoxina fosfato (PNP), PLP e PMP por meio da ação enzimática da piridoxal quinase. Os compostos PMP e PNP são oxidados para PLP pela enzima piridoxina fosfato oxidase. No fígado, as moléculas de PLP livres e piridoxal se ligam à albumina para serem transportadas para os tecidos (Figura 2). O excesso de piridoxal é oxidado mediante uma reação não reversível pela enzima aldeído oxidase em ácido 4-piridóxico no fígado e nos rins (IOM, 1998; Merril e Henderson, 1990). No plasma, as moléculas de PLP são desfosforiladas a piridoxal para serem absorvidas pelos tecidos. Nos tecidos, as moléculas de piridoxal são novamente convertidas a PLP e se ligam a proteínas, formando as bases de Schiff, limitando a ação das fosfatases e reduzindo o acúmulo e a toxicidade local da vitamina B6. A PLP é considerada a coenzima mais ativa envolvida no metabolismo de aminoácidos, incluindo o da homocisteína; metabolismo de carboidratos por meio da gliconeogênese e glicogenólise e metabolismo lipídico (Hellmann e Mooney, 2010).

A principal forma de avaliar a biodisponibilidade da vitamina B6 é mediante análises da excreção urinária do metabólito ácido 4-piridóxico. A biodisponibilidade dessa vitamina é estimada em 75% em uma alimentação variada (Tarr, Tamura e Stokstad, 1981) com aproximadamente 15% do total representado pela piridoxina-5'-β-D-glicósido (PNG).

A piridoxina, principalmente na forma de PNG, é encontrada em alimentos de origem vegetal. Entretanto, a efetividade da PNG em nosso organismo parece ser reduzida em razão da necessidade de hidrólise da molécula pelas glucosidases no intestino (Mackey et al., 2003). Alimentos de origem animal, principalmente carnes, apresentam alta biodisponibilidade sobretudo na forma do vitâmero piridoxal-fosfato, associado ao glicogênio fosforilase no músculo. Em derivados de alimentos animais também está presente o fosfato de piridoxina, porém em pequenas quantidades (Clayton, 2006). Os compostos piridoxamina são absorvidos mais lentamente e por isso apresentam sua efetividade reduzida em cerca de 10% quando comparados com os vitâmeros de piridoxina e piridoxal (Wozenski, Lekem e Miller, 1980).

A vitamina B6 pode apresentar perdas durante armazenamentos prolongados, nos quais vitâmeros fosforilados reagem com resíduos lisil formando α-piridoxil-lisina, considerada um composto que pode apresentar atividade antivitamínica B6. Da mesma forma, o cozimento dos alimentos pode reduzir a biodisponibilidade por meio da formação de 6-hidroxi-piridoxina, considerada um composto inativo. Além disso, dietas ricas em fibras também podem reduzir a biodisponibilidade, retardando o processo de desfosforilação dos vitâmeros provenientes dos alimentos e lentificando a absorção no intestino (Gregory, 1990), assim como o consumo excessivo de álcool prejudica e reduz o metabolismo e a absorção dessa vitamina (Lee et al., 2015).

Transporte

No sangue, o transporte da vitamina B6 é realizado tanto nos eritrócitos quanto no plasma. Nos eritrócitos, os vitâmeros estão ligados à hemoglobina. No plasma, os compostos PLP e PL representam cerca de 75-80% da vitamina B6 total. Os vitâmeros são transportados na sua forma não fosforilada para os tecidos e ao serem absorvidos se fosforilam por meio da ação da enzima piridoxal quinase (Fonda, Trauss e Guempel, 1991; IOM, 1998).

Armazenamento

Existem diversos locais de armazenamento da vitamina B6. O principal é o músculo que contém aproximadamente 80% da reserva corporal na forma de PLP ligado a glicogênio fosforilase (Coburn et al., 1988). A meia-vida estimada da vitamina B6 armazenada no corpo é de aproximadamente 25 dias (Shane, 1978).

Excreção

O ácido 4-piridóxico é o principal produto excretado da vitamina B6, ainda que outras formas como piridoxal e piridoxamina possam ser encontradas em pequenas quantidades na urina. Apesar de não estar totalmente elucidada a contribuição dos tecidos, o fígado é considerado o órgão responsável pela produção desse metabólito. Sugere-se que valores superiores a 3 μmol/dia de excreção urinária do ácido 4-piridóxico são indicativos de adequação da vitamina B6 no organismo (Leklem, 1990). A excreção dessa vitamina também pode ser encontrada em pequenas quantidades nas fezes (FAO/WHO, 2004; IOM, 1998).

SITUAÇÕES CLÍNICAS

Situações clínicas de deficiência

Não há relatos na literatura de situações clínicas para restringir a ingestão de vitamina B6. Como discutido anteriormente, as fontes alimentares apresentam quantidades significativas e boa biodisponibilidade (cerca de 75%). A ingestão alimentar de vitamina B6 acima de 0,5 mg/dia é suficiente para evitar sintomas clínicos de carência (IOM, 1998). Concentrações reduzidas de vitamina B6 no sangue estão associadas com aumento do risco cardiovascular e polineuropatia, usualmente associada a fraqueza, dormência e dor em extremidades corporais (Spinneker et al., 2007). Entre as complicações clínicas de deficiência severa estão a anemia microcítica desenvolvida pela síntese reduzida de hemoglobina, glossite, seborreia nasolateral, neuropatia periférica, convulsões (especialmente em crianças), confusão mental e depressão (FAO/WHO, 2004).

Quadros de deficiência subclínica podem ser comuns e a carência de vitamina B6 usualmente está associada à deficiência de outras vitaminas do complexo B (principalmente vitamina B12 e ácido fólico) e é mais frequente em grupos populacionais específicos (FAO/WHO, 2004). O diagnóstico pode ser feito por monitoramento bioquímico de parâmetros da piridoxal-fosfato (PLP) plasmática, piridoxal e ácido 4-piridóxico urinários, que em quadros de deficiência encontram-se reduzidos. Além desses, elevação da homocisteína plasmática também é sinal de carência de vitamina B6 (Ahmad et al., 2013).

Os grupos de risco para desenvolver deficiência de vitamina B6 envolvem especialmente indivíduos com quadros de má-absorção. Entre as doenças mais comuns estão as inflamatórias intestinais (doença de Crohn e retocolite ulcerativa), doença celíaca, ressecções intestinais extensas que resultam em síndrome do intestino curto e cirurgias bariátricas com características disabsortivas (Albersen et al., 2013).

A ingestão de compostos que alteram a metabolização e aumentam a necessidade da vitamina B6 ou mesmo a redução prolongada e significativa na ingestão dietética de alimentos fontes pode desencadear quadros de carência dessa vitamina. A ingestão crônica de álcool é uma das causas mais comuns de deficiência de vitamina B6 (Lee et al., 2015). Além do etanol, o uso de contraceptivos orais com altas doses de estrogênio, ingestão elevada de proteínas e alimentos com sulfitos (produtos refinados) e isoniazida (medicamento para tuberculose) alteram a viabilidade da vitamina B6. Gestantes com quadros de pré-eclâmpsia ou eclâmpsia e idosos também apresentam risco aumentado de apresentar carência de vitamina B6 (Vrolijk et al., 2017).

Situações clínicas de toxicidade

A vitamina B6, por ser hidrossolúvel, apresenta raros casos de toxicidade por ingestão alimentar. Na literatura, são citados episódios de toxicidade após suplementação via oral de piridoxina excessiva (acima dos valores recomendados para ingestão). A toxicidade é dependente da dose de consumo. Efeitos adversos como polineuropatia, ataxia, fraqueza muscular e dores ósseas podem surgir com doses entre 1 e 6 g por dia (Cupa et al., 2015; Vrolijk et al., 2017).

O mecanismo responsável pelos efeitos deletérios do excesso da ingestão de vitamina B6 ainda não foi esclarecido. Existe a hipótese de que a suplementação de elevada dose da forma não ativa da vitamina B6 (piridoxina) compete com a piridoxal quinase. Dessa forma, ocorre redução da forma ativa PLP, o que acarreta sintomas similares aos da deficiência da vitamina B6 (Vrolijk et al., 2017).

SUPLEMENTAÇÃO BASEADA EM EVIDÊNCIAS

A forma usual de fortificação de alimentos e suplementos é a piridoxina. As doses comumente suplementadas variam entre 25 e 100 mg por dia. Contudo, valores maiores podem ser recomendados para situações específicas. A suplementação dessa vitamina é indicada para indivíduos com risco de deficiência ou que apresentam elevação de homocisteína (risco cardiovascular aumentado), distúrbios do humor (depressão, depressão pós-parto), tensão pré-menstrual e disfunção do trato gastrointestinal (êmese e hiperêmese da gestação) (Martí-Carvajal et al., 2017; McParlin et al., 2016; Williams, 2005).

A homocisteína é um aminoácido sulfídrico derivado da metionina proveniente da ingestão proteica. Pode ser metabolizada pela via de remetilação para metionina ou de transulfuração para cisteína, que são dependentes de vitaminas B9 e B12 ou vitamina B6, respectivamente (Figura 3). Portanto, os valores séricos de homocisteína são influenciados, além de outros fatores, pelo estado nutricional dessas vitaminas do complexo B (Neves, Macedo e Lopes, 2004). A elevação da concentração sanguínea de homocisteína é discutida na literatura em relação à sua influência no desenvolvimento e desfecho de doenças cardiovasculares. Estudos sugerem que a hiper-homocisteinemia resulta em dano vascular por estímulo trombótico e aterogênico (Anderson et al., 2000; Chao et al., 1999). Dessa forma, intervenções com a suplementação de vitaminas envolvidas no metabolismo da homocisteína, como a combinação das vitaminas B6, B9 e B12, são utilizadas na tentativa de reduzir as concentrações de homocisteína e prevenir eventos cardiovasculares.

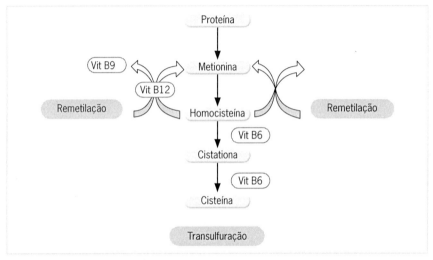

FIGURA 3 Ciclo da homocisteína.

As vitamina B6, B9 e B12 agem reduzindo os níveis séricos de homocisteína (aumentam sua transformação e excreção) por atuarem como cofatores das enzimas que realizam sua remetilação ou transulfuração (Figura 3). Contudo, os dados da literatura não são conclusivos. Em metanálise, os autores Martí--Carvajal et al. (2017) avaliaram os efeitos da intervenção com suplementação de vitamina B6 (piridoxina, piridoxal – dose mínima de 200 mcg/dia e máxima de 25 mg/dia), B9 (ácido fólico – dose mínima de 20 mcg/dia e máxima de 2,5 mg/dia) e B12 (cianocobalamina – dose mínima de 6 mcg/dia e máxima de 0,4 mg/dia) isolados ou em combinação na redução da homocisteína plasmática em mais de 71 mil participantes com ou sem história de doenças cardiovasculares. Apesar de a suplementação dessas vitaminas em combinação ter sido capaz de reduzir os valores de homocisteína plasmática, não houve alteração no desfecho relacionado ao infarto do miocárdio (fatal ou não fatal), morte por qualquer causa ou eventos adversos (câncer). Foi encontrada uma fraca diferença em relação à redução da homocisteína e prevenção da ocorrência de acidente vascular cerebral (fatal ou não fatal). Em outras revisões (Aj, Sola e Lathyris, 2015; Cybulska, Kloosiewicz-Latoszek, 2015), o Colégio Americano de Cardiologia (Goff et al., 2014) e o *Guideline* Europeu em doenças cardiovasculares (Piepoli et al., 2016) confirmam os dados encontrados na metanálise mais recente publicada (Martí-Carvajal et al., 2017). Todos afirmam que a homocisteína não deve ser considerada como um fator de risco causal para o desenvolvimento de doenças cardiovasculares. Portanto, a ingestão ideal recomendada de vitaminas do complexo B, especialmente as vitaminas B6, B9 e B12, é essencial para o adequado metabolismo da homocisteína. Contudo, pode não ser necessária a suplementação de quantidades adicionais para prevenir desfechos cardiovasculares.

Em relação à atuação em transtornos do humor, a vitamina B6 é utilizada como tratamento alternativo, seja isolada ou em conjunto com medicamentos antidepressivos. A forma ativa dessa vitamina, o PLP, é cofator das enzimas que sintetizam neurotransmissores como serotonina, dopamina e ácido gama-aminobutírico (Gaba). Estudos têm utilizado a vitamina B6 principalmente em casos de depressão relacionada a hormônios, como no caso de tensão pré-menstrual, depressão pós-parto e síndrome pré-menstrual (Clayton, 2006; Whelan; Jurgens e Naylor, 2009). Revisão sistemática (Williams, 2005) observou que a suplementação de vitamina B6 (variação de doses entre 0,5 mg/dia e 120 mg/dia) reduziu os sintomas de síndrome pré-menstrual (sintomas físicos, comportamentais e emocionais relacionados à fase lútea do ciclo menstrual, como fadiga, irritação, humor depressivo, ansiedade etc.) em mulheres na pré-menopausa. Contudo, os estudos possuem baixa qualidade metodológica e ainda não são suficientes para se recomendar a utilização de vitamina B6 no tratamento da depressão para a população em geral.

A suplementação de vitamina B6 é comumente utilizada para prevenção e tratamento de quadro de êmese, especialmente durante a gestação, apesar de não haver associação entre deficiência dessa vitamina e o surgimento dos sintomas de náuseas e vômitos (Ebrahimi, Maltepe e Einarson, 2010). O uso da vitamina B6 é considerado seguro para gestantes, sem associação com prejuízos para o feto (McParlin et al., 2016). Existem protocolos para o tratamento da êmese gestacional e de casos mais severos (hiperêmese da gestação). Mudanças de estilo de vida e alimentação são a primeira opção (primeira linha). Contudo, suplementos de vitamina B6 ainda são considerados como formas adjuvantes de tratamento, sendo utilizados em combinação com medicamentos antieméticos. Em revisão sistemática (McParlin et al., 2016) de ensaios clínicos randomizados que utilizaram doses entre 50 e 200 mg/dia de vitamina B6 em gestantes, os autores concluíram que houve melhora nos sintomas leves de náuseas, quando comparada com placebo. Contudo, não houve alteração nos episódios de êmeses. Ensaios clínicos (Oliveira et al., 2014) com intervenção associada de vitamina B6 (25 mg/dia) e anti-histamínico (doxilamina) comparada com antiemético (ondansetrona) observaram melhora nos sintomas de náuseas e vômitos em ambos os grupos; contudo, a redução na severidade dos sintomas foi maior nas mulheres que receberam apenas o antiemético. Dessa forma, a suplementação isolada de vitamina B6 parece ser efetiva em sintomas iniciais leves de náuseas. Quando os sintomas se agravam, o tratamento combinado com medicamentos anti-histamínicos e/ou antieméticos deve ser preconizado.

REFERÊNCIAS

1. AHMAD, I. et al. Vitamin B6: Deficiency diseases and methods of analysis. *Pakistan Journal of Pharmaceutical Sciences*, v. 26, n. 5, p. 1057-69, 2013.
2. AJ, M.; SOLÀ, I.; LATHYRIS, D. Homocysteine-lowering interventions for preventing cardiovascular events (Review). *Summary of Findings for the Main Comparison*, n. 1, 2015.
3. ALBERSEN, M. et al. The intestine plays a substantial role in human vitamin B6 metabolism: A Caco-2 cell model conclusion: we demonstrate, in a Caco-2 cell model, that the intestine plays a substantial role in human vitamin B6 metabolism. *PLoS ONE*, v. 8, n. 1, 2013.
4. ANDERSON, J.L. et al. Plasma homocysteine predicts mortality independently of traditional risk factors and C-reactive protein in patients with angiographically defined coronary artery disease. *Circulation*, v. 102, n. 11, p. 1227-32, 2000.
5. CHAO, C.L. et al. The graded effect of hyperhomocysteinemia on the severity and extent of coronary atherosclerosis. *Atherosclerosis*, v. 147, n. 2, p. 379-86, 1999.
6. CLAYTON, P.T. B6-responsive disorders: A model of vitamin dependency. *Journal of Inherited Metabolic Disease*, v. 29, n. 2-3, p. 317–26, 2006.
7. COBURN, S.P. et al. Human vitamin B-6 pools estimated through muscle biopsies. *The American Journal of Clinical Nutrition*, v. 48, n. 2, p. 291-4, ago. 1988.
8. CUPA, N. et al. Vitamin B6 intoxication after inappropriate supplementation with micronutrients following bariatric surgery. *European Journal of Clinical Nutrition*, v. 69, n. 7, p. 862-3, 2015.
9. CYBULSKA, B.; KLOOSIEWICZ-LATOSZEK, L. Homocysteine – Is it still an important risk factor for cardiovascular disease? *Kardiologia Polska*, v. 73, n. 11, p. 1092-6, 2015.
10. EBRAHIMI, N.; MALTEPE, C.; EINARSON, A. Optimal management of nausea and vomiting of pregnancy. *International Journal of Women's Health*, v. 2, n. 1, p. 241-8, 2010.
11. [FAO/WHO] FOOD AND AGRICULTURE ORGANIZATION/WORLD HEALTH ORGANIZATION. Vitamin and mineral requirements in human nutrition. Second edition. *World Health Organization*, p. 1-20, 2004.
12. FONDA, M.L.; TRAUSS, C.; GUEMPEL, U.M. The binding of pyridoxal 5'-phosphate to human serum albumin. *Archives of Biochemistry and Biophysics*, v. 288, n. 1, p. 79-86, jul. 1991.
13. GALLUZZI, L. et al. Effects of vitamin B6 metabolism on oncogenesis, tumor progression and therapeutic responses. *Oncogene*, v. 32, n. 42, p. 4995-5004, 2013.
14. GOFF, D.C. et al. 2013 ACC/AHA guideline on the assessment of cardiovascular risk: A report of the American College of Cardiology/American Heart Association task force on practice guidelines. *Circulation*, v. 129, n. 25, Suppl. 1, 2014.
15. GREGORY, J.F. The bioavailability of vitamin B6. Recent findings. *Annals of the New York Academy of Sciences*, v. 585, p. 86-95, 1990.
16. GYORGY, B.Y.P.; ECKARDT, R.E. Further investigations on vitamin B6 and related factors of the vitamin B2 complex in rats. Parts I and II. *Biochem J*, v. 34, n. 8-9, p. 1143-54, 1940.
17. HELLMANN, H.; MOONEY, S. Vitamin B6: A molecule for human health? *Molecules*, v. 15, n. 1, p. 442-59, jan. 2010.
18. INK, S.L.; HENDERSON, L.M. Vitamin B_6 metabolism. *Annual Review of Nutrition*, v. 4, n. 1, p. 455-70, jul. 1984.

CAPÍTULO 14 • VITAMINA B6   357

19. [IOM] INSTITUTE OF MEDICINE. Dietary reference intakes for thiamin, riboflavin, niacin, vitamin B_6, folate, vitamin B_{12}, pantothenic acid, biotin, and choline. IOM, 1998, p. 564.
20. LEE, D.-G. et al. Seizures related to vitamin B6 deficiency in adults. *Journal of Epilepsy Research*, v. 5, n. 1, p. 23-4, 2015.
21. LEKLEM, J.E. Vitamin B-6: a status report. *The Journal of Nutrition*, v. 120, p. 1503-7, nov. 1990.
22. MACKEY, A. D. et al. Hydrolytic activity toward pyridoxine-5'-β-d-glucoside in rat intestinal mucosa is not increased by vitamin B-6 deficiency: effect of basal diet composition and pyridoxine intake. *The Journal of Nutrition*, v. 133, n. 5, p. 1362-7, maio 2003.
23. MARTÍ-CARVAJAL, A. et al. Homocysteine-lowering interventions for preventing cardiovascular events (Review). *Cochrane Database of Systematic Reviews*, n. 8, 2017.
24. MCPARLIN, C. et al. Treatments for hyperemesis gravidarum and nausea and vomiting in pregnancy: A systematic review. *JAMA – Journal of the American Medical Association*, v. 316, n. 13, p. 1392-401, 2016.
25. MERRILL, A.H.; HENDERSON, J.M. Vitamin B6 metabolism by human liver. *Annals of the New York Academy of Sciences*, v. 585, p. 110-7, 1990.
26. NAKANO, H.; GREGORY, J.F. Pyridoxine and pyridoxine-5'-beta-D-glucoside exert different effects on tissue B-6 vitamers but similar effects on beta-glucosidase activity in rats. *The Journal of Nutrition*, v. 125, n. 11, p. 2751-62, nov. 1995.
27. NEVES, L.B.; MACEDO, D.M.; LOPES, A.C. Homocysteine. *J Bras Patol Med Lab*, v. 40, n. 5, p. 311-20, 2004.
28. OLIVEIRA, L.G. et al. Ondansetron compared with doxylamine and pyridoxine for treatment of nausea in pregnancy: A randomized controlled trial. *Obstetrics and Gynecology*, v. 124, n. 4, p. 735-42, 2014.
29. PIEPOLI, M.F. et al. 2016 European Guidelines on cardiovascular disease prevention in clinical practice. *European Heart Journal*, v. 37, n. 29, p. 2315-81, 2016.
30. Shane B. *Human vitamin B_6 requirements:* proceedings of a workshop. Washington, D.C.: National Academy Press, 1978, p. 111-28.
31. SPINNEKER, A.; SOLA, R.; LEMMEN, V.; CASTILLO, M.J.; PIETRZIK, K.; GONZÁLEZ-GROSS, M. Vitamin B6 status, deficiency and its consequences – an overview. *Nutr Hosp*, v. 22, n. 1, p. 7-24, 2007.
32. TACO. Tabela brasileira de composição de alimentos. Campinas: Unicamp, 2011.
33. TARR, J.B.; TAMURA, T.; STOKSTAD, E.L. Availability of vitamin B6 and pantothenate in an average American diet in man. *The American Journal of Clinical Nutrition*, v. 34, n. 7, p. 1328-37, jul. 1981.
34. VROLIJK, M.F. et al. The vitamin B6 paradox: Supplementation with high concentrations of pyridoxine leads to decreased vitamin B6 function. *Toxicology in Vitro*, v. 44, p. 206-12, 2017.
35. WHELAN, A.M.; JURGENS, T.M.; NAYLOR, H. Herbs, vitamins and minerals in the treatment of premenstrual syndrome: a systematic review. *The Canadian Journal of Clinical Pharmacology = Journal Canadien de Pharmacologie Clinique*, v. 16, n. 3, p. e407-e429, 2009.
36. WILLIAMS, A.-L. The role for vitamin B-6 as treatment for depression: a systematic review. *Family Practice*, v. 22, n. 5, p. 532-7, 2005.
37. WOZENSKI, J.R.; LEKLEM, J.E.; MILLER, L.T. The metabolism of small doses of vitamin B-6 in men. *The Journal of Nutrition*, v. 110, n. 2, p. 275-85, fev. 1980.

15

Biotina – vitamina B7

Christina Montuori

INTRODUÇÃO

Classificadas inicialmente como lipossolúveis e hidrossolúveis, as vitaminas são compostos orgânicos atuantes no funcionamento fisiológico normal e participativas de reações metabólicas críticas, como manutenção do metabolismo, produção de energia, diferenciação e crescimento celular, sendo essenciais para a saúde e o bem-estar dos seres vivos (Gallagher, 2005; Said, 2013).

Anormalidades clínicas são resultados da deficiência desses micronutrientes, que em última circunstância pode levar ao óbito; enquanto a otimização da homeostase orgânica resulta na melhora da saúde e na prevenção de certas doenças. No geral, os humanos não conseguem sintetizar esses micronutrientes (exceto para alguma síntese endógena de niacina), que devem ser obtidos por fontes exógenas através da absorção intestinal, por duas vias: uma dietética (absorvida principalmente em partes do intestino delgado) e outra bacteriana (referenciando às vitaminas geradas pela microbiota do intestino grosso) (Said, 2013).

Dentre as vitaminas hidrossolúveis está a biotina, também denominada vitamina B7 ou vitamina H. Por ser encontrada no fígado, algumas vezes foi tratada como coenzima R, fator S, fator W, vitamina Bw e fator protetor X, por proteger indivíduos de um tipo de dermatose e perda de cabelo em animais, ambas associadas à ingestão de clara de ovo crua (fator que prejudica a absorção da biotina). Sua caracterização como vitamina foi baseada na descoberta de que sua deficiência causava síndrome clínica, impactando o funcionamento de várias enzimas carboxilases (Pazirandeh e Burns, 2017). Contudo, em virtude da raridade da injúria por deficiências nutricionais, que permanece sendo incomum (Lanska, 2012), foi originalmente descoberta como parte de um complexo que promovia o crescimento de leveduras e, em separado, como vitamina H (Vannucchi e Chiarello, 2009).

Esse papel metabólico observado inicialmente em estudos experimentais de microrganismos e ratos teve posterior reconhecimento no metabolismo humano, por meio de erros inatos em pacientes com deficiência da enzima biotinidase. Em crianças com pouca idade observou-se dermatite seborreica relacionada ao baixo teor da vitamina no leite materno ou má-absorção (como nos casos de diarreias frequentes). Além disso, a deficiência de biotina é observada em crianças gravemente desnutridas nos países em desenvolvimento, e em indivíduos que consomem grandes quantidades de ovos crus (Lanska, 2012).

Na deficiência de biotinidase, defeito hereditário autossômico recessivo raro, o indivíduo é incapaz de reciclar a biotina endógena ou de utilizar a biotina ligada às proteínas da dieta, gerando significativas repercussões metabólicas, pois as funções adequadas das carboxilases no metabolismo de algumas gorduras, carboidratos e proteínas tornam-se impossíveis de ser exercidas. Nesses casos, a sintomatologia clássica evidencia-se frequentemente de forma neurológica e cutânea, como crises epilépticas, hipotonia, microcefalia, atraso do desenvolvimento neuropsicomotor, alopecia e dermatite eczematosa. Nos pacientes com diagnóstico tardio observam-se, comumente, distúrbios visuais, auditivos, atraso motor e de linguagem. Com tratamento relativamente simples e com baixo custo, pois consiste na reposição oral de biotina, em doses diárias ao longo da vida, evita-se o aparecimento dos sintomas citados (Brasil, 2012; 2015; Lara et al., 2014).

Já o agravo que é produzido pela clara de ovo *in natura*, tanto no ser humano como nos animais experimentais, ocorre porque a avidina, glicoproteína presente no alimento nesse estado, liga-se à biotina com uma afinidade muito alta, tornando-a indisponível (Mock, 2007; Vannucchi e Chiarello, 2009).

A biotina também é sintetizada por microbiota intestinal, porém a efetiva contribuição da vitamina nessa condição ainda permanece desconhecida. Nessa forma, ela também liga-se à avidina, resultando em má-absorção. Já o ovo cozido não causa sua deficiência, já que a cozedura desnatura a avidina, tornando a biotina suscetível à clivagem pelas proteases pancreáticas, sem interferência no processo de absorção (Mock, 2007).

Um relatório de 2012 estimou aproximadamente 3.200 pacientes com deficiência de biotinidase no Brasil, com incidência aproximada de 1 para 60.000, em uma população de cerca de 190 milhões de habitantes à época (Brasil, 2012).

ASPECTOS HISTÓRICOS

Originalmente descoberta como fator de crescimento microbiano, em 1901, o pesquisador Eugene Wildiers sugeriu que as leveduras necessitavam de uma "substância" orgânica acessória para se desenvolverem adequadamente, denominando-a fator "bios" (Lanska, 2012). A partir dessa época, diversos estudos com animais foram desenvolvidos, até que, em 1927, a pesquisadora Margaret Boas observou que ratos alimentados apenas com clara de ovo crua como fonte proteica desenvolviam queda de pelos, lesões de pele e desordens neuromusculares. Em 1931, outro pesquisador, Paul György, denominou-a vitamina H (em referência à palavra *haut*, que em alemão significa "pele"), fator presente no fígado bovino, capaz de reverter o quadro de deficiência experimental. As formas cristalinas desse micronutriente na gema do ovo e no fígado foram comparadas e identificadas como sendo uma única substância (Vannucchi e Cunha, 2009; Vannucchi e Chiarello, 2009).

Logo depois, isolou-se na clara de ovo uma proteína que tinha a capacidade de ligar-se à biotina e impedir sua absorção pelo organismo. Inicialmente, essa proteína foi chamada de *avidalbumin*, em razão de sua semelhança com a albumina (György et al., 1941 apud Lanska, 2012). Posteriormente, seu nome foi modificado para avidina, por causa da afinidade pela biotina (*avid + biotin*) (Kresge, Simoni e Hill, 2004; Lanska, 2012). A alta afinidade e especificidade entre a avidina e a biotina é, atualmente, utilizada em vários ensaios bioquímicos, biológicos e farmacêuticos (Mock, 2007). Diante de sua importância, o papel da biotina como vitamina foi reconhecido a partir de 1960 (Vannucchi e Cunha, 2009).

Em virtude da incerteza da quantidade de biotina fornecida pela microbiota intestinal e das diferenças na sua biodisponibilidade a partir dos alimentos, a determinação da necessidade média estimada (EAR) e do nível de ingestão dietética recomendada (RDA) constituem-se como duvidosas, sendo, portanto, a ingestão adequada (AI) o parâmetro de referência de ingestão dietética desse micronutriente. Calculados em 1998, seus valores variam de 20 a 30 µg/dia para os adultos, com o consumo médio observado entre 15 e 70 µg/dia; na lactação a adequação sobe para 35 µg/dia. Tais valores podem ser verificados na Tabela 1 (Gallagher, 2005; Vannucchi e Chiarello, 2009; Mock, 2016).

Pesquisas revelaram que a ingestão aproximada em populações ocidentais foi de 35 a 70 µg/dia, com estimativas da Suíça (70 µg/dia), do Canadá (60 µg/dia) e da Grã-Bretanha (35 µg/dia). Sugeriu-se também que os lactentes que consumiam cerca de 800 mL de leite materno diário ingerissem cerca de 6 µg/dia. Os estudos reforçaram, ainda, que não havia clareza se a síntese de biotina por microrganismos intestinais colaborava significativamente na absorção da vitamina (Zempleni e Mock, 1999; Zempleni, Wijeratne e Hassan, 2009; Mock, 2016).

CAPÍTULO 15 • BIOTINA – VITAMINA B7 361

TABELA 1 Ingestões dietéticas de referência para biotina

Grupos etários	AI (µg/dia)*
Bebês	
0-6 meses	5
7-12 meses	6
Crianças	
1-3 anos	8
4-8 anos	12
Homens e mulheres	
9-13 anos	20
14-18 anos	25
19-30 anos	30
31-50 anos	30
51-70 anos	30
> 70 anos	30
Gestantes	
≤ 18 ano	30
19-30 anos	30
31-50 anos	30
Lactação	
≤ 18 ano	35
19-30 anos	35
31-50 anos	35

* AI: *Adequate Intakes*. Quando não há evidências científicas suficientes para estabelecer RDA (ingestão dietética recomendada), há o desenvolvimento da AI, que vigora por um período de tempo até que haja respaldo para a elaboração da RDA. Fonte: IOM (1998).

ORIGEM E SÍNTESE DA BIOTINA NOS ALIMENTOS

A biotina consiste em duas moléculas cíclicas: composta por um anel imidazólico, que contém um grupo ureído (NH – C – NH) e um tetra-hidrotiofeno, que possui uma cadeia lateral de ácido valérico e um átomo de enxofre (Figura 1). Possui denominação química de 2-ceto-3,4-imidazolido-2-tetrahidrotiofeno-n-ácido valérico (McDonald et al., 2010) e fórmula molecular $C_{10}H_{16}N_2O_3S$ (McDowell, 2000). O grupo ureído presente na biotina é fundamental para que essa vitamina efetue a sua função de transportadora de dióxido de carbono (CO_2) (Queiroz et al., 2015; Mock, 2017; Pazirandeh e Burns, 2017).

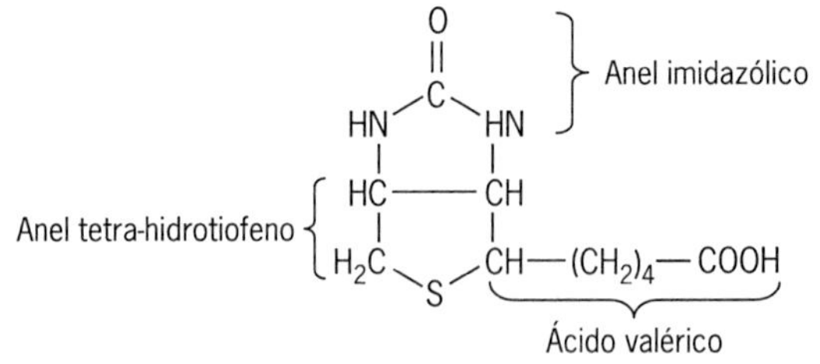

362 MACRO E MICRONUTRIENTES EM NUTRIÇÃO CLÍNICA

FIGURA 1 Estrutura química da biotina.
Fonte: adaptada de McDonald et al. (2010).

Apesar de conter carbonos assimétricos e, consequentemente, diferentes isômeros possíveis, nem todos estão enzimaticamente ativos, sendo D-biotina o único nessa condição (L-biotina não possui atividade vitamínica). A maior parte da biotina está conjugada a outras enzimas, encontrando-se pouco na forma livre, porém no instante que a proteólise da enzima ocorre, há a liberação da biocitina, composto hidrossolúvel e metabolicamente ativo. A biocitina pode ser convertida de volta à biotina por meio da ação da biotinidase (McDowell, 2000; Vannucchi e Cunha, 2009; Pazirandeh e Burns, 2017).

A biotina cristaliza em uma solução aquosa com formato semelhante ao de agulhas, com ponto de fusão entre 232 e 233°C, solúvel em álcali diluído e água quente, e praticamente insolúvel em gorduras e solventes orgânicos, além de bastante estável em condições normais. Destruída por ácido nitroso, outros ácidos fortes, bases fortes e formaldeído, é inativada em gorduras rancificadas e colina, e gradualmente destruída pela radiação ultravioleta (McDowell, 2000).

Fontes alimentares

A biotina, apesar de amplamente distribuída nos alimentos, possui variação significativa do seu teor, com incomum registro nas tabelas de composição de alimentos (Institute of Medicine, 1998). Entretanto, ela é mais encontrada como biocitina, e torna-se biotina livre quando hidrolisada pela biotinidase do suco pancreático e das secreções da mucosa intestinal. A biodisponibilidade da biotina nos alimentos permanece pouco conhecida (Vannucchi e Chiarello, 2009).

Vannucchi e Cunha (2009) também explicaram que pelo fato de a estrutura da biotina ser formada por dois anéis (grupo ureído e cadeia lateral formada por átomo de enxofre e ácido valérico), nos alimentos de origem animal ou vegetal e no organismo, a maior parte da biotina encontra-se ligada a enzimas, reafirmando que apenas pequena parte dela pode ser encontrada na forma livre.

Estudos de balanço entre a excreção total da biotina na urina e nas fezes, indicando 3 a 6 vezes maior que a ingestão, refletem a síntese intestinal da vitamina. Entretanto, essa extensão de fonte bacteriana e a biodisponibilidade para o hospedeiro não se mostram completamente elucidadas (Vannucchi e Chiarello, 2009; Vannucchi e Cunha, 2009).

A maior fonte alimentar é o fígado bovino e pequenas quantidades são encontradas em outras carnes, cereais, frutas e vegetais, constituindo-se como fontes pobres da vitamina. O leite humano e o de vaca e a gema de ovo também são boas fontes (Gallagher, 2005; Vannucchi e Chiarello, 2009; Vannucchi e Cunha, 2009; Mock, 2016). As frutas, como banana, melão, morango e laranja, entre outras, e os cereais integrais, relacionam-se com o não surgimento dos sintomas de carência da biotina (Moreira, 2007).

FISIOLOGIA

Digestão

Como o conteúdo de biotina é altamente variável entre os alimentos, a proporção ligada às proteínas varia consideravelmente no mesmo grupo alimentício. A digestão por enzimas gastrintestinais produz peptídeos de biotinila, que podem ser ainda mais hidrolisados pela biotinidase intestinal para liberar biotina (Stanger, 2012; Burtis e Burns, 2016). Porém, parece que a maior parte de biotina em carnes e cereais possui uma ligação amina entre biotina e lisina (Stanger, 2012; Mock, 2016). A Figura 2 procura esquematizar de forma resumida essa condição.

Porém, nem o mecanismo exato da hidrólise intestinal da biotina ligada a proteínas nem a sua relação de digestão foram claramente elucidados, e pesquisadores postularam que a biotina livre clivada por meio de secreções pancreáticas pode ter sua biodisponibilidade substancialmente melhorada (Mock, 2007).

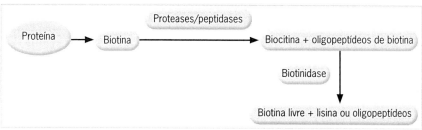

FIGURA 2 Absorção de biotina dietética.
Fonte: adaptada de Stanger (2012).

Absorção e biodisponibilidade

A absorção da biotina ocorre por difusão passiva lenta em altas concentrações e por um transportador multivitamínico dependente de sódio (SMVT), a partir da membrana da borda em escova da superfície luminal, nas porções mais proximais do intestino delgado (duodeno e jejuno) e também no intestino grosso. O carreador de biotina SMVT a transporta contra o gradiente de concentração dos íons de sódio (Na^+). Quando há redução no *pool* corporal da vitamina, ocorre mecanismo regulatório da absorção pelo aumento do número de carreadores da mucosa que possuem alta afinidade estrutural à biotina. Além da fonte exógena, uma série de bactérias no intestino grosso a sintetiza como um subproduto de suas ações proteolíticas (Gallagher, 2005; Vannucchi e Cunha, 2009; Burtis e Burns, 2016; Pazirandeh e Burns, 2017).

A absorção intestinal foi objeto de excelente revisão por Said (2004), corroborando com a ideia de que quantidade considerável de biotina bacteriana parecia estar na forma livre (absorvível), pois estudos em humanos e animais explanaram que o intestino grosso foi capaz de absorver biotina luminosamente introduzida. Do mesmo modo, os estudos que utilizaram células epiteliais do cólon, derivadas de seres humanos, mostraram que elas possuíam um mecanismo eficiente, mediado por sódio-dependente para a absorção.

Achados recentes de estudo sobre o sistema SMVT também evidenciaram, pela primeira vez, sua importância para a manutenção da integridade da mucosa intestinal, e que isso era, pelo menos em parte, mediado pelo papel que desempenhava no fornecimento de biotina à mucosa e às células imunes associadas (Sabui et al., 2016). Além disso, pesquisas que utilizaram RNA de interferência (RNAi) para silenciar o gene SMVT em células epiteliais intestinais humanas indicaram que ele foi o principal (se não o único) sistema de captação de biotina que operava nessas células (Mock, 2007).

As pesquisas mostraram pela primeira vez a importância do sistema SMVT intestinal para a manutenção da integridade da mucosa intestinal, sendo isso pelo menos em parte mediado pelo papel que desempenhava no fornecimento de biotina à mucosa e às suas células imunes associadas (Sabui et al., 2016).

Contudo, nem a biodisponibilidade da biotina nos alimentos nem para o hospedeiro quando a sua síntese foi bacteriana mostraram-se conhecidas (Vannucchi e Chiarello, 2009).

Transporte

Com cerca de 80% circulando no sangue de forma livre ou por ligação reversível ou covalente às proteínas plasmáticas, questiona-se a existência de um carreador plasmático específico para ela. Nos tecidos, a biotina é incorporada às enzimas carboxilases; no *turnover* normal das proteínas celulares ocorre liberação de biocitina ou oligopeptídeos contendo complexo biotina--lisina. Além disso, a captação tecidual da biotina é relativamente vagarosa e o sistema de transporte, saturável. Quando isso ocorre, a reabsorção é reduzida e há excreção renal da vitamina[1] (Gallagher, 2005; Vannucchi e Cunha, 2009).

Porém, Mock (2016) indicou que o tecido cerebral parece envolver um transporte específico da biotina, assim como uma captura subsequente da vitamina por ligação covalente às proteínas cerebrais, supostamente apocarboxilase ou histonas.

Já no tecido placentário, concentrações de biotina de 3 a 17 vezes maiores no plasma de fetos humanos do que das suas genitoras, no segundo trimestre de gravidez, mostram-se como consistente achado compatível com o transporte placentário ativo. O SMVT está expresso na placenta humana normal, mas no cotilédono placentário isolado e perfundido o transporte da vitamina é fraco, permitindo deficiência fetal maior do que a materna, relatada em experimentos com ratos (Mock, 2016).

No leite humano, mais de 95% está na forma livre na proporção desnatada, sendo sua concentração variável entre as mulheres, excedendo em 1 ou 2 vezes a concentração no soro, sugerindo que exista um sistema de transporte para ele (Mock, 2016).

Armazenamento

Apesar de apreciáveis quantidades da vitamina armazenadas no fígado, as reservas não parecem ser bem mobilizadas durante períodos de privação da vitamina (Gallagher, 2005). Já Moreira (2007) indicou que uma vez circulante, ela pode ser armazenada em pequenas quantidades, não apenas no fígado, mas também nos rins, visto que a excreção pode acontecer na urina.

Excreção

A excreção da biotina livre ocorre pelos rins, contra gradiente de concentração, pois quando não incorporada às carboxilases, oxida, é metabolizada e excretada na urina. Há pequena excreção biliar e quantidades expressivas de

---

1 No organismo, a biotina pode ser ressintetizada pela ação da biotinidase (Vannucchi e Cunha, 2009).

biotina são encontradas nas fezes, derivadas da síntese por bactérias intestinais (Vannucchi e Cunha, 2009). Tanto a excreção fecal quanto a urinária são consideravelmente superiores à ingestão dietética, revelando a síntese de biotina pela microbiota intestinal (Gallagher, 2005).

Outra pesquisa apontou que a biotina intestinal não absorvida é excretada nas fezes, e o seu excesso no soro plasmático, excretado pelo rim. As concentrações normais de biotina no soro plasmático são de cerca de 1.500 pmol/L, sendo a excreção normal na urina de cerca de 160 nmol/dia (Pazirandeh e Burns, 2017).

Função biológica

Sendo a biotina uma coenzima das carboxilases, sua funcionalidade acontece especialmente por dois tipos de reações de carboxilação: um dependente de energia, como a maior parte das reações bioquímicas o são; e o outro, envolvendo a troca de grupos carboxila, sem a participação do gás carbônico livre e sem a necessidade de adenosina trifosfato (ATP) ou qualquer outra fonte de energia para que a reação aconteça (Moreira, 2007).

A biotina ainda é um cofator essencial para as diversas enzimas carboxilases em mamíferos, relacionadas com os metabolismos dos carboidratos, aminoácidos e lipídios, incluindo: acetil-coenzima A (CoA), carboxilase (ACC), isoformas I e II; piruvato carboxilase (PC); propionil CoA carboxilase (PCC); metilcrotonil CoA carboxilase (MCC). Ela atua como transportadora de dióxido de carbono (CO_2) na superfície de cada enzima, nas reações de carboxilização, descarboxilização e transcarboxilização. Como resultado, alguns autores identificam seu papel essencial em muitos processos, incluindo síntese proteica, replicação celular e regulação da expressão gênica (McMahon, 2002; Mock, 2016; Pazirandeh e Burns, 2017).

Assim, as funções da biotina assumem-na como um carreador de carboxil covalentemente ligado às enzimas carboxilases piruvato carboxilase (que converte o piruvato em oxaloacetato na gliconeogênese), acetil-CoA--carboxilase (que sintetiza malonil CoA para a formação de ácido graxo), propionil-CoA carboxilase (que permite o uso de ácidos graxos de cadeias irregulares pela conversão de propionato em succinato) e 3-metilcrotonil--CoA carboxilase (que catabolisa leucina), ligando a vitamina aos papéis metabólicos do ácido fólico, ácido pantotênico e vitamina B12 (Gallagher, 2005; Mock, 2016).

Contudo, a Tabela 2 evidencia as funções aceitas e não aceitas, como base de utilização das alegações de saúde (*health claims*) da biotina, pela UK Joint Health Claims Initiative (Vannucchi e Cunha, 2009).

TABELA 2 Funções aceitas e não aceitas pelo Comitê de Cientistas Líderes e pelo Conselho da UK Joint Health Claim Initiative

Efeito	Necessário	Contribuição	Função estrutural	Função normal	Recomendado Comitê	Recomendado Conselho
Funções aceitas						
Metabolismo energético e lipídico		x		x	Sim	Sim
Funções não aceitas						
Proliferação celular	x			x	Não	Não
Ácidos graxos	x			x	Não	Não
Crescimento		x	x		Não	Não

Fonte: Vannucchi e Cunha, 2009. Adaptada de JHCI, 2003.

SITUAÇÕES CLÍNICAS

Situações clínicas de deficiência

A deficiência clínica de biotina é rara, e foi claramente documentada em pessoas fisiologicamente normais pelo consumo prolongado de clara de ovo crua e pela nutrição parenteral sem suplementação de biotina, em pacientes com síndrome do intestino curto e outras causas de má-absorção. Também em lactentes em fase de amamentação, cujo leite materno continha quantidades muito baixas, ou com fórmula elementar desprovida da vitamina, constituíram-se circunstâncias que levavam à deficiência. Já sua carência funcional é atribuída aos defeitos genéticos de secreção da biotinidase (Gallagher, 2005; Hathcock, 2014; Mock, 2016).

Os achados clínicos e as anormalidades bioquímicas causadas pela deficiência de biotinidase mostram-se análogos àqueles da deficiência da vitamina, sendo os mais comuns a dermatite periorificial, a conjuntivite, a alopecia e o atraso no desenvolvimento. Contudo, os sinais e sintomas reportados por ambas não se apresentam idênticos. Convulsões, perda auditiva neurossensorial irreversível e atrofia ótica foram observadas apenas na deficiência de biotinidase. Os níveis sanguíneos da vitamina são utilizados com maior frequência para avaliar seu estado (Hathcock, 2014; Mock, 2016).

Lanska (2012) relatou que dois estudos na década de 1970, em especial um em 1971, apontaram erro inato do metabolismo da carboxilase dependente de biotina em recém-nascido com acidose metabólica e acidúria orgânica (metilcrotonilglicinúria e beta-hidroxivalérico acidemia). As anormalidades biológicas e clínicas foram resolvidas com a administração de biotina, sendo este o tratamento imediato. Na deficiência tipicamente manifestada por acidúria orgânica e doença grave com risco de morte, apresentam-se sinais neurológicos (comprometimento da consciência, convulsões, hipotonia, ataxia, atraso no desenvolvimento), anormalidades cutâneas (erupção cutânea, alopecia) e candidíase. O prognóstico mantém-se como bom se a terapia com biotina for introduzida cedo e continuar ao longo da vida.

Outro estudo demonstrou que a deficiência de biotina ocorre em crianças com desnutrição energético-proteica grave. Também apontou que a terapia de longo prazo com anticonvulsivantes em adultos e crianças pode levar à depleção da vitamina, apresentando-se como mecanismo o provável envolvimento com a quebra acelerada da biotina e a interferência absortiva, causada pelos anticonvulsivantes. Cerca de um terço das gestantes durante gravidez normal podem apresentar grau marginal de deficiência de biotina. Nesse caso, apesar de o grau de deficiência não ser grave o suficiente para produzir manifestações claras, a deficiência grave pode produzir desarranjos metabólicos. Estudos apontaram que um grau marginal similar da deficiência de biotina causa má--formação fetal em alguns mamíferos (Mock, 2016).

A deficiência de biotina também foi reportada em outras circunstâncias, a saber: alcoolismo crônico e doenças gastrointestinais (talvez por meio de defeito na captação intestinal), doença de Leiner (forma grave de dermatite seborreica que ocorre na infância) e diálise renal (Mock, 2016).

Situações clínicas de toxicidade

Segundo o Council for Responsible Nutrition (Hathcock, 2014), 2.500 µg/dia (2,5 mg) são o limite seguro de ingestão de biotina, conforme o *observed adverse effects level* (Noael). Apesar disso, nem o *lowest observed adverse effect level* (Loael), nem o *tolerable upper intake levels* (UL) foram definidos por ausência dos efeitos adversos. Mas vale seguir certa precaução quando administrada em altas doses (Gallagher, 2005; Vannucchi e Chiarello, 2009; Vannucchi e Cunha, 2009).

Na prática, a ingestão de doses farmacológicas de biotina é considerada segura, pois pacientes com deficiência de biotinidase, ao serem tratados ao longo da vida com dosagem que excedia a ingestão dietética normal em 300 vezes, não produziam sinais claros de toxicidade. Da mesma forma, nenhum sinal de

Situações clínicas em tratamento com biotina

Terapia com alta dose de biotina em doenças neurológicas profundas, como a doença dos gânglios da base biotina-tiamina responsiva, vem sendo utilizada. Essa enfermidade é uma rara desordem neurometabólica autossômica recessiva, que afeta um grupo de estruturas no cérebro que ajudam a controlar o movimento, chamadas de gânglios da base. Com episódios de encefalopatia, com frequência caracterizados por febre, convulsão, epilepsia, oftalmoplegia externa, disfagia e rigidez generalizada, eventualmente resulta em coma e morte. Antes do esclarecimento da patogênese genética, altas doses de biotina isolada foram utilizadas no tratamento bem-sucedido dessa doença. Além disso, a adição de tiamina melhorou o prognóstico clínico em alguns pacientes. Entretanto, o mecanismo terapêutico para altas doses de biotina nessa condição permanece desconhecido, porém evidências interessantes estão surgindo das observações da biotina no tratamento com a esclerose múltipla (Mock, 2017).

Assim, a suplementação de biotina em altas doses pode representar uma opção terapêutica na esclerose múltipla progressiva, pois pode aumentar a produção de mielina. Esses resultados iniciais foram apontados em modelos animais; porém, o(s) mecanismo(s) continua(m) sendo elucidado(s) (Mock, 2017).

SUPLEMENTAÇÃO BASEADA EM EVIDÊNCIAS

Como o UL da biotina não pode ser definido, em virtude da ausência de efeitos adversos conhecidos, níveis seguros de consumo observados nos Estados Unidos foram de 5 e 7,5 mg, sendo bastante comuns há vários anos. A Food and Drug Administration (FDA) nunca evidenciou algum relatório de efeitos adversos associados à biotina, sob qualquer nível de ingestão (Hathcock, 2014).

Sem constatar efeitos adversos na presença de produtos comercializados com pelo menos 7,5 mg e a ausência de quaisquer efeitos adversos, um ensaio clínico de 9 mg por dia sugere que a biotina provavelmente seja segura em doses de 5 mg ou 7,5 mg (Hathcock, 2014).

Suplementos com 200-1.000 µg/dia evidenciaram cura de lesões de pele e crescimento dos cabelos; também desaparecimento dos sinais de deficiência em biotina em pacientes submetidos à ressecção intestinal do intestino superior em nutrição parenteral total por períodos prolongados. Mas vale destacar que estudos sobre a necessidade de suplementação de biotina para a população em geral são praticamente inexistentes (Vannucchi e Chiarello, 2009).

REFERÊNCIAS

1. BRASIL. Ministério da Saúde. Secretaria de Atenção à Saúde. Departamento de Atenção Especializada e Temática. *Triagem neonatal: deficiência de biotinidase*. Brasília: Ministério da Saúde, 2015.
2. _____. Secretaria de Ciência, Tecnologia e Insumos Estratégicos. Departamento de Gestão e Incorporação de Tecnologias em Saúde. *Biotina para o tratamento da deficiência de biotinidase*. Relatório de Recomendação da Comissão Nacional de Incorporação de Tecnologias no SUS – Conitec – 06, 2012.
3. BURTIS, C.A.; BURNS, D.E. *Tietz Fundamentos de química e diagnóstico molecular*. 7.ed. São Paulo: Elsevier, 2016.
4. GALLAGHER, M.L. Vitaminas. In: MAHAN, L.K.; ESCOTT-STUMP, S. Krause: alimentos, nutrição e dietoterapia. 11.ed. São Paulo: Roca, 2005.
5. HATHCOCK, J.N. *Vitamin and mineral safety*. 3.ed. Washington, D.C.: Council for Responsible Nutrition, 2014.
6. [IOM] INSTITUTE OF MEDICINE. *Recommended Dietary Allowances*. 10.ed. Washington, D.C.: National Academy Press, 1989.
7. _____. *Dietary reference intakes for thiamin, riboflavin, niacin, vitamin B6, folate, vitamin B12, pantothenic acid, biotin, and choline*. Washington, D.C.: National Academy Press, 1998.
8. KRESGE, N.; SIMONI, R.D.; HILL, R.L. The discovery of avidin by Esmond E. Snell. *Journal Biological Chemistry*, 2004.
9. LANSKA, D.J. The discovery of niacin, biotin, and pantothenic acid. *Annal of Nutrition & Metabolism*, v. 61, p. 246-53, 2012.
10. LARA, M.T. et al. Biotinidase deficiency: clinical and diagnosis aspects and neonatal screening. *Rev Med Minas Gerais*, v. 24, n. 3, p. 375-82, 2014.
11. McDONALD, P. et al. *Animal nutrition*. 7.ed. New York: Pearson, 2010.
12. McDOWELL, L.R. *Vitamins in animal and human nutrition*. 2.ed. Ames: Iowa State University Press, 2000.
13. McMAHON, R.J. Biotin in metabolism and molecular biology. *Annu Rev Nutr*, v. 22, p. 221-39, 2002.
14. MOCK, D.M. Biotin. In: RUCKER, R.B. *Handbook of vitamins*. 4.ed. Boca Raton: CRC Press, 2007. p. 361-84.
15. _____. Biotin. In: ROSS, A.C. et al. *Nutrição moderna de Shils na saúde e na doença*. 11.ed. Barueri: Manole, 2016.
16. _____. Biotin: from nutrition to therapeutics. *The Journal of Nutrition*, v. 147, p. 1487-92, 2017.
17. MOREIRA, A.V.B. Vitaminas. In: SILVA, S.M.C.S.; MURA, J.D.P. *Tratado de alimentação, nutrição e dietoterapia*. São Paulo: Roca, 2007.
18. PAZIRANDEH, S.; BURNS, D.L. *Overview of water-soluble vitamins*. UpToDate, 2017. Disponível em: https://www.uptodate.com/contents/overview-of-water-soluble-vitamins. Acessado em: 01 mar. 2018.
19. QUEIROZ, P. Suplementação e metabolismo de biotina em bovinos. *Enciclopédia Biosfera*, p. 2589-618, 2015.
20. SABUI, S. et al. Role of the sodium-dependent multivitamin transporter (SMVT) in the maintenance of intestinal mucosal integrity. *Am J Physiol Gastrointest Liver Physiol*, v. 311, n. 3, p. 561-70, 2016.

21. SAID, H.M. Recent advances in carrier-mediated intestinal absorption of water-soluble vitamins. *Annu Review Physiol*, v. 66, p. 419-46, 2004.

22. _____. Recent advances in transport of water-soluble vitamins in organs of the digestive system: a focus on the colon and the pancreas. *Am J Physiol Gastrointest Liver Physiol*, v. 305, n. 9, p. 601-10, 2013.

23. STANGER, O. *Water soluble vitamins: clinical research and future application*. Londres: Springer Science & Business Media, 2012.

24. VANNUCCHI, H.; CHIARELLO, P.G. Biotina e ácido pantotênico. In: COZZOLINO, S.M.F. *Biodisponibilidade de nutrientes*. 3.ed. Barueri: Manole, 2009.

25. VANNUCCHI, H.; CUNHA, S.F.C. *Funções plenamente reconhecidas de nutrientes – vitaminas do complexo B: tiamina, riboflavina, niacina, piridoxina, biotina e ácido pantotênico*. São Paulo: ILSI Brasil, 2009.

26. ZEMPLENI, J.; MOCK, D.M. Biotin biochemistry and human requirements. *J Nutr Biochem*, v. 10, p. 128-38, 1999.

27. ZEMPLENI, J.; WIJERATNE, S.S.K.; HASSAN, Y.I. Biotin. *HHS Public Access, Biofactors*, v. 35, n. 1, p. 36-46, 2009.

16

Folato – vitamina B9

Josiane Steluti
Gyslaine Pequeno Araujo Cadenazzi
Luís Filipe Oliveira Figliolino
Africa Isabel de la Cruz Perez

INTRODUÇÃO

O folato tem sido estudado como nutriente-chave envolvido na manutenção da saúde e prevenção de doenças (Pfeiffer et al., 2007). Dentre suas funções conhecidas, destaca-se a atuação como coenzima em diversas reações de transferência do grupamento metil, sobretudo no metabolismo de aminoácidos na conversão de homocisteína a metionina, síntese de purinas e de pirimidinas (Bailey e Gregory, 1999; Duthie et al., 2004). A deficiência severa de folato combinada à deficiência de B12 pode resultar em anemia megaloblástica. Além do papel já estabelecido da vitamina na diminuição da incidência de má-formação de tubo neural em recém-nascidos (Laura et al., 2006), há ainda evidências de sua relação com a redução da concentração sanguínea de homocisteína (Stover, 2004). A elevação sanguínea do aminoácido homocisteína é considerada como fator de risco para a ocorrência de eventos adversos como demência, doença de Alzheimer, estenose de artéria carótida extracraniana, fratura óssea, sobretudo as doenças cardiovasculares (Seshadri et al., 2002; McLean et al., 2004; Refsum et al., 2004; Selhub, 2006; McNulty e Scott, 2008; Selhub, 2008). Além disso, relata-se também a associação entre folato e alguns tipos de câncer (Ulrich, 2007). A vitamina parece modular a carcinogênese por estar envolvida com os mecanismos genéticos de síntese do DNA e epigenéticos de metilação do DNA, relacionados diretamente com os processos de integridade e estabilidade do DNA, proliferação celular e expressão gênica (Choi e Mason, 2002; Kim, 2008; Ulrich, 2008).

Em diversos países, inclusive no Brasil, a fortificação de alimentos com ácido fólico (AF) foi adotada como política pública de prevenção e combate à deficiência nutricional da vitamina, motivada principalmente pela redução da incidência dos defeitos do tubo neural. Apesar de não haver até o momento muitos estudos publicados avaliando o impacto da fortificação mandatória no país, trabalhos conduzidos em outros países, principalmente nos Estados Unidos, verificaram a evolução positiva tanto da ingestão e do nível sérico da vitamina quanto da diminuição da concentração plasmática de homocisteína no período pós-fortificação (Quinlivan e Gregory, 2003; Pfeiffer et al., 2005; Ueland e Hustad, 2008).

Nos últimos anos, a fortificação de alimentos foi responsável pelo alcance das necessidades nutricionais por grande parte da população dos EUA. Dados de pesquisas nacionais (Nhanes 2003-2006) mostraram que os alimentos fortificados foram importantes contribuintes das vitaminas e, juntamente com suplementos nutricionais, diminuíram o percentual da população que consumia menos do que o estimado pela EAR (*Estimated Average Requirement*). Referente à ingestão de folato, apenas 10,7% da população com idade ≥ 2 anos que consumiu alimentos fortificados e suplementos dietéticos não atingiu a EAR para folato. Se considerarmos concomitantemente o uso de suplementos dietéticos, a prevalência de inadequação diminui para 7,6%. Em comparação, se considerássemos apenas ingestão da vitamina proveniente de fontes naturais, 88% da população teria a ingestão inadequada, ou seja, menor que a EAR (Fulgoni et al., 2011). Em canadenses, a prevalência de inadequação de folato foi menor que 20% na maioria dos grupos etários, com exceção do grupo de mulheres idosas (> 70 anos) (Shakur et al., 2010). No Brasil, um trabalho estimou a ingestão de folato comparando o período pré e pós-fortificação de farinhas com ácido fólico. Os pesquisadores apontaram uma redução na prevalência de inadequação de folato em todos os grupos etários estudados, em particular entre os adolescentes e adultos do sexo masculino, 72% para < 1% e 76% para 6%, respectivamente. No entanto, a prevalência de inadequação da vitamina se manteve elevada em mulheres adultas (38%), ressaltando que esse é o grupo-alvo da fortificação mandatória com ácido fólico (Marchioni et al., 2013). Recentemente, um novo estudo de base populacional realizado na cidade de São Paulo observou média de ingestão e concentração plasmática de folato de 375,8 (IC95% 363,0-388,6) µg/dia e 13 (IC95% 12,0-13,9) ng/mL, respectivamente. Apenas 1,76% da população apresentou deficiência de folato (< 3 ng/mL ou 6,8 nmol/L) (Steluti et al., 2017).

PARÂMETROS NUTRICIONAIS E BIOQUÍMICOS

Em 1998, o Institute of Medicine (IOM) publicou o relatório da série *Dietary Reference Intakes* (DRIs), com valores de referência para ingestão de algumas vitaminas, inclusive o folato (IOM, 1998). A publicação reuniu evidências da literatura que permitiram calcular a necessidade média estimada de folato, *Estimated Average Requirement* (EAR), que corresponde à quantidade de folato que deve ser ingerida para atingir a necessidade de 50% da população norte--americana saudável segundo sexo e estágio da vida, incluindo estado de gravidez e lactação. Essa necessidade é baseada especialmente na manutenção da concentração de folato nas células vermelhas, que é definida como indicador primário da inadequação por causa de sua correlação com o folato armazenado no fígado (Wu et al., 1975).

Além disso, o documento apresentou os valores da ingestão dietética recomendada para indivíduos, *Recommended Dietary Allowance* (RDA), que corresponde a dois desvios-padrão acima do valor da EAR, e os valores para ingestão adequada, *Adequate Intake* (AI), utilizados na ausência de valores de EAR e baseados em estudos experimentais e observacionais de grupos de indivíduos saudáveis; apresentou também o nível superior tolerável de ingestão, *Tolerable Upper Intake Level* (UL), valor máximo diário que não provoca risco de efeitos adversos à saúde. Corroborando com essa publicação, em 2001, a FAO/WHO divulgou um relatório sobre as necessidades humanas de vitaminas e minerais (FAO/WHO, 2001). As recomendações de ingestão do folato, *Recommended Nutrient Intake* (RNI), foram baseadas nas RDA. O grupo de relatores acordou que os valores apresentados no relatório das DRIs eram as melhores estimativas das necessidades de folato fundamentadas na literatura recente. Os valores referentes às recomendações nutricionais de folato pelas DRIs são apresentados resumidamente na Tabela 1.

TABELA 1 Recomendações nutricionais de folato de acordo com sexo e estágio de vida

Estágio de vida/ grupos etários	Folato (µg/dia)*			
	AI	RDA	EAR	UL
Primeira infância				
0-6 meses	65	–	ND	ND
7-12 meses	80	–	ND	ND
Infância				
1-3 anos	–	150	120	300
4-8 anos	–	200	160	400
Homens e mulheres				
9-13 anos	–	300	250	600

(continua)

TABELA 1 Recomendações nutricionais de folato de acordo com sexo e estágio de vida (continuação)

Estágio de vida/ grupos etários	Folato (µg/dia)*			
	AI	RDA	EAR	UL
14-18 anos	–	400	330	800
19-70 anos	–	400	320	1.000
> 70 anos	–	400	320	1.000
Gravidez				
14-18 anos	–	600	520	800
19-50 anos	–	600	520	1.000
Lactação				
14-18 anos	–	500	450	800
19-50 anos	–	500	450	1.000

* Apresentado na forma de µg.
AI: *Adequate intake;* DFE: equivalentes dietéticos de folato; EAR: *Estimated Average Requirement;* ND: não determinado; RDA: *Recommended Dietary Allowance;* UL: *Tolerable Upper Intake Level.*

É importante ressaltar que a publicação do IOM, a respeito das recomendações nutricionais da vitamina, apresenta os valores de folato em equivalente dietético de folato – *Dietary Folate Equivalents* (DFE), que corresponde à soma das quantidades da vitamina presente naturalmente nos alimentos e da forma sintética, adicionada aos alimentos fortificados levando em consideração a diferença na biodisponibilidade das formas. Com base nessa questão, o IOM, em sua publicação, recomenda o uso do DFE na avaliação e no planejamento da ingestão de folato (IOM, 1998).

Assim, pode-se expressar o DFE da seguinte forma:

- 1 µg DFE = 1 µg de folato natural dos alimentos = 0,6 µg de ácido fólico adicionado aos alimentos = 0,5 µg de ácido fólico como suplemento com o estômago livre de alimentos.
- 1 µg de ácido fólico como fortificante nos alimentos industrializados = 1,7 µg DFE.
- 1 µg de ácido fólico como suplemento, com o estômago vazio = 2,0 µg DFE.

Ressalta-se que no Brasil não há recomendações nutricionais de folato. Além disso, não existem até o momento tabelas de composição de alimentos que tenham calculados os totais de DFE, bem como os valores isolados de folato em sua forma naturalmente presente nos alimentos e ácido fólico. Sabe-se que o uso de tabelas estrangeiras traz uma série de limitações, no entanto, seu uso ainda é uma opção razoável, especialmente no cálculo das formas isoladas da vitamina, já que os alimentos selecionados como veículos da fortificação com ácido fólico no Brasil e nos Estados Unidos se assemelham, permitindo a quantificação da vitamina após algumas correções conforme descrito nos métodos.

No que diz respeito aos parâmetros bioquímicos, três importantes indicadores são destacados na literatura: 1) folato sérico ou plasmático – bom indicador para avaliar a ingestão recente de folato e reflete a forma ativa circulante que será transportada aos tecidos. Além disso, é o método mais utilizado nos estudos para avaliação do estado nutricional de folato; 2) folato eritrocitário – o eritrócito incorpora o folato durante a sua formação e retém a vitamina durante sua vida (mais ou menos 120 dias). Não é suscetível a alterações recentes da dieta, portanto, é o melhor indicador de armazenamento de folato nos tecidos e do estado nutricional a longo prazo; e 3) concentração plasmática de homocisteína – a elevação da concentração parece ser um preditor do estado nutricional inadequado de folato (WHO/FAO, 2006; Lamers, 2011).

ORIGEM E SÍNTESE DO FOLATO NOS ALIMENTOS

Folato é o termo genérico utilizado para designar tanto a forma natural quanto a forma sintética da vitamina hidrossolúvel B9, cuja estrutura química é constituída por um anel pteridina (2-amino-4-oxo-6-metilpterina) ligado ao ácido p-aminobenzóico e conjugado com resíduos de glutamatos (Figura 1) (Stover, 2004). Essa família de vitaminas é quimicamente heterogênea, considerando, principalmente, o estado de oxidação e o número de glutamatos conjugados (Caudill, 2010). A forma sintética da vitamina, conhecida como ácido fólico (ácido pteroilmonoglutâmico), apresenta estrutura química estável, oxidada e cauda monoglutamil, e é utilizada na fortificação de alimentos e em suplementos nutricionais. A forma da vitamina, presente naturalmente nos alimentos, tem uma cadeia de poliglutamatos, encontra-se reduzida e quimicamente instável, tornando-a suscetível à oxidação durante os processos de colheita, armazenamento, processamento e preparação, decorrendo importante perda na atividade bioquímica (FAO/WHO, 2001).

Fontes alimentares de origem animal

Encontrado principalmente em miúdos animais, principalmente fígado e ovo cozido (Pontes, Passoni e Paganotto, 2008).

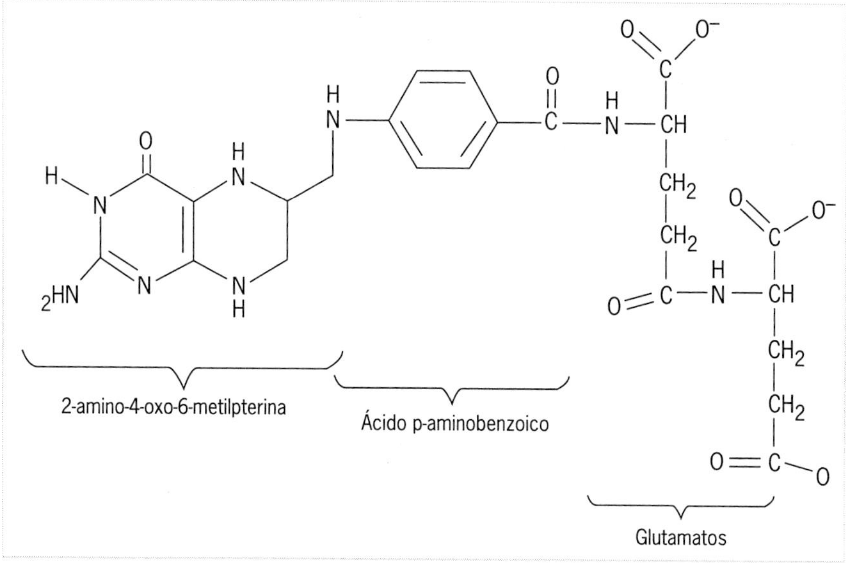

FIGURA 1 Esquema da estrutura química do folato.

Fontes alimentares de origem vegetal

As principais fontes são as frutas cítricas e verduras escuras frescas, particularmente as hortaliças como espinafre, couve-de-bruxelas, brócolis, beterraba, além de outras fontes como gérmen de trigo e leguminosas (feijões) (USDA, 2014).

FISIOLOGIA

Digestão, absorção, transporte e armazenamento

A absorção do folato varia em função de sua estrutura química. O ácido fólico, forma oxidada da vitamina, já possui a cauda da cadeia na forma de monoglutamato. Para que o folato encontrado naturalmente nos alimentos possa ser absorvido no intestino e transportado às células, primeiramente é necessário que a porção do poliglutamato da cadeia da vitamina seja degradada a monoglutamatos (5-metil-THF), processo mediado pela enzima glutamato carboxipeptidade II (GCPII) presente na região da borda em escova do intestino delgado (porção jejunal). Em seguida, as formas monoglutamatos são absorvidas mediadas por duas famílias de receptores específicos que são saturáveis e têm mecanismo de transporte dependente de pH e energia. São eles: carreador de folato reduzido (RFC-1) e os receptores de folato (FR) (Wright,

Dainty e Finglas, 2007). Destaca-se que doses orais acima de 260-280 µg/dia de ácido fólico parecem ultrapassar a capacidade fisiológica, indicando um ponto de saturação do mecanismo e presença da forma não metabolizada da vitamina na circulação (Kelly et al., 1997).

Após entrar na célula, o ácido fólico é convertido a di-hidrofolato e, logo em seguida, a tetra-hidrofolato, pela enzima di-hidrofolato redutase (DHFR), e pode seguir dois caminhos: ser convertido a 10-formil-tetra-hidrofolato, cofator para a síntese de purinas, ou a 5,10-metileno-tetra-hidrofolato (5,10-metilenoTHF). A 5,10-metilenoTHF, por sua vez, pode seguir outros dois caminhos: doar o grupamento metil ao uracil para formação do nucleotídeo timina, que é utilizado para síntese e reparo do DNA, ou em reação envolvendo a enzima metileno-tetra-hidrofolato redutase (MTHFR), ser transformado a 5-metil-tetra-hidrofolato (5-metilTHF), a forma predominante na circulação, que atua como doador de grupamentos metil (CH3) para remetilação da homocisteína a metionina, reação catalisada pelas enzimas metionina sintase (MTR) e metionina sintase redutase (MTRR), que tem como cofator essencial a vitamina B12. A metionina reage com ATP para formar a S-adenosilmetionina (SAM), considerada o doador universal de grupamentos metil para a maioria das reações de metilação, como é o caso da metilação do DNA, importante mecanismo epigenético (Ulrich, 2005; Williams e Schalinske, 2007; Obeid e Herrmann, 2012).

Por outro lado, a saturação da remetilação induz a um possível caminho no metabolismo da hcy, a transulfuração. Nesse ciclo, a vitamina B6 é o cofator da cistationina beta-sintase, enzima que converte de forma irreversível a hcy em cistationina, e da enzima cistationina gama-liase, que hidrolisa a cistationina em cisteína e alfa-cetobutirato (Perla-Kaján, Twardowski e Jakubowski, 2007; Selhub, 2008).

No interior das células do organismo humano, o metiltetra-hidrofolato é convertido em tetra-hidrofolato (forma metabolicamente ativa) mediante reação com vitamina B12 que atua como coenzima (Moll e Davis, 2017).

O esquema do metabolismo, como as vias, metabólitos, cofatores e as enzimas envolvidas, pode ser observado na Figura 2.

Biodisponibilidade

É amplamente conhecido que a biodisponibilidade – proporção da vitamina que é digerida, absorvida e consequentemente, disponível para as reações metabólicas ou armazenamento (Cozzolino e Michelazzo, 2012) – da forma da vitamina presente naturalmente nos alimentos é menor que a biodisponibilidade do ácido fólico adicionado nos alimentos fortificados e suplementos (Sanderson et al., 2003). A estimativa da absorção do folato natural foi dada pelo

CAPÍTULO 16 • FOLATO – VITAMINA B9 379

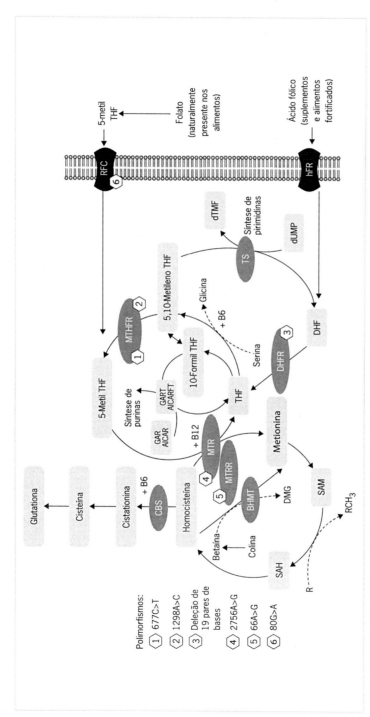

FIGURA 2 AICAR: 5-aminoimidazole-4-carboxamida ribonucleotídeo; AICARFT: 5-aminoimidazole-4-carboxamida ribonucleotídeo transformilase; BHMT: betaína homocisteína S-metiltransferase; CBS: cistationina beta-sintase; DHF: di-hidrofolato; DHRF: di-hidrofolato redutase; dTMP: desoxitimidalato; dUMP: desoxiuridilato; GAR: glicinamida ribonucleotídeo; GART: glicinamida ribonucleotídeo transformilase; hFR: receptor de folato; MTHFR: metilenotetra-hidrofolato redutase; MTR: metionina sintase; MTRR: metionina sintase redutase; R: radical; RFC-1: transportador de folato reduzido 1; SAH: S-adenosil-homocisteína; SAM: S-adenosilmetionina; THF: tetra-hidrofolato; TS: timidalato sintetase.

estudo de Sauberlich et al. (1987), que encontraram uma biodisponibilidade de aproximadamente 50%. O ácido fólico, quando administrado com o estômago vazio, sob a forma de suplementos, tem absorção de quase 100% (Gregory, 1997). No caso de alimentos fortificados com ácido fólico, como em farinhas de trigo e milho, e diversos outros alimentos industrializados, a absorção está em torno de 85% (Pfeiffer et al., 1997).

Nota-se que há diferença na biodisponibilidade das formas sintética e natural da vitamina em questão. No entanto, é necessário conhecer o processo de absorção e transporte na circulação das diferentes formas da vitamina para compreender melhor essa diferença.

Excreção

A excreção do folato é feita por via urinária (produto do catabolismo do folato) e por via intestinal por meio do ácido fólico biliar (Pontes, Passoni e Paganotto, 2008). A excreção é inversamente relacionada à idade, pois a depuração de folato está intimamente ligada à maturação da função renal. É filtrado no glomérulo e reabsorvido no túbulo proximal; quanto mais folato é administrado, mais será excretado, e a quantidade excretada vai depender do tipo e da dose do folato administrado.

SITUAÇÕES CLÍNICAS

Situações clínicas de deficiência

Uma das situações clínicas de deficiência mais importantes relacionada ao folato diz respeito à ocorrência de defeitos do fechamento do tubo neural (DTN). Os DTN são as malformações congênitas mais frequentes no sistema nervoso central, sendo os mais comuns a anencefalia e a espinha bífida (Botto e Yang, 1999). Apesar de ser um evento raro, com estimativas mundiais de 300.000 casos no ano (Kondo, Kamihira e Ozawa, 2009), os casos de DTN são relevantes, pois aumentam o risco de morbimortalidade infantil, metade das crianças vão a óbito no primeiro ano de vida, e aqueles que sobrevivem apresentam incapacidade física e/ou mental, demandando reabilitação durante toda a vida (Cortés, 2003; Mitchell et al., 2004). Além disso, considera-se também importante o impacto na família, na sociedade e principalmente na vida da própria criança com DTN.

Embora a etiologia de DTN não seja bem elucidada na literatura, considera-se a influência de fatores genéticos e ambientais (Northrup e Volcik, 2000). Há evidências consistentes que associam a nutrição materna deficiente à ocorrência de DTN; dentre elas, destaca-se a deficiência de folato. A hipótese entre a relação da deficiência de folato aparente e a ocorrência de DTN foi levantada em 1965 (Hibbard e Smithells, 1965). A baixa ingestão de ácido fólico esteve associada a um maior risco de dar à luz recém-nascidos com anomalias congênitas graves do sistema nervoso central. Depois desse resultado, vários estudos têm documentado o efeito protetor do ácido fólico de ocorrência de DTN (MRC Vitamin Study Research Group, 1991; Czeizel e Dudas, 1992; CDC, 1992).

Embora muitos estudos sobre o folato não avaliaram a ocorrência de DTN, faz-se necessário comentar o assunto, visto que a prevenção de DTN foi a principal motivação por trás de fortificação mandatória de ácido fólico no mundo e nota-se que o programa de fortificação foi eficaz na diminuição da incidência de DTN (Berry et al., 2010). Nos Estados Unidos, houve diminuição da prevalência de nascimentos de bebês com DTN de 37,8 por 100.000 nascidos vivos antes da fortificação para 30,5 por 100.000 nascidos vivos após fortificação obrigatória, representando uma queda de 19% (Honein et al., 2001). Na América do Sul, o Estudo Colaborativo Latino-Americano de Malformações Congênitas (Eclamc) envolvendo três países (Argentina, Chile e Brasil) que adotaram a fortificação mandatória com ácido fólico detectou uma redução de 30-50% nas prevalências estimadas de DTN, comparando o período pré e pós-fortificação nesses países (López-Camelo et al., 2010).

Outros estudos brasileiros avaliaram o impacto da fortificação na prevalência de DTN utilizando os dados disponíveis no Sistema de Informações sobre Nascidos Vivos (Sisnac). Pacheco et al. (2009) não identificaram tendência de redução na prevalência de DTN (anencefalia, encefalocele e espinha bífida) nos dados referente à cidade de Recife/Pernambuco, avaliando os períodos anterior (2000-2004) e posterior (2005-2006) à fortificação mandatória. Fujimori et al. (2013) analisaram a prevalência e distribuição espacial de DTN (anencefalia, encefalocele e espinha bífida), antes (2001-2003) e após (2006-2008) a fortificação das farinhas com os dados do Sisnac referente ao estado de São Paulo e encontraram uma diminuição da prevalência de DTN de 35% considerando todos os municípios do estado. No entanto, na avaliação da prevalência por municípios, a região do Oeste paulista apresenta um aumento da prevalência após a fortificação e não acompanha a tendência de redução das outras regiões. Considerando os dados Sisnac de todos os estados brasileiros e Distrito Federal no ano de 2004 (pré-fortificação) e 2006 (pós-fortificação), Orioli et al. (2011) apontaram uma redução de 39% na prevalência de espinha bífida.

Vale ressaltar que se discute muito ainda sobre o efeito da fortificação com ácido fólico e a queda na prevalência de DTN. Embora importantes estudos nesse campo tenham ocorrido, o mecanismo pelo qual o folato previne DTN permanece em boa parte desconhecido. Observa-se que a queda não é homogênea em todas as populações (Pacheco et al., 2009; Castillo-Lancellotti, Tur e Uauy, 2013), especialmente na comparação entre grupos étnicos (Williams et al., 2005), levantando a questão do papel da variação genética como um modificador (Van Der Linden et al., 2006). Além disso, relatam-se problemas relacionados ao cálculo da estimativa de prevalência de DTN, em decorrência principalmente da falta e da heterogeneidade da informação referente ao número de casos, podendo levar à subnotificação dos casos e, consequentemente, a erros nas estimativas de prevalências (Osterhues, Ali e Michels, 2013). Portanto, deve-se ter cautela nas conclusões referentes ao efeito da fortificação e ocorrência de DTN, sendo necessárias novas investigações mais aprofundadas sobre o metabolismo do folato e seu papel na prevenção de DTN.

Situações clínicas de toxicidade

Embora não se conheça amplamente sobre a toxicidade e as consequências a longo prazo que estão associadas com a ingestão elevada de folato, principalmente de ácido fólico, as quantidades da vitamina utilizadas na fortificação são conservadoras para evitar potenciais efeitos nocivos (Stover, 2004). No entanto, algumas antigas e novas discussões a respeito das relações entre folato e riscos à saúde são levantadas na literatura científica, principalmente após o aumento da ingestão de folato em virtude da fortificação de alimentos.

Apesar do aparente sucesso da fortificação de alimentos com ácido fólico, a comunidade científica não é unânime na aprovação de políticas de fortificação mandatória e do uso indiscriminado de suplementos (Neuhouser e Beresford, 2001). Há críticas em relação à necessidade da exposição de toda a população a altas doses da vitamina; além disso, importantes discussões científicas acerca da rotina de suplementação de ácido fólico e do papel preventivo no desenvolvimento de doenças têm sido publicados em importantes periódicos (Kim, 2007b; Kim, 2008; Ulrich, 2008). Há hipóteses de que a superexposição ao micronutriente pode estar associada à ocorrência de efeitos adversos à saúde, entre eles, elevação da incidência de câncer de cólon retal, mascaramento da anemia por deficiência de B12 (Cornel, de Smit e de Jon van der Berg, 2005) e aumento do ácido fólico não metabolizado (Smith, Kim e Refsum, 2008).

Quanto às neoplasias, diversos trabalhos publicados apontavam para uma associação inversa que indicava que quanto maior a ingestão de folato, menor o risco de câncer (Choi e Mason, 2000; Giovannucci, 2002; Cole et al., 2007; Kim et al., 2010). Por outro lado, alguns estudos recentes não encontraram a mesma associação, ao contrário, relataram resultados bem diferentes com o aumento da ingestão de ácido fólico decorrente da dieta (alimentos fortificados) e uso de suplementos, podendo provocar a progressão de lesões pré-neoplásicas a câncer, principalmente de câncer colorretal (Kim, 2007b; Mason, 2011). Embora não sejam conclusivos e devam ser vistos com muita cautela em razão dos poucos estudos, os dados são particularmente importantes do ponto de vista da saúde pública, tendo em vista o aumento da ingestão da vitamina, principalmente após adoção da fortificação de alimentos.

Além disso, a ingestão elevada de folato pode interferir no diagnóstico clínico da deficiência de B12 por melhorar a anemia megaloblástica, sintoma comum entre ambas as deficiências. No entanto, o folato não tem impacto na progressão irreversível da disfunção neurológica e perda cognitiva que resulta da deficiência de B12 (Stover, 2004; Selhub et al., 2009). Esse resultado é ainda mais relevante em idosos, grupo vulnerável à deficiência de B12. Observou-se que altas concentrações de folato foram associadas com anemia e redução da capacidade cognitiva em indivíduos idosos com baixa concentração de B12. Ressalta-se que 67% dos idosos relataram o uso de suplementos dietéticos (Morris et al., 2007).

Em relação ao ácido fólico não metabolizado, a presença da vitamina não metabolizada no plasma, também conhecida como ácido fólico circulante, resulta do comprometimento do mecanismo em virtude da saturação da atividade da enzima DHFR que converte o ácido fólico em 5-metiltetra-hidrofolato, forma ativa no metabolismo do folato. Quantidades superiores a 260-280 µg de ácido fólico parecem exceder o limite fisiológico do metabolismo (Kelly et al., 1997).

O conhecimento sobre o metabolismo e os efeitos biológicos do ácido fólico não metabolizado é escasso. No entanto, sabe-se que a presença do ácido fólico não metabolizado no sangue é decorrente apenas da ingestão da forma sintética da vitamina, e relata-se que a presença deste na circulação ocorreu especialmente após a fortificação mandatória dos alimentos e em maiores concentrações em indivíduos expostos à fortificação e, concomitantemente, consumidores de suplementos vitamínicos (Obeid e Herrmann, 2012). O ácido fólico não metabolizado pode ser um fator relevante nas questões de segurança associadas com alta ingestão de ácido fólico (Bailey et al., 2010). Visto que a presença do ácido fólico não metabolizado pode ser um biomarcador de ingestão elevada de ácido fólico (Sweeney et al., 2009) e que a ingestão elevada de ácido fólico pode promover o crescimento de cânceres preexistentes ou lesões malignas (Kim, 2007b; Mason, 2011), assim, o ácido fólico não metabolizado e/ou o aumento dos níveis de folato podem ser associados a quaisquer efeitos potenciais de progressão do câncer (Sweeney et al., 2009).

No Brasil, um estudo conduzido na população da cidade de São Paulo encontrou que aproximadamente 80% das amostras avaliadas apresentavam ácido fólico não metabolizado no plasma. Os pesquisadores destacaram ainda a importância de novos estudos com o intuito de conhecer o metabolismo e o risco da presença da forma da vitamina não metabolizada, garantindo a segurança da exposição ao ácido fólico, especialmente em países que possuem fortificação obrigatória (Steluti et al., 2018).

SUPLEMENTAÇÃO BASEADA EM EVIDÊNCIAS

A fortificação de alimentos tem uma longa história como estratégia de saúde pública para controlar a desnutrição de micronutrientes e erradicar doenças associadas à deficiência deles. A fortificação em massa é uma política frequentemente adotada quando há um risco de a população ser ou tornar-se deficiente em micronutrientes específicos, gerando um problema de saúde pública, ou no caso de a população se beneficiar da fortificação, como no caso do ácido fólico (WHO/FAO, 2006).

A fortificação de alimentos com ácido fólico foi adotada como estratégia para prevenção e combate à deficiência nutricional da vitamina, motivada principalmente pela melhora da nutrição materna e pela redução na incidência dos defeitos do tubo neural em diversos países (Eichholzer et al., 2006). Em 1998, os Estados Unidos e o Canadá foram os pioneiros na implementação da política da fortificação mandatória com ácido fólico (FDA, 1996; Canada, 1998). Na América do Sul, os programas de fortificação com ácido fólico obrigatórios foram instituídos no Chile em 2000, seguido pelo Brasil em 2002 e Argentina em 2003 (Gobierno de Chile, 1999; Brasil, 2012; Argentina, 2002).

No Brasil, desde junho de 2004 o Ministério da Saúde e a Agência Nacional de Vigilância Sanitária (Anvisa) tornaram obrigatória a fortificação com ácido fólico e ferro de todas as farinhas de trigo e milho comercializadas ou produzidas no país. É relevante mencionar que a fortificação de farinhas de trigo e milho com ferro, no Brasil, foi proposta em 1999 pela necessidade de reduzir a prevalência de anemia ferropriva em pré-escolares e gestantes. No entanto, a adição de ácido fólico na fortificação das farinhas de trigo e de milho ocorreu por solicitação da Associação de Assistência à Criança Deficiente (AACD), que, durante o período da Consulta Pública n. 63/2001, argumentou sobre a importância da vitamina na redução da prevalência de DTN, destacando experiências internacionais positivas. A quantidade adicionada inicialmente foi de 150 μg de ácido fólico por 100 g de farinha, quantidade semelhante aos valores regulamentados nos EUA e no Canadá, 140 μg e 150 μg, respectivamente (FDA, 1996; Canada, 1998; Brasil, 2012). Recentemente, a resolução foi atualizada, e dentre as alterações da nova resolução destacam-se as quantidades mínimas e máximas de ácido fólico por 100 g de farinha (Brasil, 2017).

No que diz respeito à suplementação da vitamina, a ingestão diária oral de ácido fólico é recomendada como parte da assistência pré-natal para prevenir a ocorrência de DTN. Na gestação de baixo risco, recomenda-se a suplementação diária de ácido fólico sintético na dose de 400 µg. Esta deve se iniciar no mínimo 30 dias antes da concepção e ser mantida durante os dois ou três primeiros meses da gestação. Na gestação de alto risco recomenda-se suplementação diária de ácido fólico sintético na dose de 4.000 µg (4 mg) com início, no mínimo, 30 dias antes da concepção, e ser mantida durante os dois ou três primeiros meses da gestação (Brasil, 2012).

REFERÊNCIAS

1. ARGENTINA. *Ley n. 25.630 Establécen se normas para la prevención de las anemias y las malformaciones del tubo neural.* 31 jul. 2002.
2. BAILEY, L.B.; GREGORY, J.F. Folate and metabolism requeriments. *J Nutr*, v. 129, n. 4, p. 779-82, 1999.
3. BAILEY, R.L.; MILLS, J.L.; YETLEY, E.A.; et al. Unmetabolized serum folic acid and its relation to folic acid intake from diet and supplements in a nationally representative sample of adults aged > or =60 y in the United States. *Am J Clin Nutr*, v. 92, n. 2, p. 383-9, 2010.
4. BERRY, R.J.; BAILEY, L.; MULINARE, J.; et al. Folic Acid Working Group. Fortification of flour with folic acid. *Food Nutri Bull*, v. 31, p. 22-5, 2010.
5. BRASIL. Ministério da Saúde. Resolução n. 150, de 13 de abril de 2017. Dispõe sobre o enriquecimento das farinhas de trigo e de milho com ferro e ácido fólico. *Diário Oficial da República Federativa do Brasil*, 17 abr. 2017.
6. _____. Secretaria de Atenção à Saúde. Departamento de Atenção Básica. Caderno de Atenção Básica n. 32. In: *Atenção ao pré-natal de baixo risco*. Brasília: Ministério da Saúde; 2012. Disponível em: http://bvsms.saude.gov.br/bvs/publicacoes/cadernos_atencao_basica_32_prenatal.pdf. Acessado em: 13 fev. 2019.
7. BOTTO, L.D.; YANG, Q. 5,10-Methylenetetrahydrofolate reductase gene variants and congenital anomalies: a HuGE review. *Am J Epidemiol*, v. 151, p. 862-77, 1999.
8. CANADÁ. Health Canada. Regulations amending the Food and Drug Regulations (1066). *Canada Gazette*, Pat I, p. 3702-5, 29 nov. 1998.
9. CASTILLO-LANCELLOTTI, C.; TUR, J.A.; UAUY, R. Impact of folic acid fortification of flour on neural tube defects: a systematic review. *Public Health Nutr*, v. 16, n. 5, p. 901-11, 2013.
10. CAUDILL, M.A. Folate bioavailability: implications for establishing dietary recommendations and optimizing status. *Am J Clin Nutr*, v. 91, n. 5, p. 1455-60, 2010.
11. [CDC] CENTERS FOR DISEASE CONTROL AND PREVENTION. Recommendations for the use of folic acid to reduce the number of cases of spina bifida and other neural tube defects. *MMWR Morb Mortal Wkly Rep*, v. 41, p. 1-7, 1992.
12. CHOI, S.W.; MASON, J.B. Folate and carcinogenesis: an integrated scheme. *J Nutr*, v. 130, n. 2, p. 129-32, 2000.
13. COLE, B.F.; BARON, J.A.; SANDLER, R.S.; et al. Folic acid for the prevention of colorectal adenomas: a randomized clinical trial. *JAMA*, v. 297, n. 21, p. 2351-9, 2007.
14. CORNEL, M.C.; DE SMIT, D.J.; DE JONG VAN DER BERG, L.T. Folic acid – the scientific debate as a base for public health police. *Reprod Toxicol*, v. 20, n. 3, p. 411-5, 2005.
15. CORTES, F. Prevention primaria de los defectos de cierre del tubo neural. *Rev Chil Pediatr*, v. 74, n. 2, p. 208-12, 2003.
16. COZZOLINO, S.M.F.; MICHELAZZO, F.B. Biodisponibilidade: conceitos, definições e aplicabilidade. In: COZZOLINO, S.M.F. *Biodisponibilidade de nutrientes*. 4. ed. Barueri: Manole, 2012.

386 MACRO E MICRONUTRIENTES EM NUTRIÇÃO CLÍNICA

17. CZEIZEL, A.E.; DUDAS, I. Prevention of the first occurrence of neural tube defects by periconceptional vitamin supplementation. *N Engl J Med*, v. 327, p. 1832-5, 1992.

18. DUTHIE, S.J.; NARAYANAN, S.; SHARP, L.; et al. Folate, DNA stability and colo-rectal neoplasia. *Proc Nutr Soc*, v. 63, n. 4, p. 571-80, 2004.

19. [FAO/WHO] FOOD AND AGRICULTURE ORGANIZATION/WORLD HEALTH ORGANIZATION. Folate and folic acid. In: *FAO/WHO expert consultation on human vitamin and mineral requirements*. Rome: FAO, 2001.

20. EICHHOLZER, M.; TÖNZ, O.; ZIMMERMANN, R. Folic acid: a public-health challenge. *Lancet*, v. 367, n. 9519, p. 1352-61, 2006.

21. [FDA] FOOD AND DRUG ADMINISTRATION. United States Department of Health and Human Services – DHHS. Food standards: Amendment of the standards of identify for enriched grain products to required addition of folic acid. *Fed Regisl*, v. 61, p. 8781-807, 1996.

22. FUJIMORI, E.; BALDINO, C.F.; SATO, A.P.; et al. Prevalência e distribuição espacial de defeitos do tubo neural no Estado de São Paulo, Brasil, antes e após a fortificação de farinhas com ácido fólico. *Cad Saúde Pública*, v. 29, n. 1, p. 145-54, 2013.

23. FULGONI, V.L.; KEAST, D.R.; BAILEY, R.L.; et al. Foods, fortificants, and supplements: Where do Americans get their nutrients? *J Nutr*, v. 141, n. 10, p. 1847-54, 2011.

24. GIOVANNUCCI, E. Epidemiologic studies of folate and colorectal neoplasia: a review. *J Nutr*, v. 132, p. 2350-5, 2002.

25. GOBIERNO DE CHILE. Ministerio de Salud. *Norma técnica para la fortificación de la harina de trigo con vitaminas y minerales*. dez. 1999.

26. GREGORY, J.F. III. Bioavailability of folate. *Eur J Clin Nutr*, v. 51, p. S54-S59, 1997.

27. HIBBARD, E.D.; SMITHELLS, R.W. Folic acid metabolism and human embriopathy. *Lancet*, v. 285, p. 1254, 1965.

28. HONEIN, M.A.; PAULOZZI, L.J.; MATHEWS, T.J.; et al. Impact of folic acid fortification of the US food supply on the occurrence of neural tube defects. *JAMA*, v. 285, n. 23, p. 2981-6, 2001.

29. [IOM] INSTITUTE OF MEDICINE. *Dietary Reference Intake: for thiamin, riboflavin, niacin, vitamin B6, folate, vitamin B12, pantothenic acid, biotin and choline*. Whashington, DC: National Academies Press, 1998.

30. KELLY, P.; MCPARTLIN, J.; GOGGINS, M.; et al. Unmetabolized folic acid in serum: acute studies in subject consuming fortified food and supplement. *Am J Clin Nutr*, v. 65, n. 6, p. 1790-5, 1997.

31. KIM, D.H.; SMITH-WARNER, S.A.; SPIEGELMAN, D.; et al. Pooled analyses of 13 prospective cohort studies on folate intake and colon cancer. *Cancer Causes Control*, v. 21, n. 11, p. 1919-30, 2010.

32. KIM, Y.I. Folic acid supplementation and cancer risk: point. *Cancer Epidemiol Biomarkers Prev*, v. 17., n. 9, p. 2220-5, 2008.

33. KIM, Y.I. Folate and colorectal cancer: an evidence-based critical review. *Mol Nutr Food Res*, v. 51, n. 3, p. 267-92, 2007a.

34. _____. Folic acid fortification and supplementation – good for some but not so good for others. *Nutr Rev*, v. 65, n. 11, p. 504-11, 2007b.

35. KONDO, A.; KAMIHIRA, O.; OZAWA, H. Neural tube defects: prevalence, etiology and prevention. *Int J Urol*, v. 16, n. 1, p. 49-57, 2009.

36. LAMERS, Y. Indicators and methods for folate, vitamin B-12, and vitamin B-6 status assessment in humans. *Curr Opin Clin Nutr Metab Care*, v. 14, p. 445-54, 2011.

37. LAURA, E.; VILLAREAL, M.; ARREDONDO, P.; et al. Weekly administration of folic acid and epidemiology of neural tube defects. *Matern Child Health J*, v. 10, p. 397-401, 2006.

38. LÓPEZ-CAMELO, J.S.; CASTILLA, E.E.; ORIOLI, I.M.; et al. Folic acid flour fortification: impact on the frequencies of 52 congenital anomaly types in three South American countries. *Am J Genet A*, v. 152A, n. 10, p. 2444-58, 2010.

CAPÍTULO 16 • FOLATO – VITAMINA B9 **387**

39. MARCHIONI, D.M.; VERLY, J.E.; STELUT, T.; et al. Folic acid intake before and mandatory fortification: a population-based study in São Paulo, Brazil. *Cad Saúde Pública*, v. 29, n. 10, p. 2083-92, 2013.
40. MASON, J.B. Folate consumption and cancer risk: a confirmation and some reassurance, but we're not out of the wood quite yet. *Am J Clin Nutr*, v. 94, n. 4, p. 965-6, 2011.
41. MCLEAN, R.R.; JACQUES, P.F.; SELHUB, J.; et al. Homocysteine as a predictive factor for hip fracture in older persons. *N Engl J Med*, v. 350, p. 2042-9, 2004.
42. MCNULTY, H.; SCOTT, J.M. Intake and status of folate and related B-vitamins: considerations and challenges in achieving optimal status. *Br J Nutr*, v. 99, supl. 3, p. 48-54, 2008.
43. MITCHELL, L.E.; ADZICK, N.S.; MELCHIONNE, J.; et al. Spina bifida. *Lancet*, v. 364, p. 1885-95, 2004.
44. MOLL, R.; DAVIS, B. Iron, vitamin B12 and folate. *Medicine*, v. 45, p. 198-203, 2017.
45. MORRIS, M.S.; JACQUES, P.F.; ROSEMBERG, I.H.; et al. Folate and vitamin B12 status in relation with anemia, macrocystosis, and cognitive impairment in older Americans in the age of folic acid fortification. *Am J Clin Nutr*, v. 85, n. 1, p. 193-200, 2007.
46. MRC VITAMIN STUDY RESEARCH GROUP. Prevention of neural tube defects. *Lancet*, v. 338, p. 131-7, 1991.
47. NEUHOUSER, M.L.; BERESFORD, S.A. Folic acid: are current fortification levels adequate? *Nutrition*, v. 17, n. 10, p. 868-72, 2001.
48. NORTHRUP, H.; VOLCIK, K.A. Spina bifida and other neural tube defects. *Curr Probl Pediatr*, v. 30, n. 10, p. 313-32, 2000.
49. OBEID, R.; HERRMANN, W. The emerging role of unmetabolized folic acid in human disease: myth or reality? *Curr Drug Metab*, v. 13, n. 8, p. 1184-95, 2012.
50. ORIOLI, I.M.; LIMA DO NASCIMENTO, R.; LÓPEZ-CAMELO, J.S.; et al. Effects of folic acid fortification on spina bifida prevalence in Brazil. *Birth Defects Res A Clin Mol Teratol*, v. 91, n. 9, p. 831-5, 2011.
51. OSTERHUES, A.; ALI, N.S.; MICHELS, K.B. The role of folic acid fortification in neural tube defects: a review. *Crit Rev Food Sci Nutr*, v. 53, n. 11, p. 1180-90, 2013.
52. PACHECO, S.S.; BRAGA, C.; SOUZA, A.I.; et al. Effects of folic acid fortification on the prevalence of neural tube defects. *Rev Saúde Publica*, v. 43, n. 4, 2009.
53. PERLA-KAJÁN, J.; TWARDOWSKI, T.; JAKUBOWSKI, H. Mechanisms of homocysteine toxicity in humans. *Amino Acids*, v. 32, n. 4, p. 561-72, 2007.
54. PFEIFFER, C.M.; JOHNSON, C.L.; JAIN, R.B.; et al. Trends in blood folate and vitamin B12 concentrations in the United States 1988-2004. *Am J Clin Nutr*, v. 86, n. 3, p. 718-27, 2007.
55. PFEIFFER, C.M.; CAUDILL, S.P.; GUNTER, E.W.; et al. Biochemical indicators of B vitamin status in the US population after folic acid fortification: results from the National Health and Nutrition Examination Survey 1999-2000. *Am J Clin Nutr*, v. 82, n. 2, p. 442-50, 2005.
56. PFEIFFER, C.M.; ROGERS, L.M.; BAILEY, L.B.; et al. Absorption of folate from fortified cereal-grain products and of supplemental folate consumed with or without food determined by using a dual-label stable-isotope protocol. *Am J Clin Nutr*, v. 66, p. 1388-97, 1997.
57. PONTES, E.L.B.; PASSONI, C.M.S.; PAGANOTTO, M. Importância do ácido fólico na gestação: requerimento e biodisponibilidade. *Cadernos da Escola de Saúde Nutrição*, v. 1, p. 1-6, 2008.
58. QUINLINAN, E.P.; GREGORY, J.F. Effect of food fortification on folic acid intake in the United States. *Am J Clin Nutr*, v. 77, n. 1, p. 221-5, 2003.
59. REFSUM, H.; SMITH, A.D.; UELAND, P.M.; et al. Facts and recommendations about total homocysteine determinations: an expert opinion. *Clin Chem*, v. 50, p. 3-32, 2004.
60. SANDERSON, P.; MCNULTY, H.; MASTROIACOVO, P.; et al. Folate bioavailability: UK food standards agency workshop report. *Br J Nutr*, v. 90, n. 2, p. 473-9, 2003.
61. SAUBERLICH, H.E.; KRETSCH, M.J.; SKALA, J.H.; et al. Folato requeriment and metabolism in nonpregnant woman. *Am J Clin Nutr*, v. 46, p. 1016-28, 1987.

62. SELHUB, J.; MORRIS, M.S.; JACQUES, P.F.; et al. Folate-vitamin B-12 interaction in relation to cognitive impairment, anemia, and biochemical indicators of vitamin B-12 deficiency. *Am J Clin Nutr*, v. 89, n. 2, p. 702S-706S, 2009.
63. SELHUB, J. Public health significance of elevated homocysteine. *Food Nutr Bull*, v. 29, supl. 2, p. 116-25, 2008.
64. _____. The many facets of hiperhomocysteinemia: studies from the Framingham cohorts. *J Nutr*, v. 136, supl. 6, p. 1726-30, 2006.
65. SESHADRI, S.; BEISER, A.; SELHUB, J.; et al. Plasma homocysteine as a risk factor for dementia and Alzheimers desease. *England J Med*, v. 346, p. 476-83, 2002.
66. SHAKUR, Y.A.; GARRIGUET, D.; COREY, P.; et al. Folic acid fortification above mandated levels results in a low prevalence of folate inadequacy among Canadians. *Am J Clin Nutr*, v. 92, n. 4, p. 818-95, 2010.
67. SMITH, A.D.; KIM, Y.I.; REFSUM, H. Is folic acid good for everyone? *Am J Clin Nutr*, v. 87, n. 3, p. 517-33, 2008.
68. STELUTI, J.; SELHUB, J.; PAUL, L.; et al. An overview of folate status in a population-based study from São Paulo, Brazil and the potential impact of 10 years of national folic acid fortification policy. *Eur J Clin Nutr*, v. 71, n. 10, p. 1173-8, out. 2017.
69. STELUTI, J.; REGINALDO, C.; SELHUB, J.; et al. Presence of circulating folic acid in plasma and its relation with dietary intake, vitamin B complex concentrations and genetic variants. *Eur J Nutr*, 2018.
70. STOVER, P.J. Physiology of folate and vitamin B12 in health and disease. *Rev Nutr*, v. 62, n. 6, p. 3-12, 2004.
71. SWEENEY, M.R.; STAINES, A.; DALY, L.; et al. Persistent circulating unmetabolised folic acid in a setting of liberal voluntary folic acid fortification. Implications for the further mandatory fortification? *BMC Public Health*, v. 9, p. 295, 2009.
72. UELAND, P.M.; HUSTAD, S. Homocysteine and folate status in an era of folic acid fortification: balancing benefits, risks, and B vitamins. *Clin Chem*, v. 54, n. 5, p. 779-81, 2008.
73. ULRICH, C.M. Folate and cancer prevention: where to next? Counterpoint. *Cancer Epidemiol Biomarkers Prev*, v. 17, n. 9, 2226-30, 2008.
74. _____. Folate and cancer prevention: a closer look at a complex Picture. *Am J Clin Nutr*, v. 86, n. 2, 271-3, 2007.
75. _____. Nutrigenetics in cancer research – folate metabolism and colorectal cancer. *J Nutr*, v. 135, n. 11, p. 2698-72, 2005.
76. [USDA] UNITED STATES DEPARTMENT OF AGRICULTURE, AGRICULTURE RESEARCH SERVICE. 2014. *USDA National Nutrient Database for Standard Reference*, Release 27. Disponível em: http://www.ars.usda.gov/ba/bhnrc/ndl. Acessado em: 2 ago. 2019.
77. VAN DER LINDEN, I.J.; AFMAN, L.A.; HEIL, S.G.; et al. Genetic variation in genes of folate metabolism and neural-tube defect. *Risk Proc Nutr*, v. 65, n. 2, p. 204-15, 2006.
78. [WHO/FAO] WORLD HEALTH ORGANIZATION/FOOD AND AGRICULTURAL ORGANIZATION. *Guidelines on food fortification with micronutrients*. Genebra: WHO, 2006.
79. WILLIAMS, K.T.; SCHALINSKE, K.L. New insights into the regulation of methyl group and homocysteine metabolism. *J Nutr*, v. 137, n. 2, p. 311-4, 2007.
80. WILLIAMS, L.J.; RASMUSSEN, S.A.; FLOREA, A.; et al. Decline in the prevalence of spina bifida and anencephaly by race/ethnicity: 1995-2012. *Pediatrics*, v. 116, p. 580-6, 2005.
81. WRIGHT, A.J.; DAINTY, J.R.; FINGLAS, P.M. Folic acid metabolism in human subjects revisited: potential implications for proposed mandatory folic acid fortification in the UK. *Br J Nutr*, v. 94, n. 8, p. 667-75, 2007.
82. WU, A.; CHANARIN, I.; SLAVIN, G.; et al. Folate deficiency in the alcoholic – its relationship to clinical and haematological abnormalities, liver disease and folate stores. *Br J Haematol*, v. 29, p. 469-78, 1975.

17

Cobalamina – vitamina B12

Renata Juliana da Silva

INTRODUÇÃO

Uma anemia letal causada por transtornos digestivos foi descrita inicialmente em 1824, por Combe e Addison. Posteriormente, Austin Flint (1860) relatou uma nova possível causa relacionada a uma grave atrofia gástrica para esse tipo de anemia. Durante cerca de um século, essa doença permaneceu com um caráter "mortal", sendo denominada em 1872 de anemia perniciosa de Biermer (Lee e Herbert, 1999; Pruthi e Tefferi, 1994).

Whipple e Robscheit-Robbins (1925) demonstraram em experimentos com cães que a doença poderia ser curada a partir do consumo de grandes quantidades de fígado. A partir dessa observação, Fueron Minot e Murphy (1926) descreveram a eficácia da alimentação com fígado no tratamento da anemia perniciosa, o que rendeu o primeiro Prêmio Nobel a esses pesquisadores (Green e Miller, 2014). Dando continuidade à história e às descobertas, outros pesquisadores sugeriram como causa da anemia a incapacidade de completar alguns mecanismos essenciais da digestão gástrica, uma vez que certos tipos de anemia só poderiam ser tratados a partir de doses de vitamina B12 injetável. Castle (1929) foi quem primeiro descreveu a existência de um fator secretado pelas células parietais do estômago, o fator intrínseco (FI), fundamental para corrigir a anemia perniciosa e que agia em conjunto a um fator extrínseco, que poderia ser obtido a partir do fígado (Green e Miller, 2014).

A busca pelo princípio ativo encontrado no fígado resultou no isolamento e na cristalização da cobalamina por Rickes, Smith e Parker (1948) (Smith, 1948). Em 1959, a cobalamina teve sua função bioquímica, bem como sua função como coenzima, estabelecida, sendo que em 1963 descobriu-se sua atuação como cofator na reação de síntese da metionina a partir da metilação da homocisteína. Estabeleceram-se então as interações metabólicas da vitamina B12 com o ácido fólico, e sua associação com a anemia megaloblástica (Green e Miller, 2014).

O segundo Prêmio Nobel da história da cobalamina foi destinado a Dorothy Hodgkin (1964), por determinar a estrutura química cristalina da vitamina a partir de cristalografia por raios X (Hodgkin et al., 1956). Em 1973, Woodward et al. conseguiram desenvolver a síntese total da cobalamina.

RECOMENDAÇÕES DIÁRIAS DE CONSUMO SEGUNDO SEXO E CICLO DA VIDA

A definição da ingestão dietética recomendada (*Recomended Dietary Allowance* – RDA) de vitamina B12 baseou-se na quantidade necessária para a manutenção do seu estado hematológico e das suas concentrações séricas normais. Segundo o Institute of Medicine (IOM) dos Estados Unidos, a dose diária de cobalamina necessária para o organismo é de 2,4 µg para adultos (IOM, 2006). As recomendações de acordo com o ciclo da vida podem ser observadas na Tabela 1.

TABELA 1 Ingestão de referência (AI, EAR e RDA) de vitamina B12 em µg/dia, segundo os estágios de vida

Idade	AI	EAR	RDA
0-6 meses	0,4	–	–
7-12 meses	0,5	–	–
1-3 anos	–	0,7	0,9
4-8 anos	–	1	1,2
9-13 anos*	–	1,5	1,8
14-70 anos*	–	2	2,4
Gestantes (18-50 anos)	–	2,2	2,6
Lactantes (18-50 anos)	–	2,4	2,8

* Não há diferença entre a ingestão recomendada para homens e mulheres. AI (*Adequate Intake*): ingestão adequada; EAR (*Estimated Average Requirement*): necessidade média estimada; RDA (*Recommended Dietary Allowance*): ingestão dietética recomendada.
Fonte: IOM (2006).

A recomendação de ingestão para recém-nascidos de 0 a 1 ano foi baseada na ingestão de vitamina B12 proveniente da alimentação com leite materno. A deficiência de cobalamina é rara em crianças cujas mães apresentam um estado nutricional adequado dessa vitamina. Dessa forma, o valor de AI estabelecido para essa faixa etária varia de 0,4 a 0,5 μg/dia. Vale ressaltar que no caso de mães veganas é recomendada a suplementação de vitamina B12 para as crianças, uma vez que seus estoques corporais não são suficientes e poucas quantidades serão fornecidas via aleitamento materno (IOM, 2006).

A partir de evidências de que a absorção de cobalamina é mais eficiente durante a gestação, os valores de EAR e RDA nesse ciclo da vida são de 2,2 μg/dia e 2,6 μg/dia, respectivamente. A concentração de vitamina B12 no leite materno normalmente é similar à do plasma sanguíneo da mãe. Assim, a ingestão recomendada dessa vitamina também irá influenciar a concentração no leite materno. Desse modo, as necessidades nesse período têm um pequeno aumento, sendo de 2,4 μg/dia (EAR) e 2,8 μg/dia (RDA) (IOM, 2006).

Não foram estabelecidos valores de UL (*Tolerable Upper Intake Level* – nível máximo de ingestão tolerável) para a cobalamina até o momento, visto que não existem relatos de efeitos adversos decorrentes da ingestão excessiva (IOM, 2006).

As pesquisas de avaliação do consumo alimentar dos brasileiros em relação à vitamina B12 surgiram a partir da década de 1990, e demonstram um risco de inadequação particularmente a partir do início do século XXI (Vannucchi, Monteiro e Takeuchi, 2017).

Dois estudos na década de 1990 realizados nas regiões metropolitanas de Curitiba, Porto Alegre, São Paulo e Recife, que utilizaram como metodologia a pesquisa de orçamentos familiares (POF) do Instituto Brasileiro de Geografia e Estatística (IBGE), demonstraram uma ingestão média da população brasileira adulta de 2,62 μg/dia (Vannucchi, Monteiro e Takeuchi, 2017).

Morimoto, Marchioni e Fisberg (2006) demonstraram que o consumo de cobalamina entre indivíduos na cidade de São Paulo, a partir de registro alimentar de três dias, referiu 3,02 μg/dia. Homens parecem possuir ingestão pouco maior em relação às mulheres, de 4,20 μg/dia *versus* 3,15 μg/dia, respectivamente. Mulheres no período gestacional, cuja recomendação de ingestão aumenta, não apresentam risco de consumo baixo pelos estudos avaliados, com média de 4,19 μg/dia (Vannucchi, Monteiro e Takeuchi, 2017).

Entre a população brasileira situada na faixa etária de 6 a 19 anos, cinco estudos desde o início do século XXI realizados nas cidades de Campinas, Brasília, Piedade, São Paulo e dois municípios de cada um dos cinco estados: Pará, Piauí, Goiás, Minas Gerais e Santa Catarina, demonstraram uma ingestão média de 3,94 μg/dia. Meninos possuem um consumo pouco maior em relação às meninas, 4,45 μg/dia *versus* 3,37 μg/dia (Souza et al., 2008; Vannucchi, Monteiro e Takeuchi, 2017).

ORIGEM E SÍNTESE DA COBALAMINA NOS ALIMENTOS

A vitamina B12, ou cianocobalamina, ou ainda cobalamina, faz parte de uma família de compostos denominados de forma genérica cobalaminas (Paniz et al., 2005). É uma vitamina hidrossolúvel, sintetizada exclusivamente por microrganismos, como as bactérias, e tem um peso molecular de aproximadamente 1.300 a 1.500 Da (Froese e Gravel, 2010).

O termo vitamina B12 refere-se à família de substâncias compostas de anéis tetrapirrol ao redor de um átomo central de cobalto com um nucleotídeo unido a esse átomo. É a única entre todas as vitaminas que contém não só uma molécula orgânica complexa, mas também um elemento-traço essencial, o cobalto situado dentro de um anel de corrina, formando um anel tetrapirrólico, de fórmula molecular $C_{63}H_{88}CoN_{14}O_{14}P$ (Figura 1) (Volkov, 2008).

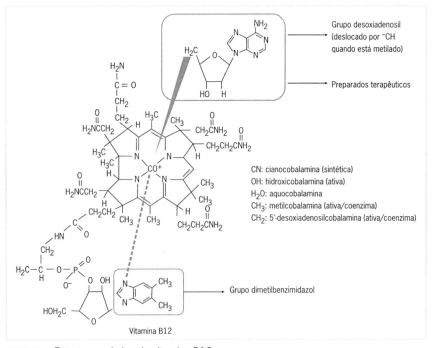

FIGURA 1 Estrutura química da vitamina B12.
Fonte: adaptada de Contreras (2005).

Dependendo de outros compostos ligados à molécula, o íon cobalto pode ser ligado variavelmente a grupamentos metil, 5'-desoxiadenosil, hidróxil, ciano ou H_2O (água), dando origem às diferentes formas da vitamina: metilcobalamina, desoxiadenosilcobalamina, hidroxicobalamina, cianocobalamina e aquacobalamina, sendo as duas primeiras suas formas coenzimáticas (Contreras, 2005) (Quadro 1).

QUADRO 1 Derivados da cobalamina

Radical	Variedade
CN- (ciano)	Cianocobalamina
OH- (hidroxil)	Hidroxicobalamina
CH₃ (metil)	Metilcobalamina
5'desoxiadenosil	Desoxiadenosilcobalamina
H₂O (água)	Aquacobalamina

Fonte: adaptado de Barrios, Hernández e Gómez (1999).

Quimicamente, o termo vitamina B12 refere-se à hidroxicobalamina e à cianocobalamina (Paniz et al., 2005). A forma predominante no soro é a metilcobalamina, e no citosol, a desoxiadenosilcobalamina (Mafra e Cozzolino, 2016), sendo encontrada em praticamente todos os tecidos animais e estocada primariamente no fígado na forma de adenosilcobalamina (Herrmann e Geisel, 2002).

A cianocobalamina é a forma mais estável de B12, sendo frequentemente utilizada pela indústria na elaboração dos suplementos alimentares. Essa vitamina é termoestável; no entanto, a exposição à luz causa a dissociação do grupo cianeto, com consequente formação da hidroxicobalamina. Essa reação fotolítica não implica redução da atividade da vitamina (Ball, 2004).

Fontes alimentares

Apenas membros do reino *Archaea* e certas bactérias são capazes de sintetizar a vitamina B12, o que pode ocorrer por duas vias alternativas: a via aeróbica, que tem sido estudada em espécies de *Pseudomonas denitrificans*, e a anaeróbica, em *Propionibacterium shermanii* e *Salmonella typhimurium* (Nexo e Hoffmann-Lücke, 2011). A microbiota intestinal humana também sintetiza vitamina B12, porém a maior concentração de bactérias no intestino está localizada no cólon, local em que a B12 é pouco absorvida e, assim, as fezes humanas contêm alta concentração dessa vitamina (Basu e Dickerson, 1996).

A síntese da vitamina ocorre somente pela ação de bactérias, algas e fungos, sendo que a única fonte confiável da vitamina provém de alimentos de origem animal, uma vez que o gado a obtém da síntese bacteriana estomacal ou do solo ingerido durante a pastagem e durante a ruminação. As plantas não a sintetizam, e há pouca contaminação dos produtos vegetais pelas bactérias e pelo solo. No entanto, a contaminação dos alimentos pela vitamina B12 contida no solo, associada à atividade das bactérias ali presentes, é a principal forma de transporte da vitamina pela cadeia alimentar até chegar aos animais do topo, como os humanos. Da mesma forma, camarões e ostras, ao se alimentarem de microrganismos, armazenam a vitamina B12 e fornecem-na aos outros animais que os consumirem (Basu e Dickerson, 1996; Cozzolino, Cominetti e Bortoli, 2014).

Dessa forma, alimentos de origem animal, tais como produtos lácteos, carne, fígado, peixes e ovos são as únicas fontes naturais de vitamina B12, pois obtêm a vitamina indiretamente das bactérias (Tabela 2) (Watanabe, 2007). As únicas fontes alimentares de vitamina B12 de origem vegetal são as algas, como a nori (*Porphyra tenera* e *Spirulina*), que contêm grandes quantidades da vitamina; no entanto, a biodisponibilidade da vitamina encontrada nesse vegetal é questionável (Basu e Dickerson, 1996).

TABELA 2   Teor de vitamina B12 em alimentos considerados fonte (em medida usual)

Alimento	Porção usual	Medida caseira	Teor de cobalamina (μg/porção de alimento)
Grupo das carnes e ovos			
Bife de fígado cozido[2]	100 g	1 unidade média	112,00
Fígado de frango cozido[2]	100 g	4 unidades pequenas	19,00
Coração de galinha cozido[2]	100 g	12 unidades	14,00
Carne bovina cozida[2]	100 g	1 bife médio	2,50
Carneiro cozido[2]	100 g	1 fatia média	2,40
Frango cozido (carne clara)[2]	100 g	1 filé médio	0,36
Frango cozido (carne escura)[2]	100 g	1 sobrecoxa grande	0,32
Salsicha alemã, carne bovina[1]	100 g	1 unidade	0,88
Costeleta de porco assada[1]	98 g	2 unidades grandes	0,74
Ovo[1]	50 g	1 unidade	0,88
Mariscos no vapor[2]	100 g	1 xícara de chá	99,00
Arenque cozido[2]	100 g	2 filés médios	10,00
Caranguejo cozido[2]	100 g	1 unidade	9,00
Truta cozida[2]	100 g	1 filé	5,00
Salmão cozido[2]	100 g	1 filé	2,80
Camarão cozido[2]	100 g	10 unidades médias	1,50

(continua)

TABELA 2 Teor de vitamina B12 em alimentos considerados fonte (em medida usual) *(continuação)*

Alimento	Porção usual	Medida caseira	Teor de cobalamina (µg/porção de alimento)
Linguado assado[1]	84 g	1 filé	1,16
Ostras cruas[1]	84 g	3 unidades	13,61
Atum, enlatado, em água[1]	84 g	2 colheres de sopa	2,54
Grupo do leite, queijo e iogurte			
Leite desnatado[2]	245 g	1 copo duplo	0,93
Leite integral (2% de gordura)[2]	245 g	1 copo duplo	0,87
Queijo cottage[2]	28,4 g	1 colher de sopa	0,80
Queijo tipo Edam[1]	28 g	1 fatia pequena	0,44
Queijo cheddar[2]	28,4 g	1 fatia pequena	0,24
Iogurte semidesnatado[1]	200 mL	1 xícara de chá	0,24
Sorvete de baunilha[1]	100 g	½ xícara de chá	0,26

Fonte: [1]Mahan e Raymond (2018); [2]Hands (2000).

Nos alimentos, a vitamina B12 está presente sob diferentes formas. Nesse sentido, carnes e peixes contêm predominantemente as formas adenosil e hidroxicobalamina; nos produtos lácteos, essas formas vitamínicas são encontradas na metilcobalamina (Ball, 2004).

Biodisponibilidade

No tocante à biodisponibilidade da vitamina B12, poucos estudos foram realizados para avaliá-la em diferentes alimentos. Evidências sugerem que uma refeição com 1,5 a 2,5 µg da vitamina sature os receptores localizados no íleo, limitando, assim, a absorção. A biodisponibilidade da vitamina presente na carne de carneiro é de aproximadamente 60%, enquanto nos ovos e nas trutas esse valor não ultrapassa 45%. Já o fígado de boi, por possuir um alto teor de B12, apresenta menor taxa de biodisponibilidade, que fica em torno de 11%. Em carne de peixe e frango é, em média, de 42% e 61 a 66%, respectivamente. A vitamina B12 de ovos parece ser pouco absorvida (< 9%) comparada a outros produtos de origem animal. A cocção da carne em calor úmido pode ainda levar a perdas de até 30%. Durante a secagem de alguns alimentos, a cobalamina pode ser convertida a formas análogas inativas (IOM, 1998; Vannucchi, Monteiro e Takeuchi, 2017).

Em torno de 50% da vitamina B12 alimentar é absorvida por indivíduos com função gastrointestinal normal. Cereais matinais fortificados parecem ser boas opções para vegetarianos e idosos (Watanabe, 2007).

Função biológica

A vitamina B12 está envolvida na reparação e na síntese de mielina no sistema nervoso central (SNC), com o metabolismo de ácidos nucleicos e com a transferência de grupos metil, pois é um cofator para duas enzimas (coenzimas), a metionina sintase, que controla dois processos importantes: síntese dos ácidos nucleicos e reações de metilação do organismo, participando da remetilação da homocisteína em metionina, etapa em que há a ligação entre o metabolismo do folato e da cobalamina, regenerando o tetra-hidrofolato (THF) por meio de reação de desmetilação; e a L-metilmalonil-CoA mutase, dependente de 5'-deoxiadenosilcobalamina (adenosil B12). Assim, a cobalamina também é essencial para a formação e a regeneração de eritrócitos e para o metabolismo energético, estando envolvida no metabolismo dos aminoácidos, do colesterol, da timina e dos ácidos graxos (Andrès et al., 2004; Vannucchi, Monteiro e Takeuchi, 2017).

Vitamina B12 e o SNC

A S-adenosilmetionina (SAM, formada a partir de adenosina trifosfato – ATP – e metionina formada pela enzima metionina adenosiltransferase) é o maior cofator enzimático doador de grupamentos metil (CH_3) do organismo humano e, por isso, é essencial para a síntese de poliaminas e para as reações de transmetilação, como as que são necessárias no processo de síntese e de manutenção da mielina. Além disso, a síntese da colina também depende, ainda que de maneira indireta, da vitamina B12. A síntese *de novo* desse neurotransmissor, que tem atividade relacionada com a memória e também com o sistema nervoso simpático, tem início na descarboxilação da serina para formar etanolamina, por reação dependente de vitamina B6 (piridoxina). *A posteriori*, esse componente é progressivamente metilado e, assim, essas etapas se tornam dependentes de metilcobalamina e de ácido fólico para a síntese de metionina. Nesse sentido, a deficiência em vitamina B12 está relacionada com problemas de mielinização e de neurotransmissão, o que pode acarretar encefalopatia e mielopatia (Smith e Refsum, 2009).

A deficiência de cobalamina implica também aumento das concentrações de homocisteína, que apresenta papel neurotóxico, pois promove a excitotoxicidade e aumenta a produção de radicais livres no SNC, além de causar danos ao endotélio vascular (Bottiglieri, 2005). Anormalidades no SNC decorrentes da deficiência de vitamina B12 também se relacionam com a síntese excessiva de ácido metilmalônico (MMA) e sugere-se que o MMA acumulado iniba a formação da bainha de mielina por competir com a malonil-CoA na síntese de gorduras (McCracken et al., 2006; Smith e Refsum, 2009).

Portanto, muitos estudos sugerem que deficiência de vitamina B12, ainda que subclínica, possa estar relacionada com depressão, declínio cognitivo, doença de Alzheimer e outras doenças psiquiátricas (Güzelcan e Van Loon, 2009; Ng et al., 2009; Martins, Carvalho-Silva e Streck, 2017).

Metionina sintase

A metionina sintase é a enzima-chave no metabolismo do ácido fólico, sendo encontrada predominantemente na circulação na forma de metiltetra--hidrofolato (MTHF). Essa forma pode ser captada pelas células, entretanto necessita ser imediatamente conjugada com moléculas de glutamato para que seja contida dentro da célula e, assim, possa transportar moléculas com um carbono para a síntese de ácidos nucleicos e de metionina. Porém, o MTHF não é conjugável e necessita ser metabolizado a THF. Nessa reação que é catalisada pela enzima metionina sintase, dependente de metilcobalamina, o grupo metil é transferido para a homocisteína, gerando metionina e THF. Após a metilação da homocisteína, a metionina é convertida a SAM em reação catalisada pela enzima metionina adenosiltransferase. Posteriormente, a SAM é metabolizada a S-adenosil-homocisteína (SAH) por processo de transmetilação, sendo assim hidrolisada a homocisteína, completando o ciclo (Figura 2). Na deficiência em vitamina B12, o folato não será conjugado, causando uma deficiência intracelular nessa vitamina. Do mesmo modo, a concentração de SAM ficará reduzida e as concentrações de homocisteína estarão aumentadas (Andrès et al., 2004; Basu e Dickerson, 1996; Paniz et al., 2005).

L-metilmalonil-CoA mutase

A enzima L-metilmalonil-CoA mutase catalisa a conversão de L-metilmalonil-CoA em succinil-CoA, intermediário importante do ciclo de Krebs. Nesse ciclo, o propionil-CoA, proveniente da betaoxidação de ácidos graxos e da degradação dos esqueletos de carbono dos aminoácidos de cadeia ramificada, é convertido a D-metilmalonil-CoA, que sofre processo de racemização para conversão a L-metilmalonil-CoA. Na deficiência de cobalamina, a síntese de succinil-CoA está interrompida e a reação é desviada para a formação de MMA. Por conseguinte, observa-se aumento das concentrações de MMA e de ácido propiônico, acarretando acidose metabólica (Figura 3).

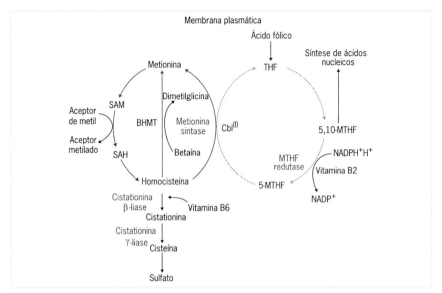

FIGURA 2 Vias bioquímicas intracitoplasmáticas envolvendo a vitamina B12.

5-MTHF: 5- metiltetra-hidrofolato; 5,10-MTHF: 5,10- metiltetra-hidrofolato; BHMT: beta-homocisteína S-metiltransferase, Cbl(II): cobalamina reduzida; MTHF: metiltetra-hidrofolato redutase; NADP: nicotinamida adenina dinucleotídeo fosfato; NADPH: forma reduzida de NADP; SAH: S-adenosil-homocisteína; SAM: S-adenosilmetionina; THF: tetra-hidrofolato.

Fonte: adaptada de Andrès et al. (2004).

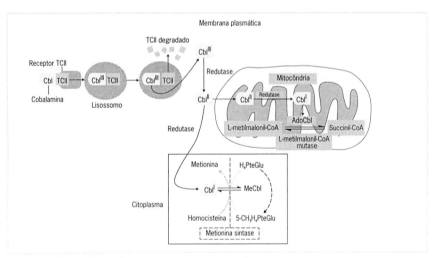

FIGURA 3 Captação celular e processamento de cobalamina.

AdoCbl: adenosilcobalamina; Cbl: cobalamina; Cbl(I) e Cbl(II): formas reduzidas da cobalamina; Cbl(III): forma oxidada da cobalamina; MeCbl: metilcobalamina; PteGlu: ácido fólico; TC II (transcobalamina II).

Fonte: adaptada de Andrès et al. (2004).

FISIOLOGIA

Digestão, absorção, metabolismo, armazenamento e excreção

Os processos de digestão, absorção e o metabolismo da vitamina B12 são complexos e requerem muitas etapas. Após ingerida por via alimentar, e por estar associada a proteínas, no estômago, sua liberação é dependente da secreção ácida (HCl – ácido clorídrico) e da pepsina. Posteriormente, liga-se a outras proteínas, a proteína R (uma cobalofilina, proteína secretada na saliva, nos sucos gástrico e intestinal e no soro) e a haptocorrina (do suco gástrico). O pH ácido do estômago garante a alta afinidade da ligação entre a B12 e a haptocorrina e, quando esse complexo alcança o duodeno, a haptocorrina é degradada pelas enzimas pancreáticas e a elevação do pH provoca um aumento da afinidade da vitamina pelo fator intrínseco (FI). O FI é uma glicoproteína de 60-kDa secretada pelas células parietais estomacais, e protege a vitamina B12 das enzimas pancreáticas. O estímulo para essa secreção ocorre a partir do nervo vago, histamina, gastrina e insulina. Assim, o complexo vitamina B12-FI é mais estável porque essa proteína sofre uma mudança na sua conformação, aumentando a resistência à proteólise. Em seguida, o complexo vitamina B12-FI (vit. B12-FI) é reconhecido pela cubilina, receptor coexpresso com a megalina, localizado nos enterócitos na região do íleo distal. A cobalamina é então absorvida por endocitose, mecanismo responsável pela absorção de pelo menos 60% dela. Normalmente, o FI é secretado em quantidades bem maiores que o necessário para a ligação e a absorção da cobalamina da dieta, que necessita apenas de cerca de 1% do total de FI disponível (Andrès et al., 2004; FAO/WHO, 2004; Li, Watkins e Rosenblatt, 2009; Vannucchi, Monteiro e Takeuchi, 2017).

Há duas vias de absorção da vitamina B12, uma associada ao FI e outra por difusão passiva, sendo a primeira um processo de absorção ativa, que necessita de condições normais do estômago, do FI, de enzimas pancreáticas e do íleo terminal funcionando adequadamente. Não é certo se o complexo vitamina B12-FI é absorvido intacto nas células da mucosa ou se a vitamina é transferida do complexo para a ligação intracelular, deixando o apofator intrínseco na superfície da mucosa. Embora haja boa evidência para a endocitose mediada por receptor do complexo de vitamina B12-FI para dentro do enterócito, parece não haver envolvimento do lisossomo na liberação da cobalamina livre, ao contrário de outras endocitoses mediadas por receptores. Estudos histoquímicos mostram o FI apenas na superfície da borda em escova. A entrada de cobalamina no enterócito é feita a partir de um mecanismo saturável que permite que apenas uma quantidade determinada proveniente da dieta possa ser aproveitada, sendo aproximadamente de 1 a 1,5 µg por refeição. A absorção também é lenta; o pico de concentração no sangue não é alcançado antes de seis a oito horas depois de uma dose oral. Em presença de doses maiores, a absorção é por difusão passiva e não saturável. Se a ingestão dietética é próxima aos níveis fisiológicos, a absorção pode chegar a 60% da quantidade total ingerida, porém diminui para menos de 10% quando a ingestão é muito superior (Vannucchi, Monteiro e Takeuchi, 2017).

Depois que a cobalamina é absorvida, ela se dissocia do FI e se liga a um de seus transportadores, transcobalamina II (holo-Tc) ou transcobalamina I, também denominada haptocorrina. A vitamina circula no plasma ligada à transcobalamina (TC) I, II e III; a TC-I se liga a aproximadamente 80% da vitamina B12 e a TC-II (sintetizada no fígado), a menos de 20%. Contudo, é sob esta última forma que ocorre a entrada da cobalamina nas células. A vitamina transportada pela TC-II é rapidamente depurada do plasma pelos tecidos, principalmente pelo fígado, via sistema porta (Figura 4) (Andrès et al., 2004; Nexo e Hoffmann-Lücke, 2011; Vannucchi, Monteiro e Takeuchi, 2017).

Na Figura 4 podemos observar a ilustração do metabolismo da vitamina B12, em que:

- Cobalamina dietética (Cbl), obtida por meio de alimentos de origem animal, entra no estômago ligada a proteínas animais (P).
- Pepsina e ácido clorídrico (HCl) no estômago clivam a proteína animal, liberando cobalamina livre. A maior parte da cobalamina livre é então ligada à proteína R, que é liberada das células parietais e glândulas salivares. O fator intrínseco (FI) também é secretado no estômago, mas sua ligação à cobalamina é fraca na presença de proteína R gástrica e salivar.

No duodeno, a cobalamina dietética ligada à proteína R junta-se a complexos de cobalamina-proteína-R secretados da bile. As enzimas pancreáticas degradam os complexos biliares e dietéticos de cobalamina-proteína-R, liberando cobalamina livre.

A cobalamina, em seguida, liga-se ao FI, formando o complexo cobalamina--FI (CblFI). O complexo CblFI permanece intacto até os 80 cm distais do íleo.

Liga-se aos receptores (cubilina) de células da mucosa intestinal e a cobalamina é liberada para ser transportada por proteínas conhecidas como transcobalaminas: I, II e III (TC-I, TC-II e TC-III). Transcobalamina II, embora represente apenas pequena fração (cerca de 10%) das transcobalaminas, é a mais importante porque é capaz de fornecer cobalamina a todas as células do corpo. A cobalamina é subsequentemente transportada para a corrente sanguínea de modo sistêmico por meio do sistema portal.

Dentro de cada célula, o complexo TCII-cobalamina é absorvido por meio de endocitose e a cobalamina é liberada e depois convertida enzimaticamente em suas duas formas de coenzima: metilcobalamina e adenosilcobalamina.

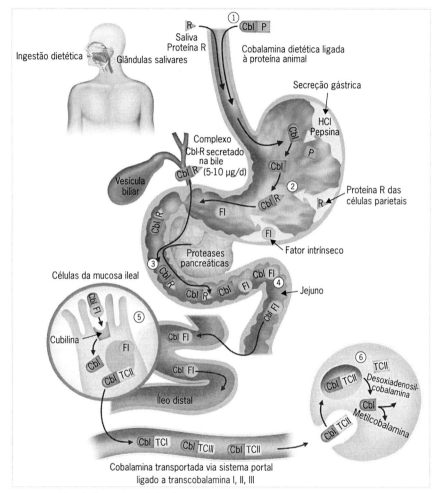

FIGURA 4 Metabolismo da cobalamina.
Fonte: adaptada de Andrès et al. (2004).

A captação da cobalamina pelas células ocorre por endocitose, via interação do complexo holo-Tc e cobalamina com receptores celulares. Após a entrada na célula, a holo-Tc é digerida pelos lisossomos e parte da cobalamina servirá como cofator para duas coenzimas, uma citosólica e outra mitocondrial: 1) metionina sintase, que participa do catabolismo da homocisteína em metionina, e 2) metiltetra-hidrofolato redutase, que participa da síntese de purinas e pirimidinas. Outra parte da vitamina é transferida para a mitocôndria, na qual é transformada em adenosil B12, cofator da metilmalonil CoA mutase, responsável pela formação de succinil Co-A a partir de metilmalonil CoA, produtos do catabolismo de ácidos graxos (Andrès et al., 2004; Vannucchi, Monteiro e Takeuchi, 2017).

A TC-I ainda é a responsável pelo transporte da cobalamina metilada. Ambas as formas constituem 95% do total de vitamina corporal (Andrès et al., 2004; Vannucchi, Monteiro e Takeuchi, 2017).

O conteúdo corporal de cobalamina é estimado em 2,5 a 3,9 mg, e o fígado, principal sítio de armazenamento, detém cerca de 50 a 90% do conteúdo total de cobalamina do organismo. A vitamina é armazenada após degradação por proteases e transformação em suas coenzimas ativas adenosilcobalamina e metilcobalamina (Andrès et al., 2004; Vannucchi, Monteiro e Takeuchi, 2017).

A fotólise de cianocobalamina em solução leva à formação de aquocobalamina e hidroxicobalamina, dependendo do pH. Assim como a cianocobalamina, a hidroxicobalamina também é utilizada em preparações farmacêuticas, e sua retenção é melhor depois da administração parenteral que a da cianocobalamina. Pequenas quantidades de cianocobalamina são encontradas na circulação (cerca de 2% do total de B12 no plasma), aparentemente como parte do metabolismo de cianeto derivado de alimentos e tabaco, não sendo encontrada nos eritrócitos ou tecidos. Se não for convertida para aquo ou hidroxicobalamina, a cianocobalamina pode ter ação antivitamínica, sendo envolvida nos danos neurológicos associados com a intoxicação crônica por cianeto, observados em partes do oeste da África, onde a base alimentar é a mandioca, rica em glicosídeos cianogênicos (Mafra e Cozzolino, 2016).

A excreção da vitamina B12 é realizada pelo trato gastrointestinal (TGI), rins e pele. Aproximadamente 3 µg de cobalamina são secretados diariamente na bile, havendo reabsorção de cerca de metade da quantidade secretada. A quantidade de vitamina excretada diariamente é de cerca de 0,1 a 0,2% do estoque total corporal. A excreção da cobalamina é feita via apoptose celular para o interior do TGI, nos rins e na pele, sendo, portanto, excessivamente lenta. Após a gastrectomia total, que reduz a zero a absorção de cobalamina, há deficiência de vitamina B12 suficiente para produzir anemia megaloblástica após um período de quatro a sete anos, por causa da lentidão na excreção da cobalamina, aliada à existência da circulação êntero-hepática e da demanda diária mínima dessa vitamina pelo organismo. Excesso de vitamina no plasma (após dose administrada por via parenteral) é eliminado pela urina (Andrès et al., 2004; Vannucchi, Monteiro e Takeuchi, 2017).

AVALIAÇÃO DO ESTADO NUTRICIONAL DE VITAMINA B12

Antes de estabelecido o quadro clínico de deficiência de cobalamina, são conhecidos quatro estágios diferentes de balanço negativo (Andrès et al., 2004; Ankar e Kumar, 2019):

- Primeiro: a depleção sérica, detectada a partir da diminuição da TC-II.
- Segundo: a depleção celular, com redução da haptocorrina e da vitamina B12 nas hemácias.
- Terceiro: a deficiência bioquímica, com consequente diminuição na velocidade de síntese do DNA e elevação da homocisteína e do ácido metilmalônico séricos.
- Quarto: deficiência clínica, como a anemia megaloblástica.

Os níveis séricos normais de vitamina B12 variam de 200 pg/mL a 900 pg/mL. Níveis abaixo de 150 pg/mL indicam deficiência, e abaixo de 100 pg/mL, deficiência grave. Porém, a análise do ácido metilmalônico e da homocisteína, ambos substratos das duas enzimas dependentes de cobalamina, permite avaliar a deficiência da vitamina intracelular (Ankar e Kumar, 2019; Vannucchi, Monteiro e Takeuchi, 2017).

O ácido metilmalônico aumenta na deficiência de cobalamina, porém não na de folato, o que permite diferenciar a anemia perniciosa dentre as anemias macrocíticas (Andrès et al., 2004).

Concentrações séricas de ácido metilmalônico maiores que 1 μmol/L sugerem a deficiência, podendo alcançar de 50 μmol/L a 100 μmol/L, sendo que os níveis normais variam de 0,1 μmol/L a 0,4 μmol/L (Andrès et al., 2004).

A homocisteína encontra-se elevada na deficiência de vitamina B12, vitamina B9 (folato) e vitamina B6 (piridoxina), e em pacientes que apresentam erros inatos do metabolismo de enzimas associadas à homocisteína, portanto não se trata de um exame específico (Vannucchi, Monteiro e Takeuchi, 2017).

Os valores de referência normais para a população com menos de 60 anos variam de 6 a 12 μmol/L para o sexo feminino, e de 8 a 14 μmol/L para o sexo masculino (Andrès et al., 2004).

Cerca de 10 a 20% da vitamina B12 sérica encontram-se ligados à TC-II, e o restante à haptocorrina. Quando ocorre deficiência de TC-II (níveis menores que 15 pmol/L), a cobalamina pode apresentar-se com níveis séricos normais, embora ocorra deficiência em nível tecidual (Andrès et al., 2004).

O teste de Schilling mede a capacidade de absorção da cobalamina e é baseado no fato de que a cobalamina só é encontrada livre no plasma após toda a proteína de ligação estar saturada e depois que toda a cobalamina livre é filtrada pelos glomérulos (Andrès et al., 2004; Ankar e Kumar, 2019).

O paciente recebe 1.000 µg de cianocobalamina via intramuscular, responsável pela saturação das proteínas transportadoras e uma dose de cobalamina marcada por via oral (Andrès et al., 2004; Ankar e Kumar, 2019).

A proporção da vitamina marcada, que é excretada na urina de 24 horas, fornece uma medida da absorção de cobalamina. Em uma etapa seguinte, quando o teste é anormal, é administrada a cobalamina marcada ligada ao FI. Dessa forma, é possível avaliar se o defeito é por deficiência do FI, ocorrendo normalização da absorção (Andrès et al., 2004).

O teste tem valor limitado por apresentar grande número de exames falsamente normais. Possíveis explicações para esse fato seriam uma deficiência de absorção da cobalamina ligada aos alimentos, uma dieta pobre em cobalamina ou desordens no metabolismo da cobalamina (Andrès et al., 2004).

SITUAÇÕES CLÍNICAS

Situações clínicas de deficiência

A ingestão deficiente raramente causa a deficiência de vitamina B12, com exceção dos vegetarianos restritos (veganos), visto que ela é encontrada apenas em alimentos de origem animal, exceto em algumas bactérias. A maioria dos casos de deficiência refere-se às síndromes de má absorção que podem resultar em anemia perniciosa, insuficiência pancreática, gastrite atrófica, crescimento excessivo de bactérias no intestino delgado ou doença ileal (Ankar e Kumar, 2019; Vannucchi, Monteiro e Takeuchi, 2017).

A anemia megaloblástica (do grego *haima* – sangue; *megalo* – grande; *blastos* – célula imatura) ou alterações megaloblásticas em outros epitélios são resultados de deficiência prolongada (Andrès et al., 2004; Vannucchi, Monteiro e Takeuchi, 2017).

Complicações hematológicas, psíquicas e neurológicas podem ocorrer independentemente, e a deficiência também está envolvida com defeitos do tubo neural (Andrès et al., 2004; Vannucchi, Monteiro e Takeuchi, 2017).

Zong et al. (2016) identificaram que níveis baixos de vitamina cobalamina estavam associados ao agravamento do estado periodontal dos dentes e a uma taxa aumentada de perda de dentes. Portanto, esse estudo pode fornecer um indício de que a saúde periodontal é um indicador sensível do mau estado nutricional.

Mecanismos da deficiência de vitamina B12

A deficiência de vitamina B12 raramente é de origem dietética, com exceção dos vegetarianos restritos (veganos), os quais apresentam deficiência dessa vitamina por falta da ingestão de alimentos fontes (Andrès et al., 2004).

Idosos, especialmente os institucionalizados, desenvolvem deficiência funcional de vitamina B12, não sendo totalmente relacionada à deficiência alimentar e sendo ainda pouco compreendida. Possivelmente estaria relacionada ao desenvolvimento progressivo de atrofia gástrica de origem genética, comum a partir dos 50 anos, que diminui a capacidade de absorção da vitamina de origem alimentar (Andrès et al., 2004; Ankar e Kumar, 2019).

Mais de 40% dos pacientes com mais de 80 anos apresentam atrofia gástrica que pode ou não estar relacionada à infecção por *Helicobacter pylori*. Dentre fatores que contribuem para a má absorção da cobalamina dos alimentos em idosos estão presença crônica de *H. pylori* e a proliferação microbiana intestinal (que pode ser causada pelo tratamento com antibióticos), ingestão a longo prazo de biguanidas (metformina) e antiácidos, incluindo antagonistas dos receptores H2 e inibidores da bomba de prótons (particularmente entre os pacientes com síndrome de Zollinger-Ellison); alcoolismo crônico; cirurgia ou reconstrução gástrica (p. ex., cirurgia de *bypass* para obesidade); insuficiência exócrina pancreática parcial; e a síndrome de Sjögren (Andrès et al., 2004).

Várias doenças intestinais podem interferir na absorção de cobalamina. Acloridria gástrica e diminuição da secreção de FI decorrentes de gastrite atrófica (anemia perniciosa) ou gastrectomia acarretam frequentemente deficiência de vitamina B12 (Andrès et al., 2004; Ankar e Kumar, 2019; Gomollón et al., 2017).

A anemia perniciosa é a principal causa de deficiência de cobalamina no clima temperado, sendo uma doença comumente encontrada na população idosa (Andrès et al., 2004; Ankar e Kumar, 2019).

Anticorpos contra FI e contra o complexo B12-FI podem estar envolvidos no defeito da absorção da vitamina B12. Pela alta quantidade de sítios secretores de FI existentes, a atrofia gástrica sozinha não deve ser responsável pela ocorrência de deficiência de cobalamina. Dificilmente a quantidade de FI poderia se reduzir abaixo de um nível crítico, mostrando que os anticorpos são necessários para que haja deficiência de cobalamina (Andrès et al., 2004).

Desordens pancreáticas provocam deficiência de cobalamina pela diminuição na secreção de proteases necessárias à absorção de vitamina B12 (Andrès et al., 2004).

A síndrome de Zollinger-Ellison (tumor secretor de gastrina) pode acarretar defeitos na absorção de cobalamina por acidificação do intestino delgado (Andrès et al., 2004).

Principalmente em idosos, pode haver infestação do lúmen intestinal por bactérias colônicas em decorrência de uma conexão anormal entre o intestino grosso e o delgado, estagnação em divertículos, alças cegas ou estreitamentos, levando a uma competição pela cobalamina entre as células intestinais e as bactérias, ocasionando a deficiência de vitamina B12. A parasitose intestinal pode dificultar a absorção ileal de cobalamina (Andrès et al., 2004; Gomollón et al., 2017).

A deficiência de cobalamina é comum entre pacientes com síndrome da imunodeficiência adquirida (Aids). Acredita-se que exista uma falha na absorção do complexo B12-FI pela mucosa ileal desses pacientes (Andrès et al., 2004).

Outros defeitos absortivos podem ser causados por doenças ou procedimentos cirúrgicos que interfiram diretamente sobre a mucosa ileal. Enterite regional, doença de Wipple e tuberculose são exemplos de alterações ileais cursando com deficiência de vitamina B12 (Andrès et al., 2004).

Desordens hereditárias raras, como a deficiência congênita de TC-II, ou defeitos que acarretam falhas no metabolismo da cobalamina, estão implicados em estados de deficiência de vitamina B12 (Andrès et al., 2004; Ankar e Kumar, 2019).

Quadro clínico da deficiência de vitamina B12

O epitélio do TGI, que apresenta rápida proliferação, manifesta várias alterações em decorrência da deficiência de vitamina B12. A glossite, caracterizada por língua despapilada (lisa), avermelhada e dolorosa, é um sinal proeminente e cursa com prejuízo do paladar. Pode haver anorexia, náuseas, vômitos, dispepsia, diarreia e, menos frequentemente, perda de peso (Andrès et al., 2004).

Ocorre má absorção em virtude da megaloblastose existente no epitélio do intestino delgado (Gomollón et al., 2017).

No tocante às manifestações hematológicas, os sintomas são habitualmente insidiosos e caracterizados por fraqueza, adinamia, dispneia aos esforços, palpitações, tontura, zumbido e vertigem (Vannucchi, Monteiro e Takeuchi, 2017).

A anemia pode precipitar um quadro de angina ou de insuficiência cardíaca, podendo ser notada a presença de cardiomegalia e sopro sistólico no bordo esternal esquerdo. Pode haver icterícia discreta em decorrência da elevada renovação dos eritrócitos na medula (Vannucchi, Monteiro e Takeuchi, 2017).

A deficiência de cobalamina leva ainda a um quadro de deficiência intracelular de vitamina B9 (folato), e por esse motivo provoca anemia megaloblástica morfologicamente idêntica à provocada pela deficiência de folato (Vannucchi, Monteiro e Takeuchi, 2017). Há elevação do volume corpuscular médio das hemácias (VCM >100 fl) associada a diversas alterações morfológicas no sangue periférico e na medula óssea, acometendo as três séries celulares (Andrès et al., 2004):

- Série vermelha: há anisocitose, poiquilocitose acentuada e macro-ovalócitos.
- Leucócitos: encontram-se com os seus núcleos hipersegmentados. Na série megacariocítica, há surgimento de plaquetas malformadas. Raramente pode ocorrer púrpura causada por plaquetopenia.
- Os granulócitos exibem faixas gigantes e metamielócitos. A série megacariocítica encontra-se diminuída e com alterações em sua morfologia.

A deficiência leva a duas grandes complicações: anemia megaloblástica e neuropatia (Vannucchi, Monteiro e Takeuchi, 2017).

A anemia megaloblástica resulta em eritropoiese ineficaz, com intensa destruição dos precursores eritrocitários antes da liberação para o sangue. Ocorre baixa incorporação do ferro aos eritrócitos, resultando em ferro corável abundante na medula óssea. A medula óssea mostra-se hipercelular com diminuição da relação mieloide/eritroide. Os precursores eritrocitários estão aumentados de tamanho, exibindo assincronismo núcleo-citoplasma. A cromatina nuclear encontra-se dispersa e cora-se com dificuldade (Andrès et al., 2004).

As manifestações neurológicas relacionadas à deficiência de vitamina B12 incluem edema de células neuronais mielinizadas, desmielinização (geralmente no cordão espinhal), degeneração axônica e morte neuronal, observadas nos nervos periféricos, na medula óssea e no córtex cerebral, acarretando lesões irreversíveis (Andrès et al., 2004).

O quadro clínico ainda pode apresentar parestesias em mãos e pés, diminuição da sensibilidade vibratória e de posição segmentar, fraqueza muscular, instabilidade da marcha (prejuízo da propriocepção), ataxia, diminuição dos reflexos tendinosos profundos, perda de visão central, *delirium*, depressão e perda de memória (Andrès et al., 2004).

O indivíduo pode apresentar-se com quadro alucinatório e estado psicótico franco ("loucura megaloblástica"). As manifestações neurológicas podem acometer o paciente sem alterações hematológicas, sendo esse quadro comum na população idosa (Vannucchi, Monteiro e Takeuchi, 2017).

Esses pacientes apresentam várias alterações neuropsiquiátricas, incluindo neuropatias periféricas, distúrbios da marcha, déficit cognitivo e sintomas psiquiátricos sem anormalidades hematológicas (Andrès et al., 2004).

Ocorre uma deficiência de cobalamina em âmbito tecidual, por vezes com níveis séricos de vitamina B12 normais, mas invariavelmente com elevação dos níveis séricos de ácido metilmalônico. A deficiência de cobalamina deve, portanto, ser suspeitada em idosos com alterações neuropsiquiátricas, mesmo na ausência de anemia (Andrès et al., 2004).

Outro evento relacionado à deficiência em B12 é o aumento dos níveis de homocisteína, pois a metabolização da homocisteína é um processo dependente de cobalamina, podendo contribuir para o desenvolvimento de aterosclerose (Brattström e Wilcken, 2000; Andrès et al., 2004).

A elevação da homocisteína tem sido implicada em diversos estudos como fator de risco independente para aterogênese e doenças cardiovasculares (DCV) e para o desenvolvimento de demência do tipo Alzheimer e do tipo vascular (Brattström e Wilcken, 2000; Andrès et al., 2004).

Há correlação na literatura médica entre hiper-homocisteinemia e acidente vascular cerebral (AVC), estenose carotídea, doença ateroesclerótica coronariana e mortalidade cardiovascular (Brattström e Wilcken, 2000) (Figura 5).

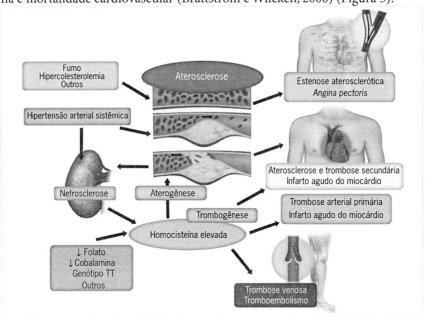

FIGURA 5 Possíveis implicações da hiper-homocisteinemia.
Fonte: adaptada de Brattström e Wilcken (2000).

A carência de cobalamina na alimentação durante o período de gestação pode ser uma causa grave de retardo na mielinização do SNC do feto. Se em concentrações baixas, ainda pode estar relacionada à presença de anomalias neurológicas, bem como a não conversão de homocisteína em metionina, com consequente acúmulo da primeira no plasma (Andrès et al., 2004).

Situações clínicas de toxicidade

Não há relato de toxicidade pelo consumo de cobalamina. Deve-se ter o cuidado de não a administrar por via intravenosa, pois há relato de anafilaxia (Ankar e Kumar, 2019; Vannucchi, Monteiro e Takeuchi, 2017).

SUPLEMENTAÇÃO BASEADA EM EVIDÊNCIAS

Em situações clínicas de hipovitaminose, a vitamina B12 pode ser administrada por via oral, intramuscular ou subcutânea, não devendo ser administrada por via endovenosa pelo risco de anafilaxia. A administração por via oral é suficiente nos estados de deficiência de origem dietética, desde que não haja alterações hematológicas e neurológicas proeminentes; ainda assim, corre-se o risco de defeitos na absorção por deficiência de FI ou alteração ileal associadas (Ankar e Kumar, 2019; Vannucchi, Monteiro e Takeuchi, 2017).

A escolha consiste, portanto, em cianocobalamina por via intramuscular ou subcutânea profunda. A administração de hidroxicobalamina pode resultar em formação de anticorpos contra o complexo B12TC-II. O tratamento deve ser iniciado com 100 µg/dia por uma semana, com espaçamento entre as doses, objetivando a administração de 2.000 µg nas primeiras seis semanas. Em seguida, recomenda-se uma dose de manutenção de 100 µg mensal pelo resto da vida do paciente (Ankar e Kumar, 2019; Vannucchi, Monteiro e Takeuchi, 2017).

A administração de doses acima de 100 µg cursa com depuração do excesso de vitamina por meio da urina, não acarretando maiores incrementos na retenção da vitamina pelo organismo (Vannucchi, Monteiro e Takeuchi, 2017).

A melhora dos sintomas é evidente em horas ou dias. A morfologia da medula óssea começa a normalizar-se após algumas horas e a resposta no sangue periférico é notada após alguns dias. A melhora dos sintomas neurológicos pode demorar vários meses para ser evidenciada e as alterações, dependendo da gravidade, podem ser irreversíveis (Vannucchi, Monteiro e Takeuchi, 2017).

Nas situações clínicas em que não há deficiência, a cianocobalamina pode ser usada profilaticamente em indivíduos com elevada probabilidade de desenvolver deficiência, como em veganos, pacientes gastrectomizados e portadores de certas afecções do intestino delgado (Andrès et al., 2004).

A vitamina B12 tem sido usada em uma série de condições clínicas, como paralisia facial periférica, neuralgia do trigêmeo, esclerose múltipla, desordens psiquiátricas e, frequentemente, como fortificante para indivíduos com fadiga crônica. Em nenhuma dessas condições há evidência de real benefício na utilização da cobalamina (Andrès et al., 2004).

A alta prevalência de deficiência de cobalamina e folato observada em idosos indica uma particular necessidade de vigilância para a deficiência dessas vitaminas (Vannucchi, Monteiro e Takeuchi, 2017).

Paul e Brady (2017) demonstraram que o suplemento com qualquer uma das formas bioidênticas naturais de vitamina B12 (metilcobalamina, hidroxicobalamina e/ou adenosilcobalamina) é preferido em vez da utilização de cianocobalamina em razão de suas biodisponibilidades e seguranças superiores (Andrès et al., 2004).

Para a maioria da população, todas as formas de vitamina B12 provavelmente podem ter biodisponibilidades e efeitos fisiológicos semelhantes. Assim, faz sentido empregar a forma mais barata da vitamina, tal como a metilcobalamina. Indivíduos com polimorfismos de nucleotídeos únicos (SNP) que afetam a assimilação de vitamina B12 podem aumentar os seus níveis mais eficientemente com uma ou mais formas particulares desta vitamina (Paul e Brady, 2017).

No entanto, como esses tipos de SNP não são relatados atualmente em testes comerciais, os indivíduos podem requerer uma abordagem de tentativa e erro, complementando com uma forma específica de vitamina B12 por vez, ou podem simplesmente usar um suplemento com uma combinação das três formas naturais da vitamina que estão comercialmente disponíveis para uma melhor chance de alcançar resultados clínicos mais rápidos. Contudo, essa abordagem pode ou não compensar polimorfismos genéticos envolvendo o metabolismo da vitamina B12 e vias relacionadas (Paul e Brady, 2017).

REFERÊNCIAS

1. ANDRÈS, E. et al. Vitamin B12 (cobalamin) deficiency in elderly patients. *CMAJ*, v. 171, p. 251-9, 2004.
2. ANKAR, A.; KUMAR, A. *Vitamin B12 deficiency (cobalamin)*. In: StatPearls [Internet]. Treasure Island (FL): StatPearls Publishing, jan. 2019. Disponível em: https://www.ncbi.nlm.nih.gov/books/NBK441923/. Acessado em: 27 jul. 2019.
3. BALL, G.F.M. Vitamin B12. In: BALL, G.F.M. (Org.). *Vitamins: their role in the human body*. Oxford: Blackwell Publishing, 2004, p. 383-91.
4. BARRIOS, L.M.F.B.; HERNÁNDEZ, L.G.H.; GÓMEZ, H.G.D. Vitamina B12: metabolismo y aspectos clínicos de su deficiencia. *Rev Cubana Hematol Inmunol Hemoter*, v. 15, n. 3, p. 159-74, 1999.
5. BASU, T.K.; DICKERSON, J.W. Vitamin B12 (Cobalamins). In: BASU, T.K.; DICKERSON, J.W. (Orgs.). *Vitamins in human health and disease*. Wallingford: CAB International, 1996, p. 106.
6. BOTTIGLIERI, T. Homocysteine and folate metabolism in depression. *Prog Neuropsychopharmacol Biol Phychiatry*, v. 29, n. 7, p. 1103-12, 2005.
7. BRATTSTRÖM, L.; WILCKEN, D.L. Homocysteine and cardiovascular disease: cause or effect? *Am J Clin Nutr*, v. 72, p. 315-23, 2000.
8. CONTRERAS, F.S.M. Tomo I – Bases fisiológicas y bioquímicas de la nutrición. In: HERNÁNDEZ, A. (Org). *Tratado de Nutrición*. Madrid: Acción Médica, 2005, p. 1294.

CAPÍTULO 17 • COBALAMINA – VITAMINA B12 411

9. COZZOLINO, S.M.F.; COMINETTI, C.; BORTOLI, M.C. Grupo das carnes e ovos. In: PHILIPPI, S.T. (Org.). *Pirâmide dos alimentos: fundamentos básicos da nutrição.* 2.ed. Barueri: Manole, 2014, p. 167-209.

10. [FAO/WHO] FOOD AND AGRICULTURE ORGANIZATION/WORLD AND HEALTH ORGANIZATION. Vitamin B12. In: *Human vitamin and mineral requirements.* Rome: Food and Nutrition Division, 2004, p. 279-88.

11. FROESE, D.S.; GRAVEL, R.A. Genetic disorders of vitamin B12 groups-eight genes. *Expert Rev Mol Med*, v. 12, p. e37, 2010.

12. GOMOLLÓN, F. et al. Oral cyanocobalamin is effective in the treatment of vitamin B12 deficiency in Crohn's disease. *Nutrients*, [s.l.], v. 9, n. 3, p. 1-11, 20 mar. 2017.

13. GREEN, R.; MILLER, J.W. A comprehensive review of B12 biochemistry, nutrition and metabolism. In: ZEMPLENI, J. et al. (Org.) *Handbook of vitamins.* 5.ed. Taylor & Francis, 2014, p. 447-89.

14. GÜZELCAN, Y.; VAN LOON, P. Vitamin B12 status in patients of Turkish and Dutch descent with depression: a comparative cross-sectional study. *Ann Gen Phychiatry*, v. 8, p. 18-23, 2009.

15. HANDS, E.S. *Nutrients in food.* Philadelphia: Lippincott Williams & Wilkins, 2000. 315 p.

16. HERRMANN, W.; GEISEL, J. Vegetarian lifestyle and monitoring of vitamin B-12 status. *Clin Chim Acta*, v. 326, n. 1-2, p. 47-59, 2002.

17. HODGKIN, D.C. et al. Structure of vitamin B12. *Nature*, v. 178, p. 64-6, 1956.

18. [IOM] INSTITUTE OF MEDICINE. *Dietary Reference Intakes: The essential guide to nutrient requirements.* Washington, D.C.: The National Academies Press, 2006, p. 188-195. Disponível em: https://www.nap.edu/catalog/11537/dietary-reference-intakes-the-essential-guide-to-nutrient-requirements. Acessado em: 17 jun. 2019.

19. _____. *Dietary reference intakes for thiamin, riboflavin, niacin, vitamin B6, folate, vitamin B12, pantothenic acid, biotin, and choline.* Washington, D.C.: National Academy of Sciences, 1998.

20. LEE, G.R.; HERBERT, V. Pernicious anemia. In: LEE, G.R. et al. (Org.). *Wintrobe's clinical hematology.* 10.ed. Philadelphia: Williams and Wilkins, 1999, p. 941-78.

21. LI, F.; WATKINS, D.; ROSENBLATT, D.S. Vitamin B12 and birth defects. *Mol Genet Metab*, v. 98, n. 1-2, p. 166-72, 2009.

22. MAFRA, D.; COZZOLINO, S.M.F. Vitamina B12 (cobalamina). In: COZZOLINO, S.M.F. (Org.) *Biodisponibilidade de nutrientes.* 5.ed. Barueri: Manole, 2016.

23. MAHAN, L.K.; RAYMOND, J.L. *Krause alimentos, nutrição & dietoterapia.* 14.ed. Elsevier, 2018.

24. MARTINS, J.T.; CARVALHO-SILVA, M.; STRECK, E.L. Efeitos da deficiência de vitamina B12 no cérebro. *Revista Inova Saúde*, Criciúma, v. 6, n. 1, jul. 2017.

25. MCCRACKEN, C. et al. Medical Research Council Cognitive Function and Ageing Study. Methylmalonic acid and cognitive function in the Medical Research Council Cognitive Function and Ageing Study. *Am J Clin Nutr*, v. 84, n. 6, p. 1406-11, 2006.

26. MORIMOTO, J.M.; MARCHIONI, D.M.; FISBERG, R.M. Using dietary reference intake-based methods to estimate prevalence of inadequate nutrient intake among female students in Brazil. *J Am Diet Assoc*, v. 106, n. 5, p. 733-6, 2006.

27. NEXO, E.; HOFFMANN-LÜCKE, E. Holotranscobalamin, a marker of vitamin B-12 status: analytical aspects and clinical utility. *Am J Clin Nutr*, v. 94, n. 1, p. 359S-65S, 2011.

28. NG, T. et al. Folate, vitamin B12, homocysteine, and depressive symptoms in a population sample of older chinese adults. *J Am Geriatr Soc*, v. 57, n. 5, p. 871-6, 2009.

29. PANIZ, C. et al. Fisiopatologia da deficiência de vitamina B12 e seu diagnóstico laboratorial. *Bras Patol Med Lab*, v. 41, n. 5, p. 323-34, 2005.

30. PAUL, C.; BRADY, D.M. Comparative bioavailability and utilization of particular forms of B12 supplements with potential to mitigate B12-related genetic polymorphisms. *Integr Med (Encinitas)*, v. 16, n. 1, p. 42-9, 2017.

31. PRUTHI, R.K.; TEFFERI, A. Pernicious anemia revisited. *Mayo Clin Proc*, v. 69, p. 144-50, 1994.

412 MACRO E MICRONUTRIENTES EM NUTRIÇÃO CLÍNICA

32. SMITH, A.D.; REFSUM, H. Vitamin B-12 and cognition in the elderly. *Am J Clin Nutr*, v. 89, p. 707S-11S, 2009.

33. SMITH, E.L. Purification of anti-pernicious anaemia factors from liver. *Nature*, v. 161, n. 4095, p. 638-9, 1948.

34. SOUZA, E.F. et al. Assessment of nutrient and water intake among adolescents from sports federations in the Federal District, Brazil. *British Journal of Nutrition*, v. 99, p. 1275-83, 2008.

35. VANNUCCHI, H.; MONTEIRO, T.H.; TAKEUCHI, P.L. *Cobalamina (vitamina B12)*. 2.ed. São Paulo: ILSI Brasil-International Life Sciences Institute do Brasil, 2017.

36. VOLKOV, I. The master key effect of vitamin B12 in treatment of malignancy – A potential therapy? *Medical Hypotheses*, v. 70, p. 324-8, 2008.

37. WATANABE, F. Vitamin B12 sources and bioavailability. *Exp Biol Med*, v. 232, n. 10, p. 1266-74, 2007.

38. ZONG, G. et al. Serum vitamin B12 is inversely associated with periodontal progression and risk of tooth loss: a prospective cohort study. *J Clin Periodont*, v. 43, p. 2-9, 2016.

18

Colina

Cinthia Roman Monteiro

INTRODUÇÃO

A colina é uma substância amplamente distribuída em alimentos e essencial para as células, pois mantém a integridade das membranas. É precursora de acetilcolina (Figura 1) e, por isso, participa da transmissão colinérgica como sinalizadora transmembrana, além de contribuir com o metabolismo do metil e dos lipídios em geral, segundo o Instituto de Medicina dos Estados (IOM, 1998).

Foi identificada em uma época em que os cientistas estavam ávidos por descobertas acerca de tecidos vivos. Em 1850, o farmacêutico Theodore Gobley isolou uma molécula do cérebro e de ovos de carpa e descobriu uma substância a qual nomeou de **lecitina**, que vem do grego *lekithos* (gema de ovo). Dois anos depois, Adolph Strecker notou que ao aquecer a lecitina da bile de porcos e bois, gerava um composto químico nitrogenado, o qual passou a chamar de **colina** – o nome foi derivado da palavra grega *chole*, que significa bile. Eventualmente, a lecitina foi caracterizada quimicamente como sendo fosfatidilcolina. Após três anos, Oscar Liebreich identificou uma nova substância no cérebro – a "substância de todas as mães" (*the mother substance-of-all*) e passou a chamá-la de neurina. Alguns anos mais tarde, descobriu-se que se tratava da mesma molécula e o nome colina passou a ser adotado (Zeisel, 2012).

A via pela qual é incorporada dentro da fosfatidilcolina ficou desconhecida por quase 100 anos, quando Eugene Kennedy descreveu a via citidina 5-difosfocolina (CDP-colina). Em 1960, Jon Bremer e David Greenberg identificaram a enzima responsável que catalisava três reações consecutivas de metilação, resultando na conversão de fosfatidiletonolamina em fosfatidilcolina – a fosfatidiletanolamina-N-metiltransferase (Zeisel, 2012).

Suas funções somente foram reconhecidas após 1921, quando Henry Dale isolou um composto de fungos que produzia efeitos quando aplicado em órgãos, os mesmos que já haviam sido descritos em outro momento por Otto Loewi. Na época, ele tinha descoberto que era produzido pelo nervo vago, mas não sabia qual era a substância envolvida. Dale foi o responsável por identificar a molécula e verificou que era colina, passando a chamar de **acetilcolina**. Loewi e Dale ganharam o prêmio Nobel por suas descobertas em relação à transmissão química dos impulsos nervosos (Zeisel, 2012).

Em 1930, foi reconhecida como nutriente essencial, a partir de um estudo realizado por Charles Best e Frederick Banting com cachorros pancreatomizados mantidos em terapia com insulina que acabavam desenvolvendo fígado gorduroso e morriam. A administração de pâncreas cru preveniu o desenvolvimento da doença em função da quantidade de colina na forma de lecitina. Assim, ficou reconhecida como substância lipotrópica, pois prevenia o fígado gorduroso (Assumpção e Machado Filho, 2005). Mais tarde aumentou o interesse no tema, porque o professor Richard Wurtman e seu aluno Edith Cohen verificaram que a síntese do neurotransmissor acetilcolina era proporcional à ingestão alimentar (Cohen e Wurtman, 1976).

Nos anos de 1980, sugeriram que a lecitina tinha importante papel no tratamento da perda de memória, desordens neurológicas, doenças cardíacas e doenças da vesícula biliar. Mesmo mostrando seus benefícios, ainda se desconhecia seu papel na nutrição e saúde. Após o surgimento das pesquisas com biologia celular e neurociência envolvendo a nutrição, passou-se a entender melhor seu papel na saúde e doença (Canty e Zeisel, 1994).

Em 1998, a Academia Nacional de Ciências dos Estados Unidos reconheceu como nutriente essencial e, então, o IOM passou a estabelecer recomendação de ingestão adequada (AI) para a colina (Zeisel, 2012; IOM, 1998).

A colina pode ser obtida por duas vias, a exógena, via alimentação ou proveniente da síntese *de novo*. Sabe-se que a síntese não é suficiente para suprir as necessidades humanas em algumas fases da vida e a baixa ingestão pode promover deficiência nutricional (Zeisel e da Costa, 2009; Sanders e Zeisel, 2007).

Por isso, o IOM preconizou a recomendação da AI, bem como seu limite de tolerância aceitável (UL), identificados no Quadro 1.

QUADRO 1 Valores de AI (mg/dia) e de UL (g/dia) de colina, conforme população e idade

População	Idade	AI (mg/dia)	UL (g/dia)
Bebês	0-6 meses	125	ND
	7-12 meses	150	ND

(continua)

QUADRO 1   Valores de AI (mg/dia) e de UL (g/dia) de colina, conforme população e idade *(continuação)*

População	Idade	AI (mg/dia)	UL (g/dia)
Crianças	1-3 anos	200	1,0
	4-8 anos	250	1,0
	9-13 anos	375	2,0
Homens	14-18 anos	550	3,0
	19 anos ou mais	550	3,5
Mulheres	14-18 anos	400	3,0
	19 anos ou mais	425	3,5
Gestantes	14-18 anos	450	3,0
	19-50 anos	450	3,5
Lactantes	14-18 anos	550	3,0
	19-50 anos	550	3,5

AI: ingestão adequada; ND: não determinado; UL: limite superior tolerável de ingestão.
Fonte: IOM (1998).

É importante destacar que a demanda por colina é modificada pelas reações metabólicas de troca de metil entre colina e três nutrientes: metionina, folato e vitamina B12 (Corbin e Zeisel, 2012; IOM, 1998). O metabolismo dos três interage entre si durante a conversão de homocisteína em metionina. Uma baixa ingestão de colina e de folato, por exemplo, pode reduzir a concentração de S-adenosilmetionina, o que promove hipometilação do DNA, influenciando na transcrição e na expressão de genes, assim como na estabilidade genômica (Zeisel e da Costa, 2009). Algumas alterações em uma dessas vias resultam em mecanismos compensatórios. Assim, a via de remetilação dependente de betaína pode ser essencial quando a ingestão de folato é baixa. Outros fatores como polimorfismo de nucleotídeo único (SNP) nos genes de enzimas envolvidas nessa via resultam no aumento da concentração de homocisteína plasmática (Zeisel, 2007).

Hoje, já se sabe que a recomendação nutricional para colina é modulada pelo estrogênio e variação genética dos reguladores do metabolismo da colina e do folato (Corbin e Zeisel, 2012). Em relação à determinação do estado nutricional, os biomarcadores utilizados são ensaios de colina, betaína e concentração de fosfotidilcolina no plasma. No entanto, nenhum deles é suficiente para diagnosticar quais indivíduos podem apresentar maior propensão de desenvolver disfunções decorrentes de baixa ingestão (Silva et al., 2013; da Costa et al., 2006).

Assim, a necessidade de colina pode ser poupada pela biossíntese endógena de fosfatidilcolina no fígado catalisada pela PEMT. A expressão do gene *PEMT* é induzida por estrogênio e, por isso, a maioria das mulheres na pré-menopausa e mulheres na menopausa tratadas com estrogênio necessita de valores inferiores aos do sexo masculino. No entanto, mais de 40% das mulheres apresentam poliformismo genético em PEMT (rs12325817), que faz o gene não responder ao estímulo do hormônio. Dessa forma, elas acabam tendo a mesma necessidade que os homens. Existem outros polimorfismos que também podem modificar as exigências nutricionais do nutriente. Entre eles destacam-se a colina desidrogenase (CHDH – rs12676 e rs9001) e metileno tetra-hidrofolato desidrogenase 1 (MTHFD1) (Corbin e Zeisel, 2012).

ORIGEM E SÍNTESE DA COLINA NOS ALIMENTOS

Estrutura química

A colina é uma amina quaternária formada por três grupos metílicos covalentemente ligados ao átomo de nitrogênio (hidroxetil-trimetil-hidróxido de amônio) (Figura 1) (Zeisel, 2009; Sanders e Zeisel, 2007; Zeisel, 1981).

Nos alimentos, pode ser encontrada na forma de fosfatidilcolina (lecitina) (Figura 1), mas também se observa como colina livre, glicerofosfocolina, fosfocolina, betaína na forma hidrossolúvel e esfingomielina como composto lipossolúvel (Chiuve et al., 2007).

A lecitina contém cerca de 13% de colina em sua composição e é um membro da família dos fosfolipídios, com estrutura similar à dos triglicérides. Nela, os ácidos graxos esterificados na posição sn-3 do glicerol são substituídos por uma colina ligada a um éster-fosfato. A lecitina é também um anfótero e tem uma carga positiva no átomo de nitrogênio da colina e uma carga negativa no átomo de oxigênio do grupo fosfato. A porção polar da colina e a não polar da lecitina fazem um agente emulsificante efetivo e útil no sistema de distribuição de outras substâncias (Assumpção e Machado Filho, 2005).

A betaína é uma amônia quaternária zwitterônica que também é conhecida por trimetilglicina, glicina de betaína, licina e oxineurina. É derivada da amônia do aminoácido glicina, cuja fórmula química está apresentada na Figura 1 (Gregory III, 2010; Craig, 2004).

Fontes alimentares

A colina é um componente encontrado em vários alimentos tanto de origem animal quanto vegetal. Dentre os animais, destacam-se fígado, ovos, carne bovina e de porco, peixes e camarão. Em relação aos vegetais, destacam-se soja, amendoim, farelo de aveia, brócolis e couve-flor (Zeisel, 1981).

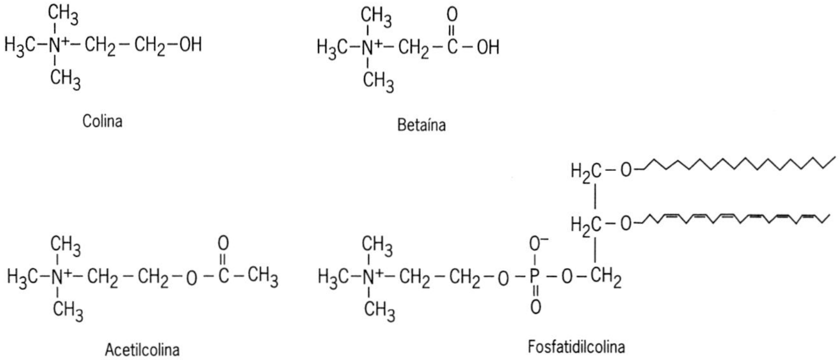

CH₃
H₃C–N⁺–CH₂–CH₂–OH
CH₃

Colina

CH₃ O
H₃C–N⁺–CH₂–C–OH
CH₃

Betaína

CH₃ O
H₃C–N⁺–CH₂–CH₂–O–C–CH₃
CH₃

Acetilcolina

CH₃ O⁻
H₃C–N⁺–CH₂–CH₂–O–P–O–CH₂
CH₃ O

H₂C–O
H₂C–O

Fosfatidilcolina

FIGURA 1 Estrutura química da colina e de compostos moleculares que contêm colina.
Fonte: Sanders e Zeisel (2007).

O Quadro 2 mostra alguns alimentos fontes de colina, na forma de cloreto de colina, lecitina e betaína.

QUADRO 2 Fontes alimentares de colina, lecitina e betaína em mg/100 g de alimento

Alimento	Cloreto de colina (mg/100 g)	Lecitina (mg/100 g)	Betaína (mg/100 g)
Fígado de vitela	650	850	–
Fígado bovino frito	56,7	–	5,6
Costela de cordeiro	–	753	–
Carnes	2,2-2,3	453	7,5
Presunto	–	800	–
Bacon cozido	12,1	–	3,1
Lombo de porco	2,2	–	1,4
Truta	–	580	–
Camarão	–	–	219
Queijo	–	50-100	–
Ovo	0,4-0,6	394	0,5
Aveia	131	650	–
Soja	47,3-237	1.480	1,8
Gérmen de trigo	69,2	2.820	1.240,5-1.241
Farelo de trigo	50,9	–	1.339,3
Arroz polido/massas	4,2	586	89,9
Salgadinhos	–	–	237
Pão branco	–	–	201
Biscoitos	–	–	49-199

(continua)

418 MACRO E MICRONUTRIENTES EM NUTRIÇÃO CLÍNICA

QUADRO 2   Fontes alimentares de colina, lecitina e betaína em mg/100 g de alimento
(continuação)

Alimento	Cloreto de colina (mg/100 g)	Lecitina (mg/100 g)	Betaína (mg/100 g)
Amendoim	–	1.113	–
Espinafre	1,7-17	6-14	600-645,1
Couve-flor	78	2	–
Couve	89	2	–
Batata	40	1	–
Alface	16-20	0,2	–
Cenoura	6-13	5-8	–
Beterraba crua	4,1	–	114,4-297

Fonte: USDA (2018), Craig (2004) e Wurtman (1979).

Alguns alimentos industrializados também podem ser fontes desse nutriente, uma vez que a lecitina é adicionada ao produto como aditivo alimentar em função do seu poder emulsificante. Ela é formada por uma mescla de fosfolipídios (50%), triglicerídeos (35%) e glicolipídios (10%), carboidratos, pigmentos, carotenoides e outros micropigmentos. Como já mencionado, a porção de fosfolipídio possui uma parte polar hidrofílica e outra parte apolar lipofílica, responsável pela capacidade de redução da tensão interfacial entre uma mistura óleo/água, por exemplo. Atua aumentando a rigidez da membrana dos glóbulos de gordura e de ar, permitindo obter microborbulhas de menor diâmetro, favorecendo a estabilidade de emulsões e contribuindo com a consistência e resistência à fusão (Aditivos e Ingredientes, 2016).

Assim, é amplamente usada na indústria de alimentos, podendo ser encontrada em margarina, maionese, chocolates, leite em pó, biscoitos, sorvetes, massas alimentícias, panificação, chantilly, cremes vegetais, algumas bebidas, requeijão e creme de queijos (Aditivos e Ingredientes, 2016).

Além da dieta, a colina pode ser produzida em seres humanos e em outros mamíferos (Gregory III, 2010), a partir da síntese *de novo*. A síntese de fosfatidilcolina e sua quebra são controladas por mecanismos regulatórios provenientes da via de Kennedy em duas reações distintas: a via de metilação da fosfatidiletanolamina usando S-adenosilmetionina e a outra via citidina 5-difosfocolina (Zeisel, 2012).

A primeira via endógena ocorre por metilação sequencial de fosfatidiletanolamina utilizando a S-adenosilmetionina (SAM) como doador de metil e duas isoformas da enzima fosfatidiletanolamina-N-metiltransferase (PEMT) dependente de magnésio. A isoforma 1 da enzima (PEMT1) presente no retículo endoplasmático é a mais requisitada, sendo responsável por cerca de 80% da atividade enzimática, enquanto a isoforma 2 (PEMT2), localizada na membrana mitocondrial dos hepatócitos, representa 20% (Sanders e Zeisel, 2007; IOM, 1998). A expressão do gene da PEMT é induzida pelo estrógeno e possui vários elementos de resposta em sua região promotora. O polimorfismo de nucleotídeo único (SNP) do gene da PEMT impede a indução da enzima na presença do hormônio, apresentando perda parcial da sua função e redução da síntese de colina. Se o indivíduo tiver baixa ingestão alimentar, poderá apresentar sinais de deficiência nutricional (da Costa et al., 2014).

Já a segunda via ocorre em três etapas enzimáticas para formação da fosfaditiletanolamina. A enzima etanolamina quinase catalisa a fosforilação da etanolamina dependente de adenosina trifosfato (ATP), produzindo fosfatidiletanolamina e uma adenosina difosfato (ADP) como subproduto. Na segunda etapa, a enzima CTP:fosfatidiletanolamina citidiltransferase utiliza a fosfoetanolamina e o trifosfato de citidina (CTP) para formar um doador de alta energia, a CDP-etanolamina. E como última etapa da reação, a enzima CDP-etanolamina:1,2 diacilglicerol etanolamina fosfotransferase utiliza a CDP-etanolamina e o diglicerol ou alquiacilglicerol para formar fosfatidiletanolamina (Gibellini e Smith, 2010).

A fosfatidilcolina é formada a partir da metilação sequencial da fosfatidiletanolamina usando S-adenilmetionina como doador de metil, catalisada pela PEMT, via mais ativa no fígado e a que contribui mais com a síntese *de novo* de parte de colina em mamíferos adultos. A síntese de cada molécula de fosfatidilcolina consome três moléculas de S-adenosilmetionina e gera três moléculas de S-adenosil-homocisteína (Zeisel e Blusztajn, 2000).

FISIOLOGIA

Digestão, absorção, biodisponibilidade e transporte

A digestão e a absorção de colina acontecem na porção inicial do intestino delgado, principalmente no jejuno por difusão passiva. Seus carreadores estão presentes nas células da borda em escova, sendo dependente apenas da concentração do nutriente intraluminal, não havendo necessidade de sódio ou de energia para fazerem esse transporte. Uma vez absorvida, cai na circulação portal por se tratar de uma molécula hidrossolúvel (Zeisel, 1981).

Algumas podem ser metabolizadas antes de serem ingeridas e transformadas em betaína e metilaminas. A primeira é responsável pela transformação de aproximadamente 50% da colina ingerida e pode ser inibida por anoxia ou pela presença de fisostigmina. Já a segunda é produzida quando há maior quantidade de colina ingerida, pela ação das bactérias intestinais (Zeisel, Wishnok e Blusztajn, 1983; Zeisel, 1981).

A colina mais encontrada na dieta está sob a forma de fosfatidilcolina. Tanto a secreção pancreática quanto as células da mucosa intestinal contêm enzimas capazes de hidrolisar a lecitina – fosfolipase A2 (secreção pancreática) e fosfolipase A1 e B (células da borda em escova). Todas elas são secretadas como zimogênio e ativadas pela tripsina, por íons de cálcio ou sais biliares (IOM, 1998; Zeisel, 1981).

Dentro do enterócito, a fosfolipase A1 cliva o ácido graxo e a fosfolipase B cliva dois ácidos graxos. No entanto, elas têm menor poder de quebra quando comparadas à fosfolipase A2 (pancreática). De qualquer forma, a lecitina mais absorvida está sob a forma de lisolecitina (desacilada na posição 8). Ainda no enterócito, a lisolecitina pode ser convertida em glicerilfosfosilcolina pela desacilação e catalização da fosfolipase B. Entretanto, esta última molécula pode ser quebrada em uma de lecitina e outra de lisoletina pela ação de alguma dismutase presente nas frações microssomal e solúvel da mucosa intestinal. Desse ponto, fará parte dos quilomícrons e cairá na corrente linfática até a sanguínea por meio do ducto torácico e da veia cava superior. A concentração desse nutriente no plasma e nos tecidos depende da ingestão. Após uma refeição rica em colina, as concentrações máximas foram atingidas depois de 3 horas, persistindo por até 8 horas no sangue (IOM, 1998; Zeisel, 1981).

A glicerilfosfocolina está presente em pequena quantidade na dieta e é formada a partir da lecitina em vários tecidos, como já mencionado anteriormente. Dentro das células da mucosa intestinal, a glicerilfosforilcolina diesterase catalisa a conversão de glicerilfosforilcolina em glicerilfosfato e colina livre. Esta última, por sua vez, é liberada na circulação portal. A fosforilcolina também presente em pequena quantidade na dieta é rapidamente clivada dentro do enterócito pela fosfatase alcalina, liberando colina livre e fosfato. Sabe-se que a fosfatase ácida prostática também pode clivar a fosforilcolina. Já a esfingomielina não consegue ser digerida no lúmen intestinal e, por isso, é absorvida na sua forma intacta para dentro do enterócito. Esta, por sua vez, cai na linfa e, posteriormente, na corrente sanguínea. No fígado, há a esfingomielinase que quebra em fosforilcolina e ceramida, bem como a fosfolipase C, presente no cérebro, rins, fígado e baço, também pode atuar sobre a esfingomielina, formando fosforilcolina, a qual pode ser clivada pelas fosfatases e transformá-la em colina livre (Zeisel, 1981).

Durante o transporte, alguns órgãos como o cérebro, rins, fígado e baço contêm a enzima fosfolipase C, que quebra a lecitina em fosforilcolina e diglicerídeo. Em cada um desses órgãos, a fosfatase alcalina cliva a fosforilcolina, liberando colina. Em vários tecidos, a atividade da fosfolipase B atua sobre a lecitina para formar glicerilfosforilcolina, que pode então ser clivada pela diesterase de glicerilfosforilcolina, produzindo também colina livre. Finalmente, o cérebro possui a fosfolipase D, que forma glicerofosfato e colina livre (IOM, 1998).

Pode-se perceber, portanto, que grande parte da colina ingerida é convertida em fosfatidilcolina presente em todas as células nucleadas e, ao entrar na célula, a maioria é fosforilada em fosfocolina ou pode ser oxidada em betaína em alguns tipos de células como os hepatócitos, por exemplo. Essa oxidação transforma a colina em aldeído de betaína pela enzima colina desidrogenase na membrana mitocondrial. Em seguida, ocorre a oxidação do aldeído em betaína propriamente dita, na presença de NAD^+, tanto na mitocôndria quanto no citosol (Craig, 2004).

Armazenamento

O armazenamento da colina pelos tecidos ocorre por meio de difusão e transporte imediato. A colina livre é transportada por um mecanismo de carreador específico, especialmente na barreira hematoencefálica e que é proporcional à concentração no sangue. Em neonatos, a atividade desses carreadores apresenta-se com alta capacidade de transporte (IOM, 1998).

Parte da colina pode ser acetilada pela ação da colina acetiltransferase e da acetil-CoA e formar a acetilcolina, importante neurotransmissor presente nos terminais de neurônios colinérgicos e em alguns não nervosos, como a placenta, por exemplo (Caudill, 2010).

Função biológica

A colina é responsável pela síntese de fosfolipídios que constituem a membrana celular; participa do metabolismo do grupamento metil; é necessária para a síntese de neurotransmissores colinérgicos, como a acetilcolina, por exemplo; regula a sinalização transmembrana; e é fundamental para o transporte dos lipídios (Zeisel e Blusztajn, 2000; Zeisel e Blustajan, 1994; Zeisel, 1981).

A fosfatidilcolina é um componente fundamental de lipoproteína de muito baixa densidade (VLDL) que é responsável pelo transporte extra-hepático de triacilgliceróis (Yao e Vance, 1988).

Constitui a principal fonte de grupos metil na dieta e um de seus metabólitos – a betaína – participa da metilação da homocisteína para a formação do aminoácido metionina (Zeisel e Blustajn, 1994).

Ainda é necessária para a formação de outros compostos essenciais como fator de ativação de plaquetas, os plasmalógenos de colina, lisofosfatidilcolina, fosfocolina e glicerofosfocolina.

Importância nutricional da colina no desenvolvimento fetal

O fornecimento de colina pela mãe é de grande importância para o desenvolvimento fetal, pois a expressão da PEMT nos tecidos placentários e no fígado é baixa ou até ausente. Se o fornecimento do nutriente está adequado, elementos de resposta ao estrógeno que estão presentes na região promotora do gene da PEMT e os elevados níveis de estrogênio nessa fase aumentam a expressão da PEMT, favorecendo a biossíntese de fosfatidilcolina. Essa substância é de extrema importância no desenvolvimento cerebral do feto, pois é constituinte da membrana celular, participa dos processos de divisão celular e crescimento, relacionados à estrutura e à função cerebral (Silva et al., 2013).

A colina participa do desenvolvimento do hipocampo, afetando a função da memória ao longo da vida. Sua deficiência durante a gestação reduz a proliferação e migração de células precursoras neuronais na região que estão associadas às modificações nos níveis de proteína de alguns reguladores do ciclo celular e marcadores de diferenciação precoce (Niculescu et al., 2006; Zeisel, 2006).

A colina também está envolvida com secreção de VLDL no fígado e auxilia na remoção de gordura do órgão, uma vez que aumenta a síntese de triacilglicerol no terceiro trimestre de gestação (Vance, 2008).

Além disso, é necessária para o fechamento normal do tubo neural durante a gestação. Sabendo que a suplementação de ácido fólico é fundamental para prevenção de doenças do tubo neural e que seu metabolismo está relacionado ao da colina nas vias de doação do grupamento metil, as reações de metilação que envolvem os dois nutrientes podem influenciar no fechamento do tubo neural (Hollenbeck, 2010).

Os neonatos possuem altas concentrações de colina que permanecem por 12 a 24 meses. Inclusive, as lactantes também apresentam seus níveis aumentados para fornecerem via leite materno. A síntese pelas glândulas mamárias ocorre por meio da atividade da PEMT via fosfatidiletanolamina. Já os fosfolipídios são produzidos pela CDP-colina e, em menor quantidade, pela PEMT (Blusztajn, Pomfret e Zeisel, 1988).

Em ratos, os efeitos que a suplementação com colina traz aos neonatos estão bem estabelecidos, porém estudos realizados com seres humanos ainda são contraditórios. A fim de se avaliar a melhora da memória visual por meio da transmissão colinérgica e/ou mecanismos epigenéticos, Boecke et al. (2013) associaram a ingestão de colina, vitamina B12, betaína e folato por gestante durante o primeiro e segundo trimestres com a memória visual quando seus filhos completaram 7 anos de idade. Foi constatado que as crianças daquelas que ingeriram mais colina apresentaram melhor memória visual.

Na pesquisa realizada por Caudill (2018) em que foram verificados os efeitos da suplementação com 930 mg/dia ou 480 mg/dia de colina em mulheres grávidas a partir do terceiro trimestre em seus bebês ao completarem 4, 7, 10 e 13 meses, pôde-se perceber que no primeiro grupo de mães a velocidade de processamento da informação da criança foi muito maior comparada aos filhos de mães que consumiram menor quantidade do nutriente. Assim, pode-se concluir que a ingestão durante a gestação promove benefícios cognitivos à prole.

SITUAÇÕES CLÍNICAS

Situações clínicas de deficiência

Na maioria dos mamíferos, a deficiência da ingestão de colina depleta seus estoques corporais, o que resulta em infiltração de gordura no fígado. Isso porque ela é de fundamental importância para a síntese de fosfatidilcolina, substância utilizada para síntese de VLDL, partícula responsável pelo transporte do triacilglicerol do fígado para o restante do organismo. Outros sinais encontrados em razão da deficiência nutricional podem ser: disfunções renais, hemorragias e anormalidades ósseas (Zeisel e Blustajn, 1994), além de infertilidade, diminuição da hematopoese e hipertensão (Zeisel, 1981).

Os efeitos da deficiência sobre o fígado podem variar de esteatose hepática, fibrose, cirrose até o desenvolvimento de hepatocarcinoma, incluindo a síntese anormal de fosfolipídios, dano oxidativo causado por disfunção mitocondrial e do retículo endoplasmático (Corbin e Zeisel, 2012).

Sabe-se que, quando as células são privadas de colina, morrem por apoptose secundária e provocam danos musculares, identificados pelo aumento da creatina fosfoquinase no sangue (Zeisel, 2007; Zeisel e Blusztajn, 2000; IOM, 1998).

Outros nutrientes podem alterar a patologia associada com a deficiência de colina. A metionina, por exemplo, pode reduzir a necessidade de colina, provavelmente por substituir a colina como doadora do grupamento metil para regeneração da S-adenosilmetionina (Zeisel, 1981).

Embora se tenha claro de que é essencial para a vida, o estudo de Zeisel et al. (1991) mostrou que uma dieta deficiente em colina, contendo índices de metionina, folato e vitamina B12 adequados por 3 semanas em homens saudáveis, reduziu seus estoques e levou a danos hepáticos, identificados pelo aumento da alanina aminotransferase. Outro estudo em que homens foram alimentados também com uma dieta pobre em colina e metil promoveu diminuição dos estoques, mas sem danos ao fígado (Jacob et al., 1995).

As mulheres são menos suscetíveis à deficiência, pois o estrógeno aumenta a síntese endógena pela via *de novo*. Porém, durante a gestação e lactação a

424 MACRO E MICRONUTRIENTES EM NUTRIÇÃO CLÍNICA

demanda é maior, fazendo com que a mulher seja tão vulnerável quanto o homem a um quadro de deficiência (Zeisel, 2007).

Situações clínicas de toxicidade

Os efeitos adversos referentes à ingestão excessiva de colina são hipotensão com evidências de eventos colinérgicos, além de diarreia, vômito, sudorese, salivação, odor de peixe no corpo e hepatoxicidade; eles foram relatados em estudos realizados com 10 a 16 g/dia de cloreto de colina (IOM, 1998). O limite máximo de tolerância aceitável para as várias fases da vida é identificado no Quadro 1.

SUPLEMENTAÇÃO BASEADA EM EVIDÊNCIAS

Como suplemento, a colina está disponível na forma de cloreto de colina, bitartarato de colina ou lecitina, contendo 25% de fosfatidilcolina (IOM, 1998).

Após ter sido associada com a esteatose hepática, vários pesquisadores relacionaram também a deficiência da colina com cirrose hepática alcoólica. Com isso, estimulou vários pesquisadores a fazerem ensaios clínicos envolvendo a sua suplementação com doenças hepáticas de modo geral (Zeisel, 1981).

Esteatose hepática e doença hepática gordurosa não alcoólica (DHGNA)

O estudo de Lieber (1999) mostrou que a suplementação de colina pode proteger o fígado contra os efeitos do álcool. Em dois estudos, babuínos foram submetidos à dieta com álcool por 8 anos. Um grupo recebeu lecitina adicional e outro não. Ao término, cerca de 80% daqueles que não receberam lecitina suplementar desenvolveram fibrose hepática ou cirrose, caracterizadas por acúmulo de colágeno, fibrose e cicatriz. Entretanto, nenhum animal que recebeu lecitina desenvolveu fibrose ou cirrose. Estudos *in vitro* demonstraram que a lecitina aumenta a atividade da colagenase hepática, o que sugere que ela possa prevenir a fibrose e a cirrose induzidas pelo álcool, promovendo a quebra do colágeno.

Em outro estudo realizado com ratos wistar com esteatose hepática, a suplementação de colina e de fruto-oligossacarídeo (FOS) não foi suficiente para reduzir a quantidade de gordura no fígado identificada pela análise histológica e também não conseguiu proteger o órgão quanto ao estresse oxidativo. Porém, os dois diminuíram os níveis de triacilgliceróis e o FOS reduziu o colesterol sérico (Borges, 2008).

As pesquisas acerca da deficiência de colina e sua repercussão sobre o fígado vêm ganhando espaço, ainda mais com a gama de estudos sobre a influência da microbiota intestinal. Sabe-se que a característica da flora pode atuar sobre muitas vias e uma delas está relacionada com a circulação êntero-hepática, influenciando na síntese da bile, colesterol e fosfolipídios. A *Gammaproteobacteria* e a *Erysipelotrichi* presentes na microbiota estão diretamente associadas com as alterações na formação de gordura hepática durante a fase de depleção. Assim, no modelo contendo altos níveis dessa bactéria com indivíduos com polimorfismo em PEMT (rs12325817) verificou-se que os pesquisados desenvolveram menos gordura no fígado, mostrando seu caráter preventivo em dietas com baixo teor de colina. Portanto, os efeitos do microbioma podem melhorar a compreensão dos paradigmas que definem o risco e a progressão da DHGNA (Corbin e Zeisel, 2012).

Doenças cardiovasculares (DCV)

A fosfatidilcolina (lecitina) vem sendo estudada no tratamento de hipercolesterolemia porque a lecitina-colesterol aciltransferase tem um papel importante na remoção do colesterol dos tecidos. Em humanos, a ingestão de fosfatidilcolina está associada à modesta redução de colesterol plasmático (Zeisel et al, 1991).

A colina e a betaína também vêm sendo estudadas para o tratamento das doenças cardiovasculares (DCV), uma vez que reduzem as concentrações plasmáticas de homocisteína, sabendo que doses elevadas aumentam o risco para ataques cardíacos, estreitamento de artérias e infarto do miocárdio (Assumpção e Machado Filho, 2005).

Existem evidências de que a fosfatidilcolina pode reduzir parcialmente os níveis de homocisteína em humanos. Ela diminui os níveis de colesterol plasmático e é um componente-chave de várias lipoproteínas circulantes que transportam gordura e colesterol. É também um componente-chave do plasmalógeno, importante fosfolipídio na membrana celular do músculo cardíaco. Os mecanismos dos efeitos aterogênicos da homocisteína não são conhecidos, mas podem resultar do aumento de agregados de proteínas de baixa densidade nos vasos sanguíneos, hiperplasia e fibrose das células musculares lisas e depósito de cálcio e materiais sulfatados. A homocisteína é formada no corpo por um aminoácido essencial – metionina – e seu metabolismo ocorre por três vias diferentes: 1) vitamina B6, cuja enzima cistatione B é dependente de B6 e metaboliza a homocisteína; 2) convertida para metionina por meio do ácido fólico pela enzima metilfolato homocisteína metiltransferase e requer vitamina B12; e 3) pela via da colina que é ativada apenas no fígado em que a homocisteína é convertida à metionina pela metil betaína homocisteína metiltransferase (BHMT) que usa a betaína (colina na forma oxidada) como doadora do grupamento metil. Qualquer defeito nas enzimas ou deficiência das substâncias envolvidas pode elevar os níveis de homocisteína no sangue (Selhub, Jacques e Boston, 1995).

Outros estudos sugerem que a lecitina também pode reduzir o risco de DCV pela diminuição de gorduras poli-insaturadas, inibindo a absorção de colesterol, aumentando a excreção de colesterol e/ou ácidos biliares e favorecendo o perfil das lipoproteínas (Polichetti et al., 2000).

A colina é um componente do plasmalógeno, um fosfolípide encontrado em altos níveis no sarcolema, a membrana celular do músculo cardíaco. A sequela da isquemia miocárdica aguda pode ser resultante da quebra do plasmalógeno durante um ataque isquêmico. A enzima fosfolipase A2 presente no sarcolema hidrolisa o plasmalógeno, produzindo ácidos graxos livres (geralmente araquidonato). A fosfolipase A2 do sarcolema é independente do cálcio e ativada pela ATP. Durante um ataque cardíaco, os níveis de ATP caem e depois sobem, ativando a fosfolipase A2 e aumentando os níveis de araquidonato, que pode alterar a permeabilidade da membrana e o transporte iônico, os quais precipitarão as contrações cardíacas anormais (Assumpção e Machado Filho, 2005).

Entretanto, na metanálise publicada em 2017 de seis estudos prospectivos em adultos com avaliação bem abrangente acerca da dieta e de parâmetros de avaliação de doenças cardiovasculares não foi encontrada relação entre ingestão de ambos os componentes com qualquer evento cardiovascular e apenas um deles mostrou que o aumento do consumo de fosfatidilcolina poderia reduzir a mortalidade por DCV (Meyer e Shea, 2017).

Demência e doença de Alzheimer

Estudos epidemiológicos mostram que indivíduos com altas concentrações séricas de homocisteína apresentam não somente maior chance de desenvolver DCV, como também doença de Alzheimer (DA), demência e defeitos no tubo neural (Craig, 2004).

As principais características da DA são a perda e a morte de neurônios e sinapses, diminuição da síntese de acetilcolina e comprometimento do sistema colinérgico. Por isso, a ingestão de colina por via alimentar ou por suplementação pode exercer efeito direto na síntese de acetilcolina, além de conferir efeito neuroprotetor que pode ser eficaz tanto na prevenção de DA e de outras demências associadas ao declínio cognitivo relacionado à fase senil quanto na velocidade de progresso dos sintomas em pacientes com estágios leves e moderados de DA (Bittencourt, 2014).

Estudos realizados com roedores sugerem que quanto mais cedo a dieta for rica em colina entre os idosos, mais pode diminuir a gravidade de déficits de memória, como apresentado nos ratos (Bartus et al., 1980).

Na década de 1970, já se acreditava que a colina poderia exercer efeitos benéficos sobre as doenças neurológicas. Em 1977, foi analisado o efeito da administração de cloreto de colina em pacientes com DA, em um período de 2 a 4 semanas. Nas duas primeiras semanas utilizaram 5 g/dia e nas 2 semanas subsequentes, 10 g ao dia. Foram realizados testes psicométricos e não foi possível comprovar melhora significativa, porém observou-se melhora no comportamento dos pacientes, reduzindo a irritabilidade e aumentando o estado de consciência destes. Com o aumento da dosagem administrada foi possível observar efeitos colaterais, como hipotensão, náuseas e diarreia (Byond et al., 1977).

Em outro ensaio clínico randomizado, duplo-cego e placebo-controlado com 261 pacientes, divididos em grupo-teste e grupo-controle com estágios iniciais a moderados de DA, foram administradas cápsulas contendo 400 mg de colina alfocetarato, subproduto da colina, três vezes ao dia por 180 dias. Foram aplicados alguns protocolos específicos de avaliação neurológica de pacientes à doença e foi observada redução da progressão do declínio cognitivo e dos sintomas da demência no grupo que recebeu a suplementação, comparado ao grupo-controle (Moreno, 2003).

Scheltens et al. (2012) analisaram o uso de um fármaco composto basicamente por três nutrientes – docosa-hexaenoico (DHA), uridina e colina – em 239 pacientes com estágios iniciais de DA por 12 a 24 semanas. No estudo randomizado, placebo-controlado e duplo-cego, foram observadas melhora na conectividade entre as diferentes regiões cerebrais, melhor performance cognitiva, melhor função e formação de sinapses. Foi utilizada a dose comercial desse fármaco para um dia, composta por eicosapentaenoico (EPA) (300 mg), DHA (1.200 mg), fosfolipídios (106 mg), colina (400 mg), uridina monofostato (625 mg), vitamina E (40 mg), vitamina C (80 mg), zinco (60 µg), vitamina B12 (3 µg) e ácido fólico (400 µg). Para avaliar o desempenho dos pacientes foram realizadas baterias de testes neuropsicológicos e encefalografias. O melhor resultado foi entre os que tomaram o suplemento por mais tempo.

Ainda há poucas pesquisas que estudam a prevenção de demência com colina e não há dados epidemiológicos que associem a ingestão de colina com demência. Assim, há a necessidade de mais estudos relacionados ao tema (IOM, 1998).

Câncer

A deficiência na ingestão de colina está associada ao aumento da incidência de câncer de fígado, mesmo sem a exposição a agentes carcinógenos. Vários mecanismos vêm sendo discutidos para explicar esse efeito carcinogênico, incluindo o aumento da morte celular, seguido por aumento da proliferação celular e regeneração, diminuição da metilação do DNA e reparação, aumento da peroxidação lipídica, danos provocados pelos radicais livres e formação de quantidades excessivas de diacilglicerol, provenientes da quebra da lecitina, para suprir a colina que está sendo gasta, o que superestimula a proteína C quinase; por isso, esses efeitos podem ser avaliados pela função dessa enzima (da Costa et al., 1993, Newberne et al., 1990, Zeisel, 1993).

Da mesma forma, vários estudos mostraram que a suplementação de colina pode reduzir o desenvolvimento de câncer. Em uma metanálise publicada em 2016 a partir de 11 estudos realizados *in vivo* e *in vitro* foram investigados os efeitos da colina e da betaína sobre o câncer e foi possível concluir que ambas as substâncias são importantes protetores de câncer (Sun et al., 2016).

Atividade física

Estudos foram realizados para demonstrar os efeitos positivos da suplementação de colina na melhora da performance física. Isso porque não somente auxilia na síntese de acetilcolina, mas também favorece a sua liberação na fenda sináptica. Assim, permite o equilíbrio e previne sua redução durante o desempenho.

Sabe-se que doses altas de lecitina (0,3 g/kg de peso corporal) aumentam a concentração de colina em 400%, persistindo por até 12 h no sangue. Sabendo então que a prática extenuante de atividade física em atletas reduz a concentração plasmática de colina em aproximadamente 40%, um suplemento dado antes das maratonas melhorou o desempenho dos competidores (Sandage et al., 1992). No entanto, não existem estudos definitivos acerca dos efeitos da suplementação de colina e melhora do desempenho esportivo (Mendes e Brito, 2007).

Relação entre colina e carnitina

Muitos estudos vêm sendo realizados relacionando a deficiência de colina e seu efeito deletério na síntese de carnitina. A suplementação de colina e seu aumento nos tecidos pode aumentar a quantidade de carnitina na musculatura esquelética de porcos (Daily e Sachan, 1995) e fígado de ratos (Rein et al., 1997).

Em outro estudo, a suplementação de colina reduziu o percentual de gordura corporal e elevou o de proteína em porcos (Daily et al., 1998). Além disso, a combinação de colina, carnitina e cafeína com ou sem exercício pode reduzir a massa corporal por meio da redução da gordura e do total de lipídios e da leptina sérica em porcos (Hougu e Sachan, 2000).

REFERÊNCIAS

1. ADITIVOS E INGREDIENTES. Lecitina: panorama da situação. *Insumos*, São Paulo, n. 126, p. 27-31, 2016.
2. ASSUMPÇÃO, R.T.M.D.; MACHADO FILHO, C.D.A.S. Uso dermatológico da fosfatidilcolina. *Arq Med ABC*, v. 31, n. 1, p. 41-5, 2005.
3. BARTUS, R.T. et al. Age-related changes in passive avoidance retention: modulation with dietary choline. *Science*, v. 209, n. 443, p. 301-3, 1980.
4. BITTENCOURT, T. de B. *O uso da colina na prevenção e no tratamento para a doença de Alzheimer*. 2014. Trabalho de Conclusão de Curso (Graduação em Nutrição) – Universidade Católica de Brasília, Brasília. 18p.
5. BLUSZTAJN, J.K.; POMFRET, E.A.; ZEISEL, S.H. Rat and human mammary tissue can synthesis choline moiety via the methylation of phosphatidylethanolamine. *Biochem J*, v. 256, n. 3, p. 821-8, 1988.
6. BOECKE, C.E. et al. Choline intake during pregnancy and child cognition at age 7 years. *Am J Epidemiol*, v. 177, n. 12, p. 1338-47, 2013.
7. BORGES, N.J.B.G. *Efeitos da suplementação de colina e de frutooligossacarídeo na esteatose hepática em ratos wistar*. 2008. Dissertação (Mestrado em Clínica Médica – Divisão Nutrologia) – Faculdade de Medicina da Universidade de São Paulo, Ribeirão Preto. 130p.
8. BYOND, W.D. et al. Clinical effects of choline in Alzheimer senile dementia. Letter. *Lancet*, v. 310, n. 8040, p. 711, 1977.
9. CANTY, D.J.; ZEISEL, S.H. Lecithin and choline in human health and disease. *Nutr Rev*, v. 10, n. 52, p. 327-39, 1994.
10. CAUDILL, M.A. Maternal choline supplementation during the third trimester of pregnancy improves infant information processing speed: a randomized, double-blind, controlled feeding study. *FASEB J*, v. 32, p. 2172-80, 2018.
11. _____. Pre and postnatal health: evidence of increase choline needs. *J Am Diet Assoc*, v. 110, n. 8, p. 1198-206, 2010.
12. CHIUVE, S.E. et al. The association between betaine and choline intakes and the plasma concentration of homocysteine in women. *Am J Clin Nutr*, v. 86, n. 4, p. 1073-81, 2007.
13. COHEN, E.; WURTMAN, R.J. Brain acetylcholine: control by dietary choline. *Science*, v. 191, n. 4227, p. 561-2, 1976.
14. CORBIN, K.D.; ZEISEL, S.H. Choline metabolism provides novel insights into non-alcoholic fatty liver disease and its progression. *Curr Opin Gastroenterol*, v. 28, n. 2, p. 159-65, 2012.
15. CRAIG, S.A.S. Betaine in human nutrition. *Am J Clin Nutr*, v. 80, n. 3, p. 539-49, 2004.
16. DA COSTA, K.A. et al. Identification of new genetic polymorphisms that alter the dietary requirement for choline and vary in their distribution across ethnic and racial groups. *FASEB J*, v. 28, n. 7, p. 2970-8, 2014.
17. _____. Choline deficiency increase lymphocyte apoptosis and DNA damage in human. *Am J Clin Nutr*, v. 84, n. 1, p. 88-94, 2006.
18. _____. Accumulation of 1,2-sn-diradylglycerol with increased membrane – associated protein kinase C may be the mechanism for spontaneous hepatocarcinogenesis choline deficient rats. *J Biol Chem*, v. 268, n. 3, p. 2100-5, 1993.
19. DAILY, J.W. et al. Choline supplementation increases tissue concentrations of carnitine and lowers body fat in guinea pigs. *J Nutr Biochem*, v. 9, n. 8, p. 464-70, 1998.
20. DAILY, J.W.; SACHAN, D.S. Choline supplementation alters carnitine homeostasis in humans and guinea pigs. *J Nutr*, v. 125, n. 7, p. 1938-44, 1995.
21. GIBELLINI, F.; SMITH, T.K. The Kennedy Pathway – *De novo* synthesis of phosphatidylethanolamina and phosphatidylcholine. *IUBMB Life*, v. 62, n. 6, p. 414-28, 2010.

430 MACRO E MICRONUTRIENTES EM NUTRIÇÃO CLÍNICA

22. GREGORY III, J.F. Vitaminas. In: DAMODARAN, S.; PARKIN, K.; FENNEMA, O.R. *Química de alimentos de Fennema*. 4.ed. Porto Alegre: Artmed, 2010, p. 345-408.
23. HOLLENBECK, C.B. The importance of being choline. *J Am Diet Assoc*, v. 110, n. 8, p. 1162-5, 2010.
24. HOUGU, N.; SACHAN, D.S. Caffeine, carnitine and choline supplementation of rats decrease body fat and serum leptin concentration as does exercise. *J Nutr*, v. 130, n. 2, p. 152-7, 2000.
25. [IOM] INSTITUTE OF MEDICINE. *Dietary reference intakes for tiamin, riboflavin, niacin, vitamin B6, folate, pantothenic acid, biotin, and cholin*. Washington, DC: National Academy Press, 1998.
26. JACOB, R.A. et al. In vivo methylation capacity is not impaired in healthy men during short-term dietary folate and methyl group restriction. *J Nutr*, v. 125, n. 6, p. 1495-502, 1995.
27. LIEBER, C.S. Prevention and treatment of liver fibrosis, based on pathogenesis alcoholism. *Clin Exp Res*, v. 23, n. 5, p. 944-9, 1999.
28. MENDES, E.L.; BRITO, C.J. Carnitina, colina e fosfatidilcolina como nutrientes reguladores do metabolismo de lipídeos e determinantes do desempenho esportivo. *Revista Digital*, v. 12, n. 108, p. 1-10, 2007. Disponível em: http://www.efesportes.com. Acessado em: 28 out. 2018.
29. MEYER, K.A.; SHEA, J.W. Dietary choline and betaine and risk of CVD: A systematic review and meta-analysis of prospective studies. *Nutrients*, v. 9, n. 7, pii: E711, 2017.
30. MORENO, M. de J.M. Cognitive improvement in mild to moderate Alzheimer's dementia after treatment with the acetylcholine precursor choline alfoscerate: a multicenter double-blind, randomized, placebo-controlled trials. *Clin Ther*, v. 25, n. 1, p. 178-93, 2003.
31. NEWBERNE, D.M. et al. Inhibition of hepatocarcinogenesis in mice by dietary methyl donors methionine and choline. *Nutr Cancer*, v. 14, n. 3-4, p. 175-81, 1990.
32. NICULESCU, M.D. et al. Dietary choline deficiency alters global and gene-specific DNA methylation in the developing hippocampus of mouse fetal brains. *FASEB J*, v. 20, p. 43-9, 2006.
33. POLICHETTI, E. et al. Dietary polyenylphosphatidylcholine decreases cholesterolemia in hipercholesterolemic rabbits. Role of hepato-biliary axis. *Life Sci*, v. 67, n. 21, p. 2563-76, 2000.
34. REIN, D. et al. Dietary choline supplementation in rats increase carnitine concentration in liver, but decreases plasma and kidney carnitine concentrations. *J Nutr Biochem*, v. 8, n. 2, p. 68-73, 1997.
35. SANDAGE, B.W. et al. Choline citrate may enhance athletic performance. *Physiologist*, v. 35, p. 622-5, 1992.
36. SANDERS, L.M.; ZEISEL, S.H. Choline: dietary requeriments and role in brain development. *Nutr Today*, v. 42, n. 4, p. 181-6, 2007.
37. SCHELTENS, P. et al. Efficacy of souvenaid in mild Alzheimer's disease: results from a randomized controlled trials. *J Alzheimers Dis*, v. 31, n. 1, p. 225-36, 2012.
38. SELHUB, J.; JACQUES, P.F.; BOSTON, A.G. Association between plasma homocysteine concentrations and extracranial artery stenosis. *New Engl J Med*, v. 332, p. 286-91, 1995.
39. SILVA, G.B. et al. Colina. In: COZZOLINO, S.M.F.; COMINETTI, C. *Bases bioquímicas e fisiológicas da nutrição: nas diferentes fases da vida, na saúde e na doença*. Barueri: Manole, 2013, p. 558-70.
40. SUN, S. et al. Choline and betaine consumption lowers cancer risk: a meta-analysis of epidemiologic studies. *Scientific Reports*, v. 19, n. 6, p. 35547, 2016.
41. [USDA] UNITED STATES DEPARTMENT OF AGRICULTURE. Disponível em: http://www.nal.usda.gov/fnic/foodcomp/Data/Choline/Choln2.pdf. Acessado em: 22 out. 2018.
42. VANCE, D.E. Role of phosphatidylcholine biosynthesis in the regulation of lipoprotein homeostasis. *Curr Opin Lipidol*, v. 19, n. 3, p. 229-34, 2008.
43. WURTMAN, J.J. Sources of choline and lecithin in the diet. *See Ref*, v. 53, p. 73-81, 1979.
44. YAO, Z.M.; VANCE, D.E. The active synthesis of phosphatidylcholine is required for very low density lipoprotein secretion from rat hepatocytes. *J Biol Chem*, v. 263, n. 6, p. 2998-3004, 1988.
45. Zeisel, S.H. Dietary choline: Biochemistry, physiology and pharmacology. *Annu Rev Nutr*, v. 1, p. 95-121, 1981.

46. _____. Choline phospholipids signal traduction and carcinogenesis. *FASEB J*, v. 7, n. 6, p. 551-7, 1993.
47. _____. The origins of memory: the role of dietary choline in optimal brain development. *J Pediatr*, v. 149, n. 8, p., 2006.
48. _____. Gene response elements, genetic polymorphisms and epigenetics influence the human dietary requeriment for choline. *IUBMB Life*, v. 59, n. 6, p. 380-7, 2007.
49. ZEISEL, S.H. A brief history of choline. *Ann Nutr Metab*, v. 61, n. 3, p. 254-8, 2012.
50. ZEISEL, S.H.; BLUSZTAJN, J.K. Choline: needed for normal developement of memory. *J Am Coll Nutr*, v. 19, n. 5, Suppl, p. 528S-531S, 2000.
51. ZEISEL, S.H.; BLUSZTAJN, J.K. Choline and human nutrition. *Annu Rev Nutr*, v. 14, p. 269-96, 1994.
52. ZEISEL, S.H.; DA COSTA, K.A. Choline: an essential nutrient for public health. *Nutr Rev*, v. 67, n. 11, p. 615-23, 2009.
53. ZEISEL, S.H.; WISHNOK, J.S.; BLUSZTAJN, J.K. Formation of methylamines from ingested choline and lecithin. *J Pharmacol Exp Ther*, v. 225, n. 2, p. 320-24, 1983.
54. ZEISEL, S.H. et al. Choline, an essential nutrient for humans. *FASEB J*, v. 5, n. 7, p. 2093-8, 1991.

SEÇÃO III

Micronutrientes – Minerais

19

Zinco

Julianna Shibao

INTRODUÇÃO

O zinco foi primeiramente descoberto em 1509 como um elemento químico. Nos anos seguintes, os avanços no estudo da medicina destacaram a importância desse mineral na alimentação dos seres vivos. Até então, acreditava-se que a deficiência de zinco era improvável. A confirmação de que a baixa ingestão de zinco poderia atingir os seres humanos foi confirmada por Tucker e Salmon, que observaram que a falta desse mineral em humanos poderia causar lesões cutâneas (Cardoso, 2015).

A partir daí, outros estudos observaram que durante a II Guerra Mundial combatentes chineses desnutridos tinham baixas concentrações de zinco no sangue. O mineral ganhou cada vez mais importância quando, em 1961, foi relacionado com uma endemia de hipogonadismo e nanismo em crianças na área rural do Irã. Desde então, muitas pesquisas comprovaram a essencialidade clínica e na saúde pública da deficiência desse mineral, que pode ser revertida com a alimentação adequada e/ou suplementação (Shils et al., 2003, Cardoso, 2015).

O zinco é um micromineral que, apesar de ser requerido pelo corpo em pequenas quantidades, realiza grandes tarefas para manutenção da saúde e qualidade de vida. É encontrado em nosso organismo em concentrações de aproximadamente 1,5 a 2,5 g. A deficiência desse nutriente pode ser fatal, assim como o seu excesso. Em nosso corpo o zinco se torna muito versátil, sendo necessário em diversos locais. Apesar de estar distribuído pelo corpo todo, é nas células musculares e ósseas que se encontra uma maior concentração desse importante mineral. A sua maior importância se dá como cofator de diversas enzimas, principalmente as metaloenzimas, atuando em conjunto e facilitando assim uma reação química. É componente de metaloproteínas e participa de muitas reações de metabolismo celular, auxilia na defesa antioxidante, além de crescimento e desenvolvimento (Gropper, Smith e Groff, 2012).

CONSUMO DE ZINCO

O consumo de zinco está diretamente relacionado ao tipo de alimentação realizada. Dietas com maiores quantidades de alimentos proteicos, seguidas dos cereais integrais revelam uma maior ingestão do mineral. Observou-se ainda que alimentos como leite, ovos e carne branca fornecem menores quantidades quando comparados a crustáceos e carne vermelha, o que sugere uma maior atenção em relação aos vegetarianos. A ingestão de zinco em países sul-americanos e nos Estados Unidos é de no máximo 80% da recomendação necessária em diferentes faixas etárias e independente de gênero. Estima-se que a baixa ingestão desse mineral seja ainda pior em países asiáticos e africanos onde o consumo de alimentos proteicos que são fonte de zinco seja menor (Song et al., 2009; Santos et al., 2007).

Estudo realizado por Cozzolino, em 2007, observou que alguns grupos populacionais brasileiros eram mais suscetíveis à deficiência de zinco, como crianças e idosos que apresentaram concentrações plasmáticas desse nutriente abaixo do recomendado. Além disso, foi observada em indivíduos com deficiência de ferro uma concentração mais elevada do zinco nas células. Outro estudo, realizado em Minas Gerais, observou por meio de um questionário semiquantitativo de frequência alimentar e recordatório de 24 horas que 99% da população participante tinha um consumo inadequado de zinco (Lopes et al., 2005).

É difícil a realização de um acompanhamento global da deficiência de zinco, pois não existem tecidos que representem sua captação e utilização. Os marcadores biológicos do estado nutricional desse nutriente no corpo são de alto custo e, por isso, países com baixo desenvolvimento econômico apresentam poucos dados relacionados ao seu consumo (Cruz e Soares, 2011; Cesar, Wada e Borges, 2005).

Atualmente, a recomendação de zinco no Brasil é seguida pela Ingestão Diária Recomendada (*Dietary Reference Intakes* – DRI) e pode ser dividida em diversas faixas, como idade e gênero, e diversas fases da vida, como gestação e lactação. As recomendações de ingestão estão apresentadas na Tabela 1 e estão separadas entre a ingestão média (*Estimated Average Requirements* – EAR), ideal (*Recommended Dietary Allowances* – RDA) e máxima (*Tolerable Upper Intake Levels* – UL) de zinco.

MACRO E MICRONUTRIENTES EM NUTRIÇÃO CLÍNICA

TABELA 1 Requerimento de zinco em diferentes populações

Grupo	Idade	Recomendação diária (mg)		
		EAR	RDA	UL
Lactente	0-6 meses	ND	2	4
	7-12 meses	2,5	3	5
Crianças	1-3 anos	2,5	3	7
	4-8 anos	4	5	12
Homens	9-13 anos	7	8	23
	14-18 anos	8,5	11	34
	Acima de 18 anos	9,4	11	40
Mulheres	9-13 anos	7	8	23
	14-18 anos	7,3	9	34
	Acima de 18 anos	6,8	8	40
Gravidez	Abaixo de 18 anos	10	12	34
	19-50 anos	9,5	11	40
Lactação	Abaixo de 18 anos	10,9	13	34
	19-50 anos	10,4	12	40

EAR: *Estimated average requirements,* ND: não foi possível estabelecer o valor; RDA: *Recommended dietary allowances;* UL: *Tolerable upper intake levels.*
Fonte: adaptada de Silva e Mura (2016).

ORIGEM E SÍNTESE DO ZINCO NOS ALIMENTOS

Estrutura química

Em sistemas biológicos, o zinco está quase sempre em seu estado divalente e formato tetraédrico, o que favorece a formação de complexos com um número de coordenação quatro. Ele se liga facilmente a aminoácidos, peptídeos, proteínas e nucleotídeos. Esse nutriente tem afinidade por grupos tiol e hidroxi e por substâncias que contenham nitrogênio como doador. Não apresenta potencial redox (Shils et al., 2003). Sua geometria de coordenação flexível o torna um importante centro ativo de enzimas, visto que essa propriedade ajuda a reduzir a energia de reação enzimática.

Fontes alimentares

As principais fontes de zinco na dieta são carnes vermelhas, crustáceos (ostras, principalmente), ovos e carne branca. Os cereais integrais também contribuem para a ingestão de zinco, sendo que quase 80% desse mineral é perdido pelo processo de beneficiamento e moagem, tendo em vista que as maiores concentrações ficam no farelo e no gérmen. As oleaginosas também são fontes interessantes de zinco, e para os vegetais a quantidade do mineral no solo influencia diretamente na sua concentração no alimento (Domene, Pereira e Arrivillaga, 2008).

Na Tabela 2 podemos observar alguns alimentos e suas quantidades de zinco.

TABELA 2 Quantidade de zinco em alimentos

	Alimento	Zinco (mg/100 g)
Alimentos de origem animal	Ostras	17-91
	Carne de caranguejo	3,8-4,3
	Camarão	1,1
	Atum	0,5-0,8
	Fígado	3,1-3,9
	Frango	1,0-2,0
	Carne bovina	3,9-4,1
	Porco	1,6-2,1
	Ovos	1,1
	Leite	0,4
	Queijos	2,8-3,2
Alimentos de origem vegetal	Leguminosas	0,6-1,0
	Arroz e massas	0,3-0,6
	Pão	1,0
	Legumes	0,1-0,7
	Frutas	Menos que 0,1

Fonte: adaptada de Gropper, Smith e Groff (2012).

Acredita-se que dietas com restrições de produtos de origem animal sejam mais propensas à deficiência de zinco em decorrência de o mineral de fontes proteicas ser mais bem absorvido que os de fontes vegetais. Isso se deve à alta ingestão de fitato, que inibe o processo de digestão. Um aproveitamento de 50% do zinco ingerido em uma dieta depende da relação fitato:zinco maior que cinco. Já um aproveitamento médio do mineral (30%) depende de uma relação fitato:zinco entre cinco e 15, enquanto dietas com baixa disponibilidade de zinco (aproveitamento de 10%) têm uma relação fitato:zinco maior que 15 (Silva e Mura, 2016).

FISIOLOGIA

Digestão e absorção

O zinco em geral está associado a aminoácidos, por isso a sua digestão compreende a hidrólise do mineral dos aminoácidos e ácidos nucleicos por ação de proteases e nucleases. O ácido clorídrico parece contribuir para essa ação, sendo que agentes que aumentam o pH do estômago, como antiácidos, diminuem a absorção do mineral (Gropper, Smith e Groff, 2012).

A absorção do zinco ocorre principalmente no intestino delgado, mais precisamente na porção do jejuno. Uma pequena concentração do mineral pode ser absorvida no estômago e intestino grosso. A captação do zinco pela borda em escova do intestino delgado é regulada homeostaticamente por mecanismo de difusão e por carreadores. Em baixas ingestões aumenta a capacidade dos carreadores e no aumento da ingestão ocorre a difusão passiva sem saturação (Whitney e Rolfes, 2008).

Transporte, estoque corporal e excreção

Após a absorção do zinco, ele pode participar de diversas vias metabólicas. Ele pode ser utilizado pela própria célula intestinal ou se ligar a uma metalotioneína do citosol dessas células. Essas proteínas regulam a absorção do zinco e a armazenam até que um tecido sinalize a necessidade do mineral. Quando isso ocorre, a metalotioneína libera o zinco no sangue que se liga a uma albumina para que seja transportado pelo corpo para os tecidos requeridos. Essas proteínas também são encontradas no fígado e desempenham papel semelhante ao das células intestinais (Shils et al., 2003).

Circulando pelo plasma sanguíneo encontram-se cerca de 3 mg de zinco. A concentração plasmática normal desse nutriente situa-se na faixa de 80 a 120 µg/dL. O seu transporte pelo corpo ocorre pela sua ligação a estruturas proteicas, principalmente a albumina, seguida de macroglobulinas e uma pequena fração a outros aminoácidos. Essa ligação é fraca e isso permite que o zinco seja facilmente distribuído aos outros tecidos do corpo. Parte do transporte de zinco pode ser realizada pela transferrina, e em situações de excesso ele pode comprometer o transporte de ferro pelo corpo. A concentração de zinco nos tecidos é maior que no plasma. Sendo assim, quando um órgão requer uma quantidade maior de zinco, isso afeta drasticamente a concentração desse mineral no plasma. Como todo o transporte de zinco é realizado pelo plasma para os tecidos, o fluxo do mineral no plasma é reposto aproximadamente 130 vezes ao dia (Whitney e Rolfes, 2008; Shils et al., 2003).

CAPÍTULO 19 • ZINCO 439

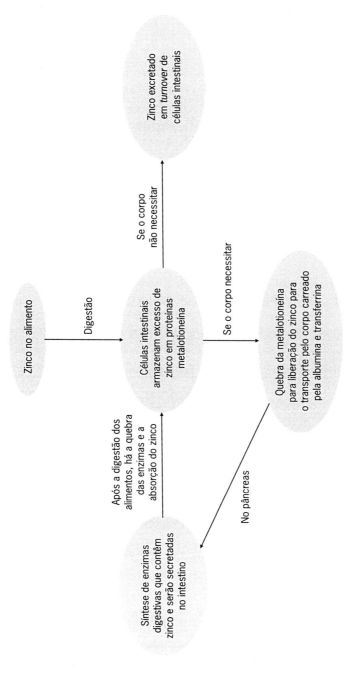

FIGURA 1 Esquema de circulação enteropancreática do zinco.
Fonte: adaptada de Whitney e Rolfes (2008).

Não existe uma reserva de zinco no corpo. Como grande parte do zinco é armazenada em metalotioneína, fígado, ossos e músculos, quando há uma queda da ingestão de zinco por meio da dieta podemos observar sinais precoces de deficiência do nutriente. Um mecanismo que o corpo realiza para compensar a baixa ingestão de zinco por meio da dieta é a retirada de zinco dos tecidos, principalmente musculares, ocasionando um catabolismo. Isso faz com que os níveis plasmáticos de zinco sejam mantidos em homeostase. Mas a forma primária de manter a homeostase é o catabolismo de metaloproteínas e metalotioneína, sendo esta última um possível marcador do estado nutricional do zinco no corpo (Gropper, Smith e Groff, 2012).

A excreção do zinco é realizada principalmente pelo trato gastrointestinal através das fezes. Essas perdas são uma combinação de zinco não absorvido da dieta, de secreções endógenas de enzimas pancreáticas, secreções biliares e gastroduodenais, além do *turnover* de células da mucosa cheias de metalotioneína. O corpo ainda pode reciclar o zinco pela circulação enteropancreática. Parte do zinco presente nas enzimas digestivas secretadas pelo pâncreas é reabsorvida no intestino delgado e pode retornar para o órgão para a produção de novas enzimas digestivas. Uma pequena parcela é eliminada por urina, descamação da pele, cabelo, suor, fluidos menstruais e sêmen (Whitney e Rolfes, 2008).

O desenvolvimento de instrumentos de avaliação de consumo, absorção e excreção do zinco é fundamental para o estabelecimento das necessidades reais desse mineral e para a definição dos riscos do consumo inadequado e estimar a sua biodisponibilidade.

Biodisponibilidade

O zinco é um mineral que deve ser obtido pela alimentação. A sua biodisponibilidade (quantidade de zinco no alimento que é ingerida, absorvida e utilizada) e quantidade dentro do organismo depende diretamente da quantidade ingerida, porém não é o único fator a ser levado em consideração. A absorção do nutriente depende de suas taxas de bioconversão, bioeficácia e bioeficiência, que são influenciadas por fatores intrínsecos e extrínsecos (Cozzolino, 2009).

No estômago, o zinco tende a se ligar a compostos de baixo peso molecular e de pH mais elevado como aminoácidos ou ácidos orgânicos e fosfatos, aumentando a sua solubilidade e facilitando a sua absorção. Já moléculas maiores como o ácido fítico, oxalatos, taninos e polifenóis reduzem a sua absorção por formarem complexos grandes e pouco solúveis. Além disso, a competição do zinco com outros minerais pelo mesmo sítio de absorção nas células intestinais pode dificultar a sua absorção (Cruz e Soares, 2011).

A disponibilidade do zinco em carnes, fígado, ovos e crustáceos é maior, pois esses alimentos não têm substâncias inibidoras, como é o caso dos cereais integrais que contêm fitatos, além de apresentarem aminoácidos que facilitam a sua absorção, como cisteína e metionina. Estudos mostram que uma dieta rica em carne pode chegar a uma absorção de 80% do zinco alimentar (Cozzolino, 2007).

A suplementação de ferro pode ocasionar uma diminuição da absorção de zinco. Estudos sugerem que dietas com alta concentração de ferro diminuem a absorção de zinco, pois eles competem pelo mesmo sítio de absorção para dentro das células da mucosa intestinal. O ferro ferroso aparenta ter um maior impacto na absorção de zinco quando comparado ao ferro férrico. O ferro heme não altera significativamente a absorção de zinco (Cozzolino, 2009).

Em contrapartida, a alta ingestão de zinco pode prejudicar a absorção de cobre por induzir a síntese de uma substância que liga o cobre a uma metalotioneína, e esta sequestra o cobre, tornando-o indisponível para a absorção na célula mucosa (Shils et al., 2003).

Existem outras interações do zinco com nutrientes como cálcio que sugerem que a alta concentração desse mineral pode reduzir a absorção de zinco. Outra interação é em relação ao ácido fólico, que pode ter seu metabolismo dificultado pela presença do zinco. Essas interações precisam ser mais bem elucidadas (Cozzolino, 2007; Shils et al., 2003). Um resumo dos fatores positivos e negativos da absorção de zinco pode ser observado no Quadro 1.

QUADRO 1 Fatores que influenciam a disponibilidade do zinco

Fatores positivos	Fatores negativos
Aminoácidos (principalmente cisteína e metionina)	Ácido fítico e oxalatos
Ácidos orgânicos	Taninos e polifenóis
Fosfatos	Ferro

O processamento dos alimentos fontes de zinco pode alterar a sua disponibilidade. Durante o congelamento de carnes observaram-se perdas consideráveis do nutriente, sugerindo que o alimento proteico deva ser armazenado preferencialmente sob refrigeração ou congelamento por um período curto, como uma semana. O processamento térmico dos alimentos fontes do nutriente não apresentou perda significativa do zinco em amostras de leguminosas (Andrade et al., 2004a; Andrade et al., 2004b), mas em alimentos proteicos a reação de Maillard pode diminuir a absorção do zinco pela formação de complexos resistentes a hidrólise e absorção. O remolho e a fermentação de leguminosas e cereais hidrolisam parcialmente os fitatos, o que pode melhorar a absorção do zinco (Sami, 2017; Silva e Mura, 2016).

Função biológica

O papel do zinco na saúde humana tem sido cada vez mais estudado e ressaltado pela sua importância em processos metabólicos. Dentre eles podem ser destacados:

- Cofator enzimático: pode ter função catalítica ou estutural de enzimas que estão envolvidas no metabolismo de macronutrientes e ácidos nucleicos (síntese de DNA e RNA). As metaloenzimas são as principais proteínas que requerem o zinco em sua formação. Elas ajudam a dividir materiais genéticos, fabricam heme para a hemoglobina, participam do metabolismo de ácidos graxos essenciais, metabolizam carboidratos, sintetizam proteínas, metabolizam álcool no fígado (Mafra e Cozzolino, 2004; Henriques, Hirata e Cozzolino, 2003).
- Crescimento: a deficiência de zinco pode explicar o retardo do crescimento, hipogonadismo masculino e a redução da espermatogênese e esteroidogênese. Foi observado que o zinco auxilia na regulação e interação dos hormônios prolactina e hormônio do crescimento com seus receptores celulares, podendo auxiliar no crescimento de crianças (Mafra e Cozzolino, 2004).
- Metabolismo da vitamina A: a relação entre vitamina A e zinco é que o mineral é necessário para síntese hepática e secreção de proteína ligadora de retinol que transporta a vitamina A. Além disso, ele libera vitamina A dos estoques hepáticos e produz a sua forma ativa dos pigmentos visuais (Cruz e Soares, 2011). Estudo com crianças desnutridas mostrou que a suplementação de zinco aumentava a concentração de vitamina A plasmática e de proteína ligadora de retinol (Christian e West, 1998; Ferraz et al., 2007).
- Hormônios tireoidianos: o zinco é importante na síntese, liberação e ligação de diversos hormônios, principalmente os tireoidianos. Está envolvido também nos hormônios como insulina, testosterona, corticosterona e hormônio do crescimento, entre outros (Cruz e Soares, 2011).
- Sistema nervoso: os neurônios glutaminérgicos apresentam vesículas sinápticas com altas concentrações de zinco e, apesar de ainda não ser conhecida a atuação desses hormônios no sistema nervoso, o zinco apresenta um papel importante na composição dessas células. Estudos ainda sugerem que o zinco pode estar relacionado com a neurogênese, migração neuronal e sinapses, o que influencia diretamente o desenvolvimento cognitivo de crianças (Frederickson et al., 2000; Bhatnagar e Taneja, 2001).

- Sistema imunológico: o papel do zinco no crescimento e no desenvolvimento do sistema imune é bem conhecido. Ele atua tanto na imunidade adquirida como no desenvolvimento de linfócitos, produção de interleucina e apoptose de células de origem mieloide e linfoide. A timulina, cuja atividade depende do zinco, é responsável por maturar e diferenciar linfócitos T, auxiliando assim o combate a infeccções oportunistas. A deficiência de zinco pode induzir a produção de interleucina 1 e 6, reduzir a maturação de linfócitos B, além de inibir a produção de fator de necrose tumoral que está relacionada a caquexia na síndrome da imunodeficiência adquirida (Baum, Shor-Posner e Campa, 2000).

- Sistema antioxidante: atua na estabilização de membranas estruturais e proteção celular, prevenindo a peroxidação lipídica. Pode agir por dois mecanismos: proteção do grupo sulfidrilas contra oxidação e na inibição da produção de espécies reativas de oxigênio por metais de transição como ferro e cobre. Além disso, o zinco compõe a estrutura da enzima superóxido dismutase, que é uma importante via de defesa celular contra oxidação, e por isso sua deficiência diminui a ação antioxidante dessa enzima (Mafra e Cozzolino, 2004).

- *Diabetes mellitus*: o zinco está relacionado com a síntese, o armazenamento e a liberação da insulina no pâncreas, embora não aparente ter relação direta na ação da insulina. Estudos sugerem que a suplementação de zinco poderia ter um efeito protetor no desenvolvimento do diabetes. Outro mecanismo relacionado à glicose é o estimulo pós-receptor, que aumenta a translocação dos transportadores de glicose intracelular para a membrana (Marreiro et al., 2004). Pacientes diabéticos podem apresentar um quadro de hiperzincúria que pode causar uma deficiência desse mineral. Estudos sugerem que a suplementação de zinco pode trazer benefícios a esses pacientes, porém a ação do zinco no diabetes ainda precisa ser mais bem elucidada (Lobene et al., 2017).

SITUAÇÕES CLÍNICAS

Avaliação do estado nutricional

A avaliação do *status* de zinco no organismo é uma tarefa difícil em razão de sua circulação êntero-hepática e do controle homeostático do zinco no corpo. Já foram testados diversos exames para medição do zinco no corpo, como medição do mineral em glóbulos vermelhos, leucócitos, neutrófilos, plasma ou soro, e nenhum deles foi considerado um método de ouro para avaliação do estado nutricional do paciente em relação ao zinco. O exame mais comumente

444 MACRO E MICRONUTRIENTES EM NUTRIÇÃO CLÍNICA

utilizado é a concentração plasmática de zinco, sendo que valores em jejum menores que 70 µg/dL sugerem deficiência, como pode ser observado na Tabela 3. Porém, sabe-se que esse exame apresentaria valores alterados apenas em situações nas quais a ingestão de zinco é tão baixa que o corpo não consegue manter a homeostase utilizando as reservas ósseas e hepáticas. Além disso, os valores de zinco plasmático devem ser interpretados com cautela, pois seus índices podem ser influenciados por refeições, hora do dia, estresse, infecções e medicamentos, principalmente esteroides e terapias contraceptivas orais (Mafra, Cuppari e Cozzolino, 2002; Gropper, Smith e Groff, 2012).

Outros marcadores foram utilizados para a verificação do zinco no organismo, como zinco urinário, cabelo, metalotioneína, medições enzimáticas, porém todos eles apresentam limitações em seus resultados (Gropper, Smith e Groff, 2012).

TABELA 3 Valores normais dos marcadores de zinco

Marcador	Concentração normal
Plasma	> 70 µg/dL
Eritrócito	42,2 ± 5,6 µg/g hemoglobina
Urina	300-600 µg/dia

Fonte: Mafra e Cozzolino (2004).

Situações clínicas de deficiência

A deficiência de zinco se manifesta de formas diferentes nas várias fases da vida. A primeira manifestação identificada foi a acrodermatite enteropática, um quadro desenvolvido na infância caracterizado por alopécia (perda parcial ou total de pelos ou cabelos), diarreia, lesões na pele e imunodeficiência celular (Pedraza e Sales, 2017). A deficiência prolongada pode levar a desordens como: anorexia; retardo do crescimento (inclusive fetal); cicatrização lenta; intolerância à glicose; hipogonadismo (baixa produção ou ausência de produção de hormônios masculinos); impotência sexual; atrofia testicular; retardo na maturação sexual e esquelética; diminuição da atividade da vitamina A; disfunções imunológicas favorecendo infecções; hipogeusia (diminuição do paladar); desordem de comportamento, aprendizagem e memória; dermatite (inflamação da pele); alopécia e diarreia, o que agrava o estado nutricional do indivíduo em relação à deficiência de outros nutrientes (Gropper, Smith e Groff, 2012).

As causas mais frequentes da deficiência de zinco são a baixa ingestão do mineral, baixa disponibilidade e/ou aumento das necessidades, como no caso de crianças, adolescentes e gestantes em que a síntese de proteínas e tecidos está aumentada. Em idosos e pessoas economicamente marginalizadas estão associados a ingestões inadequadas de alimentos proteicos fontes ou dietas vegetarianas restritivas (Cardoso, 2015). Além disso, a deficiência tem sido identificada em países em desenvolvimento com baixa ingestão de produtos proteicos, sendo os sintomas mais observados nessa população o retardo no crescimento, a diarreia, a pneumonia, a malária e o desenvolvimento cerebral inadequado (Mafra e Cozzolino, 2004).

Situações clínicas de toxicidade

A toxicidade desse mineral é incomum, mesmo em condições de suplementação. A consequência mais provável em suplementações crônicas com quantidades próximas a 40 mg de zinco/dia pode ser a deficiência de cobre. Isso ocorre porque a metalotioneína intestinal produzida pela suplementação de zinco sequestra o cobre de maneira preferencial. Além disso, podem ser observados sintomas como anemia (causada pela deficiência de cobre), vômitos, diarreia, depleção de função imune e lesão renal (Cardoso, 2015).

Uma toxicidade aguda com valores de 220 a 450 mg de zinco pode resultar em sintomas como gosto metálico na boca, náuseas, vômitos, dor epigástrica, cãibras abdominais e diarreia sanguinolenta (Gropper, Smith e Groff, 2012).

SUPLEMENTAÇÃO BASEADA EM EVIDÊNCIAS

Na maioria dos países desenvolvidos a recomendação de zinco pode ser ingerida apenas com a alimentação adequada, sem necessitar de suplementação. Já em países em desenvolvimento, onde o acesso à alimentação proteica pode ser limitado, a suplementação pode ser uma boa estratégia de saúde pública para suprir as deficiências da população, principalmente as mais vulneráveis, como crianças, adolescentes e gestantes (Whitney e Rolfes, 2008).

A suplementação de zinco pode ser feita de diversas formas, com óxido de zinco, sulfato de zinco, acetato de zinco, clorídio de zinco e gluconato de zinco, sendo que cada tipo difere em suas quantidades e absorções. O clorídio de zinco é o suplemento com maior concentração do mineral (aproximadamente 50%) e o gluconato de zinco com valores em torno de 15%. Acredita-se que o acetato de zinco seja um dos suplementos mais bem tolerados. Eles devem ser consumidos de estômago vazio sem nenhum outro tipo de suplemento. Um dos efeitos colaterais mais observados durante a suplementação é a irritação gástrica (Gropper, Smith e Groff, 2012).

Estudos realizados para verificar o efeito da suplementação de zinco em periodos pré-natais e em crianças evidenciaram um maior crescimento da criança, principalmente quando a disponibilidade de alimentos fontes é restrita (Ebrahimi, Pormahmodi e Kamkar, 2006; Stewart et al., 2009).

A suplementação de zinco pode melhorar a resposta imunológica. Um estudo realizado com idosos institucionalizados verificou que a suplementação de 30 mg por 3 meses aumentou o zinco plasmático. Esse aumento do mineral gerou um aumento do número e da atividade de linfócitos T (Barnett et al., 2016). Resultados semelhantes foram encontrados em idosos nos quais a suplementação de zinco resultou em significativa redução da incidência de infecções, melhorando a defesa e aumentando a resistência a agentes patogênicos nos pacientes com baixa concentração de zinco plasmático (Prasad, 2007).

Estudos realizados com atletas demonstram que a suplementação de zinco reduz a toxicidade de espécies reativas de oxigênio por meio da superóxido dismutase. Em estudos com suplementação oral de zinco observou-se redução dos níveis plasmáticos de produto da peroxidação lipídica, o que indica uma redução do estresse oxidativo celular (Koury e Donangelo, 2003; Prasad, 2007).

A ação do zinco na regulação dos hormônios tireoidianos está sendo muito estudada. Acredita-se que a conversão periférica do hormônio T3 e T4 necessite de enzimas dependentes de zinco. Um estudo realizado com estudantes universitárias deficientes em zinco demonstrou que a suplementação de 26,4 mg/dia durante 4 semanas aumentou a concentração de T3 e T4, elevando também a taxa metabólica de repouso (Maxwell e Volpe, 2007). Outro estudo realizado por Kandhro et al. (2009) mostrou que a suplementação de zinco em pacientes de ambos os gêneros com idade entre 16-30 anos por 6 meses aumentou os níveis séricos de hormônios tireoidianos.

Outra linha de pesquisa que tem sido muito estudada é a suplementação de zinco para a prevenção ou melhora do prognóstico de *diabetes mellitus*. A suplementação de zinco pode estar relacionada à melhora da resistência a insulina em pacientes obesos, melhora do perfil lipídico e redução da incidência da doença em ratos propensos a diabetes (Fett et al., 2009; Marreiro et al., 2004).

A importânca do zinco para a realização das funções biológicas está claramente evidenciada na literatura. A suplementação desse mineral pode ter efeitos benéficos, porém deve ser realizada com muita cautela e após extensa avaliação clínica e bioquímica do paciente para evitar que o excesso de zinco possa causar interações negativas com outros minerais, desencadeando assim outros problemas e prejudicando a saúde do indivíduo.

Uma dieta nutricionalmente balanceada e individualizada pode atingir as necessidades de zinco e garantir o adequado desenvolvimento humano.

REFERÊNCIAS

1. ANDRADE, E.C.B. et al. Comparação dos teores de cobre em zinco em leguminosas cruas e após serem processadas termicamente em meio salino e aquoso. *Ciência e Tecnologia de Alimentos*, Campinas, v. 24, n. 3, p. 316-8, jul./set. 2004a.

2. _____. Avaliação do teor de cobre e zinco em carnes cruas, processadas termicamente, resfriadas e congeladas no período de um mês. *Ciência e Tecnologia de Alimentos*, Campinas, v. 24, n. 3, p. 393-6, jul./set. 2004b.

3. BARNETT, J.B. et al. Effect of zinc supplementation on serum zinc concentration and T cell proliferation in nursing home elderly: a randomized, double-blind, placebo-controlled trial. *Am J Clin Nutr*, Rockville, v. 103, p. 942-51, 2016.

4. BAUM, M.K.; SHOR-POSNER, G.; CAMPA, A. Zinc status in human immunodeficiency virus infection. *The Journal Of Nutrition*, v. 130, n. 5, p. 1421-3, 1 maio 2000. Oxford University Press (OUP). Disponível em: http://dx.doi.org/10.1093/jn/130.5.1421s.

5. BHATNAGAR, S.; TANEJA, S. Zinc and cognitive development. *British Journal Of Nutrition*, v. 85, n. 2, p. 139-45, maio 2001. Cambridge University Press (CUP). Disponível em: http://dx.doi. org/10.1079/bjn2000306.

6. CARDOSO, M.A. (Org.). *Nutrição humana*. Rio de Janeiro: Guanabara Koogan, 2015. 345p. (Nutrição e metabolismo).

7. CESAR, T.B.; WADA, S.R.; BORGES, R.G. Zinco plasmático e estado nutricional em idosos. *Rev Nutr Campinas*, Campinas, v. 18, n. 3, p. 357-65, maio 2005.

8. CHRISTIAN, P.; WEST, K.P. Interactions between zinc and vitamin A: an update. *American Journal of Clinical Nutrition*, Rockville, v. 68, p. 235-41, 1998.

9. COZZOLINO, S.M.F. Deficiência de minerais. *Estudos Avançados*, São Paulo, v. 21, n. 60, p. 119-26, maio/ago. 2007.

10. COZZOLINO, S.M.F. *Biodisponibilidade de nutrientes*. 3.ed. Barueri: Manole, 2009. 1172p.

11. CRUZ, J.B.F.; SOARES, H.F. Uma revisão sobre o zinco. *Ensaios e Ciência: ciências biológicas agrárias e da saúde*, Valinhos, v. 15, n. 1, p. 208-22, 2011.

12. DOMENE, S.M.A.; PEREIRA, T.C.; ARRIVILLAGA, R.K. Estimativa de disponibilidade de zinco em refeições com preparações padronizadas da alimentação escolar de município de Campinas. *Rev Nutr*, Campinas, v. 21, n. 2, p. 161-7, 2008.

13. EBRAHIMI, S.; PORMAHMODI, A.; KAMKAR, A. Study of zinc supplementation on growth of school children in Yasuj, southwest of Iran. *Pakistan Journal Of Nutrition*, Dubai, v. 5, n. 4, p. 341-2, 2006.

14. FETT, C.A. et al. Mudanças no estilo de vida e fatores de risco para doenças crônicas não transmissíveis e sistema imune de mulheres sedentárias. *Rev Nutr*, Campinas, v. 22, n. 2, p. 245-55, abr. 2009. Disponível em: http://www.scielo.br/scielo.php?script=sci_arttext&pid=S1415-52732009000200007&lng=en&nrm=iso. Acessado em: 27 mar. 2018.

15. FERRAZ, I.S. et al. Zinc serum levels and their association with vitamin A deficiency in preschool children. *Jornal de Pediatria*, v. 83, n. 6, p. 512-7, 30 nov. 2007. DOI: http://dx.doi.org/10.2223/jped.1725.

16. FREDERICKSON, C.J. et al. Importance of zinc in the central nervous system: the zinc-containing neuron. *The Journal of Nutrition*, v. 130, n. 5, p. 1471-83, 1 maio 2000. Oxford University Press (OUP). DOI: http://dx.doi.org/10.1093/jn/130.5.1471s.

17. GROPPER, S.S.; SMITH, J.L.; GROFF, J.L. *Nutrição avançada e metabolismo humano*. 5. ed. São Paulo: Cengage Learning, 2012. 612p.

18. HENRIQUES, G.S.; HIRATA, M.H.; COZZOLINO, S.M.F. Aspectos recentes da absorção e biodisponibilidade do zinco e suas correlações com a fisiologia da isoforma testicular da enzima conversora de angiotensina. *Revista de Nutrição*, v. 16, n. 3, p. 333-45, set. 2003. FapUNIFESP (SciELO). DOI: http://dx.doi.org/10.1590/s1415-52732003000300011.

448 MACRO E MICRONUTRIENTES EM NUTRIÇÃO CLÍNICA

19. KANDHRO, G.A. et al. Effect of zinc supplementation on the zinc level in serum and urine and their relation to thyroid hormone profile in male and female goitrous patients. *Clinical Nutrition*, v. 28, n. 2, p. 162-8, abr. 2009. Elsevier BV. DOI: http://dx.doi.org/10.1016/j.clnu.2009.01.015.

20. KOURY, J.C.; DONANGELO, C.M. Zinco, estresse oxidativo e atividade física. *Revista de Nutrição*, v. 16, n. 4, p. 433-41, dez. 2003. FapUNIFESP (SciELO). DOI: http://dx.doi.org/10.1590/s1415-52732003000400007.

21. LOBENE, A.J. et al. Zinc supplementation does not alter indicators of insulin secretion and sensitivity in black and white female adolescents. *The Journal Of Nutrition*, v. 147, n. 7, p. 1296-300, 7 jun. 2017. Oxford University Press (OUP). DOI: http://dx.doi.org/10.3945/jn.117.248013.

22. LOPES, A.C.S. et al. Consumo de nutrientes em adultos e idosos em estudo de base populacional: Projeto Bambuí. *Cadernos de Saúde Pública*, Rio de Janeiro, v. 21, n. 4, p. 1201-9, jul./ago. 2005.

23. MAFRA, D.; COZZOLINO, S.M.F. Importância do zinco na nutrição humana. *Revista de Nutrição*, v. 17, n. 1, p. 79-87, mar. 2004. FapUNIFESP (SciELO). http://dx.doi.org/10.1590/s1415-52732004000100009.

24. MAFRA, D.; CUPPARI, L.; COZZOLINO, S.M.F. Iron and zinc status of patients with chronic renal failure who are not on dialisis. *J Renal Nutr*, Philadelphia, n. 12, p. 38-41, 2002.

25. MARREIRO, D.N. et al. Participação do zinco na resistência à insulina. *Arq Bras Endocrinol Metab*, São Paulo, v. 48, n. 2, p. 234-239, abr. 2004. Disponível em: http://www.scielo.br/scielo.php?script=sci_arttext&pid=S0004-27302004000200005&lng=en&nrm=iso. Acessado em 23 fev. 2018. DOI: http://dx.doi.org/10.1590/S0004-27302004000200005.

26. MAXWELL, C.; VOLPE, S.L. Effect of zinc supplementation on thyroid hormone function. *Annals of Nutrition And Metabolism*, v. 51, n. 2, p. 188-94, 2007. S. Karger AG. DOI: http://dx.doi.org/10.1159/000103324.

27. PEDRAZA, D.F.; SALES, M.C. Brazilian studies on zinc deficiency and supplementation: emphasis on children. *Rev Bras Saude Mater Infant*, Recife, v. 17, n. 2, p. 217-32, jun. 2017. Disponível em: http://www.scielo.br/scielo.php?script=sci_arttext&pid=S1519-38292017000200217&lng=en&nrm=iso. Acessado em: 27 mar. 2018. DOI: http://dx.doi.org/10.1590/1806-93042017000200002.

28. PRASAD, A.S. Zinc: Mechanisms of host defense. *The Journal of Nutrition*, v. 137, n. 5, p. 1345-9, 1 maio 2007. Oxford University Press (OUP). DOI: http://dx.doi.org/10.1093/jn/137.5.1345.

29. SAMI, A. Cooking and eating quality attributes of edible coated zinc fortified rice. *Pakistan Journal of Agricultural Sciences*, v. 54, n. 3, p. 663-70, 1 set. 2017. DOI: http://dx.doi.org/10.21162/pakjas/17.6315.

30. SANTOS, E.B. et al. Estado nutricional de ferro, cobre e zinco em escolares da favela da cidade de São Paulo. *Rev Assoc Med Bras*, São Paulo, v. 53, n. 4, p. 323-8, 2007.

31. SILVA, S.M.C.S.; MURA, J.D.P. *Tratado de alimentação, nutrição e dietoterapia*. 3.ed. São Paulo: Paya, 2016. 1308p.

32. SHILS, M. et al. *Tratado de nutrição moderna na saúde e na doença*. 9.ed. Barueri: Manole, 2003. 1026p.

33. SONG, Y. et al. Zinc deficiency affects DNA damage, oxidative stress, antioxidant defenses and DNA repair in rats. *The Journal of Nutrition*, Rockville, v. 139, n. 9, p. 1626-31, set. 2009.

34. STEWART, C.P. et al. Antenatal supplementation with folic acid + iron + zinc improves linear growth and reduces peripheral adiposity in school-age children in rural Nepal. *Am J Clin Nutr*, Oxford, v. 90, n. 1, p. 132-40, 2009.

35. WHITNEY, E.; ROLFES, S.R. *Nutrição: Entendendo os nutrientes*. 10.ed. São Paulo: Cengage Learning, 2008. 342p.

20

Cobre

Raquel Machado Schincaglia
Aline Corado Gomes
João Felipe Mota

INTRODUÇÃO

O cobre (Cu) é denominado metal de transição com número atômico 29 e peso atômico de 63,54 daltons (Da). Esse mineral possui dois isótopos estáveis, ^{63}Cu e ^{65}Cu, sendo o primeiro mais comumente encontrado na natureza (69,2%). Esse é um mineral amplamente distribuído em alimentos de origem animal e vegetal (Turnlund, 2009).

As funções desse mineral estão ligadas ao seu potencial de oxidação (redox) e de catalisação de reações bioquímicas, e por sua composição nas metaloproteínas. Dentre as metaloproteínas, as cuproenzimas são importantes no processo de respiração mitocondrial, na síntese de melanina e de tecido conjuntivo, no processo de metabolismo do ferro, no funcionamento cardíaco e no metabolismo de colesterol. No Quadro 1 estão apresentadas as principais formas e ações das proteínas e enzimas ligadas ao cobre (Hellman e Gitlin, 2002; Duga, Asselta e Tenchini, 2004; Tamura e Turnlund, 2004; Petrak e Vyoral, 2005; Chen et al., 2006; Hedera et al., 2009; Turnlund, 2009; Collins, Prohaska e Knutson, 2010; Crisponi et al., 2010).

QUADRO 1 Função das proteínas e cuproenzimas nos seres humanos

Proteínas/cuproenzimas	Função
Albumina	Presente no plasma sanguíneo. Atua no transporte de cobre e liga-se ao excesso desse mineral circulante, diminuindo a possibilidade de toxicidade

(continua)

450 MACRO E MICRONUTRIENTES EM NUTRIÇÃO CLÍNICA

QUADRO 1 Função das proteínas e cuproenzimas nos seres humanos *(continuação)*

Proteínas/cuproenzimas	Função
Ceruloplasmina (ferroxidase I)	Presente no plasma sanguíneo, principalmente na forma Cu^{2+}. Atua como catalisador de oxidação de Fe^{2+} em Fe^{3+} que promove a ligação do ferro à transferrina no local de armazenamento e o transporte para a síntese de hemoglobina. Atua ainda como antioxidante e transportadora de cobre
Citocromo-c oxidase	Presente nas mitocôndrias, mas tem alta atividade no coração, rins, fígado e cérebro. Atua na redução de O_2 por transporte de elétrons, formando ATP e água. Uma das mais importantes por ser limitadora da taxa de transporte de elétrons
Cobre-zinco superóxido dismutase (Cu-Zn-SOD) e manganês-cobre superóxido dismutase (Mn-Cu-SOD)	Presente no citoplasma, cérebro, tireoide, fígado, hipófise e eritrócitos Presente nas mitocôndrias Atuam na conversão do íon superóxido em peróxido de hidrogênio e, assim, protegem a célula da lesão oxidativa
Monoamina oxidase	Está presente em todo o corpo. Atua na inativação de catecolaminas ao reagir com a serotonina, norepinefrina, tiamina e dopamina
Diamina oxidase	Está presente em todo o corpo, mas tem alta atividade nos rins e intestino delgado. Atua como inativadora da histamina, que é liberada em reações alérgicas, e de poliaminas da proliferação celular
Dopamina β-hidroxilase	Presente no cérebro (especialmente na massa cinzenta) e suprarrenal. Atua na conversão de dopamina para norepinefrina
Hefaestina (ferroxidase II)	Presente em membranas celulares, especialmente no intestino delgado. Atua na absorção de ferro advindo da alimentação
Lisil-oxidase	Está presente no tecido conjuntivo. Atua nas ligações cruzadas de cadeias laterais de lisina e hidroxilisina, especialmente na elastina e no colágeno
Metalotioneína	Presente em células renais, hepáticas e intestinais. Proteína não enzimática que atua na prevenção de toxicidade, uma vez que, junto com a cisteína, liga-se a íons metálicos como zinco e cobre
Monoaminaoxidase (MAO)	Está presente em todo o corpo. Atua no catabolismo de dopamina, epinefrina, norepinefrina, noradrenalina e serotonina. É inibida por drogas antidepressivas (IMAOs)
Monoxigenase peptidilglicina-α-amidizante	Está presente em todo o corpo. Atua na síntese de peptídeos bioativos
Tirosinase	Presente nos olhos e na pele. Atua na síntese da melanina e de dopamina a partir da tirosina. A sua deficiência é a causa do albinismo

(continua)

CAPÍTULO 20 • COBRE **451**

QUADRO 1 Função das proteínas e cuproenzimas nos seres humanos *(continuação)*	
Proteínas/cuproenzimas	Função
Transcupreína	Presente no plasma sanguíneo. Atua como transportadora do cobre

Dentre as várias proteínas e enzimas, a ceruloplasmina se destaca por captar espécies reativas de oxigênio (radicais livres) e realizar transferência de ferro. Por esse motivo, a ceruloplasmina está aumentada de forma proporcional nas reações inflamatórias de fase aguda, de modo a manter ou restabelecer a homeostase corporal, modulando a inflamação (Aspen, 2007). A avaliação do estado nutricional do cobre é feita pela dosagem de ceruloplasmina (uma vez que esta carrega entre 60 e 90% do cobre), ou pelo cobre plasmático, ou cobre urinário (apesar da pouca sensibilidade, pois baixíssima quantidade é excretada por essa via) (Harris, 2000; Kim et al., 2002; Walshe, 2011), ou cobre hepático (Twomey et al., 2005).

Ainda outra possibilidade de avaliação do estado nutricional do cobre é utilizar o cobre não ligado à ceruloplasmina (NCC), que também é chamado de "índice de cobre". Essa dosagem frequentemente é utilizada como uma ferramenta diagnóstica para a doença de Wilson e pode ser calculada da seguinte forma:

NCC (μmo/L) = cobre total (μmo/L) – n(μmo/L) × ceruloplasmina (mg/L), em que n é o fator para o cobre-ligado/mg de ceruloplasmina (controle de qualidade interno da calibragem de ceruloplasmina).[1]

A quantidade de cobre sérico é influenciada por idade, reações de fase aguda, gravidez, anemias persistentes e mediante o uso de medicamentos, tais quais os contraceptivos e antiepilépticos (Twomey et al., 2005). Já o NCC pode ser encontrado aumentado na psoríase não complicada (Kekki, Koskelo e Lassus, 1966), em doença de Alzheimer (Squitti, Siotto e Polimanti, 2014) e na doença de Wilson (doença genética ligada ao metabolismo do cobre). Contudo, não há ponto de corte, uma vez que cada laboratório possui seu próprio ponto de calibragem, afetando o valor obtido. As alterações nas concentrações de cobre, tanto por deficiência ou excesso, estão associadas ao aumento nas concentrações de cobre não ligado à ceruloplasmina, o que pode contribuir com o desenvolvimento de algumas doenças que serão abordadas posteriormente.

---

1 Controle de qualidade interno da calibragem de ceruloplasmina.

ORIGEM E SÍNTESE DO COBRE NOS ALIMENTOS

O cobre é classificado como micronutriente traço essencial para os seres humanos e, assim, precisa ser ingerido para manter seu nível mínimo e estoques em quantidades adequadas. Ele é amplamente distribuído no corpo humano, sendo sua concentração mais comum de 1 μg/g de peso seco nos tecidos, contudo chega a 10 μg/g de peso seco no fígado e cérebro (Mason, 1979; Walravens, 1980). Em fetos e bebês a concentração chega a ser 10 vezes maior que no adulto (Walravens, 1980).

Os seres humanos não sintetizam cobre, mas são capazes de promover a troca de elétrons nesse mineral. No organismo, o cobre possui dois estados de oxidação Cu^+ e Cu^{2+} que são mutáveis entre si durante os processos de reações enzimáticas (Turnlund, 2009).

Fonte alimentar de origem animal

Da mesma forma que no corpo humano, há maiores concentrações de cobre no fígado, cérebro e rim dos animais, tornando-os as melhores fontes alimentares. Contudo, carnes em geral, ovos e frutos do mar (ostras, lulas e siris) também possuem grandes quantidades de cobre (Unicamp, 2011).

Contraditoriamente aos outros produtos de origem animal, o leite possui baixas concentrações de cobre e isso justifica a necessidade de o lactente promover um estoque desse mineral para ser usado na fase de amamentação (Walravens, 1980).

Fonte alimentar de origem vegetal

Quanto às fontes vegetais destacam-se as nozes, grãos de cereais, farelo de trigo, leguminosas (amendoim, feijões, ervilha e grão-de-bico), frutas (cacau, caju e mamão). O chocolate amargo é outro alimento que se destaca como alimento fonte de cobre (Unicamp, 2011).

FISIOLOGIA

Absorção e biodisponibilidade

A absorção do cobre se inicia no estômago, mas acontece principalmente nas microvilosidades intestinais (Harris, 2000). Um estudo realizado com homens obesos grau III observou que a suplementação via oral com aproximadamente 4 mg de cobre resulta em um pico de absorção dentro de 1-2 horas, sugerindo que a maior absorção se dê no intestino proximal (Boullata et al., 2017).

A regulação do cobre no corpo humano envolve um mecanismo complexo de absorção, excreção e influxo-efluxo das células. Quando consumido em baixas quantidades na dieta, o cobre é absorvido por um mecanismo de transporte saturável (utilizando o transportador de cobre 1-TC1) e em altas quantidades a absorção ocorre por transporte passivo (Harris, 2000). Estima-se que em torno de 15-97% do cobre dietético seja absorvido.

De forma interessante, em curtos períodos de tempo, com dietas de baixas concentrações de cobre, há maior eficiência da absorção, mas na presença de altas concentrações há uma redução da absorção (Turnlund, 1988; Turnlund et al., 1998). Por outro lado, a absorção também é regulada pela necessidade do indivíduo, de modo que quando há baixos níveis circulantes a absorção se torna aumentada (Bertinato e L'abbé, 2004; Turnlund, 2009; Crisponi et al., 2010; De Romaña et al., 2011). A oferta do cobre associada a proteínas (100-150 g/dia), aminoácidos, citratos e fosfatos aumenta a biodisponibilidade do cobre (Festa et al., 1985; Turnlund, 1988; Torre, Rodriguez e Saura-Calixto, 1991).

A biodisponibilidade de cobre é reduzida na dieta quando está presente na forma de óxido de cobre (CuO), mas muito aumentada quando está na forma de sais de cobre como o cloreto ($CuCl_2$), sulfato ($CuSO_4$), acetato [$Cu(CH_3COO)_2$] e carbonato ($CuCO_3$). Nessa perspectiva, a oferta de cobre junto de fontes de vitamina C promove a redução dele para seu estado cuproso e dessa forma menos absorvível (Festa et al., 1985; Turnlund, 1988; Torre, Rodriguez e Saura-Calixto, 1991).

Ademais, o consumo de grandes quantidades de cálcio, fósforo e ferro prejudica a absorção de cobre, visto que esses elementos competem pelo mesmo transportador (albumina) (WHO, 1998). O pH é outro fator importante, pelo fato de que em meio ácido há aumento na absorção de cobre e em meio básico há redução. Isso deve-se ao fato de que no meio ácido a liberação dos íons dos compostos alimentares é mais eficiente, facilitando a absorção. Cádmio, zinco e chumbo também ligam-se à albumina para serem transportados e dessa forma a biodisponibilidade do cobre fica comprometida na presença de dietas com altas quantidades desses minerais (WHO, 1998; Bertinato e L'abbé, 2004; Hedera et al., 2009; Turnlund, 2009; Crisponi et al., 2010; De Romaña et al., 2011).

Transporte

Após a absorção, o transporte do cobre é realizado a partir da sua ligação com a transcupreína e albumina, pela circulação portal. Os níveis circulantes de cobre livre são muito baixos, uma vez que em razão de sua toxicidade é rapidamente ligado às proteínas carreadoras, como a metalotioneína. Após chegar ao fígado, o cobre é ligado à ceruloplasmina e distribuído aos tecidos que detenham receptores específicos para essa proteína e, posteriormente, o cobre é liberado no meio intracelular (Zimnicka, Maryon e Kaplan, 2007; Crisponi et al., 2010; Lutsenko, 2010).

Salienta-se que a regulação do armazenamento do cobre é feita por alguns genes e o próprio íon de cobre leva ao controle da expressão gênica das proteínas que promovem o seu armazenamento (Turnlund, 1998).

Armazenamento

O armazenamento do cobre é realizado no fígado a partir da sua ligação com proteínas semelhantes à metalotioneína. Essa proteína é da família de proteínas de baixo peso molecular (6-7 kDa) e é encontrada no citosol de células eucarióticas, especialmente no fígado, rins, intestino e cérebro. Além disso, a metalotioneína é composta por uma única cadeia de aminoácidos dos quais 20 são cisteínas, o que representa uma característica peculiar dessa molécula. No fígado, o cobre é ligado a várias outras cuproenzimas, como as superóxidos dismutases e lisil-oxidase. É interessante notar que o músculo esquelético contém uma baixa concentração de cobre, mas em virtude de sua grande massa contém cerca de 40% de todo o cobre do organismo. A albumina pode servir como local de armazenamento temporário para o cobre (Stern et al., 2007).

Excreção

A remoção do cobre dos tecidos também é carreada pela ceruloplasmina, que ao chegar ao fígado é degradada, e o cobre livre é excretado juntamente com a bile. Ao ser descartada no intestino, pequena parte do cobre é reabsorvida e o restante, eliminado nas fezes (Turnlund, 1988; 2009; Turnlund et al., 1998; Tamura e Turnlund, 2004; Aspen, 2007; Lutsenko, 2010). Pequenas quantidades de cobre são eliminadas pelo suor (50 μg/dia) e pela urina (10-30 μg/dia) e no total estima-se que em torno de 1,3 mg/dia de cobre seja perdido diariamente. Vale salientar que na presença de doenças renais há grande excreção de cobre na urina, sugerindo que, em condições normais, há filtração desse mineral no glomérulo e intensa reabsorção nos túbulos renais (Stern et al., 2007).

SITUAÇÕES CLÍNICAS

Situações clínicas de deficiência

O cobre atua como um grupo prostético, possibilitando a atuação de algumas enzimas fundamentais para a manutenção da estrutura e função da medula óssea e do sistema nervoso. A deficiência de cobre pode limitar a atividade dessas enzimas dependentes dele. Por exemplo, a hipopigmentação é uma característica observada nos cabelos de lactentes com doença de Menkes, uma desordem genética com características de limitação de cobre, o que reduz a ação da cuproenzima--tirosinase, envolvida na produção de melanina (Danks, 1988).

O cobre também funciona como um cofator em várias enzimas importantes para o funcionamento estrutural e funcional do sistema nervoso central. Essas enzimas incluem a citocromo-c-oxidase na cadeia mitocondrial de transporte de elétrons e na fosforilação oxidativa, superóxido dismutase para proteção oxidativa, lisil-oxidase para reticulação de colágeno e elastina, beta-hidroxilase de dopamina para biossíntese de catecolaminas e mono-oxigenase alfa-amidativa de peptidilglicina para neurotransmissores de peptídeos e processamento de hormônios (Wazir e Ghobrial, 2017).

Pelo fato de as cuproenzimas também atuarem no sistema nervoso, a deficiência de cobre também pode resultar em manifestações neurológicas (Kumar et al., 2006). A mielopatia por deficiência de cobre é a doença mais representativa relacionada à deficiência de cobre, sendo que os fatores de risco incluem cirurgia gastrointestinal, sobrecarga de zinco e síndromes de má-absorção. Todos esses fatores estão associados à insuficiência de absorção de cobre na parte superior do trato gastrointestinal (Jaiser e Winston, 2010).

A baixa detecção da deficiência de cobre pode ser decorrente das limitações das análises de soro e urina, que não apresentam boa correlação com a concentração de cobre no fígado, principal órgão responsável pela homeostase do cobre (Evans, Newman e Sherlock, 1978). Sugere-se que a mielopatia por deficiência de cobre seja decorrente da inibição da enzima citocromo-c oxidase e da disfunção no ciclo da metilação. A enzima citocromo-c oxidase é responsável por fazer transporte de elétrons, sendo dependente de cobre (Kumar et al., 2006). Já o ciclo da metilação catalisa a transferência de um grupo metil, proveniente do metiltetra-hidrofolato, para proteínas da mielina. Esse ciclo é dependente das enzimas metionina sintase e S-adenosil-homocisteína hidrolase, ambas dependentes de cobre (Jaiser e Winston, 2010). A alteração no funcionamento dessas enzimas pode resultar em dificuldade de andar, ataxia sensorial por disfunção da coluna dorsal, com perda de sensação vibratória e propriocepção, bem como espasticidade dos membros inferiores (Kumar et al., 2004).

Por outro lado, a deficiência localizada de cobre no miocárdio (Kim et al., 2010) e a presença de defeitos genéticos no gene SCO_2, que codifica a proteína necessária para a homeostase do cobre (Shoubridge, 2001), causam cardiomiopatia severa em camundongos. O tecido cardíaco apresenta uma demanda elevada de cobre, a fim de sustentar a fosforilação oxidativa mitocondrial, gerando grande quantidade de energia para a contração muscular, além de fornecer proteção contra o estresse oxidativo (Medeiros, Davidson e Jenkins, 1993). Os modelos animais mostram que a deficiência de cobre (de origem dietética ou genética) resulta em disfunção cardiovascular grave, causando aneurisma e hipertrofia cardíaca (Mandinov et al., 2003). A hipertrofia cardíaca é uma resposta adaptativa à sobrecarga de pressão cardíaca e permite que o coração aumente sua atividade de bombeamento por aumentar a contração muscular (Frey e Olson, 2003). Na persistência dos estímulos estressantes, a hipertrofia torna-se irreversível e pode resultar em disfunção e insuficiência cardíaca (Carabello, 2002).

A deficiência de cobre também tem sido relacionada à alteração do metabolismo lipídico, sendo então proposta como fator de risco para o desenvolvimento de dislipidemia. Alguns estudos que se propuseram a avaliar esse parâmetro apresentam metodologia transversal. Esses estudos identificaram uma relação inversa entre o consumo ou concentração plasmática de cobre e o LDL-colesterol (Bo et al., 2008) e, por outro lado, uma associação positiva com o HDL-colesterol (Ghayour-Mobarhan et al., 2005). Outro estudo realizado com homens mostrou que o consumo de uma dieta contendo 0,83 mg de cobre por dia, quantidade normalmente consumida em dietas ocidentais, resultou na redução das concentrações de cobre, de ceruloplasmina e da atividade da enzima SOD. Ao mesmo tempo, foi observado aumento do colesterol plasmático, sugerindo que a quantidade de cobre dietético pode alterar o metabolismo lipídico (Klevay et al., 1984).

É interessante notar que a deficiência de cobre foi relacionada com o desenvolvimento da doença hepática gordurosa não alcóolica (DHGNA). Um estudo experimental evidenciou que a concentração de cobre hepático apresenta correlação negativa com a gravidade da DHGNA, e que essa deficiência é suficiente para induzir a doença hepática (Aigner et al., 2010). Nessa doença é possível observar uma redução na síntese de ceruloplasmina, aumentando a concentração de cobre não ligado à ceruloplasmina no fígado e, consequentemente, resultando em maior suscetibilidade ao estresse oxidativo nos hepatócitos (Nobili et al., 2013).

Sugere-se também que o cobre possa influenciar as respostas imunológicas humorais e celulares. Animais com deficiência de cobre apresentaram menores populações de neutrófilos e linfócitos T, reduziram a atividade de fagócitos, linfócitos B e células *natural killer*. Em humanos, os efeitos da ingestão de cobre sobre o sistema imunológico não estão bem esclarecidos. Pacientes submetidos à cirurgia de *bypass* gástrico estão sujeitos à deficiência de cobre por causa da redução da absorção desse micronutriente. Ao mesmo tempo, podem ser observadas leucopenia e neutropenia nesses indivíduos (Bost et al., 2016). Os mecanismos relacionados à neutropenia incluem a destruição dos precursores mieloides e a deterioração da maturação dentro da medula óssea, redução da liberação de neutrófilos maduros da medula óssea e aumento da depuração sérica de neutrófilos (Percival, 1995).

Por ser fundamental no processo de metabolização do ferro, a deficiência de cobre também pode estar relacionada ao desenvolvimento de anemia. O cobre é um componente essencial da ceruloplasmina e da hefaestina, que apresentam atividade enzimática. A ceruloplasmina está envolvida no transporte de ferro não intestinal (Hentze, Muckenthaler e Andrews, 2004), enquanto a hefaestina, no transporte de ferro intestinal (Petrak e Vyoral, 2005). Na deficiência de cobre, o ferro se acumula no fígado, prejudicando a produção de heme a partir do ferro férrico e protoporfirina, em decorrência da diminuição da produção de energia nos eritrócitos e da redução da atuação do citocromo--c oxidase (Linder e Hazegh-Azam, 1996). Além disso, a alteração na fluidez da membrana dos eritrócitos e o dano oxidativo podem reduzir a vida útil das hemácias (Rock et al., 1995).

A doença de Menkes é caracterizada pela deficiência de cobre, em razão da mutação no gene ATP7A. Esse gene codifica a proteína transportadora de cobre, expressa em vários tecidos, permitindo que o cobre atinja a corrente sanguínea, atravessando os enterócitos (Bertini e Rosato, 2008). Mutações nesse gene impedem a absorção de cobre em nível intestinal, resultando em acúmulo de cobre no intestino e rins, e redução de sua concentração no cérebro (Kaler et al., 1994). Essa alteração na distribuição do cobre resulta em deficiência de crescimento e degeneração do sistema nervoso (Kaler, 2011). As principais características clínicas observadas incluem redução do tônus muscular, características faciais flutuantes, retardo mental e atraso no desenvolvimento (Tumer, 2013).

Situações clínicas de toxicidade

A existência de sobrecarga de cobre pela dieta apresenta pouco ou nenhum efeito direto nas concentrações de cobre corporal em condições fisiológicas normais (Siaj et al., 2012). Entretanto, a composição genética pode alterar significativamente essa realidade, uma vez que uma ingestão normal ou elevada de cobre, em indivíduos com suscetibilidade genética, pode resultar em toxicose metálica (Squitti, Siotto e Polimanti, 2014). O excesso de cobre associado a uma baixa concentração de selênio causa um desequilíbrio no sistema antioxidante, predispondo ao desenvolvimento de doenças cardiovasculares (Mohammadifard et al., 2017).

As alterações no metabolismo do cobre também podem estar relacionadas com o desenvolvimento da aterosclerose e de complicações do diabetes; no entanto, essa evidência ainda é controversa (Qiu et al., 2017). Indivíduos com diabetes apresentam maiores concentrações plasmáticas de cobre não ligado à ceruloplasmina, que pode interagir com proteínas glicadas, aumentando a produção de radicais livres, causando estresse oxidativo, mecanismo relacionado com o desenvolvimento de complicações do diabetes como a retinopatia. Outra via que resulta na produção de radicais livres com a alteração no metabolismo do cobre é a partir da sua interação com a homocisteína, o que pode levar à oxidação de LDL-colesterol, etapa importante do desenvolvimento da aterosclerose (Nakano et al., 2004). Um estudo experimental mostrou que a quelação do cobre, a partir do tetratiomolibidato, inibiu a inflamação vascular e o desenvolvimento da placa de ateroma (Wei et al., 2012).

Alterações relacionadas ao metabolismo de metais de transição, como o cobre, podem estar envolvidas no desenvolvimento de doença de Alzheimer (Bonda et al., 2011; Squitti, Polimanti, 2013). A doença de Alzheimer apresenta como hipótese fisiopatológica mais aceita a deposição excessiva de ß-amiloide (Reitz, 2012), associada ao estresse oxidativo, resultando em dano em regiões cerebrais (Jomova et al., 2010). Alguns estudos indicam que o cobre pode desempenhar um papel importante nesses processos patogênicos. Concentrações elevadas de cobre não ligado à ceruloplasmina foram encontradas no cérebro de indivíduos com doença de Alzheimer, o que pode resultar na ativação da cascata amiloide. Evidência mais específica indica que um aumento nas concentrações de cobre não ligado à ceruloplasmina elevou em 3,21 vezes o risco de desenvolver doença de Alzheimer (Squitti et al., 2013a). Quando essa comparação é realizada levando-se em consideração o gene *ATP7B*, o risco de desenvolver Alzheimer é duas vezes maior nos indivíduos com alterações nesse gene (Squitti et al., 2013b).

A abordagem dietética como forma de prevenir o desenvolvimento do Alzheimer já foi testada (Solfrizzi et al., 2011); entretanto, a falta de estratégias adequadas que poderiam ser utilizadas para identificar indivíduos que deveriam reduzir a ingestão de cobre dificulta esse tipo de intervenção (Squitti, Siotto e Polimanti, 2014). Além da limitação dietética de cobre, também já foi avaliada a estratégia de aumentar o consumo de alimentos que apresentam compostos que competem com o cobre no processo de absorção intestinal (p. ex., o zinco) e de agentes quelantes, que se ligam ao excesso de cobre (Squitti, Siotto e Polimanti, 2014).

A doença de Wilson também está relacionada a elevadas concentrações de cobre não ligado à ceruloplasmina na região cerebral. Essa doença é causada por um defeito na excreção de cobre, em decorrência de alguma alteração no gene *ATP7B*, responsável por unir o cobre com a ceruloplasmina, resultando em seu acúmulo e intoxicação (Bakulski et al., 2012). Na doença de Wilson, a absorção de cobre ocorre normalmente, todavia sua incorporação na ceruloplasmina e sua excreção biliar são defeituosas, de modo que o cobre se acumula nos hepatócitos e no sangue, causando intoxicação hepática e, posteriormente, cerebral. Em indivíduos saudáveis, a concentração de cobre não ligado à ceruloplasmina é inferior a 1,6 umol/L após o jejum noturno, enquanto em indivíduos com doença de Wilson esse valor é superior ao de referência (Squitti, Siotto e Polimanti, 2014).

Além da doença de Wilson, outras duas doenças também resultam em transtornos hepáticos decorrentes de elevadas concentrações de cobre. A cirrose da infância indiana e a toxicose de cobre idiopática são causadas pelo consumo excessivo de cobre associado às alterações genéticas não identificadas (Scheinberg e Sternlieb, 1996).

Como tratamento para alterações decorrentes do excesso de cobre, tem-se utilizado a suplementação com zinco. A ingestão de zinco reduz a capacidade do corpo de absorver o cobre por aumentar a expressão das metalotioninas. As metalotioninas se ligam aos átomos de cobre, que são eliminados junto com fezes. A suplementação com 150 mg de zinco por dia resulta em um balanço negativo de cobre no organismo e consequentemente em uma alteração na distribuição de cobre pelos tecidos, incluindo o cérebro. A terapia com zinco é atualmente usada para tratar doença de Wilson, sendo mais segura e tão eficaz quanto a utilização de quelantes. Estudos realizados com indivíduos com Alzheimer sugerem que a terapia com zinco também pode ser eficaz para esses pacientes (Brewer, 2012; Constantinidis, 1992; Hoogenraad, 2011). Entretanto, se por um lado a suplementação com zinco pode reduzir as consequências relacionadas às elevadas concentrações de cobre, pode também resultar em deficiência de cobre e, consequentemente, em mielopatia por deficiência de cobre, uma síndrome neurológica irreversível (Gabreyes et al., 2013).

SUPLEMENTAÇÃO BASEADA EM EVIDÊNCIAS

Os objetivos do tratamento para deficiência de cobre são: tratar as causas subjacentes, reverter a anemia e outros sintomas relacionados, além de restaurar o estado de cobre do corpo. A experiência de tratamento para deficiência de cobre é muito limitada. Em pacientes não críticos, sugere-se que a reversão de hipocupremia pode ser feita entre 2 e 3 semanas com suplementação de 2 mg/

dia de cobre elementar (equivalente a 8 mg de sulfato de cobre) até 4 mg 3 vezes ao dia. Para pacientes com sintomas críticos ou para aqueles que apresentam distúrbios de absorção graves, como síndrome do intestino curto, 1 a 4 mg/dia de cobre elementar IV devem ser administrados por até 6 dias e, em seguida, deve ser feita a transição para a suplementação de cobre elementar descrita anteriormente (Chane e Mike, 2014).

Se por um lado a deficiência de cobre está relacionada à hipertrofia cardíaca, a suplementação dietética com cobre reverte essa hipertrofia em modelo animal (Jiang et al., 2007). Camundongos suplementados com 20 mg de cobre/ kg de dieta durante 4 semanas mostraram reversão da hipertrofia cardíaca, recuperação da função contrátil cardíaca, aumento da densidade capilar, regressão do aumento do tamanho celular e recuperação de anormalidades mitocondriais (Jiang et al., 2007).

A suplementação com cobre também foi sugerida como terapia para DHGNA com base em estudo experimental com camundongos com DHGNA induzida por dieta, que apresentaram melhora após tratamento com nicotinato de cobre (Salama et al., 2007). Ainda em relação a estudos experimentais, também foi observado que a suplementação com cobre, mesmo associada a uma dieta rica em sacarose, preveniu disfunção das células betapancreáticas em ratos propensos ao diabetes (Weksler-Zangen et al., 2013). Entretanto, complicações do diabetes já foram relacionadas com o excesso de cobre, conforme mencionado anteriormente.

Em humanos, avaliando-se os efeitos da suplementação sobre o perfil lipídico, os resultados apresentam-se controversos, o que pode estar relacionado ao público estudado. A suplementação com 2 mg de cobre por dia durante 6 meses resultou em aumento nas concentrações de LDL-colesterol e em redução nas concentrações de VLDL em homens saudáveis (Medeiros et al., 1991). Outro estudo mostrou que a suplementação com baixa dosagem (0,59 mg/dia) e dosagem adequada de cobre (2,59 mg/dia) em homens saudáveis não resultou em diferentes concentrações de colesterol total e LDL-colesterol (Davis, 2003). Por outro lado, em adultos moderadamente hipercolesterolêmicos (190 a 270 mg/dL), a suplementação com 2 mg de cobre por dia reduziu as concentrações de LDL-colesterol (Disilvestro et al., 2012). O mesmo grupo de estudo observou que a suplementação de 2 mg de cobre por dia reduziu as concentrações de $F_{2\alpha}$-isoprostanos, um marcador de estresse oxidativo (Disilvestro, Selsby e Siefker, 2010). Em idosos, a suplementação com 3 mg de cobre por dia aumentou marcadores de formação óssea em indivíduos com deficiência de cobre (Kawada et al., 2006), sugerindo benefício na saúde óssea.

Com relação aos aspectos cognitivos, um estudo de coorte observou que a utilização de suplementos contendo cobre (2,75 mg/dia) associada a uma dieta rica em ácidos graxos saturados resultou em um declínio mental em torno de 50% maior quando comparados com os indivíduos que consumiam 0,8 mg de cobre por dia (Morris et al., 2006). Já um estudo de caso evidenciou a relação da deficiência de cobre com o desenvolvimento de delírio e perda da consciência, em decorrência do consumo excessivo de álcool. A ingestão diária de cobre a partir do consumo de três xícaras de cacau diariamente recuperou as concentrações séricas de cobre e de ceruloplasmina, revertendo rapidamente a condição de delírio (Shibazaki et al., 2017).

A maioria dos organismos possui mecanismos que regulam as concentrações de cobre, de modo a proteger contra a toxicidade. A presença de um sistema complexo de transportadores de íons metálicos e chaperonas que regulam a homeostase do cobre garante que ele seja fornecido às proteínas essenciais sem causar danos celulares. A ruptura na homeostase do cobre está associada ao dano oxidativo induzido por radicais livres, em decorrência da toxicidade por cobre (Bleackley e MacGillivray, 2011). A toxicidade por cobre geralmente ocorre de forma aguda, resultante da contaminação de água potável ou alimentos por cobre (Puig e Thiele, 2002). Os sintomas são náuseas, vômitos e diarreia, dor abdominal, dor de cabeça, taquicardia, dificuldades respiratórias e anemia hemolítica, podendo ser iniciados a partir do consumo de 3 mg/L. Além disso, sugere-se que o consumo crônico de água potável com elevação da concentração de cobre (3 mg/L) pode ser arriscado para populações suscetíveis, incluindo bebês, crianças pequenas e indivíduos que são heterozigóticos para a doença de Wilson (Ugarte et al. 2013; Peña, Lee e Thiele, 2000).

REFERÊNCIAS

1. AIGNER, E. et al. A role for low hepatic copper concentrations in nonalcoholic fatty liver disease. *American Journal of Gastroenterology*, v. 105, n. 9, p. 1978-85, 2010.
2. [ASPEN] AMERICAN SOCIETY FOR PARENTERAL AND ENTERAL NUTRITION. *Fluids, electrolytes, and acid-base disorders handbook*. 1.ed. Toronto: Aspen, 2007.
3. BERTINATO, J.; L'ABBÉ, M.R. Maintaining copper homeostasis: regulation of copper-trafficking proteins in response to copper deficiency or overload. *The Journal of Nutritional Biochemistry*, v. 15, n. 6, p. 316-22, jun. 2004.
4. BERTINI, I.; ROSATO, A. Menkes disease. *Cell Mol Life Sci*, v. 65, n. 1, p. 89-91, 2008.
5. BLEACKLEY, M.R.; MACGILLIVRAY, R.T. Transition metal homeostasis: from yeast to human disease. *Biometals*, v. 24, p. 785-809, 2011.
6. BO, S. et al. Associations of dietary and serum copper with inflammation, oxidative stress, and metabolic variables in adults. *Journal of Nutrition*, v. 138, n. 2, p. 305-10, 2008.
7. BONDA, D.J. et al. Role of metal dyshomeostasis in Alzheimer's disease. *Metallomics*, v. 3, n. 3, p. 267-70, 2011.
8. BOST, M. et al. Dietary copper and human health: Current evidence and unresolved. *Journal of Trace Elements in Medicine and Biology*, v. 35, p. 107-15, 2016.
9. BOULLATA, J. et al. Oral copper absorption in men with morbid obesity. *Journal of Trace Elements in Medicine and Biology*, n. 44, p. 146-50, 2017.

10. BREWER, G.J. Copper toxicity in Alzheimer's disease: cognitive loss from ingestion of inorganic copper. *J Trace Elem Med Biol*, v. 26, n, 2-3, p. 89-92, 2012.

11. CARABELLO, B.A. Concentric versus eccentric remodeling. *Journal of Cardiac Failure*, v. 8, p. S258-63, 2002.

12. CHAN, L.N.; MIKE, L.A. The science and practice of micronutrient supplementations in nutritional anemia – an evidence-based review. *Journal of Parenteral and Enteral Nutrition*, v. 38, n. 6, 2014.

13. CHEN, H. et al. Decreased hephaestin activity in the intestine of copper-deficient mice causes systemic iron deficiency. *The Journal of Nutrition*, v. 136, n. 5, p. 1236-41, maio 2006.

14. COLLINS, J.F.; PROHASKA, J.R.; KNUTSON, M.D. Metabolic crossroads of iron and copper. *Nutrition Reviews*, v. 68, n. 3, p. 133-47, mar. 2010.

15. CONSTANTINIDIS, J. Treatment of Alzheimer's disease by zinc compounds. *Drug Development Research*, v. 27, n. 1, p. 1-14, 1992.

16. CRISPONI, G. et al. Copper-related diseases: From chemistry to molecular pathology. *Coordination Chemistry Reviews*, v. 254, n. 7-8, p. 876-89, 1 abr. 2010.

17. DANKS, D.M. Copper deficiency in humans. *Annual Review of Nutrition*, v. 8, p. 235-57, 1988.

18. DAVIS, C.D. Low dietary copper increases fecal free radical production, fecal water alkaline phosphatase activity and cytotoxicity in healthy men. *Journal of Nutrition*, v. 133, n. 2, p. 522-7, 2003.

19. DE ROMAÑA, D.L. et al. Risks and benefits of copper in light of new insights of copper homeostasis. *Journal of Trace Elements in Medicine and Biology*, v. 25, n. 1, p. 3-13, jan. 2011.

20. DISILVESTRO, R.A.; SELSBY, J.; SIEFKER, K. A pilot study of copper supplementation effects on plasma F2alpha isoprostanes and urinary collagen crosslinks in young adult women. *Journal of Trace Elements in Medicine and Biology*, v. 24, n. 3, p. 165-8, 2010.

21. DISILVESTRO, R. et al. A randomized trial of copper supplementation effects on blood copper enzyme activities and parameters related to cardiovascular health. *Metabolism*, v. 61, n. 9, p. 1242-6, 2012.

22. DUGA, S.; ASSELTA, R.; TENCHINI, M.L. Coagulation factor V. *The International Journal of Biochemistry & Cell Biology*, v. 36, n. 8, p. 1393-9, ago. 2004.

23. EVANS, J.; NEWMAN, S.; SHERLOCK, S. Liver copper levels in intrahepatic cholestasis of childhood. *Gastroenterology*, v. 75, n. 5, p. 875-8, 1978.

24. FESTA, M.D. et al. Effect of zinc intake on copper excretion and retention in men. *American Journal of Clinical Nutrition*, Bethesda, v. 41, n. 2, p. 285-92, 1985.

25. FREY, N.; OLSON, E.N. Cardiac hypertrophy: the good, the bad, and the ugly. *Annual Review of Physiology*, v. 65, p. 45-79, 2003.

26. GABREYES, A.A. et al. Hypocupremia associated cytopenia and myelopathy: a national retrospective review. *Eur J Haematol*, v. 90, n.1, p. 1-9, 2013.

27. GHAYOUR-MOBARHAN, M. et al. Determinants of serum copper, zinc and selenium in healthy subjects. *Annals of Clinical Biochemistry*, v. 42, n. 5, p. 364-75, 2005.

28. HARRIS, E.D. Cellular copper transport and metabolism. *Annual Review of Nutrition*, v. 20, n. 1, p. 291-310, jul. 2000.

29. HEDERA, P. et al. Myelopolyneuropathy and pancytopenia due to copper deficiency and high zinc levels of unknown origin II. The denture cream is a primary source of excessive zinc. *Neurotoxicology*, v. 30, n. 6, p. 996-9, 2009.

30. HELLMAN, N.E.; GITLIN, J.D. Ceruloplasmin metabolism and function. *Annual Review of Nutrition*, v. 22, n. 1, p. 439-58, jul. 2002.

31. HENTZE, M.W.; MUCKENTHALER, M.U.; ANDREWS, N.C. Balancing acts: molecular control of mammalian iron metabolism. *Cell*, v. 117, p. 285-97, 2004.

32. HOONGENRAAD, T.U. Paradigm shift in treatment of Alzheimer's disease: zinc therapy now a conscientious choice for care of individual patients. *Int J Alzheimers Dis*, 2011. DOI: 10.4061/2011/492686.

33. HUFF, J.D.; KEUNG, Y.K.; THAKURI, M. Copper deficiency causes reversible myelodysplasia. *American Journal of Hematology*, v. 82, p. 625-30, 2007.

CAPÍTULO 20 • COBRE **463**

34. JAISER, S.R.; WINSTON, G.P. Copper deficiency myelopathy. *J Neurol*, v. 257, n. 6, p. 869-81, 2010.

35. JIANG, Y. et al. Dietary copper supplementation reverses hypertrophic cardiomyopathy induced by chronic pressure overload in mice. *The Journal of Experimental Medicine*, v. 204, n. 3, p. 657-66, 2007.

36. JOMOVA, K. et al. Metals, oxidative stress and neurodegenerative disorders. *Mol Cell Biochem*, v. 345, n. 1-2, p. 91-104, 2010.

37. KALER, S.G. ATP7A-related copper transport diseases – emerging concepts and future trends. *Nat Rev Neurol*, v. 7, n. 1, p. 15-29, 2011.

38. KALER, S.G. et al. Occipital horn syndrome and a mild Menkes phenotype associated with splice site mutations at the MNK locus. *Nat Genet*, v. 8, n. 2, p. 195-202, 1994.

39. KAWADA, E. et al. In long-term bedridden elderly patients with dietary copper deficiency, biochemical markers of bone resorption are increased with copper supplementation during 12 weeks. *Annals of Nutrition Metabolism*, v. 50, n. 5, p. 420-24, 2006.

40. KEKKI, M.; KOSKELO, P.; LASSUS, A. Serum ceruloplasmin-bound copper and non-ceruloplasmin copper in uncomplicated psoriasis. *J Invest Dermatol*, v. 47, n. 2, p. 159-66, 1966.

41. KIM, B.E. et al. Cardiac copper deficiency activates a systemic signaling mechanism that communicates with the copper acquisition and storage organs. *Cell Metabolism*, v. 11, p. 353-63, 2010.

42. KIM, C.-H. et al. Elevated serum ceruloplasmin levels in subjects with metabolic syndrome: a population-based study. *Metabolism: clinical and experimental*, v. 51, n. 7, p. 838-42, jul. 2002.

43. KLEVAY, L. et al. Increased cholesterol in plasma in a young man during experimental copper depletion. *Metabolism*, v. 33, n. 12, p. 1112-8, 1984.

44. KOK, F.J. et al. Serum copper and zinc and the risk of death from cancer and cardiovascular disease. *American Journal of Epidemiology*, v. 128, n. 2, p. 352-9, 1988.

45. KUMAR, N. et al. Imaging features of copper deficiency myelopathy: a study of 25 cases. *Neuroradiology*, v. 48, p. 78-83, 2006.

46. _____. Copper deficiency myelopathy. *Archives of Neurology*, v. 61, p. 762-6, 2004.

47. LINDER, M.C.; HAZEGH-AZAM, M. Copper biochemistry and molecular biology. *American Journal of Clinical Nutrition*, v. 63, p. 797S-811S, 1996.

48. LUTSENKO, S. Human copper homeostasis: a network of interconnected pathways. *Current Opinion in Chemical Biology*, v. 14, n. 2, p. 211-7, abr. 2010.

49. MANDINOV, L. et al. Copper chelation represses the vascular response to injury. *Proceedings of the National Academy of Sciences*, v. 100, p. 6700-5, 2003.

50. MASON, K.E. A conspectus of research on copper metabolism and requirements of man. *The Journal of Nutrition*, v. 109, n. 11, p. 1979-2066, nov. 1979.

51. MEDEIROS, D.M.; DAVIDSON, J.; JENKINS, J.E. A unified perspective on copper deficiency and cardiomyopathy. *Proceedings of the Society for Experimental Biology and Medicine*, v. 203, p. 262-73, 1993.

52. MEDEIROS, D.M. et al. Copper supplementation effects on indicators of copper status and serum cholesterol in adult males. *Biological Trace Element Research*, v. 30, n. 1, p. 19-35, 1991.

53. MILNE, D.B., NIELSEN, F.H. Effects of a diet low in copper on copper-status indicators in postmenopausal women. *American Journal of Clinical Nutrition*, v. 63, n. 3, p. 358-64, 1996.

54. MILNE, D.B.; DAVIS, C.D.; NIELSEN, F.H. Low dietary zinc alters indices of copper function and status in postmenopausal women. *Nutrition*, v. 17, n. 9, p. 701-8, 2001.

55. MOHAMMADIFARD, N. et al. *Critical Review of Food and Science Nutrition*, v. 13, p. 1-13, 2017.

56. MORRIS, M.C. et al. Dietary copper and high saturated and trans fat intakes associated with cognitive decline. *Archives of Neurology*, v. 63, n. 8, p. 1085-8, 2006.

57. NAKANO, E., et al. Cooper-mediated LDL oxidation by homocysteine and related compounds depends largely on copper ligation. *Biochem Biophys Acta*, v. 1688, n. 1, p. 33-42, 2004.

58. NOBILI, V. et al. Levels of serum ceruloplasmin associate with pediatric nonalcoholic fatty liver disease. *Journal of Pediatric Gastroenterology and Nutrition*, v. 56, n. 4, p. 370-5, 2013.

464 MACRO E MICRONUTRIENTES EM NUTRIÇÃO CLÍNICA

59. OLIVARES, M.; ARAYA, M.; UAUY, R. Copper homeostasis in infant nutrition: deficit and excess. *Journal of Pediatric Gastroenterology and Nutrition*, v. 31, n. 2, p. 102-11, 2000.
60. PEÑA, M.M.O.; LEE, J.; THIELE, D.J. A delicate balance: homeostatic control of copper uptake and distribution. *Journal of Nutrition*, v. 130, p. 1251-60, 2000.
61. PERCIVAL, S.S. Neutropenia caused by copper deficiency: possible mechanisms of action. *Nutrition Reviews*, v. 53, p. 59-66, 1995.
62. PETRAK, J.; VYORAL, D. Hephaestin: a ferroxidase of cellular iron export. *The International Journal of Biochemistry & Cell Biology*, v. 37, p. 1173-8, 2005.
63. _____. Hephaestin – a ferroxidase of cellular iron export. *The International Journal of Biochemistry & Cell Biology*, v. 37, n. 6, p. 1173-8, jun. 2005.
64. PROHASKA, J.R. Impact of copper limitation on expression and function of multicopper oxidases (ferroxidases). *Advances in Nutrition*, v. 2, p. 129-37, 2011.
65. PUIG, S.; THIELE, D. Molecular mechanism of copper uptake and distribution. *Current Opinion in Chemical Biology*, v. 6, p. 171-80, 2002.
66. QIU, Q. et al. Copper in diabetes mellitus: A meta-analysis and systematic review of plasma and serum studies. *Biological Trace Element Research*, v. 177, n. 1, p 53-63, 2017.
67. REITZ, C. Alzheimer's disease and the amyloid cascade hypothesis: a critical review. Int J Alzhemiers Dis, 2012. DOI: 10.1155/2012/369808.
68. ROCK, E. et al. Anemia in copper-deficient rats: role of alterations in erythrocyte membrane fluidity and oxidative damage. *American Journal of Physiology*, v. 269, p. C1245-9, 1995.
69. SALAMA, R.H. A novel therapeutic drug (copper nicotinic acid complex) for non-alcoholic fatty liver. *Liver Int*, v. 27, n. 4, p. 454-64, 2007.
70. SARKAR, A. et al. Copper and ceruloplasmin levels in relation to total thiols and GST in type 2 diabetes mellitus patients. *Indian Journal of Clinical Biochemistry*, v. 25, p. 74-6, 2010.
71. SCHEINBERG, I.H.; STERNLLEB, I. Wilson disease and idiopathic copper toxicosis. *Am J Clin Nutr*, v. 63, n. 5, p. 842S-5S, 1996.
72. SHOUBRIDGE E.A. Cytochrome c oxidase deficiency. *American Journal of Medical Genetics*, v. 106, p. 46-52, 2001.
73. SHIBAZAKI, S. et al. Copper deficiency caused by excessive alcohol consumption. BMJ Case Report, 2017.
74. SIAJ, R. et al. Dietary copper triggers onset of fulminant hepatitis in the Long-Evans cinnamon rat model. *World J Gastroenterol*, v. 18, n. 39, p. 5542-50, 2012.
75. SINGH, M.M. et al. Serum copper in myocardial infarction – diagnostic and prognostic significance. *Angiology*, v. 36, n. 8, p. 504-10, 1985.
76. SQUITTI, R. et al. Metal-score as a potential non-invasive diagnostic test for Alzheimer's disease. *Curr Alzheimer Res*, v. 10, p. 191-8, 2013a.
77. SQUITTI, R. et al. Linkage disequilibrium and haplotype analysis of the ATP7B gene in Alzheimer's disease. *Rejuvenation Res*, v. 16, p. 3-10, 2013.
78. SQUITTI, R.; POLIMANTI, R. Copper phenotype in Alzheimer's disease: dissecting the pathway. *Am J Neurodegener Dis*, v. 2, n. 2, p. 46-56, 2013.
79. SQUITTI, R.; SIOTTO, M.; POLIMANTI, R. Low-copper diet as a preventive strategy for Alzheimer's disease. *Neurobiology of Aging*, v. 35, p. S40-50, 2014.
80. STERN, B.R. et al. Copper and human health: Biochemistry, genetics, and strategies for modeling dose-response relationships. *Journal of Toxicology and Environmental Health*, Part B, v. 10, n. 3, p. 157-222, 3 abr. 2007.
81. TAMURA, T.; TURNLUND, J.R. Effect of long-term, high-copper intake on the concentrations of plasma homocysteine and B vitamins in young men. *Nutrition*, v. 20, n. 9, p. 757-9, set. 2004.
82. TORRE, M., RODRIGUEZ, A.R., SAURA-CALIXTO, F. Effects of dietary fiber and phytic acid on mineral availability. *CRC Critical Review Food Science Nutrition*, Cleveland, v. 1, n. 1, p. 1-22, 1991.

CAPÍTULO 20 • COBRE 465

83. TWOMEY, P.J. et al. Relationship between serum copper, ceruloplasmin, and non-ceruloplasmin--bound copper in routine clinical practice. *Clin Chem*, v. 51, n. 8, p. 1558-9, 2005.

84. TUMER, Z. An overview and update of ATP7A mutations leading to Menkes disease and occipital horn syndrome. *Hum Mutat*, v. 34, n. 3, p. 417-29, 2013.

85. TURNLUND, J.R. Cobre. In: *Nutrição moderna na saúde e na doença*. 9.ed. Barueri: Manole, 2009. p. 257-70.

86. _____. Copper nutriture, bioavailability, and the influence of dietary factors. *Journal of the American Dietetic Association*, v. 88, n. 3, p. 303-8, mar. 1988.

87. TURNLUND, J.R. et al. Copper absorption, excretion, and retention by young men consuming low dietary copper determined by using the stable isotope 65Cu. *The American Journal of Clinical Nutrition*, v. 67, n. 6, p. 1219-25, jun. 1998.

88. UGARTE, M. et al. Iron, zinc, and copper in retinal physiology and disease. *Survey of Ophthalmology*, v. 58, p. 585-609, 2013.

89. UNDERWOOD, E.J. Copper. In: MERTZ, W. (Ed.). *Trace elements in human and animal nutrition*. New York: Academic Press, 1971. p. 57-115.

90. UNICAMP. Tabela brasileira de composição de alimentos – TACO. 4. ed. Campinas: Unicamp, 2011.

91. WALRAVENS, P.A. Nutritional importance of copper and zinc in neonates and infants. *Clinical Chemistry*, v. 26, n. 2, p. 185-9, fev. 1980.

92. WALSHE, J.M. The pattern of urinary copper excretion and its response to treatment in patients with Wilson's disease. *QJM*, v. 104, n. 9, p. 775-8, 1 set. 2011.

93. WAZIR, S.M. GHOBRIAL, I. Copper deficiency, a new triad: anemia, leucopenia, and myeloneuropathy. *Journal of Community Hospital Internal Medicine Perspectives*, v. 7, n. 4, p. 265-8, 2017.

94. WEI, H. et al. Copper chelation by tetrathiomolybdate inhibits vascular inflammation and atherosclerotic lesion development in apolipoprotein E-deficient mice. *Atherosclerosis*, v. 223, n. 2, p. 306-13, 2012.

95. WEKSLER-ZANGEN, S. et al. Dietary copper supplementation restores - cell function of Cohen diabetic rats: a link between mitochondrial function and glucose-stimulated insulin secretion. *American Journal of Physiology-Endocrinology and Metabolism*, v. 15, n. 304(10), p. E1023-34, 2013. DOI: 10.1152/ajpendo.00036.2013. Epub 2013 Mar 19.

96. [WHO] WORLD HEALTH ORGANIZATION. Elementos traço na nutrição e saúde humanas. 1.ed. São Paulo: WHO, 1998.

97. ZIMNICKA, A.M.; MARYON, E.B.; KAPLAN, J.H. Human copper transporter hCTR1 mediates basolateral uptake of copper into enterocytes. *Journal of Biological Chemistry*, v. 282, n. 36, p. 26471-80, 7 set. 2007.

21

Iodo

Vinícius Cooper Capetini
Helena Maria de Albuquerque Ximenes

INTRODUÇÃO

O iodo é um microelemento essencial para a síntese dos hormônios tireoidianos, que exercem importante papel no crescimento, no controle de processos metabólicos do organismo e no desenvolvimento do sistema nervoso central, ainda no período fetal (Ahad e Ganie, 2010). A ingestão deficiente de iodo pode levar a várias alterações funcionais como o cansaço físico, o retardo do crescimento, a amenorreia com prejuízo da função reprodutiva, dano cerebral e retardo mental irreversível (Eastman e Zimmermann, 2018). Os primeiros indícios da deficiência de iodo datam de aproximadamente 3600 a.C., quando médicos chineses registraram a diminuição do tamanho do bócio após o uso oral de algas marinhas e esponjas do mar. Embora o iodo ainda não tivesse sido descoberto, o uso desses produtos permaneceu eficaz para o tratamento do bócio e se espalhou pelo mundo, chegando a ser documentado nos escritos de Hipócrates. Em 1811, a descoberta do iodo foi feita acidentalmente pelo químico francês Bernard Courtois, que observou um vapor violeta incomum proveniente das cinzas de algas durante a fabricação de pólvora. Em 1813, Joseph Louis Gay-Lussac, importante químico e físico francês do século XIX, identificou o mineral como um novo elemento químico denominado *ioeides*, que significa violeta. Em 1821, o médico suíço Jean François Coindet publicou que a administração oral de iodo foi capaz de diminuir o tamanho do bócio de seus pacientes. Em 1852, o químico francês Gaspard Chatin foi o primeiro a publicar a hipótese de que a deficiência populacional de iodo estava associada ao bócio endêmico. Isso foi confirmado em 1896 pelo químico alemão Eugen

Baumann, que relatou a descoberta de iodo dentro da glândula tireoide (Rosenfeld, 2000).

Atualmente a deficiência de iodo ainda representa um grave problema de saúde pública em várias regiões do mundo. A Organização Mundial da Saúde (OMS) estimou, em 1993, que 126 países eram afetados pela deficiência de iodo; em 2003 esse número caiu para 54 países. Em 2014, o Conselho Internacional para Controle dos Distúrbios por Deficiência de Iodo (ICCIDD) mostrou que os distúrbios por deficiência de iodo (IDD) ainda eram um problema de saúde pública em 25 países (WHO/ICCIDD/Unicef, 2007). Em 2017, com base nos valores médios de excreção urinária de iodo, a ingestão de iodo se mostrou deficiente em 19 países e excessiva em 10 (Eastman e Zimmermann, 2018). Essa expressiva diminuição da deficiência de iodo é decorrente dos esforços de governos e organizações não governamentais para a oferta adequada de iodo a toda a população, principalmente por meio da fortificação de alimentos, como o sal iodado disponível para aproximadamente 75% das famílias no mundo (Eastman e Zimmermann, 2018). No Brasil, em virtude da obrigatoriedade de iodação do sal, foi observada uma redução na prevalência dos IDD, de 20,7% em 1955 para 1,4% em 2000, bem abaixo do limite de 5% indicado pela OMS como problema de saúde pública (Macedo et al., 2012). Entretanto, são necessários mais esforços para erradicar a deficiência de iodo no mundo, levando em consideração que essa é a causa mais comum e prevenível de retardo mental e danos cerebrais (WHO/ICCIDD/Unicef, 2007).

A essencialidade do iodo para a saúde humana justifica a formulação das recomendações dietéticas de referência para os diferentes estágios da vida (Eastman e Zimmermann, 2018; IOM, 2001; Kapil, 2007). Como são insuficientes os dados para ser formulada a recomendação de ingestão estimada (EAR) para crianças com menos de 1 ano, é indicado o valor de ingestão adequado (AI) de iodo. Para recém-nascidos de 0 a 6 meses, a AI reflete a ingestão média de iodo observada em lactentes alimentados exclusivamente com leite materno. Para bebês de 7 a 12 meses, a AI é baseada na ingestão total de iodo a partir da introdução de alimentos complementares, sendo extrapolada a AI indicada aos recém-nascidos de 0 a 6 meses. Para as demais faixas etárias a ingestão dietética de referência (RDA) para iodo é definida usando um coeficiente de variação entre 20 e 40% a partir da EAR estabelecida, atendendo às necessidades de um indivíduo saudável (Macedo et al., 2012). Para gestantes e lactantes, em decorrência do aumento da produção de hormônios tireoidianos, do aumento da perda renal de iodo e da demanda de iodo fetal, a necessidade de iodo é aumentada em até 50% ou mais (Garnweidner-Holme et al., 2017).

Em 2007, a OMS, o Fundo das Nações Unidas para a Infância (Unicef) e o CCIDD recomendaram a ingestão diária de 90 µg de iodo para crianças em idade pré-escolar (0 a 59 meses); 120 µg para escolares (6 a 12 anos); 150 µg para adolescentes (acima de 12 anos) e adultos; e 250 µg para mulheres grávidas e lactantes (WHO/ICCIDD/Unicef, 2007). Para os pacientes que necessitam de nutrição parenteral total é recomendado 1 µg/kg/dia para bebês e crianças, e 70 a 140 µg para adultos (Zimmermann e Crill, 2010). Em 2016, um estudo de equilíbrio metabólico com 11 bebês sugeriu como EAR para lactentes de 2 a 5 meses a concentração de 72 µg/dia de iodo (Dold et al., 2016). O limite superior tolerável de ingestão (UL) foi determinado para os diferentes grupos etários, exceto para bebês por falta de dados conclusivos (IOM, 2001). A ingestão de iodo em excesso pode inibir a síntese e liberação dos hormônios tireoidianos, elevando a concentração de hormônio tireoestimulante (TSH) a níveis excessivos (Leung e Braverman, 2014). Portanto, uma concentração elevada de TSH, acima do normal, foi aceita como o efeito adverso crítico sobre o qual basear a UL (IOM, 2001).

TABELA 1 Valores de recomendação para o iodo, de acordo com o estágio de vida

Estágio de vida	Idade	AI (µg/dia)	RDA (µg/dia)	EAR (µg/dia)	UL (µg/dia)
Recém-nascidos	0-6 meses	110	–	–	–
	7-12 meses	130	–	–	–
Crianças	1-3 anos	–	90	65	200
	4-8 anos	–	90	65	300
	9-13 anos	–	120	73	600
Adolescentes	14-18 anos	–	150	95	900
Adultos e idosos	≥ 19 anos	–	150	95	1.100
Gestação	14-18 anos	–	220	160	900
	19-50 anos	–	220	160	1.100
Lactação	14-18 anos	–	290	160	900
	19-50 anos	–	290	160	1.100

AI: ingestão adequada; EAR: recomendação de ingestão estimada; RDA: ingestão dietética de referência; UL: limite superior tolerável de ingestão. Fonte: IOM (2001).

ORIGEM E SÍNTESE DO IODO NOS ALIMENTOS

Distribuição e aspectos químicos

O iodo é um mineral encontrado em maior parte nos oceanos. A concentração média de iodo na água do mar pode variar de 40 a 65 µg/L e nos sedimentos marinhos de 40 a 250 mg/kg. Entretanto, são encontrados valores menores no solo (0,6 a 18 mg/kg) e na atmosfera (0,2 a 5 ng/m³). O oceano e a atmosfera são importantes para o ciclo natural do iodo no planeta. É sugerido que o iodo tenha estado presente nas superfícies terrestres durante o início do desenvolvimento do planeta. Contudo, com o passar dos anos, grandes quantidades desse mineral foram deslocadas da superfície terrestre e levadas para o mar por meio de glaciação, chuvas intensas, enchentes, ventos e rios. Nos oceanos, esse íon está presente na forma de iodeto (I^-), sendo oxidado pela luz solar na forma de iodo elementar (I_2), que se volatiliza para a atmosfera e retorna à terra pelo vento e pela chuva, sendo então precipitado de volta ao solo, completando o ciclo mar-atmosfera-terra. A concentração de iodo na água da chuva pode variar de 0,4 a 15 µg/L (Kocher, 1981). O iodo também entra na atmosfera a partir da queima de combustíveis fósseis, mas essa fonte contribui muito pouco para o meio ambiente (Risher e Keith, 2009).

O ciclo de iodo em muitas regiões é lento e incompleto, tornando o solo, as águas subterrâneas e os alimentos cultivados nessas regiões deficientes nesse mineral. Os seres humanos e os animais que consomem alimentos cultivados em solos pobres em iodo tornam-se deficientes do mineral caso não seja feita a fortificação dos alimentos ou suplementação de iodo. Vegetais cultivados em solos deficientes apresentam uma concentração de iodo que pode chegar a valores mínimos de 10 µg/kg de peso seco, em comparação com aproximadamente 1 mg/kg em plantas cultivadas em solos com abundância do mineral. Os solos deficientes em iodo são mais comuns em regiões do interior dos continentes, áreas montanhosas e áreas de inundações frequentes, mas também podem ocorrer em regiões costeiras. O problema é agravado pelo desmatamento acelerado e pela erosão do solo. As regiões montanhosas da Europa, Índia, China, Cordilheira dos Andes na América do Sul e regiões centrais da África são deficientes em iodo (Eastman e Zimmermann, 2018). No Brasil, o solo é caracterizado por relevos de áreas geológicas antigas, erodidas e com baixo teor de iodo solúvel nas camadas superficiais (Corrêa-Filho et al., 2002).

O iodo é um oligoelemento não metálico, denso, de coloração azul-escura e com ponto de fusão a 113,6°C. Esse mineral pertence ao grupo dos halogênios com número atômico 53 e peso molecular 126,9. O iodo é um oxidante brando em pH ácido, podendo existir em vários estados de oxidação (−1, 0, +1, +3, +5 e +7) e ser encontrado em diferentes formas químicas na natureza, como o iodeto de hidrogênio (HI), iodeto de sódio (NaI), iodeto de potássio (KI), e iodato de potássio (KIO$_3$) (Risher e Keith, 2009). A iodação do sal para consumo alimentar tem sido feita com o KI, mais volátil, ou o KIO$_3$, menos volátil. Existem 30 isótopos de iodo, porém somente o iodo-127 (^{127}I) é estável. O ^{131}I é usado nos estudos de análise de ingestão e metabolismo de iodo e como um radiofármaco no tratamento de câncer da tireoide, por auxiliar na eliminação e diminuição da proliferação de células cancerígenas (Risher e Keith, 2009).

Fontes alimentares

A concentração de iodo na maioria dos alimentos é baixa e depende do solo nos quais estes são cultivados. Plantações feitas em solo pobre em iodo apresentaram um conteúdo insatisfatório do mineral (Eastman e Zimmermann, 2018; Leung e Braverman, 2014). Como o iodo é encontrado em maior concentração nos oceanos, alimentos marinhos como algas, ostras, moluscos, mariscos e peixes são as principais fontes dietéticas do mineral (Risher e Keith, 2009; Leung e Braverman, 2014). Outros alimentos como leite e ovos podem ser boas fontes de iodo, desde que oriundos de animais que tenham pastado em solos ricos em iodo ou que foram alimentados com rações que continham o nutriente (Leung e Braverman, 2014). O conteúdo de iodo nos alimentos é também influenciado por compostos que apresentam iodo em sua composição e são usados na irrigação, fertilização e alimentação do gado de corte e leiteiro. Iodóforos utilizados como desinfetantes na indústria alimentícia durante a higienização de equipamentos também podem aumentar o teor de iodo dos alimentos, mas existem poucos dados sobre a biodisponibilidade desse iodo ou os riscos que esses iodóforos podem causar à saúde (Eastman e Zimmermann, 2018). Além disso, ingredientes utilizados na produção de certos alimentos, como o corante alimentício eritrosina e os condicionadores para massa de pães contendo iodo em sua composição, podem tornar o alimento uma fonte considerável desse mineral. Por outro lado, o calor aplicado durante o preparo dos alimentos pode reduzir o teor de iodo (Leung e Braverman, 2014). O cozimento de algas usadas na culinária japonesa por 15 minutos pode reduzir de 40 a 99% seu teor de iodo (Zava e Zava, 2011).

O leite humano é fonte exclusiva de iodo para bebês de 0 a 6 meses, mas a concentração do mineral no leite materno depende da ingestão dietética da mãe. A concentração de iodo no leite materno pode variar de menos 50 μg/L, em áreas deficientes em iodo, até 100 a 200 μg/L, em áreas com ingestão adequada do mineral. Entretanto, não existe um consenso científico sobre as concentrações de iodo no leite materno que representem uma ingestão suficiente pelos lactentes. Henjum et al. (2017) avaliaram a concentração de iodo no leite materno de lactantes norueguesas: o leite das mulheres que relataram o uso de suplemento contendo iodo apresentou, em média, maior concentração do mineral (157 µg/L), quando comparado com o leite das mulheres que não consumiam suplementos contendo iodo (72 µg/L) (Henjum et al., 2017).

No Brasil existem poucas informações precisas sobre o conteúdo de iodo nos alimentos, sendo o sal iodado a principal fonte de iodo dietético (Knobel e Medeiros-Neto, 2004). Com base na análise de consumo alimentar, as principais fontes de iodo nos EUA, Europa e Austrália são pães, leite e, em menor quantidade, frutos do mar. A ingestão média de iodo dietético é de aproximadamente 140 µg/dia na Suíça e de 100 a 180 µg/dia na Líbia. Alguns países ou regiões específicas apresentam uma alta ingestão de iodo. Em regiões do leste chinês, um alto teor de iodo é ingerido por meio da água de poços rasos (Eastman e Zimmermann, 2018). No Japão, a ingestão desse mineral é superior à da maioria dos outros países, principalmente em virtude do alto consumo de alimentos de origem marinha. Alguns japoneses ingerem diariamente até 13,5 a 45 mg de iodo a partir de algas marinhas, uma quantidade 4,5 a 15 vezes maior que o limite seguro de 3 mg/dia estabelecido pelo Ministério da Saúde, Trabalho e Bem-Estar do Japão, o que pode estar associado ao desenvolvimento de tireoidites e outros distúrbios tireoidianos (Zava e Zava, 2011).

Considerando a baixa concentração de iodo nos alimentos, a variação do conteúdo desse mineral em alimentos cultivados em regiões diferentes e a baixa ingestão de alimentos marinhos pela população (Ershow, 2018), entende-se que nem sempre é possível adequar a ingestão de iodo conforme recomendado para as diferentes faixas etárias e estados fisiológicos. Apesar da essencialidade desse mineral para a manutenção da saúde e dos esforços de muitos governos para combater a deficiência de iodo por meio de programas de fortificação de alimentos e suplementação, fatores ambientais, culturais e econômicos ainda podem prejudicar a ingestão adequada de iodo em muitos países (Eastman e Zimmermann, 2018).

A OMS recomenda a iodação de todo o sal para consumo humano e animal, incluindo o sal utilizado na indústria de alimentos, para erradicação das desordens causadas pela deficiência de iodo (WHO/ICCIDD/Unicef, 2007). Entretanto, no Brasil, a indústria alimentícia pode utilizar o sal sem adição de iodo como ingrediente, desde que seja comprovado que o iodo cause interferência nas características organolépticas do produto (Brasil, 2013). Há países que adicionam o sal iodado em apenas alguns alimentos. A Nova Zelândia e a Austrália implementaram em 2009 o uso obrigatório de sal iodado na produção comercial de pão. Em outros países, o sal iodado pode estar disponível, mas não utilizado comercialmente em alimentos industrializados ou o sal pode ser iodado, mas a um nível muito baixo, como na Noruega (Ershow, 2018), o que pode justificar a baixa concentração de iodo no leite materno de lactantes norueguesas (Henjum et al., 2017).

No Brasil, em 1953 tornou-se obrigatória a iodação do sal para consumo humano em áreas de bócio endêmico e, desde então, novos regulamentos foram aprovados para ampliar a iodação do sal para todo o território nacional e adequar a ingestão de iodo, principalmente em razão do aumento da ingestão de sal pela população (Knobel e Medeiros-Neto, 2004). Em 24 de abril de 2013, a Agência Nacional de Vigilância Sanitária (Anvisa) publicou a Resolução RDC n. 23, que reduziu o teor de iodo para 15 a 45 mg/kg de sal, a fim de erradicar os efeitos nocivos à saúde causados pelo excesso do mineral, assegurando a ingestão de 75 a 225 μg de iodo, em uma alimentação que contém de 5 a 10 g/dia de sal iodado, suprindo, portanto, total ou parcialmente, as recomendações dietéticas relativas às diferentes faixas etárias e estados fisiológicos (Brasil, 2013).

FISIOLOGIA

Digestão e absorção

O iodo pode ser prontamente absorvido pelo trato gastrointestinal e pelos pulmões. Compostos inorgânicos de iodo são rapidamente absorvidos pelo epitélio pulmonar quando inalados na forma de vapores ou aerossóis. Por outro lado, o iodo dietético pode ser ingerido por meio dos alimentos em sua forma elementar (I_2) ou associado a outros elementos, como o iodato de potássio (KIO_3^-). O iodo liberado durante a digestão dos alimentos é quase totalmente absorvido (> 90%) por todo o trato gastrointestinal. A ingestão de iodo na forma de sais solúveis em água pode resultar em até 100% de absorção. Em indivíduos saudáveis que ingeriram uma única dose de radioiodo (^{131}I), menos de 1% do radiomarcador administrado foi encontrado nas fezes, sugerindo absorção quase completa de ^{131}I ingerido. Antes de ser absorvido, o iodo (I_2) é reduzido a iodeto (I^-) por bactérias da microbiota intestinal (Risher e Keith, 2009).

A absorção intestinal de iodeto ocorre principalmente por meio do simportador sódio-iodo (NIS) presente na membrana apical dos enterócitos. O NIS é uma glicoproteína de membrana plasmática que transporta um íon iodeto com dois íons de sódio para o citoplasma do enterócito. O NIS usa o gradiente de sódio gerado pela Na^+-K^+-ATPase para transportar o iodeto contra seu gradiente eletroquímico associado ao transporte de sódio a favor de seu gradiente eletroquímico (Nicola et al., 2009). A expressão do NIS na superfície apical do epitélio intestinal é a chave para absorção do iodeto e o primeiro passo para o seu metabolismo no corpo. O perclorato (ClO_4^-) pode estar presente em alimentos e competir com o iodeto, diminuindo sua absorção. Tiocianatos e nitritos presentes em alimentos também podem reduzir a absorção de iodeto por meio do NIS.

Outros nutrientes ou demais substâncias presentes nos alimentos parecem não influenciar a absorção intestinal de iodeto. Entretanto, a ingestão de grandes quantidades de iodo diminui a sua própria absorção pelo intestino. Assim como outros nutrientes, entre eles o ferro, o selênio, o zinco e o cálcio, o iodeto é capaz de regular os genes que codificam as proteínas envolvidas em seu próprio transporte ou metabolismo no nível pós-transcricional. Quando a concentração intracelular de iodeto no enterócito está elevada, o próprio iodeto reduz a expressão e incorporação do NIS na membrana apical dos enterócitos de forma dependente da dose e do tempo. Desse modo, além de desempenhar um papel na fisiologia dos enterócitos, o iodeto controla a sua própria absorção e regula o seu suprimento para o corpo (Nicola et al., 2012).

A absorção de iodeto parece ser semelhante em crianças, adolescentes e adultos, com base nos níveis de absorção de radioiodo pela tireoide após 24 horas de sua administração oral. No entanto, a absorção de iodo em recém-nascidos mostrou-se menor que em lactentes mais velhos e em adultos (Risher e Keith, 2009). Após a absorção, o iodeto é transportado para a corrente sanguínea por meio da membrana basolateral dos enterócitos, possivelmente por canais para ânions, como os canais para cloreto (Cl^-), além dos permutadores de ânions presentes nesta membrana.

Transporte e armazenamento

Na corrente sanguínea o iodeto é transportado livre ou ligado a proteínas plasmáticas (Nicola et al., 2009). A maior parte do iodeto disponível no plasma é captada pela glândula tireoide e utilizada para biossíntese de hormônios tireoidianos. O conteúdo total de iodo no corpo humano é de cerca de 15 a 20 mg, sendo que 70 a 80% encontra-se na glândula tireoide (Risher e Keith, 2009; Nicola et al., 2009; Nicola et al., 2012; Hurrell, 1997; Jahreis, 2001). Outros tecidos que também possuem mecanismos de transporte especializados para a acumulação de iodeto, além da tireoide, incluem as glândulas salivares, a mucosa gástrica, o plexo coróideo dos ventrículos do cérebro, as glândulas mamárias, a placenta, as glândulas sudoríparas (Risher e Keith, 2009) e os leucócitos (Ahad e Ganie, 2010).

As glândulas salivares e a mucosa gástrica secretam iodeto no trato gastrointestinal. Isso ocorre porque o NIS também está presente na membrana

474 MACRO E MICRONUTRIENTES EM NUTRIÇÃO CLÍNICA

basolateral das células epiteliais das glândulas salivares e da mucosa gástrica, resultando na translocação do iodeto da corrente sanguínea para as células epiteliais, das quais o iodeto é liberado na saliva e no suco gástrico, possivelmente por canais de cloreto. O significado funcional da absorção de iodeto mediada pelo NIS nas glândulas salivares e na mucosa gástrica é desconhecido. Contudo, foram propostas atividades antioxidantes e antimicrobianas para o iodeto nesses tecidos. Desse modo, o iodeto secretado na saliva e no suco gástrico é provavelmente reabsorvido pelo intestino delgado. Em consequência da escassez ambiental de iodo, esse mecanismo pode contribuir para a conservação e a reutilização de iodo pelo organismo (Nicola et al., 2009).

Excreção

A principal rota de excreção corporal do iodo é por meio dos rins. Nos néfrons, os túbulos renais são importantes na reabsorção do iodeto vindo da corrente sanguínea e filtrado pelos glomérulos. O iodeto reabsorvido pelo epitélio tubular é devolvido à corrente sanguínea e o excesso é excretado na urina. A concentração de iodeto encontrada na urina é proporcional à concentração de iodeto plasmática e pode ser usada como biomarcador para avaliação do estado nutricional de iodo no organismo. O iodo também pode ser excretado do corpo pelas fezes (1 a 2%) e, em menor proporção, pelo suor, pelas lágrimas e pelo ar expirado. As glândulas mamárias também excretam iodeto no leite materno. A célula epitelial do tecido mamário em lactação expressa o NIS em sua membrana basolateral, favorecendo a translocação do iodeto da corrente sanguínea para o leite materno. Desse modo, é fornecido ao recém-nascido o ânion essencial para a biossíntese de hormônios tireoidianos (Risher e Keith, 2009).

Função biológica

As funções do iodo no organismo são atreladas essencialmente à ação dos hormônios tireoidianos; outras funções como as atividades antioxidante e antimicrobiana são pouco exploradas e pouco se sabe sobre o papel do iodo em outros tecidos (Ahad e Ganie, 2010). A glândula tireoide utiliza o iodo para sintetizar os hormônios tiroxina (3,5,3',5'-tetraiodo-L-tironina) e o tri-iodotironina (3,5,3'-tri-iodo-L-tironina), também conhecidos como T4 e T3, respectivamente. Em geral, esses hormônios desempenham importante papel no desenvolvimento, crescimento e metabolismo, atuando na função normal de quase todos os tecidos. Desse modo, a oferta dietética de iodo deve ser garantida a fim de assegurar o funcionamento normal de vários processos metabólicos (Mariotti e Beck-Peccoz, 2016; Colin et al., 2013; Kimura, 2012; Mullur, Liu e Brent, 2014).

Biossíntese dos hormônios tireoidianos

A glândula tireoide apresenta folículos tireoidianos em formato globular, revestidos por uma camada única de células foliculares e preenchidos por coloide, cujo principal componente é a tireoglobulina, uma glicoproteína sintetizada pelas células foliculares e secretada para o espaço coloidal dos folículos. A membrana basolateral das células foliculares contém o transportador NIS responsável pela captação de iodeto contra o gradiente eletroquímico, visto que a célula apresenta potencial de repouso negativo e um teor elevado de iodeto. Uma vez no interior da célula folicular, o iodeto é transportado para o coloide por meio da pendrina, um canal para ânions localizado na membrana apical (Colin et al., 2013; Kimura, 2012).

O iodeto transportado para o coloide é oxidado pela enzima tireoperoxidase (TPO), presente na membrana apical da célula folicular e que contém um domínio catalítico extracelular que utiliza o peróxido de hidrogênio (H_2O_2) para oxidar o iodeto (I^-) a iodo elementar (I_2). O H_2O_2 é gerado pela enzima dual oxidase (DUOX), uma glicoproteína igualmente localizada na membrana apical, cujo funcionamento exige a presença de cálcio e nicotinamida dinucleotídeo fosfato reduzida (NADPH). Em paralelo à oxidação do iodeto, a TPO também catalisa a incorporação do iodo oxidado em um ou dois resíduos de tirosina presentes na tireoglobulina (Colin et al., 2013). A iodação de um único resíduo de tirosina resulta em monoiodotirosina (MIT), e a iodação de dois resíduos resulta em di-iodotirosina (DIT). A TPO ainda catalisa o acoplamento de MIT com DIT, gerando tri-iodotironina (T3) e tri-iodotironina reversa (rT3), que diferem apenas quanto à posição de iodação, ao mesmo tempo que catalisa o acoplamento de duas DIT resultando na formação de tiroxina (T4), que corresponde à maior parte das iodotironinas formadas (Colin et al., 2013; Kimura, 2012).

A tireoglobulina iodada, contendo em sua estrutura polipeptídica iodotironinas (T4, T3, rT3) e iodotirosinas (MIT e DIT), fica armazenada no coloide até ser absorvida pela célula folicular. Em condições fisiológicas, a absorção de gotículas do coloide é feita por micropinocitose, enquanto sob o estímulo do hormônio tireoestimulante (TSH), proveniente da hipófise, a absorção ocorre por macropinocitose, sendo formados pseudópodes na superfície apical da célula folicular que engolfam gotículas do coloide. Ambos os processos resultam na formação de vesículas endocíticas que são direcionadas aos lisossomos para a hidrólise da tireoglobulina e liberação de T4, T3, rT3, MIT e DIT. Como MIT e DIT não são biologicamente ativos, o iodo dessas moléculas é removido pela desalogenase de tirosina 1 (DEHAL1) e reciclado pela célula folicular. Por outro lado, T4, T3 e rT3 são liberados na circulação por meio de transportadores específicos, entre eles o transportador de monocarboxilato 8 (MCT8) (Colin et al., 2013). Uma pequena quantidade mensurável de tireoglobulina também é liberada na circulação, mas sem efeito biológico conhecido (Ma e Skeaff, 2014). Na corrente sanguínea, os hormônios tireoidianos são transportados pela proteína ligadora de tiroxina (TBG), transtirretina (TTR), albumina e lipoproteínas (Janssen e Janssen, 2017).

A síntese e a secreção dos hormônios tireoidianos são moduladas pelo TSH e por mecanismos de autorregulação da tireoide. O TSH é uma glicoproteína sintetizada pela adeno-hipófise e se caracteriza como principal modulador da função tireoidiana. O controle da secreção de TSH é realizado basicamente por hormônios hipotalâmicos (hormônio liberador do TSH – TRH – e somatostatina) e hormônios tireoidianos circulantes, formando um eixo hipotálamo-hipófise-tireoide. Uma queda no nível plasmático de T4 estimula a adeno-hipófise a aumentar a sua secreção de TSH, que por sua vez estimula a tireoide a liberar hormônios na circulação, mantendo o nível normal de T3 e T4 (Mariotti e Beck-Peccoz, 2016; Kimura, 2012). O TSH estimula a célula folicular quando interage com o receptor de TSH (TSHR) na membrana plasmática. Ao se ligar ao TSHR, o TSH estimula a captação de iodo, a síntese de NIS, de tireoglobulina e de TSHR, a iodação da tireoglobulina, a reabsorção do coloide, a secreção dos hormônios tireoidianos e a proliferação da célula folicular (Kimura, 2012). No mecanismo de autorregulação da tireoide, a síntese de hormônios tireoidianos é controlada conforme a disponibilidade de iodo na célula folicular e de maneira independente do TSH. Quando há escassez de iodo, a expressão de NIS na célula folicular é aumentada, facilitando o transporte do iodeto disponível na corrente sanguínea, o que aumenta relativamente a síntese de T3, uma vez que esse possui menos iodo que o T4. Por outro lado, o excesso de iodo desencadeia efeitos opostos, podendo diminuir a síntese hormonal (Colin et al., 2013).

Metabolismo dos hormônios tireoidianos

Apesar de o T3 ser o hormônio com maior atividade biológica, é o T4 a forma predominante liberada pela glândula tireoide diariamente. Contudo, a maior parte do tecido periférico tem a capacidade de converter o T4 em T3, por um processo de monodesiodação catalisado pelas iodotironinas 5'desiodinases (desiodases), proteínas da família selênio-cisteína que contêm o selênio em seu sítio ativo. As isoformas dessas enzimas são denominadas desiodase 1

(D1), desiodase 2 (D2) e desiodase 3 (D3). A D1 está presente no fígado, rim e tireoide, sendo responsável por gerar T3 no tecido e liberar para o plasma e, em menor fração, inativar T3 e T4, por monodesiodação, e degradar rT3. A D2 está presente no cérebro, hipófise, tecido adiposo marrom, músculo esquelético e coração, gerando o T3 utilizado pela própria célula. A D3 está presente predominantemente na placenta, no sistema nervoso central e na pele, convertendo T3 e T4 em formas inativas. A deficiência de selênio pode interferir na síntese e na atividade das desiodases e também na transformação metabólica de T4 em T3. De modo geral, o organismo depende dessas vias de monodesiodação para aumentar a geração de T3 e possibilitar a degradação em cascata desses hormônios (Kimura, 2012; Mullur, Liu e Brent, 2014).

Uma outra via de metabolização dos hormônios tireoidianos ocorre predominantemente no fígado por meio da incorporação de ácido glicurônico ao T4 e de sulfato ao anel fenólico do T3. Os produtos formados pelas vias de glicuronidação e sulfatação são excretados para a bile e eliminados pelas fezes, podendo haver hidrólise e reabsorção intestinal das iodotironinas, o que contribui com a conservação do iodo corporal. Além dessas vias, os hormônios tireoidianos podem sofrer desaminação ou descarboxilação, transformando T4 em ácido tetraiodotiroacético (TETRAC) e T3 em ácido tri-iodotiroacético (TRIAC), que são rapidamente degradados na circulação e nas células. Desse modo, o organismo depende das vias de monodesiodação, glicuronidação, sulfatação, desaminação e descarboxilação para a degradação e remoção dos hormônios tireoidianos, pois apenas uma pequena fração é excretada na urina (Visser, 1996).

Ações fisiológicas dos hormônios tireoidianos

Os hormônios tireoidianos podem desempenhar as suas funções por meio da ligação do T3 com um receptor nuclear (TR), ativando fatores de transcrição responsáveis por regular a expressão de genes-alvos no DNA. O TR apresenta grande semelhança com os receptores de esteroides, vitamina D e ácido retinoico. Esse receptor possui duas estruturas formadas por um zinco central ligado a quatro cisteínas, conhecidas como dedo de zinco, onde ocorre a ligação ao gene-alvo do DNA modulando sua expressão. Contudo, T3 e T4 podem desempenhar seus efeitos por mecanismos não genômicos ligando-se a integrina $\alpha V\beta 3$, uma proteína de membrana que ativa uma cascata de sinalização intracelular de proteínas quinases ativadas por mitógenos (MAPK), contribuindo indiretamente para a ação genômica dos hormônios tireoidianos, por meio da regulação da expressão de genes-alvos. Em ambas as ações, os genes regulados pelos hormônios tireoidianos diferenciam-se entre os tecidos. De modo geral, esses hormônios regulam a síntese de proteínas e enzimas, aumentando a atividade metabólica das células (Kimura, 2012; Liu e Brent, 2014).

No sistema nervoso central, especialmente durante o primeiro trimestre da gestação, os hormônios tireoidianos estimulam o desenvolvimento normal; nos ossos regulam o crescimento, a maturação e reabsorção óssea; na medula óssea estimulam a eritropoiese; no coração potencializam a ação dos receptores beta-adrenérgicos, aumentam a expressão das miosinas e a resposta das catecolaminas; no tecido adiposo estimulam a lipogênese e a maturação de pré-adipócitos; no músculo esquelético e no tecido adiposo marrom regulam a termogênese; e no metabolismo dos macronutrientes estimulam a síntese proteica, a incorporação de glicose na célula, a gliconeogênese, a glicogenólise, a síntese e degradação de colesterol e a expressão de receptores de LDL (Kimura, 2012; Liu e Brent, 2014).

SITUAÇÕES CLÍNICAS

Avaliação do estado nutricional

Para a avaliação do estado nutricional relativo ao iodo, geralmente são recomendados quatro indicadores: concentração urinária de iodo, taxa de bócio, níveis séricos de TSH e de tireoglobulina. Esses indicadores são complementares, sendo a concentração urinária de iodo o indicador mais sensível da ingestão recente do mineral, refletindo a ingestão dietética atual e a curto prazo (dias), pois mais de 90% do iodo ingerido é excretado na urina. A concentração urinária de iodo pode ser corrigida pela creatinina urinária (μg/g de creatinina) ou analisada em μg/24 horas que expressa a excreção de iodo em um dia, sendo essa a análise mais indicada. A OMS, em parceria com a Unicef e o ICCIDD, elaborou critérios epidemiológicos para avaliar o estado nutricional de iodo em uma população, com base nas concentrações médias de iodo urinário de crianças em idade escolar (6 a 12 anos), em virtude da maior facilidade de avaliação em inquéritos nacionais. Esses critérios têm sido usados para estimar o estado nutricional do mineral em populações, exceto para grupos de gestantes, lactantes e crianças menores de 2 anos, para os quais foram estabelecidos critérios específicos (Tabela 2). Entretanto, o uso dos valores médios de iodo urinário para avaliação individual não é indicado, pois o nível individual de iodo urinário varia diariamente e até mesmo ao longo de um mesmo dia (Eastman e Zimmermann, 2018; WHO/ICCIDD/Unicef, 2007). Para avaliação individual do estado nutricional de iodo a partir da excreção urinária do mineral, os laboratórios de análises clínicas utilizam valores de referência específicos.

TABELA 2 Critérios epidemiológicos para avaliação da ingestão de iodo populacional segundo a concentração mediana ou a faixa de concentração urinária de iodo ou ambas

Faixa etária/estado fisiológico	Valores médios de iodo urinário (µg/L)	Ingestão dietética de iodo	Estado nutricional de iodo
Crianças menores de 2 anos	< 100	Insuficiente	Deficiência
	≥ 100	Adequada	Adequado
Crianças em idade escolar[a]	< 20	Insuficiente	Deficiência grave
	20-49	Insuficiente	Deficiência moderada
	50-99	Insuficiente	Deficiência leve
	100-199	Adequada	Adequado
	200-299	Acima das recomendações	Pode representar pequeno risco
	≥ 300	Excessiva[b]	Risco de efeitos adversos à saúde
Gestantes	< 150	Insuficiente	Deficiência
	150-249	Adequada	Adequado
	250-499	Acima das recomendações	Pode representar pequeno risco
	≥ 500	Excessiva	Risco de efeitos adversos à saúde materna e fetal
Lactantes[c]	< 100	Insuficiente	Deficiência
	≥ 100	Adequada	Adequado

[a]Aplica-se à população de adolescentes, adultos e idosos. [b] O termo "excessiva" significa o excesso além da quantidade necessária para prevenir e controlar a deficiência de iodo. [c] Em lactantes, os valores médios de iodo urinário são menores do que as recomendações desse mineral em decorrência do iodo excretado no leite materno.
Fonte: adaptada de Eastman e Zimmermann (2018).

A determinação sérica dos hormônios tireoidianos é um indicador pouco sensível do estado nutricional de iodo. Por outro lado, a análise da concentração de TSH pode refletir a ingestão dietética atual do mineral, mas é pouco sensível em adultos; já a análise da concentração de tireoglobulina mostra uma resposta intermediária (semanas a meses), todavia seu uso é limitado em virtude da grande variabilidade entre os ensaios e da baixa reprodutibilidade, mesmo com o uso da padronização. As mudanças na taxa de bócio da população, avaliada por palpação ou ultrassonografia da glândula tireoide, refletem a nutrição de iodo a longo prazo (meses ou anos) (Quadro 1) (Eastman e Zimmermann, 2018).

480 MACRO E MICRONUTRIENTES EM NUTRIÇÃO CLÍNICA

QUADRO 1 Vantagens e desvantagens do uso de indicadores do estado nutricional de iodo em populações

Indicadores	Faixa etária	Vantagens	Desvantagens
Valores médios de iodo urinário (µg/L)	Crianças em idade escolar, adultos e gestantes	As amostras de urina são fáceis de obter Custo relativamente baixo Controle de qualidade das amostras	Não é adequado para avaliação individual Avalia apenas a ingestão atual de iodo Requer uma análise laboratorial cautelosa para evitar contaminação É necessário um elevado número de amostras em razão dos diferentes níveis de hidratação entre os indivíduos Maior dificuldade para coletar a urina de 24 horas
Taxa de bócio por palpação (%)	Crianças em idade escolar	Teste de triagem simples e rápido Não requer equipamento especializado	Especificidade e sensibilidade são baixas em virtude da alta variação entre observadores A palpação em áreas com deficiência leve de iodo tem pouca sensibilidade e especificidade Responde às mudanças a longo prazo da ingestão de iodo
Taxa de bócio por ultrassonografia (%)	Crianças em idade escolar	Mais precisa do que a palpação Valores de referência estabelecidos em função da idade, sexo e graus de hipertrofia	Requer equipamentos caros; avaliador capacitado Responde às mudanças a longo prazo da ingestão de iodo
Níveis de TSH (mU/L)	Recém-nascidos	Avaliam a função da tireoide em uma idade crítica para a deficiência de iodo Baixo custo Fácil coleta de amostra	Não são úteis se foram usados antissépticos contendo iodo durante o parto Requerem um ensaio sensível e padronizado A amostra para análise deve ser coletada até 48 horas após o nascimento
Níveis de tireoglobulina (µg/L)	Crianças em idade escolar e adultos	Fácil coleta de amostra Valores de referência disponíveis	Custo elevado Os valores de referência disponíveis precisam de validação

Fonte: Eastman e Zimmermann (2018).

A classificação simplificada do bócio por meio da técnica de palpação é apresentada no Quadro 2. Os critérios epidemiológicos para estabelecer o nível de gravidade da deficiência de iodo em populações, baseados na prevalência de bócio em crianças em idade escolar, são apresentados na Tabela 3. Os termos, leve, moderado e grave são relativos e devem ser complementados por outros indicadores (WHO/ICCIDD/Unicef, 2007).

QUADRO 2 Classificação simplificada do bócio

Grau 0	Bócio não visível ou palpável
Grau 1	Caracterizado por massa no pescoço que é consistente com o aumento da tireoide, que é palpável, mas não visível quando o pescoço se encontra na posição normal. Move-se para cima no pescoço quando o sujeito engole. Alteração(ões) nodular(es) pode(m) ocorrer mesmo quando a tireoide não está visivelmente aumentada
Grau 2	Aumento de tamanho no pescoço que é visível quando este se encontra na posição normal e é consistente com a ampliação da tireoide quando o pescoço é palpado

Fonte: WHO/ICCIDD/Unicef (2007).

TABELA 3 Critérios epidemiológicos para avaliar a gravidade dos distúrbios por deficiência de iodo (IDD) com base na prevalência de bócio em crianças em idade escolar

Prevalência de bócio	Nenhum	Leve	Moderado	Grave
	0,0-4,9%	5,0-19,9%	20,0-29,9%	≥ 30%

Fonte: WHO/ICCIDD/Unicef (2007).

A análise do estado nutricional de iodo por meio da avaliação da ingestão alimentar é dificultada pela escassez de dados sobre o conteúdo desse mineral nos alimentos nacionais e a variação de seu conteúdo em um mesmo tipo de alimento de acordo com a região onde foi cultivado. Dessa forma, a ingestão diária de iodo pela população pode ser estimada por meio da extrapolação dos dados da concentração de iodo na urina, usando uma estimativa do valor médio de iodo urinário de 24 horas e assumindo uma biodisponibilidade média para o iodo de 92%, a partir da seguinte fórmula: iodo urinário (μg/L) x 0,0235 x peso corporal (kg) (Eastman e Zimmermann, 2018).

Situações clínicas de deficiência

Em todo o mundo, a deficiência de iodo afeta aproximadamente 2 bilhões de pessoas, principalmente nos países em desenvolvimento, onde o consumo de produtos de origem marinha não faz parte do hábito alimentar diário (Diaz e Lipman Diaz, 2014). A deficiência de iodo resulta principalmente das condições geológicas, sendo observada em regiões com características geográficas específicas, como áreas montanhosas, planícies alagadas, áreas sujeitas a enchentes frequentes e, principalmente, regiões distantes do mar. A deficiência de iodo não pode ser eliminada alterando os hábitos alimentares ou tipos específicos de alimentos cultivados na mesma área, pois os alimentos cultivados em solos pobres em iodo apresentam baixa concentração do mineral em sua composição (Ahad e Ganie, 2010; Kapil, 2007). Populações que vivem em áreas deficientes em iodo sempre terão o risco de desenvolver distúrbios causados por essa deficiência, com graves impactos sobre os níveis de desenvolvimento humano, social e econômico. Indivíduos acometidos pela deficiência de iodo desenvolvem hipotireoidismo, uma doença na qual a síntese e a secreção dos hormônios tireoidianos são insuficientes, tornando os indivíduos menos ativos e com baixo rendimento físico e intelectual. Em um estágio mais grave, a deficiência de iodo pode incapacitar o indivíduo para o convívio social, o aprendizado e o trabalho, em virtude do grave retardamento mental (Hetzel, 1983).

Uma variedade de outros fatores opera para agravar a deficiência de iodo, entre eles: a deficiência de selênio, cofator enzimático de desiodases (Eastman e Zimmermann, 2018); o consumo de soja e derivados, que contêm as isoflavonas genisteína e daidzeína, que inibem a atividade da TPO; a dieta vegetariana restrita, que apresenta baixa concentração de iodo (Yeliosof e Silverman, 2018); a deficiência de ferro, que reduz a atividade da tireoperoxidase heme-dependente na tireoide; a deficiência de vitamina A, que diminui a supressão do gene TSHβ da hipófise, aumentando a secreção do TSH e bócio; e a ingestão de vegetais crucíferos (repolho, couve, couve-flor, brócolis, nabos) e alimentos como mandioca, feijão-de-lima, linhaça, sorgo e batata-doce (Eastman e Zimmermann, 2018), que contêm tiocianato, uma substância resultante da hidrólise de glicosinolatos quando o vegetal sofre algum tipo de injúria, como acontece durante o pré-preparo do alimento, no processo de descascar e cortar o vegetal e durante a mastigação e a digestão. Os glicosinolatos são hidrolisados enzimaticamente por mirosinases (beta-tioglucosidases), gerando metabólitos como isotiocianatos orgânicos, nitritos orgânicos e íons tiocianato (Willemin e Lumen, 2017).

O tiocionato pode competir pela absorção com o iodo, ser metabolizado pelo organismo e atravessar a placenta humana afetando a tireoide do feto (Eastman e Zimmermann, 2018). Nos folículos tireoidianos o tiocianato é responsável por inibir a captação de iodeto, a atividade da TPO e a iodação da tireoglobulina, diminuindo a síntese dos hormônios tireoidianos. Felizmente, o calor aplicado no momento do preparo desses alimentos reduz em até 90% esse efeito adverso sobre a síntese dos hormônios tireoidianos (Willemin e Lu-

CAPÍTULO 21 • IODO 483

men, 2017). A presença dessas substâncias, na maioria das vezes, não é de grande importância clínica, a menos que exista uma deficiência de iodo paralela (IOM, 2001). Na África, um tipo de mandioca conhecida como cassava, após fermentação, é o principal alimento de segmentos populacionais, contribuindo de forma significativa com a ingestão de tiocianato. Para essas populações, em que os alimentos bociogênicos fazem parte do hábito alimentar, comitês internacionais ligados à OMS aconselham um aumento da recomendação da ingestão de iodo respeitando os valores estimados no limite superior tolerável de ingestão (WHO/ICCIDD/Unicef, 2007).

Quando os requerimentos fisiológicos de iodo não são atendidos, ocorre uma série de anormalidades funcionais e no desenvolvimento que são agrupadas sob o título geral de distúrbios por deficiência de iodo (IDD), conforme apresentado no Quadro 3.

QUADRO 3 Complicações causadas pela deficiência de iodo em diferentes estágios da vida

Estágios da vida	Complicações
Fetos	Abortos, natimortos, anomalias congênitas, aumento da mortalidade neonatal e infantil, deficiência mental, surdez, mudez, diplegia espástica, nanismo e déficits psicomotores
Neonatos	Hipotireoidismo, bócio neonatal e aumento da suscetibilidade à radiação nuclear
Crianças e adolescentes	Hipotireoidismo, bócio, hipertireoidismo, função mental diminuída, retardo do desenvolvimento físico, hipertireoidismo e aumento da suscetibilidade à radiação nuclear
Adultos	Hipotireoidismo, bócio, hipertireoidismo, função mental diminuída e aumento da suscetibilidade à radiação nuclear

Fonte: adaptado de Hetzel (1983).

Em geral, como consequência da deficiência de iodo ocorre o hipotireoidismo em decorrência da diminuição da produção dos hormônios tireoidianos. Em alguns casos, a deficiência crônica de iodo pode levar ao surgimento do bócio, que se caracteriza pela hiperplasia da glândula tireoide para tentar manter a demanda hormonal. E como pior consequência, em gestantes, a deficiência de iodo pode levar à mortalidade fetal e neonatal e ao desenvolvimento de déficits neurológicos permanentes no bebê, visto que os hormônios tireoidianos são essenciais para o desenvolvimento do sistema nervoso central, causando atrasos no crescimento do neonato e prejuízos ao seu desenvol-

484 MACRO E MICRONUTRIENTES EM NUTRIÇÃO CLÍNICA

vimento, audição e fala. Essa condição é denominada cretinismo, uma consequência extrema do hipotireoidismo durante a fase fetal e a primeira infância (Chen e Hetzel, 2010).

Hipotireoidismo induzido pela deficiência de iodo

O hipotireoidismo é caracterizado pela síntese e secreção insuficiente dos hormônios tireoidianos. Em todo o mundo, a deficiência de iodo é a causa mais comum do hipotireoidismo primário. Em países em que a oferta de iodo é adequada, a principal causa de hipotireoidismo primário é a destruição autoimune da glândula tireoide em virtude de tireoidite autoimune, conhecida como tireoidite de Hashimoto, uma inflamação causada pelos próprios anticorpos do corpo. Dentre outras causas primárias, estão o uso de medicamentos (p. ex., lítio e amiodarona), o uso de terapias com o iodo radioativo e o consumo excessivo de alimentos bociogênicos. O hipotireoidismo primário é responsável por aproximadamente 95% dos casos em comparação com menos de 5% dos tipos secundário e terciário, em razão da deficiência de TSH e TRH, respectivamente (Temple e Saigal, 2018).

A deficiência de iodo estimula os folículos tireoidianos a expressarem mais transportadores de iodeto de maneira independente do TSH, por causa de um mecanismo de autorregulação dessas células. Com o aumento da expressão de NIS na membrana plasmática, a célula tende a captar mais iodeto para normalizar a síntese e a secreção hormonal. Entretanto, se a disponibilização dietética de iodo permanecer deficiente, não é possível manter em limites normais a secreção dos hormônios tireoidianos, resultando no hipotireoidismo (Kimura, 2012). As características clínicas comuns associadas ao hipotireoidismo são cansaço, ganho de peso, pele seca, intolerância ao frio, constipação, fraqueza muscular, inchaço ao redor dos olhos, voz rouca, má memória e doenças cardiovasculares (Diaz e Lipman Diaz, 2014; Chakera, Pearce e Vaidya, 2011). Caso a deficiência de iodo não seja corrigida, a deficiência crônica desse mineral pode ter como consequência o desenvolvimento do bócio. O hipotireoidismo durante a gestação e a vida neonatal e infantil pode desencadear danos irreversíveis no sistema nervoso central e no desenvolvimento da criança (Eastman e Zimmermann, 2018; Kapil, 2007).

Bócio

Na deficiência crônica de iodo existe uma relação inversa entre o suprimento de iodo dietético e a absorção tireoidiana de iodeto pelas células foliculares. Desse modo, a autorregulação das células foliculares não é suficiente para manter normais a síntese e a secreção de T4 e T3. O declínio da concentração plasmática de T4 estimula o aumento da secreção de TSH pela adeno-hipófise. O

TSH aumenta o estímulo para a captação de iodeto e todas as etapas seguintes de metabolização desse íon na célula folicular. Mas em consequência ao grau de depleção de iodo nessas células, há um nível baixo de iodação da TG, que associado ao aumento do estímulo por TSH resulta no aumento de MIT em detrimento de DIT e a uma síntese maior de T3 em relação ao T4, já que T3 exige menos iodo para sua síntese. A consequência morfológica da estimulação prolongada por TSH é a proliferação das células foliculares, causando hiperplasia da glândula tireoide, com aumento visível de seu volume. Em casos mais graves esse aumento da tireoide pode dificultar a respiração e a deglutição e, ocasionalmente, acarretar o desenvolvimento de carcinoma folicular (Eastman e Zimmermann, 2018).

Em poucos casos, a hiperplasia da tireoide pode ser suficiente para atender às necessidades fisiológicas do organismo, mesmo com uma ingestão deficiente de iodo. Essa adaptação é denominada bócio eutireoide (Mullur, Liu e Brent, 2014). Entretanto, apesar da hiperplasia, a quantidade escassa de iodo não permite manter, em níveis normais, a síntese e a secreção de T4 e T3. A consequência é o desenvolvimento dos sintomas do hipotireoidismo. Caso a deficiência crônica de iodo dure por vários anos, a tireoide não poderá voltar ao tamanho normal, mesmo após a suplementação adequada desse mineral. Aliás, se a ingestão de iodo for posteriormente aumentada de forma exagerada no bócio, o indivíduo pode desenvolver hipertireoidismo, uma vez que a capacidade de síntese e secreção hormonal pode ser proporcional ao aumento da glândula, principalmente quando há nódulos autônomos não controlados por TSH (Eastman e Zimmermann, 2018).

Cretinismo

O papel essencial que os hormônios tireoidianos desempenham no desenvolvimento do cérebro fetal começa muito antes do início da função tireoidiana do feto. Assim, durante o primeiro trimestre da gravidez, o desenvolvimento do cérebro fetal é totalmente dependente da função da tireoide materna. Como a ação dos hormônios tireoidianos é fundamental em genes críticos para processos neurobiológicos, mesmo uma deficiência de curto período desses hormônios pode causar danos cerebrais permanentes. A deficiência de hormônios tireoidianos pode afetar a diferenciação e migração de células neuronais, o crescimento axonal e dendrítico, a formação de mielina e a sinaptogênese. Sabe-se que a deficiência grave de iodo durante a gravidez causa produção inadequada de hormônios tireoidianos e dano cerebral irreversível conhecido como cretinismo, ainda endêmico em muitas áreas do mundo onde a deficiência de iodo pode ser crítica (Eastman e Zimmermann, 2018).

O cretinismo é a manifestação clínica extrema do hipotireoidismo severo durante os estádios de desenvolvimento fetal, neonatal e infantil. Caracteriza-se por retardo mental severo e irreversível, baixa estatura, surdez, mudez e diplegia espástica. No início dos anos de 1980, em muitos locais onde a doença era endêmica, como no distrito de Tarai, no norte da Índia, observou-se uma prevalência média de 1-2% de cretinismo na população. A situação melhorou significativamente com o fornecimento de sal iodado, que foi responsável pelo desaparecimento do cretinismo em neonatos. O cretinismo observado em áreas endêmicas severas é predominantemente de dois tipos: (a) o cretinismo neurológico, em que predominam déficit neurológico, espasticidade, surdez, mudez, possivelmente bócio e hipotireoidismo tardio na vida adulta, mas com estatura e força física normais; e (b) o cretinismo mixedematoso, em que, além do retardo mental, o mixedema, o nanismo e a atrofia da tireoide estão presentes. Esta variante do cretinismo é supostamente por causa do hipotireoidismo contínuo em todas as fases iniciais do desenvolvimento (Eastman e Zimmermann, 2018; Kapil, 2007).

Situações clínicas de toxicidade

Os seres humanos conseguem tolerar quantidades razoavelmente grandes de iodo conforme apresentado na UL (IOM, 2001) e até mesmo se adaptar a uma exposição crônica ao mineral (Leung e Braverman, 2014). O padrão dietético ocidental, em especial o brasileiro, apresenta habitualmente um conteúdo de iodo baixo na maior parte dos alimentos, tornando mais difícil a intoxicação alimentar pelo excesso desse mineral (Côrrea-Filho et al., 2002; Knobel e Medeiros-Neto, 2004). Entretanto, dietas ricas em produtos marinhos, como algas e peixes, habitualmente consumidos em países orientais como o Japão, podem apresentar concentrações elevadas de iodo. Além disso, o iodo pode estar presente em concentrações até mil vezes mais elevadas que a UL em certos medicamentos, suplementos e em agentes de contraste iodados utilizados para estudos radiológicos (Leung e Braverman, 2014).

Dessa forma, ainda que a deficiência de iodo cause mais danos à população do que o excesso (Eastman e Zimmermann, 2018), é possível que a exposição elevada ao iodo a longo prazo desencadeie a intoxicação e até disfunção tireoidiana. Inicialmente o excesso de iodo pode causar irritação do trato gastrointestinal, dor abdominal, náuseas, vômitos e diarreia. Paradoxalmente, os efeitos primários da intoxicação pelo iodo são hipertireoidismo e hipotireoidismo induzidos pelo excesso de iodo. Essas doenças ocorrem em decorrência de complexos processos fisiológicos envolvidos na regulação da atividade da tireoide a fim de manter a homeostase do iodo (Leung e Braverman, 2014; Sun, Shan e Teng, 2014).

Hipotireoidismo induzido pelo excesso de iodo

O excesso de ingestão de iodeto pode inibir a síntese e liberação de hormônios tireoidianos, podendo resultar em hipotireoidismo e bócio. A depressão da função tireoidiana tem sido observada em adultos com uma função normal da tireoide, mas que apresentam uma ingestão de iodo $\geq$ 1.700 µg/dia (Risher e Keith, 2009). Esse efeito inibitório sobre a tireoide ocorre pela ativação da autorregulação dessa glândula, desencadeando um mecanismo conhecido como efeito Wolff-Chaikoff. Nesse mecanismo, após 24 horas de exposição ao excesso de iodeto é diminuída a expressão de NIS, o que resulta em concentrações reduzidas de iodeto no folículo tireoidiano. Por sua vez, níveis reduzidos de iodeto no coloide resultam na diminuição da iodação de tireoglobulinas e, consequentemente, na síntese e secreção de hormônios tireoidianos. Assim que a exposição ao iodo retorna a níveis toleráveis, a inibição exercida pelo processo autorregulatório cessa. Portanto, por um curto período de tempo, indivíduos saudáveis podem se adaptar a uma carga elevada de iodo, mas a longo prazo, especialmente em indivíduos vulneráveis com fatores de risco específicos, incluindo aqueles com doença preexistente da tireoide, idosos, fetos e neonatos, pode haver o desenvolvimento do hipotireoidismo induzido pelo excesso de iodo e, possivelmente, do bócio, em decorrência do aumento da secreção de TSH, estimulado pela diminuição dos níveis plasmáticos dos hormônios tireoidianos (Leung e Braverman, 2014).

Hipertireoidismo induzido pelo excesso de iodo

Desde a sua descrição inicial por Jean François Coindet em 1821 e a subsequente definição por Breuer e Kocher em 1904, o hipertireoidismo induzido por iodo tem sido relatado em indivíduos com uma variedade de doenças preexistentes na tireoide. A administração de altas doses de iodo em indivíduos com desordens associadas à deficiência de iodo pode desencadear o hipertireoidismo induzido pelo excesso desse mineral (Sun, Shan e Teng, 2014). Dentre os mecanismos propostos, como os indivíduos com bócio podem apresentar na tireoide nódulos autônomos não controlados por TSH, está a administração de altas doses de iodo que estimula um aumento excessivo da secreção de hormônios tireoidianos por esses nódulos, resultando no desenvolvimento do hipertireoidismo (Kimura, 2012). Os sinais e sintomas desse distúrbio variam entre os indivíduos e podem incluir irritabilidade, insônia, ritmo cardíaco acelerado, fraqueza muscular, pouca tolerância ao calor, diarreia, hiperplasia da tireoide, exoftalmia, aumento da taxa metabólica e perda de peso. A retirada do excesso de iodo é geralmente associada à restauração da função normal da tireoide. O hipertireoidismo induzido por iodo não ocorre em indivíduos com a tireoide saudável e que recebem doses extras de iodo (Leung e Braverman, 2014).

SUPLEMENTAÇÃO BASEADA EM EVIDÊNCIAS

O sal iodado é considerado a medida mais apropriada para a suplementação de iodo, sendo uma estratégia eficaz para a eliminação da deficiência grave de iodo em todo o mundo, pois o sal é um alimento universal, com ingestão comum a todos, um custo relativamente pequeno e é facilmente distribuído (Leung e Braverman, 2012). Aproximadamente 75% das famílias em todo o mundo têm acesso ao sal iodado (Eastman e Zimmermann, 2018), sendo rara a deficiência de iodo onde é feita a iodação do sal (Diaz e Lipman Diaz, 2014). Entretanto, em áreas com deficiência de iodo e onde o sal iodado não está disponível, os suplementos de iodo são recomendados para os grupos vulneráveis (Eastman e Zimmermann, 2018). A suplementação é recomendada para mulheres em idade fértil, gestantes, lactantes e crianças com até 24 meses residentes em regiões com deficiência grave de iodo, onde a iodação do sal é inviável ou insuficiente (Pearce, 2016). Além do sal, outros meios dietéticos como água e pães podem ser fortificados com iodo. Para as crianças de 7 a 24 meses de idade, a suplementação ou o uso de alimentos complementares fortificados com iodo podem ser uma possível medida temporária de saúde pública. Países que adotaram a administração de óleo iodado obtiveram sucesso na correção da deficiência de iodo. Em regiões com deficiência de iodo moderada a grave, sem iodação eficaz do sal, lactantes que receberam uma dose única de 400 mg de iodo por meio da administração de óleo iodado, logo após o parto, conseguiram fornecer pelo leite materno quantidades adequadas de iodo para seus filhos por, pelo menos, 6 meses (Eastman e Zimmermann, 2018).

Em particular, cada país deve avaliar a situação atual do seu programa de fortificação de alimentos com iodo para identificar os problemas nacionais ou regionais e atualizar suas estratégias e planos de ação (WHO/ICCIDD/Unicef, 2007). São apresentadas no Quadro 4 as recomendações da OMS, Unicef e ICCIDD para a suplementação de iodo aos grupos vulneráveis, nos quais menos de 90% das famílias estão usando sal iodado e os valores médios de iodo urinário são menores que 100 µg/L em crianças em idade escolar (WHO/ICCIDD/Unicef, 2007).

CAPÍTULO 21 • IODO **489**

QUADRO 4 Suplementação com iodo para grupos vulneráveis

Grupos	Suplementação com iodo
Mulheres em idade fértil (15 a 49 anos)	Uma única dose anual de 400 mg de iodo por meio da administração oral de óleo iodado
	OU
	Uma dose oral diária de iodo como iodeto de potássio deve ser administrada para que a ingestão total de iodo atenda à RDA de 150 µg/dia de iodo
Gestantes ou lactantes	Uma única dose anual de 400 mg de iodo por meio da administração oral de óleo iodado
	OU
	Uma dose oral diária de iodo como iodeto de potássio deve ser administrada para que a ingestão total de iodo atenda à RDA de 250 µg/dia de iodo, especialmente até o final do segundo trimestre
	Atenção: os suplementos de iodo não devem ser administrados em gestantes que já receberam o óleo iodado durante a gravidez ou até 3 meses antes do início da gestação
Crianças de 0 a 6 meses	Uma dose oral única de 100 mg de iodo por meio da administração oral de óleo iodado
	OU
	Uma dose oral diária de iodo como iodeto de potássio deve ser administrada para que a ingestão total de iodo atenda à RDA de 90 µg/dia de iodo
	Atenção: deve receber suplementação de iodo apenas a criança cuja mãe não foi suplementada durante a gravidez ou a criança que não está recebendo aleitamento materno exclusivo
Crianças de 7 a 24 meses	Uma dose única de 200 mg de iodo por meio do óleo iodado deve ser administrada o mais rápido possível após atingir os 7 meses de idade
	OU
	Uma dose oral diária de iodo como iodeto de potássio deve ser administrada para que a ingestão total de iodo atenda à RDA de 90 µg/dia de iodo

RDA: ingestão dietética de referência.

Fonte: adaptado de WHO/ICCIDD/UNICEF (2007); Eastman e Zimmermann (2018).

REFERÊNCIAS

1. AHAD, F.; GANIE, S.A. Iodine, iodine metabolism and iodine deficiency disorders revisited. *Indian J Endocrinol Metab*, v. 14, n. 1, p. 13-7, jan. 2010.

2. BRASIL. Ministério da Saúde. Agência Nacional de Vigilância Sanitária (Anvisa). Resolução RDC n. 23, 2013.

490 MACRO E MICRONUTRIENTES EM NUTRIÇÃO CLÍNICA

3. CHAKERA, A.J.; PEARCE, S.H.; VAIDYA, B. Treatment for primary hypothyroidism: current approaches and future possibilities. *Drug Des Devel Ther*, v. 1, dez. 2011.
4. CHEN, Z-P.; HETZEL, B.S. Cretinism revisited. *Best Pract Res Clin Endocrinol Metab*, v. 24, n. 1, p. 39-50, fev. 2010.
5. COLIN, I.M.; DENEF, J-F.; LENGELÉ, B.; et al. Recent insights into the cell biology of thyroid angiofollicular units. *Endocr Ver*, v. 34, n. 2, p. 209-38, abr. 2013.
6. CORRÊA-FILHO, H.R.; et al. Inquérito sobre a prevalência de bócio endêmico no Brasil em escolares de 6 a 14 anos: 1994 a 1996. *Pan Am J Public Health*, v. 12, n. 5, p. 317-26, 2002.
7. DIAZ, A.; LIPMAN DIAZ, E.G. Hypothyroidism. *Pediatr Rev*, v. 35, n. 8, p. 336-49, 1 ago. 2014.
8. DOLD, S.; ZIMMERMANN, M.B.; BAUMGARTNER, J.; et al. A dose-response crossover iodine balance study to determine iodine requirements in early infancy. *Am J Clin Nutr*, v. 104, n. 3, p. 620-8, 1 set. 2016.
9. EASTMAN, C.J.; ZIMMERMANN, M.B. The iodine deficiency disorders. In: *Endotext – Comprehensive FREE Online Endocrinology Book* [Internet]. South Dartmouth (MA); 2018. Disponível em: https://www.ncbi.nlm.nih.gov/books/NBK285556/. Acessado em: 2 set. 2019.
10. ERSHOW, A.; SKEAFF, S.; MERKEL, J.; et al. Development of databases on iodine in foods and dietary supplements. *Nutrients*, v. 10, n. 1, p. 100, 17 jan. 2018.
11. GARNWEIDNER-HOLME, L.; AAKRE, I.; LILLEENGEN, A.; et al. Knowledge about iodine in pregnant and lactating women in the Oslo Area, Norway. *Nutrients*, v. 9, n. 5, p. 493, 13 maio 2017.
12. HENJUM, S.; LILLEENGEN, A.; AAKRE, I.; et al. Suboptimal iodine concentration in breastmilk and inadequate iodine intake among lactating women in Norway. *Nutrients*, v. 9, n. 12, p. 643, 22 jun. 2017.
13. HETZEL, B. Iodine deficiency disorders (IDD) and their eradication. *The Lancet*, v. 322, n. 8359, p. 1126-9, nov. 1983.
14. HURRELL, R.F. Bioavailability of iodine. *Eur J Clin Nutr*, v. 51 Suppl 1, p. S9-12, jan. 1997.
15. [IOM] INSTITUTE OF MEDICINE (ed.). *DRI: dietary reference intakes for vitamin A, vitamin K, arsenic, boron, chromium, copper, iodine, iron, manganese, molybdenum, nickel, silicon, vanadium, and zinc: a report of the Panel on Micronutrients... and the Standing Committee on the Scientific Evaluation of Dietary Reference Intakes, Food and Nutrition Board, Institute of Medicine.* Washington, D.C: National Academy Press, 2001. 773p.
16. JAHREIS, G.; HAUSMANN, W.; KIESSLING, G.; et al. Bioavailability of iodine from normal diets rich in dairy products – results of balance studies in women. *Exp Clin Endocrinol Diabetes*, v. 109, n. 3, p. 163-7, 31 dez. 2001.
17. JANSSEN, S.T.; JANSSEN, O.E. Directional thyroid hormone distribution via the blood stream to target sites. *Mol Cell Endocrinol*, v. 458, p. 16-21, dez. 2017.
18. KAPIL, U. Health consequences of iodine deficiency. *Sultan Qaboos Univ Med J*, v. 7, n. 3, p. 267-72, 2007.
19. KIMURA, E.T. Glândula tireoide. In: *Fisiologia*. 4.ed. Rio de Janeiro: Guanabara Koogan, 2012, p. 1055-77.
20. KNOBEL, M.; MEDEIROS-NETO, G. Moléstias associadas à carência crônica de iodo. *Arq Bras Endocrinol Metab*, v. 48, n. 1, p. 53-61, 2004.
21. KOCHER, D.C. A dynamic model of the global iodine cycle and estimation of dose to the world population from releases of iodine-129 to the environment. *Environ Int*, v. 5, n. 1, p. 15-31, jan. 1981.
22. LEUNG, A.M.; BRAVERMAN, L.E. Consequences of excess iodine. *Nat Rev Endocrinol*, v. 10, n. 3, p. 136-42, mar. 2014.
23. LEUNG, A.M.; BRAVERMAN, L.E. Iodine-induced thyroid dysfunction. *Curr Opin Endocrinol Diabetes Obes*, v. 19, n. 5, p. 414-9, out. 2012.
24. MA, Z.F.; SKEAFF, S.A. Thyroglobulin as a biomarker of iodine deficiency: a review. *Thyroid*, v. 24, n. 8, p. 1195-209, ago. 2014.

CAPÍTULO 21 • IODO **491**

25. MACEDO, M.S.; TEIXEIRA, R.A.; BONOMO, É.; et al. Deficiência de iodo e fatores associados em lactentes e pré-escolares de um município do semiárido de Minas Gerais, Brasil, 2008. *Cad Saúde Pública*, v. 28, n. 2, p. 346-56, fev. 2012.

26. MULLUR, R.; LIU Y-Y.; BRENT, G.A. Thyroid hormone regulation of metabolism. *Physiol Rev*, v. 94, n. 2, p. 355-82, abr. 2014.

27. NICOLA, J.P.; BASQUIN, C.; PORTULANO, C.; et al. The Na^+/I^- symporter mediates active iodide uptake in the intestine. *Am J Physiol-Cell Physiol*, v. 296, n. 4, p. C654-62, abr. 2009.

28. NICOLA, J.P.; REYNA-NEYRA, A.; CARRASCO, N.; et al. Dietary iodide controls its own absorption through post-transcriptional regulation of the intestinal Na^+/I^- symporter: Iodide regulates intestinal Na^+/I^- symporter expression. *J Physiol*, v. 590, n. 23, p. 6013-26, 1 dez. 2012.

29. PEARCE, E.N.; LAZARUS, J.H.; MORENO-REYES, R.; et al. Consequences of iodine deficiency and excess in pregnant women: an overview of current knowns and unknowns. *Am J Clin Nutr*, v. 104(Supplement_3), p. 918S-923S, 1 set. 2016.

30. RISHER, J.F.; KEITH, S.L. *Iodine and inorganic iodides: human health aspects*. Geneva: World Health Organization, 2009. 55p. (Concise international chemical assessment document).

31. ROSENFELD, L. Discovery and early uses of iodine. *J Chem Educ*, v. 77, n. 8, p. 984, ago. 2000.

32. MARIOTTI, S.; BECK-PECCOZ, P. Physiology of the hypothalamic-pituitary-thyroid axis. In: *Endotext – Comprehensive FREE Online Endocrinology Book* [Internet]. South Dartmouth (MA), 2016. Disponível em: https://www.ncbi.nlm.nih.gov/books/NBK278958/. Acesso em: 2 set. 2019.

33. SUN, X.; SHAN, Z.; TENG, W. Effects of increased iodine intake on thyroid disorders. *Endocrinol Metab*, v. 29, n. 3, p. 240, 2014.

34. TEMPLE, L.M.; SAIGAL, P. Hypothyroidism. In: *Integrative Medicine* [Internet]. Elsevier, 2018 [cited 2018 Feb 7]. p. 347-60.e3. Disponível em: http://linkinghub.elsevier.com/retrieve/pii/B9780323358682000347. Acesso: 2 set. 2019.

35. VISSER, T.J. Pathways of thyroid hormone metabolism. *Acta Med Austriaca*, v. 23, n. 1-2, p. 10-6, 1996.

36. WILLEMIN, M-E.; LUMEN, A. Thiocyanate: a review and evaluation of the kinetics and the modes of action for thyroid hormone perturbations. *Crit Rev Toxicol*, v. 47, n. 7, p. 543-69, 9 ago. 2017.

37. [WHO/ICCIDD/UNICEF] WORLD HEALTH ORGANIZATION/INTERNATIONAL COUNCIL FOR THE CONTROL OF THE IODINE DEFICIENCY DISORDERS/UNITED NATIONS CHILDRENS FUND. *Assessment of the iodine deficiency disorders and monitoring their elimination*. Geneva: World Health Organization, 2007.

38. YELIOSOF, O.; SILVERMAN, L.A. Veganism as a cause of iodine deficient hypothyroidism. *J Pediatr Endocrinol Metab* [Internet]. [cited 2018 Feb 4] v. 31, n. 1, 26 jan. 2018. Disponível em: http://www.degruyter.com/view/j/jpem.2018.31.issue-1/jpem-2017-0082/jpem-2017-0082.xml. Acesso em: 2 set. 2019.

39. ZAVA, T.T.; ZAVA, D.T. Assessment of Japanese iodine intake based on seaweed consumption in Japan: A literature-based analysis. *Thyroid Res*, v. 4, n. 1, p. 14, 2011.

40. ZIMMERMANN, M.B.; CRILL, C.M. Iodine in enteral and parenteral nutrition. *Best Pract Res Clin Endocrinol Metab*, v. 24, n. 1, p. 143-58, fev. 2010.

Manganês

Helena Maria de Albuquerque Ximenes
Vinícius Cooper Capetini

INTRODUÇÃO

O manganês é um mineral-traço essencial ao desenvolvimento e funcionamento do organismo humano, de plantas e outros seres vivos. É cofator de vários processos enzimáticos e um constituinte de metaloenzimas necessárias a diversos processos metabólicos. Esse metal está envolvido com o metabolismo dos macronutrientes, função imune adequada, formação do tecido conectivo e esquelético, cicatrização, reprodução, digestão, regulação da energia celular e defesa antioxidante (Aschner e Aschner, 2005).

O primeiro caso de deficiência de manganês foi relatado em um estudo com camundongos em 1931 (Kemmerer e Elvehjem, 1931). Nos seres humanos a deficiência só foi verificada em 1972, sendo observadas hipocolesterolemia, perda de peso e dermatite transitória (Doisy, 1973).

Apesar de servir como um nutriente essencial, o manganês também pode ser tóxico. Em 1837, foi observada toxicidade ao mineral em dois mineiros chilenos que foram expostos à poeira contendo óxido de manganês e desenvolveram uma síndrome clínica denominada "manganismo" (Racette, 2014). Embora a ingestão dietética de manganês esteja dentro do esperado para a população saudável e os casos de deficiência sejam raros, o desenvolvimento das sociedades e as mudanças nos padrões alimentares e no estilo de vida foram acompanhados por uma maior ingestão de alimentos processados e menor ingestão de micronutrientes (Freeland-Graves, Mousa e Kim, 2016). Essas mudanças dietéticas resultaram em um declínio substancial da ingestão de manganês (Kuhnlein et al., 2004).

Embora existam evidências científicas sobre a essencialidade do manganês para a saúde humana (Aschner e Aschner, 2005; Doisy, 1973; Freeland-Graves, Mousa e Kim, 2016; Horning et al., 2015), são insuficientes os dados para ser formulada a recomendação de ingestão média estimada (EAR); consequentemente, é indicado o valor de ingestão adequado (AI) de manganês (Tabela 1). Para recém-nascidos de 0 a 6 meses a AI reflete a ingestão média de manganês observada em lactentes alimentados exclusivamente com leite materno. Para crianças de 7 a 12 meses, a AI é baseada na ingestão total de manganês a partir da introdução de alimentos complementares, sendo extrapolada a AI indicada para adultos por peso corporal. Na gravidez a AI reflete a extrapolação para mulheres com base na idade e no peso corporal. Para as demais faixas etárias e lactantes, a AI é determinada pela ingestão média de manganês relatada no *Total Diet Study* da Food and Drug Administration. O limite superior tolerável de ingestão (UL) foi determinado para os diferentes grupos etários, baseado em níveis razoáveis para efeitos adversos não observados pela ingestão total de manganês na dieta ocidental (Tabela 1) (IOM, 2001). Para os pacientes que necessitam de nutrição parenteral total, a Sociedade Americana de Nutrição Parenteral recomenda 0,001 mg/kg/dia para recém-nascidos (a termo ou pré--termo) e crianças que pesam até 10 kg. Já para os adultos a recomendação é de 0,06 a 0,1 mg/dia (Mirtallo et al., 2004).

TABELA 1   Ingestão adequada (AI) e limite superior tolerável de ingestão (UL) para o manganês

Estágio de vida	Idade	Feminino		Masculino	
		AI (mg/dia)	UL (mg/dia)	AI (mg/dia)	UL (mg/dia)
Recém-nascidos	0 a 6 meses	0,003	ND	0,003	ND
	7 a 12 meses	0,6	ND	0,6	ND
Crianças	1 a 3 anos	1,2	2,0	1,2	2,0
	4 a 8 anos	1,5	3,0	1,5	3,0
	9 a 13 anos	1,6	6,0	1,9	6,0
Adolescentes	14 a 18 anos	1,6	9,0	2,2	9,0
Adultos e idosos	$\geq$ 19 anos	1,8	11,0	2,3	11,0
Gestação	$\leq$ 18 anos	2,0	9,0	–	–
	19 a 50 anos	2,0	11,0	–	–
Lactação	$\leq$ 18 anos	2,6	9,0	–	–
	19 a 50 anos	2,6	11,0	–	–

ND: não determinado.
Fonte: IOM (2001).

ORIGEM E SÍNTESE DO MANGANÊS NOS ALIMENTOS

Distribuição e aspectos químicos

O manganês é um metal duro, frágil e quebradiço, difícil de fundir, mas facilmente oxidado. É encontrado em abundância na natureza. No Brasil existem importantes reservas do mineral nos estados do Pará, Minas Gerais e Mato Grosso do Sul, mas cerca de 80% das reservas mundiais conhecidas estão na África do Sul. O manganês é sempre encontrado em combinação com outros minérios, óxidos, carbonatos e silicatos. O manganês foi isolado como um metal livre pela primeira vez através da redução de seu dióxido com o carbono, em 1774, pelo químico e metalúrgico sueco John Gottlieb Gahan. O minério de manganês mais abundante é a pirolusita, com 40 a 80% de dióxido de manganês, sendo sua extração importante fonte de exposição em mineradores. A maior parte do manganês obtido no processo de mineração é usada na confecção de ligas metálicas. O manganês também é utilizado na produção de baterias, vidros, tintas, esmaltes, cerâmicas, soldas, fósforos de segurança, pilhas secas, magnetos, catalisadores, materiais elétricos, produtos farmacêuticos, fungicidas e como preservativo de madeira e borracha (Martins e Lima, 2001).

Nos alimentos, o óxido de manganês é a fonte natural mais comum do mineral. Em alimentos industrializados as principais formas encontradas são o óxido de manganês e o sulfato de manganês ($MnSO_4$), pois são as formas de suplementação mais comuns. Outras formas encontradas incluem o carbonato de manganês ($MnCO_3$), o citrato de manganês ($C_6H_6MnO_7$), o cloreto de manganês ($MnCl_2$) e o gluconato de manganês ($C_{12}H_{22}MnO_{14}$), que são adicionados a suplementos alimentares, cereais, alimentos infantis e dietéticos (Freeland-Graves, Mousa e Kim, 2016).

O manganês é o quinto metal mais abundante e o 12º elemento mais encontrado no planeta, constituindo cerca de 0,1% da crosta terrestre. Nos solos a concentração de manganês é altamente variável, tendo sido encontrados valores entre 40 e 900 mg/kg; dependendo da atividade de mineração, o solo pode ser contaminado e atingir níveis em torno de 7.000 mg/kg (Barceloux e Manganese, 1999). Em 2015, o rompimento da barragem de rejeitos de minérios, no município de Mariana em Minas Gerais, contaminou o solo, os rios e as águas subterrâneas da bacia do Rio Doce, elevando a níveis tóxicos a concentração de manganês e ferro em poços artesianos locais (Greenpeace, 2017).

A atmosfera apresenta valores variados de manganês, que se encontra particulado, derivado das emissões industriais ou da erosão do solo. As partículas de manganês podem ser removidas da atmosfera principalmente por força gravitacional e pelas chuvas (Martins e Lima, 2001). Em áreas rurais e urbanas a concentração do mineral varia de 0,005 a 0,07 $\mu g/m^3$. Por outro lado, em áreas industriais, por causa da emissão desse elemento na atmosfera, têm sido encontrados valores maiores, que variam de 0,13 a 0,3 $\mu g/m^3$ (Barceloux e Manganese, 1999), podendo chegar a 8 $\mu g/m^3$ em áreas nas quais existem fontes emissoras, como indústrias de fundição. As concentrações médias anuais de manganês próximas a indústrias de fundição de metais são em torno de 0,2 a 0,3 $\mu g/m^3$, e próximas a indústrias de ferromanganês e silicomanganês atingem valores próximos a 0,5 $\mu g/m^3$ (Martins e Lima, 2001).

O conteúdo de manganês na água é derivado do solo e das pedras. As concentrações de manganês na água do mar foram relatadas em até 0,01 mg/L. Na água potável a concentração desse mineral varia entre 0,001 e 100 mg/L, podendo exceder 200 mg/L em água de poço. A Agência de Proteção Ambiental dos EUA estabeleceu 50 mg/L como a concentração máxima permitida de manganês na água potável (WHO, 2011). No Brasil, em 1978 a Agência Nacional de Vigilância Sanitária (Anvisa) havia estabelecido como imprópria para o consumo alimentar a água que tivesse concentração de manganês superior a 0,05 mg/L (Anvisa, 1978). Entretanto, a Portaria n. 2.914, de 12 de dezembro de 2011, do Ministério da Saúde, aumentou para 0,1 mg/L o valor máximo permitido de manganês na água potável (Brasil, 2011).

O manganês é um metal de transição que pode ser encontrado em 11 estados de oxidação, variando do −3 ao +7. Os estados de oxidação mais comuns do manganês são +2, +3, +4, +6 e +7. A valência mais abundante é a +4 e a mais estável é a +2, encontrada no sulfato de manganês ($MnSO_4$) e no cloreto de manganês ($MnCl_2$) (Barceloux e Manganese, 1999). O estado de oxidação Mn^{+2} é o estado utilizado por organismos vivos em algumas funções essenciais. O Mn^{+2} é a forma absorvida pelo organismo humano e pode ser o constituinte de metaloproteínas e cofator de enzimas, competindo frequentemente com o íon Mg^{2+} em sistemas biológicos. Outros estados costumam ser tóxicos para o corpo humano (Martins e Lima, 2001), mas o estado de oxidação Mn^{3+} é encontrado em tecidos vivos, e possivelmente também o Mn^{4+}, enquanto Mn^{5+}, Mn^{6+}, Mn^{7+} e outros complexos de manganês não são observados em material biológico (Avila et al., 2013).

Fontes alimentares

As principais fontes dietéticas de manganês são cereais integrais, vegetais folhosos verde-escuros e oleaginosas (Aschner e Aschner, 2005; Unicamp, 2006). Níveis excepcionalmente elevados são encontrados no palmito juçara em conserva (10,82 mg/100 g), na polpa de açaí (6,16 mg/100 g), nabo (4,42 mg/100 g) e noz (4,05 mg/100 g) (Unicamp, 2006). Os grãos integrais são ricos em manganês, mas a concentração desse mineral varia de acordo com o grau de processamento desses alimentos. Os cereais refinados possuem menor concentração do mineral. No pão branco a concentração de manganês é de 0,61 mg/100 g; por outro lado, em pães integrais a concentração é de 2,5 mg/100 g. O arroz integral também possui maior concentração (1,98 mg/100 g) se comparado ao arroz branco (0,17 mg/100 g). Outras fontes significativas de manganês são leguminosas (1,36 a 2,95 mg/100 g) e vegetais folhosos (Freeland-Graves, Mousa e Kim, 2016), como salsa (1,88 mg/100 g), couve-manteiga (1,02 mg/100 g), espinafre (0,71 mg/100 g) e taioba (0,66 mg/100 g). Concentrações significativas de manganês também são encontradas em frutas como abacaxi (1,62 mg/100 g) e banana-maçã (0,60 mg/100 g) (Unicamp, 2006). Em contrapartida, os alimentos de origem animal, incluindo produtos lácteos, ovos, carnes, aves e peixes, são praticamente desprovidos desse oligoelemento, com concentrações inferiores a 0,1 mg/100 g (Freeland-Graves, Mousa e Kim, 2016).

O café instantâneo e algumas ervas utilizadas para o preparo de chás podem ser fontes relativamente consideráveis de manganês (Gillies e Birkbeck, 1983). O chá preto é uma fonte potencialmente importante desse mineral, contendo entre 1,8 e 5,2 mg/litro de manganês (Hope et al., 2006). Outras infusões, como o chá verde, também são consideradas fontes importantes de manganês e outros minerais (Zijp, Korver e Tijburg 2000). Desse modo, a inclusão dessas bebidas no cardápio tem potencial para contribuir com quantidades substanciais de manganês na dieta.

O leite humano é fonte exclusiva de manganês para bebês de 0 a 6 meses, contendo aproximadamente de 3 a 10 µg/L. Quantidades significativamente maiores de manganês são encontradas no leite de vaca (30 a 50 µg/L) e no extrato aquoso de soja (200 a 300 µg/L). No entanto, não há evidências de que o leite humano promova deficiência em manganês e de que o extrato aquoso de soja esteja associado à toxicidade em neonatos, uma vez que não foram apresentadas diferenças significativas nas concentrações plasmáticas de manganês entre neonatos alimentados com leite humano contendo 4,1 µg/L ou fórmula infantil contendo 303 µg/L. Além disso, apesar dos dados sobre o controle intestinal da absorção de manganês em neonatos serem limitados, sabe-se que os adultos absorvem 8% do manganês do leite humano, mas apenas 2% do leite bovino e menos que 1% do extrato aquoso de soja. Esses dados mostram a existência de mecanismos efetivos que garantem o controle da absorção intestinal e da excreção de manganês pelo trato digestivo, mantendo a homeostase do mineral no organismo (Aschner e Aschner, 2005).

FISIOLOGIA

Absorção

A ingestão diária de manganês está entre 2 e 6 mg/dia e pode chegar a 11 mg/dia em vegetarianos (Barceloux e Manganese, 1999). Durante a digestão dos alimentos o manganês é liberado para absorção após a degradação das moléculas orgânicas e, possivelmente, a dissociação dos sais inorgânicos. A maior parte dos estudos sugere que apenas 3 a 5% do manganês ingerido diariamente é absorvido pelos enterócitos e o restante é excretado nas fezes (Barceloux e Manganese, 1999; Finley e Davis, 1999). A meia-vida de retenção do manganês absorvido é de 3 a 10 semanas (Avila et al., 2013). A absorção desse mineral ocorre por todo o intestino delgado, principalmente no íleo, via mecanismos de difusão e transporte ativo através do transportador de metal divalente-1 (DMT1), que transporta o estado de oxidação Mn^{+2} para o citoplasma dos enterócitos. Após um breve período de equilíbrio entre componentes intracelulares e extracelulares, o transporte de manganês atinge uma condição de estado estacionário. Contudo, os mecanismos moleculares de absorção de manganês ainda não estão completamente caracterizados (Horning et al., 2015). O manganês absorvido pelo enterócito é transportado através da ferroportina para o sangue e direcionado ao fígado através da circulação esplâncnica e veia porta (Madejczyk e Ballatori, 2012).

O manganês circulante está distribuído em todos os componentes do sangue, estando 65,9% nos eritrócitos, 23,2% nos leucócitos, 6,6% nas plaquetas e 4,4% no plasma (Milne, Sims e Ralston, 1990). O manganês plasmático permanece livre ou ligado à albumina, à alfa-2-macroglobulina, à beta-globulina e, preferencialmente, à transferrina, na qual é oxidado à Mn^{+3}, possivelmente pela ação da ceruloplasmina presente na transferrina. Essas proteínas são responsáveis pela distribuição plasmática do manganês para o fígado e demais tecidos (Avila et al., 2013). O DMT-1 e a transferrina também são usados no transporte do ferro. Desse modo, a biodisponibilidade de manganês é inversamente afetada pela presença de ferro na dieta, pois ambos os minerais compartilham desses mesmos transportadores. Outros minerais que se apresentam em um estado de oxidação +2, como o cálcio (Ca^{+2}), o zinco (Zn^{+2}) e o cádmio (Cd^{+2}), também podem competir com a absorção de manganês, reduzindo sua biodisponibilidade (Freeland-Graves, Mousa e Kim, 2016).

Biodisponibilidade

Fatores dietéticos que também afetam a absorção de manganês incluem o alto teor de manganês, a fonte de carboidrato, a presença de fitato e de proteína animal na dieta (Finley e Davis, 1999). O aumento da ingestão de manganês causa uma discreta diminuição em sua absorção, mas a eficiência da absorção aumenta com a baixa ingestão do mineral (Aschner e Aschner, 2005). As fibras e o fitato podem diminuir a biodisponibilidade de manganês, particularmente na dieta de vegetarianos. As consequências da fibra alimentar sobre a absorção desse mineral dependem do tipo de fibra ingerida. Em homens adultos, uma dieta contendo fibras insolúveis (carboximetilcelulose) diminuiu a absorção de manganês. Por outro lado, a fibra solúvel (pectina) otimiza a absorção desse e de outros minerais (Freeland-Graves, Mousa e Kim, 2016).

Ainda mais limitante do que a fibra dietética é a presença de fitato (Freeland-Graves, Mousa e Kim, 2016; Finley e Davis, 1999). Um estudo dietético mostrou que a absorção do manganês aumentou significativamente após a remoção do fitato. Portanto, a biodisponibilidade de manganês pode ser menor em alimentos ricos em fitato, como cereais integrais, leguminosas, oleaginosas (Freeland-Graves, Mousa e Kim, 2016) e chá preto (Zijp, Korver e Tijburg, 2000). Os cuidados devem ser redobrados com os vegetarianos, pois apesar da maior ingestão de manganês, esses indivíduos consomem diariamente altas concentrações de fitatos e fibras. Por isso, cuidados dietéticos devem ser considerados para assegurar a ingestão adequada de manganês e outros nutrientes que podem ter sua biodisponibilidade prejudicada por esses componentes (Aschner e Aschner, 2005; Freeland-Graves, Mousa e Kim, 2016; IOM, 2001).

Quanto ao gênero, os homens apresentam menor absorção de manganês em relação às mulheres, possivelmente em decorrência do estado nutricional do ferro e da maior concentração de ferritina sérica. Além disso, a absorção de manganês no trato gastrointestinal também é influenciada pela idade do indivíduo, sendo mais alta durante o período neonatal. Em comparação com os adultos, os bebês também têm maior retenção de manganês ingerido durante o período neonatal, sendo a retenção do mineral de aproximadamente 20% da ingestão oral em lactentes alimentados com fórmulas infantis (Aschner e Aschner, 2005).

Transporte e armazenamento

Sob consumo alimentar normal, a homeostase sistêmica de manganês é mantida tanto pela taxa de absorção intestinal quanto pela eficiente remoção do mineral pelo fígado via excreção na bile. No nível celular, o equilíbrio de manganês é realizado por processos que controlam a absorção, retenção e excreção celular. Esses processos estão em um equilíbrio delicado para manter níveis essenciais de manganês que atendem às necessidades nutricionais das diferentes organelas e tecidos corporais. No entanto, o mecanismo pelo qual o manganês é captado e excretado pelas células extra-hepáticas ainda não foi totalmente elucidado (Santamaria e Sulsky, 2010).

A partir de estudos sobre a homeostase do manganês, principalmente em células neurais, foi sugerido que o processo de captação celular do manganês ocorre via receptor de transferrina (TfR) em combinação com o DMT1. O complexo transferrina-Mn^{+3} se liga inicialmente ao TfR e é internalizado por endocitose. O pH do endossomo recém-formado é reduzido para 5,5 pela H^+--ATPase, levando a liberação e redução do metal para Mn^{+2}, sendo essa a forma transportada para o citoplasma via DMT1. Outras possíveis vias de captação celular incluem: o DMT1, independente da transferrina; os transportadores de zinco, ZIP8 (SLC39a8) e ZIP14 (SLC39a14); os transportadores de citrato, de colina e de dopamina; os canais de cálcio dependentes de voltagem (tipo L); e os receptores ionotrópicos de glutamato, que agem como canais de cátions. As possíveis vias sugeridas para o efluxo do manganês compreendem o trocador de Na^+/Ca^{2+} (NCX), a ferroportina e o transportador SLC30A10.

Os mecanismos de distribuição e regulação intracelular do manganês também não estão bem compreendidos. É sugerido que a compartimentalização do metal seja controlada por metalotioneínas; que canais de cálcio uniporte transportem o manganês para o interior das mitocôndrias; que a Park9, também conhecida como ATP13A2, transporte o manganês para o interior de lisossomos, enquanto libera o zinco no citoplasma; e que a Ca^{2+}/Mn^{2+}-ATPase (SPCA1) transporte o manganês para o complexo de Golgi, onde o excesso do metal se associa à glicoproteína cis-Golgi (GPP130), formando vesículas que são direcionadas aos lisossomos para degradação e excreção celular (Horning et al., 2015).

As concentrações normais de manganês no organismo dos mamíferos variam entre 0,3 e 2,9 μg/g de tecido úmido (Aschner e Aschner, 2005). Além dos ossos, fígado, pâncreas e rins, apresentam maiores concentrações de manganês os tecidos com elevado número de mitocôndrias, alta demanda de energia (cérebro) e alto conteúdo de pigmento (retina, pele escura) (Santamaria e Sulsky, 2010). A concentração de manganês presente nos tecidos permanece constante, não mostrando tendência a alterar-se com a idade, de modo que os valores sejam sempre considerados característicos do tecido ou órgão (Martins e Lima, 2001).

Excreção

A secreção biliar é a principal forma de excreção do manganês. Independentemente do nível de ingestão, os adultos geralmente mantêm concentrações estáveis de manganês no organismo, em razão da eficiente regulação das taxas de absorção e excreção. O manganês é removido do sangue pelo fígado, conjugado com a bile e excretado no duodeno. Apenas uma pequena fração é reabsorvida ao longo do intestino delgado, estabelecendo uma circulação êntero-hepática. A excreção biliar de manganês é baixa em neonatos e prejudicada na disfunção hepática e na colestase, o que pode resultar em toxicidade em decorrência do aumento da oferta de manganês para o cérebro e outros tecidos. A excreção pancreática de manganês contribui apenas para uma pequena fração do manganês dietético absorvido e a excreção urinária é geralmente baixa (Aschner e Aschner, 2005).

FUNÇÃO BIOLÓGICA

A exigência da oferta dietética diária de manganês ocorre em decorrência do seu papel como cofator necessário para várias enzimas e como constituinte de metaloenzimas importantes para o metabolismo (Quadro 1). Na célula, o manganês está presente principalmente nas mitocôndrias, mas também pode ser encontrado em outros compartimentos celulares, como núcleo, citoplasma e complexo de Golgi. As enzimas dependentes de manganês são ativadas em local específico, de forma precisa e reversível. Quando ativadas, desempenham funções catalíticas e regulatórias. Um número limitado de metaloenzimas requer o manganês como parte estrutural e para as suas atividades catalíticas. O manganês não é essencial à maioria dessas enzimas que podem ser ativadas por outros íons metálicos bivalentes como o magnésio (Mg^{2+}), o cálcio (Ca^{2+}), o cobalto (Co^{2+}), o níquel (Ni^{2+}) e o cobre (Cu^{2+}), aparentemente sem comprometimento da função metabólica. Dessa forma, o manganês pode participar ativamente no metabolismo de macromoléculas e no equilíbrio energético, sendo também importante na atividade antioxidante (Wedler, 1994).

QUADRO 1   Algumas enzimas que contêm ou são ativadas por manganês

Enzima	Via metabólica	Função
Metabolismo de carboidratos		
Enolase (metaloenzima)	Glicólise	Catalisa a desidratação do 2-fosfo--D-glicerato para o fosfoenolpiruvato e a reação reversa, a hidratação do fosfoenolpiruvato para o 2-fosfo-D-glicerato
Piruvato quinase	Glicólise	Catalisa a transferência do grupo fosfato do fosfoenolpiruvato para a adenosina difosfato, formando piruvato e ATP

(continua)

CAPÍTULO 22 • MANGANÊS 501

QUADRO 1 Algumas enzimas que contêm ou são ativadas por manganês *(continuação)*

Enzima	Via metabólica	Função
Piruvato carboxilase *(metaloenzima)*	Gliconeogênese	É responsável pela conversão do piruvato em oxaloacetato na mitocôndria
Fosfoenolpiruvato carboxiquinase*	Gliconeogênese	Catalisa a descarboxilação e a fosforilação do oxaloacetato, formando fosfoenolpiruvato
Isocitrato desidrogenase	Ciclo de Krebs	Catalisa a reação de descarboxilação do isocitrato, formando o alfa-cetoglutarato
Galactosil-transferase	Metabolismo da galactose	Catalisa a formação da lactose na presença da alfalactoalbumina (alfa-LA) e a síntese de glicoproteínas na ausência de alfa-LA
Metabolismo de proteínas		
Arginase *(metaloenzima)*	Ciclo da ureia	Catalisa a hidrólise de L-arginina, produzindo L-ornitina e ureia
Glutamina sintetase *(metaloenzima)*	Metabolismo do nitrogênio	Remove a amônia (NH_3) do meio pela síntese de glutamina
Metabolismo de lipídios		
Fosfoenolpiruvato carboxiquinase*	Glicerogênese	Catalisa a descarboxilação e a fosforilação do oxaloacetato, formando fosfoenolpiruvato. Esse é um passo fundamental para a síntese de triglicerídeos no fígado e no tecido adiposo
Farnesil pirofosfato sintetase	Via do melavonato	Enzima-chave na síntese de isoprenoides necessários para a síntese de colesterol endógeno
Antioxidante		
Manganês superóxido dismutase (Mn-SOD) *(metaloenzima)*	Oxidorredução	Catalisa a dismutação do superóxido ($O_2^{\bullet-}$) em oxigênio (O_2) e peróxido de hidrogênio (H_2O_2) nas mitocôndrias
Formação da cartilagem		
Glicosiltransferases	Biossíntese de glicoproteínas	Catalisam a transferência de uma molécula de açúcar para uma proteína ou peptídeo formando glicoproteínas, como os proteoglicanos (principais componentes das cartilagens)

* Enzima envolvida no processo de gliconeogênese e glicerogênese.
Fonte: Wedler (1994).

SITUAÇÕES CLÍNICAS

Situações clínicas do estado nutricional

A espectrofotometria de absorção atômica com chama é a técnica mais amplamente utilizada para a determinação de manganês em amostras biológicas e ambientais. Também são recomendadas técnicas flurorimétricas, colorimétricas, ativação de nêutrons e emissão atômica. Grande parte desses métodos requer uma digestão prévia, derivatização e/ou extração antes da detecção. Na maioria dos casos é impossível distinguir o estado de oxidação do manganês que é determinado como manganês total (Martins e Lima, 2001). O limite de detecção desses métodos é de 0,2 μg/g em tecidos e fluidos biológicos, de 5 μg/m^3 no ar e de 1 a 2 μg/L para líquidos (WHO, 2011). Em amostras com baixa concentração de manganês é preferível a utilização da técnica de absorção atômica em forno de grafite (Martins e Lima, 2001).

Alguns biomarcadores são comumente usados para avaliação do estado nutricional de manganês no organismo (Tabela 2). Entretanto, em virtude do curto tempo de meia-vida biológica, o monitoramento das concentrações de manganês no sangue total, no soro e na urina pode ser influenciado pela ingestão alimentar e inalação, refletindo uma exposição atual e recente em vez de deficiência ou toxicidade crônica, uma vez que esses métodos não se correlacionam com uma exposição passada ou intoxicação crônica por manganês. Além disso, a concentração no soro pode estar normal, enquanto a concentração intracerebral está elevada (Santamaria, 2008). Todavia, utilizando-se uma interpretação criteriosa dos dados, o monitoramento por esses métodos pode ser realizado (Martins e Lima, 2001; Rucker, Thadhani e Tonelli, 2010). A concentração de manganês no cabelo também não é considerada um bom indicador do estado nutricional do mineral, pois podem existir interferências como o grau de pigmentação e o uso de produtos que contenham o manganês (Bouchard et al., 2010).

TABELA 2 Biomarcadores para avaliação do estado nutricional de manganês

Biomarcador	Valor de referência
Eritrocitário	4,7 a 18,3 μg/L[1]
Sangue total	4,0 a 15,0 μg/L[2]
Soro	0,9 a 2,9 μg/L[2]
Urina	< 10 μg/L[2]

Fonte: Arnaud et al. (1996)[1] e Kao (2012)[2].

Acredita-se que a determinação dos níveis de manganês nos eritrócitos e em células mononucleadas (Matsuda, 1994), bem como da atividade da enzima Mn-SOD (Davis e Greger, 1992) seja mais confiável para avaliar o estado nutricional do mineral por refletir um estado nutricional de períodos mais longos. Por razões práticas, amostras de sangue total foram utilizadas como biomarcador de exposição à inalação de manganês na maioria dos estudos epidemiológicos (Rucker, Thadhani e Tonelli, 2010). No entanto, na prática clínica, para avaliar uma exposição passada ou intoxicação crônica pelo metal, é possível solicitar a determinação do nível de manganês eritrocitário em laboratórios de análises clínicas convencionais.

Situações clínicas de deficiência

A diversidade de alimentos contendo manganês torna rara a deficiência desse mineral. Por isso, a deficiência de manganês foi relatada apenas em casos experimentais (Aschner e Aschner, 2005). A ingestão dietética inadequada de manganês resulta em comprometimento do crescimento, má-formação óssea, defeitos estruturais em cartilagens, intolerância à glicose e alterações no metabolismo de lipídios e de carboidratos (Horning et al., 2015). Um homem colocado acidentalmente em uma dieta com baixo teor de manganês (0,34 mg/dia) durante dezesseis semanas apresentou perda de peso, dermatite transitória, náusea, vômito, retardo na coagulação sanguínea, alteração na cor dos pelos, crescimento lento das unhas e hipocolesterolemia (Doisy, 1973). A baixa concentração plasmática de colesterol pode ser explicada pela essencialidade de manganês em etapas da biossíntese de colesterol (Wedler, 1994).

Um outro estudo mostrou que as concentrações sanguíneas de cálcio, fósforo e fosfatase alcalina estão aumentadas em homens jovens alimentados com uma dieta experimental deficiente em manganês (0,11 mg/dia) (Friedman, 1987), indicando prejuízos na remodelação óssea, conforme é observado em estudos com animais em dietas deficientes em manganês (Finley e Davis, 1999). Em mulheres, a ingestão de manganês menor que 1 mg/dia levou a alteração no humor e aumento de dor durante o período pré-menstrual. O baixo peso ao nascer foi observado em crianças cujas mães apresentavam concentrações médias de manganês menores que 16,9 µg/L de sangue total. Crianças com concentrações de manganês menores que 8,154 µg/L de sangue total foram associadas com menores pontuações no Teste de Cores e Palavras de *Stroop*, um teste neuropsicológico de flexibilidade cognitiva e velocidade de processamento de informações (Horning et al., 2015). Além disso, concentrações reduzidas de manganês no sangue foram observadas em indivíduos com síndrome de Down, epilepsia, doenças articulares e osteoporose. A deficiência de manganês também foi citada como uma possível causa para algumas má-formações congênitas e vários erros inatos do metabolismo como a fenilcetonúria e a doença da urina do xarope de bordo. No entanto, o papel da deficiência de manganês no desenvolvimento dessas doenças não está claro (Santamaria e Sulsky, 2010).

Situações clínicas de toxicidade

É possível uma ingestão de manganês acima do valor superior tolerável (UL) estabelecido para população adulta (11 mg/dia), principalmente por meio de suplementos e alimentos ricos em manganês. Mas a intoxicação geralmente não ocorre por causa de uma dieta típica que apresenta baixas concentrações do mineral, pois os estudos sobre absorção e excreção do manganês indicam que a baixa absorção pelo trato gastrointestinal e a rápida eliminação desse mineral limitam sua toxicidade após a ingestão de altas doses em indivíduos saudáveis (Barceloux e Manganese, 1999). Finley et al. (2003) mostraram que para adultos saudáveis a ingestão alimentar de manganês em até 20 mg/dia é bem tolerada e regulada pelo sistema de excreção biliar, não causando intoxicação.

Por outro lado, é comum a intoxicação por manganês em razão da exposição ocupacional ou de um ambiente poluído. Em exposições ocupacionais ou de indivíduos residentes próximo a áreas poluídas por atividade industrial e de mineração, a via de absorção respiratória é mais importante para a absorção do manganês, levando à intoxicação, principalmente pelo possível acúmulo do metal no cérebro (Racette, 2014). Atualmente, há uma preocupação significativa quanto à exposição do manganês no ar. O metilciclopentadienil manganês tricarbonilo (MMT) é um aditivo da gasolina que durante o processo de combustão libera o manganês no ar, principalmente na forma de fosfatos e sulfatos de manganês. Entretanto, os dados existentes indicam que há pouca diferença entre os níveis de manganês no ar de áreas onde o MMT é usado na gasolina e no ar de áreas onde o MMT não é usado (WHO, 2011).

Em casos excepcionais, certos grupos podem ser suscetíveis ao excesso de manganês por fontes nutricionais, como na nutrição parenteral total (NPT) oferecida a longo prazo para indivíduos adultos contendo mais que 500 µg/dia de manganês ou mais de 40 µg/kg/dia para neonatos (Santos et al., 2014). A administração intravenosa de NPT por longo período resulta em estase biliar e ignora o controle gastrointestinal da absorção de manganês. Nesse caso, a dificuldade de excreção do mineral ou a imaturidade do sistema biliar em neonatos resultam em uma retenção corporal de manganês próxima de 100%, favorecendo a ocorrência de neurotoxicidade (Aschner e Aschner, 2005). Indivíduos com encefalopatia hepática e/ou insuficiência hepática também correm o risco de sofrer intoxicação de manganês, uma vez que o mineral é excretado do corpo predominantemente através do sistema biliar. Além disso, indivíduos com anemia ferropriva, uma condição nutricional altamente prevalente, correm o risco de aumentar a carga corporal de manganês. O ferro e o manganês usam transportadores em comum e a deficiência de ferro aumenta a expressão da transferrina e seus receptores, facilitando um possível acúmulo de manganês cerebral e alterações neuroquímicas (Horning et al., 2015).

Quantidades tóxicas de manganês também foram relatadas em água de poço em áreas com concentrações excepcionalmente elevadas do mineral no solo. Populações que dependem dessa fonte hídrica relataram deficiência de aprendizado em crianças que consomem água de poço não filtrada. No Canadá, nos Estados Unidos e em Bangladesh, crianças tiveram o comportamento hiperativo e altas concentrações de manganês nos cabelos associados à intoxicação por manganês proveniente da ingestão de água de poço contaminada com concentrações elevadas desse mineral (Bouchard et al., 2010).

SUPLEMENTAÇÃO BASEADA EM EVIDÊNCIAS

O manganês e outros oligoelementos como o vanádio e o boro são necessários para a saúde óssea; enquanto outros nutrientes como o cálcio e a vitamina D recebem maior atenção, há evidências crescentes de que outros micronutrientes têm papéis a desempenhar na prevenção de osteoporose. Não há evidências específicas de que o manganês possa prevenir a osteoporose, mas um estudo mostrou que mulheres na pós-menopausa suplementadas com cálcio (1.000 mg/dia), zinco (15 mg/dia), manganês (5 mg/dia) e cobre (2,5 mg/dia) mantiveram a densidade óssea da coluna vertebral e o grupo placebo perdeu a densidade óssea durante um período de tratamento de dois anos. Entretanto, não foi avaliado o efeito isolado do manganês (Strause, 1994).

A Mn-SOD é uma enzima antioxidante que pode ajudar na proteção das articulações contra danos durante a inflamação. Alguns estudos mostram que a suplementação com manganês aumenta os níveis de Mn-SOD (Davis e Greger, 1992; Wang et al. 2016), mas não mostram se isso pode ajudar no tratamento da artrite. Por outro lado, o manganês é um cofator de glicosiltransferases responsáveis pela síntese eficiente de proteoglicanos necessários para a formação de cartilagem. O manganês também está envolvido com a inibição da elastase responsável pela degradação de elastina (Parat, 1995). Em um estudo clínico com humanos, a administração combinada de cloridrato de glucosamina (500 mg/dia), sulfato sódico de condroitina (400 mg/dia) e ascorbato de manganês (76 mg/dia) revelou-se eficaz para o tratamento de osteoartrite do joelho leve a moderada (Das e Hammad, 2000).

506 MACRO E MICRONUTRIENTES EM NUTRIÇÃO CLÍNICA

Embora o manganês desempenhe um papel importante no metabolismo da glicose e a sua deficiência em alguns animais resulte em intolerância à glicose, há poucas evidências de que a suplementação com manganês melhore a tolerância à glicose em indivíduos diabéticos. A suplementação com 15 ou 30 mg de manganês durante um teste oral de tolerância à glicose não melhorou a tolerância à glicose em diabéticos ou em indivíduos não diabéticos (Walter, 1991).

REFERÊNCIAS

1. [ANVISA] AGÊNCIA NACIONAL DE VIGILÂNCIA SANITÁRIA. Brasil. *Resolução CNNPA n. 12, de 1978.* Brasília, DF: Anvisa, 1978.

2. ARNAUD, J. et al. Plasma and erythrocyte manganese concentrations: Influence of age and acute myocardial infarction. *Biol Trace Elem Res*, v. 53, n. 1-3, p. 129-36, jun. 1996.

3. ASCHNER, J.L.; ASCHNER, M. Nutritional aspects of manganese homeostasis. *Mol Aspects Med*, v. 26, n. 4-5, p. 353-62, ago. 2005.

4. AVILA, D.S.; PUNTEL, R.L.; ASCHNER, M. Manganese in health and disease. In: SIGEL, A.; SIGEL, H.; SIGEL, R.K.O. (Eds.). *Interrelations between essential metal ions and human diseases.* Dordrecht: Springer Netherlands, 2013. p. 199-227. Disponível em: <http://link.springer.com/10.1007/978-94-007-7500-8_7>. Acessado em: 17 nov. 2017.

5. BARCELOUX, D.G. Manganese. *J Toxicol Clin Toxicol*, v. 37, n. 2, p. 293-307, 1999.

6. BOUCHARD, M.F. et al. Intellectual impairment in school-age children exposed to manganese from drinking water. *Environ Health Perspect*, v. 119, n. 1, p. 138-43, 20 set. 2010.

7. BRASIL. *Portaria n. 2.914, de 12 de dezembro de 2011.* Brasília: Ministério da Saúde, 2011.

8. DAS, A.; HAMMAD, T. Efficacy of a combination of FCHG49™ glucosamine hydrochloride, TRH122™ low molecular weight sodium chondroitin sulfate and manganese ascorbate* in the management of knee osteoarthritis. *Osteoarthritis Cartilage*, v. 8, n. 5, p. 343-50, set. 2000.

9. DAVIS, C.D.; GREGER, J.L. Longitudinal changes of manganese-dependent superoxide dismutase and other indexes of manganese and iron status in women. *Am J Clin Nutr*, v. 55, n. 3, p. 747-52, mar. 1992.

10. DOISY, E.A. Jr. Micronutrient controls on biosynthesis of clotting proteins and cholesterol. In: HEMPHILL, D.D. (Ed.). *Trace substances in environmental health, VI.* Columbia, MO: University of Missouri, 1973. p. 193-9.

11. FINLEY, J.W.; DAVIS, C.D. Manganese deficiency and toxicity: are high or low dietary amounts of manganese cause for concern? *Bio Factors Oxf Engl*, v. 10, n. 1, p. 15-24, 1999.

12. FINLEY, J.W. et al. Dietary manganese intake and type of lipid do not affect clinical or neuropsychological measures in healthy young women. *J Nutr*, v. 133, n. 9, p. 2849-56, set. 2003.

13. FREELAND-GRAVES, J.H.; MOUSA, T.Y.; KIM, S. International variability in diet and requirements of manganese: Causes and consequences. *J Trace Elem Med Biol*, v. 38, p. 24-32, dez. 2016.

14. FRIEDMAN, B.J. et al. Manganese balance and clinical observations in young men fed a manganese-deficient diet. *J Nutr*, v. 117, n. 1, p. 133-43, jan. 1987.

15. GILLIES, M.E.; BIRKBECK, J.A. Tea and coffee as sources of some minerals in the New Zealand diet. *Am J Clin Nutr*, v. 38, n. 6, p. 936-42, dez. 1983.

16. GREENPEACE. *Contaminação por metais pesados na água utilizada por agricultores familiares na Região do Rio Doce – Relatório Final.* Rio de Janeiro (RJ): Universidade Federal do Rio de Janeiro (UFRJ), 2017.

17. HOPE, S-J. et al. Influence of tea drinking on manganese intake, manganese status and leucocyte expression of MnSOD and cytosolic aminopeptidase P. *Eur J Clin Nutr*, v. 60, n. 1, p. 1-8, jan. 2006.

CAPÍTULO 22 • MANGANÊS 507

18. HORNING, K.J. et al. Manganese is essential for neuronal health. *Annu Rev Nutr*, v. 35, n. 1, p. 71-108, jul. 2015.

19. [IOM] INSTITUTE OF MEDICINE. *DRI: dietary reference intakes for vitamin A, vitamin K, arsenic, boron, chromium, copper, iodine, iron, manganese, molybdenum, nickel, silicon, vanadium, and zinc: a report of the Panel on Micronutrients ... and the Standing Committee on the Scientific Evaluation of Dietary Reference Intakes, Food and Nutrition Board, Institute of Medicine.* Washington, D.C.: National Academy Press, 2001. 773p.

20. KAO, L.W. Chronic poisoning: trace metals and others. In: GOLDMAN, L.; SCHAFERA, I. *Goldman-Cecil medicine*. 25.ed. v. l. Philadelphia: Elsevier, 2012.

21. KEMMERER, A.R.; ELVEHJEM, C.A.; HART, E.B. Studies on the relation of manganese to the nutrition of the mouse. *Journal of Biological Chemistry*, v. 92, p. 623-30, 1931.

22. KUHNLEIN, H.V. et al. Arctic indigenous peoples experience the nutrition transition with changing dietary patterns and obesity. *J Nutr*, v. 134, n. 6, p. 1447-53, jun. 2004.

23. MADEJCZYK, M.S.; BALLATORI, N. The iron transporter ferroportin can also function as a manganese exporter. *Biochim Biophys Acta BBA – Biomembr*, v. 1818, n. 3, p. 651-7, mar. 2012.

24. MARTINS, I.; LIMA, I.V. *Ecotoxicologia do manganês e seus compostos*. Salvador (BA): Cadernos de Referência Ambiental, 2001. (Cadernos de Referência Ambiental, v. 7)

25. MATSUDA, A. et al. Changes in manganese content of mononuclear blood cells in patients receiving total parenteral nutrition. *Clin Chem*, v. 40, n. 5, p. 829-32, maio 1994.

26. MILNE, D.B.; SIMS, R.L.; RALSTON, N.V. Manganese content of the cellular components of blood. *Clin Chem*, v. 36, n. 3, p. 450-2, mar. 1990.

27. MIRTALLO, J. et al. Safe practices for parenteral nutrition. *JPEN J Parenter Enteral Nutr*, v. 28, n. 6, p. S39-70, dez. 2004.

28. PARAT, M.O. et al. Does manganese protect cultured human skin fibroblasts against oxidative injury by UVA, dithranol and hydrogen peroxide? *Free Radic Res*, v. 23, n. 4, p. 339-51, out. 1995.

29. RACETTE, B.A. Manganism in the 21st century: The Hanninen lecture. *NeuroToxicology*, v. 45, p. 201-7, dez. 2014.

30. RUCKER, D.; THADHANI, R.; TONELLI, M. Trace element status in hemodialysis patients: Trace elements and dialysis. *Semin Dial*, v. 23, n. 4, p. 389-95, jun. 2010.

31. SANTAMARIA, A.B. Manganese exposure, essentiality & toxicity. *Indian J Med Res*, v. 128, n. 4, p. 484-500, out. 2008.

32. SANTAMARIA, A.B.; SULSKY, S.I. Risk assessment of an essential element: Manganese. *J Toxicol Environ Health A*, v. 73, n. 2-3, p. 128-55, jan. 2010.

33. SANTOS, D. et al. Manganese in human parenteral nutrition: Considerations for toxicity and biomonitoring. *NeuroToxicology*, v. 43, p. 36-45, jul. 2014.

34. STRAUSE, L. et al. Spinal bone loss in postmenopausal women supplemented with calcium and trace minerals. *J Nutr*, v. 124, n. 7, p. 1060-4, jul. 1994.

35. [UNICAMP] UNIVERSIDADE ESTADUAL DE CAMPINAS. *Tabela Brasileira de Composição de Alimentos – TACO*. Campinas: Unicamp, 2006.

36. WALTER, R.M. et al. Copper, zinc, manganese, and magnesium status and complications of diabetes mellitus. *Diabetes Care*, v. 14, n. 11, p. 1050-6, nov. 1991.

37. WANG, B. et al. Dietary manganese modulates PCB126 toxicity, metal status, and MnSOD in the rat. *Toxicol Sci*, v. 150, n. 1, p. 15-26, mar. 2016.

38. WEDLER, F. Biochemical and nutritional role of manganese. In: KLIMIS-TAVANTZS, D.J. *Manganese in Health and Disease*. Florida: Boca Raton, 1994. p. 2-38.

39. [WHO] WORLD HEALTH ORGANIZATION. *Manganese in drinking-water – Background document for development of WHO Guidelines for Drinking-water Quality*. Geneva: World Health Organization, 2011.

40. ZIJP, I.M.; KORVER, O.; TIJBURG, L.B.M. Effect of tea and other dietary factors on iron absorption. *Crit Rev Food Sci Nutr*, v. 40, n. 5, p. 371-98, set. 2000.

Flúor

Julia Sleiman

INTRODUÇÃO

O flúor é considerado um elemento-traço com a propriedade de prevenir cárie dental (Shenkin e Barnes, 2008). As evidências científicas a seu favor e seu reconhecido efeito cariostático levaram à implementação do flúor na forma sistêmica (como em água, sal, açúcar, leite e suplementos) e no uso tópico em fontes como cremes dentais, géis, enxaguatórios bucais e vernizes (Buzalaf, Leite e Buzalaf, 2015; Pinto, 2015). A cárie dental é considerada uma doença multifatorial, ocasionada pela interação simultânea de diferentes fatores, como os açúcares, o biofilme dentário e o hospedeiro, dentro do contexto do ambiente oral (Buzalaf et al., 2011).

A fluoretação da água de abastecimento público é uma das principais conquistas da saúde pública e razão para o declínio da cárie dental na segunda metade do século XX (CDC, 1999). Na maioria dos países desenvolvidos, a prevalência de cáries dentárias diminuiu drasticamente entre a população, a partir dos níveis observados nas primeiras seis décadas desse século. O declínio ocorreu em áreas fluoretadas e não fluoretadas e há um consenso entre os especialistas de que a ampla disponibilidade de flúor na água, creme dental, géis, enxaguatórios bucais e outros produtos teve um papel significativo em causar esse declínio (CDC, 1999).

A fluoretação da água reduz os gastos diretos com a saúde por meio da prevenção primária da cárie dentária e da prevenção de cuidados restaurativos (CDC, 1999). Para a maioria das cidades, cada 1 dólar investido na fluoretação da água economiza 38 dólares em custos de tratamento odontológico (ADA, 2018).

No Brasil, desde 1974 a fluoretação das águas é obrigatória onde haja estação de tratamento, devendo incluir previsões e planos. Tal obrigatoriedade foi estabelecida pela Lei Federal n. 6.050, de 24 de maio de 1974, regulamentada pelo Decreto n. 76.872, de 22 de dezembro de 1975, que diz que nos sistemas onde não existam estações de tratamento de água (ETA) devem-se utilizar métodos e processos de fluoretação apropriados (Brasil, 1974; Brasil, 1975). Levantamentos epidemiológicos nacionais de saúde bucal mostraram queda dos índices de cáries dentárias no Brasil, decorrente da fluoretacão da água (Antunes e Narvai, 2010).

A Pesquisa Nacional de Saúde Bucal 2010 analisou a situação da saúde bucal da população brasileira com o objetivo de fornecer ao Sistema Único de Saúde (SUS) informações úteis ao planejamento de programas de prevenção e tratamento, tanto em âmbito nacional, quanto nos âmbitos estadual e municipal (Brasil, 2012b).

Os resultados do Projeto SB Brasil 2010 indicam que, segundo a classificação adotada pela Organização Mundial da Saúde (OMS), utilizando o índice de dentes cariados, perdidos e obturados (CPO), o Brasil saiu de uma condição de média prevalência de cárie em 2003 (CPO entre 2,7 e 4,4) para uma condição de baixa prevalência em 2010 (CPO entre 1,2 e 2,6) (Brasil, 2012b).

A proporção de indivíduos livres de cárie (CEO/CPO = 0) diminui em função da idade, um fenômeno que é comum, considerando-se o caráter cumulativo dos índices utilizados. Aos 5 anos de idade, 46,6% das crianças brasileiras estão livres de cárie na dentição decídua e, aos 12 anos, 43,5% apresentam a mesma condição na dentição permanente. Nas idades de 15 a 19, 35 a 44 e 65 a 74 anos, os percentuais foram 23,9%, 0,9% e 0,2%, respectivamente (Brasil, 2012b).

A fluoretação do abastecimento público de água é um método seguro, eficaz e barato, que vem ajudando a humanidade a controlar e prevenir a cárie. O flúor é tóxico em certas concentrações, causando diversas complicações e até morte em casos de intoxicação aguda. Porém, os níveis recomendados para fluoretação das águas são muito baixos, não expondo a população a seus efeitos tóxicos, com exceção da fluorose dentária, em alguns casos, que geralmente ocorre em sua categoria leve (Garbin et al., 2017).

Em geral, a ingestão adequada para o flúor é baseada em consumos estimados que demonstraram reduzir a ocorrência de cárie dentária ao máximo em uma população, sem causar efeitos colaterais indesejados, incluindo moderada fluorose dentária. A ingestão adequada de flúor (incluindo fontes não alimentares) recomendada pela Comissão Europeia é de 0,05 mg/kg por dia para crianças e adultos, incluindo gestantes e lactantes (EFSA, 2013).

O Instituto de Medicina dos Estados Unidos (IOM), em 2006, estabeleceu que, na ausência de dados para determinar a necessidade média estimada (*es-*

timated average requirements – EAR) do fluoreto e, assim, a ingestão dietética recomendada (*recommended dietary allowances* – RDA), a ingestão adequada (*adequate intake* – AI) poderia ser utilizada, demonstrando reduzir ao máximo a ocorrência de cárie na população, enquanto acima do nível superior tolerável de ingestão (UL) pode estar associada a um aumento do risco de fluorose dentária, como descritos na Tabela 1.

TABELA 1   Valores diários recomendados de AI e UL para flúor

Estágios de vida	Recomendação diária (mg)	
	AI*	UL**
Infância		
0-6 meses	0,01	0,7
7-12 meses	0,5	0,9
1-3 anos	0,7	1,3
4-8 anos	1	2,2
Homens		
9-13 anos	2	10
14-18 anos	3	10
19-30 anos	4	10
31-50 anos	4	10
51-70 anos	4	10
> 70 anos	4	10
Mulheres		
9-13 anos	2	10
14-18 anos	3	10
19-30 anos	3	10
31-50 anos	3	10
51-70 anos	3	10
> 70 anos	3	10
Gestantes		
≤ 18 anos	3	10
19-50 anos	3	10
Lactantes		
≤ 18 anos	3	10
19-50 anos	3	10

* Ingestão adequada (*adequate intakes* – AI).
** Limite superior tolerável de ingestão (*tolerable upper intake levels* – UL) do flúor de acordo com a ingestão total de alimentos, água e suplementos.
Fonte: IOM (2006).

ORIGEM E SÍNTESE DO FLÚOR NOS ALIMENTOS

Descoberto por Henri Mossan em 1886, o flúor é um gás amarelo corrosivo (Peckham e Awofeseo, 2014). Apesar de ser o 17º elemento mais abundante na natureza, representando cerca de 0,06 a 0,09% da crosta terreste, ele não ocorre no estado elementar na natureza por causa de sua alta reatividade (Murray, 1986; WHO, 2004). O flúor tem capacidade de reagir com outros elementos e formar substâncias orgânicas e inorgânicas, sendo encontrado na forma de fluoreto (Peckham e Awofeseo, 2014).

O fluoreto é um halogênio, encontrado no solo, no ar, na água, nas plantas e na vida animal, justificando por que muitos alimentos contêm flúor. Todavia, o consumo em média é de 0,3 mg de flúor por dia (Brasil, 2012a). A concentração varia largamente, sendo no ar entre 0,05 e 1,90 micrograma em áreas não industriais, e níveis de até 1,4 mg de flúor/m³ foram registrados dentro de fábricas e de 0,2 mg de flúor/m³ nas imediações. No solo se encontra em geral de 20 a 500 partes por milhão (ppm) e na água do mar é de cerca de 1,0 ppm, variando entre 0,8 e 1,4 ppm (Murray, 1986; Brasil, 2012a).

O fluoreto é o mais eletronegativo dos elementos e, por meio dessa reatividade, forma sais de fluoretos com quase todos os metais (Luoma, Fejerskov e Thylstrup, 1988). Os fluoretos, forma iônica do elemento flúor, são compostos químicos formados pela combinação com outros íons positivos, como cálcio e sódio, originando compostos estáveis, como fluoreto de cálcio (CaF_2), fluorapatita [$C_{10}(PO_4)_6F_2$] e fluoreto de sódio-alumínio, entre outros (Luoma, Fejerskov e Thylstrup, 1988; CDC, 2001). Entre os compostos comumente utilizados na fluoretação da água estão o fluoreto de cálcio ou fluorita (CaF_2), o fluossilicato de sódio (Na_2SiF_6), o fluoreto de sódio (NaF) e o ácido fluossilícico (H_2SiF_6) (Brasil, 1975).

Fontes alimentares

O flúor está presente em quantidade insignificante no peso corporal e entra no sistema principalmente pela água fluoretada e, em menor grau, por meio dos alimentos (Bhattacharya, Misra e Hussain, 2016). A maioria dos alimentos tem concentrações de flúor bem abaixo de 0,05 mg/100 g (IOM, 2006).

O flúor é encontrado em todas as águas naturais em alguma concentração; a água do mar contém cerca de 1 mg/L^{-1}, enquanto rios e lagos geralmente exibem concentrações menores que 0,5 mg/L^{-1}, já as águas subterrâneas apresentam concentrações baixas ou altas de flúor, dependendo da natureza das rochas e da ocorrência de minerais como o próprio flúor (Fawell et al., 2006).

As principais fontes alimentares de flúor são pescados de mar, crustáceos, águas minerais, espinafre, algas, girassol germinado, cebola, alfafa, hortaliças (Hernández, Bonete e Martínez-Espinosa, 2015). O uso de água fluoretada no processamento de alimentos e bebidas pode ter o conteúdo de fluoreto aumentado, como os sucos de uvas brancas (Radler, 2012), assim como leites ou fórmulas infantis que são feitos ou reconstituídos com água fluoretada (IOM, 2006).

O flúor presente no solo é incorporado a alimentos, como inhame, mandioca e folhas de chá (Brasil, 2012a). Em um estudo feito com 54 amostras de chá-preto preparado com água fluoretada, foi observado que o conteúdo de flúor em todas as marcas testadas variou de 1,6 a 6,1 mg/L, com um valor médio de 3,3 mg/L, sendo que todos os produtos de chá testados excederam 1,5 mg/L (Waught et al., 2016). Chás descafeinados têm aproximadamente duas vezes a concentração de fluoreto dos chás cafeinados (IOM, 2006).

FISIOLOGIA

Digestão e absorção

O metabolismo do flúor inclui sua absorção no trato gastrointestinal e distribuição até sua excreção (Buzalaf, Leite e Buzalaf, 2015).

Há diversos compostos contendo flúor, e o seu metabolismo depende de sua reatividade e estrutura, da solubilidade e da capacidade de liberar íons de flúor (Martínez-Mier, 2012). A absorção dos compostos solúveis de flúor é rápida e quase completa e os menos solúveis apresentam dificuldades em seu aproveitamento (Gutiérrez e Vega, 2005; Chedid et al., 2016). A forma iônica do flúor é metabolizada pelo organismo de uma maneira mais simples (Martínez-Mier, 2012).

Quando ingerido, o flúor é rapidamente e quase todo absorvido pelo estômago e intestino (Chedid et al., 2016; Martínez-Mier, 2012). O flúor pode ser absorvido pela mucosa bucal, especialmente em soluções ácidas, mas a maior taxa de absorção ocorre no trato gastrointestinal (Chioca, 2007). Na ausência de altas concentrações de certos cátions, como cálcio e alumínio, que formam compostos insolúveis com flúor, cerca de 80-90% da quantidade ingerida é absorvida pelo trato gastrointestinal, por difusão passiva e natural, sem transportador específico (Buzalaf, Leite e Buzalaf, 2015; Whitford, 1994). Os compostos solúveis de flúor na água e nos alimentos, quando ingeridos, sofrem dissociação iônica em função do ácido clorídrico produzido no estômago (Brasil, 2012a). Em torno de 20 a 25% do total absorvido ocorre no estômago no primeiro período, sem representar a maioria do total absorvido (Nopakum, Messer e Voller, 1989), evento este que é dependente do pH e distingue o flúor de outros halogênios e da maioria das outras substâncias (Buzalaf e Whitford, 2011). A maioria do fluoreto não absorvido no estômago, aproximadamente 77%, será absorvida pelo intestino delgado, não sendo dependente do pH (Buzalaf e Whitford, 2011; Kanduti, Sterbenk e Artnik, 2016).

Transporte, armazenamento e excreção

O rim excreta aproximadamente metade do flúor absorvido, e a excreção do fluoreto pode ser um indicador de exposição de flúor pela comunidade (Cunha, Cunha e Garcia Júnior, 2008). A parcela de flúor não absorvido pelo estômago e intestino será excretado nas fezes (Buzalaf e Whitford, 2011).

O flúor é distribuído do plasma para todos os tecidos e órgãos do corpo (Elwood et al., 2008). As concentrações máximas de fluoreto no plasma são atingidas entre 30 e 60 minutos após a ingestão, sendo que o tempo médio de vida do flúor no sangue é entre 2 e 9 horas, sendo eliminado após 24 horas (Chedid et al., 2016). Os níveis começam a declinar depois por duas razões principais: absorção em tecidos calcificados e excreção na urina. Os níveis plasmáticos de flúor não são regulados homeostaticamente e variam de acordo com os níveis de ingestão, deposição nos tecidos duros e excreção de flúor (Buzalaf e Whitford, 2011).

A retenção de flúor varia ao longo da vida. Em crianças, em virtude da formação de ossos e dentes, até 80% do flúor absorvido pode ser retido, enquanto em adultos jovens cerca de 50% do flúor absorvido é retido no esqueleto e 50% é excretado na urina. Em idosos, o flúor excretado passa a ser maior que o retido (IOM, 2006).

Muitos fatores podem modificar o metabolismo e os efeitos do flúor no organismo, como distúrbios acidobásicos crônicos e agudos, hematócrito, altitude, atividade física, ritmo circadiano e hormônios; estado nutricional, dieta e predisposição genética (Buzalaf e Whitford, 2011).

BIODISPONIBILIDADE DO FLÚOR

A biodisponibilidade do flúor é alta, porém depende da forma como é ingerido. Se for ingerido como fluoreto de sódio, presente em água fluoretada, a absorção é quase completa (IOM, 2006). Quando na presença de altas concentrações de cálcio e outros cátions, que fazem compostos insolúveis com o flúor, a absorção acaba sendo influenciada pela composição da dieta, em que leites e fórmulas infantis, ricas em cálcio, comprometem a absorção do flúor (Costa e Martino, 2010). Nesse caso, a absorção pode ser reduzida em 20 a 25% (IOM, 2006).

A absorção de creme dental ingerido, adicionado com fluoreto de sódio ou monofluorofosfato de sódio, é de quase 100% (IOM, 2006).

SITUAÇÕES CLÍNICAS

Situações clínicas de deficiência

A falta de ingestão de flúor durante o desenvolvimento não altera o desenvolvimento dentário, mas pode resultar em aumento da suscetibilidade do esmalte a ataques ácidos após a erupção do dente; portanto, a cárie não é uma doença por deficiência de flúor (EFSA, 2013), não sendo relatados sinais e sintomas clínicos por deficiência do nutriente (Borges et al., 2002).

Isoladamente, o flúor não impede a formação da doença cárie, mas é extremamente eficiente em reduzir sua progressão (Cury, 2002).

Situações clínicas de toxicidade

Embora haja consenso quanto à relação existente entre o uso do flúor e a redução de cárie dentária, pode-se afirmar que o flúor é uma substância tóxica, quando ingerido em altas doses. Os efeitos desencadeiam distúrbios gástricos reversíveis e redução temporária da capacidade urinária, fluorose dentária ou esquelética e, eventualmente, até mesmo a morte, uma vez que estão diretamente relacionados a dose, tempo de ingestão e idade (Whitford, 1996).

A fluorose dental é causa de mancha de dentes em erupção, afetando cerca de 20% da população (Shenkin e Barnes, 2008), sendo considerada um defeito qualitativo do esmalte, em decorrência do aumento da concentração de flúor no meio ambiente dos ameloblastos durante a fase de formação do esmalte (Cameron e Widner, 2012), tornando-se aparente após a erupção dos dentes, especialmente nos primeiros oito anos de vida (Department of Health and Human Services, 1991; WHO/FAO, 2006), com severidade diretamente relacionada ao tempo, duração e dose de exposição ao flúor, incluindo a ingestão de diferentes formas e pelo suplemento (Denbesten, 1999).

Entre os principais fatores de risco, há inúmeras fontes de exposição ao uso tópico de fluoretos, como dentifrícios, soluções para bochecho, géis e vernizes; além destes, a fluoretação da água de abastecimento público, bem como a suplementação de fluoretados e o flúor ingerido da dieta (Cangussu et al., 2002).

Alguns fatores metabólicos aumentam os níveis plasmáticos do flúor e, consequentemente, o risco do desenvolvimento de fluorose, entre eles, o peso corporal, a taxa de crescimento esquelético e períodos de remodelação óssea. O estado nutricional, atividade renal e homeostase do cálcio também são importantes fatores para o desenvolvimento da fluorose (Denbesten, 1999). Nesse sentido, a doença é mais frequente em dentes de mineralização tardia (dentição permanente) em crianças de baixo peso ou precário estado nutricional ou insuficiência renal crônica, sendo as faixas etárias da primeira e segunda infância consideradas as de maior risco à ingestão do flúor sistêmico e, consequentemente, aos seus efeitos maléficos (Fejerskov et al., 1994).

As manifestações clínicas da fluorose variam dependendo de sua intensidade. Nas formas mais leves, os dentes podem apresentar manchas brancas simétricas e, nas formas mais severas, estão associadas ao escurecimento da dentina (Department of Health and Human Services, 1991), conforme a Figura 1.

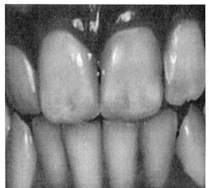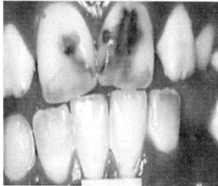

FIGURA 1   Manchas brancas simétricas e escurecimento da dentina pela fluorose.
Fonte: Brasil (2012b).

A Pesquisa Nacional de Saúde Bucal realizada em 2010 demonstrou que a população brasileira não apresenta níveis de severidade de fluorose e, dentre a população, foi observado que a prevalência de fluorose dentária era de 16,7% nas crianças de 12 anos, sendo destes 4,3% em grau leve e 10,8% em grau muito leve, com maior ocorrência nas regiões Sudeste e Sul do Brasil (Brasil, 2012b). Vale ressaltar que em suas formas moderadas ou severas provoca alterações funcionais e estéticas que interferem na formação da personalidade e na inserção no mercado de trabalho, mas por ter etiologia conhecida pode ser prevenida (Cangussu et al., 2002).

Os conhecimentos científicos sobre o flúor são de extrema importância para o controle da cárie, de modo seguro, sem o risco concomitante da fluorose dental (Cury, 2002; Amarante e Merci, 2003).

SUPLEMENTAÇÃO BASEADA EM EVIDÊNCIAS

Estudos epidemiológicos têm demonstrado que o programa de fluoretação da água é seguro e eficaz no controle da cárie dentária (O'Mullane et al., 2016).

516 MACRO E MICRONUTRIENTES EM NUTRIÇÃO CLÍNICA

A prescrição de suplementos de fluoreto tem sido indicada para crianças que vivem em áreas onde não haja fluoretação da água (ADA, 2005). Em áreas não fluoretadas, o Centro para Prevenção de Doenças dos Estados Unidos recomenda que o suplemento com fluoreto seja utilizado apenas para crianças em alto risco de cárie (CDC, 2001). Como os suplementos de fluoreto são destinados a compensar a falta de água potável fluoretada, o esquema de dosagem requer conhecimento do conteúdo de fluoreto da fonte principal da criança, bem como outras fontes de água e outras fontes de fluoreto (p. ex., creme dental ou enxaguatório bucal), o que pode dificultar a decisão de prescrição (CDC, 2001).

O objetivo de qualquer administração sistêmica de flúor é obter o máximo efeito preventivo de cárie com um mínimo risco de fluorose (O'Mullane et al., 2016). A OMS menciona que suplementos fluoretados têm limitada aplicação como medida preventiva de saúde pública, por conta do risco de fluorose. Portanto, o binômio risco/benefício deve ser avaliado antes da prescrição de suplementos para crianças, pois elas podem estar expostas a múltiplas fontes de flúor (Pinto, 2015).

A suplementação deve ser iniciada em crianças a partir de 6 meses até 12 anos, por ser o período de maior eficácia para mineralização dos dentes (ADA, 2005). Não é recomendada suplementação para criança com menos de 6 meses e com mais de 16 anos (Palmer e Wolfe, 2005).

Na Tabela 2 estão especificadas as quantidades de suplementação de acordo com a idade e pela concentração de íons fluoreto em água potável (ADA, 2005). Em 2010, um grupo de especialistas da American Dental Association (ADA) publicou uma nova diretriz, recomendando que suplementos de fluoreto sejam somente prescritos para crianças com alto risco para desenvolvimento de cáries. Para crianças com baixo risco, outras fontes de flúor devem ser consideradas como uma intervenção preventiva de cárie, ao contrário da suplementação (Rozier et al., 2010).

TABELA 2 Programa de suplementação de fluoreto

Concentração de íons fluoreto em água potável (ppm*)			
Idade	< 0,3 ppm	0,3-0,6 ppm	> 0,6 ppm
Nascimento-6 meses	Nenhuma	Nenhuma	Nenhuma
6 meses-3 anos	0,25 mg/dia	Nenhuma	Nenhuma
3-6 anos	0,50 mg/dia	0,25 mg/dia	Nenhuma
6-16 anos	1,0 mg/dia	0,50 mg/dia	Nenhuma

*1 ppm = 1 mg/L.
Fonte: ADA (2005).

CAPÍTULO 23 • FLÚOR **517**

Entre as recomendações da ADA consta que, quando prescritos, os suplementos de fluoretos devem ser tomados diariamente, e que os provedores monitorem com cuidado a adesão para maximizar os benefícios terapêuticos na prevenção da cárie (Rozier et al., 2010; ADA, 2018).

REFERÊNCIAS

1. [ADA] AMERICAN DENTAL ASSOCIATION. *Fluoridation facts*. Pratical Guide Series, 2018.
2. _____. Position of the American Dietetic Association: The impact of fluoride on health. *Journal of the American Dietetic Association*, 2005.
3. AMARANTE, L.; MERCI, D. *Fluorose dentária*. Artigos e Publicações. Curitiba, 2003, p. 1-12.
4. ANTUNES, J.L.F.; NARVAI, P.C. Políticas de saúde bucal no Brasil e seu impacto sobre as desigualdades em saúde. *Rev Saúde Pública*, v. 44, n. 2, p. 360-5, 2010.
5. Bhattacharya P.T.; Misra, S.R.; Hussain, M. Nutritional aspects of essential trace elements in oral health and disease: An extensive review. *Scientific*, jun. 2016.
6. BRASIL. Lei n. 6.050, de 24 de maio de 1974. Dispõe sobre a fluoretação da água em sistema de abastecimento quando existir estação de tratamento. *Diário Oficial da União*, Poder Executivo, Brasília, DF, 27 maio 1974.
7. _____. Ministério da Saúde. Portaria n. 635, de 26 de dezembro de 1975. Aprova normas e padrões sobre a fluoretação da água dos sistemas públicos de abastecimento, destinada ao consumo humano. *Diário Oficial da União*, Brasília, Poder Executivo, DF, 26 dez. 1975.
8. _____. Fundação Nacional de Saúde. *Manual de fluoretação da água para consumo humano*. Brasília: Fundação Nacional de Saúde/Funasa, 2012a. 72p.
9. _____. Ministério da Saúde. Secretaria de Atenção à Saúde. Secretaria de Vigilância em Saúde. *SB Brasil 2010: Pesquisa Nacional de Saúde Bucal*, 2012b. 116 p.
10. BORGES, V.C. et al. Minerais. In: *Nutrição oral, enteral e parenteral na prática clínica*. São Paulo: Atheneu, 2002, p. 117-48.
11. BUZALAF, C.P; LEITE, A.L.; BUZALAF, M.A.R. Fluoride metabolism. In: PREEDY, V.R. *Fluorine: Chemistry, analysis, function and effects*. Editora Royal Society of Chemistry, 2015, p. 54-74, cap. 4.
12. BUZALAF, M.A. et al. Mechanisms of action of fluoride for caries control. *Monogr Oral Sci*. Basel, Karger, v. 22, p. 97-114, 2011.
13. BUZALAF, M.A.R.; WHITFORD, G.M. Fluoride metabolism. *Monogr Oral Sci*, v. 22, p. 20-36, 2011.
14. CAMERON, A.; WIDNER, R. Manual de odontopediatria. 3.ed. Rio de Janeiro: Elsevier, 2012. 504p.
15. CANGUSSU, M.C.T. et al. A fluorose dentária no Brasil: uma revisão crítica. *Cad Saúde Pública*, v. 18, p. 7-15, 2002.
16. [CDC] CENTER FOR DISEASE CONTROL AND PREVENTION. Achievements in public health, 1900-1999: fluoridation of drinking water to prevent dental caries. *Morb Mortal Wkly Rep*, 1999. v. 48, n. 41, p. 933-40.
17. _____. *Recommendations for using fluoride to prevent and control dental caries in the united states*, v. 50 (RR14), p. 1-42, 2001.
18. CHEDID, S.J.; et al. Flúor. Uso interno. In: GUEDES-PINTO, A.C.; MELLO-MOURA, A.C.V. *Ondontopediatria*. 9.ed. Rio Janeiro: Santos, 2016, p. 335-70.
19. CHIOCA, L.R. Ingestão crônica de flúor induz prejuízo nos testes de habituação e esquiva ativa em ratos. 2007. Dissertação (Mestrado em Farmacologia) – Universidade Federal do Paraná. Programa de Pós-graduação em Farmacologia, Curitiba.
20. COSTA, N.M.B.; MARTINO, H.S.D. In: SILVA, S.M.C.S.; MURA, J.P. *Tratado de alimentação, nutrição e dietoterapia*. 2.ed. São Paulo: Roca, 2010, p. 103-34.

21. CUNHA, D.F.; CUNHA, S.F.C.; GARCIA JÚNIOR, A. Microminerais. In: DUTRA-DE-OLIVEI-RA, J.E.; MARCHINI, J.S. *Ciências nutricionais aprendendo a aprender*. São Paulo: Sarvier, 2008, p. 181-203.
22. CURY, J.A. Uso do flúor e controle da cárie como doença. In: BARATIERI, L.N. *Odontologia restauradora: fundamentos e possibilidades*. São Paulo: Santos, 2002, p. 31-68.
23. DENBESTEN, P.K. Biological mechanisms of dental fluorosis relevant to the use of fluoride supplements. *Community Dent Oral Epidemiol*, v. 27, p. 41-7, 1999.
24. DEPARTMENT OF HEALTH AND HUMAN SERVICES. *Review of fluoride: Benefits and risks*, 1991. 134p.
25. ELWOOD; et al. Fluorides in caries control. In: FERJOSKOV, O.; KIDD, E. *Dental caries. The disease and its clinical management*. Blackwell Publishing, 2008, p. 287-327.
26. [EFSAS] EUROPEAN FOOD SAFETY AUTHORITY SCIENTIFIC. Opinion on dietary reference values for fluoride, EFSA Panel on Dietetic Products, Nutrition, and Allergies. *EFSA J*, v. 8, n. 8, p. 3332-78, 2013.
27. FAWEL, J.; et al. *Fluoride in drinking-water*. World Health Organization (WHO), 2006. 133p.
28. FEJERSKOV; et al. *Fluorose dentária. Um manual para profissionais da saúde*. 1.ed. São Paulo: Editora Santos, 1994. 122p.
29. GARBIN, C.A.S.; et al. Fluoretação da água de abastecimento público: abordagem bioética, legal e política. *Rev. Bioét*, v. 25, n. 2, p. 328-37, 2017.
30. GUTIÉRREZ, J.R.; VEGA, L.H. Fluorosis dental? Metabolismo, distribució y absorción del fluoruro. *Revista ADM*, v. LXII, n. 6, p. 225-9, 2005.
31. HERNANDEZ, J.R.; BONETE, M.J.; MARTINEZ-ESPINOSA, R.M. Propuesta de una nueva clasificación de los oligoelementos para su aplicación en nutrición, oligoterapia, y otras estrategias terapêuticas. *Nutr Hosp*, v. 31, n. 3, p. 1020-33, 2015.
32. [IOM] INSTITUTE OF MEDICINE. *Dietary Reference Intakes – The essential guide to nutrient requirements*. Washington, D.C., National Academy Press, 2006. Disponível em: www.nap.edu. Acessado em: 1 ago. 2019.
33. KANDUTI, D.; STERBENK, P.; ARTNIK, B. Fluoride: A review of use and effects on health. *Mater Sociomed*, v. 28, n. 2, p. 133-7, mar. 2016.
34. LUOMA, H.; FEJERSKOV, O.; THYLSTRUP, A. O efeito do flúor na placa, na estrutura do dente e na cárie. In: THYLSTRUP, A.; FEJERSKOV, O. *Tratado de Cardiologia*. Rio de Janeiro: Editora Cultura Médica, 1988, p. 293-332.
35. MARTÍNEZ-MIER, E. Fluoride: Its metabolism, toxicity, and role in dental health. *Journal of Evidence-Based Complementary and Alternative Medicine*, v. 17, n. 1, p. 28-32, 2012.
36. MURRAY, J.J. *Apropriate use of fluorides for human health*. Genebra: World Health Organization, 1986. 83p.
37. NOPAKUM, J.; MESSER, H.M; VOLLER, V. Fluoride absorption from the gastrointestinal tract of rats. *The Journal of Nutrition*, v. 119, n. 10, p. 1411-7, jun. 1989.
38. O'MULLANE, D.M.; et al. Fluoride and oral health. *Community Dental Health*, v. 33, p. 69-99, 2016.
39. PALMER, C.; WOLFE, S.H. Position of the American Dietetic Association: the impact of fluoride on health. *J Am Diet Assoc*, v. 10, p. 1620-8, out. 2005.
40. PECKHANM, S.; AWOFESO, N. Water fluoridation: A critical review of the physiological effects of ingested fluoride as a public health intervention. *The Scientific World Journal*, 2014.
41. PINTO, V.G. *Saúde bucal coletiva*. São Paulo: Santos, 2015. 718p.
42. RADLER, D.R. Nutrição para a saúde oral e dental. In: MAHAN, L.K.; ESCOTT-STUMP, S.; RAYMOND, J.L. Krause: alimentos, nutrição e dietoterapia. 13.ed. Rio de Janeiro: Elsevier, 2012, p. 547-59.
43. ROZIER; et al. Evidence-based clinical recommendations on the prescription of dietary fluoride supplements for caries prevention. A report of the American Dental Association Council on Scientific Affairs. *ADA*, v. 141, n. 12, dez. 2010.

44. SHENKIN, A.; BARNES, M. Vitaminas e elementos traço. In: BURTIS, C.A.; ASHOOWD, E.R. *Fundamentos de Química Clínica*. Rio de Janeiro: Elsevier, 2008, p. 489-521.

45. WAUGHT, D.T.; et al. Risk assessment of fluoride intake from tea in the Republic of Ireland and its implications for public health and water fluoridation. *Int J Environ Res Public Health*, v. 13, n. 3, mar. 2016.

46. WHITFORD, G.M. Intake and metabolism of fluoride. *Adv Dent Res*, v. 8, n. 1, p. 5-14, 1994.

47. _____. The metabolism and toxicity of fluoride. *Monographs in Oral Science*, v. 16, n. 2, p. 1-153, 1996.

48. [WHO/FAO] WORLD HEALTH ORGANIZATION AND FOOD AND AGRICULTURE ORGANIZATION OF THE UNITED NATIONS. *Guidelines on food fortification with micronutrients*. Edição de Lindsay Allen et al., 2006.

49. [WHO] WORLD HEALTH ORGANIZATION. *Fluoride in drinking-water – Background document for development of WHO Guidelines for Drinking-water Quality*, 2004.

24

Ferro

Camila Longhi Macarrão
Fernanda Cobayashi

INTRODUÇÃO

O ferro é um micronutriente essencial, seja por sua necessária captação via exógena, devendo ser consumido por meio da alimentação, seja por sua participação ampla em uma variedade de reações bioquímicas. Indispensável para diversos processos biológicos como a síntese de hemoglobina e o transporte de oxigênio, atua como cofator da ribonucleotídeo redutase (biossíntese de DNA), e para diversas proteínas no ciclo do ácido cítrico e cadeia de transporte de elétrons, participando, então, da produção de ATP (Bogdan et al., 2016; Kaplan e Ward, 2013).

O importante impacto desse mineral na saúde está diretamente relacionado com sua carência, principal causa de anemia em diversos países do mundo, especialmente os subdesenvolvidos. As taxas de prevalência de anemia por deficiência de ferro são mais elevadas nesses países, sobretudo associadas à carência de alimentos de boa fonte biodisponível, além da maior incidência de doenças crônicas infecciosas que prejudicam sua absorção. Em países desenvolvidos, a deficiência de ferro e a anemia estão relacionadas aos hábitos alimentares, especificamente o vegetarianismo e a não ingestão de carne vermelha, além de condições patológicas como a má absorção (Camaschella, 2015; Prentice et al., 2016).

Nos dados publicados em 2015, a Organização Mundial da Saúde estimou que em 2011 a anemia por deficiência de ferro afetava 800 milhões de crianças e mulheres ao redor do mundo, representando um grave problema de saúde pública. Segundo a organização, os grupos mais afetados são as crianças (6 a 59 meses), mulheres em idade reprodutiva (15 a 59 anos) e gestantes, apontando a relação entre as fases da vida e diferenciação da demanda fisiológica de ferro. O consumo insuficiente do micronutriente foi descrito como responsável por 50% da carência em mulheres, e para crianças a relação cai para 46%.

No Brasil, dados da Pesquisa Nacional de Demografia e Saúde (PNDS) de 2006 mostram que a prevalência de anemia ferropriva entre crianças menores de 5 anos é de 20,9%, em menores de 2 anos, 24,1%, progredindo ainda mais nas mulheres em idade fértil (29,4%).

Consequentemente, esses valores apontam para a necessidade de que as organizações governamentais tracem estratégias para o controle das carências nutricionais, especialmente relacionadas à ingestão insuficiente de ferro. Para isso, em 2012 a World Health Assembly Resolution da OMS publicou um documento com as seis metas nutricionais globais para 2025, em que a segunda delas é exatamente reduzir em 50% a incidência de anemia nas mulheres em idade reprodutiva. Como principais estratégias nutricionais encontram-se a melhora da qualidade nutricional dos alimentos, a fortificação com ferro, ácido fólico e outros micronutrientes e a distribuição de suplementação de sais de ferro (WHO, 2014).

A Tabela 1 mostra as recomendações de ferro propostas pelo Instituto de Medicina dos Estados Unidos em 2001, de acordo com o sexo e as fases da vida.

TABELA 1 Recomendações de ingestão de ferro e limites superiores toleráveis de ingestão (UL) de acordo com o Instituto de Medicina dos Estados Unidos (2001)

Estágio da vida	EAR (mg/dia)	RDA (mg/dia)	UL (mg/dia)
Lactentes			
0-6 meses	–	0,27 (AI)	40
7-12 meses	6,9	11	40
Crianças			
1-3 anos	3	7	40
4-8 anos	4,1	10	40
Homens			
9-13 anos	5,9	8	40
14-18 anos	7,7	11	45
> 19 anos	6	8	45
Mulheres			
9-13 anos	5,7	8	40
14-18 anos	7,9	15	45
19-30 anos	8,1	18	45
31-50 anos	8,1	18	45

(continua)

522 MACRO E MICRONUTRIENTES EM NUTRIÇÃO CLÍNICA

TABELA 1 Recomendações de ingestão de ferro e limites superiores toleráveis de ingestão (UL) de acordo com o Instituto de Medicina dos Estados Unidos (2001) *(continuação)*

Estágio da vida	EAR (mg/dia)	RDA (mg/dia)	UL (mg/dia)
> 51 anos	5	8	45
Gestantes			
≤ 18 anos	23	27	45
19-50 anos	22	27	45
Lactação			
≤ 18 anos	7	10	45
19-50 anos	6,5	9	45

EAR: *Estimated Average Requirements*; RDA: *Recommended Dietary Intakes*; UL: *Tolerable Upper Intake*.

ORIGEM E SÍNTESE DO FERRO NOS ALIMENTOS

Na literatura e dentre todos os micronutrientes, o ferro tem o maior tempo e história descrita, desde 1860. Para que seja utilizado no organismo, provém do ferro dietético, da degradação da hemoglobina e da liberação de estoques corporais (Beard, Dawson e Piñero, 1996; Fisberg et al., 2017).

A quantidade de ferro da dieta é influenciada por diversos fatores, incluindo o tipo de alimento escolhido para o consumo. As dietas ocidentais fornecem em média de 5 a 7 mg de ferro por 1.000 kcal (Fisberg et al., 2017; Gropper, Smith e Groff, 2011; Grotto, 2010).

Fontes alimentares e estrutura química

Distribuído amplamente em uma variedade de alimentos, o ferro é encontrado basicamente em duas formas: heme e não heme, e essa característica influencia diretamente a capacidade de absorção pelo organismo (Fisberg et al., 2017; Gropper, Smith e Groff, 2011; Grotto, 2010). O ferro heme, conhecido como orgânico, é derivado essencialmente da mioglobina e hemoglobina; portanto, é encontrado com maior frequência em alimentos de origem animal como carnes, peixes e aves (Chifman, Laubenbacher e Torti, 2015; Fisberg et al., 2017). Sua forma química é apresentada na Figura 1.

Já o ferro não heme ou inorgânico pode ser encontrado em produtos vegetais, leguminosas, nozes e grãos, principalmente na forma férrica (Fe^{3+}) (Gropper, Smith e Groff, 2011; Grotto, 2010).

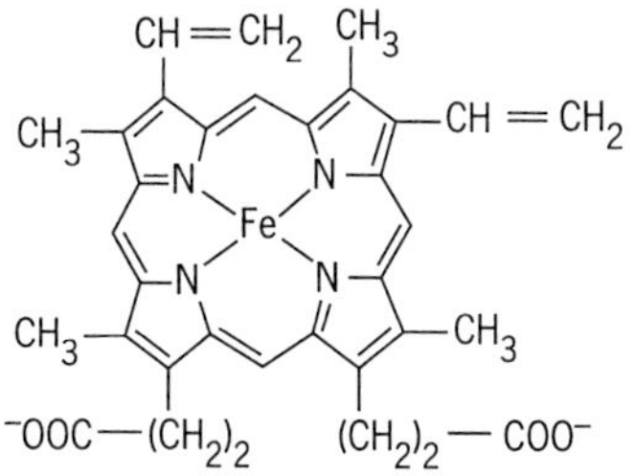

FIGURA 1 Ferro heme: estrutura de anel da porfirina com um átomo de ferro central.
Fonte: Gropper, Smith e Groff (2011).

FISIOLOGIA

Digestão, absorção e transporte

A absorção do ferro ocorre principalmente na forma ferrosa (Fe^{2+}); por consequência, o ferro inorgânico, ou férrico (Fe^{3+}), precisa passar por um processo de redução. Essa ação requer o meio ácido do estômago e atividade da enzima ferroxidase, localizada na borda em escova chamada de citocromo b redutase (DcytB) (Hentze et al., 2010; Imam et al., 2017; Kaplan e Ward, 2013).

O Fe^{2+} chega à porção duodenal do intestino delgado, local onde ocorre a absorção regulada conforme estoques orgânicos. A capacidade absortiva é aumentada em situações de deficiência e reduzida quando o ferro está excedente. Estão envolvidos três processos para absorção do ferro: a captação pela borda em escova, o transporte dentro do enterócito e a transferência para a circulação (Fisberg et al., 2017).

A captação do ferro ocorre na membrana apical do enterócito, onde o Fe^{2+} é captado pelo transportador transmembrana metal divalente 1 (DMT-1), enquanto o heme se liga à borda em escova no transportador de ferro heme 1 (HCP-1), mecanismo ainda não completamente entendido na literatura (Andrews, 2008; Grotto, 2010).

Dentro do enterócito, o heme sofre ação da enzima hemeoxigenase que libera o ferro, para seguir a mesma via intracelular destinada ao Fe^{2+}. Dependendo do estado e da demanda orgânica, o ferro poderá seguir dois caminhos distintos, sendo estocado na ferritina ou transportado para a corrente sanguínea. Em casos de excesso, o ferro é sequestrado pela ferritina, oxidado para a forma férrica, e poderá ser perdido após alguns dias, por meio da descamação do epitélio intestinal. Já quando há maior necessidade orgânica, o transporte é realizado por uma proteína transmembrana, a ferroportina (Prentice et al., 2016). O processo de captação e transporte é demonstrado na Figura 2.

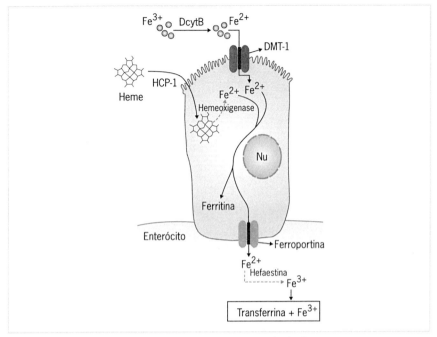

FIGURA 2 Enterócito e as proteínas envolvidas na absorção do ferro.
DcytB: enzima citocromo b redutase; DMT-1: transportador de metal divalente-1; HCP-1: proteína transportadora do heme-1; Nu: núcleo.
Fonte: adaptada de Grotto (2010).

A ferroportina, localizada na membrana basolateral do enterócito, é a grande responsável pelo transporte do ferro intracelular para o plasma. Uma vez externalizado, o Fe^{2+} precisa ser novamente oxidado em Fe^{3+} para que possa ser acoplado à proteína de transporte transferrina, conversão mediada pela hefaestina ou, em outros tipos celulares, por ação da ceruloplasmina (Figura 2) (Chifman, Laubenbacher e Torti, 2014).

A importância biológica do ferro exige que o organismo trabalhe para manter níveis séricos e de estoque adequados do mineral, uma vez que a deficiência traria comprometimento fisiológico, e níveis excessivos também se relacionam com efeitos deletérios, relativos à toxicidade. A garantia de níveis adequados de ferro é dependente da ingestão do micronutriente, associada à ação de macrófagos, responsáveis pela degradação de eritrócitos senescentes (meia-vida de 120 dias) (Camaschella, 2015; Prentice et al., 2016).

Buscando a compensação das perdas de ferro, a dieta fornece em média 1 a 2 mg diariamente, correspondendo a 5% da demanda orgânica do nutriente. Esse valor não seria suficiente para a síntese da hemoglobina, por exemplo, uma vez que há a demanda de 20 a 25 mg de ferro por dia, somente para essa atividade. Dessa forma, a reciclagem do ferro faz-se extremamente importante (Polin et al., 2013). Em crianças, a dinâmica da homeostase de ferro é diferenciada. Recém-nascidos têm os estoques de ferro dependentes da gestação, principalmente no último trimestre, e a associação com a ingestão do leite materno, se adequada, seria suficiente para a manutenção de valores séricos pertinentes. Com o passar da idade, as crianças requerem mais do ferro dietético, uma vez que a reciclagem corresponde a apenas 70% das necessidades (Fisberg et al., 2017).

Aproximadamente 200 milhões de eritrócitos senescentes ou danificados são fagocitados por macrófagos do sistema reticuloendotelial do fígado e baço, para sua reciclagem. Nesse processo, a hemoglobina senil degradada permite que a molécula de heme libere o ferro de sua composição pela ação da hemeoxigenase, enzima atuante dentro do macrófago. O ferro, que está na forma ferrosa, é liberado para a corrente sanguínea por meio da proteína de membrana ferroportina e, em seguida, pela ação da ceruloplasmina, que é oxidada para a forma férrica e então transportada no plasma pela transferrina. Esse processo de reciclagem, mediado pela hepcidina, permite o reaproveitamento do ferro e é a maneira mais relevante para a garantia de valores adequados, uma vez que viabiliza cerca de 25 mg do mineral (Camaschella, 2015; Murray, Jacob e Varghese, 2014; Prentice et al., 2016).

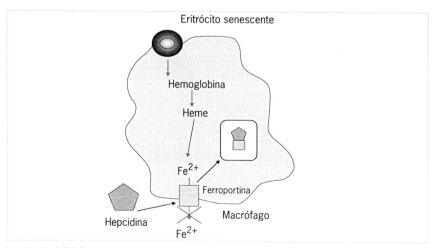

FIGURA 3 Inibição da reutilização de ferro a partir da internalização e degradação do complexo hepcidina-ferroportina no macrófago.

Os hepatócitos são capazes de identificar os diferentes níveis de ferro sérico, estimulando ou inibindo síntese da proteína hepcidina, principal responsável pela homeostasia de ferro. Em situações de excesso, há a expressão gênica da hepcidina, impedindo que haja absorção intestinal de ferro pelos enterócitos ou a liberação realizada por macrófagos na reciclagem de hemácias senescentes. A ligação da hepcidina com a ferroportina promove a internalização da proteína e sua posterior degradação intracelular, impedindo liberação de ferro no plasma, como demonstrado na Figura 3 (Bogdan et al., 2016; Ganz, 2011; Murray, Jacob e Varghese, 2014).

Estoque

Um adulto bem nutrido tem em média de 3 a 5 g de ferro corporal, dos quais aproximadamente 60 a 80% estão incorporados na hemoglobina (Fisberg et al., 2017).

O organismo desempenha estratégias para o estoque de ferro, que envolvem a ligação do ferro em uma forma que não permite sua participação em reações, oxidando-o em Fe^{3+}. Na forma oxidada, o ferro é armazenado em proteínas de estoque chamadas ferritinas, que permitem posteriormente sua utilização, porém com mecanismos ainda não bem elucidados na literatura (Kaplan e Ward, 2013).

O ferro no organismo permanece estocado nos retículos endoteliais de tecidos como a medula óssea, baço e principalmente fígado, na forma de ferritina ou hemossiderina, forma hidrolisada da ferritina (Grotto, 2010).

Excreção

Não existe uma via específica conhecida para a excreção de ferro como fígado ou rins, porém pode ser percebida a perda de pequenas quantidades na pele pelo suor, descamação da mucosa intestinal e perdas sanguíneas como a menstruação (Andrews, 2008; Hower et al., 2009).

Biodisponibilidade

O tipo de ferro e o preparo dos alimentos implicam a biodisponibilidade do nutriente, pois diferenciam a forma de absorção. Alguns fatores dietéticos são capazes de alterar a biodisponibilidade, denominados facilitadores e inibidores da absorção do ferro. O cálcio é um dos fatores dietéticos capazes de interferir de modo negativo. Aparentemente há competição no interior celular da mucosa intestinal pelo mesmo transportador, reduzindo de forma significativa a absorção do ferro (WHO, 2017).

Igualmente, os grãos e as leguminosas são alimentos influenciadores, particularmente pela presença do fitato, ou ácido fítico, em sua composição. O ácido fítico, uma vez ligado ao ferro, é transformado em um composto insolúvel no intestino, dificultando o processo absortivo. Os taninos e polifenóis presentes em chás e cafés também são responsáveis pela menor biodisponibilidade. Todos esses fatores podem reduzir em até 70% a biodisponibilidade do mineral. Além disso, o tipo de preparo, como o cozimento prolongado com temperaturas elevadas, também traz impactos desfavoráveis, pois pode estimular a degradação do ferro heme em não heme.

Em contrapartida, entre os facilitadores da absorção está a própria presença de carnes, peixes e ovos na refeição. O ferro heme é mais facilmente absorvido, cerca de 25% do ferro em dietas contendo esses alimentos é incorporado aos estoques. Outros auxiliadores da biodisponibilidade são alguns alimentos fontes de ácido ascórbico, como frutas e legumes, que podem até triplicar a absorção do ferro não heme (Fisberg et al., 2017). O ácido ascórbico (vitamina C), em pH gástrico, atua como agente redutor, formando um composto solúvel capaz de favorecer a absorção do ferro (Gropper, Smith e Groff, 2011). A Tabela 2 indica os alimentos fontes e a biodisponibilidade relativa de ferro.

TABELA 2 Biodisponibilidade relativa do ferro nos alimentos ingeridos individualmente

Alimento	Baixa biodisponibilidade	Média biodisponibilidade	Alta biodisponibilidade
Cereal	Milho, farinha de aveia, arroz, farinha de trigo integral	Farinha de milho, farinha refinada	–
Fruta	Maçã, abacate, banana, uva, pêssego, pera, ameixa, morango	Melão cantalupo, manga, abacaxi	Goiaba, limão, laranja, mamão
Vegetal	Berinjela, farinha de soja, proteína isolada de soja	Cenoura, batata	Tomate, beterraba, brócolis, repolho, tremoço, couve-flor, abóbora, nabo
Proteína animal	Queijo, ovo, leite	–	Peixe, carne bovina, aves

Fonte: adaptada de Expert Group of Vitamins and Minerals (2002).

SITUAÇÕES CLÍNICAS

Situações clínicas de deficiência

A carência de ferro, como já mencionado anteriormente, quando crônica, tem importante impacto na saúde pública, por sua relação com a anemia ferropriva.

Uma das funções mais importantes do ferro é sua participação na eritropoiese realizada nas células da medula óssea. Os eritroblastos são responsáveis pela maior captação de ferro, expressando receptores que permitem a formação de moléculas de heme e da própria hemoglobina. A hemoglobina apresenta em sua estrutura quatro polipeptídeos (globina) associados a quatro moléculas do grupo heme, que são os principais responsáveis pela ligação com o oxigênio (Gropper, Smith e Groff, 2011; Henriques, 2013).

A síntese de heme apresenta etapas mediadas por distintas enzimas tanto na mitocôndria como no citosol de hepatócitos e eritroblastos, mas a formação de hemoglobina ocorre exclusivamente na medula óssea (Andrews, 2008; Grotto, 2010; Henriques, 2013; Hentze et al., 2010; Kaplan e Ward, 2013).

Como principal constituinte dos eritrócitos, cada qual contém em média 640 milhões de moléculas de hemoglobina (Gropper, Smith e Groff, 2011). A Figura 4 apresenta resumidamente as etapas da síntese de heme e hemoglobina.

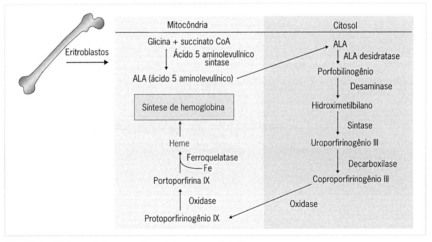

FIGURA 4 Síntese de heme e hemácias na medula óssea.

A anemia, caracterizada por baixos valores de hemoglobina, pode comprometer o desenvolvimento cerebral, cognitivo, comportamental e a linguagem, além do desenvolvimento motor em crianças. Durante a gestação, a deficiência apresenta relação com baixo peso ao nascimento, prematuridade e aumento da mortalidade neonatal (SBP, 2018).

A deficiência de ferro apresenta três diferentes estágios, e é necessário que haja esgotamento dos estoques do micronutriente para a instalação da anemia por deficiência de ferro propriamente dita. Inicialmente a depleção de ferro pode ser identificada pela dosagem de ferritina sérica (valores normais variam

CAPÍTULO 24 • FERRO 529

de 40 a 200 µg/L), proteína responsável por seu estoque, caracterizando redução dos níveis em baço, fígado e medula óssea. Nesse estágio, o ferro sérico, quando dosado, apresenta níveis satisfatórios (50 e 150 µg/dL). Conforme há a evolução do quadro, o segundo estágio é configurado por deficiência de ferro, apresentando níveis reduzidos do ferro sérico, aumento da capacidade total de ligação de transferrina e redução da saturação de transferrina (menor que 15 a 16%). O estágio final da deficiência é a anemia ferropriva, na qual a eritropoiese sofre alteração por níveis insuficientes do micronutriente para a síntese de hemoglobina. As hemácias apresentam alteração de sua cor (hipocromia) e seu tamanho (microcitose). Para o diagnóstico é necessária a solicitação do hemograma completo com os valores de índices hematiméricos, que apresentam baixa especificidade e sensibilidade, devendo haver em conjunto a avaliação de um biomarcador para verificação do *status* de ferro, como a ferritina sérica. Os valores encontrados de hemoglobina (Hb) devem ser avaliados de acordo com os padrões estabelecidos pela OMS.

A anemia por deficiência de ferro, no sexo masculino, é observada quando os valores de Hb são menores que 13 g/dL, no sexo feminino menores que 12 g/dL e em gestantes, 11 g/dL. Na observação dos índices hematiméricos, na anemia instalada, podem ser observados valores reduzidos de VCM (volume corpuscular médio – menor que 80 fl), indicando a microcitose e HCM (hemoglobina corpuscular média – menor que 26 pg) (Camachela, 2015; Cançado e Chiattone, 2010; Polin et al., 2013; Brasil, 2014).

Pacientes com anemia ferropriva podem apresentar: cansaço, diminuição da tolerância ao trabalho e esforço físico, palidez nas palmas das mãos, face, mucosas conjuntiva e oral, unhas quebradiças, rugosas e coiloníquias (em forma de colher), respiração ofegante e alteração do sistema imunológico, entre outros. A identificação do paciente nunca deve ser baseada isoladamente nos sinais clínicos, uma vez que a presença dos sinais está tardiamente relacionada à instalação da deficiência, além da necessidade de depender da habilidade e capacidade do profissional avaliador. Dessa forma, faz-se necessária a avaliação conjunta dos sinais clínicos, exames bioquímicos e aspectos dietéticos (Beard, Dawson e Piñero, 1996; SBP, 2018).

A perturbação na homeostase de ferro também apresenta desfechos relacionados a alterações neurológicas em pacientes. Há associação de baixos valores de hemoglobina com demência em idosos (Myint et al., 2018) e depressão pós-parto em puérperas (SBP, 2018).

Tao et al. (2014) compararam em sua metanálise 1.813 pacientes com Alzheimer e 2.401 pacientes saudáveis. Os autores demonstraram que a quantidade de ferro sérico dos pacientes doentes era significativamente menor quando comparada aos saudáveis, e havia regiões específicas do cérebro relacionadas ao diagnóstico do Alzheimer, com concentrações de ferro substancialmente superiores. Corroborando com esse dado, exames de ressonância magnética identificaram a presença excessiva de ferro na massa cinzenta de pacientes com Parkinson, esclerose múltipla e outras doenças neurológicas crônicas (Stankiewicz et al., 2007).

Existe conjuntamente a associação do aparecimento de doenças crônicas como alterações cardíacas, renais, neuronais e câncer relacionadas à redução do ferro sérico e/ou sobrecarga intracelular do micronutriente. Esse subtipo de anemia, denominado anemia de doença crônica, não apresenta relação com a redução da ingestão de alimentos fontes de ferro e, sim, com a ativação do sistema imunológico e processos inflamatórios. A inflamação é capaz de alterar a ação da hepcidina, que desestabiliza a ferroportina, reduzindo o transporte de ferro para a circulação e consequentemente aumentando níveis intracelulares (Chang, Shapiro e Ardehali, 2016; Theurl et al., 2009; Thomas e Thomas, 2002).

É importante ressaltar que pacientes com quadros infecciosos ou doenças inflamatórias apresentam elevação dos níveis da ferritina sérica, por ser uma proteína plasmática de fase aguda. Na presença de anemia associada a infecção, inflamação e nas doenças malignas ou hepáticas, pode haver falsamente sua elevação (Brasil, 2014).

Situações clínicas de toxicidade

O ferro é uma substância que apresenta um potencial de toxicidade relacionado à sua capacidade de formação de radicais livres. Por ser um elemento de ação oxidativa, sua forma reduzida reage facilmente com o peróxido de hidrogênio, formando um radical hidroxila (reação de Fenton), que pode trazer danos a lipídios, proteínas e ao DNA (Chifman, Laubenbacher e Torti, 2014). Dessa forma, o organismo dispõe de mecanismos para que, quando o ferro esteja em excesso, a absorção não seja efetiva.

A ingestão de grandes quantidades de suplementos de ferro causa danos ao epitélio intestinal e leva ao aumento de sua absorção, além da presença de alterações genéticas também responsáveis por alterar a homeostase de ferro. A hemocromatose hereditária é uma doença genética caracterizada pelo aumento da absorção de ferro proveniente da dieta, por mudanças em genes que codificam hormônios, como a hepcidina. Nesse caso, há sobrecarga de ferro, que se acumula não somente no fígado, seu local normal de estoque, mas também no pâncreas e no coração, podendo levar a alterações fisiológicas como diabetes e cardiopatias. Valores de transferrina com saturação média superior a 45% estão associados à hemocromatose (Hower et al., 2009; Iman et al., 2017).

CAPÍTULO 24 • FERRO **531**

Existem casos de intoxicação a partir do consumo excessivo, intencional ou não intencional, de suplementos e sais de ferro. Segundo o *Annual Report of the American Association of Poison Control Centers* (AAPCC), em 2015 foram reportados 4.072 casos de envenenamento por excesso de ferro. A maioria ocorreu de forma não intencional e cerca de metade dos casos eram de crianças menores de 5 anos, aparentemente pelo uso de suplementação destinada a adultos. O quadro clínico da intoxicação por ferro geralmente ocorre em cinco estágios, porém nem todos os pacientes passam por todos (Yuen e Gossman, 2018).

A Tabela 3 apresenta os estágios de intoxicação e suas principais características.

TABELA 3 Principais sintomas relacionados à intoxicação de ferro em seus estágios

Estágio	Tempo após exposição	Sintomas
1	0,5 a 6 horas	Dor abdominal, vômito, diarreia, hematêmese (presença de vômito com sangue), hematoquezia (hemorragia retal)
2	6 a 24 horas	"Fase de recuperação": melhora dos sintomas gastrointestinais, apesar da absorção de quantidades tóxicas de ferro
3	6 a 72 horas	Retorno da sintomatologia gastrointestinal, choque e acidose metabólica. Alteração de coagulação induzida por ferro, disfunção hepática, cardiomiopatia e falência renal
4	2 a 5 dias	Elevação dos níveis de aminotransferase e possível evolução para falência hepática
5	4 a 6 semanas	Cicatrização da mucosa intestinal lesada, podendo haver obstrução do piloro e do intestino proximal

Fonte: adaptada de Yuen e Grossman (2018).

É possível a avaliação dos valores potenciais de toxicidade dependendo dos níveis de ferro sérico. Os picos séricos ocorrem geralmente de 3 a 5 horas após a ingestão, e rapidamente o ferro é depositado no fígado. A avaliação do pico quando em níveis menores de 350 µg/dL está associada à pouca resposta de toxicidade. Níveis entre 350 e 500 µg/dL estão relacionados com toxicidade moderada e níveis maiores que 500 µg/dL, com toxicidade sistêmica severa (Manoguerra et al, 2005; Yuen e Grossman, 2018).

SUPLEMENTAÇÃO BASEADA EM EVIDÊNCIAS

Para minimizar os efeitos da deficiência de ferro e prevenir novos casos na população, algumas estratégias foram implementadas pelos órgãos governamentais. Dentre elas, a obrigatoriedade na suplementação de farinhas de trigo

532 MACRO E MICRONUTRIENTES EM NUTRIÇÃO CLÍNICA

e milho com ferro e ácido fólico, prevista pela recentemente revisada RDC n. 150 da Anvisa (2017). A resolução, em consonância com a OMS, exige que cada 100 g de farinha forneçam entre 4 e 9 mg de ferro e 150 a 220 µg de ácido fólico. Essa é uma estratégia que visa atingir a maioria da população, já que as farinhas habitualmente fazem parte de diversas preparações culinárias da maioria dos brasileiros. Porém, ainda são escassos estudos que avaliem a efetividade da fortificação.

Outra estratégia é o Programa Nacional de Suplementação de Ferro (PNSF). O programa consiste na suplementação profilática de ferro às crianças de 6 a 24 meses de idade, gestantes (incluindo também o ácido fólico) e mulheres até o terceiro mês pós-parto e/ou pós-aborto. O esquema da suplementação profilática do programa é demonstrado no Quadro 1. O programa NutriSus também é uma estratégia que atua na prevenção de novos casos de anemia por deficiência de ferro e de outras deficiências nutricionais. Consiste na oferta diária de 1 sachê (1 g) com 15 vitaminas e minerais na refeição de crianças nas escolas, creches ou em casa. Uma revisão sistemática sugere que uma suplementação similar à proposta pelo NutriSus, além de efetiva, tem maior aceitação em função dos reduzidos efeitos colaterais (Dewey, Yang e Bo, 2009).

QUADRO 1   Administração da suplementação profilática de sulfato ferroso

Público	Conduta	Periodicidade
Crianças de 6 a 24 meses	1 mg de ferro elementar/kg	Diariamente até completar 24 meses
Gestantes	40 mg de ferro elementar e 40 µg de ácido fólico	Diariamente até o final da gestação
Mulheres no pós-parto e pós-aborto	40 mg de ferro elementar	Diariamente até o terceiro mês pós-parto e até o terceiro mês pós-aborto

Fonte: Brasil (2013).

No tratamento da anemia, a oferta de alimentos fontes de ferro com boa biodisponibilidade associada à suplementação faz-se necessária. A dieta deve conter carnes, como principal fonte de ferro heme, e alimentos fontes de ferro não heme associados ao consumo de vitamina C; e utilização da panela de ferro no preparo das refeições também pode ser orientada (Cançado e Chiattone, 2010).

A suplementação na forma de sal ferroso é mais bem absorvível, principalmente em meio ácido; por isso, há indicação de administrar o suplemento associado ao consumo de suco de laranja. É necessário também que, preferencialmente, não seja administrado com as refeições para que não haja influência na absorção (Brasil, 2014). As doses terapêuticas são de 3 a 5 mg/kg/dia de ferro elementar em crianças. Em adultos a dose varia de 100 a 200 mg/dia e deve ser mantida por período suficiente para que os valores de hemoglobina possam ser normalizados e para que os estoques de ferro possam ser restaurados; para isso, a suplementação precisaria durar em média 90 dias. Porém, encontram-se dificuldades na adesão do tratamento, uma vez que frequentemente (35-55%) surgem sintomas adversos da suplementação (Cançado e Chiattone, 2010; Camaschella, 2015; Polin et al., 2013; SBP, 2018). Os efeitos colaterais da suplementação de ferro ocorrem em doses elevadas (> 200 mg) e os principais sintomas estão relacionados com alterações gastrointestinais como constipação, náuseas, vômitos, desconforto abdominal e gosto metálico (Beard, Dawson e Piñero, 1996).

REFERÊNCIAS

1. [ANVISA] AGÊNCIA NACIONAL DE VIGILÂNCIA SANITÁRIA. Resolução RDC n. 150, de 13 de abril de 2017. Disponível em: https://www.saude.rj.gov.br/comum/code/MostrarArquivo.php?C=NzQ5Mg%2C%2C. Acessado em: mar. 2018.

2. ANDREWS, N.C. Forging a field: the golden age of iron biology. *Blood*, v. 112, n. 2, 2008.

3. BEARD, J.L.; DAWSON, H; PIÑERO, D.J. Iron metabolism: A comprehensive review. *Nutritional Reviews*, v. 54, n. 10, p. 295-317, 1996.

4. BOGDAN, A.R. et al. Regulators of iron homeostasis: new players in metabolism, cell death, and disease. *Trends Biochem Sci*, v. 41, n. 3, p. 274-86, 2016.

5. BRASIL. Ministério da Saúde. Secretaria de Atenção à Saúde. Departamento de Atenção Básica. Programa Nacional de Suplementação do Ferro: manual de condutas gerais. 2013. Disponível em: http://bvsms.saude.gov.br/bvs/publicacoes/manual_suplementacao_ferro_condutas_gerais.pdf. Acessado em: mar. 2018.

6. _____. Portaria SAS/MS n. 1.247. Anemia por deficiência de ferro. Protocolo Clínico e Diretrizes Terapêuticas, 2014. Disponível em: http://bvsms.saude.gov.br/bvs/saudelegis/sas/2014/prt1247_10_11_2014.html. Acessado em: abr. 2018.

7. _____. NutriSUS: caderno de orientações: estratégia de fortificação da alimentação infantil com micronutrientes (vitaminas e minerais) em pó, 2015. Disponível em: http://189.28.128.100/dab/docs/portaldab/publicacoes/caderno_orientacoes_nutrisus.pdf. Acessado em: mar. 2018.

8. CANÇADO, R.D.; CHIATTONE, C.S. Anemia ferropênica no adulto – causas, diagnóstico e tratamento. *Rev Bras Hematol Hemoter*, v. 32, n. 3, p. 240-6, 2010.

9. CAMASCHELLA, C. Iron-deficiency anemia. *N Engl J Med*, Milan, v. 372, p. 1832-43, 2015.

10. CHANG, H.; SHAPIRO, J.S.; ARDEHALI, H. Getting the "heart" of cardiac disease by decreasing mitochondrial iron. *Circ Res*, v. 119, n. 11, p.1164-6, 2016.

11. CHIFMAN, J.; LAUBENBACHER, R.; TORTI, S.V. A systems biology approach to iron metabolism. *Adv Exp Med Biol*, v. 844, p. 201-25, 2014.

12. DEWEY, K.G.; YANG, Z.; BO, E. Systematic review and meta-analysis of home fortification of complementary foods. *Matern Child Nutr*, v. 5, p. 283-321, 2009.

13. EXPERT GROUP ON VITAMINS AND MINERALS. *Review of iron* (revised version), 2002. Disponível em: http://www.food.gov.uk/multimedia/pdfs/evm-01-12r.pdf.

14. FISBERG, M.; et al. Ferro. ILSI Brasil: funções plenamente reconhecidas de nutrientes. 2.ed. São Paulo: ILSI Brasil, 2017. (Série de publicações ILSI Brasil: funções plenamente reconhecidas de nutrientes; v. 3).

15. GANZ, T. Hepcidin and iron regulation, 10 years later. *Blood*, v. 117, n. 17, 2011.
16. GROPPER, S.S.; SMITH, J.L.; GROFF, J.L. *Nutrição avançada e metabolismo humano*. Tradução de Marlene Cohen. 5.ed. São Paulo: Cengage Learning, 2011.
17. GROTTO, H.Z.W. Fisiologia e metabolismo do ferro. *Rev Bras Hematol Hemoter*, Campinas, v. 32, Supl. 2, p. 8-17, 2010.
18. HENRIQUES, G.S. Ferro. In: COZZOLINO, S.M.F.; COMINETTI, C. *Bases bioquímicas e fisiológicas da nutrição: nas diferentes fases da vida, na saúde e na doença*. Barueri: Manole, 2013, p. 228-51, cap.10.
19. HENTZE, M.W.; et al. Two to tango: Regulation of mammalian iron metabolism. *Cell*, v. 142, p. 25-38, 2010.
20. HOWER, V.; et al. A general map of iron metabolism and tissue-specific subnetworks. *Mol Biosyst*, v. 5, n. 5, p. 422-43, 2009.
21. IMAM, M.U.; et al. Antioxidants mediate both iron homeostasis and oxidative stress. *Nutrients*, v. 9, n. 671, p. 1-19, 2017.
22. KAPLAN, J.; WARD, D.W. The essential nature of iron usage and regulation. *Curr Biol*, v. 23, n. 15, p. 642-6, 2013.
23. MANOGUERRA, A.; et al. Iron ingestion: an evidence-based consensus guideline for out-of-hospital management. *Clin Toxicol*, v. 43, n. 6, p. 553-70, 2005.
24. MURRAY, R.K.; JACOB, M.; VARGHESE, J. Proteínas plasmáticas e imunoglobulinas. In: MURRAY, R.K. et al. *Bioquímica ilustrada de Harper*. 29.ed. McGraw Hill, 2014, p. 629-49.
25. MYINT, P.K.; et al. Is anemia associated with cognitive impairment and delirium among older acute surgical patients? *Geriatr Gerontol Int*, 2018.
26. POLIN, V.; et al. Iron deficiency: From diagnosis to treatment. *Digestive and Liver Disease*, v. 45, p. 803-9, 2013.
27. PRENTICE, A.M.; et al. Dietary strategies for improving iron status: balancing safety and efficacy. *Nutrition Reviews*, v. 75, n. 1, p. 49-60, 2016.
28. [SBP] SOCIEDADE BRASILEIRA DE PEDIATRIA. *Diretrizes: consenso sobre anemia ferropriva: mais que uma doença, uma urgência médica!* Departamentos de Nutrologia e Hematologia-Hemoterapia, n. 2, 2018.
29. STANKIEWICZ, J.; et al. Iron in chronic brain disorders: imaging and neurotherapeutic implications. *Neurotherapeutics*, v. 4, n. 3, p. 371-86, 2007.
30. TAO, Y.; et al. Perturbed iron distribution in Alzheimer's disease sérum, cerebrospinal fluid, and selected brain regions: a systematic review and meta-analysis. *J Alzheimers Dis*, v. 42, n. 2, p. 679-90, 2014.
31. THEURL, I.; et al. Regulation of iron homeostasis in anemia of chronic disease and iron deficiency anemia: diagnostic and therapeutic implications. *Blood*, v. 113, n. 21, p. 5277-86, 2009.
32. THOMAS, C.; THOMAS, L. Biochemical markers and hematologic indices in the diagnosis of functional iron deficiency. *Clinical Chemistry*, v. 48, n. 7, p. 1066-76, 2002.
33. [WHO] WORLD HEALTH ORGANIZATION. Global nutrition targets 2025: anemia policy brief (WHO/NMH/NHD/14.4). Geneva: World Health Organization, 2014.
34. _____. *Nutritional anaemias: tools for effective prevention and control*. Geneva: World Health Organization, 2017.
35. YUEN, H.; GROSSMAN, W. *Toxicity, iron*. 2018. Disponível em: https://www.ncbi.nlm.nih.gov/books/NBK459224/. Acessado em: 16 ago. 2018.

25

Selênio

Luciana Tedesco Yoshime

INTRODUÇÃO

O selênio (Se) é um elemento essencial à saúde humana, porém sua trajetória de mineral tóxico à essencialidade vem desde o ano de sua descoberta em 1817 pelo químico sueco Jöns Jacob Berzelius até 1979, quando cientistas chineses comprovaram a associação entre deficiência de selênio e o diagnóstico da doença de Keshan (National Research Concil, 1983; Sunde, 2014).

A importância do selênio se estende às funções bioquímicas, e essa descoberta foi descrita em 1973, quando foi considerado um constituinte necessário para a atividade da glutationa peroxidase (GPx). Além disso, muitas funções biológicas do selênio são realizadas pelas selenoproteínas, e quase todas elas são enzimas redox. Em humanos, cinco selenoproteínas são GPx; essas enzimas regulam o peróxido de hidrogênio e outros hidroperóxidos, afetando a sinalização e protegendo o organismo de lesões oxidativas. Há outros efeitos reconhecidos na literatura, os quais descrevem que o Se exerce papel na prevenção de mutações virais, manutenção e integridade da mucosa intestinal, atividade antioxidante, ativação de hormônio tireoidiano, regulação da resposta inflamatória, diferenciação celular no sistema imunológico, motilidade e viabilidade espermática, metabolismo da glicose e sensibilidade à insulina (Burk e Hill, 2015; Retondario et al., 2018; Wrobel, Power e Toborek, 2016).

A deficiência ou o excesso de selênio no organismo conduzem a problemas relacionados à saúde, tanto física como mental. A principal fonte de selênio é uma dieta equilibrada, com uma seleção adequada de carne e produtos vegetais. A absorção adequada do selênio depende da sua biodisponibilidade, bioacessibilidade e/ou bioatividade; alguns nutrientes como a metionina e outros

536 MACRO E MICRONUTRIENTES EM NUTRIÇÃO CLÍNICA

antioxidantes (zinco, vitaminas E, A e C) aumentam a absorção de Se, e outros como enxofre e metais tóxicos (mercúrio e arsênico) reduzem sua biodisponibilidade (Bodnar et al., 2016; Retondario et al., 2018).

De acordo com a ingestão diária recomendada (*Dietary Reference Intakes* – DRI), as recomendações de selênio estão apresentadas na Tabela 1.

TABELA 1 Recomendações de ingestão de selênio (μg/dia) de acordo com *Dietary Reference Intakes*

Sexo e estágio de vida	EAR[a]	RDA[b]	UL[c]
Crianças de ambos os sexos			
0-6 meses	ND	15	45
7-12 meses	ND	20	60
1-3 anos	17	20	90
4-8 anos	23	30	150
Homens			
9-13 anos	35	40	280
14-18 anos	45	55	400
19-30 anos	45	55	400
31-50 anos	45	55	400
51-70 anos	45	55	400
> 70 anos	45	55	400
Mulheres			
9-13 anos	35	40	280
14-18 anos	45	55	400
19-30 anos	45	55	400
31-50 anos	45	55	400
51-70 anos	45	55	400
> 70 anos	45	55	400
Gestantes			
< 18 anos	49	60	400
19-30 anos	49	60	400
31-50 anos	49	60	400
Nutrizes			
< 18 anos	59	70	400
19-30 anos	59	70	400
31-50 anos	59	70	400

AI: ingestão adequada; EAR: necessidade média estimada; ND: não disponível; RDA: cota dietética recomendada; UL: nível máximo de ingestão tolerável.
Fonte: adaptada de IOM (2001).

ORIGEM E SÍNTESE DO SELÊNIO NOS ALIMENTOS

O Se foi identificado em 1917 pelo químico sueco Jöns Jacob Berzelius como um resíduo elementar na oxidação do dióxido de enxofre a partir do cobre para a produção de ácido sulfúrico (National Research Concil, 1983). Nos alimentos, a maioria do Se proveniente da dieta pode se apresentar das seguintes formas: inorgânico, metálico (Se^0), selenito (SeO_3^{2-}) e selenato (SeO_4^{2-}); ou orgânico, selenocisteína (Sec) e selenometionina (SeMet), que são análogos dos aminoácidos sulfurados cisteína e metionina, respectivamente (Supriatin, Weng e Comans, 2016).

A concentração de selênio em plantas e animais está correlacionada à quantidade do selênio no solo e sua forma química, concentração e composição determinam sua biodisponibilidade. Alguns fatores como o pH do solo, presença de matéria orgânica, a concentração de sulfato e o tratamento com fertilizantes influenciam na absorção da planta. Consequentemente, animais que consomem alimentos cultivados nesse solo também serão influenciados pelo conteúdo de Se (Dinh et al., 2017; Supriatin, Weng e Comans, 2016).

Os animais absorvem o selênio por meio da ingestão das plantas, que por sua vez absorvem esse elemento do solo. A geologia é o fator determinante no conteúdo de selênio, o qual é encontrado sob a forma de selênio elementar (Se^0), inorgânico como sais de selenito (SeO_3^{2-}) e selenato (SeO_4^{2-}) ou sob a forma orgânica, como selenometionina (SeMet), selenocisteína (Sec) e a selenio-metilselenocisteína (Se-MetSec) (Mehdi et al., 2013; Supriatin, Weng e Comans, 2016).

A distribuição e a concentração de Se no solo variam de 0,01 a 2,0 mg/kg, com uma média global de 0,4 mg/kg. Concentrações muito maiores (até 1.200 mg/kg) são encontradas em solos ricos em materiais seleníferos (arenitos, ardósia e carvão) em partes dos Estados Unidos, Canadá, América do Sul, China e Rússia (Fairweather-Tait et al., 2011). A variação na concentração do Se ocorre pelo tipo de solo, conteúdo de matéria orgânica e precipitação pluviométrica. Regiões vulcânicas e a presença de outros elementos como enxofre, alumínio e ferro afetam negativamente a absorção do selênio. Em áreas rochosas e na maioria dos solos são encontradas as formas inorgânicas, que são altamente solúveis, biodisponíveis e potencialmente tóxicas (Papp et al., 2007; Mehdi et al., 2013; Supriatin, Weng e Comans, 2016).

O selênio encontrado em sistemas biológicos está presente como proteína na forma de aminoácidos denominados de selenocisteína (Sec ou U) e selenometionina (SeMet). A Sec é conhecida como o 21º aminoácido, está incorporada no esqueleto peptídico das selenoproteínas e contém selênio na forma de selenol, o que confere à Sec funções catalíticas nas proteínas. A selenometionina contém selênio ligado covalentemente a dois átomos de carbono, portanto é considerada menos reativa do que a Sec, porém não há conhecimento se a SeMet exerce uma função bioquímica distinta ao aminoácido metionina (Sunde, 2014).

Nos alimentos o Se está presente nas formas orgânica e inorgânica, sendo esta última encontrada principalmente em suplementos alimentares e em pequenas proporções em alguns alimentos (Quadro 1). As fontes alimentares da selenocisteína são predominantemente de origem animal e a selenometionina pode ser encontrada tanto em alimentos de origem vegetal quanto em suplementos. A absorção de Se varia entre suas formas orgânicas e inorgânicas, SeMet > SeMetSec > selenato > selenito (Bodnar et al., 2016; Duntas e Benvenga, 2015; Mehdi et al., 2013; Rayman, 2012).

QUADRO 1   Formas de fontes alimentares do selênio

	Descrição
Selenometionina	Análogo de selênio do aminoácido metionina. Fontes: especialmente cereais, levedura de selênio e suplementos alimentares. É incorporada de forma não específica às proteínas no lugar da metionina (p. ex., a selenometionina acoplada à albumina é um marcador de selênio no plasma), o que leva a crer que os suplementos contendo selenometionina têm maior biodisponibilidade de selênio
Selenocisteína	Análogo de selênio do aminoácido cisteína. Fontes: alimentos de origem animal (selenoproteínas)
Selenoneine (2-selenyl-N$_\alpha$-N$_\alpha$-N$_\alpha$-trimethyl-L-histidine)	Descoberto recentemente como o principal componente do selênio em peixes (atum e cavala), e em menores quantidades em lulas, tilápias, porcos e frango
Selênio-metilselenocisteína e gama-glutamil-metilselenocisteína	Metabolizadas a metil selenol, e possuem efeitos anticancerígenos. Fontes: levedura enriquecida de selênio, alho, cebola e brócolis
Selenato e selenito	São componentes de suplementos alimentares. Alguns selenatos são encontrados em peixes e vegetais (repolho)

Fonte: adaptado de Rayman (2012).

O selênio entra na cadeia alimentar por meio de sua incorporação pelas plantas em compostos que normalmente contêm enxofre. Portanto, o selênio proveniente de fontes vegetais está na forma de SeMet, e em menor proporção de Sec e outros análogos de aminoácidos sulfurados. Fungos e plantas superiores não possuem selenoproteínas ou mecanismos de incorporação de Sec necessários para a síntese de selenoproteínas. Algumas plantas expressam uma enzima que metila a selenocisteína livre, produzindo selênio-metilcisteína, e seu acúmulo em altas concentrações pode ser responsável por intoxicar animais que as consomem (Kieliszek e Błażejak, 2016; Sunde, 2014).

Os conteúdos de Se nos alimentos variam de acordo com os teores solúveis presentes no solo e a capacidade das plantas em absorvê-lo. Consequentemente, a ingestão diária média de um adulto varia entre diferentes regiões, e a ferramenta básica para o cálculo de Se presente na dieta é a tabela de composição de alimentos, o que pode ser uma medida imprecisa, uma vez que a variação geográfica é um fator determinante na absorção do Se pelas plantas e animais. Vale ressaltar que o uso de fertilizantes com Se também influencia no conteúdo, tanto nas plantas quanto nas carnes (Combs, 2015; Kurokawa e Berry, 2013; Lönnerdal, Vargas-Fernández e Whitacre, 2017; Ullah et al., 2018).

O Brasil é um país onde existe uma variedade de alimentos ricos em Se, incluindo os vegetais e os alimentos de origem animal. No entanto, as tabelas de composição química de produtos alimentares não contêm dados sobre os níveis de Se presentes nos alimentos cultivados no Brasil, e na literatura há uma escassez de trabalhos publicados (dos Santos, da Silva Júnior e Muccillo-Baisch, 2017).

Fonte alimentar de origem animal

O selênio nos alimentos ocorre com maior frequência em combinação com proteínas, portanto os produtos com alto teor de proteína são tipicamente caracterizados por um maior teor de selênio (Tabela 2). Esses produtos incluem carne, peixe, miúdos, que contêm principalmente selenometionina (até 60%) e selenocisteína (até 50%). Em produtos lácteos, os níveis de selênio estão negativamente correlacionados com o teor de gordura (Kieliszek e Błażejak, 2016; Kurokawa e Berry, 2013).

TABELA 2   Quantidade de selênio em alimentos de origem animal

Alimentos	Selênio (µg/100 g)		
	IBGE POF 2008-2009	Ferreira et al. (2002)	USDA
Bovino			
Coxão mole	–	4,9	–
Contrafilé	31,7	9,7	29,3
Fígado	36,1	7,3	39,65
Filé mignon	31,7	5,2	22,82
Patinho	33,00	2,8	–

(continua)

540 MACRO E MICRONUTRIENTES EM NUTRIÇÃO CLÍNICA

TABELA 2   Quantidade de selênio em alimentos de origem animal *(continuação)*

Alimentos	Selênio (µg/100 g)		
	IBGE POF 2008-2009	Ferreira et al. (2002)	USDA
Aves – frango/galinha			
Coxa	23,9	12,0	10,23
Fígado	82,4	44,0	54,0
Peito	24,4	8,9	10,93
Sobrecoxa	23,9	6,4	25,7
Suíno			
Lombo	0,3	7,6	33,3
Pernil	0,3	8,0	35,9
Presunto	35,9	7,2	22,6
Linguiça defumada	14,4	9,0	18
Peixes e frutos do mar			
Atum sólido em lata	76,0	52,5	60,11
Cação em posta	58,20	11,3	36,5
Camarão vermelho	39,60	25,0	30
Sardinha em lata	52,7	46,0	52,7
Sardinha em lata em molho de tomate	–	80,9	40,56
Ovos			
Clara de ovo de galinha	–	5,2	20
Gema de ovo de galinha	–	34,0	55,88
Ovo de galinha inteiro	30,80	15,0	30,35
Ovo de codorna	30,8	0,1	32,2
Leite e derivados			
Iogurte	3,99	1,7	3,3
Leite desnatado	3,11	2,6	3,32
Leite integral	3,7	1,9	3,7
Queijo minas frescal	12,4	9,9	–
Requeijão cremoso	4,0	13,9	–

Fonte: IBGE (2003) e USDA (2018).

Fonte alimentar de origem vegetal

As principais espécies de fontes vegetais de Se são: selenato (translocado diretamente do solo e menos facilmente ligado aos componentes do solo do que selenito); selenometionina (SeMet; biossintetizada) e uma menor quan-

CAPÍTULO 25 • SELÊNIO 541

tidade de selenocisteína (Sec; biossintetizada); proteínas que contêm Se (nas quais SeMet e SeC foram incorporadas de forma não específica em lugar de metionina e cisteína); Se-metil-selenocisteína (SeMetSec) e gama-glutamil-Se-metilselenocisteína (GGSeMetSec) (consideradas como produtos de desintoxicação, denominadas acumuladores de Se em plantas das famílias da *Brassica* e *Allium*) (Kieliszek e Błazejak, 2013; Rayman, Infante e Sargent, 2008).

As plantas assimilam e acumulam Se de forma distinta, e são classificadas em três grupos: não acumuladoras de selênio (< 100 µg Se/g de amostra seca) que englobam cereais como trigo, aveia, centeio e cevada; acumuladoras secundárias de selênio, destacando as espécies *Brassica* (brócolis, repolho, couve) e *Allium* (alho, cebola, alho-poró); e acumuladoras de selênio (até 40.000 µg Se/g de amostra seca), cuja espécie é a árvore *Bertholletia excelsa*, que produz a castanha-do-brasil (Kieliszek e Błazejak, 2013; Rayman, 2008; Rayman, Infante e Sargent, 2008).

Frutas e vegetais contêm pequena quantidade de selênio. Isso é causado pelo baixo teor de proteínas e alto teor de água. Níveis extremamente elevados desse elemento, no entanto, são encontrados na castanha-do-brasil e nos cogumelos. Os cogumelos contêm quantidades substanciais de proteína; portanto, suas frações de proteína apresentam altos níveis de selênio orgânico. Além disso, os fungos como cogumelos e leveduras podem acumular selênio e podem conter mais de 20 compostos contendo selênio (selenocisteína, selenometionina, metilselenocisteína e Se-adenosilseleno-homocisteína) (Kieliszek e Błazejak, 2016; Kurokawa e Berry, 2013).

Grãos, trigo e milho utilizados para pães e outros produtos alimentares contêm selenometionina (aproximadamente 55%) como fonte de selênio biodisponível. Selenocisteína e selenato/selenito também são detectáveis em quantidades substanciais no trigo (cerca de 20%). O conteúdo de selênio em plantas pode variar amplamente, até 500 vezes, dependendo do selênio do solo (Tabela 3) (Kurokawa e Berry, 2013).

TABELA 3 Quantidade de selênio em alimentos de origem vegetal

Alimentos	Selênio (µg/100 g)		
	IBGE POF 2008-2009	Ferreira et al. (2002)	USDA
Frutas			
Abacate	0,4	0,2	0,4
Ameixa seca	–	0,6	0,28
Banana-da-terra	1,0	0,3	0,98
Banana-prata	1,0	0,1	0,98

(continua)

542 MACRO E MICRONUTRIENTES EM NUTRIÇÃO CLÍNICA

TABELA 3 Quantidade de selênio em alimentos de origem vegetal *(continuação)*

Alimentos	Selênio (µg/100 g)		
	IBGE POF 2008-2009	Ferreira et al. (2002)	USDA
Caqui	0,6	0,2	0,59
Goiaba vermelha	0,6	0,4	0,61
Laranja	0,5	0,3	0,5
Maçã	–	0,1	0,09
Mamão papaia	0,6	0,3	0,62
Manga	0,6	0,9	0,60
Maracujá	0,6	0,8	0,59
Melancia	0,4	0,6	0,39
Melão	0,7	0,1	0,70
Uva	0,1	0,1	0,12
Hortaliças			
Abobrinha	0,2	0,1	0,16
Alface	0,6	0,2	0,55
Almeirão	0,2	1,3	0,34
Berinjela	0,09	0,1	0,24
Brócolis	89,20	0,5	2,53
Cebola	0,5	0,5	0,5
Chuchu	0,3	0,3	0,22
Couve-flor	0,6	0,6	0,56
Folhas de couve	35,30	3,1	0,62
Espinafre	44,3	0,1	1,0
Pepino	0,3	0,1	0,38
Pimentão	–	0,2	0,07
Quiabo	0,4	0,3	0,7
Tomate	–	0,2	–
Vagem	0,2	0,3	12,88
Raízes e tubérculos			
Batata-baroa/mandioquinha	0,2	0,2	–
Batata-doce	0,2	0,9	0,60
Batata-inglesa	0,3	0,3	0,4
Beterraba	0,7	0,2	0,74
Cenoura	0,1	0,6	0,08
Inhame	0,6	0,9	0,67

(continua)

CAPÍTULO 25 • SELÊNIO 543

TABELA 3 Quantidade de selênio em alimentos de origem vegetal *(continuação)*

Alimentos	Selênio (µg/100 g)		
	IBGE POF 2008-2009	Ferreira et al. (2002)	USDA
Leguminosas			
Ervilha em conserva	1,7	1,8	1,29
Feijão preto	1,51	11,9	–
Feijão vermelho	1,51	3,2	0,5
Feijão branco	1,51	2,6	–
Feijão carioca	1,51	0,1	–
Cereais e farinhas			
Arroz polido	0,45	1,9	19,89
Arroz integral	0,45	2,7	17,08
Farinha de mandioca	–	0,5	–
Farinha de trigo	–	6,4	33,92
Farinha de trigo integral	–	13,6	61,83
Fubá	2,78	3,6	15,49
Milho-verde *in natura*	2,90	0,5	0,73
Milho-verde em conserva	0,70	0,0	0,58
Macarrão e pães			
Pão francês	–	7,3	27,26
Macarrão	–	2,3	26,37

Fontes: IBGE (2010) e USDA (2018).

Em uma recente revisão de literatura sobre o conteúdo de Se presente em alimentos cultivados no Brasil, foi demonstrado que a maioria dos estudos foi concentrada na região Sudeste do Brasil e no Norte/Nordeste (Floresta Amazônica). Os alimentos que apresentam os maiores valores de Se são a castanha--do-brasil e alimentos de origem animal, como frutos do mar, carne e ovos. Porém, os autores ressaltam a necessidade de mais estudos para avaliar as concentrações de Se em uma variedade maior de alimentos, bem como avaliar a variação nas concentrações de Se em todas as regiões do Brasil, uma vez que os dados sobre esse assunto permanecem escassos (dos Santos, da Silva Júnior e Muccillo-Baisch, 2017).

FISIOLOGIA

Digestão

O processo de assimilação de Se da dieta ainda permanece incompleto. Sabe-se que o seleneto de hidrogênio (H_2Se) é considerado o ponto central nas interconversões metabólicas de compostos orgânicos e inorgânicos de selênio (Fairweather-Tait et al., 2011; Wrobel, Power e Toborek, 2016).

Os compostos orgânicos como a selenometionina são convertidos em selenocisteína por meio da selenocistationina pela ação da cistationina gama-liase e depois da cistationina beta-liase, que libera o H_2Se da selenocisteína. A selenometionina liberada por catabolismo proteico entra no processo metabólico e, diferentemente da selenocisteína, é incorporada de forma inespecífica no lugar da metionina nas proteínas (fator dependente de disponibilidade de metionina). Além disso, há uma via alternativa para a liberação de selênio da selenometionina que pode ocorrer pela ação da metioninase bacteriana intestinal. Finalmente, a Se-metilselenocisteína (Se-MetSec) da dieta pode ser convertida em metilselenol (CH_3SeH) em uma reação catalisada pela cistationa gama-liase, que por sua vez é desmetilada para produzir selenito. Quanto às formas inogânicas de Se, o selenito pode ser reduzido ao H_2Se diretamente pela ação da tioredoxina redutase (TrxR) e da tiorredoxina; ou pode reagir com a glutationa para formar a selenodiglutationa (substrato da glutationa redutase) que catalisa o glutatiosselenol, e em seguida reage com a glutationa para produzir seleneto de hidrogênio. O selenato é assimilado em proteínas pela redução ao seleneto de hidrogênio pelas mesmas vias; no entanto, o mecanismo de redução de selenato para selenito permanece incerto (Burk e Hill, 2015; Combs, 2015; Fairweather-Tait et al., 2011; Wastney et al., 2011).

Absorção e biodisponibilidade

A absorção do selênio não é regulada homeostaticamente. A partir da ingestão de um alimento, cerca de 50 a 100% das formas de selênio são absorvidas independentemente do estado nutricional do indivíduo. A maior absorção ocorre quando o elemento fornecido é a selenometionina e, principalmente, selenocisteína, enquanto para o selenato e o selenito a absorção é de 50%, podendo variar significativamente (Sunde, 2014; Burk e Hill, 2015).

Alguns elementos diminuem a taxa de absorção de selênio. É o caso do enxofre, chumbo, arsênico, cálcio e Fe^{+3}. Por exemplo, o Fe^{+3} precipita o selênio, o que impede a absorção do Se pelos enterócitos, assim como o enxofre, que diminui a absorção de selênio pela competitividade estérica em uma concentração superior a 2,4 g/kg (Mehdi et al., 2013).

O metabolismo de Se está representado na Figura 1. O principal caminho para a assimilação de Se dietético consiste na redução das suas diferentes espécies para o seleneto de hidrogênio (H_2Se). Essa espécie desempenha papel central para a utilização e excreção de Se. A absorção de Se ocorre principalmente na parte inferior do intestino delgado por diferentes vias e mecanismos, em muitos casos compartilhados com seus análogos de enxofre. No entanto, na presença de glutationa redutase (GSH), no líquido gastrointestinal, a absorção de selenito é aumentada, e nessas condições o selenito reage não enzimaticamente com grupos tiol da GSH para formar selenodiglutationa (GS-Se-SG) (Solovyev, 2015; Roman, Jitaru e Barbante, 2014).

O GS-Se-SG deve permanecer estável no estômago em virtude das condições de pH baixo, e instável e reativo no intestino. A fração de selenito que é diretamente absorvida sofre a mesma redução nos glóbulos vermelhos, e o conjunto das espécies é convertido em H_2Se. Alternativamente, o selenito pode ser um substrato para o sistema tiorredoxina (tioredoxina, NADH e tioredoxina redutase) e diretamente reduzido a H_2Se (Figura 1, caminho a) seguindo um caminho de reação semelhante ao da glutationa redutase. A diglutationa (GSSG) não é um substrato para tioredoxina redutase e é um substrato pobre em dissulfureto para redução da tioredoxina. No entanto, a inserção de um átomo de Se torna esse composto um substrato altamente reativo para o sistema de tiorredoxina, capaz de ciclo redox na presença de oxigênio. O selenato é absorvido paracelularmente, com eficiência elevada, por meio de um processo de difusão passiva (Figura 1, caminho b). Os Se-aminoácidos SeMet e SeC são absorvidos pelas vias transcelulares mediadas por transportadores que são basicamente compartilhados com seus análogos contendo enxofre. O SeMet é absorvido por um processo dependente de Na^+. O SeMet também pode ser incorporado de forma não específica a proteínas como albumina sérica e hemoglobina, substituindo aleatoriamente a metionina (enxofre) (Figura 1, caminho c). Alternativamente, pode ser transformado em SeC (Figura 1, caminho d) e depois em seleneto (Figura 1, caminho e) pela via de trans-selenação, análoga à via de trans-sulfuração. A SeMet liberada por processos proteicos catabólicos entra na via de trans-selenação no mesmo caminho. O excesso de SeMet pode sofrer metilação direta pela gama-liase (Figura 1, caminho f). A absorção do SeMetSec pode compartilhar com o SeMet parte do mecanismo de transporte, mas algumas distinções ainda não são claramente compreendidas. O Se-dipeptídeo GGSeMetSec desempenha o papel de um transportador de SeMetSec. Após a ingestão como constituinte dietético, o volume (não necessariamente a quantidade total) de GGSeMetSec é hidrolisado pela gama-glutamiltranspep-

546 MACRO E MICRONUTRIENTES EM NUTRIÇÃO CLÍNICA

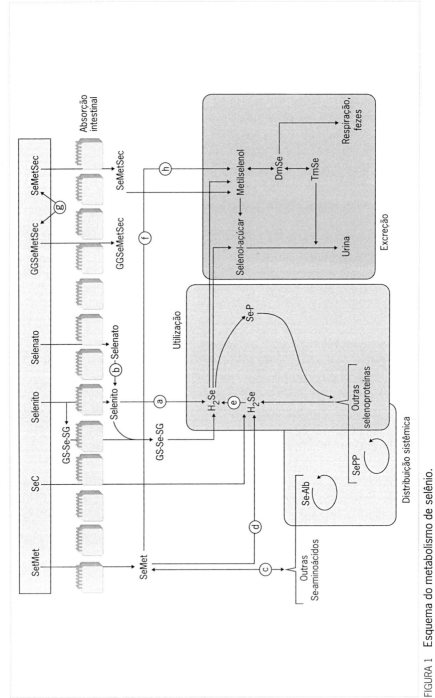

FIGURA 1 Esquema do metabolismo de selênio.
Fonte: Roman, Jitaru e Barbante (2014).

tidase no trato gastrointestinal (Figura 1, caminho g), liberando SeMetSec para absorção e liberação sistêmica para os outros tecidos. O GGSeMetSc é quantitativamente absorvido no trato gastrointestinal, como o SeMetSec. SeMetSec e GGSeMetSec são diretamente metilados pela beta-liase para metilselenol (MSe) (Figura 1, caminho h), de modo que a excreção urinária é a principal via para eliminar o excesso de Se dessa espécie (Lönnerdal, Vargas-Fernández e Whitacre, 2017; Roman, Jitaru e Barbante, 2014).

Transporte

O fígado é o órgão mais importante no metabolismo de Se, uma vez que sintetiza a maioria das selenoproteínas e regula a excreção dos metabólitos. A selenoproteína P (SePP) produzida no fígado é liberada na corrente sanguínea e é responsável pela distribuição de Se para os outros órgãos, onde outras selenoproteínas podem ser sintetizadas. A captação local de Se do plasma ocorre por endocitose mediada por receptores da família da apolipoproteína, como apoER2 em testículos e cérebro e megalina (Lrp2) nos rins (Fairweather-Tait et al., 2011; Lönnerdal, Vargas-Fernández e Whitacre, 2017; Roman, Jitaru e Barbante, 2014).

Duas selenoproteínas, SEPP e GPx extracelular (GPx3), foram identificadas no plasma. A selenoproteína P (SePP) é a principal forma de transporte circulante de selênio, responsável pela maioria do selênio no plasma (até 60%), e responde às mudanças no nível de exposição à dieta. A síntese de SePP é reduzida sob condições de deficiência dietética de selênio e as concentrações plasmáticas caem. Uma notável exceção é a glândula tireoide, para a qual os mecanismos de priorização do fornecimento de selênio parecem incluir o fornecimento de selênio independente de SePP. A captação de SePP do plasma para os tecidos, incluindo os testículos, rins e cérebro, é processo mediado pelo receptores (Figura 2) (Sunde, 2014; Fairweather-Tait et al., 2011).

Armazenamento

O selênio na forma de selenometionina é armazenado nos órgãos e tecidos com densidade variável: 30% no fígado, 30% no músculo, 15% no rim, 10% no plasma e 15% em outros órgãos. A homeostase do selênio é alcançada principalmente pelas reservas de selenometionina no rim e fígado. O selênio armazenado é usado quando a ingestão de alimentos com selênio é muito baixa para a síntese de selenoproteínas (Burk e Hill, 2015; Mehdi et al., 2013).

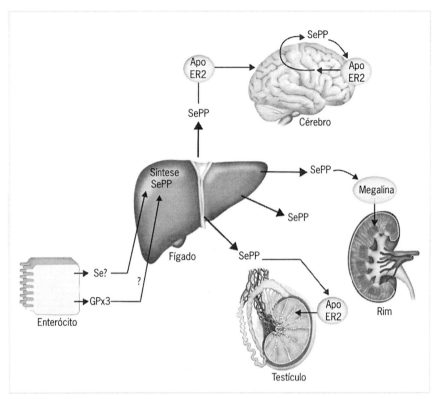

FIGURA 2 Esquema de distribuição de selênio (Se). Incorporação do Se pela secreção da GPx3 até a circulação portal, via síntese da SePP, e sua captação pelo cérebro e testículo via ApoER2, e megalina pelo rim.
Fonte: adaptada de Fairweather-Tait et al. (2011).

Uma ingestão muito alta de selenometionina resulta em acúmulo de selênio em tecidos (presumivelmente em proteínas que contêm selenometionina) que pode ser muito superior ao selênio em selenoproteínas. A degradação de proteínas que contêm selenometionina libera selenometionina para reentrar ao grupo de metionina livre (Burk e Hill, 2015).

Em um estudo com camundongos, constatou-se que 29% do selênio total está presente no fígado e aproximadamente 50% desse selênio está na forma de selenoproteína (Gpx1). Quando a ingestão de selênio dos animais foi limitante, a GPx1 hepática diminuiu drasticamente, liberando o selênio para a síntese de outras selenoproteínas do fígado; uma dessas selenoproteínas é a SePP. Embora os tecidos sintetizem selenoproteínas, eles diferem na quantidade de selênio. Um exemplo são os neurônios, que embora não sejam conhecidos por exportar selenoproteínas, requerem um suprimento confiável de selênio para sua viabilidade. A SePP é o principal fornecedor de selênio para tecidos extra-hepáticos. Os membros da família de receptores de lipoproteína de baixa densidade, receptor-2 de apolipoproteína E (apoER2) e megalina, ligam as formas de SePP e facilitam sua endocitose. Pelo menos uma forma de selênio, provavelmente selenol-açúcar, distribui o elemento para os tecidos. Esse mecanismo de transporte é fisiologicamente eficaz somente quando a ingestão de selênio é relativamente alta (Burk e Hill, 2015).

Excreção

A excreção do excesso de selênio ocorre por meio de um mecanismo de metilação sequencial em dimetilselenito (DMSe), excretado na respiração, selenol-açúcar nas fezes e trimetilselenônio (TMSe), excretado na urina (Figura 1). A porcentagem de remoção de selênio depende da quantidade de selênio ingerida, da forma química, da composição do alimento, do *status* de selênio e da porcentagem da filtração glomerular. A urina é a via dominante de excreção de selênio, porém também é excretado pelas fezes, em decorrência de uma baixa absorção intestinal, ou ainda pela respiração (Burk e Hill, 2015; Mehdi et al., 2013; Roman, Jitaru e Barbante, 2014).

A excreção de Se em humanos segue duas rotas possíveis, levando em ambos os casos a produtos metilados. A proporção entre os principais metabólitos depende da espécie de origem e do *status* de Se. Sob *status* de suplementação ou quantidades tóxicas de Se, a TMSe é o principal metabólito. Sua produção começa com fontes de Se que já são espécies monometiladas, como SeMetSec e selenobetaína (SeBet), e é subsequentemente transformada seguindo uma via de metilação gradual mediada por metiltransferases (Figura 1, caminho i). A formação da espécie intermediária, DMSe, excretada pela respiração, parece ser cineticamente favorecida com relação à TMSe. Sob estado de baixa toxicidade, o metabolismo do Se segue outra via, onde o seleneto é convertido em um intermediário seleno-açúcar-GS conjugado (GS-Se-N-acetil-galactosamina, GS-Se-Gal) e depois em SeMetil-N-acetil-galactosamina (MSeGalNAc), excretada na urina (Figura 1, caminho j) (Burk e Hill, 2015; Roman, Jitaru e Barbante, 2014).

SITUAÇÕES CLÍNICAS

Os seguintes parâmetros são usados como biomarcadores para selênio: a concentração de selênio (plasma ou soro), a atividade da GPx no plasma (GPx3), nos eritrócitos (GPx1), nos trombócitos (GPx1) ou no sangue total (GPx3 e GPx1) e na concentração de SePP (plasma ou soro). A maioria dos valores de referência baseia-se na presença da GPx no plasma, porém o méto-

550 MACRO E MICRONUTRIENTES EM NUTRIÇÃO CLÍNICA

do de análise da determinação do SePP é o mais utilizado (Burk e Hill, 2015; Duntas e Benvenga, 2015; Kipp et al., 2015).

Atualmente, a adequação dos padrões de selênio tem sido baseada sobretudo em *endpoints* bioquímicos (para a menor ingestão recomendada) e na ocorrência de resultados adversos à saúde (para o nível superior). No entanto, os dados recentes de ensaios clínicos indicam a necessidade de uma reavaliação da dose de toxicidade do selênio, uma vez que apenas uma dose suplementar (200 μg/selênio/dia) é utilizada nesses estudos, e os dados de dose-resposta são escassos (Vinceti et al., 2017).

Dessa forma, diretrizes quanto às doses de selênio variam ao redor do mundo (Tabela 4), pois não há uma recomendação para uma espécie específica de Se, apesar da clara evidência de que as várias formas químicas têm propriedades biológicas diferentes, ou seja, atividades nutricionais e toxicológicas variáveis (Mehdi et al., 2013; Shahid et al., 2018; Vinceti et al., 2017).

TABELA 4 Referências de ingestão dietética de selênio para adultos (μg/dia) em alguns países

País	Ano	EAR[a]	RDA[b]	UL[c]	LI[d]
Reino Unido	1991	Sem dados	60 (M), 75 (H)	450	40
Estados Unidos e Canadá	2000	45	55	400	–
Países nórdicos	2004	30 (M), 35 (H)	40 (M), 50 (H)	–	20
WHO/FAO	2004	20 (M), 27 (H)	26 (M), 34 (H)	400	–
EFSA (União Europeia)	1993	40	55	450	20
Austrália/Nova Zelândia	2005	50 (M), 60 (H)	60 (M), 70 (H)	400	–
Japão	2005	20 (M), 25-30 (H)	25 (M), 30-35 (H)	350 (M), 450 (H)	–

EAR: necessidade média estimada; LI: menor nível de ingestão; RDA: cota dietética recomendada; UL: nível máximo de ingestão tolerável.
Fonte: adaptada de Fairweather-Tait et al. (2011).

Situações clínicas de deficiência

Em regiões geográficas onde os solos possuem baixos teores de Se, a deficiência desse mineral é constatada na população, que é exposta à privação severa e prolongada. Os pacientes fenilcetonúricos, particularmente, sofrem os efeitos adversos da deficiência de selênio; além disso, indivíduos expostos à quimioterapia e à radioterapia são vulneráveis a esse microelemento. As consequências mais graves da deficiência de selênio foram relatadas em grande parte da Chi-

CAPÍTULO 25 • SELÊNIO **551**

na, bem como na Sibéria Central e Oriental (Kieliszek e Błażejak, 2016; Mehdi et al., 2013; Shreenath e Dooley, 2018).

A deficiência de selênio leva à degeneração de muitos órgãos e tecidos, em decorrência da diminuição da expressão das selenoproteínas, portanto, mudanças nos processos biológicos nos quais participa. Os sintomas da deficiência de selênio em humanos e animais são, principalmente, distúrbios relacionados ao músculo cardíaco e articulações. As deficiências moderadas desse micronutriente têm impacto negativo na saúde humana, como o risco de infertilidade em homens, câncer de próstata, nefropatia ou a ocorrência de doenças neurológicas. Além disso, a deficiência de selênio pode resultar em uma cardiomiopatia (doença de Keshan) e osteoartropatia (doença de Kashin-Beck) (Kieliszek e Błazejak, 2013; Kieliszek e Błażejak, 2016).

A doença de Kashin-Beck manifesta-se por artrite reumatoide, dedos encurtados ou distúrbios do crescimento. O dano oxidativo da cartilagem leva à deformação da estrutura óssea, conhecida como degeneração da cartilagem hialina. Essa doença afeta principalmente crianças com idade entre 5 e 13 anos. A combinação de deficiência de selênio e iodo constitui um fator que favorece o desenvolvimento da doença de Kashin-Beck. Outra doença associada à deficiência de selênio é Keshan, caracterizada por uma cardiomiopatia juvenil e que ocorre principalmente em mulheres jovens em idade reprodutiva e crianças com idade entre 2 e 10 anos (Kieliszek e Błażejak, 2016).

Na Alemanha, nos anos 1980, pesquisadores demonstraram que parte da população tinha baixa ingestão dietética de Se. Esse grupo foi descrito por mulheres grávidas, lactantes, alcoólatras, pessoas com nutrição parenteral, vegetarianos e pessoas que sofrem de desnutrição ou má absorção. Os autores também registraram níveis séricos de selênio abaixo do normal em etilistas, pacientes com cardiomiopatia congestiva, infarto agudo do miocárdio, doença coronariana, neoplasias malignas, cirrose hepática em pacientes em diálise (Mehdi et al., 2013).

Recentemente, a deficiência de selênio foi associada a alterações irreversíveis nas células neuronais e lesões cerebrais. Estudos clínicos revelaram que a deficiência de selênio leva a comprometimento cognitivo, convulsões, doença de Parkinson e doença de Alzheimer. Um papel importante nesse aspecto é da SePP, que exerce atividade antioxidante nas células neuronais, impedindo a morte celular por apoptose devida a danos oxidativos (Santhosh Kumar e Priyadarsini, 2014).

Situações clínicas de toxicidade

Embora muito menos comum do que a deficiência de selênio, a toxicidade do selênio (selenose) pode afetar os indivíduos como resultado da suplementação excessiva. Portanto, as formas inorgânicas de Se apresentam maior toxicidade. As características de alta ingestão de selênio dietético incluem: infertilidade, cabelos e unhas quebradiças (levando à perda em alguns casos), erupção cutânea, odor de alho na respiração e na pele, além de distúrbios no sistema nervoso. Sintomas adicionais como vômitos e edema pulmonar são características do envenenamento por selênio (Fairweather-Tait et al., 2011; Kieliszek e Błażejak, 2016; Zwolak e Zaporowska, 2012).

Entre outros efeitos relacionados a doses tóxicas de selênio, pode-se incluir a diminuição na síntese de hormônios tireoidianos (tri-iodotironina – T3), hormônio do crescimento (GH) e fator de crescimento semelhante à insulina. Concentrações acima de 2 µg/g de selênio no soro e no fígado são consideradas sintoma de toxicidade grave. A inalação com compostos de selênio, e especialmente o seleneto de hidrogênio altamente tóxico, causa sintomas comumente observados de doenças respiratórias, como pneumonia química e bronquite. Outros sintomas incluem inflamação dos alvéolos pulmonares com edema e hemorragia pulmonar, náusea, irritação ocular e dores de cabeça (Kieliszek e Błażejak, 2016).

Os níveis de exposição dietética nos quais o selênio se torna tóxico e a selenose se desenvolve são difíceis de estabelecer, porque a toxicidade é afetada pela forma em que o selênio está disponível no alimento e provavelmente também pela combinação com outros componentes da dieta e, possivelmente, interações com o genótipo (Fairweather-Tait et al., 2011).

SUPLEMENTAÇÃO BASEADA EM EVIDÊNCIAS

A fonte fundamental de selênio é uma dieta equilibrada que atende aos seus requisitos. Para atender às demandas da sociedade, há a possibilidade de enriquecer produtos fermentados com micronutrientes essenciais, que incluem leveduras especialmente enriquecidas com selênio, bactérias e biomassa vegetal. Além disso, o solo também é alvo da biofortificação, ou seja, a fertilização após as atividades agrícolas é uma alternativa de enriquecimento (Kieliszek e Błazejak, 2013; Kieliszek e Błażejak, 2016; Shreenath e Dooley, 2018).

É pouco provável que o selênio orgânico alcance níveis tóxicos tão rapidamente quanto a suplementação com selenito e selenato (as formas de sais inorgânicos de suplementos). No entanto, o uso de sais inorgânicos é uma maneira rápida de suplementar o selênio em situação de deficiência, com o objetivo de atingir 90 µg/dia para adultos. De acordo com a Organização Mundial da Saúde (OMS), o nível máximo de ingestão tolerável de selênio em adultos com 19 anos ou mais é de 400 µg/dia. Níveis acima disso são considerados tóxicos (Shreenath e Dooley, 2018).

Na última década, foram realizados estudos de intervenção com pacientes portadores de doença tireoidiana autoimune. Um estudo italiano, randomizado, controle-placebo com 151 grávidas com doença autoimune da tireoide, demonstrou que aquelas suplementadas com selênio (n = 77) na forma de SeMet (200 μg/dia) durante a gravidez e pós-parto apresentaram menor incidência da doença pós-parto em comparação com o grupo placebo (n = 74) e controle. A conclusão do estudo indica que a suplementação com Se durante a gravidez e no período pós-parto reduz a atividade inflamatória da tireoide (Negro et al., 2007). No entanto, recentemente foi publicada uma revisão sobre quatro ensaios clínicos, a qual não concluiu doses seguras e eficazes com a suplementação de Se em pacientes com doença de Hashimoto (Zuuren, Albusta e Fedorowicz, 2014).

A discrepância existente nos resultados dos estudos é explicada pelas disparidades regionais na ingestão de Se e iodo, além do tamanho do estudo, número de indivíduos, tempo de intervenção, falta de estudo dose-resposta e duplo--cego (Duntas e Benvenga, 2015). Recentemente, um estudo português relatou a ligação entre uma variação genética (polimorfismo) e o risco da doença de Hashimoto (Santos et al., 2014).

A relação entre suplementação de Se e *diabetes mellitus* (DM) é um ponto controverso, e essa associação ocorreu no terceiro Inquérito Nacional de Saúde e Nutrição (Nhanes), o qual revelou que o elevado nível sérico de Se estava relacionado com a prevalência de DM. Por outro lado, um estudo de metanálise demonstrou que a suplementação de Se pode reduzir o risco de DM tipo 2, porém não houve prevenção com a suplementação (Mao, Zhang e Huang, 2014). Um estudo realizado na Inglaterra avaliou a suplementação de Se sobre o risco de DM2, e utilizou a adiponectina no plasma como um biomarcador. Os indivíduos (n = 501) foram suplementados aleatoriamente com 100, 200 e 300 μg/dia, por seis meses. Os resultados mostraram aumento de Se no plasma do grupo tratado, porém nos grupos randomizados a suplementação não afetou os níveis de adiponectina e não houve efeito diabetogênico (Rayman et al., 2012). Em um estudo recente, grávidas (n = 230) foram suplementadas com Se (60 μg/dia) a partir da 12ª semana de gestação até o parto. Os resultados demonstraram que não houve alteração na adiponectina plasmática, e que esta não está associada a nenhum parâmetro do estado nutricional de Se, nem ao aumento no risco de resistência à ação da insulina (Mao et al., 2016).

Em contrapartida, é necessário ressaltar que a suplementação de Se em pacientes com deficiência pode ter efeito antilipidêmico, conforme estudo randomizado controle-placebo (n = 501), com pacientes suplementados com 100, 200 e 300 μg/dia. Os resultados apontaram que o efeito é inversamente correlacionado ao grau de deficiência de Se, pois quanto menor a concentração, maior é o efeito (Rayman et al., 2011). Porém, esses resultados estão na contramão do estudo norte-americano, no qual altas concentrações de selênio no soro foram correlacionadas com o aumento das concentrações séricas de colesterol total e LDL, enquanto o Se estava associado ao aumento do HDL-colesterol apenas nos pacientes que apresentavam baixos níveis de Se (Laclaustra et al., 2010).

Provavelmente, o efeito da suplementação de Se está correlacionado com a forma e com a faixa de administração do mineral (Figura 3). Portanto, alguns autores recomendam que a suplementação pode ser para aqueles com baixo *status* de Se; caso contrário, a ingestão adicional de Se pode levar a eventos adversos, incluindo o DM2 (Duntas e Benvenga, 2015; Rayman, 2012).

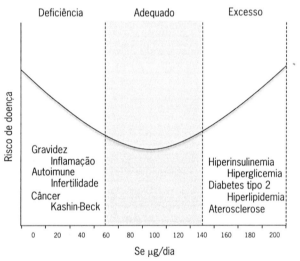

FIGURA 3 Suposta curva resposta em U para a suplementação de selênio. De acordo com dados existentes, a faixa ótima é entre 80 e 120 µg. Entre as faixas de concentração no intervalo inferior ou superior, as concentrações de 60-140 µg estão associadas a um aumento do risco de certas doenças. Em termos de aplicação clínica, a suplementação de Se deve ser aplicada quando está no limite inferior à faixa normal, ou seja, abaixo de 60 µg, com o objetivo de restaurar os níveis de Se para a faixa normal. Recomenda-se também uma abordagem individual que leve em consideração a história do paciente e o *status* da doença.
Fonte: adaptada de Duntas e Benvenga (2015).

REFERÊNCIAS

1. BODNAR, M. et al. Methods of selenium supplementation: bioavailability and determination of selenium compounds. *Critical Reviews in Food Science and Nutrition*, v. 56, n. 1, p. 36-55, 2016.
2. BURK, R.F.; HILL, K.E. Regulation of selenium metabolism and transport. *Annual Review of Nutrition*, v. 35, n. 1, p. 109-34, 17 jul. 2015.
3. COMBS, G.F. Biomarkers of selenium status. *Nutrients*, v. 7, n. 4, p. 2209-36, 2015.

CAPÍTULO 25 • SELÊNIO 555

4. DINH, Q.T. et al. *Role of organic acids on the bioavailability of selenium in soil: A review.* Chemosphere, v. 184, p. 618-35, 2017.

5. DOS SANTOS, M.; DA SILVA JÚNIOR, F.M.R.; MUCCILLO-BAISCH, A.L. Selenium content of Brazilian foods: A review of the literature values. *Journal of Food Composition and Analysis*, v. 58, p. 10-5, 2017.

6. DUNTAS, L.H.; BENVENGA, S. Selenium: an element for life. *Endocrine*, v. 48, n. 3, p. 756-75, 2015.

7. FAIRWEATHER-TAIT, S.J. et al. Selenium in Human health and disease. *Antioxidants & Redox Signaling*, v. 14, n. 7, p. 1337-83, 2011.

8. FERREIRA, K.S. et al. Concentrações de selênio em alimentos consumidos no Brasil. *Revista Panamericana de Salud Publica/Pan American Journal of Public Health*, v. 11, n. 3, p. 172-7, 2002.

9. [IBGE] INSTITUTO BRASILEIRO DE GEOGRAFIA E ESTATÍSTICA. Ministério do Planejamento, Orçamento e Gestão. Rio de Janeiro, 2010.

10. [IOM] INSTITUTE OF MEDICINE. *Dietary Reference Intake: Applications in dietary assessment. Food and Nutrition Board.* Washington, DC: National Academicy of Press, 2001.

11. KIELISZEK, M.; BŁAZEJAK, S. Selenium: Significance, and outlook for supplementation. *Nutrition*, v. 29, n. 5, p. 713-8, 2013.

12. KIELISZEK, M.; BŁAŻEJAK, S. Current knowledge on the importance of selenium in food for living organisms: A review. *Molecules*, v. 21, n. 5, p. 609, 10 maio 2016.

13. KIPP, A.P. et al. Revised reference values for selenium intake. *Journal of Trace Elements in Medicine and Biology*, v. 32, p. 195-9, 2015.

14. KUROKAWA, S.; BERRY, M.J. *Interrelations between essential metal ions and human diseases.* Dordrecht: Springer Netherlands, 2013. v. 13.

15. LACLAUSTRA, M. et al. Serum selenium and serum lipids in US adults: National Health and Nutrition Examination Survey (NHANES) 2003-2004. *Atherosclerosis*, v. 210, n. 2, p. 643-8, jun. 2010.

16. LÖNNERDAL, B.; VARGAS-FERNÁNDEZ, E.; WHITACRE, M. Selenium fortification of infant formulas: does selenium form matter? *Food & Function*, v. 8, n. 11, p. 3856-68, 2017.

17. MAO, J. et al. No effect of modest selenium supplementation on insulin resistance in UK pregnant women, as assessed by plasma adiponectin concentration. *British Journal of Nutrition*, v. 115, n. 1, p. 32-8, 2016.

18. MAO, S.; ZHANG, A.; HUANG, S. Selenium supplementation and the risk of type 2 diabetes mellitus: a meta-analysis of randomized controlled trials. *Endocrine*, v. 47, n. 3, p. 758-63, 2014.

19. MEHDI, Y. et al. Selenium in the environment, metabolism and involvement in body functions. *Molecules*, v. 18, n. 3, p. 3292-311, 2013.

20. NATIONAL RESEARCH COUNCIL. Selenium in nutrition. Washington, D.C: The Nacional Academies Press, 1983. Disponível em: https://www.nap.edu/catalog/40/selenium-in-nutrition-revised-edition. Acessado em: 6 ago. 2019.

21. NEGRO, R. et al. The influence of selenium supplementation on postpartum thyroid status in pregnant women with thyroid peroxidase autoantibodies. *Journal of Clinical Endocrinology and Metabolism*, v. 92, n. 4, p. 1263-8, 2007.

22. PAPP, L.V. et al. From selenium to selenoproteins: synthesis, identity, and their role in human health. *Antioxid Redox Signal*, v. 9, n. 7, p. 775-806, 2007.

23. RAYMAN, M.P. Food-chain selenium and human health: Emphasis on intake. *British Journal of Nutrition*, v. 100, n. 2, p. 254-68, 2008.

24. _____. Selenium and human health. *The Lancet*, v. 379, n. 9822, p. 1256-68, 2012.

25. RAYMAN, M.P. et al. Effect of supplementation with high-selenium yeast on plasma lipids. *Annals of Internal Medicine,* 2011.

26. _____. A randomized trial of selenium supplementation and risk of type-2 diabetes, as assessed by plasma adiponectin. *PLoS ONE*, v. 7, n. 9, 2012.

27. RAYMAN, M.P.; INFANTE, H.G.; SARGENT, M. Food-chain selenium and human health: Spotlight on speciation. *British Journal of Nutrition*, v. 100, n. 2, p. 238-53, 2008.

28. RETONDARIO, A. et al. Selenium intake and metabolic syndrome: A systematic review. *Clinical Nutrition*, 2018.
29. ROMAN, M.; JITARU, P.; BARBANTE, C. Selenium biochemistry and its role for human health. *Metallomics*, v. 6, n. 1, p. 25-54, 2014.
30. SANTHOSH KUMAR, B.; PRIYADARSINI, K.I. Selenium nutrition: How important is it? *Biomedicine & Preventive Nutrition*, v. 4, n. 2, p. 333-41, abr. 2014.
31. SANTOS, L.R. et al. A polymorphism in the promoter region of the selenoprotein S gene (SEPS1) contributes to Hashimoto's thyroiditis susceptibility. *Journal of Clinical Endocrinology and Metabolism*, v. 99, n. 4, p. 719-23, 2014.
32. SHAHID, N.M. et al. A critical review of selenium biogeochemical behavior in soil-plant system with an inference to human health. *Environmental Pollution*, v. 234, p. 915-34, mar. 2018.
33. SHREENATH, A.P.; DOOLEY, J. Selenium, deficiency. *StatPearls*, v. 1, 2018.
34. SOLOVYEV, N.D. Importance of selenium and selenoprotein for brain function: From antioxidant protection to neuronal signalling. *Journal of Inorganic Biochemistry*, v. 153, p. 1-12, 2015.
35. SUNDE, R.A. Selenium. In: ROSS. A.C.; CABALLERO, B.; COUSINS, R.J.; et al. 11.ed. *Modern nutrition in health and disease*, 2014.
36. SUPRIATIN, S.; WENG, L.; COMANS, R.N.J. Selenium-rich dissolved organic matter determines selenium uptake in wheat grown on Low-selenium arable land soils. *Plant and Soil*, v. 408, n. 1-2, p. 73-94, 2016.
37. ULLAH, H. et al. Developmental selenium exposure and health risk in daily foodstuffs: A systematic review and meta-analysis. *Ecotoxicology and Environmental Safety*, v. 149, p. 291-306, 2018.
38. [USDA] UNITED STATES DEPARTMENT OF AGRICULTURE. *USDA Food Composition Database*. Disponível em: https://ndb.nal.usda.gov/ndb/search/list. Acessado em: 6 ago. 2019.
39. VINCETI, M. et al. Health risk assessment of environmental selenium: Emerging evidence and challenges (Review). *Molecular Medicine Reports*, v. 15, n. 5, p. 3323-35, 2017.
40. WASTNEY, M.E. et al. A human model of selenium that integrates metabolism from selenite and selenomethionine. *Journal of Nutrition*, v. 141, n. 4, p. 708-17, 2011.
41. WROBEL, J.K.; POWER, R.; TOBOREK, M. Biological activity of selenium: Revisited. *IUBMB Life*, v. 68, n. 2, p. 97-105, fev. 2016.
42. ZUUREN, E.J.V.; ALBUSTA, Y.; FEDOROWICZ, Z. Selenium supplementation for Hashimoto's thyroiditis: Summary of a Cochrane Systematic Review. *Eur Thyroid J*, n. 6, p. 25-31, 2014.
43. ZWOLAK, I.; ZAPOROWSKA, H. Selenium interactions and toxicity: A review. *Cell Biology and Toxicology*, v. 28, n. 1, p. 31-46, 2012.

Cromo

Daniella de Brito Trindade
Jéssika Dayane Pereira Soares
Patrícia Cristina Barreto Lobo
Gustavo Duarte Pimentel

INTRODUÇÃO

O cromo (Cr) está presente na água, no solo, nas plantas e animais. Esse metal pode ser encontrado nas valências de –2 a +6; entretanto, as formas mais comuns são: trivalente (Cr^{3+}), biologicamente presente nos alimentos; e hexavalente (Cr^{6+}), forma tóxica e originada da poluição industrial (Lewicki et al., 2014; NLM, 2016; NIH, 2013).

Embora seja um elemento-traço essencial na alimentação dos seres humanos, dados sobre o teor de cromo nos alimentos ainda são escassos, dificultando a determinação da ingestão dietética recomendada (RDA). Em 2011, foi estabelecida a ingestão adequada (AI), a qual está representada na Tabela 1 (IOM, 2001).

TABELA 1 Ingestão adequada de cromo segundo estágios de vida e sexo

Estágio de vida	AI (µg/dia)
Bebês e crianças	
0-6 meses	0,2
7-12 meses	5,5
1 a 3 anos	11
4 a 8 anos	15
Homens	
9 a 13 anos	25

(continua)

TABELA 1 Ingestão adequada de cromo segundo estágios de vida e sexo
(continuação)

Estágio de vida	AI (µg/dia)
14 a 18 anos	35
19 a 50 anos	35
> 50 anos	30
Mulheres	
9 a 13 anos	21
14 a 18 anos	24
19 a 50 anos	25
> 50 anos	20
Gestantes	
14 a 18 anos	29
19 a 50 anos	30
Lactentes	
14 a 18 anos	44
19 a 50 anos	45

AI: ingestão adequada.
Fonte: IOM (2011).

O Cr^{3+} está envolvido na ação da insulina e atua no metabolismo de carboidratos. Dessa forma, ele funciona como cofator da cromodulina (LMWCr), um oligopeptídeo de baixo peso molecular. A LMWCr está no citoplasma e no núcleo das células sensíveis à ação da insulina (células hepáticas, musculares e adiposas) e permanece na forma inativa – apocromodulina nessas células. A ligação da apocromodulina à insulina ativa o receptor da transferrina e forma o complexo molecular transferrina-cromo, transportado para o interior da célula (Lin e Huang, 2015).

Após a internalização desse complexo, ocorre a liberação do cromo e a transformação da forma ativa da LMWCr em holocromodulina. A holocromodulina se liga ao receptor β da insulina e isso resulta na ativação da proteína quinase e aumenta a transdução de sinal da insulina para translocação do transportador de glicose (GLUT-4) para a membrana celular, promovendo a ativação das vias glicolíticas e permitindo que células adiposas e musculares absorvam e convertam a glicose em triglicerídeos (Lin e Huang, 2015; Lewicki et al., 2014).

Quanto à deficiência e ao excesso de Cr^{3+}, não há dados epidemiológicos descritos na literatura sobre seus efeitos em indivíduos saudáveis (EFSA,

2014; Stearns, 2007). Apesar de não existirem dados sobre sintomas de deficiência de Cr^{3+}, há relatos de pacientes que desenvolveram deficiência a longo prazo (vários meses) com nutrição parenteral total (NPT) (Brown et al., 1986; Jeejeebhoy et al., 1977; Tsuda et al., 1998; Verhage et al., 1996). Em todos os relatos, observaram-se deficiências de cromo plasmático e, após a introdução de Cr^{3+} (~5,0 µg/dia de Cr^{3+}), verificou-se redução dos sintomas (intolerância à glicose e resistência à insulina). Entretanto, na literatura a reversão da deficiência de Cr^{3+} foi associada apenas em pacientes recebendo NPT (EFSA, 2014; Stearns, 2007).

Neste capítulo, são discutidas algumas considerações sobre síntese, fisiologia, metabolismo celular, situações clínicas e a suplementação de cromo baseada em evidências.

ORIGEM E SÍNTESE DO CROMO NOS ALIMENTOS

O primeiro estudo que avaliou o teor de cromo nos alimentos foi em 1988, no qual o teor de Cr^{3+} encontrado em 43 alimentos derivados de cereais variou de 0,15 a 35 µg em 100 g (Anderson, Bryden e Polansky, 1988). Estudos posteriores verificaram que a maioria dos alimentos fornece baixas quantidades (2 µg/100 g) (Anderson, Bryden e Polansky, 1992; Cabrera-Vique et al., 1997). Apesar disso, a quantificação precisa de Cr^{3+} nos alimentos é difícil, pois o Cr^{6+} e o Cr^{3+} não podem ser distinguidos nos alimentos e, além disso, o conteúdo desse mineral nos alimentos pode ser afetado pelos processos agrícolas e de fabricação (NIH, 2013; WHO, 2009).

Fonte alimentar de origem animal

Carnes, aves e peixes têm baixas concentrações de cromo, variando de 0,6 a 2,0 µg de Cr^{3+} em 100 g, sendo considerados alimentos com teor médio de Cr (Anderson, Bryden e Polansky, 1992).

Fonte alimentar de origem vegetal

Nos vegetais, o teor de Cr^{3+} varia de acordo com a composição mineral do solo em que os vegetais foram cultivados (Cary e Kubota, 1988; Welch e Cary, 1975; WHO, 2009). Alguns teores de Cr^{3+} de alimentos selecionados são apresentados na Tabela 2.

TABELA 2 Vegetais fontes de cromo selecionados

Alimentos	Teor de Cr^{3+} em 100 g
Brócolis	11
Batata, purê	1,5
Pão integral de trigo	4,4
Uva verde	0,3
Uva vermelha	0,2
Maçã	0,8
Uva, suco	4,0
Laranja, suco	1,0

Fonte: Cary e Kubota (1990); Welch e Cary (1975); WHO (2009).

FISIOLOGIA

Digestão

Durante o processo de digestão, o Cr^{6+} ingerido a partir de uma dieta composta por alimentos naturais de origem vegetal e animal é reduzido a cromo Cr^{3+}, por meio da ação da saliva e do suco gástrico do estômago, sendo em seguida encaminhado à mucosa intestinal (De Flora, 2000). Estima-se que a taxa de redução de cromo salivar e do suco gástrico são respectivamente de 0,7-2,1 mg de Cr^{6+}indivíduo/dia e 84-88 mg de Cr^{6+}indivíduo/dia (De Flora et al., 1997).

Absorção e biodisponibilidade

A absorção do Cr^{3+} ocorre a partir da mucosa do intestino, por meio de difusão passiva (Cunha e Cunha, 1998); e a do Cr^{6+} acontece via pulmões, após sua inalação (Doisy et al., 1976). A taxa de absorção de Cr^{3+} inorgânico é baixa, entre 0,4 e 3%, varia conforme a quantidade ingerida (Krejpcio, 2001) e ocorre de maneira rápida, em menos de 15 minutos (Anderson, 1987).

Em seres humanos, a absorção do cromo da alimentação é inversamente proporcional à sua ingestão, indicando existência de um controle homeostático (Stoecker, 2009). E com exceção dos pulmões, os níveis de cromo nos tecidos diminuem com a idade, indicando, assim, a importância de avaliar a ingestão alimentar desse nutriente para identificar situações em que sua suplementação seja necessária (IPCS, 1988).

Alimentos como brócolis, pão integral, suco de uva, suco de laranja, levedura de cerveja, cogumelos e ostras, apesar da baixa concentração, são as principais fontes de cromo na dieta (NHI, 2005; Anderson, Bryde e Polansky, 1992). O conteúdo de Cr^{3+} pode variar dependendo do solo em que o alimento foi cultivado, pois solos mais argilosos apresentam maiores concentrações de cromo (Kabata, 2011). Além disso, a quantidade de cromo pode aumentar ou diminuir durante o processamento e cozimento.

Açúcares e grãos tendem a perder Cr^{3+} quando são refinados, e alimentos mais ácidos absorvem Cr^{6+} durante o preparo, principalmente quando aquecidos em recipientes de aço inoxidável (Kabata, 2001). Apesar de o consumo de alimentos processados e/ou cozimento com utensílios de aço inoxidável aumentarem a quantidade de cromo nos alimentos, esse valor é baixo, não provoca toxicidade por Cr^{6+}, uma vez que este será convertido em Cr^{3+} e colabora com a adequação da ingestão desse nutriente. Percebe-se assim que a alimentação saudável, composta principalmente por alimentos naturais e integrais, é essencial no equilíbrio da oferta de nutrientes em quantidade segura ao organismo.

É importante considerar que o consumo adequado da vitamina do complexo B (niacina) torna a absorção do cromo mais eficiente (Disilvestro e Dy, 2007) e a escassez de oxalato na dieta reduz sua absorção (Gropper, Smith e Groff, 2009). A formação de complexos entre o cromo e outros ligantes pode intensificar ou dificultar a absorção e retenção tecidual. Além disso, o processo absortivo de Cr^{3+} é facilitado por certos aminoácidos presentes na alimentação, como a histidina, que quela o Cr^{3+} e previne sua precipitação no pH básico do intestino delgado. Além dele, o ácido ascórbico favorece seu transporte e absorção (Mertz e Roginski, 1971).

A principal defesa contra a ação do Cr^{6+} nos pulmões e no estômago é a redução desse tipo de cromo tóxico ao Cr^{3+} não tóxico (Suzuki e Fukuda, 1990). Esse fato justifica a baixa biodisponibilidade de Cr^{6+} encontrada no organismo, exceto nos casos de intoxicação (Donaldson e Barreras, 1966). Anderson e Kozlovsky (1985) mostraram que a biodisponibilidade do cromo depende da dose ingerida, variando de 2% a 10 µg Cr/dia a 0,5% a 40 µg Cr/dia.

Transporte

Após a absorção, o Cr^{3+} se liga à transferrina no plasma e distribui-se amplamente pelo corpo (Stoecker, 2009), podendo também ser transportado pela albumina, globulinas e possivelmente por lipoproteínas (Mertz, 1993). O Cr^{3+} é capaz de penetrar as células vermelhas, onde se liga à cadeia β da hemoglobina, competindo com o ferro por este transportador, da mesma forma como acontece com a transferrina (Pearson e Vertrees, 1961). Ocorre pouca penetração de Cr^{3+} nos eritrócitos, e em seu interior é possível que o Cr^{6+} seja reduzido a Cr^{3+}, com lenta liberação deste. O Cr^{6+} consegue atravessar a placenta, atingin-

562 MACRO E MICRONUTRIENTES EM NUTRIÇÃO CLÍNICA

do no nascimento o nível máximo de cromo na maioria dos tecidos, exceto nos pulmões (Randall e Gibson, 1987).

Armazenamento

O Cr^{3+} sanguíneo é armazenado no baço, no fígado, nos rins e nos tecidos moles como pele, músculos, tendões, ligamentos ou invólucros de tecidos que cobrem articulações (Lim, Sargent e Kusubov, 1983). O Cr^{3+} absorvido apresenta predileção pelos ossos, no qual sua captação parece ser mais rápida (Stoecker, 2009). Após a absorção, o Cr^{3+} é distribuído em compartimentos de ciclo rápido (0,5-12 horas), médio (1-14 dias) e lento (3-12 meses), indicando que os tecidos absorvem e liberam o Cr^{3+} em velocidades diferentes (Do Canto, Sargent e Liehn, 1995). Além disso, a reserva de Cr^{3+} é relativa ao peso corporal, sendo maior em crianças recém-nascidas do que em adultos (Dubois e Belleville, 1991).

Excreção

O Cr^{3+} absorvido é excretado principalmente na urina e em pequenas quantidades nos cabelos, no suor e na bile. A excreção urinária é a via mais relevante de eliminação do Cr^{3+} do corpo, e é um bom reflexo da ingestão (Anderson et al., 1983). No entanto, a maior parte do cromo ingerido não é absorvido, sendo excretado nas fezes (Stoecker, 2009).

O rim rapidamente elimina a maioria do Cr^{3+} absorvido, com pouca retenção nos tecidos. Adultos saudáveis que receberam 30-100 µg Cr/d em sua dieta excretam uma média diária de 2-10 µg de urina Cr/L (Cornelis, Speecke e Hoste, 1975). A excreção urinária em humanos é alta nas duas primeiras horas após a ingestão (Anderson, 1987) e aumenta após a administração de insulina em diabéticos. Pequenas quantidades de Cr^{3+} são excretadas no leite materno (Casey e Hambidge, 1984).

Segundo Anderson (1997), os fatores que mais influenciam a excreção urinária de Cr^{3+} em humanos são: nível de estresse, dieta rica em carboidratos, aleitamento e trauma físico. No caso de diurese excessiva, como ocorre no diabetes descompensado ou na diurese associada ao alcoolismo, também ocorre aumento da eliminação de Cr^{3+} (Cunha, 1998).

As perdas urinárias de Cr^{3+} estão relacionadas às propriedades insulinogênicas dos carboidratos (Anderson et al., 1990). Isso porque o aumento da concentração de glicose sanguínea estimula a secreção de insulina, promovendo maior depleção de cromo. Seu excesso no sangue não consegue ser reabsorvido pelos rins, sendo então excretado na urina (Clarkson, 1997).

Durante exercícios aeróbicos prolongados, ocorre mobilização de Cr^{3+}, com o intuito de aumentar a captação de glicose pela célula muscular. As perdas urinárias de cromo geralmente não são restabelecidas rapidamente, pois a absorção intestinal desse mineral não é suficiente para suprir sua eliminação (Clarkson, 1997). Desse modo, postula-se que atletas possam apresentar deficiência de cromo com mais facilidade que indivíduos sedentários ou moderadamente ativos (Rubin et al., 1998).

SITUAÇÕES CLÍNICAS

Situações clínicas de deficiência

A restrição de cromo em situações clínicas é uma condição que não foi encontrada na literatura por essa revisão, e alguns pontos podem contribuir para que a restrição não seja ressaltada:

- Sua forma presente nos alimentos (Cr^{3+}) é considerada de baixa toxicidade (Iarc, 2012).
- A existência de um controle homeostático do organismo, sendo a absorção do cromo alimentar inversamente proporcional à sua ingestão (Stoecker, 2009).
- A presença de um sistema de eliminação eficiente, excretado principalmente na urina e nas fezes, sendo bom reflexo da ingestão (Anderson et al., 1983; Stoecker, 2009).

Apesar de não serem encontrados casos de restrição na literatura, situações clínicas de deficiência são relatadas.

A deficiência de cromo pode ser encontrada tanto em adultos quanto em crianças. O meio mais utilizado para avaliar o cromo corporal é sua concentração sérica (Rajendran et al., 2015). A deficiência é supostamente difícil, em decorrência de seu baixo valor de ingestão adequada (AI) (Trumbo et al., 2001; Vincent, 2004), porém a deficiência pode estar relacionada a outros fatores, como comorbidades, idade e estágios da vida.

Uma das causas da deficiência está correlacionada a algumas doenças ou complicações de saúde, como a resistência à insulina e o *diabetes mellitus*, nas quais esses indivíduos tendem a apresentar deficiência de cromo. No caso de diabéticos do tipo 2, principalmente os não controlados, as concentrações séricas se mostram menores quando comparados a indivíduos saudáveis (Rajendran et al., 2015). Na literatura é discutido o papel do cromo como potencializador na sinalização de insulina, consequentemente com efeito favorável na hemoglobina glicada (HbA1c) e na melhoria do controle glicêmico para diabéticos (Suksomboon, Poolsup e Yuwanakorn, 2014). Presume-se então que haja uma relação inversa entre HbA1c e a concentração sérica de cromo (Rajendran et al., 2015) e que sua deficiência alimentar possa contribuir para o desenvolvimento de *diabetes mellitus* tipo 2 (IOM, 2011).

Outro fator importante para deficiência é a idade. Alguns trabalhos têm mostrado essa relação da redução da concentração sérica de cromo com o passar dos anos, inclusive a redução da concentração nos tecidos de estoque (Rajendran et al., 2015; Rocha et al., 2016). Hipóteses são levantadas para explicar essa relação; uma delas é o aumento do uso de medicamentos, como os inibidores da bomba de prótons, que podem interferir na absorção de cromo (Kamath et al., 1997). Outra hipótese para deficiência de cromo em idosos se baseia na capacidade reduzida de conversão do Cr^{3+} em cromo GTF pelo organismo, que é mais bem absorvido quando comparado ao cromo trivalente (Anderson, 1981).

Quando observamos o fator alimentar, sabe-se que a refinação de carboidratos remove quase 90% do cromo natural presente no alimento, resultando em uma relativa insuficiência de cromo (Gregory et al., 1990), o que pode influenciar na quantidade diária de cromo ingerida, já que há uma tendência de maior consumo alimentar de carboidratos refinados nas dietas modernas, inclusive na alimentação dos idosos (Davies et al., 1997). Além disso, esse aumento no consumo de carboidratos, principalmente refinados, contribui para o aumento da excreção urinária de cromo (Anderson et al., 1990). Portanto, uma alimentação desbalanceada, juntamente com a ausência de um mecanismo eficiente de conservação de cromo, a longo prazo, pode contribuir para a deficiência de cromo em indivíduos com idade avançada (Davies et al., 1997).

Crianças anêmicas em razão da deficiência de ferro também apresentam deficiência de cromo (Angelova et al., 2014). Apesar de cromo e ferro terem efeito antagonista, competindo pela mesma ligação, tal fato pode ser explicado pela baixa ingestão de ferro na dieta, que pode ser acompanhada por ingestão insuficiente de outros micronutrientes (Afridi et al., 2011). Esse efeito antagonista provavelmente ocorre pela competição entre ferro e cromo pela transferrina (Quarles, Marcus e Brumaguim, 2011), e em indivíduos com hemocromatose hereditária (doença em que ocorre um excesso de ferro) levanta-se a hipótese de que o transporte de cromo seja diminuído em razão da interferência no transporte de cromo pelo ferro (Sargent, Lim e Jenson, 1979; Lim, Sargent e Kusubov, 1983).

É conhecido que o aumento da concentração de glicose no plasma estimula a secreção de insulina e que esta se liga à subunidade α do seu receptor de membrana. Acredita-se que o transporte de Cr^{3+} seja favorecido por esse mecanismo, por meio da cromotransferrina (Cr-Tf). O cromo também ativa a proteína kinase B (AKT), que estimula a translocação do transportador de glicose (GLUT4) para a membrana, assim como favorece o efluxo de colesterol das membranas, provocando a translocação do GLUT4, processo esse importante para a absorção de glicose (Goldstein, 2002; Chen et al., 2006). Tendo conhecimento da competição entre ferro e cromo pela transferrina e da função do cromo no metabolismo do carboidrato, presume-se que a deficiência de cromo provavelmente pode contribuir para a patogênese do *diabetes mellitus* tipo 2 (Sargent, Lim e Jenson, 1979; Lim, Sargent e Kusubov, 1983; IOM, 2011).

Outros casos de deficiência são relatados na literatura, um deles está relacionado com a piora da pressão arterial e com o aumento do risco de aterosclerose (Sharma et al., 2011). A aterosclerose é associada com anormalidades no metabolismo da glicose e, da mesma forma que as doenças cardiovasculares, é uma das maiores complicações conhecidas em pacientes diabéticos. As evidências de que a deficiência de cromo é uma causa da aterosclerose são indiretas, mas, no geral, o que se tem mais dados concretos é de que indivíduos com doença cardíaca possuem menor concentração de cromo (Schroeder, Nason e Tipton, 1970; Lewicki et al., 2014). Também há alguns relatos de reações hipoglicêmicas que se mostram responsivas à adequação de cromo, em casos documentados em que ocorre deficiência do mineral (Schroeder, Nason e Tipton, 1970).

A importância da identificação e correção da deficiência de cromo tem sido demonstrada em indivíduos recebendo nutrição parenteral total, sem adição do mineral. Relatos na literatura indicam que pacientes nesse estado, em deficiência de cromo, podem desenvolver intolerância a glicose, glicosúria, perda de peso, neuropatia periférica e encefalopatia, possivelmente reversíveis (Jeejeebhoy et al., 1977; Brown et al., 1986; Rajendran et al., 2015). Além disso, hiperglicemia e intolerância a glicose foram observadas em pacientes que recebiam quantidades significativas de glicose pela nutrição parenteral total, no caso a dextrose, o que contribui no aumento das perdas urinárias de cromo. Apesar de a concentração de cromo no plasma ser questionável, principalmente por sua redução em doenças agudas, os achados clínicos e bioquímicos devem ser analisados para avaliar possível deficiência de cromo nesses pacientes (Verhage, Cheong e Jeejeebhoy, 1996).

Situações clínicas de toxicidade

Como já citado, o cromo apresenta-se em duas formas mais comuns, o Cr^{3+} (trivalente – III) e o Cr^{6+} (hexavalente – VI). O primeiro apresenta baixa toxicidade, em parte por sua absorção fraca e pela existência de um controle homeostático eficiente do organismo (Stoecker, 2009). Já o segundo apresenta-se como carcinógeno humano, mutagênico e clastogênico (IARC, 2012). Sabe-se que concentrações elevadas de cromo são encontradas em indivíduos submetidos à exposição ocupacional (Scheepers et al., 2008), como inalação de poeira, névoa ou vapor e contato dérmico de produtos que contenham o cromo hexavalente. Além disso, esse tipo de cromo está contido na fumaça do tabaco e polui o ar exterior, sendo essas as principais causas de exposição ocupacional.

As indústrias estão envolvidas na exposição do Cr^{6+}, causando risco aos trabalhadores expostos e aos moradores de áreas próximas, incluindo atividades como: produção, uso e soldagem de metais contendo cromo, produção e uso de compostos contendo cromo, como pigmentos, tintas, catalisadores, agentes de curtimento e pesticidas. O risco de câncer em trabalhadores é aumentado, predominando o câncer de pulmão e, além desse, também são relatados efeitos sobre os órgãos gastrointestinais, principalmente o estômago (Iarc, 1990).

Segundo o National Toxicology Program, não é encontrada evidência de atividade cancerígena do Cr^{3+}, sendo este relativamente não tóxico, exibindo menos estresse oxidativo e danos ao DNA quando comparado com o Cr^{6+}. Na comparação entre o cromo ligado à niacina e o picolinato de cromo, este apresenta maior produção de ânion superóxido nocivo e aumento da fragmentação do DNA (NTP, 2012).

A Food and Nutrition Board (FNB) do Instituto de Medicina não estabeleceu um limite superior tolerável (UL) de ingestão para o cromo, porém aconselha cautela. A dosagem de até 1.000 µg é levantada em alguns estudos como segura e sem efeitos adversos, mas a suplementação a longo prazo e com valores acima de 1.000 µg pode estar associada a toxicidades (Onakpoya, Posadzki e Ernst, 2013; Suksomboon, Poolsup e Yuwanakorn, 2014). Alguns relatos isolados aparecem na literatura; como exemplo tem-se que a suplementação de picolinato de cromo, com dose de 600 µg/dia por 6 semanas seguidas, promoveu após 5 meses insuficiência renal (Wasser e Feldman, 1997), e doses de 1.200-1.400 µg/dia durante 4 a 5 meses culminaram no aparecimento de alteração na função hepática (Cerulli et al.,1998).

Outros efeitos adversos podem aparecer tanto com a suplementação de doses menores (< 200 µg/dia) ou maiores (≥ 200 µg/dia), incluindo fezes aquosas, vertigem, dores de cabeça, urticária, náuseas, vômitos, constipação e flatulências. O aparecimento desses efeitos depende de cada indivíduo e normalmente desaparecem quando a suplementação de cromo é retirada, e reaparecem quando é reintroduzida, sendo importante avaliar a tolerância e restrições de cada indivíduo (Onakpoya, Posadzki e Ernst, 2013; Suksomboon, Poolsup e Yuwanakorn, 2014).

CAPÍTULO 26 • CROMO **567**

SUPLEMENTAÇÃO BASEADA EM EVIDÊNCIAS

A média de ingestão de cromo tende a variar em cada país. A maioria das pessoas de Beltsville, nos Estados Unidos, tem uma média de consumo que varia de 10-40 μg Cr/dia. Guthrie (1973) estimou uma ingestão de 39-190 μg/dia na Nova Zelândia. Já Ysart et al. (2000) observaram o consumo de 100 μg/dia no Reino Unido e Leblanc et al. (2005) encontraram uma média de ingestão de 76,9 μg/dia na França. Enquanto isso, no Brasil, a média de consumo encontrada no estado de São Paulo foi de 20,7 μg/dia, valor inferior à maioria dos valores internacionais (Avegliano, Maihara e Silva, 2011).

A necessidade diária de cromo ainda não é bem estabelecida, mas a recomendação média para ingestão adequada (AI) baseia-se em torno de 30 μg/dia, sendo 35 μg/dia para homens e 25 μg/dia para mulheres com idade de 19 a 50 anos, uma quantidade considerada pequena, sendo sua deficiência difícil se desenvolver em indivíduos saudáveis (Trumbo et al., 2001; Vincent, 2004). Entretanto, em alguns casos a suplementação é necessária, visando atingir a necessidade de ingestão diária, como em idosos, para os quais o aumento da densidade de nutrientes é geralmente recomendado para a faixa etária de 51-70 anos, em razão de vários fatores que sugerem a vulnerabilidade da depleção de minerais como o cromo, quando comparado a adultos jovens. Também no caso de lactantes, para as quais são adicionados aproximadamente 20 μg a mais de cromo à ingestão adequada diária, para compensar o que é absorvido da alimentação e o que é secretado no leite humano (IOM, 2011).

A suplementação nutricional de cromo pode ser encontrada geralmente nas seguintes formas: picolinato de cromo, cromo quelado e cromo GTF. O cromo GTF é identificado como um complexo: cromo mais ácido nicotínico, com características de ser facilmente absorvido pelo organismo e ser biodisponível, tendo distribuição em diferentes tecidos e acesso a depósitos de armazenamento biologicamente importantes, ao contrário de outras formas de cromo. Além disso, alguns estudos têm mostrado sua eficácia na potencialização da função da insulina, na regulação do metabolismo de carboidratos (Mertz, 1993; Suksomboon, Poolsup e Yuwanakorn, 2014). O uso de suplementos de cromo, principalmente na forma de picolinato de cromo, tem aumentado como resultado de relatos na literatura que mostram efeitos de sua suplementação na potencialização da ação da insulina, regulação da glicemia, melhora do perfil lipídico e melhora do estresse oxidativo.

O cromo se destaca por estar envolvido em diversos mecanismos do metabolismo da glicose, dentre eles a ampliação da sinalização do receptor de membrana para a insulina, contribuindo para aumentar a sensibilidade à insulina. Além disso, esse mineral também se mostra capaz de contribuir para redução da hemoglobina glicada (HbA1c) quando esta se apresenta maior ou igual a 8% (Vincent, 2004; Suksomboon, Poolsup e Yuwanakorn, 2014; Rajendran et al., 2015). Porém, apesar de ele estar envolvido nesses mecanismos e trazer possíveis efeitos benéficos à saúde, as evidências não mostram benefícios significativos da suplementação de cromo na dieta de indivíduos saudáveis e ainda não são suficientes para a realização de conduta a longo prazo em indivíduos diabéticos (Guimarães et al., 2017), seja na forma de picolinato ou na forma de cromo ligado a niacina, os mais descritos na literatura. Da mesma forma, a suplementação se mostra efetiva para reduzir o estresse oxidativo em pacientes com *diabetes mellitus* tipo 2, mas em indivíduos normoglicêmicos a suplementação mostra--se com efeito pró-oxidante. Quando o indivíduo apresenta alta concentração sérica de cromo também pode ocorrer declínio na sensibilidade à insulina, não sendo indicada a suplementação nesse caso (Guimarães, Carvalho e Silva, 2013).

Apesar de a suplementação com picolinato de cromo ter apontado efeitos benéficos, trabalhos em animais mostraram relação negativa com a suplementação, associando-a com dano mitocondrial, apoptose, efeitos mutagênicos e nefrite crônica (Iarc, 2012).

Os estudos sobre o efeito da suplementação de cromo na melhora dos distúrbios lipídicos são controversos; em sua maioria, a suplementação nas formas de cromo ligado à niacina e principalmente picolinato de cromo mostra correlação negativa para efeito da melhora do perfil lipídico e nenhuma de suas formas de suplementação se mostrou eficaz em alterar o nível total de colesterol. Da mesma forma, não mostra alteração nos níveis de LDL-C com a suplementação. Já os níveis de HDL-C aumentam significativamente com a suplementação de cromo (Suksomboon, Poolsup e Yuwanakorn, 2014).

A redução do peso corporal tem sido outro alvo da suplementação de cromo; a literatura não mostra relação significativa na redução do índice de massa corporal (IMC) e no percentual de gordura corporal. A circunferência da cintura é um dos parâmetros mais utilizados para avaliar obesidade e está fortemente associada ao risco cardiometabólico. Nesse caso, a suplementação de cromo se apresenta com baixa efetividade ou nenhum efeito na redução da circunferência da cintura, gerando uma pequena relevância clínica e ainda discutível (Onakpoya, Posadzki e Ernst, 2013).

Quando falamos sobre suplementação, devemos observar primeiramente se há necessidade da utilização pelo indivíduo, ou seja, se ele está em déficit nutricional e se a alimentação será suficiente para atingir suas necessidades. Vários fatores podem influenciar na nossa concentração sérica de cromo e estes devem ser observados antes da suplementação. Alguns deles são a própria digestão, absorção e excreção do mineral, considerando-se que a quantidade média de absorção do cromo permanece constante com uma ingestão dietética

CAPÍTULO 26 • CROMO 569

de até 40 µg. Acima desse valor médio, a excreção urinária aumenta proporcionalmente à ingestão e a proporção de absorção diminui. A absorção do cromo também pode ser aumentada pela presença de aminoácidos, ácido ascórbico, oxalato e altos níveis de carboidratos. Já fitatos, antiácidos, carbonato de cálcio e inibidores de bomba de prótons aparentam reduzir a absorção de cromo (Kamath et al., 1997; Guimarães et al., 2017).

Os estudos concluem que antes de suplementar é fundamental fazer o diagnóstico nutricional do mineral; além disso, deve-se considerar que a resposta da suplementação é dependente da dosagem, do tempo de uso e da individualidade bioquímica de cada indivíduo (Golubnitschaja e Yeghiazaryan, 2012). Na prática clínica vê-se que doses acima de 250 µg/dia em média não apresentam melhores resultados. Porém, ainda são conflitantes e confusos os resultados dos estudos, principalmente pela diferença na dosagem e metodologias utilizadas (Evert et al., 2013). Em todo caso, a preferência deve ser para um tratamento que engloba mudanças de estilo de vida e hábitos alimentares saudáveis, em vez de suplementar os nutrientes de forma isolada, sendo importante lembrar que a suplementação deve estar associada aos demais minerais e vitaminas, considerando a ação sinérgica dos nutrientes.

REFERÊNCIAS

1. AFRIDI, H.I. et al. Chromium and manganese levels in biological samples of normal and night blindness children of age groups (3-7) and (8-12) years. *Biol Trace Elem Res*, v. 143, n. 1, p. 103-15, 2011.
2. ANDERSON, R.A. Trace elements ill human and animal nutrition, v. 1. MERTZ, W. (Ed.). *Academic*, New York, p. 225-44, 1987.
3. _____. Chromium as an essential nutrient for humans. *Regulatory Toxicology and Pharmacology*, v. 26, p. S25-S41, 1997.
4. _____. Nutritional role of chromium. *Sci Total Environ*, Amsterdam, v. 17, n. 1, p. 13-29, 1981.
5. ANDERSON, R.A.; BRYDEN, N.A.; POLANSKY, M.M. Chromium content of selected breakfast cereals. *Journal of Food Composition and Analysis*, San Diego, v. 1, p.303-8, 1988.
6. _____. Dietary chromium intake. Freely chosen diets, institutional diet, and individual foods. *Biological Trace Element Research*, v. 32, p. 117-200, 1992.
7. ANDERSON, R.A. et al. Urinary chromium excretion and insulinogenic properties of carbohydrates. *American Journal of Clinical Nutrition*, v. 51, p. 864-8, 1990.
8. ANDERSON, R.A. et al. Effect of chromium supplementation on urinary Cr excretion of human subjects and correlation of Cr excretion with selected clinical parameters. *Journal of Nutrition*, v. 113, n. 276, 1983.
9. ANDERSON, R.A. et al. Effect of exercise (running) on serum glucose, insulin, glucagon, and chromium excretion. *Diabetes*, v. 31, n. 3, p. 212-6, 1982.
10. ANDERSON, R.A.; KOZLOVSKY, A.S. Chromium intake, absorption and excretion of subjects consuming self selected diets. *The American Journal of Clinical Nutrition*, v. 41, p.1177-83, 1985.
11. ANGELOVA, M.A. et al. Trace element status (iron, zinc, copper, chromium, cobalt, and nickel) in iron-deficiency Anaemia of children under 3 years. *Hindawi: Anemia*, p. 1-8, 2014.

570 MACRO E MICRONUTRIENTES EM NUTRIÇÃO CLÍNICA

12. AVEGLIANO, R.P.; MAIHARA, V.A.; SILVA, F.F. A brazilian total diet study: evaluation of essential elements. *Journal of Food Composition and Analysis*, v. 24, n. 7, p. 1009-16, 2011.
13. BROWN, R.O. et al. Chromium deficiency after long-term total parenteral nutrition. *Digestive Diseases and Science*, v. 31, p. 661-4, 1986.
14. CABRERA-VIQUE, C. et al. Determination and levels of chromium in French wine and grapes by graphite furnace atomic absorption spectrometry. *Journal of Food Composition and Analysis*. Washington, v. 45, p. 1808-11, 1997.
15. CARY, E.E.; KUBOTA, J. Chromium concentration in plants: effects of soil chromium concentration and tissue contamination by soil. *Journal of Agricultural and Food Chemistry*, Washington, v. 38, p. 108-14, 1988.
16. CASEY, C.E.; HAMBIDGE, K.M. Chromium in human milk from American mothers. *British Journal of Nutrition*, v. 52, p. 73-7, 1984.
17. CERULLI, J. et al. Chromium picolinate toxicity. *Ann Pharmacother*, United States. v. 32, n. 4, p. 428-31, 1998.
18. CLARKSON P.M. Effects of exercise on chromium levels: Is supplementation required? *Sports Medicine*, v. 23, p. 341-9, 1997.
19. CHEN, G. et al. Chromium activates glucose transporter 4 trafficking and enhances insulin-stimulated glucose transport in 3T3-L1 adipocytes via a cholesterol-dependent mechanism. *Mol Endocrinol*, v. 20, n. 4, p. 857-70, 2006.
20. CORNELIS, R.; SPEECKE, A.; HOSTE, J. Neutron activation analysis for bulk and trace elements in urine. *Analytica Chimica Acta*, v. 78, p. 317-27, 1975.
21. CUNHA, D.F.; CUNHA, S.F. C. Cromo. In: DUTRA DE OLIVEIRA, J.E.; MARCHINI, J.S. *Ciências nutricionais*. São Paulo: Sarvier, 1998.
22. DAVIES, S. et al. Age-related decreases in chromium levels in 51,665 hair, sweat, and serum samples from 40,872 patients – Implications for the prevention of cardiovascular disease and type II diabetes mellitus. *Metabolism*, Philadelphia, v. 46, n. 5, p. 469-73, 1997.
23. DE FLORA, S. Threshold mechanisms and site specificity in chromium (VI) carcinogenesis. *Carcinogenesis*, v. 21, p. 533-41, 2000.
24. DE FLORA, S. et al. Estimates of the chromium (VI) reducing capacity in human body compartments as a mechanism for attenuating its potential toxicity and carcinogenicity. *Carcinogenesis*, v. 18, n. 3, p. 531-7, 1997.
25. DISILVESTRO, R.A.; DY, E. Comparison of acute absorption of commercially available chromium supplements. *Journal of Trace Elements in Medicine and Biology*, v. 21, n. 2, p. 120-4, 2007.
26. DO CANTO, O.M.; SARGENT, T.I.I.I.; LIEHN, J.C. Chromium (III) metabolism in diabetic patients. In: SIVE SUBRANANIAN, K.N.; WASTNEY, M.E. (Eds.). *Kinetic Models of Trace Element and Mineral Metabolism*. v. 416. Boca Raton: CRC Press, 1995.
27. DOISY, R.J. et al. Trace elements in human health and disease. v. II. PRASAD, A.S.; OBERLEAS, D. (Eds.) *Academic*, New York, p. 79-104, 1976.
28. DONALDSON, R.M.; BARRERAS, R.F. Intestinal absorption of trace quantities of chromium. *Journal of Laboratory and Clinical Medicine*, v. 68, p. 484-93, 1966.
29. DUBOIS, F.; BELLEVILLE, F. Chromium – physiological role and implications for human disease. *Pathologie-Biologie*, Paris, v. 39, p. 801-8, 1991.
30. [EFSA] EUROPEAN FOOD SAFETY AUTHORITY. Scientific opinion on dietary reference values for chromium. *EFSA Journal*, v. 12, p. 1-25.
31. EVERT, A.B. et al. American Diabetes Association. Nutrition therapy recommendations for the management of adults with diabetes. *Diabetes Care*, v. 36, n. 11, p. 3821-42, 2013.
32. FÁVARO, D.I.T. et al. Evaluation of some essential and trace elements in diets from 3 nurseries from Juiz de Fora, M.G., Brazil, by neutron activation analysis. *Journal of Radioanalytical and Nuclear Chemistry*, v. 249, n. 1, p. 15-9, 2001.

CAPÍTULO 26 • CROMO **571**

33. GOLDSTEIN, B.J. Protein-tyrosine phosphatases: emerging targets for therapeutic intervention in type 2 diabetes and related states of insulin resistance. *J Clin Endocrinol Metab*, v. 87, n. 6, p. 2474-80, 2002.

34. GOLUBNITSCHAJA, O.; YEGHIAZARYAN, K. Opinion controversy to chromium picolinate therapy's safety and efficacy: ignoring "anecdotes" of case reports or recognizing individual risks and new guidelines urgency to introduce innovation by predictive diagnostics. *EPMA J*, v. 3, n. 1, 11p., 2012.

35. GOSTILL, D. L. et al. Glucose ingestion at rest and during prolonged exercise. *Journal of Applied Physiology*, v. 34, p. 764-9, 1973.

36. GREGORY, J. et al. The Dietary and Nutritional Survey of British Adults, Office of Population Censuses and Surveys. London: HMSO, 1990. 69p.

37. GROPPER, S.S.; SMITH, J.L.; GROFF, J.L. *Advanced nutrition and human metabolism*. 5.ed. Cengage Learning, 2009. 605p.

38. GUIMARÃES, M.M.; CARVALHO, A.C.M.S.; SILVA, M.S. Chromium nicotinate has no effect on insulin sensitivity, glycemic control, and lipid profile in subjects with type 2 diabetes. *Journal of the American College of Nutrition*, v. 32, n. 4, p. 243-50, 2013.

39. GUIMARÃES, M.M. et al. Importance of chromium in the diet. Switzerland: Springer International Publishing, 2017.

40. GUTHRIE, B.E. Daily requirement of zinc, copper, manganese, chromium and cadmium by some New Zealand women. *Proceedings of the University of Otago Medical School*, v. 51, p. 47-9, 1973.

41. [IARC] INTERNATIONAL AGENCY FOR RESEARCH ON CANCER. Chromium, nickel and welding. IARC monographs on the evaluation of carcinogenic risks to humans. *International Agency for Research on Cancer*, Lyons, v. 49, p. 1-648, 1990.

42. _____. Arsenic, metals, fibres, and dusts. In: *A review of human carcinogens, IARC monographs on the evaluation of carcinogenic risks to humans*. Lyons: International Agency for Research on Cancer, 2012.

43. [IOM] INSTITUTE OF MEDICINE. Food and Nutrition Board. Dietary Reference Intakes for vitamin A, vitamin K, arsenic, boron, chromium, copper, iodine, iron, manganese, molybdenum, nickel, silicon, vanadium, and zinc. Washington, D.C.: National Academy Press, 2011. 773p.

44. JEEJEEBHOY, K.N. et al. Chromium deficiency, glucose intolerance and neuropathy reversed by chromium supplementation in a patient receiving long-term total parenteral nutrition. *American Journal of Clinical Nutrition*. Bethesda, v. 30, n. 4, p. 531-8, 1977.

45. [IPCS] INTERNATIONAL PROGRAMME ON CHEMICAL SAFETY. *Environmental Health Criteria 61 Chromium*. Geneva: World Health Organization, 1988.

46. KABATA, A.P. *Trace elements in soils and plants*. Boca Raton: CRC Press, 2001.

47. _____. *Trace elements in soils and plants*. New York: CRC Press/Taylor & Francis Group, 2011. 548p.

48. KAMATH, S.M. et al. Absorption, retention and urinary excretion of chromium-51 in rats pretreated with indomethacin and dosed with dimethyl prostaglandin E2, misoprostol or prostacyclin. *J Nutr*, Rockville v. 127, p. 478-82, 1997.

49. KREJPCIO, Z. Essentiality of chromium for human nutrition and health. *Polish Journal of Environmental Studies*, v. 10, n. 6, p. 399-404, 2001.

50. LEBLANC, J.C. et al. Dietary exposure estimates of 18 elements from the 1st French Total Diet Study. *Food Additives and Contaminants*, v. 22, n. 7, p. 624-41, 2005.

51. LEWICKI, S. et al. The role of chromium III in the organism and its possible use in diabetes and obesity treatment. *Annals of Agricultural and Enviromental Medicine*, Lublin, v. 21, n. 2, p. 331-5, 2014.

52. LIM, T.H.; SARGENT, T.; KUSUBOV, N. Kinetics of trace element chromium (III) in the human body. *American Journal of Physiology*, v. 244, n. 4, p. 445-54, 1983.

53. LIN, C.C.; HUANG, Y.L. Chromium, zinc and magnesium status in type 1 diabetes. *Current Opinion in Clinical Nutrition and Metabolic Care*, London, v. 18, n. 8, p. 588-92, 2015.

54. MERTZ, W.; ROGINSKI, E.E. Newer trace elements in nutrition. MERTZ, W.; CORNATZER, W.E. (Eds.). New York: Dekker, 1971. p.123-53.

55. MERTZ, W. Chromium in human nutrition: a review. *Journal of Nutrition*, v. 123, n. 4, p. 626-33, 1993.

56. MOWAT, D.N. Organic chromium: a new nutrient for stressed animals. In: LYONS, P.; JACQUES, K.A. *Proceedings of Alltech's 10th Annual Symposium, Biotechnology in the Feed Industry*. UK: Nottingham University Press, 1994. p. 275-82.

57. [NIH] NATIONAL INSTITUTES OF HEALTH. Office of dietary supplements. *Dietary supplement fact sheet: Chromium*, 2005. Disponível em: <http://ods.od.nih.gov/factsheets/chromium/>. Acessado em: 10 jan. 2018.

58. _____. *Chromium Dietary Supplement Fact Sheet*. Disponível em: <https://ods.od.nih.gov/factsheets/Chromium-HealthProfessional/#en15>. Acessado em: 12 jan. 2018.

59. [NLM] NATIONAL LIBRARY OF MEDICINE. *LiverTox. Trace elements and metals*, 2016. Disponível em: <https://livertox.nlm.nih.gov//TraceElementsAndMetals.htm>. Acessado em: 12 jan. 2018.

60. [NTP] NATIONAL TOXICOLOGY PROGRAM. Toxicology and carcinogenesis studies of chromium picolinate monohydrate. (CAS No. 27882-76-4) in F344/N rats and B6C3F1 mice (feed studies). *Natl Toxicol Program*, Lyon, v. 556, p. 1-194, 2012.

61. ONAKPOYA, I.; POSADZKI, P.; ERNST, E. Obesity treatment chromium supplementation in overweight and obesity: a systematic review and meta-analysis of randomized clinical trials. *Obes Rev*, Oxford, v. 14, n. 6, p. 496-507, 2013.

62. PEARSON, H.A.; VERTREES, K.M. Site of binding of chromium 51 to haemoglobin. *Nature*, v. 189, p. 1019-20, 1961.

63. QUARLES, J.R.C.D.; MARCUS, R.K.; BRUMAGHIM, J.L. Competitive binding of Fe3þ, Cr3þ, and Ni2 to transferrin. *J Biol Inorg Chem*, Berlin, v. 16, n. 6, p. 913-21, 2011.

64. RAJENDRAN, K.; MANIKANDAN, S.; NAIR, L.D. et al. Serum chromium levels in type 2 diabetic patients and its association with Glycaemic control. *J Clin Diagn Res*, v. 9, n. 11, 2015.

65. RANDALL, J.A.; GIBSON, R.S. Serum and urine chromium as indices of chromium status in tannery workers. *Proceedings of the Society for Experimental Biology and Medicine*, v. 185, p. 16-23, 1987.

66. ROCHA, G.H.O. et al. Trace metal levels in serum and urine of a population in southern Brazil. *J Trace Elem Med Biol*, v. 35, p. 61-5, 2016.

67. RUBIN, M.A. et al. Acute and chronic resistive exercise increase urinary chromium excretion in men as measured with an enriched chromium stable isotope. *Journal of Nutrition*, v. 128, n. 1, p. 73-8, 1998.

68. SANER, G. The effect of parity in maternal hair chromium concentration and the changes during pregnancy. *The American Journal of Clinical Nutrition*, v. 34, p. 1676-9, 1980.

69. SARGENT, T.; LIM, T.H.; JENSON, R.L. Reduced chromium retention in patients with hemochromatosis, a possible basis of hemochromatotic diabetes. *Metabolism*, Philadelphia, v. 28, n. 1, p. 70-9, 1979.

70. SCHEEPERS, P.T. et al. Characterisation of exposure to total and hexavalent chromium of welders using biological monitoring. *Toxicol Lett*, v. 178, n. 3, p.185-90, 2008.

71. SCHROEDER, H.A.; NASON, A.P.; TIPTON, I.H. Chromium deficiency as a factor in atherosclerosis. *J Chronic Dis*, v. 23, n. 2, p. 123-42, 1970.

72. SHARMA, S. et al. Beneficial effect of chromium supplementation on glucose, HbA1C and lipid variables in individuals with newly onset type-2 diabetes. *Journal of Trace Elements in Medicine and Biology*, v. 25, n. 3, p. 149-53, 2011.

73. STEARNS, D.M. Multiple hypotheses for chromium (III) biochemistry: why the essentiality of chromium (III) is still questioned. In: _____. The nutritional biochemistry of chromium (III). Amsterdam: Elsevier, 2007. p. 57-70.

74. STOECKER, B.J. Cromo. In: SHILS, M.E. et al. *Nutrição Moderna na saúde e na doença*. 10. ed. Barueri: Manole, 2009.
75. SUKSOMBOON, N.; POOLSUP, N.; YUWANAKORN, A. Systematic review and meta-analysis of the efficacy and safety of chromium. *J Clin Pharm Ther*, Oxford, v. 39, n. 3, p. 292-306, 2014.
76. SUZUKI, Y.; FUKUDA, K. Reduction of hexavalent chromium by ascorbic acid and glutathione with special reference to the rat lung. *Archives of Toxicology*, v. 64, p. 169-76, 1990.
77. TRUMBO, P. et al. Dietary References Intakes: vitamin A, vitamin K, arsenic, boron, chromium, copper, iodine, iron, manganese, molybdenum, nickel, silicon, vanadium, and zinc. *J Am Diet Assoc*, Washington, v. 101, p. 294-301, 2001.
78. TSUDA, K.; YOKOYAMA, Y.; MORITA, M.; NAKAZAWA, Y.; ONISHI, S. Selenium and chromium deficiency during long-term home total parenteral nutrition in chronic idiopathic intestinal pseudoobstruction. *Nutrition*, v. 14, n. 3, p. 291-5, 1998.
79. VERHAGE, A.H.; CHEONG, W.K.; JEEJEEBHOY, K.N. Neurologic symptoms due to possible chromium deficiency in long-term parenteral nutrition that closely mimic metronidazole-induced syndromes. *JPEN J Parenteral Enteral Nutr*, v. 20, n. 2, p. 123-7, 1996.
80. VINCENT, J.B. Recent advances in the nutritional biochemistry of trivalent chromium. *Proceedings of the Nutrition Society*, Wallingford, v. 63, n. 1, p. 41-7, 2004.
81. WASSER, W.G.; FELDMAN, N.S. Chronic renal failure after ingestion of over-the-counter chromium picolinate. *Ann Intern Med*, Philadelphia, v. 126, n. 5, 410p., 1997.
82. [WHO] WORLD HEALTH ORGANIZATION. IPCS International Programme on Chemical Safety. *Inorganic Chromium (III) Compounds*, 2009. 88p.
83. WELCH, R.M.; CARY, E.E. Concentration of chromium, nickel and vanadium in plant materials. *Journal of Agricultural and Food Chemistry*. Washington, v. 23, p. 479-82, 1975.
84. YSART, G. et al. 1997 UK Total Diet study – dietary exposures to aluminium, arsenic, cadmium, chromium, copper, lead, mercury, nickel, selenium, tin and zinc. *Food Additives and Contaminants*, v. 17, n. 9, p. 775-86, 2000.

Fósforo

Gyslaine Pequeno Araujo Cadenazzi
Luís Filipe Oliveira Figliolino
Africa Isabel de la Cruz Perez

INTRODUÇÃO

O fósforo possui função essencial nos processos de mineralização óssea e no equilíbrio acidobásico, atuando, portanto, de forma importante no metabolismo celular. A distribuição do fósforo no organismo é de aproximadamente 85% no tecido ósseo, 14% em tecidos moles e 1% no fluido extracelular. O fósforo no organismo representa 1% do peso corporal; sendo assim, em um indivíduo de 60 kg, o fósforo representa 600 mg. Esse nutriente é tido como grande constituinte mineral do esqueleto, presente no fluido extracelular e atuando na formação e dissolução ósseas; além disso, participa de grandes reações vitais do organismo, como a fosforilação anaeróbia (Teixeira e Riella, 2013).

Estima-se que 60 a 70% do total de fósforo presente em uma dieta mista seja absorvido. As fontes de fósforo obtidas na dieta podem ser de três formas: fósforo orgânico encontrado em alimentos de origem vegetal na forma de fitatos; fósforo orgânico presente em alimentos de origem animal; fósforo inorgânico encontrado em alimentos processados (Costa e Martino, 2011; Bernardita et al., 2013).

Pesquisas que indicam consumo de nutrientes na população brasileira apontam inadequação no consumo de fósforo dentre os adolescentes, adultos e idosos. Dados do Inquérito Nacional de Alimentação (INA), inserido na Pesquisa de Orçamentos Familiares (POF) no período de 2008-2009, apontaram que aproximadamente dois terços ou mais dos adolescentes brasileiros no estudo apresentaram baixo consumo de fósforo. No mesmo estudo, observou-se baixo consumo de fósforo em adultos de ambos os sexos, com maior inadequação nas áreas rurais e maior porcentagem no sexo feminino. A população idosa

CAPÍTULO 27 • FÓSFORO 575

do sexo feminino também apresentou maior porcentagem de inadequação do consumo do nutriente (Araujo, 2013; Fisberg et al., 2013; Veiga, 2013). Na Tabela 1 é possível observar as recomendações de ingestão média, ideal e máxima do nutriente.

TABELA 1 Ingestão adequada, requerimento médio estimado, ingestão dietética recomendada e limite superior tolerável de ingestão de fósforo de acordo com a faixa etária

Faixa etária	Recomendação diária			
	EAR (mg)	RDA (mg)	UL (g)	AI (mg)
Recém-nascidos				
0-6 meses	–	–	–	100
7-12 meses	–	–	–	275
Crianças e adolescentes				
1-3 anos	380	460	3	–
4-8 anos	405	500	3	–
9-13 anos	1.055	1.250	4	–
14-18 anos	1.055	1.250	–	–
Adultos e idosos				
19-30 anos	580	700	4	–
31-50 anos	580	700	4	–
51-70 anos	580	700	4	–
> 70 anos	580	700	3	–
Gestação				
$\geq$ 18 anos	1.055	1.250	3,5	–
19-30 anos	580	700	3,5	–
31-50 anos	580	700	3,5	–
Lactação				
14-18 anos	1.055	1.250	4	–
19-30 anos	580	700	4	–
31-50 anos	580	700	4	–

AI: ingestão adequada; EAR: requerimento médio estimado (*Estimated Average Requirements*); RDA: ingestão dietética recomendada (*Recommended Dietary Allowances*); UL: limite superior tolerável de ingestão (*Tolerable Upper Intake Levels*).
Fonte: IOM (1997).

A recomendação de ingestão para o fósforo é de 700 mg/dia, tendo o limite máximo de 4.000 mg/dia em indivíduos com função renal preservada (Weber e Quarles, 2019).

ORIGEM E SÍNTESE DO FÓSFORO NOS ALIMENTOS

O fósforo é um elemento extremamente reativo que se liga ao oxigênio para formar compostos fosfatos. É o componente básico dos sistemas de produção, armazenamento e transferência de energia no organismo humano, e fator preponderante de estruturas das macromoléculas tais como ácidos nucleicos, fosfolipídios, fosfoglicídeos, fosfoproteína e nucleotídeos. Pode-se dizer que seu papel é difundido em todos os processos fisiológicos do organismo, participando do metabolismo de carboidratos, proteínas e lipídios como cofator dos sistemas enzimáticos (Brown e Razzaque, 2018).

Fonte alimentar de origem animal

O fósforo presente em alimentos de origem animal possui maior digestibilidade que em alimentos de origem vegetal. A absorção de fósforo em carnes é de aproximadamente 70% (Bernardita et al., 2013).

O fósforo quando encontrado em sua forma natural, denominada de fósforo orgânico, é presente em quantidades importantes em alimentos fontes de proteína. Esse fósforo orgânico passa por processo de hidrolização no lúmen intestinal, para somente depois ser absorvido já na forma inorgânica. Geralmente, em torno de 30 a 60% do fósforo encontrado na forma orgânica vindo da dieta é absorvido; contudo, a biodisponibilidade dependerá ainda da forma do fosfato e do pH do meio (Cuppari, Avesani e Kamimura, 2013).

O fósforo é amplamente encontrado em alimentos fontes de proteína, em produtos lácteos, carnes, aves, peixes e ovos (Bernardita et al., 2013; Costa e Martino, 2011).

O fósforo na forma inorgânica é atualmente utilizado como principal componente de uma grande variedade de aditivos alimentares presentes em produtos processados, como embutidos, alimentos à base de carne semiprontos, queijos processados e produtos instantâneos, como pudins, recheios, tortas e molhos. Esses aditivos são utilizados para melhorar o aspecto sensorial desses alimentos, como cor, sabor, controle de umidade e aumento da vida útil do alimento (Cuppari, Avesani e Kamimura, 2013).

Fonte alimentar de origem vegetal

Alimentos de origem vegetal apresentam menor capacidade absortiva de fósforo quando comparados aos de origem animal, com absorção inferior a 50%. O fósforo nesses alimentos é encontrado na forma de ácido fítico ou fitato, ligados ao inositol da fibra, porém o organismo humano não expressa a enzima fitase, tornando a biodisponibilidade baixa (Bernardita et al., 2013).

Dentre os alimentos vegetais, as frutas frescas e hortaliças possuem pequenas quantidades de fósforo orgânico, já os legumes, frutas secas e sementes possuem maior quantidade. Outros alimentos de origem vegetal apresentam quantidades significativas de fósforo, como cereais, nozes, grãos, chocolate e cerveja (Bernardita et al., 2013; Cuppari, Avesani e Kamimura, 2013).

Nas Tabelas 2 e 3 encontram-se as quantidades de fósforo presentes em alimentos de origem animal e vegetal.

TABELA 2   Fonte alimentar de fósforo de origem animal

Alimentos	Peso (g)	Quantidade de fósforo (mg)
Sardinha com ossos	100	425
Salmão ou truta cozidos	100	247
Peixe cozido	100	220
Arenque ou anchova cozidos	100	280-292
Atum enlatado	100	138
Marisco no vapor	100	338
Leite desnatado	245	230
Leite integral	244	218
Iogurte desnatado	245	352
Queijo suíço	28,4	170
Queijo cottage	28,4	162
Queijo provolone	28,4	140
Ovos cozidos	50	88
Porco cozido	100	228
Bife assado	100	221
Bife cozido	100	145
Vitela cozida	100	211
Carneiro cozido	100	178
Carne de galinha magra cozida	100	195
Carne de frango escura cozida	100	182
Peru cozido	100	190

Fonte: adaptada de Callou, Silva e Cozzolino (2016).

TABELA 3   Fonte alimentar de fósforo de origem vegetal

Alimentos	Peso (g)	Quantidade de fósforo (mg)
Semente de girassol	33	337
Semente de abóbora	57	685
Amêndoa	78	429
Castanha-do-brasil	70	420
Pistache	64	322
Amendoim	72	295
Noz-pecã	60	171
Gérmen de trigo	14	155
Avelã	68	204
Farinha de avelã	234	173
Farinha de milho	72	89
Nozes em pedaços	60	184
Lentilha cozida	98	178
Feijão preto cozido	86	120
Ervilha partida seca cozida	98	97
Soja verde cozida	90	140
Tofu	124	120
Arroz integral	98	81
Batata-doce	128	67
Brócolis cozido	85	51
Vagem cozida	80	45
Purê de batatas	105	48
Caju	65	252-266

Fonte: adaptada de Callou, Silva e Cozzolino (2016).

FISIOLOGIA

Função biológica

O fósforo está contido principalmente nos ossos e dentes. Nos fosfolipídios, o fósforo participa como componente estrutural da membrana celular e contribui nas vias de sinalização celular que necessitam de fosforilação das enzimas, sendo responsável pela permeabilidade seletiva da membrana plasmática das células (Uribarri e Calvo, 2017).

Os fosfatos (forma do fósforo encontrada na natureza) são também importantes para agregação plaquetária, ativação de fatores X e V da cascata de coagulação e são componentes dos ácidos desoxirribonucleico (DNA) e ribonucleico (RNA). Outra função importante desempenhada pelo fósforo é o seu papel como tamponador dos sistemas ácidos ou alcalinos, contribuindo para a manutenção do pH em níveis sanguíneo e urinário relativamente constantes por meio da sua mobilidade entre os meios intra e extracelulares, e esquelético; atua diretamente na homeostase pela regulação do metabolismo por meio das atividades das quinases e fosforilases mediante transdução de sinal celular e tecidual; o fósforo é o componente-chave do ATP e 2,3-difosfoglicerato (enzimas primordiais para manutenção da vida humana) e faz parte das estruturas químicas de coenzimas pertencentes ao metabolismo corpóreo (Dimeglio e Imel, 2019).

O ATP é uma molécula de armazenamento de energia de fácil dispersão, essencial para diversos processos fisiológicos e metabólicos. O 2,3-difosfoglicerato é responsável pela liberação de oxigênio da hemoglobina e, subsequentemente, sua distribuição nos tecidos. Em algumas ocasiões, principalmente aquelas que dispendem maior necessidade de oxigênio em razão de um estado hipercatabólico, o ATP e 2,3-difosfoglicerato tornam-se primordiais para todos os seres vivos. Em concentrações adequadas, o fósforo tem participação no metabolismo da glicose por meio da obtenção de energia necessária para o processo, bem como se faz necessário no metabolismo de proteínas, para função muscular (principalmente diafragma e miocárdio) e neurológica (Christov e Jüppner, 2018).

Homeostase

O fosfato participa de uma série de interações complexas envolvendo intestino, rins, ossos, espaço intracelular e paratireoide para manter sua homeostase no nível da corrente sanguínea (2,5 a 4,5 mg/dL nos adultos), sendo de extrema importância para vários processos celulares, incluindo metabolismo energético, formação óssea, transdução de sinal ou como parte de fosfolipídios e ácidos nucleicos. Os principais hormônios participantes desse processo são hormônio paratireoidiano (PTH), 1,25(OH) 2-vitamina D (1,25-di-hidroxivitamina D) e o fator de crescimento de fibroblasto 23 (FGF-23) (Almeida et al., 2015; Blaine, Chonchol e Levi, 2015).

Absorção e transporte

O fósforo presente nos alimentos está sob a forma orgânica e inorgânica. No organismo humano a maioria do fósforo absorvido se dá na forma inorgânica e as fosfatases intestinais são as responsáveis pela hidrólise do fósforo orgânico advindo da alimentação. Quase 70% do fosfato ingerido é absorvido.

O fósforo é absorvido ao longo do intestino delgado (cerca de 60 a 70% do fósforo inorgânico da dieta) e, a depender da porção do intestino, a absorção se dará por diferentes meios, gastando mais ou menos energia. No duodeno, por exemplo, o fósforo é absorvido via transporte ativo pelo cotransporte do íon sódio e por via dependente e independente de cálcio. Já nas porções mais baixas do intestino (jejuno e íleo) a sua absorção se dá por transporte passivo, sendo dependente dos níveis de concentração no lúmen intestinal e independente de energia e concentração dos demais nutrientes. Cerca de 60 a 80% é absorvido por sistema de difusão sem um componente saturável significativo com regulação de hormônio calciotrópicos, entre eles a vitamina D (Almeida et al., 2015; Stremke e Gallan, 2018).

A absorção do fósforo se dá mediante transportador dependente de sódio (Npt2b) codificado pelo gene *SLC34a2* e é regulada por hormônios e condições dietéticas. A expressão desse transportador é aumentada pela presença de 1,25(OH)2D, FGF23 e fosfoglicoproteína extracelular de matriz (MEPE), entre outros (Weber e Quarles, 2019; Brown e Razzaque, 2018). Estudos apontam que quanto maior a concentração de 1,25D no lúmen intestinal, o transporte ativo de fósforo também aumenta em todo segmento do intestino, pois influencia na quantidade de transportador presente na borda da membrana (Brown e Razzaque, 2018; Stremke e Gallan, 2018).

É transportado pelas membranas celulares como fosfato, tendo como destino o transporte para as células, deposição nos ossos ou tecidos moles, ou excreção pelos rins (Brown e Razzaque, 2018).

Armazenamento e excreção

O fósforo é armazenado no corpo humano em sua maioria no esqueleto (85%), tecidos moles (14%), dentes (0,4%), sangue (0,3%) e líquido extracelular (0,3). E a concentração sérica do fosfato depende do balanceamento entre a absorção intestinal de fósforo ingerido na dieta, armazenamento de fosfato no esqueleto, fluxos dentro e fora das células em respostas às demandas metabólicas para esse mineral e sua excreção por via urinária (Weber e Quarles, 2019; Stremke e Gallan, 2018). As taxas séricas para o fosfato são reguladas pela taxa de reabsorção renal que aumenta ou diminui pela expressão dos cotransportadores Npt2a e Npt2c localizados nos túbulos proximais dos rins. A diferença entre os dois é que Npt2a transporta três íons de sódio para cada fosfato presente na molécula e o Npt2c transporta dois íons Na para cada grupamento fosfato (Brown e Razzaque, 2018). E o transporte do fósforo pelo túbulo proximal renal é facilitado pela enzima $Na^+K^+ATPase$. Os cotransportes importam o fosfato do lúmen tubular proximal, em seguida são translocados através da borda da escova apical da membrana e exportados na membrana basolateral (Brown e Razzaque, 2018). O cálcio e o fósforo são armazenados no osso como forma de o organismo poder depositar e retirar minerais a fim de manter o equilíbrio de íons minerais. A reabsorção óssea nada mais é que a liberação de cálcio e fósforo da matriz óssea da hidroxiapatita (Brown e Razzaque, 2018).

Geralmente, o fósforo é excretado por via intestinal e urinária (150 e 800 mg/dia, respectivamente), sendo que pela via urinária a excreção do fósforo representa cerca de 10 a 15% da carga filtrada (Stremke e Gallan, 2018).

SITUAÇÕES CLÍNICAS

Situações clínicas de deficiência

A deficiência de fósforo dificilmente se dá pela baixa ingestão de fósforo na dieta. Geralmente a deficiência desse nutriente leva à hipofosfatemia, que essencialmente é um reflexo de distúrbios metabólicos não alimentares que vão desde a deficiência nutricional de vitamina D à osteomalácia induzida por tumor (Heaney, 2015).

Hipofosfatemia

A hipofosfatemia pode ser causada por desvio do fósforo do líquido extracelular, diminuição da absorção intestinal de fósforo ou aumento da excreção renal de fosfato. Há relatos, em raros casos de distúrbio genético, que diminuem a atividade do cotransportador de fosfato de sódio ou aumentam a quantidade de PTH ou FGF-23 na corrente sanguínea. A hipofosfatemia pode causar anorexia, rabdomiólise, confusão, convulsão e paralisia, quando os níveis plasmáticos do fósforo estão ao redor de 1,5 mg/dL. Em níveis inferiores (chegando a 1 mg/dL) pode haver depressão respiratória, por meio da fraqueza muscular respiratória em decorrência de a função do diafragma estar prejudicada pelos baixos níveis de fósforo. A hipofosfatemia pode ser tratada de duas maneiras, com suplementação oral nos casos de hipofosfatemia leve e repleção intravenosa nos casos graves; em pacientes hospitalizados com baixos níveis de fosfato observou-se melhora da função respiratória com a reposição desse mineral (Liu e Jüppner, 2018; Blaine, Chonchol e Levi, 2015).

A hipofosfatemia ligada ao cromossomo X (XLH) é a forma de raquitismo hipofosfatêmico hereditário mais frequente e com uma incidência de 1:20.000. Afeta igualmente ambos os sexos e tem um padrão dominante ligado ao cromossomo X com penetração completa. É uma patologia de difícil diagnóstico em virtude da falta de conhecimento dos níveis de fosfato ou pela expressão de um fenótipo ser leve, podendo variar bastante mesmo entre diferentes membros da mesma família. Os indivíduos afetados provavelmente apresentarão raquitismo e osteomalácia, causando baixa estatura e pernas arqueadas. Pode levar a um retardo no crescimento dos ossos longos em decorrência do discordante crescimento dos ossos do tronco e ossos longos. As placas de crescimento são anormalmente expandidas, podendo ampliar as metáfises dos ossos longos (Liu e Jüppner, 2018).

Situações clínicas de toxicidade

Hiperfosfatemia

Com TFG (taxa de filtração glomerular) diminuída, os níveis séricos de cálcio diminuem e os de fósforo aumentam. Com esse desbalanço, as paratireoides aumentam a produção de PTH e também FGF-23 que, consequentemente, promovem diminuição da abundância de Npt2a e Npt2c nos túbulos proximais renais, levando a um aumento de fosfatonúria e diminuição sérica de fosfato. O FGF-23 leva ainda à diminuição de 1,25(OH)2-vitamina D que, por sua vez, diminui a absorção intestinal de fosfato e, consequentemente, diminui-se o nível sérico de fosfato. À medida que a TFG cai, os mecanismos de compensação tornam-se ineficazes levando à hiperfosfatemia, que geralmente é assintomática. O uso contínuo de medicamentos laxantes (principalmente fosfato de sódio utilizado nos exames de colonoscopia) leva a aumentos agudos dos níveis séricos de fosfato, podendo causar nefropatia aguda por fosfato. A hiperfosfatemia está diretamente ligada ao aumento de morbimortalidade cardiovascular e aumento do risco de calcifilaxia. O tratamento envolve o uso de ligante de fosfato oral que promove diminuição da absorção de fósforo dos alimentos (Blaine, Chonchol e Levi, 2015).

Pode-se observar que o aumento dos níveis plasmáticos de fosfato leva à hipocalemia em virtude da precipitação de depósito de fosfato de cálcio em tecidos moles. Situações clínicas como a insuficiência renal, hipoparatireoidismo, pseudo-hipoparatireoidismo ou calcinose tumoral apresentam calcificações ectópicas causados por distúrbios da hiperfosfatemia (Liu e Jüppner, 2018).

Grande parte dos pacientes com insuficiência renal em uso de terapia hemodialítica adjuvante frequentemente apresentam hiperfosfatemia resultante de excesso de consumo de alimentos ricos em fósforo, redução da depuração de fósforo e condições de remodelação óssea. A alteração do metabolismo de cálcio e de fosfato tem sido relacionada ao aumento de mortalidade nessa população, visto que a hiperfosfatemia aumenta o risco do surgimento de doenças cardiovasculares, redução da produção de calcitriol e hiperparatireoidismo secundário (Ketteler et. al., 2018).

Hiperparatireoidismo secundário

Nos pacientes com doença renal cuja taxa de filtração glomerular está diminuída, pode haver aumento dos níveis séricos de fósforo FGF23 e, como consequência, diminuição da 1α-hidroxilase e a síntese de 1,25(OH)2D. Com isso, os níveis séricos da enzima 1,25(OH)2D serão reduzidos, assim como os níveis séricos de cálcio, levando ao hiperparatireoidismo secundário. Quando há doença renal progressiva, o FGF23 torna-se resistente à glândula paratireoide, desviando sua função que era de suprimir o hormônio PTH, piorando o hiperparatireoidismo secundário (Blaine, Chonchol e Levi, 2015).

SUPLEMENTAÇÃO BASEADA EM EVIDÊNCIAS

O fósforo está relacionado com o aumento e a melhora do desempenho físico pelos efeitos gerados nos mecanismos metabólicos, de armazenamento de energia e nas funções musculares e dos nervos. O mineral pode ser encontrado dentro de uma dieta convencional e na forma de sais de fosfato em diversas vitaminas e suplementos alimentares, sendo que nesses produtos em geral está com sódio, cálcio e/ou potássio. Estudos foram realizados para avaliar se o uso de suplementos com fosfato pode elevar os níveis de 2,3-difosfoglicerato (2,3-DPG) e ATP pelo eritrócito, gerando deslocamento na curva de dissociação de oxigênio para a direita. O objetivo é aumentar o fluxo de oxigênio dos glóbulos vermelhos até as células musculares, gerando assim efeito benéfico para as atividades de resistência em exercícios de exaustão. Esses estudos não demonstraram nenhum tipo de melhora consistente no desempenho atlético, independentemente da quantidade de fosfato em estudo (Eudy et al., 2013).

Em pacientes de unidades de terapia intensiva (UTI), a terapia de substituição renal contínua (CRRT) é de fundamental importância no tratamento das lesões renais agudas (LRA), porém, como consequência, esses pacientes apresentam desequilíbrio eletrolítico grave ou distúrbio acidobásico. A hipofosfatemia está muito presente como complicação nos tratamentos de CRRT. Estudos apontam que a prevalência está em torno de 27 a 78% dos casos. Como escrito anteriormente, em pacientes graves a hipofosfatemia pode levar o paciente crítico à depressão respiratória, insuficiência muscular respiratória (principalmente se for grave), além de ser um preditor independente de mortalidade em alguns grupos de pacientes, como os de sepse. Portanto, a prevenção e o tratamento da hipofostemia se fazem primordiais nessa população e uma das indicações é a suplementação pela adição de fosfato ao dialisante (Song et. al., 2019).

Ainda é incerta, em decorrência da defasagem de estudos, a quantidade correta de fosfato a ser suplementado. Taylor et al. (2004) lançaram valores de fosfato a serem repostos de acordo com a fosfatemia do paciente, conforme descrito na Tabela 4.

TABELA 4 Protocolo de suplementação intravenosa de fósforo em função do peso do paciente e fosfatemia

Fosfatemia (mmol/L)	Suplementação de fósforo (mmol)	Suplementação de fósforo (mmol)	Suplementação de fósforo (mmol)
	Peso: 40-60 kg	Peso: 61-80 kg	Peso: 81-120 kg
< 0,32	30	40	50
0,32-0,55	20	30	40
0,56-0,8	10	15	20

Fonte: adaptada de Taylor et al. (2004).

Nesse estudo, os pesquisadores relataram que 76% dos pacientes (84/111) que receberam a suplementação tiveram a fosfatemia restabelecida aos níveis normais com uma única administração (Padelli et. al., 2017; Taylor et. al., 2004).

Quando os pacientes são suplementados, estudos mostram melhor desempenho cardíaco quando comparado aos que não receberam a suplementação. O uso da suplementação ainda se faz necessário para evitar os efeitos deletérios da hipofosfatemia, que são insuficiência cardíaca e respiratória, rabdomiólise, neuropatias, trombocitopenia e desmame difícil da ventilação mecânica (Egiwerda et al., 2018; Padelli et al., 2017).

REFERÊNCIAS

1. ALMEIDA, T.V.R.; CANCELA, A.L.; MOYSES, R.M.A.; et al. Papel do fosfato na doença cardiovascular: marcador ou causador de lesão? *Rev Med*, v. 2, n. 1, p. 23-31, 2015.
2. ARAUJO, M.C. Consumo de macronutrientes e ingestão inadequada de micronutrientes em adultos. *Revista de Saúde Pública*, v. 47 (1 Supl), p. 177S-189S, 2013.
3. BERNARDITA, P. M. et al. Fuentes de fósforo, aditivos alimentarios y enfermedad renal crónica. *DIAETA*, Buenos Aires, v. 31, p. 22-30, 2013.
4. BLAINE, J.; CHONCHOL, M.; LEVI, M. Renal control of calcium, phosphate, and magnesium homeostasis. *Clin J Am Soc Nephrol*, v. 10, p. 1257-72, 2015.
5. BROWN, R.B.; RAZZAQUE, M.S. Endocrine regulation of phosphate homeostasis. In: SINGH, A.K.; WILLIAMS, G.H. *Textbook of Neophro-Endocrinology*. Academic Press, 2018.
6. CALLOU, K.R.A.; SILVA, A.G.H.; COZZOLINO, S.M.F. Fósforo. In: COZZOLINO, S.M.F. *Biodisponibilidade de nutrientes*. Barueri: Manole, 2016.
7. COSTA, N.M.B.; MARTINO, H.S.D. Biodisponibilidade de minerais. In: SILVA, S.M.C.S.; MURA, J.D.P. Tratado de alimentação, nutrição & dietoterapia. São Paulo: Roca, 2011.
8. CHRISTOV, M.; JÜPPNER, H. Phosphate homeostasis disorders. *Best Practice & Research Clinical Endocrinology & Metabolism*, v. 32, p. 685-706, 2018.

CAPÍTULO 27 • FÓSFORO **585**

9. CUPPARI, L.; AVESANI, C.M.; KAMIMURA, M.A. *Nutrição na doença renal crônica*. Barueri: Manole, 2013.

10. DIMEGLIO, L.A.; IMEL, E.A. Calcium and phosphate: hormonal regulation and metabolism. In: BURR, D.B.; ALLEN, M.R. *Basic and Applied Bone Biology*. Academic Press, 2019. 478p.

11. EGIWERDA, E.; VAN DEN BERG, M.; BLANS, M.; BOER, H. Efficacy and safety of a phosphate replacement strategy for severe hypophosphatemia in ICU. *The Netherlands Journal of Medicine*, v. 76, n. 10, p. 437-41, 2018.

12. EUDY, A.E. et al. Efficacy and safety of ingredients found in pre work out supplements. *American Journal of Health-System Pharmacy*, v. 70, n. 7, p. 577-88, 2013.

13. FISBERG, R.M. et al. Ingestão inadequada de nutrientes na população de idosos do Brasil: Inquérito Nacional de Alimentação 2008-2009. *Revista de Saúde Pública*, v. 47 (1 Supl), p. 222S-230S, 2013.

14. HEANEY, R.P. Sodium, potassium, phosphorus and magnesium. In: HOLICK, M.; NIEVES, J. (Org.) *Nutrition and bone health*. Nova York: Humana Press, 2015.

15. [IOM] INSTITUTE OF MEDICINE. *Dietary reference intakes for calcium, phosphorus, magnesium, vitamin D, and fluoride*. Washington, D.C.: National Academy Press, 1997.

16. KETTELER, M.; BLOCK, G.A.; EVENEPOEL, P.; et al. Diagnosis, evaluation, prevention, and treatment of chronic kidney disease-mineral and bone disorder: synopsis of the kidney disease: improving global outcomes 2017 clinical practice guideline update. *Annals of Internal Medicine*, v. 168, p. 422-30, 2018.

17. LIU, E.S.; JÜPPNER, H. Clinical disorders of phosphate homeostasis. In: FELDMAN, D. *Vitamin D: Volume: 2 Health, disease and therapeutics*. Academic Press, 2018. 1266p.

18. PADELLI, M.; LEVEN, C.; SAKKA, M.; et al. Causes, consequences et traitement de l'hypophosphorémie: une revue systématique de la littérature. *Le Presse Médicale*, v. 46, p. 987-99, 2017.

19. SONG, Y.H.; SEO, E.H.; YOO, Y.S.; et al. Phosphate supplementation for hypophosphatemia during continuous renal replacement therapy in adults. *Renal Failure*, v. 41, n. 1, p. 72-9, 2019.

20. STREMKE, E.R.; GALLANT, K.M.H. Intestinal phosphorus absorption in chronic kidney disease. *Nutrients*, v. 10, 2018.

21. TAYLOR, B.E.; HUEY, W.Y.; BUCHMAN, T.G.; et al. Treatment of hypophosphatemia using a protocol based on patient weight and serum phosphorus level in a surgical intensive care unit. *J Am Coll Surg*, v. 198, n. 2, p. 198-204, 2004.

22. TEIXEIRA, P.S.; RIELLA, M.C. Metabolismo do cálcio, fósforo e vitamina D na insuficiência renal crônica. In: RIELLA, M.C.; MARTINS, C. Nutrição e o rim. Rio de Janeiro: Guanabara Koogan, 2013.

23. URIBARRI, J.; CALVO, M.S. Molecular mechanisms of adverse health effects associated with excess phosphorus intake. In: COLLINGS, J. *Molecular, genetic, and nutritional aspects of major and trace minerals*. Academics Press, 2017. 576p.

24. VEIGA, G.V. Inadequação do consumo de nutrientes entre adolescentes brasileiros. *Revista de Saúde Pública*, v. 47, p. 212-21, 2013.

25. WEBER, T.J.; QUARLES, L.D. Molecular control of phosphurus homeostasis and precision treatment of hypophosphatemic disorders. *Current Molecular Biology Reports*, 2019.

28

Magnésio

Raquel Raizel
Audrey Yule Coqueiro
Andrea Bonvini
Julio Tirapegui

INTRODUÇÃO

O magnésio é considerado o quarto cátion mais prevalente no organismo humano e o segundo mais importante no espaço intracelular, sendo também o segundo em maior concentração na célula. Esse mineral desempenha diversas funções importantes, sendo que a de maior destaque é o seu papel como cofator enzimático, essencial em mais de 300 reações metabólicas. Dessa forma, o magnésio está vinculado a uma ampla variedade de moléculas que participam de funções biológicas importantes, como a síntese de DNA, RNA e de proteínas (Elin, 1987; Romani, 2011; Yogi et al., 2011; De Baaij, Hoenderop e Bindels, 2012; Romero, Lima e Colli, 2017).

O papel desse mineral na promoção de saúde é tão relevante que a sua deficiência está vinculada ao desenvolvimento de doenças crônicas não transmissíveis (DCNT), com destaque para *diabetes mellitus* tipo 2, síndrome metabólica e hipertensão arterial sistêmica (HAS) (Nakaya et al., 2009; Weglicki, 2012; Schwalfenberg e Genuis, 2017). Em contrapartida, a toxicidade causada pelo excesso desse mineral, que pode ocorrer com o uso de suplementos, pode ser preocupante, visto que culmina em alterações nervosas, ventilatórias e cardíacas, podendo levar à morte (Topf e Murray, 2003; Coli et al., 2013).

Nesse cenário, é de suma importância o conhecimento das particularidades desse nutriente, com o intuito de adequar a ingestão dietética de magnésio de acordo com as características de cada indivíduo (gênero, faixa etária, estado de saúde e outros), a fim de promover saúde e de reduzir o risco de DCNT (Nakaya et al., 2009; Weglicki, 2012). Portanto, o objetivo do presente capítulo é sintetizar o conhecimento disponível acerca da origem, da fisiologia e das situações clínicas envolvendo a deficiência e a toxicidade de magnésio.

SITUAÇÃO DO MAGNÉSIO NO BRASIL E NO MUNDO

Ao longo dos anos, no Brasil e no mundo, ocorreram drásticas mudanças no hábito alimentar da população, em decorrência, especialmente, da industrialização de alimentos. Nesse cenário, com o consumo de alimentos refinados e processados, a ingestão de diversos nutrientes, como o magnésio, diminuiu, culminando em deficiência nutricional e impactos à saúde. Os casos de deficiência de magnésio são predominantes nos países ocidentais (Ford e Mokdad, 2003; Coli et al., 2013; Schwalfenberg e Genuis, 2017).

No Brasil, embora haja abundância de alimentos fontes desse mineral, o consumo diário de magnésio da população varia de 122 a 313 mg, o que é considerado um valor razoavelmente baixo, especialmente a partir da adolescência. Esse achado é preocupante, tendo em vista que nesse período a exigência de magnésio é aumentada (Fávaro et al., 1997; Nogueira de Almeida et al., 2017; Fisberg, Del'Arco e Previdelli, 2017; Raizel et al., 2017). Sugere-se que, especialmente nas áreas urbanas, a probabilidade de inadequação seja de 70%, principalmente em indivíduos com idade entre 19 e 59 anos (IBGE, 2011). Recentemente, no município de São Paulo, observou-se redução na inadequação de magnésio em meninos, mas aumento na inadequação de meninas, evidenciando que o aporte dietético de magnésio para este grupo (meninas entre 10 e 19 anos) requer mais atenção (Verly et al., 2011; Sales et al., 2017).

Levando em consideração que a deficiência desse nutriente está vinculada à ocorrência de DCNT, a adequação alimentar do magnésio poderia ser considerada como uma importante estratégia na redução do risco e como coadjuvante no tratamento dessas doenças (Nakaya et al., 2009).

Segundo a ingestão diária recomendada (*Dietary Reference Intakes* – DRI), as recomendações de magnésio são elaboradas de acordo com variáveis como idade, sexo, gestação e lactação. As recomendações de ingestão média, ideal e máxima de magnésio são apresentadas na Tabela 1. Vale ressaltar que o consumo de valores inferiores ao EAR promove efeitos deletérios associados à deficiência de magnésio.

588 MACRO E MICRONUTRIENTES EM NUTRIÇÃO CLÍNICA

TABELA 1 Requerimento médio estimado (*Estimated Average Requirements – EAR*), recomendações nutricionais (*Recommended Dietary Allowances – RDA*) e limite superior tolerável de ingestão (*Tolerable Upper Intake Levels – UL*) de magnésio de acordo com a faixa etária

Faixa etária	Recomendação diária (mg)		
	EAR	RDA	UL
Infância			
0-6 meses	ND	30*	ND
6-12 meses	ND	75*	ND
1-3 anos	65	80	65
4-8 anos	110	130	110
Homens			
9-13 anos	200	240	
14-18 anos	340	410	
19-30 anos	330	400	350
31-70 anos	350	420	
> 70 anos	350	420	
Mulheres			
9-13 anos	200	240	
14-18 anos	300	360	
19-30 anos	255	310	350
31-70 anos	265	320	
> 70 anos	265	320	
Gestação			
14-18 anos	335	400	
19-30 anos	290	350	350
31-50 anos	300	360	
Lactação			
14-18 anos	300	360	
19-30 anos	255	310	350
31-50 anos	265	320	

* *Adequate Intakes* (AI). Quando não há evidências científicas suficientes para estabelecer a RDA, há o desenvolvimento da AI, que vigora por um período de tempo até que haja respaldo para a elaboração da RDA. ND: não determinado.
Fonte: IOM (1999).

É possível notar, com base na EAR e na RDA, que a necessidade de magnésio é crescente durante a infância, sendo bastante elevada na adolescência (14 a 18 anos). Com o envelhecimento (acima de 31 anos), a recomendação volta a aumentar em níveis similares ao recomendado nas idades entre 14 e 18 anos.

Logo, é evidenciada a importância do magnésio nesses ciclos da vida: adolescência e envelhecimento, principalmente para manutenção da saúde óssea e da massa magra. Nesse sentido, atenção especial deve ser dispensada a mulheres após a menopausa, a fim de reduzir o risco de osteoporose e sarcopenia (Martini e Giudici, 2017; Liu et al., 2017; Welch, Skinner e Hickson, 2017). Além disso, há um aumento considerável da necessidade desse mineral para gestantes, em especial aquelas com idade entre 14 e 18 anos.

Especialmente para o magnésio, a UL refere-se apenas à ingestão na forma de agentes farmacológicos, não incluindo o conteúdo de magnésio nos alimentos e da água. Dessa forma, é possível observar que os valores da UL são inferiores à RDA, visto que se referem apenas ao aporte de magnésio obtido por suplementos. O estabelecimento da UL foi baseado em estudos com adultos que observaram episódios de diarreia após a ingestão elevada de magnésio proveniente de fontes não alimentares (Duarte, Reis e Cozzolino, 2017).

ORIGEM E SÍNTESE DO MAGNÉSIO NOS ALIMENTOS

Estrutura química

Três isótopos de magnésio são provenientes de fontes naturais, apresentando abundância diferente: Mg^{24} (79%), Mg^{25} (10%) e Mg^{26} (11%). Na crosta terrestre, esse mineral é o sétimo mais abundante, enquanto no mar é classificado como o terceiro de maior relevância (Wolf e Cittadini, 2003). O magnésio pertence ao grupo de metais alcalino-terrosos da tabela periódica, sendo que sua estrutura eletrônica (K2 L8 M2) permite a reatividade do átomo, importante para o desempenho de diversas funções biológicas (Durlach, 1988).

Fonte alimentar

Nos alimentos, o magnésio é encontrado em diversas variedades, como cereais, vegetais, nozes e sementes (Coli et al. 2013; Aquino et al., 2017). Tendo em vista que esse mineral faz parte da clorofila, vegetais folhosos verdes são considerados importantes fontes de magnésio (Nogueira de Almeida et al., 2017). Em suma, as principais fontes de magnésio são alimentos presentes na dieta mediterrânea, os quais estão inversamente associados ao desenvolvimento de DCNT (Romero, Lima e Colli, 2017). As principais fontes desse mineral são apresentadas no Quadro 1.

QUADRO 1 Fontes alimentares de magnésio

Grupo alimentar	Alimentos
Cereais	Aveia, trigo, milho e arroz
Nozes e sementes	Castanha-de-caju, castanha-do-brasil, nozes e pinhão
Frutas	Abacate, banana, mamão, melancia e laranja
Legumes	Chuchu
Folhosas	Espinafre e couve
Carnes	Carne bovina, frango e peixe
Leguminosas	Feijão e grão-de-bico
Tubérculos	Mandioca e batata-inglesa
Outros	Chocolate, café e água mineral

Fonte: adaptado de Hands (2000).

É válido destacar que os cereais, quando integrais, apresentam maior teor de magnésio, tendo em vista que o refinamento dos alimentos é responsável por perdas de até 80% do conteúdo desse mineral (Coli et al., 2013; Nogueira de Almeida et al., 2017). Além dos alimentos, a água também contém magnésio, apresentando concentrações que variam de 1 a 16 µg/g (Nogueira de Almeida et al., 2017). Finalmente, para que um alimento seja considerado fonte de magnésio deve conter 19,5 mg de magnésio/100 g de alimento líquido ou 39 mg de magnésio/100 g de alimento sólido (Anvisa, 2010).

FISIOLOGIA

Absorção

A taxa de absorção de magnésio é oposta à sua ingestão, ou seja, quanto maior a ingestão, menor a absorção (Seiner e Hesse, 1995). O mecanismo de absorção é passivo e determinado pelo gradiente de concentração, quando o valor de magnésio no lúmen intestinal é acima de 20 mEq/L. Ambos os intestinos (delgado e grosso) participam da absorção do magnésio, especialmente as porções jejuno e íleo, além do cólon (em situações especiais) (Nakaya et al., 2009; Weglicki, 2012; Romero, Lima e Colli, 2017).

Em casos de deficiência de magnésio ou quando o consumo é baixo (concentração intestinal menor que 20 mEq/L), o transporte ocorre de forma ativa por receptores de potencial transitório do tipo melastatina (TRPM) (Vormann, 2003; Nakaya et al., 2009; Yogi et al., 2011; Weglicki, 2012; Romero, Lima e Colli, 2017). Na insuficiência desse mineral, a expressão do TRPM do tipo 6 é aumentada no intestino delgado e no cólon, permitindo sua absorção, e nos rins, promovendo aumento da reabsorção (Rondón et al., 2008; Nakaya et al., 2009; Yogi et al., 2011; Romani, 2011). O TRPM 7 também é considerado um importante sensor da homeostase de magnésio, sendo que a expressão de TRPM 6 e 7 é reduzida quando há aumento das concentrações intracelulares desse mineral (Romero, Lima e Colli, 2017). Em condições de saúde, a absorção de magnésio varia de 30 a 50% da quantidade ingerida, podendo ser, entretanto, reduzida na presença de elevadas quantidades de fibra e fitato (Duarte, Reis e Cozzolino, 2017; Aquino et al., 2017). A absorção do magnésio é apresentada na Figura 1.

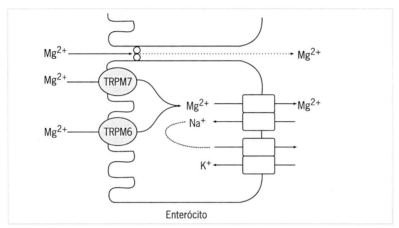

FIGURA 1 Mecanismos de absorção do magnésio.
Fonte: adaptada de De Baaij Hoenderop e Bindels (2012).

Transporte intracelular e estoques corporais

Na maioria dos tecidos as trocas de magnésio ocorrem de forma lenta. Em contrapartida, no plasma, esse mineral está em constante troca e em diversas formas: livre, ligado a proteínas e conjugado com componentes, como fosfato e citrato, nas quantidades 55, 33 e 11%, respectivamente (Günther, 2011; Coli et al., 2013).

O efluxo celular de magnésio ocorre contra o gradiente eletroquímico, necessitando, portanto, de transportadores específicos, que podem ser dependentes ou independentes de sódio. O influxo também parece estar ligado ao transporte de sódio e bicarbonato, mas por mecanismos ainda pouco esclarecidos na literatura (Yogi et al., 2011).

O transporte de magnésio em células de mamíferos pode ser influenciado por fatores hormonais e farmacológicos, incluindo β-agonistas, fatores de crescimento e insulina. Foi sugerido que um sistema de captação de magnésio, regulado por hormônios, controle a concentração intracelular de magnésio nos compartimentos celulares. A concentração de magnésio nesses compartimentos servirá então para regular a atividade de enzimas sensíveis ao magnésio (Romani, 2011).

Quanto às reservas orgânicas, é estimado que um adulto saudável apresente de 300 a 400 mg de magnésio por quilo de peso corpóreo, e um conteúdo corporal total de aproximadamente 25 g (1.000 mmol), dos quais 50 a 60% são encontrados nos ossos e dentes e 40% no tecido muscular esquelético e outros tecidos (Elin, 1987; Yogi et al., 2011; Romero, Lima e Colli, 2017). A concentração normal de magnésio sérico é de 0,75 a 0,95 mmol/litro (1,8 a 2,3 mg/dL), o que corresponde a menos de 1% do magnésio corporal total (Yogi et al., 2011). Um terço do magnésio esquelético é intercambiável e é essa fração que pode servir como reservatório para manter uma concentração normal de magnésio extracelular. Esse mineral está em maior concentração no meio intracelular, no núcleo e na mitocôndria, nos quais exerce suas funções na síntese do DNA, do RNA e no metabolismo energético (Ebel e Günther, 1980; De Baaij, Hoenderop e Bindels, 2012; Romero, Lima e Colli, 2017).

Excreção

A excreção de magnésio ocorre por suor, fezes e urina. Os rins são responsáveis pelo controle da homeostase desse mineral, sendo que em situações de deficiência há aumento da absorção renal e redução da excreção, em um processo de filtração-reabsorção (Barker, 1960). Nesse sentido, a concentração plasmática do magnésio é o principal regulador da sua excreção (Swaminathan, 2003). Em condições fisiológicas, cerca de 2.400 mg de magnésio no plasma são filtrados pelos glomérulos, sendo 95% reabsorvidos e 3 a 5% excretados na urina (Romero, Lima e Colli, 2017).

Hormônios da tireoide, como a aldosterona, bem como situações de acidose e depleção de fosfato e potássio, aumentam a excreção de magnésio, enquanto a calcitonina, o glucagon e o paratormônio (PTH) aumentam a sua reabsorção (Mafra e Cozzolino, 2009). Além disso, o consumo excessivo de cálcio e sódio aumenta a excreção de magnésio, visto que esses minerais compartilham os mesmos sítios de reabsorção (Seiner e Hesse, 1995; Konrad e Weber, 2003). Evidências indicam que a ingestão elevada de cafeína promove o mesmo efeito (Brouns, Kovacs e Senden, 1998). Além disso, medicamentos como os diuréticos também estão associados ao aumento na excreção de magnésio (Romani, 2011).

Com base nas informações supracitadas, é possível compreender a importância do consumo equilibrado de todos os nutrientes, tendo em vista que o excesso de um compromete a homeostase de outro, ou outros.

Biodisponibilidade

Conforme mencionado em tópico anterior, a absorção e, por consequência, a biodisponibilidade de magnésio são maiores quando esse mineral é ingerido em baixas quantidades, evidenciando que doses excessivas não fornecem benefícios adicionais (Seiner e Hesse, 1995).

A matriz alimentar também apresenta grande influência sob a absorção de magnésio, sendo que dietas hipoproteicas e hiperlipídicas (que promovem aumento dos ácidos graxos no intestino) reduzem a absorção desse mineral (Rude, 1993; Seiner e Hesse, 1995). Grandes quantidades de fibra dietética de frutas, vegetais e grãos diminuem a absorção e/ou a retenção de magnésio. Outros fatores também estão associados à atenuação na absorção de magnésio, como vitamina D e lactose, porém os dados ainda são contraditórios na literatura (Coli et al., 2013).

Função biológica

O magnésio participa como cofator de mais de 300 reações enzimáticas, sendo mais importante nas reações que utilizam nucleotídeos como cofator, como as ATPases (Saris et al., 2000; Mafra e Cozzolino, 2009). É necessário para a geração de energia anaeróbia e aeróbia, e para a glicólise, indiretamente como parte do complexo Mg-ATP ou diretamente como ativador enzimático. Dentre as diversas funções biológicas dependentes do magnésio as mais importantes são:

- Estabilização da estrutura do ATP em tecidos moles, como o músculo esquelético, sendo essencial no metabolismo energético. No músculo esquelético, desempenha um papel importante na contração muscular, sendo que na sua deficiência diversos distúrbios ocorrem nesse tecido (Mafra e Cozzolino, 2009; Aquino et al., 2017).
- Transporte de íons potássio e cálcio, sendo importante na transmissão neuromuscular. Dessa forma, a deficiência de magnésio promove hipocalemia, hipocalcemia e alterações nos sistemas nervoso e muscular (Mafra e Cozzolino, 2009; Weglicki, 2012).
- Proliferação celular, sendo por esse motivo de suma relevância na infância e adolescência, bem como durante a gestação (Mafra e Cozzolino, 2009; Fisberg, Del'Arco e Previdelli, 2017; Aquino et al., 2017).
- Fosforilação do receptor de insulina e, consequentemente, captação celular de glicose. Logo, no *diabetes mellitus* tipo 2, a deficiência de magnésio contribui ainda mais para a resistência à insulina (RI), agravando o quadro clínico (Sales et al., 2011; Weglicki, 2012; Romero, Lima e Colli, 2017).

SITUAÇÕES CLÍNICAS

Situações clínicas de deficiência

A depleção grave de magnésio leva a anormalidades bioquímicas específicas e manifestações clínicas que podem ser facilmente detectadas. A deficiência de magnésio pode decorrer da redução na ingestão desse nutriente e/ou de distúrbios absortivos, como diarreia crônica. O uso de drogas que alterem a homeostase do magnésio, como os quimioterápicos, também pode impactar na deficiência desse mineral. Além disso, a ingestão de álcool, mesmo quando moderada, aumenta a excreção de magnésio, podendo ocasionar sua deficiência (Weglicki, 2012; Aquino et al., 2017). Os principais sintomas/sinais clínicos ocorrem no músculo esquelético e no sistema nervoso central (SNC) (Weglicki, 2012), conforme apresentados no Quadro 2.

QUADRO 2   Sintomas e sinais clínicos decorrentes da deficiência de magnésio

Tecido corporal	Sinais e sintomas clínicos
Músculo esquelético	Tetania, câimbras musculares, fasciculação muscular, irritabilidade neuromuscular e fraqueza muscular
Sistema nervoso central	Convulsões, apreensão, apatia, delírio e coma
Outros	Nistagmos, hipocalcemia, hipocalemia, arritmia cardíaca, alterações hormonais (p. ex., redução do PTH)

Fonte: adaptado de Coli et al. (2013).

A hipocalcemia é uma manifestação proeminente de deficiência de magnésio em seres humanos e, quando associada à redução da secreção de PTH e de 1,25-di-hidroxi-vitamina D, predispõe a osteoporose (Weglicki, 2012). A depleção de magnésio, mesmo quando não severa, pode resultar em uma queda significativa na concentração sérica de cálcio. Além disso, o magnésio desempenha um papel importante na homeostase dos ossos e minerais, e também pode afetar diretamente a função celular óssea, bem como influenciar a formação e o crescimento dos cristais de hidroxiapatita (Romani, 2011).

Além dessas manifestações, são relatadas alterações nos sistemas imune e oxidativo, que promovem inflamação e aumentam o risco de DCNT, como *diabetes mellitus* tipo 2, síndrome metabólica e doenças cardiovasculares (DCV). É interessante notar que as evidências indicam que pacientes acometidos por ambos os tipos de *diabetes mellitus* (tipo 1 ou tipo 2) apresentam menores concentrações de magnésio sérico comparados com indivíduos saudáveis, podendo esse mineral estar vinculado à causa ou ser consequência dessas doenças (Xu

CAPÍTULO 28 • MAGNÉSIO **595**

et al., 2013). Estudos também demonstram relação inversa entre ingestão de magnésio e HAS, o que predispõe ainda mais o risco de DCV na deficiência desse mineral (Nakaya et al., 2009; Weglicki, 2012; Romero, Lima e Colli, 2017).

A hipomagnesemia (magnésio sérico < 0,75 mmol/litro [1,8 mg/dL]) geralmente se desenvolve simultaneamente com depleção moderada a grave de magnésio. No entanto, em estudos clínicos em que as concentrações de magnésio nas células do sangue, células ósseas ou células musculares são anormalmente baixas (como no *diabetes mellitus*, alcoolismo ou síndromes de má-absorção), os valores séricos de magnésio foram relatados dentro do intervalo normal (Mafra e Cozzolino, 2009). Embora o nível sérico de magnésio seja comumente utilizado para diagnóstico da deficiência desse mineral, esse valor não reflete o real estado nutricional do magnésio, tendo em vista que os níveis séricos são mantidos pelos estoques corporais desse nutriente. Nesse sentido, novos métodos têm sido propostos, como avaliação do magnésio no plasma, eritrócito e urina (Romero, Lima e Colli, 2017).

Situações clínicas de toxicidade

A toxicidade por magnésio ocorre apenas a partir da suplementação com doses acima das recomendadas pela UL. Caso existam alterações renais que, por consequência, afetem a excreção de magnésio, a toxicidade também pode ocorrer. Para que não haja sinergia entre essas situações, não é recomendada a suplementação de magnésio para pacientes com distúrbios renais que reduzam a excreção desse nutriente (Topf e Murray, 2003; Coli et al., 2013).

Os principais sintomas e sinais de toxicidade são apresentados no Quadro 3. Eles foram classificados de acordo com o grau de toxicidade em leve, moderada e grave, neste capítulo, apenas com fins didáticos. Os efeitos decorrentes da toxicidade leve, moderada e grave ocorrem quando os níveis séricos de magnésio alcançam de 1,5 a 2,9, 2,9 a 5 e 5 a 12 mmol/L, respectivamente. Vale destacar que no início da sobrecarga de magnésio, quando os valores séricos estão entre 1,05 e 1,50 mmol/L, não há a ocorrência de sintomas e sinais clínicos, o que dificulta o diagnóstico da toxicidade (Coli et al., 2013). Em casos graves, a infusão intravenosa com cálcio é capaz de antagonizar o efeito tóxico do magnésio (Mafra e Cozzolino, 2009).

QUADRO 3 Sintomas e sinais clínicos decorrentes da toxicidade com magnésio

Gravidade	Sinais e sintomas clínicos
Leve (1,5 a 2,9 mmol/L)	Letargia, sonolência, náusea e vômito

(continua)

MACRO E MICRONUTRIENTES EM NUTRIÇÃO CLÍNICA

QUADRO 3 Sintomas e sinais clínicos decorrentes da toxicidade com magnésio *(continuação)*

Gravidade	Sinais e sintomas clínicos
Moderada (2,9 a 5 mmol/L)	Redução dos reflexos dos tendões profundos, hipotensão arterial sistêmica, alteração nas variações dos potenciais elétricos cardíacos, distúrbios ventilatórios, sedação, fala arrastada, visão dupla
Grave (5 a 12 mmol/L)	Ausência de reflexo dos tendões profundos, arritmia cardíaca, apneia, coma, paralisia muscular e respiratória, depressão do SNC, parada cardíaca

SNC: sistema nervoso central.
Fonte: adaptado de Coli et al. (2013).

SUPLEMENTAÇÃO BASEADA EM EVIDÊNCIAS

A suplementação pode ser indicada em casos de deficiências de magnésio, embora a reversão à insuficiência deva ocorrer prioritariamente pela adequação dietética. Caso seja empregada a suplementação, ela deve ser interrompida imediatamente após as concentrações orgânicas de magnésio serem estabilizadas (Coli et al., 2013). Suplementos orais podem ser administrados na forma de óxido de magnésio ou glicerofosfato. Grandes quantidades de magnésio (160 mmol) devem ser administradas por via endovenosa durante 48 horas, para correção do problema em situações graves. A oferta diária usual de magnésio pode variar entre 10 e 18 mmol durante a terapia nutricional enteral de manutenção, e entre 8 e 12 mmol de sulfato de magnésio, na terapia nutricional parenteral (Sobotka, Allison e Stanga, 2008).

REFERÊNCIAS

1. [ANVISA] AGÊNCIA NACIONAL DE VIGILÂNCIA SANITÁRIA. *Rotulagem Nutricional Obrigatória. Manual de Orientação às Indústrias de Alimentos.* 2ª versão, 2010.
2. AQUINO, R.C. et al. Uso das recomendações nutricionais para idosos. In: PHILIPPI, S.T.; AQUINO, R.C. *Recomendações nutricionais nos estágios da vida e nas doenças crônicas não transmissíveis.* 1.ed. Barueri: Manole, 2017.
3. BARKER, E.S. Physiologic and clinical aspects of magnesium metabolism. *Journal of Chronic Diseases,* v. 11, p. 278-91, 1960.
4. BRASIL. Ministério da Saúde. Agência Nacional de Vigilância Sanitária. *Consulta pública n. 80.* Brasília, 2004.
5. BROUNS, F.; KOVACS, E.M.; SENDEN, J.M. The effect of different rehydration drinks on post--exercise electrolyte excretion in trained athletes. *International Journal of Sports Medicine,* v. 19, p. 56-60, 1998.

CAPÍTULO 28 • MAGNÉSIO **597**

6. COLI, C. et al. Magnésio. In: COZZOLINO, S.M.F.; COMINETTI, C. *Bases bioquímicas e fisiológicas da nutrição nas diferentes fases da vida, na saúde e na doença*. 1.ed. Barueri: Manole, 2013.

7. DE BAAIJ, J.H.F.; HOENDEROP, J.G.J.; BINDELS, R.J.M. Regulation of magnesium balance: lessons learned from human genetic disease. *Clinical Kidney Journal*, v. 5, p. 15-24, 2012.

8. DUARTE, G.B.S.; REIS, B.Z.; COZZOLINO, S.M.F. Recomendações de minerais e vitaminas. In: PHILIPPI, S.T.; AQUINO, R.C. *Recomendações nutricionais nos estágios da vida e nas doenças crônicas não transmissíveis*. 1.ed. Barueri: Manole, 2017.

9. DURLACH, J. Magnesium in clinical practice. Londres: John Libbery & Company, 1988.

10. EBEL, H.; GÜNTHER, T. Magnesium metabolism: a review. *Journal of Clinical Chemistry and Clinical Biochemistry*, v. 18, p. 257-70, 1980.

11. ELIN, R.J. Assessment of magnesium status. *Clinical Chemistry*, v. 33, p. 1965-70, 1987.

12. ESTADOS UNIDOS. Institute of Medicine. Dietary Reference Intakes (DRIs). Washington, D.C.: Food and Nutrition Board, National Academy Press, 2000, p. 95-185.

13. FÁVARO, D.I.T.; HUI, M.L.T.; COZZOLINO, S.M.F. et al. Determination of various nutrients and toxic elements in different Brazilian regional diets by neutron activation analysis. *Journal of Trace Elements in Medicine and Biology*, v. 11, p. 129-36, 1997.

14. FISBERG, M.; DEL'ARCO, A.P.W.; PREVIDELLI, A.N. Uso das recomendações nutricionais na adolescência. In: PHILIPPI, S.T.; AQUINO, R.C. *Recomendações nutricionais nos estágios da vida e nas doenças crônicas não transmissíveis*. 1.ed. Barueri: Manole, 2017.

15. FORD, E.S.; MOKDAD, A.H. Dietary magnesium intake in a national sample of US adults. *Journal of Nutrition*, v. 133, p. 2879-82, 2003.

16. GÜNTHER, T. Magnesium in bone and the magnesium load test. *Magnesium Research*, v. 24, p. 223-4, 2011.

17. HANDS, E.S. *Nutrients in food*. Filadélfia: Lippincott William & Wilkins, 2000. 315p.

18. [IOM] INSTITUTE OF MEDICINE. *Dietary reference intakes for calcium, phosphorus, magnesium, vitamin D, and fluoride*. Washington D.C.: National Academic Press, 1999.

19. [IBGE] INSTITUTO BRASILEIRO DE GEOGRAFIA E ESTATÍSTICA. *Pesquisa de orçamentos familiares, 2008-2009. Análise do consumo alimentar pessoal no Brasil*. Rio de Janeiro: Instituto Brasileiro de Geografia e Estatística, 2011.

20. KONRAD, M.; WEBER, S. Recent advances in molecular genetics of hereditary magnesium-losing disorders. *Journal of American Society of Nephrology*, v. 14, p. 249-60, 2003.

21. LIU, G. et al. The effect of dietary magnesium and casein phosphopeptides on bone metabolism in rats. *Food & Function*, 2017.

22. MAFRA, D.; COZZOLINO, S.M.F. Magnésio. In: COZZOLINO, S.M.F. *Biodisponibilidade de nutrientes*. 3.ed. Barueri: Manole, 2009. p.554-68.

23. MARTINI, L.A.; GIUDICI, K.V. Uso das recomendações nutricionais nas diferentes fases da vida da mulher. In: PHILIPPI, S.T.; AQUINO, R.C. *Recomendações nutricionais nos estágios da vida e nas doenças crônicas não transmissíveis*. 1.ed. Barueri: Manole, 2017.

24. NAKAYA, Y. et al. Absence of negative feedback on intestinal magnesium absorption on excessive magnesium administration in rats. *Journal of Nutritional Science and Vitaminology*, v. 55, v. 4, p. 332-7, 2009.

25. NOGUEIRA DE ALMEIDA, C.A. et al. Uso das recomendações nutricionais na infância. In: PHILIPPI, S.T.; AQUINO, R.C. *Recomendações nutricionais nos estágios da vida e nas doenças crônicas não transmissíveis*. 1.ed. Barueri: Manole, 2017.

26. RAIZEL, R. et al. Pre-season dietary intake of professional soccer players. *Nutrition and Health*, v. 23, p. 215-22, 2017.

27. ROMANI, A.M.P. Cellular magnesium homeostasis. *Archives of Biochemistry and Biophysics*, v. 512, p. 1-23, 2011.

28. ROMERO, A.B.R.; LIMA, F.S.; COLLI, C. Mg status in inflammation, insulin resistance, and associated conditions. *Nutrire*, v. 42, p. 1-7, 2017.

598 MACRO E MICRONUTRIENTES EM NUTRIÇÃO CLÍNICA

29. RONDÓN, M.L.J. et al. Relationship between low magnesium status and TRPM6 expression in the kidney and large intestine. *American Journal of Physiology, Regulatory, Integrative and Comparative Physiology*, v. 294, p. 2001-7, 2008.

30. RUDE, R.K. Magnesium metabolism and deficiency. *Endocrinology Metabolism Clinics of North America*, v. 22, p. 377-95, 1993.

31. SALES, C.H. Inadequate dietary intake of minerals: prevalence and association with socio-demographic and lifestyle factors. *British Journal of Nutrition*, v. 117, p. 267-77, 2017.

32. SALES, C.H. Influence of magnesium status and magnesium intake on the blood glucose control in patients with type 2 diabetes. *Clinical Nutrition*, v. 30, p. 359-64, 2011.

33. SARIS, N.E.L. et al. Magnesium: An update on physiological, clinical and analytical aspects. *Clinica Chimica Acta*, v. 294, p. 1-26, 2000.

34. SCHWALFENBERG, G.K.; GENUIS, S.J. The importance of magnesium in clinical healthcare. *Scientifica*, p. 1-14, 2017.

35. SEINER, R.; HESSE, A. Influence of a mixed and a vegetarian diet on urinary magnesium excretion and concentration. *British Journal of Nutrition*, v. 73, p. 783-90, 1995.

36. SOBOTKA, L.; ALLISON, S.P.; STANGA Z. Água e eletrólitos durante a terapia nutricional. In: SOBOTKA, L. *Bases da nutrição clínica*. 3.ed. Rio de Janeiro: Rubio, 2008.

37. SWAMINATHAN, R. Magnesium metabolism and its disorders. *The Clinical Biochemistry Reviews*, v. 24, p. 47-66, 2003.

38. TOPF, J.M.; MURRAY, P.T. Hypomagnesemia and hypermagnesemia. *Reviews in Endocrine and Metabolic Disorders*, v. 4, p. 195-206, 2003.

39. VERLY, E. et al. Socio-economic variables influence the prevalence of inadequate nutrient intake in Brazilian adolescents: results from a population-based survey. *Public Health Nutrition*, v. 14, p. 1533-8, 2011.

40. VORMANN, J. Magnesium: nutrition and metabolism. *Molecular Aspects of Medicine*, v. 24, p. 27-37, 2003.

41. WEGLICKI, F. Hypomagnesemia and inflammation: clinical and basic aspects. *Annual Review of Nutrition*, v. 32, p. 55-71, 2012.

42. WELCH, A.A.; SKINNER, J.; HICKSON, M. Dietary magnesium may be protective for aging of bone and skeletal muscle in middle and younger older age men and women: cross-sectional findings from the UK biobank cohort. *Nutrients*, v. 9, 2017.

43. WOLF, F.; CITTADINI, A. Chemistry and biochemistry of magnesium. *Molecular Aspects of Medicine*, v. 24, p. 3-9, 2003.

44. XU, J. et al. Associations of serum and urinary Mg with the pre-diabetes, diabetes and diabetic complications in the Chinese northeast population. *Plos One*, v. 8, p. 1-9, 2013.

45. YOGI, A. et al. Transient receptor potential melastatin 7 (TRPM7) cation channels, magnesium and the vascular system in hypertension. *Circulation Journal*, v. 75, p. 237-45, 2011.

29

Cálcio

Gina Roberta Borsetto
Liane Athayde Beringhs-Bueno
Naiara Cabral

INTRODUÇÃO

O cálcio é o mineral mais abundante do corpo humano. Encontra-se depositado, em sua grande totalidade (cerca de 99%), na estrutura óssea, sendo responsável por 1 a 2% do peso corporal, ou seja, de 1.000 a 1.500 g no indivíduo adulto, e o restante está nos fluidos e tecidos do corpo. Trata-se de um dos nutrientes mais importantes e com múltiplas funções biológicas, atuando nos processos de contração muscular, coagulação sanguínea, transmissão de impulsos nervosos ou sinápticos, funções cardíacas, suporte estrutural do esqueleto e mediador da ação de vários hormônios (Esteves, 2010; Pereira, 2009).

Evidências sugerem que a ingestão adequada de cálcio influencia o crescimento em altura durante o início da puberdade, estando intimamente relacionada com os processos que envolvem esse crescimento ósseo (Correia, 2017). O pico de aquisição de massa óssea se dá até os 20 anos de idade, quando 90% do total do mineral é adquirido; os 10% restantes são completados até os 35 anos. O pico de massa óssea é o resultado da interação entre os fatores endógenos (genéticos e endócrinos) e os fatores exógenos (nutrição, atividade física) (Fernandes, 2010).

O teor de cálcio corporal total difere muito entre os indivíduos de todas as idades, porque o esqueleto de algumas pessoas cresce melhor que de outras. Essa condição se deve, em parte, a fatores genéticos e, parcialmente, às influências ambientais e nutricionais. Os depósitos de cálcio no corpo humano são construídos e mantidos por meio de extração e retenção de cálcio proveniente dos alimentos (Goulding, 2011).

O consumo inadequado de cálcio é reconhecido como uma das várias causas da redução da massa óssea e do risco de osteoporose. A osteoporose é uma doença caracterizada por fragilidade óssea e alterações na sua microarquitetura, e tem como desfecho clínico mais importante a ocorrência de fraturas por baixo impacto (Radominski et al., 2017).

Estima-se que, em âmbito mundial, haja mais de 10 milhões de pessoas diagnosticadas com osteoporose, e outras 34 milhões sofram com as consequências da baixa densidade mineral óssea (DMO). No ano de 2020 as previsões apontam para um número de 61 milhões de portadores de osteoporose ou de problemas relacionados à baixa DMO (Bringel, 2014).

Os principais motivos para a baixa ingestão de cálcio na população brasileira são, provavelmente, elevado custo, hábitos culturais e alimentares. Nos últimos anos, estudos têm destacado que uma dieta deficiente em cálcio deve-se ao fato do crescimento do número de pessoas se alimentando fora de casa, substituindo muitas vezes os alimentos fontes de cálcio por alimentos industrializados, ricos em açúcar e com substâncias que interfiram na absorção do cálcio. Além disso, a omissão de refeições, como o café da manhã, também pode comprometer a ingestão de cálcio, caso não haja cuidado em consumir a quantidade suficiente desse nutriente ao longo do dia (Bringel, 2014).

Do total de cálcio ingerido na dieta, somente uma fração é absorvida (25 a 35%); além disso, muitos dos estudos com efeito positivo do cálcio sobre a massa óssea utilizaram tratamento concomitante com a vitamina D.

O consumo de cálcio pode ser otimizado de três maneiras: mudança do comportamento alimentar, incluindo aumento do consumo de alimentos naturalmente ricos em cálcio; consumo de alimentos fortificados com cálcio; ou com a utilização de suplementos (Cashman, 2002).

O Programa de Combate e Prevenção à Osteoporose propõe a adição de suplementos de cálcio na merenda escolar da rede pública de ensino fundamental, a distribuição de suplementos vitamínicos de cálcio na rede pública de saúde e o enriquecimento de bebidas à base de soja com cálcio. A medida foi proposta por um deputado, no Projeto de Lei n. 6.845/2017. O autor avalia que a prevenção é a melhor estratégia para o combate à osteoporose, de forma que as ações sugeridas poderão minimizar o aparecimento da doença.

A distribuição de suplementos vitamínicos de cálcio no SUS deverá ser feita por meio de convênios entre o Ministério da Saúde e as secretarias estaduais de saúde dos municípios. Já para o enriquecimento das bebidas à base de soja, a Agência Nacional de Vigilância Sanitária (Anvisa) deverá definir o teor mínimo de cálcio a ser adicionado e os padrões para assegurar a qualidade nutricional dos produtos.

A Tabela 1 apresenta a ingestão de referência dietética de cálcio (DRIs) diária de acordo com a faixa etária.

TABELA 1   Ingestão de referência dietética de cálcio (DRIs) para adequação (quantidade/dia)

Grupo de estágio de vida	AI	EAR	RDA
Bebês			
0 a 6 meses	200 mg	–	–
7 a 12 meses	260 mg	–	–
Crianças			
1 a 3 anos	–	500 mg	700 mg
4 a 8 anos	–	800 mg	1.000 mg
Masculino			
9 a 13 anos	–	1.100 mg	1.300 mg
14 a 18 anos	–	1.100 mg	1.300 mg
19 a 30 anos	–	800 mg	1.000 mg
31 a 50 anos	–	800 mg	1.000 mg
51 a 70 anos	–	800 mg	1.000 mg
> 70 anos	–	1.000 mg	1.200 mg
Feminino			
9 a 13 anos	–	1.100 mg	1.300 mg
14 a 18 anos	–	1.100 mg	1.300 mg
19 a 30 anos	–	800 mg	1.000 mg
31 a 50 anos	–	800 mg	1.000 mg
51 a 70 anos	–	1.000 mg	1.200 mg
> 70 anos	–	1.000 mg	1.200 mg
Gravidez			
14 a 18 anos	–	1.100 mg	1.300 mg
19 a 30 anos	–	800 mg	1.000 mg
31 a 50 anos	–	800 mg	1.000 mg

(continua)

MACRO E MICRONUTRIENTES EM NUTRIÇÃO CLÍNICA

TABELA 1 Ingestão de referência dietética de cálcio (DRIs) para adequação (quantidade/dia) (*continuação*)

Grupo de estágio de vida	AI	EAR	RDA
Lactação			
14 a 18 anos	–	1.100 mg	1.300 mg
19 a 30 anos	–	800 mg	1.000 mg
31 a 50 anos	–	800 mg	1.000 mg

AI: ingestão adequada; EAR: requisito médio estimado; RDA: permissão dietética recomendada; UI: unidade internacional.

Fonte: IOM (2011).

ORIGEM E SÍNTESE DO CÁLCIO NOS ALIMENTOS

O cálcio é um cátion com peso atômico de 40 (40 mg de Ca = 1 mmol de Ca), é o quinto elemento mais abundante do nosso corpo, sendo armazenado como hidroxiapatita, que possui fórmula química $[C_{10} (PO_4)_6 (OH)_2]$, a qual confere rigidez ao esqueleto (Bedani e Rossi, 2005). Os valores séricos de cálcio total normalmente variam entre 8,5 e 10,5 mg/dL (2,12 a 2,62 mmol), e de cálcio ionizado, entre 4,65 e 5,25 mg/dL (1,16 a 1,31 mmol).

Fonte alimentar de origem animal

Por não ser produzido endogenamente, o cálcio é adquirido pela ingestão diária de alimentos que o contenham, sendo considerados alimentos ricos em cálcio o leite e seus derivados (iogurte e queijo), principalmente aqueles com baixo teor de gorduras. Outras fontes são: sardinha, moluscos, ostras, salmão (Paixão e Bressan, 2010).

Fonte alimentar de origem vegetal

Mesmo em menor quantidade, temos cálcio presente em frutas, verduras, leguminosas e oleaginosas, vegetais de folhas verdes-escuras, tais como couve, folhas de mostarda, brócolis, agrião, espinafre, quiabo, acelga, rabanete, beterraba cozidos, mamão, laranja, ameixas secas, soja, castanhas, amendoim, avelã e amêndoas (Bringel, 2014; Bedani e Rossi, 2005; Bueno e Czepielewski, 2008).

A Tabela 2 apresenta alguns alimentos e a quantidade de cálcio por porção.

CAPÍTULO 29 • CÁLCIO 603

TABELA 2 Fontes alimentares ricas em cálcio

Alimento	Porção	Cálcio (mg)
Leite integral	1 xícara de chá	290
Leite semidesnatado	1 xícara de chá	297
Leite desnatado	1 xícara de chá	302
Queijo branco	Fatia (30 g)	205
Queijo muçarela	Fatia (20 g)	120
Requeijão	Colher de sopa rasa (15 g)	84,75
Iogurte natural	Pote (200 g)	228
Coalhada	Pote (200 g)	130
Sardinha em conserva	100 g	402
Peixe	Filé ou posta	50-60
Feijão de soja cozido	1 xícara	175
Brócolis cozido	100 g	113
Couve cozida	1 xícara	148
Repolho picado	1 xícara	94
Batata assada	1 unidade média	115
Laranja	1 unidade	96
Mamão	1 unidade média	62
Melancia	1 fatia grande	22

Fonte: Bueno e Czepielewski (2008).

FISIOLOGIA

Digestão, absorção e transporte

A eficiência da absorção de Ca é afetada pela presença intraluminal de outros componentes dietéticos. Cerca de 30% do Ca dietético está biodisponível nos alimentos. Esta biodisponibilidade refere-se a digestibilidade e absorção do elemento. A digestibilidade pode ser comparada com solubilidade ou, mais precisamente, solubilização. Digestibilidade e solubilidade para todos os nutrientes têm sido discutidas. Aminoácidos e pequenos peptídeos presentes na dieta não costumam alterá-las; por outro lado, muitas gorduras, carboidratos complexos e alguns minerais podem influenciar tanto na digestibilidade como na biodisponibilidade do Ca. Já alguns produtos industrializados e enriquecidos, como a farinha de trigo, apesar de poderem conter Ca, apresentam uma pior biodisponibilidade quando comparados ao leite (Buzinaro, Almeida e Mazeto, 2006).

604 MACRO E MICRONUTRIENTES EM NUTRIÇÃO CLÍNICA

O cálcio é absorvido pelo trato digestório por meio de transporte ativo, que ocorre predominantemente no duodeno e jejuno proximal, e difusão passiva, localizada principalmente no jejuno distal e no íleo (Guéguen e Pointillart, 2000; Bronner, 1991). O componente ativo é saturável, estimulado pela 1,25(OH)D3 (calcitriol), regulado pela ingestão dietética e pelas necessidades do organismo. O calcitriol influencia o transporte ativo, aumentando a permeabilidade da membrana, regulando a migração de cálcio através das células intestinais e aumentando o nível de calbindina (proteína transportadora de cálcio – CaBP) (Guéguen e Pointillart, 2000; Bronner, 1991). A fração de cálcio absorvida aumenta conforme sua ingestão diminui. Trata-se de uma adaptação parcial à restrição de cálcio, resultando no aumento do transporte ativo mediado pelo calcitriol. Portanto, o transporte ativo é caracterizado como principal mecanismo de absorção de cálcio quando a ingestão desse componente é baixa. Conforme a ingestão de cálcio aumenta (> 500 mg/dia), a difusão passiva apresenta maior participação na absorção do cálcio (Dawson-Hughes, Harris e Finneran, 1995). Em vista disso, o processo passivo pode tornar-se o mecanismo predominante de absorção de grandes doses de cálcio, uma vez que o transporte ativo já está saturado (Guéguen e Pointillart, 2000; Bronner, 1991).

Biodisponibilidade

Componentes da dieta, como as proteínas do leite e a lactose, que aumentam a solubilidade e a osmolaridade do cálcio no íleo, tendem a estimular a difusão passiva. Por outro lado, outros fatores (fosfatos, oxalatos e fitatos) tornam o cálcio insolúvel em pH neutro, dificultando a absorção passiva no íleo (Guéguen e Pointillart, 2000). De acordo com Bronner (1993), a biodisponibilidade é caracterizada por uma sequência de eventos metabólicos que incluem digestibilidade, solubilização, absorção, retenção e utilização pelo organismo, transformação enzimática, secreção e excreção (Bronner e Pansu, 1999). A biodisponibilidade do cálcio, além de ser influenciada por componentes exógenos que interferem na sua absorção e excreção, também é controlada por fatores endógenos como idade, condições fisiológicas e regulação hormonal.

Fatores exógenos que interferem na absorção e na biodisponibilidade do cálcio, alguns componentes da alimentação, como os fitatos, encontrados em cereais e sementes, os oxalatos (espinafre e nozes) e os taninos (chá) podem formar complexos insolúveis com o cálcio, reduzindo a sua absorção. Entretanto, esses componentes parecem afetar a absorção do cálcio apenas quando a dieta não é balanceada (Guéguen e Pointillart, 2000). Outro fator que pode influenciar a biodisponibilidade do cálcio é o sódio, uma vez que a ingestão elevada desse nutriente acarreta aumento da excreção renal de cálcio (Nieves,

CAPÍTULO 29 • CÁLCIO **605**

2005). Segundo equações preditivas, acredita-se que a cada 2 g de sódio ingeridos, a excreção de cálcio urinário aumente em média de 30 a 40 mg (Guéguen e Pointillart, 2000). Entretanto, se a ingestão de sódio for abaixo de 2.400 mg/dia, não haverá impacto negativo sobre a saúde óssea (Nieves, 2005).

Atualmente, muitas pesquisas demonstram efeitos benéficos de compostos bioativos em diferentes processos biológicos, inclusive no aumento da absorção de cálcio. Os oligossacarídeos não digeríveis (inulina, frutanos etc.) são resistentes à hidrólise das enzimas alimentares. Uma vez que não são hidrolisados e absorvidos no estômago e intestino delgado, esses componentes sofrem fermentação parcial ou total quando chegam ao intestino grosso. A fermentação leva à produção de ácidos graxos de cadeia curta, que resulta na acidificação do intestino e consequente estimulação da absorção de cálcio (van Den Heuvel et al., 1999; Maki et al., 2002).

A deficiência de vitamina D afeta diretamente a absorção de cálcio. A vitamina D3 (colecalciferol) é produzida pela síntese cutânea, sendo que a exposição solar é responsável por 80 a 90% dos estoques de vitamina D (Holick, 1999). A vitamina D também pode ser adquirida pela ingestão de alimentos fontes desse nutriente, nas formas de vitamina D2 (ergocolecalciferol) e vitamina D3. Em seguida, a vitamina D, tanto da dieta como da exposição solar, precisa passar por duas hidroxilações para tornar-se funcional em seu papel biológico primário na homeostase do cálcio e fósforo. A primeira hidroxilação ocorre no fígado, onde é metabolizada para 25(OH)D3, que pode ser estocada ou liberada para a circulação. Quando a demanda fisiológica de cálcio aumenta, a 25(OH)D3 circulante é hidroxilada nos túbulos renais para sua forma ativa, a 1,25(OH)2D3 (Deluca, 2004; Calvo, Whiting e Barton, 2005).

Portanto, o baixo consumo de alimentos fontes de vitamina D e a insuficiente exposição solar podem interferir na absorção do cálcio. Fatores endógenos que interferem na absorção e biodisponibilidade do cálcio são idade, genética e estado hormonal (Dawson-Hughes, 2006). O hormônio do crescimento (GH) pode promover a absorção do cálcio indiretamente, ativando a 1-alfa-hidroxilase renal e elevando a concentração sérica da 1,25(OH)2D3 (Fleet, 2006). Trata-se de um mecanismo importante durante a fase de crescimento, na qual o ganho de massa óssea é bastante rápido (estirão pubertério) (Fleet, 2006, Bailey et al., 1999). Durante a gestação e lactação, a demanda fisiológica aumenta de 200 a 300 mg de cálcio por dia (IOM, 1991). Com isso, ocorre aumento da concentração sérica da 1,25(OH)2D3 e, consequentemente, da absorção do cálcio, como mecanismo compensatório ao aumento da remodelação óssea materna (Ritchie et al., 1998). No decorrer da lactação, a absorção de cálcio não é alterada; entretanto, ocorre redução da excreção (Fleet, 2006; Ritchie et al., 1998).

A absorção do cálcio pode ser prejudicada durante a menopausa em virtude da redução do estrogênio (Fleet, 2006). Existem evidências de que esse hormônio apresenta efeito direto na absorção do cálcio (Cifuentes, 2002). Segundo Gennari et al. (1990), o estrogênio preserva a resposta intestinal à 1,25(OH)2D3 (Gennari et al., 1990). Alguns estudos sugerem que a sua deficiência pode reduzir o número de receptores de vitamina D (VDR) (Liel et al., 1999; Colin et al., 1999). Por outro lado, níveis reduzidos de estrogênio diminuem a excreção renal do cálcio (Fleet, 2006). Além disso, a absorção de cálcio declina com a idade e é mais intensa após os 75 anos (Nordin et al., 2004). Aparentemente, essa redução está relacionada ao estado de suficiência de vitamina D, que pode estar comprometido em virtude da redução da absorção intestinal dessa vitamina, bem como da sua síntese cutânea e da hidroxilação hepática e renal (Dawson-Hughes, 2006; Nordin et al., 2004; Feskanich, Willet e Colditz, 2003).

Armazenamento

O esqueleto contém 99% do Ca do corpo e funciona como uma reserva desse íon, cuja concentração no sangue (calcemia) deve ser mantida constante, para o funcionamento normal do organismo. Há um intercâmbio contínuo entre o Ca do plasma sanguíneo e o dos ossos.

O Ca absorvido da alimentação e que faria aumentar a concentração sanguínea deste íon é depositado rapidamente no tecido ósseo e, inversamente, o Ca dos ossos é mobilizado quando diminui sua concentração no sangue. Existem dois mecanismos de mobilização do Ca depositado nos ossos. O primeiro é a simples transferência dos íons dos cristais de hidroxiapatita para o líquido intersticial, do qual o cálcio passa para o sangue. Esse mecanismo, puramente físico, é favorecido pela grande superfície dos cristais de hidroxiapatita e tem lugar principalmente no osso esponjoso. As lamelas ósseas mais jovens, pouco calcificadas, que existem mesmo no osso adulto, em virtude da remodelação contínua, são as que recebem e cedem o Ca^{++} com maior facilidade. Essas lamelas são mais importantes na manutenção da calcemia do que as lamelas antigas, muito calcificadas e cujos papéis principais são de suporte e proteção. O segundo mecanismo da mobilização do Ca é de ação mais lenta e decorre da ação do hormônio da paratireoide, ou paratormônio, sobre o tecido ósseo. Este hormônio causa um aumento no número de osteoclastos e reabsorção da matriz óssea, com liberação de fosfato de Ca e aumento da calcemia.

A concentração de $(PO_4)^{3-}$ não aumenta no sangue, porque o próprio paratormônio acelera a excreção renal dos íons fosfato. O paratormônio atua sobre receptores localizados nos osteoblastos. Em resposta a esse sinal, os osteoblastos deixam de sintetizar colágeno e iniciam a secreção do fator estimulador de osteoclastos. Outro hormônio, a calcitonina, produzido pelas células parafoliculares da tireoide, inibe a reabsorção da matriz e, portanto, a mobilização de Ca. A calcitonina tem um efeito inibidor sobre os osteoclastos (Henn, 2010).

Excreção

A excreção urinária de cálcio é medida de 3 a 4 horas após a ingestão de determinada quantidade desse nutriente (cerca de 500 mg), refletindo a efetividade de sua absorção (Guéguen e Pointillart, 2000; Heaney, 2001). No entanto, os resultados refletem a absorção momentânea e dependem de diversos fatores dietéticos que podem afetar a excreção de cálcio, como ingestão de fósforo, sódio e proteína (Guéguen e Pointillart, 2000; Heaney, 1991). Trata-se de um método simples, barato e rápido, porém impreciso, uma vez que apresenta variabilidade interpessoal causada pela própria depuração renal (Guéguen e Pointillart, 2000; Heaney, 2001).

O rim desempenha um papel importante na homeostasia do cálcio e do fósforo. Por um lado, controla a eliminação desses íons pela urina intervindo na sua reabsorção; por outro lado, produz uma hormona essencial nessa regulação, a 1,25(OH)2D3 ou calcitriol. Cerca de 10 g de cálcio são filtrados diariamente pelos glomérulos renais, dos quais menos de 3% são excretados. A maior parte (aproximadamente 65%) é reabsorvida no túbulo contornado proximal; 20% é reabsorvida na ansa de Henle; 10% no túbulo distal e 5% nos tubos colectores. A excreção urinária final de cálcio é de aproximadamente 300 mg/dia. A reabsorção nas porções proximais do néfron está dependente da carga tubular de cálcio e é um processo passivo, paracelular. No ramo ascendente da alça de Henle, esse transporte está dependente da atividade do receptor de cálcio nele localizado (Raposo, 2004).

SITUAÇÕES CLÍNICAS

Situações clínicas de deficiência

Hipocalcemia é definida como a concentração de Ca no soro inferior a 8,5 mg/dL ou cálcio iônico menor que 1 mEq/L. É importante lembrar que diminuições da albumina abaixo de 4 mg/dL podem baixar os níveis séricos de cálcio sem alterar o cálcio ionizado. A manutenção da calcemia dentro da normalidade é o resultado da interação do PTH e da vitamina D sobre o osso, rins e o intestino. O receptor de sensor de cálcio deve ser incluído na sua análise. O diagnóstico é realizado pela dosagem de cálcio, ou melhor, do cálcio ionizado. O diagnóstico diferencial entre várias causas de hipocalcemia pode ser

608 MACRO E MICRONUTRIENTES EM NUTRIÇÃO CLÍNICA

realizado, permitindo um tratamento direcionado (Cozzolino, 2012; Martini e França, 2014). Neste capítulo, veremos os mecanismos responsáveis no diagnóstico diferencial e a terapêutica apropriada. Sua clínica varia desde pacientes assintomáticos até com sintomatologia clínica severa.

A história e o exame clínico são fundamentais para a condução do diagnóstico de uma suspeita de hipocalcemia, a comprovação laboratorial feita pela dosagem de cálcio ionizado. A concentração da calcemia total é menos específica nos casos em que há condições clínicas graves associadas e em que a diminuição das concentrações de proteína séricas pode estar presente. A história de cirurgia prévia cervical pode indicar a causa da hipocalcemia. Pacientes com concentração de fósforo aumentada têm hipoparatireoidismo ou insuficiência renal. Pacientes com fósforo normal ou baixo frequentemente têm deficiência de vitamina D ou de magnésio.

A concentração sérica do cálcio é normalmente mantida dentro dos limites da normalidade, apesar da ingestão diária, das variações durante o período de desenvolvimento do esqueleto e das perdas durante gravidez e lactação. Aproximadamente 99% do total de cálcio do esqueleto está na forma de hidroxiapatita, sendo que somente 1% do total de cálcio do corpo encontra-se no fluido extracelular e nos tecidos moles. Ainda que as medidas convencionais de cálcio se fazem dosando-se o cálcio total, de relevância maior, do ponto de vista fisiológico, é a medida do cálcio iônico. Fatores que podem afetar a concentração de albumina ou pH não têm influência quando se analisa a dosagem do cálcio iônico em vez do cálcio total. Concentrações plasmáticas de cálcio iônico podem ser medidas em muitos laboratórios clínicos usando-se técnicas já padronizadas (Arioli e Corrêa, 1999).

A necessidade de cálcio em indivíduos normais pode ser alcançada com o uso de produtos enriquecidos com cálcio, suplementos farmacológicos ou ambos. Entre os alimentos, o leite e seus derivados são a maior fonte de cálcio disponível. Porém, o cálcio, para muitos que não consomem esses alimentos, estão em uma grande variedade de fontes, como folhas verdes-escuras (p. ex., mostarda), algumas leguminosas (p. ex., soja), nozes, peixes (p. ex., salmão e sardinha), bem como alimentos enriquecidos ou fortificados e/ou suplementos que podem fornecer a quantidade necessária de cálcio. Contudo, para se atingir a absorção adequada de cálcio é necessária a ingestão da vitamina D (Martini e França, 2014).

A tireoidectomia é uma das cirurgias de cabeça e pescoço mais frequentes nos dias atuais, e pode apresentar algumas complicações pós-operatórias, como as alterações relacionadas à homeostase do cálcio. A hipocalcemia é a complicação mais comum pós-tireoidectomia total. Sua principal causa é a disfunção aguda das paratireoides, a qual pode ser secundária a trauma mecânico e/ou térmico (edema, hemorragia), desvascularização ou remoção acidental dessas glândulas durante o ato operatório. A condição pode evoluir de forma definitiva em uma pequena parcela desses indivíduos, quando a disfunção persiste por período superior a 6 a 12 meses (Padur, 2016; Raffaelli et al., 2016).

As paratireoides possuem importante relação de proximidade com a tireoide, apresentando-se classicamente como quatro pequenas glândulas situadas posteriormente a ela, embora possam variar em número e localização. O paratormônio (PTH) consiste em um polipeptídeo de curta meia-vida (2 a 5 minutos), cuja secreção se dá pelas paratireoides em resposta à queda dos níveis séricos de cálcio ionizado (Ca^{2+}). Esse mecanismo de *feedback* ocorre por meio da detecção de modificações nas concentrações plasmáticas do cálcio sérico por receptores extracelulares específicos. O PTH é o principal modulador da homeostase do cálcio e do fósforo, apresentando ação em diferentes sistemas do organismo. No tecido ósseo, o hormônio atua sobre o aumento do seu remodelamento, mecanismo que libera cálcio e fósforo na circulação. Já nos rins o PTH age no estímulo da reabsorção tubular de cálcio e da excreção de fosfato (PO_4^{3-}), além de ser fundamental na conversão renal de 25-hidroxivitamina D3 (25[OH]D3) em sua forma mais ativa 1,25-di-hidroxivitamina (1,25[OH]2D3 – calcitriol), cuja ação sobre o trato gastrointestinal leva a aumento do transporte transepitelial de cálcio e fósforo por esse órgão. Caso ocorra redução ou perda das funções do PTH, esses importantes passos de manutenção da homeostase mineral são perdidos, o que acarreta a possibilidade da ocorrência de hipocalcemia, hiperfosfatemia e hipercalciúria. Aproximadamente 98% dos estoques corporais de cálcio se encontram nos ossos. O restante circula na corrente sanguínea ligado a albumina (40%), ânions (10%) ou em sua forma biologicamente importante: a ionizada ou livre (50%). Os níveis de cálcio total são influenciados pela concentração sérica de albumina, devendo-se corrigir os valores desse eletrólito pelos dessa proteína pela seguinte equação: cálcio corrigido = 0,8 × [4,0 – albumina sérica] + cálcio sérico. Há possibilidade de a avaliação de cálcio iônico ser necessária em situações específicas. A concentração extracelular de cálcio é importante para o funcionamento normal dos músculos e nervos por mediar a transmissão e automaticidade elétrica celular (Padur, 2016; Raffaelli et al., 2016).

Hipoparatireoidismo transitório, em decorrência de hipomagnesemia, pode estar presente em pacientes com história de alcoolismo, uso de diurético, perda de peso ou diarreia (síndrome de má absorção). Hipoparatireoidismo genético ou pseudo-hipoparatireoidismo está associado com história familiar relevante, anormal hábito corpóreo ou associado a doenças autoimunes. Pacientes com hipocalcemia de longa duração e aparentemente bem de saúde têm hipoparatireoidismo, e pacientes com estado geral comprometido têm outras condições, tais como insuficiência renal aguda, síndrome de má absorção, osteomalácia, deficiência de magnésio e metástases osteoblásticas. A dosagem do PTH, molécula intacta, permite a classificação do grupo etiológico: dependente ou independente de PTH (Padur, 2016; Raffaelli et al., 2016; Martini e França, 2014).

Em pacientes que realizam o tratamento oncológico é frequente o desinteresse pelos alimentos em decorrência do tratamento quimioterápico, o que gera uma baixa ingestão alimentar, perda de peso, depleção de tecido magro e adiposo, o que pode levar a uma caquexia, frequente em pacientes portadores de neoplasia maligna. Entre os efeitos do tratamento estão náuseas, vômitos, diarreia, saciedade precoce, má absorção, obstipação intestinal, xerostomia e disfagia, que afetam negativamente o estado nutricional. Estudos em pacientes oncológicos demonstram baixo consumo de alimentos fontes de cálcio, ou seja, cerca de 612,12 mg/dia de cálcio. Em pacientes com hipocalcemia é necessário um aumento das necessidades diárias de cálcio, ou seja, a suplementação de 200 mg a 400 mg de cálcio, de preferência por via enteral, caso o paciente não apresente hiperfosfatemia, além da reposição de vitamina D, caso o paciente apresente sintomas (Goés et al., 2002; Tartari, Busnello e Nunes, 2010).

No caso da síndrome da lise tumoral (SLT), a hipocalcemia está associada à hiperfosfatemia, pois a destruição maciça das células em decorrência de tratamento quimioterápico faz com que os nucleotídeos e fosfatos sejam liberados do núcleo celular (onde uma célula maligna contém quatro vezes mais fósforo intracelular que um linfócito maduro). Consequentemente, esta grande quantidade pode saturar a capacidade renal de excretar fosfatos e pode levar a uma precipitação dos cristais de fosfato de cálcio, nefrocalcinose, obstrução urinária e destruição dos tecidos. Essa deposição de cristais de fosfato de cálcio pode causar a hipocalcemia. Sendo assim, a deposição de cristais de fosfatos de cálcio ocorre quando o produto molar da concentração do cálcio não ionizado × concentração de fosfatos superar 4,6. Ademais, a hipocalcemia que aparece em consequência da deposição de fosfato de cálcio levará a uma subavaliação do produto molar da concentração do cálcio não ionizado × concentração de fosfatos. No tratamento da hipocalcemia deve ser levado em consideração o aumento do cálcio sérico em um paciente com hiperfosfatemia, pois pode favorecer uma precipitação adicional (Goés et al., 2002; Tartari, Busnello e Nunes, 2010).

Causas da hipocalcemia

- Deficiência de vitamina D, como ocorre em: intestino curto, má absorção, desnutridos, cirróticos, doença renal crônica.

CAPÍTULO 29 • CÁLCIO 611

- Hipoparatireoidismo, como ocorre em: retirada da paratireoide, doenças autoimunes, radiação.
- Consumo tecidual do cálcio, como ocorre em: metástase, pancreatite, neoplasias.
- A pancreatite provoca clivagem de proteínas e lipídios. Acredita-se que os íons de cálcio se combinem com os ácidos graxos liberados pela lipólise, formando compostos, e assim diminuam o cálcio iônico, ocasionando hipocalcemia (Paula e Foss, 2003; Cooper e Gittoes, 2008; Dutra et al., 2012; Martini e França, 2014).

Sinais e sintomas da hipocalcemia

Dependem da rapidez da instalação do déficit e se correlacionam com a hipomagnesemia. Geralmente assintomática quando cálcio sérico total está entre 7,0 e 7,5 mg/dL.

As manifestações clínicas estão associados à excitabilidade neuronal aumentada. São causadas pela descarga espontânea das fibras sensoriais e motoras nos nervos periféricos, que podem ocasionar:

- Sensação de formigamento nas extremidades dos dedos, ao redor da boca, nos pés.
- Espasmos dos músculos dos membros e da face.
- Sinais de Trousseau e Chvostek positivos.
- Reflexos tendinosos profundos.
- Mialgia.
- Cãibras.
- Podem ocorrer manifestações associadas ao aumento da irritabilidade do sistema nervoso central:
  - Irritabilidade, ansiedade.
  - Convulsões.
  - Confusão, delírios, alucinações (psicose).
- Por alterar a excitabilidade das células cardíacas também podem ocasionar alterações do traçado do eletrocardiograma (ECG):
  - Prolongamento do segmento ST.
  - Aumento do intervalo QT.
  - Ondas T invertidas.
- Alterações do padrão respiratório em virtude de alteração na contração e relaxamento muscular:
  - Dispneia.
  - Laringoespasmo.
  - Broncoespasmo.

612 MACRO E MICRONUTRIENTES EM NUTRIÇÃO CLÍNICA

Sinais e sintomas de hipocalcemia crônica: osteoporose, unhas e cabelos quebradiços, distúrbios da coagulação, sons intestinais hiperativos (Paula e Foss, 2003; Cooper e Gittoes, 2008; Dutra et al., 2012; Martini e França, 2014).

Quadro clínico

As manifestações clínicas da hipocalcemia são relacionadas ao aumento da excitabilidade neuromuscular. A intensidade dos sintomas varia entre os indivíduos dependendo do grau de hipocalcemia e da velocidade da sua queda (Paula e Foss, 2003; Fezer, Gama e Delfes, 2012).

A manifestação clínica característica da hipocalcemia aguda é a crise de tetania. Em geral, a tetania é precedida de formigamento e adormecimento perioral e das extremidades e de contrações tônicas dolorosas de músculos isolados ou de grupos musculares. Durante as crises de tetania, as mãos podem assumir a posição semelhante à clássica "mão de parteiro", com flexão do punho e articulação metacarpofalangeana e adução do polegar. A crise pode ser acompanhada de sudorese, eólicas abdominais, vômitos e broncoespasmo devidos, provavelmente, à disfunção do sistema nervoso autônomo. Em crianças, o laringoespasmo pode ser a única manifestação de tetania (Cooper e Gittoes, 2008; Dutra et al., 2012).

As convulsões generalizadas podem ser desencadeadas pela hipocalcemia nas pessoas predispostas. Edema de papila tem sido descrito na hipocalcemia e, quando acompanhado de quadro convulsivo, pode trazer confusão com tumor cerebral. Sintomas extrapiramidais podem ocorrer e estão geralmente associados à calcificação dos núcleos da base, e são detectados principalmente pela tomografia computadorizada (Fezer, Gama e Delfes, 2012). Vários distúrbios mentais têm sido descritos, como depressão mental, irritabilidade, nervosismo e ansiedade. O comprometimento ectodérmico se manifesta por pele seca, queda de cabelo e unhas quebradiças. As alterações dos dentes ou defeitos no esmalte podem orientar a época de aparecimento da hipocalcemia. A catarata está presente em 50% dos pacientes não tratados, podendo aparecer precocemente ou após vários anos; sua patogênese é obscura (Arioli e Corrêa, 1999).

A densidade óssea é geralmente normal; ocasionalmente, pode estar pouco aumentada. O comprometimento cardíaco tem sido registrado em alguns casos e o ECG pode apresentar o espaço QT aumentado (Paula e Foss, 2003; Dutra et al., 2012).

Na gravidez, na lactação e no período menstrual pode-se ter um agravamento da sintomatologia. As manifestações tetânicas não são sempre muito evidentes (Arioli e Corrêa, 1999).

Os sinais de Trousseau e Chvostek permitem demonstrar a existência de tetania latente. O sinal de Chvostek é pesquisado pela percussão do nervo facial em seu trajeto anteriormente ao pavilhão auricular, sendo que nos casos de hipocalcemia observa-se uma contração dos músculos perilabiais do mesmo lado. É válido lembrar que esse sinal pode ser positivo em até 10% das pessoas normais. Já o sinal de Trousseau é mais específico e consiste na observação de uma contração generalizada dos músculos do antebraço com flexão do punho, ou sinal de mão de parteiro, após a aplicação do esfigmomanômetro de pressão cerca de 20 mmHg acima da pressão sistólica por 3 min (Paula e Foss, 2003; Dutra et al., 2012).

Tratamento

O tratamento baseia-se, fundamentalmente, em medidas para normalização da calcemia. Deve-se considerar o tratamento do quadro agudo de hipocalcemia e a hipocalcemia crônica. A reposição de cálcio pode ser feita por via oral para casos crônicos, ou por via endovenosa nos casos agudos/sintomáticos. A terapêutica da hipocalcemia aguda inclui os pacientes com hipocalcemia sintomática ou a concentração de cálcio sérico total menor que 7,5 mg/dL. O tratamento consiste na injeção endovenosa de sais de cálcio na quantidade necessária para fazer desaparecerem os sintomas (Paula e Foss, 2003; Cooper e Gittoes, 2008).

A hipocalcemia crônica deveria ser tratada com direcionamento para a doença de base. São utilizados os sais de cálcio e a vitamina D (Radominski et al., 2017).

Em todos os casos, a suplementação oral de cálcio com 1 a 3 g de cálcio deve ser instituída. Os sais de cálcio são administrados em doses fracionadas e nos casos mais leves são suficientes para a correção da hipocalcemia. O carbonato de cálcio é o mais usado por ser o mais facilmente encontrado e o mais barato. Cada grama de carbonato de cálcio fornece 400 mg de cálcio. Deve ser administrado com as refeições para que ocorra a sua solubilização. As outras preparações de sais de cálcio são o lactato, o gluconato e o cloreto de cálcio. Em relação à vitamina D, o ideal é o uso da forma mais ativa, a 1,25(OH)2 vitamina D, o calcitriol (Radominski et al., 2017).

No hipoparatireoidismo total e definitivo, a dose de calcitriol é de 0,5 a 2,0 µg/dia, em duas administrações. Essa medicação é eficiente e apresenta baixo risco de intoxicação em razão de sua meia-vida curta. Outra forma terapêutica é o uso de vitamina D (cole ou ergolcalciferol) na dose de 25.000 a 100.000 U/dia (1,25 a 5 mg) ou doses até maiores. A vantagem é o custo mais baixo, e o grande inconveniente é o risco de hipercalcemia e intoxicação que pode ser grave e prolongado, por ter o calciferol uma meia-vida mais longa (Radominski et al., 2017).

Situações clínicas de toxicidade

Há a toxicidade aguda, caracterizada por hipercalcemia e/ou hipercalciúria, e a toxicidade crônica, a qual se manifesta de outras formas, incluindo o aumento no risco do desenvolvimento de doenças, como câncer ou doença cardiovascular. Hipercalcemia é definida como a concentração de cálcio no soro superior a 11 mg/dL, geralmente assintomática até 12 mg/dL.

A hipercalcemia moderada pode não apresentar sintomas, ou apresentar sintomas inespecíficos, como perda de apetite, náusea, vômito, constipação, dor abdominal, sensação de boca seca e sede. Já a hipercalcemia severa pode se caracterizar por confusão mental, delírio, coma e, se não tratada, levar à morte. Apesar de o risco para a formação de cálculos renais (litíase renal) ser relacionado à hipercalciúria, essa condição não se associa à ingestão elevada de cálcio, mas, sim, ao efeito de diminuição de reabsorção renal do íon. Ao contrário, a ingestão insuficiente de cálcio parece estar associada ao risco de litíase renal, uma vez que dietas restritas em cálcio resultam em maior absorção de oxalato.

O nível máximo tolerável de ingestão (UL) especifica valores que, ao serem atingidos ou ultrapassados, podem levar ao aumento dos riscos para a saúde do indivíduo e, portanto, não devem ser utilizados como meta de ingestão. A ingestão excessiva de cálcio por via alimentar é muito difícil de ocorrer, sendo mais comumente associada à suplementação do mineral. A Tabela 3 expressa os valores de ULs para cálcio, de acordo com os estágios de vida (IOM, 2011).

TABELA 3 Nível máximo tolerável de ingestão para o cálcio (UL)

Estágio de vida	Idade	Homens (mg)	Mulheres (mg)
Bebês	0-6 meses	1.000	1.000
	7-12 meses	1.500	1.500
	1-3 anos	2.500	2.500
Crianças	4-8 anos	2.500	2.500
	9-13 anos	3.000	3.000
	14-18 anos	3.000	3.000
	19-50 anos	2.500	2.500
Adultos	51-70 anos	2.000	2.000
	> 70 anos	2.000	2.000
Gestantes e lactantes	≥ 18 anos	–	3.000
	> 19 anos	–	2.500

Fonte: adaptada do IOM (2011).

CAPÍTULO 29 • CÁLCIO 615

Causas de hipercalcemia

- Níveis de PTHi elevados.
- Hiperparatireoidismo primário.
- Uso de lítio.
- Hipercalcemia familiar hipocalciúrica.
- Níveis de PTHi supressos.
- Doenças malignas: produtoras de PTHRP (tumores epiteliais de pulmão, esôfago, cabeça e pescoço, ovário e bexiga); produtoras de 1,25(OH)2D3 (linfomas); metástase óssea (mieloma, carcinoma de mama).
- Doenças granulomatosas (sarcoidose, tuberculose, paracoccidioidomicose e lepra); endocrinopatias (hipertireoidismo, insufuciência adrenal).
- Medicamentos (tiazídicos, vitaminas A e D; intoxicação por alumínio na IRC).
- Outras causas: síndrome do leite e alcalino, nutrição parenteral total etc.

As causas principais da hipercalcemia são tumores malignos e hiperparatireoidismo. Os tumores malignos podem produzir hiperparatireoidismo por diversos mecanismos. E a hipercalcemia associada ao hiperparatireoidismo é ocasionada pela secreção excessiva de PTH que provoca liberação aumentada de cálcio a partir dos ossos, além de aumentar a reabsorção renal e intestinal de cálcio. Não é comum, mas pode ocorrer hipercalcemia secundária a imobilidade pela perda do mineral ósseo. Esses casos geralmente são relacionados com fraturas graves ou lesão da medula espinal. A hipercalcemia também pode ser secundária à doença renal crônica em decorrência do aumento da reabsorção renal (Neto e Neto, 2003; Paula e Foss, 2003; Tartari, Busnello e Nunes, 2010; Smeltzer et al., 2011).

Sinais e sintomas da hipercalcemia

- Anorexia.
- Náuseas e êmese.
- Dor abdominal e constipação.
- Fraqueza muscular.
- Letargia.

Essas manifestações estão associadas à redução da excitabilidade neuromuscular, porque o excesso de cálcio suprime a atividade na junção mioneural. Ou seja, ocorrem em decorrência da redução do tônus nos músculos liso e estriado. O excesso de cálcio também pode ocasionar uma disfunção tubular

616 MACRO E MICRONUTRIENTES EM NUTRIÇÃO CLÍNICA

resultando em micção excessiva (poliúria) e consequente sede excessiva (poli-dipsia). Em casos graves pode ocorrer úlcera peptídica porque a hipercalcemia aumenta a secreção de ácido e pepsina no estômago (Neto e Neto, 2003; Paula e Foss, 2003; Smeltzer et al., 2011).

Tratamento da hipercalcemia

A terapia inicial constitui-se em hidratação vigorosa para diluir o cálcio. Usualmente realizada com cloreto de sódio 0,9%, que além de diluir o cálcio, inibe a reabsorção tubular, aumentando a excreção na urina. Diuréticos como furosemida podem ser associados à hidratação endovenosa para aumentar a excreção de cálcio.

Opções para tratamento medicamentoso:

- Calcitonina: aumenta a reabsorção óssea e aumenta a excreção de cálcio na urina. Dose usual: 4-12 unidades via muscular a cada 12 h por 2 ou 3 dias.
- Pamidronato: é um bifosfonado usado para aumentar a reabsorção óssea vigorosamente. Dose usual: 90 mg EV em 15 min (Neto e Neto, 2003; Paula e Foss, 2003; Smeltzer et al., 2011).

SUPLEMENTAÇÃO BASEADA EM EVIDÊNCIAS

Conforme as atuais recomendações das DRIs, mulheres com idade igual ou superior a 51 anos devem apresentar uma ingestão de 1.200 mg/dia de cálcio. Vale ressaltar que os valores estabelecidos pelas DRIs se baseiam nas necessidades para a população norte-americana e não deveriam ser estendidos a toda a população (IOM, 2011).

A saúde óssea é o indicador utilizado para as preconizações de ingestão de cálcio e vitamina D estabelecidas pelas DRIs. A formação e a reabsorção óssea permanecem estáveis na idade adulta; assim, a ingestão de cálcio deve ser mantida em torno de 1.000 mg/dia em ambos os sexos. Em fases da vida nas quais a absorção intestinal do mineral se encontra reduzida e a taxa de reabsorção óssea aumentada, como nos idosos, as necessidades diárias de cálcio são maiores (IOM, 2011).

A necessidade de cálcio varia conforme a idade e o estado fisiológico, sendo que, em períodos de rápido crescimento, como final da infância e adolescência, a necessidade de cálcio é superior. A ingestão de cálcio para essas condições está apresentada na Tabela 4. Nesses períodos ocorre, além do crescimento ósseo, um aumento no depósito mineral até que o pico de massa óssea (por volta da segunda década de vida) seja atingido. Na idade adulta, a formação e reabsorção óssea estão estáveis, de modo que a ingestão de cálcio deve ser mantida em torno de 1.000 mg/dia em ambos os sexos. Nas gestantes e lactantes ocorre maior absorção intestinal; assim, a recomendação deve ser relativa à faixa etária. Nos períodos em que a absorção intestinal desse nutriente está diminuída e a taxa de reabsorção óssea aumentada, como nos indivíduos idosos, o requerimento de cálcio novamente se eleva. Entre 51 e 70 anos a necessidade média estimada (EAR) é de 1.000 mg/dia, ingestão dietética recomendada (RDA) 1.200 mg/dia, UL 2.000 mg/dia. Após os 70 anos, EAR 1.000 mg/dia, RDA 1.200 mg/dia, UL 2.000 mg/dia (IOM, 2011).

TABELA 4   Necessidade diária de ingesta de cálcio de acordo com a faixa etária

Idade (anos)	Homens e mulheres (mg/dia)	Gravidez (mg/dia)	Lactação (mg/dia)
1-3	700	N/A	N/A
4-8	1.000	N/A	N/A
9-13	1.300	N/A	N/A
14-18	1.300	1.300	1.300
19+	1.000	1.000	1.000
51-70 mulheres	1.200	N/A	N/A
51-70 homens	1.220	N/A	N/A

Fonte: adaptada de IOM (2011).

No Brasil, a média de ingestão de cálcio dietético varia entre 300 e 500 mg/dia, mostrando que o consumo do nutriente se encontra muito aquém das atuais recomendações internacionais para sexo e faixa etária (Cozzolino, 2012).

As necessidades de cálcio sofrem profundas variações individuais e com a idade das pacientes. Também a redução na concentração estrogênica plasmática observada após a menopausa resulta em balanço negativo de cálcio, que leva à progressiva perda de massa óssea nessa etapa da vida. A partir da meia-idade, a perda de massa óssea em ambos os sexos ocorre na proporção de 0,5 a 1% ao ano, sendo mais acentuada entre as mulheres na primeira década após a menopausa, atingindo valores de 2 a 3% ao ano. A acentuação da perda se dá principalmente pela redução na produção de estrógeno, levando a menor absorção intestinal e reabsorção renal de cálcio e a maior secreção de PTH, elevando o remodelamento ósseo (IOM, 2011).

O cálcio é um nutriente essencial na regulação da homeostase do tecido ósseo. A ingestão adequada de cálcio é extremamente importante em um programa de prevenção e tratamento da osteoporose, bem como para a saúde óssea geral em qualquer idade, embora as necessidades diárias de cálcio variem conforme a idade. O Institute of Medicine (IOM), em 2011, estabeleceu as necessidades diárias de cálcio por faixa etária. Para adultos acima de 50 anos, a ingestão diária recomendada é de 1.200 mg, inclusive cálcio da dieta mais suplementos (em casos de ingestão alimentar deficiente). Estudos relatam efeito benéfico da suplementação de cálcio na redução do risco de fraturas de quadril e de coluna em mulheres idosas. Esse efeito favorável do cálcio sobre o osso parece ser ainda mais evidente quando por via alimentar. Os constituintes da dieta e os fármacos indicados para o tratamento da osteoporose influenciam os requerimentos de cálcio. Portanto, a oferta adequada de cálcio nesse período é fundamental para a manutenção do conteúdo mineral ósseo. A atribuição deste efeito benéfico da suplementação de cálcio requer considerações, uma vez que a reserva de cálcio no esqueleto pode sofrer interferência de variáveis de estilo de vida, como prática de exercícios físicos, exposição solar, qualidade da dieta, fumo, consumo de bebidas alcoólicas, uso de determinados medicamentos, ou mesmo pelo perfil hormonal. Além disso, muitos dos estudos com efeito positivo do cálcio sobre a massa óssea utilizaram tratamento concomitante com a vitamina D (IOM, 2011; Radominski et al., 2017).

Na doença renal cônica (DRC) ocorre um acúmulo de fosfato e uma estimulação maior da produção de PTH (paratormônio). Esse hormônio é responsável pela retirada do cálcio dos ossos, aumentando a eliminação renal do fósforo, pois estimula a produção renal de vitamina D na forma ativa. Porém, na DRC, o fósforo não é excretado na urina e nem há a produção de vitamina D. Desse modo, o hormônio irá apenas retirar cálcio dos ossos causando uma lesão óssea, pois diminuirá também a absorção de cálcio no intestino. Com isso, pode-se observar que pacientes que seguem corretamente as restrições alimentares para controle de fósforo têm níveis de PTH regulados (Peacock, 2010; Françozi, Bisato Ferreira Vasata e Cervo, 2017).

SUPLEMENTAÇÃO E BIODISPONIBILIDADE

Nos últimos 20 anos, a absorção do cálcio proveniente de suplementos dietéticos vem sendo estudada e uma questão bastante discutida é qual o melhor sal de cálcio para fazer a suplementação. Estudos sobre biodisponibilidade de sais de cálcio demonstram que o carbonato possui maior porcentagem de cálcio elementar (40%) por peso, quando comparado a 24,1% encontrados no citrato de cálcio. O carbonato de cálcio é o mais empregado como suplemento nutricional e/ou medicamento. Estudos divergem sobre seus resultados, alguns apontam para uma melhor absorção do citrato de cálcio, outros do carbonato de cálcio e outros não encontraram diferença significativa entre eles, sendo que a absorção de cálcio do carbonato foi tão boa quanto a do citrato quando ingeridos concomitantemente às refeições. O carbonato de cálcio apresenta melhor custo-benefício e deve ser priorizado, porém é contraindicado em pacientes com acloridria ou em uso de medicamentos supressores do ácido gástrico, sendo recomendável o uso de citrato mediante tais situações (Cozzolino, 2012; Martini e França, 2014; Radominski et al., 2017).

REFERÊNCIAS

1. ARIOLI, E.L.; CORRÊA, P.H.S. Hipocalcemia. *Arq Bras Endocrinol Metab*, v. 43, n. 6, p. 467-71, 1999.
2. BAILEY, D.A.; MCKAY, H.A.; MIRWALD, R.L.; et al. A six-year longitudinal study of the relationship of physical activity to bone mineral accrual in growing children: the university of Saskatchewan bone mineral accrual study. *J Bone Miner Res*, v. 14, n. 10, p. 1672-9, 1999.
3. BEDANI, R.; ROSSI, E.A. O consumo de cálcio e a osteoporose. *Semina: Ciências Biológicas e da Saúde*, Londrina, v. 26, n.1, p. 3-14, 2005.
4. BRINGEL, L.A. et al. Suplementação nutricional de cálcio e vitamina D para a saúde óssea e prevenção de fraturas osteoporóticas. *Revista Brasileira de Ciências da Saúde*, v. 18, n. 4, p. 353-8, 2014.
5. BRONNER, F. Calcium transport across epithelia. *Int Rev Cytol*, v. 131, p. 169-212, 1991.
6. BRONNER, F. Nutrient biovailability with special reference to calcium. *J Nutr*, v. 123, n. 5, p. 797-802, 1993.
7. BRONNER, F.; PANSU, D. Nutritional aspects of calcium absorption. *J Nutr*, v. 129, n. 1, p. 9-12, 1999.
8. BUENO, A.L.; CZEPIELEWSKI, M.A. The importance for growth of dietary intake of calcium and vitamin D. *J Pediatr*, Rio de Janeiro, v. 84, n. 5, p. 386-94, 2008.
9. BUZINARO, E.F.; ALMEIDA, R.N.A.; MAZETO, G.M.F.S. Biodisponibilidade do cálcio dietético. *Arq Bras Endocrinol Metab*, São Paulo, v. 50, n. 5, out. 2006.
10. CALVO, M.S.; WHITING, S.J.; BARTON, C.N. Vitamin D intake: a global perspective of current status. *J Nutr*, v. 135, p. 310-5, 2005.
11. CASHMAN, K.D. Calcium intake, calcium bioavailability and bone health. *Br J Nutr*, v. 87, Suppl 2, p. S169-77, 2002.
12. CIFUENTES, M.; MORANO, A.B.; CHOWDHURY, H.A; et al. Energy restriction reduces fractional calcium absorption in mature obese and lean rats. *J Nutr*, v. 132, p. 2660-6, 2002.
13. COLIN, E.M.; VAN DEMBEMD, J.G.; VAN AKEN, M.; et al. Evidence for involvement of 17beta--estradiol in intestinal calium absorption independent of 1,25-dihydroxyvitamin D3 level in the Rat. *J Bone Miner Res*, v. 14, n. 1, p. 57-64, 1999.
14. COOPER, M.S.; GITTOES, N.J. Diagnosis and management of hypocalcaemia. *BMJ*, v. 336, n. 7656, p. 1298-302, 7 jun. 2008. Acessado em: 29 jul. 2019.
15. COZZOLINO, S.M.F. *Biodisponibilidade de nutrientes*. 4.ed. Barueri: Manole, 2012.
16. DAWSON-HUGHES, B.; HARRIS. S.S.; FINNERAN, S. Calcium absorption on high and low calcium intakes in relation to vitamin D receptor genotype. *J Clin Endocr Metab*, v. 80, n. 12, p. 3657-61, 1995.
17. DAWSON-HUGHES, B. Calcium throughout the life cycle – the later years. In: WEAVER, C.M.; HEANEY, R.P. (ed.). *Calcium in human health*. Totowa: Human Press Inc, 2006, p. 371-86.
18. DELUCA, H.F. Overview of general physiologic features and functions of vitamin D. *Am J Clin Nutr*, v. 80, p. 1689S-96S, 2004.
19. DUTRA, V.F.; TALLO, F.S.; RODRIGUES, F.T.; et al. Desequilíbrios hidreletrolíticos na sala de emergência. *Rev Bras Clin Med*, v. 10, n. 5, p. 410, 2012.
20. ESTEVES, E.A. et al. Ingestão dietética de cálcio e adiposidade em mulheres adultas. *Rev Nutr*, v. 23, n. 4, p. 543-52, 2010.
21. FERNANDES, K.R., et al. Efeitos dos recursos eletrofísicos na osteoporose: uma revisão da literatura. *Fisioter Mov*, v. 23, n. 2, p. 271-81, 2010.

620 MACRO E MICRONUTRIENTES EM NUTRIÇÃO CLÍNICA

22. FEZER, G.F.; GAMA, R.R.; DELFES, R.A. Nível de paratormônio pós-tireoidectomia total como preditor de hipocalcemia sintomática – estudo prospectivo. *Rev Bras Cir Cabeça Pescoço*, v. 41, n. 2, p. 58-64, 2012.

23. FLEET, J.C. Molecular regulation of calcium metabolism. In: WEAVER, C.M.; HEANEY, R.P. (ed.). *Calcium in human health*. Totowa: Human Press Inc., 2006, p. 163-90.

24. FRANÇOZI, N.; BISATO FERREIRA VASATA, P.; CERVO, A.L. Complicações nutricionais de pacientes com doença renal crônica submetidos a hemodiálise: uma revisão de literatura. *Ensaios e Ciência: Ciências Biológicas, Agrárias e da Saúde*, v. 21, n. 1, p. 15-7, 2017. Disponível em: http://www.redalyc.org/articulo.oa?id=26051636002. Acessado em: 29 jul. 2019.

25. FESKANICH, D.; WILLET, W.C.; COLDITZ, G.A. Calcium, vitamin D, milk consumption, and hip fractures: a prospective study among postmenopausal women. *Am J Clin Nutr*, v. 77, p. 504-11, 2003.

26. GENNARI, C.; AQNUSDEI, D.; NARDI, P.; et al. Estrogen preserves a normal intestinal responsiveness to 1,25-dihydroxyvitamin D3 in oophorectomized women. *J Clin Endocrinol Metab*, v. 71, n. 5, p. 1288-93, 1990.

27. GOÉS, J.E.C. et al. Síndrome da lise tumoral. *Revista Brasileira Terapia Intensiva*, v. 14, n. 3, p. 103-6, 2002.

28. GUÉGUEN, L.; POINTILLART, A. The bioavailability of dietary calcium. *J Am Coll Nutr*, v. 19, n. 2, p. 119S-36S, 2000.

29. HEANEY, R.P. Factors influencing the measurement of bioavailability, taking calcium as a model. *J Nutr*, v. 131, p. 1344S-8S, 2001.

30. _____. Calcium supplements: practical considerations. *Osteoporosis Int*, v. 1, p. 65-71, 1991.

31. HENN, J.D. Seminário apresentado na disciplina Bioquímica do Tecido Animal, no Programa de Pós-Graduação em Ciências Veterinárias da Universidade Federal do Rio Grande do Sul, no primeiro semestre de 2010. Professor responsável pela disciplina: Félix H. D. González.

32. HOLICK, M.F. Vitamin D. In: SHILLS, M.; OLSON, J.A.; SHIKE, M.; et al. *Modern nutrition in health and disease*. 9.ed. Baltimore: Williams & Wilkins, 1999, p. 329-45.

33. [IOM] INSTITUTE OF MEDICINE. *Dietary reference intakes for calcium and vitamin D*. Washington, DC: The National Academies Press, 2011.

34. _____. *Subcommittee on Nutrition During Lactation. Nutrition during lactation*. Washington, DC: National Academy Press, 1991.

35. LIEL, Y.; SHANY, S.; SMIRNOFF, P.; et al. Estrogen increases 1,25dyhidroxyvitamin D receptors expression and bioresponse in the rat duodenal mucosa. *Endocrinology*, v. 140, n. 1, p. 280-5, 1999.

36. MAKI, K.C.; DICKLINA, M.R.; CYROWSKIA, M.; et al. Improved calcium absorption from a newly formulated beverage compared with a calcium carbonate tablet. *Nutr Res*, v. 22, p. 1163-76, 2002.

37. MARTINI, L.A.; DE FRANÇA, N.A.G. Funções plenamente reconhecidas de nutrientes cálcio – Força-tarefa Alimentos Fortificados e Suplementos. Comitê de Nutrição ILSI Brasil, Série de Publicações ILSI Brasil, v. 1, fev. 2014. 2.ed.rev.

38. NETO, O.M.V.; NETO, M.M. Distúrbios do equilíbrio hidreletrolítico. *Medicina*, Ribeirão Preto, v. 36, p. 325-37, 2003. Disponível em: http://revista.fmrp.usp.br/2003/36n2e4/17disturbios_equilibrio_hidroeletrolitico.pdf. Acessado em: 29 jul. 2019.

39. NIEVES, J.W. Osteoporosis: the role of micronutrients. *Am J Clin Nutr*, v. 81, p. 1232S-9S, 2005.

40. NORDIN, B.E.C.; NEED, A.G.; MORRIS, H.A.; et al. Effect of age on calcium absorption in postmenopausal women. *Am J Clin Nutr*, v. 80, p. 998-1002, 2004.

41. PADUR, A.A.; et al. Safety and effectiveness of total thyroidectomy and its comparison with subtotal thyroidectomy and other thyroid surgeries: a systematic review. *J Thyroid Res*, v. 2016, p. 7594615, 2016. Acessado em: 29 jul. 2019.

42. PAIXÃO, M.P.C.P.; BRESSAN, J. Cálcio e saúde óssea: Tratamento e prevenção. *Saúde e Pesquisa*, v. 3, n. 2, p. 237-46, 2010.

CAPÍTULO 29 • CÁLCIO 621

43. PAULA, F.J.A.; FOSS, M.C. Tratamento da hipercalcemia e hipocalcemia. *Medicina*, Ribeirão Preto, v. 36, n. 2/4, p. 370-4, dez. 2003. Acessado em: 20 fev. 2018.

44. PEACOCK, M. Calcium metabolism in health and disease. *Clinical Journal of the American Society of Nephrology*, v. 5, Suppl. 1, 2010.

45. PEREIRA, G.A.P. Cálcio dietético: Estratégias para otimizar o consumo. *Rev Bras Reumatol*, v. 49, n. 2, p. 164-71, 2009.

46. RAFFAELLI, M. et al. Post-thyroidectomy hypocalcemia is related to parathyroid dysfunction even in patients with normal parathyroid hormone concentrations early after surgery. *Surgery*, v. 159, n. 1, p. 78-84, jna. 2016. Acessado em: 29 jul. 2019.

47. RADOMINSKI, S.C.; BERNARDO, W.; PAULA, A.P.; et al. Brazilian guidelines for the diagnosis and treatment of postmenopausal osteoporosis. *Revista Brasileira de Reumatologia* (English Edition), v. 57, Suppl. 2, p. 452-66, 2017.

48. RAPOSO, J.F.C.S. *A regulação endócrina dos balanços de cálcio*. Lisboa: Universidade Nova de Lisboa, 2004.

49. RITCHIE, L.D.; FUNG, E.B.; HALLORAN, B.P. et al. A longitudinal study of calcium homeostasis during human pregnancy and lactation and after resumption of menses. *Am J Clin Nutr*, v. 67, p. 693-701, 1998.

50. [SBEM] SOCIEDADE BRASILEIRA DE ENDOCRINOLOGIA E METABOLISMO, 20/02/2013. Disponível em: www.endocrino.org.br/pela-vitamina-d/. Acessado em: 26 ago. 2018.

51. SMELTZER, S.C.; BARE, B.G.; HINKLE, J.L.; et al. Líquidos e eletrólitos: equilíbrios e distúrbios. In: SMELTZER, S.C.; BARE, B.G.; HINKLE, J.L.; et al. Brunner & Suddart: tratado de enfermagem médico-cirúrgica. Rio de Janeiro: Guanabara Koogan, 2011, p. 261-301.

52. TARTARI, R.F.; BUSNELLO, F.M.; NUNES, C.R.A. Perfil nutricional de pacientes em tratamento quimioterápico em um ambulatório especializado em quimioterapia. *Revista Brasileira de Cancerologia*, v. 56, n. 1, p. 46-50, 2010.

53. VAN DEN HEUVEL, E.G.H.M.; MUYS, T.; VAN DOKKUM, W.; et al. Oligofructose stimulates calcium absorption in adolescents. *Am J Clin Nutr*, v. 69, p. 544-8, 1999.

SEÇÃO IV

Elementos-traço

30

Elementos-traço

Bianca Blanco
Kleber de Magalhães Galvão

INTRODUÇÃO

Os elementos-traço, ainda pouco estudados pela história da ciência, começam a apresentar destaque em trabalhos compilados, como o de Nielsen (1980), trazendo as funções celulares, reprodutivas e homeostáticas que esses micronutrientes exercem sobre os microrganismos quanto às interações entre eles. Assim como os macronutrientes são importantes diariamente ao organismo humano, os elementos-traço também possuem necessidade corpórea, todavia em quantidade diária inferior a 100 mg (que representam enquanto necessidades nutricionais valores menores que 1 mg/kg de peso corporal), ao contrário dos macroelementos, que devem compor valores superiores a 100 mg na alimentação (Cozzolino, 2012; Cozzolino e Cominetti, 2013; IOM, 2002; Nielsen, 1980; Shumann, 2006).

Ao trazer essa temática para a Nutrição, nas pesquisas junto às bases de dados, encontramos mais de 14 mil trabalhos. Todavia, muitos abordam outros objetivos, como o uso industrial e mesmo a utilização no cultivo de alimentos. Pensando especificamente na utilização direta da alimentação, voltamos ao ponto inicial do capítulo, com pesquisas ainda em expansão.

As modificações ambientais conduziram à alteração da disponibilidade de alguns elementos químicos. Algumas espécies químicas que inicialmente não se encontravam disponíveis tornaram-se progressivamente mais disponíveis com mudanças ambientais, enquanto outras se tornaram menos disponíveis, ao longo dos 4,5 milhões de anos do planeta Terra. Nos seres vivos, foram incorporados nessa evolução, desde a Idade da Pedra de nossos ancestrais ao desenvolvimento tecnológico-industrial do século XXI (Aureliano et al., 2012; Dias, 1973).

Uma célula, em geral, contém cerca de 20 elementos químicos diferentes, e a maneira como eles são distribuídos está diretamente relacionada ao seu funcionamento. Sabe-se que em relação a elementos essenciais em todos os organismos vivos de quaisquer tipos, cerca de até 30 elementos são encontrados e caracterizados como essenciais. Nos grupos da tabela periódica dos elementos cada qual participa normalmente de um processo metabólico e essa participação impacta tanto na sua presença quanto na sua quantidade, uma vez que podem apresentar toxicidade. Essa percepção vem desde a primeira metade do século XVI por Theophrastus Philippus Aureolus Bombastus von Hohenheim (1493-1541), mais conhecido como Paracelsus, considerado o fundador da Toxicologia, e ainda se mantém na atualidade, traduzida pela expressão: "Todas as substâncias são venenos; nenhuma não o é. A dose certa diferencia o veneno do remédio" (Aureliano et al., 2012).

Evidências científicas apontam que arsênio, boro, molibdênio, níquel, silício e vanádio, mesmo não possuindo trabalhos em grandes quantidades e sendo pouco comentados pelos profissionais de saúde, apresentam, em sua participação na alimentação, uma contribuição significativa e progressiva em estudos em prol da saúde e qualidade de vida.

O arsênio (As) possui uso dúbio e controverso, uma vez que já foi utilizado como medicamento e pesticida agrícola, e também como veneno, e há relatos de efeito de toxicidade e efeito carcinogênico, podendo causar diarreia, êmese, queimação na boca e garganta e dores intensas no abdome quando consumido em alta dosagem. O boro (B) é associado ao suporte do metabolismo ósseo, funcionamento cerebral, sistema imune/inflamatório e hormônios. O molibdênio (Mo) atua como cofator de três enzimas em humanos, que por sua vez são envolvidas no catabolismo de aminoácidos sulfurados e compostos heterocíclicos, incluindo purinas e pirimidinas, e em bebês atua na prevenção de danos neurológicos por essa ação de cofator. O níquel (Ni) é associado a atividades enzimáticas que participam dos ciclos de oxigênio, carbono e nitrogênio, essenciais para bactérias, micróbios e plantas. O silício (Si) atua na prevenção de aterosclerose e na calcificação dos ossos. O vanádio (Va) apresenta estudos positivos no controle dos níveis sanguíneos de glicose, o que auxilia no controle do diabetes melito principalmente de pacientes não insulino-dependentes, e também no tratamento de colesterol e triacilglicerídeos.

No Brasil, não há registros até o momento de programas governamentais que abordem os elementos-traço para fins de consumo. Doravante, para que isso aconteça, a ampliação de trabalhos, legislações e referências são de suma importância em destaque de trabalhos apresentados pela academia.

As Tabelas de 1 a 3 apresentam as recomendações (DRIs).

626 MACRO E MICRONUTRIENTES EM NUTRIÇÃO CLÍNICA

TABELA 1 Recomendações nutricionais de arsênio e boro de acordo com sexo e estágio de vida

Estágio de vida/ grupos etários	Arsênio (µg/dia)				Boro (mg/dia)			
	AI	RDA	EAR	UL	AI	RDA	EAR	UL
Primeira infância								
0-6 meses	ND	ND	ND	ND	ND	ND	ND	ND
7-12 meses	ND	ND	ND	ND	ND	ND	ND	ND
Infância								
1-3 anos	ND	ND	ND	ND	ND	ND	ND	3
4-8 anos	ND	ND	ND	ND	ND	ND	ND	6
Homens e mulheres								
9-13 anos	ND	ND	ND	ND	ND	ND	ND	11
14-18 anos	ND	ND	ND	ND	ND	ND	ND	17
19-70 anos	ND	ND	ND	ND	ND	ND	ND	20
> 70 anos	ND	ND	ND	ND	ND	ND	ND	20
Gravidez								
14-18 anos	ND	ND	ND	ND	ND	ND	ND	17
19-50 anos	ND	ND	ND	ND	ND	ND	ND	20
Lactação								
14-18 anos	ND	ND	ND	ND	ND	ND	ND	17
19-50 anos	ND	ND	ND	ND	ND	ND	ND	20

AI: ingestão adequada; EAR: requerimento médio estimado (*Estimated Average Requirements*); ND: não determinado; RDA: ingestão dietética recomendada (*Recommended Dietary Allowances*); UL: limite superior tolerável de ingestão (*Tolerable Upper Intake Levels*).
Fonte: IOM (2002).

TABELA 2 Recomendações nutricionais de molibdênio e níquel de acordo com sexo e estágio de vida

Estágio de vida/ grupos etários	Molibdênio (µg/dia)				Níquel (mg/dia)			
	AI	RDA	EAR	UL	AI	RDA	EAR	UL
Primeira infância								
0-6 meses	2 ou 0,3/kg	2 ou 0,3/kg	ND	ND	ND	ND	ND	ND
7-12 meses	3 ou 0,3/kg	3 ou 0,3/kg	ND	ND	ND	ND	ND	ND
Infância								
1-3 anos	17	17	13	300	ND	ND	ND	0,2
4-8 anos	22	22	17	600	ND	ND	ND	0,3
Homens e mulheres								
9-13 anos	34	34	26	1.100	ND	ND	ND	0,6
14-18 anos	43	43	33	1.700	ND	ND	ND	1,0

(continua)

CAPÍTULO 30 • ELEMENTOS-TRAÇO **627**

TABELA 2 Recomendações nutricionais de molibdênio e níquel de acordo com sexo e estágio de vida (continuação)

Estágio de vida/ grupos etários	Molibdênio (µg/dia)				Níquel (mg/dia)			
	AI	RDA	EAR	UL	AI	RDA	EAR	UL
19-70 anos	45	45	34	2.000	ND	ND	ND	1,0
> 70 anos	45	45	34	2.000	ND	ND	ND	1,0
Gravidez								
14-18 anos	50	50	40	1.700	ND	ND	ND	1,0
19-50 anos	50	50	40	2.000	ND	ND	ND	1,0
Lactação								
14-18 anos	50	50	35	1.700	ND	ND	ND	1,0
19-50 anos	50	50	36	2.000	ND	ND	ND	1,0

AI: ingestão adequada; EAR: requerimento médio estimado (Estimated Average Requirements); ND: não determinado; RDA: ingestão dietética recomendada (Recommended Dietary Allowances); UL: limite superior tolerável de ingestão (Tolerable Upper Intake Levels).
Fonte: IOM (2002).

TABELA 3 Recomendações nutricionais de silício e vanádio de acordo com sexo e estágio de vida

Estágio de vida/ grupos etários	Silício (mg/dia)				Vanádio (mg/dia)			
	AI	RDA	EAR	UL	AI	RDA	EAR	UL
Primeira infância								
0-6 meses	ND	ND	ND	ND	ND	ND	ND	ND
7-12 meses	ND	ND	ND	ND	ND	ND	ND	ND
Infância								
1-3 anos	ND	ND	ND	ND	ND	ND	ND	ND
4-8 anos	ND	ND	ND	ND	ND	ND	ND	ND
Homens e mulheres								
9-13 anos	ND	ND	ND	ND	ND	ND	ND	ND
14-18 anos	ND	ND	ND	ND	ND	ND	ND	ND
19-70 anos	ND	ND	ND	ND	ND	ND	ND	1,8
> 70 anos	ND	ND	ND	ND	ND	ND	ND	1,8
Gravidez								
14-18 anos	ND	ND	ND	ND	ND	ND	ND	ND
19-50 anos	ND	ND	ND	ND	ND	ND	ND	ND
Lactação								
14-18 anos	ND	ND	ND	ND	ND	ND	ND	ND

(continua)

628 MACRO E MICRONUTRIENTES EM NUTRIÇÃO CLÍNICA

TABELA 3 Recomendações nutricionais de silício e vanádio de acordo com sexo e estágio de vida (continuação)

Estágio de vida/ grupos etários	Silício (mg/dia)				Vanádio (mg/dia)			
	AI	RDA	EAR	UL	AI	RDA	EAR	UL
19-50 anos	ND	ND	ND	ND	ND	ND	ND	ND

AI: ingestão adequada; EAR: requerimento médio estimado (Estimated Average Requirements); ND: não determinado; RDA: ingestão dietética recomendada (Recommended Dietary Allowances); UL: limite superior tolerável de ingestão (Tolerable Upper Intake Levels).
Fonte: IOM (2002).

Apresentamos a seguir cada um deles, com as especificidades mais atuais dentro da prescrição dietética.

ARSÊNIO (As)

Origem e síntese do arsênio nos alimentos

O arsênio (As) é um dos elementos do Grupo 15 da tabela periódica, e é um dos mais importantes para a vida, para a geologia e também a indústria, ocupando a 53ª posição em abundância. Seu nome deriva do latim *arsenium* e do grego *arsenikos*, e significa "pigmento amarelo em virtude de sua coloração". É estudado desde a antiguidade e seus efeitos tóxicos, irritantes e corrosivos já eram identificados desde esse período. O químico John Jacob Berzelius foi o pioneiro com estudos em relação aos compostos com arsênio. Seu uso terapêutico data de 400 a.C., havendo relatos de seu emprego por Hipócrates, Aristóteles, Dioscórides e Plínio, o Velho. Desde então o arsênio vem sendo objeto de muitos trabalhos, assim como lendas e tradições envolvendo esse elemento (Aureliano et al., 2012; Barra et al., 2000; Gontijo e Bittencourt, 2005; Shriver e Atkins, 2008).

É sólido sob condições normais e com caráter metálico, sendo as estruturas mais estáveis em temperatura ambiente as feitas de camadas hexagonais pregueadas nas quais cada átomo tem três vizinhos mais próximos. Ele existe de duas formas: arsênio amarelo e arsênio metálico. Ambos são moléculas tetraédricas de As_4. É encontrado na natureza nos minérios realgar, As_4S_4, ouro-pigmento, As_2S_3, arsenolita, As_2O_3, e arsenopirita, FeAsS. Dessa forma, podemos ter o arsênio amplamente distribuído na biosfera como arsênio inorgânico, orgânico e total em diferentes tipos de matrizes como águas, alimentos de origem marinha, sedimentos e materiais biológicos. Os peixes e os crustáceos são os alimentos que mais possuem arsênio orgânico (a forma menos nociva) em sua composição (Barra et al., 2000; Shriver e Atkins, 2008).

Sabe-se que o arsênio é encontrado em uma variedade de formas químicas na natureza como resultado de sua participação em complexos biológicos (meio ambiente e atividade humana), processos químicos e algumas aplicações industriais, como a manufatura de certos vidros, materiais semicondutores e fotocondutores. Registros na utilização de compostos contendo arsênio envolvem o tratamento de determinadas doenças e, na agricultura, o arsênio encontra-se nos herbicidas, inseticidas e desfolhantes. Também a flora e a fauna marinha (peixes e focas) contêm compostos de arsênio, pois nas vias metabólicas o nitrogênio e o fósforo podem ser facilmente trocados por ele. Diversos microrganismos utilizam o arsênio para gerar energia (Barra et al., 2000; Shriver e Atkins, 2008).

Com relação às derivações, produtos químicos que contêm arsênio, chamados de arsênicos, são muito tóxicos. Os arsênicos inorgânicos sob a forma de minerais foram usados para tratar úlceras, doenças da pele e lepra antes de 1900. No século XIX, um composto organoarsênico era eficiente no tratamento de sífilis, todavia posteriormente foi substituído pela penicilina. Compostos organoarsênicos ainda são usados para tratamento de tripanossomíase (doença do sono). Ácido arsenílico e arsenilato de sódio são usados como agentes bactericidas na alimentação de animais e aves domésticas, evitando o crescimento de fungos. Outras derivações são usadas em outras ações com o objetivo de cuidados com lavouras e gados (Shriver e Atkins, 2008).

Muitos compostos arseno-orgânicos presentes em sistemas biológicos são muito menos tóxicos. Por exemplo, arsenobetaína (AsB), cuja presença em alimentos de origem marinha constitui a maior fonte de arsênio na dieta, é essencialmente não tóxica e excretada na urina, sem modificação, com tempo de residência muito curto (de 6 a 24 horas, no máximo) (Ballin, 1994 apud Barra et al., 2000; Gontijo e Bittencourt, 2005).

Por meio de diversas técnicas de detecção, encontramos o arsênio e suas variações em água, urina, tecido biológico, refrigerante, vinho, sedimentos, músculo de peixe, extrato de cinza, solo, água doce e do mar e extrato aquoso do solo, dentre outros semelhantes (Barra et al., 2000).

Embora suas características principalmente de toxicidade sejam detectadas, compreende-se que o arsênio é um elemento-traço essencial para galinhas, ratos, cabras e porcos, e que sua deficiência pode impactar na redução de crescimento desses animais (Shriver e Atkins, 2008).

A química ambiental do arsênio é complexa, a partir das grandes diferenças entre as propriedades dos seus compostos. Destaca-se a metilação como o aspecto bioquímico mais observado no meio ambiente. Mesmo que compostos metilados de arsênio não sejam usados na agricultura, o arsênio inorgânico pode ser convertido em formas metiladas no meio ambiente, que são liberadas no meio aquoso, tornando-se disponível para aumentar os níveis de arsênio na cadeia alimentar. Por fim, os efeitos tanto fisiológicos como toxicológicos, assim como a biodisponibilidade do arsênio, dependem de sua forma química. Ampliar o conhecimento da especiação e transformação no meio ambiente se faz fundamental e a utilização de métodos adequados para a separação e determinação das espécies de arsênio é que irá caracterizar e quantificar sua presença nos ambientes (Quináia, 1997 apud Barra et al., 2000).

Fontes alimentares

Encontra-se o As em quantidades variáveis na água, solo e vegetais. Pode ser concentrado por organismos marinhos e depositado em volumes apreciáveis em rochas sedimentares ou ainda liberado como gás volátil (AsH_3 – arsina) sob a influência de fungos arsenófilos ou agentes redutores presentes em águas que contenham o As (Gontijo e Bittencourt, 2005).

O As orgânico (encontrado em peixes e crustáceos) tem baixa toxicidade em relação ao inorgânico. Em alimentos, o limite máximo é de 0,1 mg/kg para bebidas alcoólicas, gorduras vegetais e hidrogenadas, gorduras e emulsões refinadas e leite fluido pronto para consumo, e de 1 mg/kg para açúcares, cereais, gelados comestíveis, ovos e produtos à base de ovos, chá mate, café e produtos de cacau e derivados (Brasil, 1998; Cozzolino, 2012).

Fisiologia

Digestão, absorção e biodisponibilidade

A absorção, a excreção e o acúmulo de arsênio podem ser influenciados de acordo com a concentração e a forma química (orgânica ou inorgânica) desse elemento-traço. A absorção do As orgânico pode se dar por difusão passiva ou difusão simples (Marafante, Vahter e Dencker, 1984).

De acordo com Hopenhayn-Rich (1996), o sistema digestório humano absorve rapidamente as formas solúveis de As presentes na água (90%) e nos alimentos (60 a 70%). Pela pele, o As passa lentamente para a corrente sanguínea. Pelo sistema respiratório, o As inalado é parcialmente absorvido (30 a 34%) (Wester et al., 1993).

A biodisponibilidade do As inorgânico é influenciada pela dieta, pela forma química e pela interação com outros nutrientes presentes no trato gastrointestinal (Mandal e Suzuki, 2002).

Transporte

O As é transportado pelo sangue ligado aos resíduos de cisteína da hemoglobina (Cozzolino, 2012).

Armazenamento

De acordo com a literatura, o As pode ser acumulado no fígado, nos rins, nos músculos, no coração, no baço, no pâncreas, nos pulmões e no encéfalo (Abernathy et al., 2003). Esse acúmulo é determinado pela metiltransferase.

Excreção

O As, após ser metilado no fígado pela S-adenosil-L-metionina As metiltransferase, é rapidamente excretado na urina, pelas fezes, pelo suor, pela escamação cutânea dos cabelos e das unhas em pequena quantidade.

Situações clínicas

Situações clínicas de deficiência

Esse elemento, segundo a FAO/OMS (FAO/WHO, 1999), tem um valor limite de UL de 15 µg/kg de peso corpóreo para As inorgânico (encontrado em água potável de poços de áreas com solo rico nesse mineral com limite de até 10 µg/L), e o arsênio orgânico (encontrado em peixes e crustáceos) com baixa toxicidade em relação ao inorgânico. Sinais de deficiência foram observados apenas em âmbito experimental em animais, destacando características como diminuição da fertilidade e atraso de crescimento, e redução sérica dos níveis de triacilglicerol (Cozzolino, 2012; Cozzolino e Cominetti, 2013; Shills, 2009).

Situações clínicas de toxicidade

Quando ingerido na forma de arsenato (As 5^+) é rapidamente excretado pela urina e não se acumula nos tecidos. Quando é ingerido na forma de arsenito (As 3^+) não é excretado de modo rápido e se acumula no fígado, músculo, cabelo, unhas, pele e leucócitos. Sua excreção se dá via bile e esse efeito tóxico em seres humanos pode levar à neoplasia de pele e pulmão (Cozzolino, 2012). Indivíduos residentes em áreas endêmicas com exposição à água utilizada para beber e inalação do produto em áreas onde é usado como matéria-prima são os que podem atingir toxicidade e ter como sinais clínicos lesões cutâneas, problemas respiratórios, cardiovasculares, neurológicos, gastrointestinais, hepáticos, renais e imunológicos, além de mutações ou desenvolvimento de tumores (Cozzolino e Cominetti, 2013; Mandal e Suzuki, 2002).

No que se refere à contaminação das águas subterrâneas por arsênio, o maior registro feito foi em Bangladesh e nas províncias indianas vizinhas de Bengala Ocidental, causando as pessoas à chamada arsenicose pela toxicidade do metal. Isso ocorreu quando as Nações Unidas, na década de 1960, com o intuito de fornecer água potável às pessoas, perfurou poços, o que a

632 MACRO E MICRONUTRIENTES EM NUTRIÇÃO CLÍNICA

princípio melhorou por muitos anos a saúde das pessoas e o alto conteúdo de arsênio não aparentou ter impacto. A arsenicose se desenvolve ao longo de 20 anos e causa ao indivíduo queratoses na pele que evoluem para neoplasia, além de afetar e deteriorar também rins e fígado. Quando ingerido em baixas concentrações é reversível; no entanto, após o desenvolvimento do câncer o tratamento se torna mais complexo (Gontijo e Bittencourt, 2005; Shriver e Atkins, 2008).

Suplementação baseada em evidências

Não há recomendação diária nem estabelecida nem indicada para seres humanos em virtude da atribuição de toxicidade em seu consumo (Cozzolino, 2012; IOM, 2002).

BORO (B)

Origem e síntese do boro nos alimentos

O boro (B) é um dos elementos do Grupo 13 da tabela periódica, com interessantes e diferentes propriedades químicas e físicas em relação ao grupo do qual faz parte. Ocupa a 11ª posição em relação à presença na água do mar e 38ª na terra, com destaque ao borato nas áreas vulcânicas. A característica não metálica forma muitos compostos tipo *cluster* envolvendo hidrogênio, metais e carbono. Seu nome vem do latim *borium* e do grego *borax*. Tem origem da palavra árabe *buraq*. Seus compostos são conhecidos desde a antiguidade, tendo sido utilizados na China, no Egito e na Babilônia. Desde 1923 é reconhecido que o boro é um elemento químico essencial nas plantas superiores (expansão da parede celular). O químico alemão Alfred Stock, em 1912, isolou pela primeira vez a partir do borano os compostos binários de boro e hidrogênio. Em 1986, pela descoberta de sua capacidade supercondutora de energia, foi dado no ano seguinte a Georg Bednorz e Alex Muller o prêmio Nobel (Aureliano et al., 2012; Shriver e Atkins, 2008). Cabe ressaltar que em alguns estudos é enquadrado como um semimetal por ter propriedades físicas e/ou químicas de metais e de não metais. Todos os elementos com característica de semimetal são anfóteros, isto é, podem atuar como ácidos ou bases, e esse fato pode ter auxiliado moléculas pré-biológicas durante a evolução (Aureliano et al., 2012).

Apresenta-se sob forma de vários alótropos duros e refratários. Boro, boretos e hidretos de boro apresentam unidade química icosaédrica, ou seja, unidos por ligações 3c e 2e, como um elemento de construção, e também presentes em outros elementos do mesmo grupo 13 (Al_3CuLi_3, $RbGa_7$ e K_3Ga_{13}). Essa estrutura garante que haja três fases sólidas para as estruturas cristalinas dos elementos com essa característica (Shriver e Atkins, 2008).

Encontramos o boro na natureza como bórax ($Na_2B_4O_4(OH)_4$:$8H_2O$) e como querita [$Na_2B_4O_5(OH)_4$:$2H_2O$]. Em ambos obtemos um metal impuro que precisa ser convertido do bórax para ácido bórico, na sequência em óxido de boro e este óxido, após redução com magnésio e lavagem com álcalis e ácido fluorídrico, pelo vapor com H_2, produz o boro puro. É usado nos vidros de borossilicato a partir do boro. Já o bórax, em produtos para utilização doméstica como amaciante de roupas, produtos de limpeza, pesticida suave e ainda na forma de ácido bórico $B(OH)_3$, como antisséptico suave. Na química mais profunda, os pontos de destaque são (Shriver e Atkins, 2008):

- Hidretos simples de boro: são inflamáveis, algumas vezes explosivos.
- Tri-haletos de boro: são ácidos de Lewis, sendo o BCl_3 mais forte.
- Compostos de boro e oxigênio: formam o B_2O_3, poliboratos e vidros de borossilicato.
- Compostos de boro e nitrogênio: formam BN análogos do grafite e diamante; amoniaborano H_3NBH_3 análogo do etano; e $H_3N_3B_3H_3$ análogo ao benzeno. Usados como isolantes térmicos, evitam que peças fiquem aderidas, são usados na produção de cadinhos, e na indústria de comésticos e higiene pessoal, em esmaltes de unha e batons pela característica de brilho perolado e para esconder rugas pela propriedade refletora que espalha luz.
- Boretos metálicos: formam estruturas com propriedades supercondutoras em altas temperaturas (ímãs, comunicações por micro-ondas e geração de energia elétrica).
- Boretos e boridretos superiores: clivagem pelo NH_3, desprotonação de *clusters*, expansão do *cluster*, abstração de um ou mais prótons.
- Metalaboranos: ou *clusters* de boro contendo metal.
- Carboranos: ocupam o lugar do carbono (C) em determinadas ligações, formando compostos organometálicos.
- Haletos: conferem dureza química aos elementos do Grupo 13.
- Sais de oxoácidos: formação de sais; usados para fixar corantes em tecidos.
- Compostos com elementos do Grupo 15: formam materiais semicondutores; usados na fabricação de circuitos integrados, emissores de luz e *laser*.
- Organoboranos: ácidos de Lewis; usados como agente de precipitação em análise gravimétrica.
- Compostos organoalumínio: custo baixo e muitas aplicações comerciais/industriais.

634 MACRO E MICRONUTRIENTES EM NUTRIÇÃO CLÍNICA

Fontes alimentares

Presente em alimentos de origem vegetal tais como frutas secas, nozes, feijões, ervilhas, vegetais folhosos verde-escuros, suco de uva, dentre outros, que devem ser consumidos diariamente. Não encontramos o boro em fontes animais (Cozzolino, 2012; Cozzolino e Cominetti, 2013; IOM, 2002).

Fisiologia

Digestão, absorção e biodisponibilidade

O boro proveniente da dieta é hidrolisado em boa parte em ácido bórico (principal forma encontrada em tecidos corporais e fluidos) e borato. O ácido bórico é facilmente absorvido pelo intestino. A taxa de absorção do ácido bórico está em torno de 90% (Cozzolino, 2012). O processo de absorção do B ainda permanece sob investigação. A literatura sugere que o processo de absorção do B se dá por difusão passiva (Devirian e Volpe, 2003).

Já os boratos não podem ser absorvidos pela pele. No entanto, pequenas quantidades podem ser absorvidas pelo trato respiratório pela inalação de poeira por exposição em certos tipos de trabalho (Robbins et al., 2008).

Segundo Devirian e Volpe (2003), a biodisponibilidade do B varia de 15,3 a 79 ng/g (98,4% sob a forma de ácido bórico e 1,6% como borato).

Transporte

No sangue, o ácido bórico está complexado ao grupo cis-hidroxila, sendo que ele é distribuído para todos os tecidos em uma concentração que varia de 0,05 a 0,6 µg/g de peso corporal (Cozzolino, 2012).

Armazenamento

Ossos, unhas e dentes apresentam as maiores concentrações de ácido bórico. Em homens, há grande concentração de ácido bórico na próstata e nas glândulas seminais; consequentemente, há grande quantidade de ácido bórico no sêmen (Robbins et al., 2008).

Excreção

Mais de 90% do boro ingerido é eliminado na urina sob a forma de ácido bórico (Cozzolino, 2012). Em torno de 50% do B filtrado nos rins é reabsorvido a partir dos túbulos renais. A meia-vida de depuração renal é de aproximadamente 21 h em humanos (Pahl, 2001). Pequena fração do B pode ser excretada pelas fezes, suor e pela respiração (Bakirdere, Orenay e Korkmaz, 2010).

Situações clínicas

Situações clínicas de deficiência

O boro tem apresentado associação com múltiplas funções metabólicas tais como o suporte no metabolismo ósseo (cálcio e magnésio), por meio da formação de hormônios esteroides, e prevenir a desmineralização óssea, interagindo também com a vitamina D. Por atuar beneficamente no tecido conjuntivo, a incidência de artrite também pode estar relacionada à baixa ingestão de boro (menos de 1 mg/dia). Há registros de atuar também no sistema imune/inflamatório de alguns animais. Sua deficiência pode provocar também a diminuição de atividades e desempenho das funções cognitivas e psicomotoras, gerando assim a diminuição da velocidade motora, destreza, atenção e memória a curto prazo. Com relação à função hormonal, pode alterar a concentração sérica de alguns deles, como calcitonina, 17-betaestradiol, 25-hidroxicolecalciferol e tri--iodotironina (Cozzolino, 2012; Cozzolino e Cominetti, 2013; Devirian e Volpe, 2003; Kot, 2009; Paschoal et al., 2009; Talbott e Hughes, 2008).

Situações clínicas de toxicidade

O consumo de até 20 mg/dia para homens e mulheres (tolerável) é uma dosagem segura. A partir do consumo de 50 mg ou mais, há associação com intoxicação, perda de apetite, diarreia, náusea, vômito, letargia, erupções de pele, dentre outros, além de deficiência de riboflavina. Todavia, estudos apontam que o consumo médio da maioria das pessoas não ultrapassa 1 mg/dia (Cozzolino, 2012; Cozzolino e Cominetti, 2013; IOM, 2002; Paschoal, 2009).

Suplementação baseada em evidências

Quando trazemos alimentos de origem vegetal para o consumo diário, ingerimos níveis elevados de boro. Ingerimos cerca de 1,2 mg de boro por meio do consumo diário segundo dados da Organização Mundial da Saúde (Cozzolino e Cominetti, 2013), e um consumo médio pelos indivíduos de 0,5 a 7 mg/dia pela alimentação (IOM, 2002). A recomendação dietética (DRI) (UL) para o boro é de 3 a 20 mg, sendo: crianças conforme faixa etária de 3 a 11 mg; adolescentes, 17 mg; adultos, 20 mg. Já pela RDA até o momento a dosagem diária não é estabelecida. Evidências apontam que as necessidades diárias provavelmente se situam entre 1 e 20 mg, sendo a dosagem mais comum em adultos de 1 a 3 mg/dia (Cozzolino e Cominetti, 2013).

Pela correlação que possui com metabolismo ósseo (cálcio e magnésio) e na regulação de hormônios reprodutivos (pode aumentar os níveis de estrógeno no sangue, além de possivelmente exercer em nível de membrana celular nas concentrações de calcitonina, 17-β-estradiol, 25-hidroxicolecalciferol e triiodotironina) e metabólicos (energético, deficiência de vitamina D e glicose – atua na liberação de insulina por meio da alteração do metabolismo do NADPH), em doenças autoimunes (osteoartrite e artrite reumatoide) suplementos que contenham esse micronutriente são empregados para melhorar a produção do hormônio testosterona, aumentar a força e massa muscular, melhorar a absorção de cálcio e manter a densidade óssea. Diversos suplementos são procurados pelos atletas e fisiculturistas para que adquiram esse benefício, todavia também devem procurar outras fontes. A perda de cálcio, zinco e magnésio pela urina também é reduzida por meio da suplementação de boro. Por fim, o metabolismo de lipídios, a utilização de energia, o sistema imunológico, o funcionamento cerebral e psicológico também são beneficiados pela suplementação de boro, justificando ainda sua necessidade na alimentação diariamente (Cozzolino, 2012; Cozzolino e Cominetti, 2013; Paschoal et al., 2009; Talbott e Hughes, 2008).

MOLIBDÊNIO (MO)

Origem e síntese do molibdênio nos alimentos

O molibdênio (Mo) é um dos elementos do Grupo 6 da tabela periódica. É abundante e provavelmente usado por todos os organismos vivos (Shriver e Atkins, 2008). Seu nome deriva do latim *molybdaenum*, do grego antigo *molybdos*, que significa chumbo, uma vez que seus minérios eram confundidos com os de chumbo. O conceito foi usado amplamente no século XVIII para designar substâncias semelhantes ao chumbo em aparência, como o grafite e o mineral conhecido atualmente como molibidenita. Isso causava grande confusão entre os estudiosos da época. A diferença entre o grafite e a molibidenita (MoS_2) foi demonstrada pelo sueco Carl W. Scheele em 1778, que publicou o trabalho em sua tese *Experiments With Lead-Ore: Molybdoena* (Lide, 1994).

As enzimas de molibdênio catalisam oxirredução de moléculas pequenas para a transferência dos átomos de O derivados do H_2O (água), e também como fixação do nitrogênio, fazendo parte de um *cluster* FeS especial. Quando há deficiência dessas enzimas, geralmente de causa genética, promovem consequências geralmente sérias como a incapacidade de um indivíduo produzir a sulfito oxidase (os íons de sulfito são muito tóxicos). Na oxidação, possuem três estados, Mo(IV), Mo(V) e Mo(VI), que se inter-relacionam por transferência de um elétron que é acoplado com transferência de próton. Diferem entre si pelo número de grupos oxo que contêm, e considera-se que as enzimas de Mo associam reações de transferência de elétrons com transferência de um átomo de O (Shriver e Atkins, 2008).

Como curiosidade, a *E. coli*, bactéria comum no intestino, obtém energia pela respiração aeróbia ou anaeróbia usando a enzima de molibdênio nitrato redutase (Shriver e Atkins, 2008).

Fontes alimentares

Presente em alimentos de origem vegetal, principalmente legumes, grãos e castanhas, em especial em lentilha cozida, feijão preto cozido, amêndoa e outras oleaginosas. Derivados de animais, frutas e a maioria dos vegetais têm baixa concentração desse mineral e a quantidade dele depende da qualidade do solo onde os vegetais são cultivados (IOM, 2002; Hands, 2000; Talbott e Hughes, 2008).

Fisiologia

Digestão, absorção e biodisponibilidade

O Mo é rapidamente absorvido pelo corpo por processo passivo no estômago e no intestino delgado sob a forma de molibdato, independentemente da dose ingerida (Cozzolino, 2012). No entanto, em ratos a ingestão de altas concentrações de sulfato poderia inibir a absorção de Mo no intestino em virtude da competição do sulfato pelo transportador de Mo. É válido ressaltar que o mecanismo de absorção do Mo ainda é um assunto controverso.

Segundo Turnlund et al. (1995), em torno de 88 a 93% do Mo ingerido é absorvido a partir de uma fórmula de molibdato de amônio em humanos, dependendo da quantidade ingerida de Mo, de 25 a 122 µg/dia e de 466 a 1488 µg/dia, respectivamente.

A concentração plasmática de Mo varia de 0,5 a 15 µg/dL. O tungstênio e o cobre interagem com o Mo e poderiam interferir na concentração de Mo no sangue. Em ratos, foi demonstrado que o tungstênio atua como antagonista do Mo, causando deficiências desse elemento-traço (Turnlund et al., 1999).

Em humanos, essa interação parece não ser importante. Em relação ao cobalto, foi demonstrado em ruminantes que dietas ricas em Mo levam à deficiência de cobalto em virtude da formação do complexo de tiomolibdato com o cobalto. No entanto, essa interação não é significativa em humanos (Rajagopalan, 1988).

Transporte

O Mo se liga à alfa-macroglobulina para ser transportado no sangue e para ser armazenado nos tecidos corporais (Turnlund et al., 1995).

638 MACRO E MICRONUTRIENTES EM NUTRIÇÃO CLÍNICA

Armazenamento

No corpo humano, o molibdênio encontra-se em baixas concentrações em todos os tecidos corporais (Cozzolino, 2012). No entanto, ele é estocado no fígado, nos rins, nas glândulas suprarrenais e nos ossos sob a forma de molibdopterina. No fígado, a concentração de Mo é maior em decorrência da atividade de numerosas enzimas ligadas a ele.

Excreção

A excreção do Mo se dá preferencialmente por via renal e reflete o nível de ingestão de Mo na dieta. A excreção de Mo é relativamente menor pelas fezes (Turnlund et al., 1995).

Situações clínicas

Situações clínicas de deficiência

O molibdênio é pouco comum nas prescrições, desde suas primeiras evidências na década de 1950. Por 35 anos, reduzidos estudos metabólicos e patológicos foram apresentados considerando a importância na prática na nutrição humana e animal (Cozzolino, 2012; Cozzolino e Cominetti, 2013).

Por atuar como cofator de várias enzimas envolvidas em reações de oxidação e redução (classe sulfito oxidase e nitrato, e classe xantina oxidase – representada pela xantina desidrogenase, aldeído oxidase, piridoxal oxidase e nicotinato hidroxilase), quando a sulfito oxidase catalisa o sulfito (tóxico para o sistema nervoso) em sulfato (destoxificação hepática), impedindo a síntese e prevenindo um dano neurológico grave que, em recém-nascidos, pode levar à morte (Cozzolino, 2012; Cozzolino e Cominetti, 2013; Pacheco, 2006; Paschoal et al., 2009).

É necessário também à produção de mucopolissacarídeos, glicoproteínas e lipopolissacarídeos, bem como no crescimento e na manutenção do tecido conectivo e da cartilagem. Estudos também apresentam menor incidência de cáries dentárias, prevenção de câncer esofágico e tratamento para doença de Wilson (Paschoal et al., 2009).

Catalisa conversão de Fe_3^+ (ferro férrico) em Fe_2^+ (ferro ferroso), proteção de receptores dos hormônios glicocorticoides contra a inativação, estabilizando a ligação entre os dois (Pacheco, 2006).

Taquicardia, cegueira noturna, taquipneia e irritabilidade foram observadas em um estudo de 1981, e ao administrar molibdato de amônio as anormalidades bioquímicas desapareceram; um caso raro foi observado em um paciente em terapia nutricional parenteral total prolongada para o tratamento de doença de Crohn (Abumrad, 1981).

CAPÍTULO 30 • ELEMENTOS-TRAÇO **639**

Situações clínicas de toxicidade

Em humanos, a toxicidade é muito rara, em virtude do *clearance* renal após absorção (Paschoal et al., 2009). Observa-se toxicidade após ingestão de suplementos de molibdênio com doses cumulativas de 140,4 μmol (18 dias), observando-se surtos de psicose aguda, dano cerebral severo, deslocamento de cristalinos, alucinações visuais e auditivas, além do aumento da excreção urinária de sulfato. Também pode causar hipercuprúria (excesso de cobre no sangue) e *genu valgum* (deformação do[s] membro[s] inferior[es] caracterizada por um desvio para fora da perna com saliência, para dentro do joelho, formando entre a coxa e a perna um ângulo aberto para fora com projeção do pé para fora). Na ingestão de 10-15 mg/dia, observam-se sintomas semelhantes a inchaço nas articulações, com dores semelhantes às da gota em virtude do ácido úrico elevado no sangue, e se devem tanto à exposição ocupacional quanto a alimentos (Cozzolino e Cominetti, 2013; Kovalskiy, Yarovaya e Shmavonyan, 1961; Pacheco, 2006; Paschoal et al., 2009). Um estudo também apresentou associação entre infertilidade masculina e exposição elevada ao mineral a partir de análise de concentração sanguínea (Vyscocil e Viau, 1999).

Esses relatos são raros em seres humanos, tendo em vista a própria capacidade do organismo de adaptar-se em situações em que há concentrações de molibdênio acima do esperado/desejado (Cozzolino, 2012; Cozzolino e Cominetti, 2013; Kovalskiy, Yarovaya e Shmavonyan, 1961; Vyscocil e Viau, 1999).

Suplementação baseada em evidências

A presença de molibdênio em alimentos está na forma de complexos solúveis, o que permite sua rápida absorção no estômago e intestino delgado. Está presente em alimentos de origem vegetal (frutas) e derivados de animais. A maioria dos vegetais tem baixa concentração desse mineral e sua quantidade depende da qualidade do solo onde os vegetais são cultivados (IOM, 2002; Hands, 2000; Talbott e Hughes, 2008).

Ingestão diária (UL): para crianças, de 300 a 1.100 μg (conforme faixa etária), para adolescentes, 1.700 μg e adultos, 2.000 μg. Pela RDA/AI: crianças conforme faixa etária de 17 a 34 μg/dia, adolescentes, 43 μg/dia e adultos, 45 μg/dia. A Anvisa traz o consumo recomendado para adultos/criança com nível máximo de segurança de 15 μg/kg de peso corporal, até o limite de 350 μg e 300 μg, respectivamente. Portanto, para crianças e adolescentes, deve-se basear pela recomendação média estimada EAR (Anvisa, 2003; IOM, 2002).

NÍQUEL (NI)

Origem e síntese do níquel nos alimentos

O níquel (Ni) é um dos elementos do Grupo 10 da tabela periódica. Seu nome deriva do latim *niccolum* em homenagem a Niquelina, do alemão *kupfernickel*, que significa "diabólico". Descoberto por Axel Frederic Cronstedt, na Suécia, em 1751, que esperava obter cobre da hoje chamada nicolita, mas obteve um metal claro, que batizou de níquel. Alguns anos depois, em 1775, Torbern Olaf Bergman escreveu experiências sobre o níquel: ele mencionou alguns problemas na retirada do arsênio do metal bruto e obteve sais puros de níquel, demonstrando que o níquel era um metal distinto (RSC, 2019; Shriver e Atkins, 2008).

É um metal branco-prateado, levemente duro, maleável, resistente à corrosão. É um metal de transição. Encontrado como um constituinte na maioria dos meteoritos e muitas vezes serve como critério para distinguir um meteorito de outros minerais. Meteoritos de ferro, ou sideritos, podem conter ferro ligado com cerca de 5 a 20% de níquel (RSC, 2019).

Exerce papel importante nas enzimas bacterianas, em especial nas hidrogenases, nas quais ele também usa os estados de oxigenação 3+ e 1+, que são raros na química convencional. Como aplicação, por meio da coenzima A sintetase, produz CO a partir do Ni e, após, o produto reage com CH_3 e produz uma ligação C—C na forma de éster de acetila. A urease, primeira enzima a ser critalizada (1926) encontrada em plantas, também contém níquel, mesmo que este tenha sido descoberto em sua composição somente 50 anos depois (1976). Há espectros de níquel Ni(III) e Ni(I) (Shriver e Atkins, 2008).

Somente os efeitos tóxicos do Ni eram considerados na nutrição de plantas e especialmente como certas espécies de plantas eram capazes de tolerar as altas concentrações de Ni nos solos. Na década de 1970, houve a importante descoberta de que a urease de feijão-de-porco (*Canavalia ensiformis L.*) é uma metaloproteína contendo níquel, e no início da década de 1990, em um trabalho de revisão significativo (Asher) em que se identificou a ureia nos tecidos concomitantemente com o desenvolvimento de necrose da ponta da folha de tomate e de soja, esse elemento passou a ser caracterizado como um nutriente funcional. Outros trabalhos foram encontrados, como concentrações extremamente altas de ureia nas pontas das folhas, o que pode ser evitado pela adição de níquel ao solo em plantas de soja com baixo teor desse elemento, dependentes de fixação de N_2 ou supridas com $N-NO_3$ e $N-NH_4$. A confirmação final de que o Ni é um nutriente essencial para as plantas

CAPÍTULO 30 • ELEMENTOS-TRAÇO **641**

veio a partir de um trabalho com cevada cultivada em três gerações em meio nutritivo sem níquel, e que as sementes produzidas apresentaram concentrações extremamente baixas desse micronutriente. A porcentagem de germinação dessas sementes decresceu linearmente. A viabilidade dessas sementes deficientes em Ni não pode ser restabelecida por sua imersão em solução (Denkhaus e Salnikow, 2002)

Fontes alimentares

Por meio de um cardápio composto por grãos, leguminosas, hortaliças, nozes e alimentos à base de chocolate tem-se a oferta de níquel (Cozzolino, 2012; Cozzolino e Cominetti, 2013; IOM, 2002; Kohlmeier, 2013).

Fisiologia

Digestão, absorção e biodisponibilidade

Nosso corpo absorve de 1 a 5% do total de Ni ingerido na dieta (Solomons et al., 1982; Gropper e Smith, 2008). Sua absorção nas células epiteliais da borda em escova é passível de saturação (difusão facilitada). O Ni também pode ser absorvido pela pele e pelos pulmões. A absorção aumenta em situações de baixa disponibilidade de Ni e de ferro. Seu metabolismo parece estar ligado ao do ferro. Em torno de 2 a 3 horas após sua ingestão por via oral, as concentrações de Ni atingem seu pico máximo no sangue.

Transporte

O Ni é transportado pelo sangue ligado em maior proporção com a albumina e, em menor quantidade, com a histidina, cisteína e alfa 2-macroglobulina (Gropper e Smith, 2008).

Armazenamento

De acordo com a literatura, o Ni pode ser encontrado em maior concentração na tireoide e nas suprarrenais e, em menor quantidade, nos ossos, cabelos e fígado (Nielsen, 1999).

Excreção

A fração do Ni absorvida é eliminada pela urina e ligada a compostos de baixo peso molecular. Já a porção não absorvida do Ni (95% do total ingerido) é excretada pelas fezes. No suor podemos encontrar grandes concentrações desse elemento-traço (Nielsen, 1999).

Situações clínicas

Situações clínicas de deficiência

O níquel é associado à absorção pelo pulmão, trato gastointestinal, alimentos e água de beber. Não há estudos que determinam importância nutricional do níquel em seres humanos. Níquel pode ser um cofator ou componente estrutural de hidrólise, reações de redução e expressão gênica. Também facilita a absorção de ferro (IOM, 2002; Shills et al., 2009). Acredita-se que há benefício do níquel para a microbiota intestinal pelo fato de atuar como cofator de oito enzimas em bactérias em funções biológicas nos ciclos do carbono, nitrogênio e oxigênio (Kohlmeier, 2013).

Na literatura, não há relatos de deficiências e sintomas em seres humanos, somente em vegetais e animais.

Situações clínicas de toxicidade

Os níveis de consumo toleráveis de níquel são de 79 a 105 µg/dia, incluindo dieta e suplementos, e o consumo mediano é de 5 µg/dia. O nível de ingestão superior tolerável (UL) provavelmente não apresenta risco de efeitos adversos à saúde; no entanto, não é aconselhável ultrapassar a UL (IOM, 2002). Doenças do sistema cardiovascular, respiratório, pele, rins e alguns tipos de câncer (nasal) por exposição crônica ao níquel foram relatados em alguns estudos, relacionando o efeito desse mineral com o aumento do estresse oxidativo, metilação de DNA e supressão da acetilação de histonas, envolvidos principalmente nos tumores (Denkhaus e Salnikow, 2002).

Suplementação baseada em evidências

Baseado na Food and Drug Administration (FDA), o consumo de níquel para crianças deve ser entre 69 e 90 µg/dia. Para adolescentes, o consumo é de aproximadamente 71 a 97 µg/dia, para adultos, de 74 a 100 µg/dia, e idosos, de 80 a 97 µg/dia. Para suplementações, a indicação média é de 5 µg/dia, considerando que adultos consomem em média 79 a 105 µg/dia pela dieta. A absorção do níquel é afetada na presença de leite, café, chá, suco de laranja e ácido ascórbico (Cozzolino, 2012; Cozzolino e Cominetti, 2013; IOM, 2002; Kohlmeier, 2013).

CAPÍTULO 30 • ELEMENTOS-TRAÇO **643**

SILÍCIO (SI)

Origem e síntese do silício nos alimentos

O silício (Si) é um dos elementos do Grupo 14 da tabela periódica. Encontra-se bastante distribuído no meio ambiente. É um componente dominante dos minerais da crosta terrestre, ocupando o 2º lugar em abundância, depois do oxigênio, em torno de 28%. Sua forma mais pura é o cristal de rocha quatzo. É tetravalente e utilizado como o carbono em alguns organismos, todavia é cerca de 600 vezes mais abundante que ele. É isoeletrônico e atua como semicondutor. Sua estrutura é cristalina e semelhante à do diamante (Aureliano et al., 2012; Schleier, Galitesi e Ferreira, 2014; Shriver e Atkins, 2008). As estruturas tridimensionais que esse semimetal silício forma com o oxigênio, na natureza (-Si-O-Si-), são dificilmente utilizadas nos seres vivos (Aureliano et al., 2012).

Seu nome vem do latim *silicium* e no grego deriva de *silex* ou *sílicis*, que significa "pedra dura", usada na pré-história para fazer pontas de lança, ferramentas rudimentares e fogo. Foi descoberto pelo químico sueco Jöns Jacob Berzelius em 1823, que a partir do aquecimento de uma mistura de tetrafluoreto de silício com potássio conseguiu isolá-lo (Schleier, Galitesi e Ferreira, 2014).

Assim como o boro e o carbono, forma grande variedade de compostos binários. Na indústria, junto com o oxigênio, forma compostos sólidos tais como aluminossilicatos (a partir de argilas, minerais e rochas transformados e usados como peneiras moleculares, catalisadores e suporte de catalisados) e organossilício (polímeros de silicone nas formas líquida, géis e resinas). Já como sílica, é um material importante na fabricação dos exoesqueletos dos animais e cercas defensivas de espinhos nos vegetais. Por humanos, é usado na fabricação de vidro. A sílica gel é usada em cromatografia. Combinado com o ferro, ferrossilício (FeSi) participa na separação do magnésio a partir da dolomita, com aquecimento em altas temperaturas e destilação. Já como carbeto de silício é usado em método de síntese mais barato e melhor ao meio ambiente em relação a outros métodos que envolvem alta temperatura e pressão. Por meio de um processo denominado hidrossililação, adiciona-se SiH às ligações de alcenos e alcinos e é produzido um radical intermediário. Dessa forma, o silano (SiH_4) atua na propriedade de semicondutor em baterias solares (Shriver e Atkins, 2008).

Em estruturas $SiO_n(OH)_{4-2n}$, o silício ocorre normalmente no que tange aos organismos vivos. Destaca-se ainda que esse semimetal é fundamental em muitos eucariotas unicelulares e em algumas esponjas (ocorrendo em ambos os casos em biominerais), em plantas nesta última forma e também como oligoelemento, ou elemento vestigial, e nesse caso também nos animais superio-

644 MACRO E MICRONUTRIENTES EM NUTRIÇÃO CLÍNICA

res. Favorece também o crescimento de plantas, aumenta a resistência a fungos e reforça a resistência mecânica, enquanto nos animais se encontra associado ao processo de nucleação do fosfato de cálcio, necessário na formação dos tecidos ósseos e na manutenção da integridade dos tecidos, designadamente pela estabilização de glicoproteínas associadas ao colágeno. Na maioria dos casos, o silício ocorre em biominerais de sílica, embora em alguns possa estar associado a macrobiomoléculas, mesmo apresentando as limitações já mencionadas (Aureliano et al., 2012; Schleier, Galitesi e Ferreira, 2014).

Fontes alimentares

Cerveja, café, água, beterraba, milho, aspargo, batata, cereais integrais (cevada, aveia, painço, farelo de arroz e farelo de trigo) e produtos de grãos são os principais alimentos nos quais o Si é encontrado. Alimentos refinados apresentam redução de silício. Água de beber possui grande quantidade, mas sua concentração depende da fonte da qual a água foi coletada (Cozzolino, 2012; Cozzolino e Cominetti, 2013; IOM, 2002; Schleier, Galitesi e Ferreira, 2014).

Fisiologia

Digestão, absorção e biodisponibilidade

Nos alimentos temos as seguintes formas de Si: ácido ortossilícico, silicatos e sílica polimérica não hidrolisada (insolúvel no TGI). Esta última é a principal fonte de silício (Reffitt et al., 2003).

A absorção do Si contido nos alimentos se dá no trato gastrointestinal após a quebra da sílica polimérica em sua forma monomérica mais solúvel (ácido ortossilícico). Após 2 horas da ingestão de Si, os níveis séricos de silicatos e de ácido ortossilícico elemento já podem ser observados (Jugdaohsingh et al., 2002). Por exemplo, em homens com idade entre 18 e 59 anos e com idade entre 60 e 74 anos a concentração sérica de Si é de 9,5 µmol/L e 8,5 µmol/L, respectivamente.

Transporte

O Si é transportado pelo sangue em sua forma livre para diferentes tecidos e para as hemácias (Cozzolino e Cominetti, 2013).

Armazenamento

O Si pode ser acumulado em diversos tecidos humanos. Evidências indicam que assim como nos ratos, ossos, pele, unhas, cabelos e tendões de humanos apresentam grandes concentrações desse elemento-traço (Jugdaohsingh, 2007).

CAPÍTULO 30 • ELEMENTOS-TRAÇO **645**

Excreção

Após 4 a 8 horas de ingestão do Si, já se observa a sua eliminação na urina. A excreção renal do Si representa em torno de 41% da sua ingestão total. Dessa forma, a função renal determina a concentração sérica de Si. O Si polimérico não quebrado pelo intestino será excretado pelas fezes (Jugdaohsingh, 2007).

Situações clínicas

Situações clínicas de deficiência

O papel funcional do silício em humanos não foi identificado, por isso não há valores médios indicados de consumo nem de tolerância (IOM, 2002; Schleier, Galitesi e Ferreira, 2014).

Em animais, está associado ao processo de calcificação óssea e sua falta causa retardo no crescimento e nas alterações estuturais do crânio. Compreende-se que tem importante contribuição para a formação de colágeno e há sugestão de seu papel preventivo na aterogênese. Os teores mais altos estão portanto no tecido conjuntivo, sendo que sua deficiência pode levar à debilidade dos tendões, ossos, pele, pelos e unhas, além de artrose e aterioesclerose (Carlisie, 1972 apud Cozzolino e Cominetti, 2013; Schleier, Galitesi e Ferreira, 2014).

Situações clínicas de toxicidade

Um vez consumido, até o momento, não há registro de toxicidade por silício, o que torna, portanto, a intoxicação via alimentos rara. Uso prolongado de analgésicos e antiácidos pode levar a formação de cálculos renais em razão de altas doses de silicato presentes nesses medicamentos. Em inalação a longo prazo pode provocar lesões nos pulmões (Cozzolino, 2012; Cozzolino e Cominetti, 2013; D'Haese et al., 1995; IOM, 2002).

Suplementação baseada em evidências

Nas escolhas de alimentos à base de plantas, a concentração de silício é maior do que em relação a produtos derivados de animais. A ingestão média é de 14 a 21 mg/dia e, em outros estudos, de 10 a 25 mg/dia. O nível de ingestão tolerável provavelmente não apresenta risco à saúde, mas não se recomenda exceder, pois não há testes clínicos que comprovem valores de toxicidade. Há uma possível relação do papel do silício com aterosclerose, hipertensão, distúrbios ósseos e doença de Alzheimer (Cozzolino, 2012; Cozzolino e Cominetti, 2013; IOM, 2002). Apesar de não se terem sido observados efeitos adversos em seres humanos, não há justificativa para adicionar silício aos suplementos registrada pela literatura (IOM, 2002).

VANÁDIO (VA)

Origem e síntese do vanádio nos alimentos

O vanádio (Va) é um dos elementos do Grupo 5 da tabela periódica. Vem do latim *vanadium*, e tem origem no nome *Freyja*, deusa nórdica, chamada no nórdico antigo *Vanadis*. Foi descoberto pelo mineralogista Andrés Manuel del Rio, no México, em 1801, em um mineral de chumbo. Em 1830, o sueco Nils Gabriel Sefström descobriu o elemento em um óxido que encontrou enquanto trabalhava numa mina de ferro e deu-lhe o nome pelo qual é conhecido atualmente (Shriver e Atkins, 2008).

O vanádio metálico foi obtido em 1867 por Henry Enfield Roscoe, mediante a redução do tricloreto de vanádio, VCl_3, com hidrogênio. Sua maior utilização (cerca de 80%) é como um aditivo de aço. Isso porque ligas de aço de vanádio são muito resistentes e são usadas para a placa de armaduras, eixos, ferramentas, bielas e virabrequins. Essas mesmas ligas também são usadas nos reatores nucleares por apresentarem propriedades de absorção de neutrões de baixo de vanádio. Uma quantidade de menos de 1% de vanádio faz choque e vibração de aço resistente (RSC, 2019; Shriver e Atkins, 2008).

Esse mineral também é usado como óxido de um pigmento de cerâmica e vidro, e como um catalisador na produção de magnetos supercondutores. Com relação a suas propriedades físicas, é um sólido branco-prateado e dúctil (ou seja, capaz de ser transformado em fios finos). Possui alto ponto de fusão, cerca de 1.900°C (3.500°F), e de ebulição, cerca de 3.000°C (5.400°F). Já as propriedades químicas mostram o vanádio moderadamente reativo. Ele não reage com o oxigênio no ar à temperatura ambiente, nem se dissolve em água, bem como não reage com alguns ácidos, tais como ácido sulfúrico ou clorídrico frio. Torna-se mais reativo com ácidos quentes, tais como sulfúrico quente e nítrico. Atua na maioria das reações como um metal, e em alguns casos, como um não metal. No seu maior estado de oxidação, +5, forma uma série de oxocompostos, dentre os quais o que funciona como agente protetor da transferência do grupo alquila do DNA de uma molécula para outra (RSC, 2019; Shriver e Atkins, 2008).

Fontes alimentares

Pode ser obtido pelo consumo de frutos do mar (principalmente ostras), cogumelos, pimenta-rosa, suco de maçã enlatado, salsa, semente de endro, alguns cereais, filé de peixe e soja. Em algumas bebidas, como cerveja e vinho, também há presença desse mineral. A refinação e o processamento de alimentos parecem diminuir o conteúdo de vanádio (Cozzolino, 2012; Cozzolino e Cominetti, 2013; IOM, 2002; Talbott e Hughes, 2008).

CAPÍTULO 30 • ELEMENTOS-TRAÇO **647**

Fisiologia

Digestão, absorção e biodisponibilidade

Do total de Va ingerido na dieta, aproximadamente 5% é absorvido no duodeno (Myron et al., 1978). A absorção de Va ocorre no duodeno e no estômago e pode variar de acordo com o estado de oxidação de seus compostos. Por exemplo, o ânion vanadato é de três a cinco vezes mais bem absorvido do que o cátion vanadil (Hirano e Suzuki, 1996).

Em relação à biodisponibilidade do Va, a literatura aponta que ela pode ser influenciada por cromo, íons ferrosos, hidróxido de alumínio e proteínas presentes nos alimentos. Esses elementos alteram a conversão de vanadato em vanadil no estômago (Nielsen, 1995).

Transporte

O vanadil é transportado rapidamente pelo sistema circulatório complexado com a albumina, com a ferritina e pela transferina. Já o vanadato é transportado somente pela transferina (Hirano e Suzuki, 1996).

Armazenamento

O Va pode se acumular nos rins, no fígado, nos testículos, nos ossos e no baço (Nielsen, 1997).

Excreção

De acordo com Nielsen (1997), o Va é excretado principalmente pelos rins. No entanto, uma pequena quantidade pode ser excretada pelas fezes (bile).

Situações clínicas

Situações clínicas de deficiência

Considerado recentemente como essencial para os seres humanos, o vanádio é um elemento bioativo que atua como cofator positivo ou negativo na atividade de enzimas, participando no metabolismo de triacilgliceróis e colesterol, atividade osteogênica, oxidação de glicose e síntese hepática de glicogênio. Ossos, dentes, rins e fígado apresentam acúmulo de vanádio e sua eliminação ocorre pela excreção renal e uma pequena parte pela bile e pelas fezes. Por ter como principal e bem definido papel o farmacológico nos tratamentos de hiperglicemia, hipercolesterolemia e hipertrigliceridemia, vários estudos evidenciam esses cuidados e utilização. Em relação à deficiência, há associação com a glândula tireoide, metabolismo de iodo e doenças maníaco-depressivas (Cozzolino, 2012; Cozzolino e Cominetti,

648 MACRO E MICRONUTRIENTES EM NUTRIÇÃO CLÍNICA

2013; IOM, 2002; French e Jones, 1992; Golfine et al., 2000; Gropper e Smith, 2008; Paschoal et al., 2009; Talbott e Hughes, 2008).

Situações clínicas de toxicidade

Embora não haja uma RDA/DRI estabelecida para o vanádio, caso seja consumido e principalmente suplementado em doses elevadas de maneira prolongada, pode provocar graves efeitos tóxicos renais, hepáticos, e ainda cãimbras musculares, depressão emocional e lesão do sistema nervoso central ou de outros órgãos. Alguns estudos apresentam efeitos gastrointestinais em 75% dos pacientes. Também tem associação com irritações locais nos olhos (conjuntivite), trato respiratório superior (rinite, respiração como asmático, hemorragia nasal, tosse, garganta inflamada, dor no peito). A dose-limite estabelecida pela Food and Nutrition Board da National Academy of Sciences foi de 1,8 mg/dia (IOM, 2002; Talbott e Hughes, 2008).

Suplementação baseada em evidências

Se optarmos pelo consumo de frutos do mar (principalmente ostras), cogumelos, pimenta-rosa, suco de maçã enlatado, salsa, semeste de endro, alguns cereais, filé de peixe e soja na dieta normalmente, conseguiremos de 10 a 30 µg/dia de vanádio. Na cerveja e no vinho também encontramos esse mineral. A refinação e o processamento de alimentos parecem diminuir o conteúdo de vanádio. Esse mineral pode exercer um efeito benéfico na regulação dos níveis sanguíneos de glicose, pois acredita-se que o vanádio participe do metabolismo dos carboidratos e possa ter função no metabolismo dos lipídes sanguíneos e do colesterol. O efeito insulinoniforme é promovido pela síntese de glicogênio, mantendo assim os níveis sanguíneos de glicose, reduzindo os níveis de hemoglobina glicosilada e estimulando a síntese de proteínas (Cozzolino, 2012; Cozzolino e Cominetti, 2013; IOM, 2002; Paschoal et al., 2009; Talbott e Hughes, 2008).

DRI, Anvisa e RDA não estabelecem dosagens diárias. A UL, para adultos, é de 1,8 mg/dia. O consumo adequado e seguro é de 10 µg/dia (Paschoal et al., 2009; Talbott e Hughes, 2008). A recomendação é de 6,5 a 11 µg/dia para crianças e adolescentes, e de 6 a 18 µg/dia para adultos e idosos (Cozzolino, 2012; Cozzolino e Cominetti, 2013; IOM, 2002).

Não encontramos o vanádio em muitos multivitamínicos/suplementos minerais. Entretanto, suplementos para pessoas com diabetes e com indicação para formação de massa muscular contêm miligramas de vanádio, embora para este último as evidências para lipólise e redução da gordura corporal, bem como aumento da massa muscular magra, sejam variáveis e com dados limitados (IOM, 2002).

CAPÍTULO 30 • ELEMENTOS-TRAÇO **649**

De maneira geral, os suplementos de vanádio estão na forma de sulfeto de vanadil ou vanadato. Apresentam pouca absorção, e dosagens superiores ao recomendado não devem ser ministradas por longo período (Paschoal et al., 2009).

REFERÊNCIAS

1. ABERNATHY, C.O. et al. Health effects and risk assessment of arsenic. *J Nutr*, v. 133, p. 1536S-8S, 2003.
2. ABUMRAD, N.N. Amino acid intolerance during prolonged total parenteral nutrition reversed by molybdate therapy. *Am J Clin Nutr*, v. 34, n. 11, p. 2551-9, 1981.
3. AURELIANO, M.; NOLASCO, A.; SILVA, J.J.R.F. et al. Os semimetais na origem e evolução da vida. *Química Nova*, v. 35, n. 5, p. 1062-8, 2012.
4. BAKIRDERE, S.; ORENAY, S.; KORKMAZ, M. Effect of boron on human health. *The Open Mineral Processing Journal*, v. 3, p. 54-9, 2010.
5. BARRA, C.M. et al. Especiação de arsênio – Uma revisão. *Quím Nova*, v. 23, n. 1, p. 58-70, 2000.
6. BRASIL. Portaria n. 685/1998, de 26 de agosto de 1998. Estabelece ou dispõe sobre os limites máximos de contaminantes químicos em alimentos. *DOU*, Brasília; Seção 1, parte 1: 1415-37.
7. COZZOLINO, S.M.F. *Biodisponibilidade de nutrientes*. 4.ed. Barueri: Manole, 2012.
8. COZZOLINO, S.M.F.; COMINETTI, C. *Bases bioquímicas e fisiológicas da nutrição nas diferentes fases da vida, na saúde e na doença*. 1.ed. Barueri: Manole, 2013, p. 354-90.
9. DENKHAUS, E.; SALNIKOW, K. Nickel essentiality, toxicity and carcinogenicity. *Crit Ver Oncol Hematol*, v. 42, n. 2, p. 219-31, 2002.
10. DEVIRIAN, T.A.; VOLPE, S.L. The physiological effects of dietary boron. *Crit Ver Food Sci Nutr*, v. 43, n. 2, p. 219-31, 2003.
11. D'HAESE, P.C. et al. Increased silicon levels in dialysis patients due to high silicon content in the drinking water, inadequate water treatment procedures, and concentrate contamination: a multicentre study. *Nephrol Dial Transplant*, v. 10, n. 10, p. 1838-44, 1995.
12. DIAS, J.B.V. Recursos minerais do Brasil e situação da atual conjuntura mundial. In: *XXVII Congresso Brasileiro de Geologia*. Aracaju: out. 1973.
13. [IOM] INSTITUTE OF MEDICINE. DRI – Dietary Reference Intakes for vitamin A, vitamin K, arsenic, boron, chromiun, copper, iodine, iron, manganese, molybdenium, nickel, silicon, vanadium, and zinc. Washington, D.C.: National Academy Press, 2002, p. 420-41, 502-53. Disponível em: http://www.nap.edu. Acessado em: jan. 2019.
14. [FAO/WHO] FOOD AND AGRICULTURE ORGANIZATION/WORLD AND HEALTH ORGANIZATION. Codex Alimentarius Commission. Position paper on arsenic. 13ª Session Codex Committee on Food Additives and Contaminants, 22-26 mar. 1999.
15. FRENCH, R.J.; JONES, P.J.H. Role of vanadium in nutrition: metabolism, essentiality and dietary considerations. *Life Sci*, v. 52, n. 4, p. 339-46, 1992.
16. GOLFINE, A.B. et al. Metabolic effects of vanadyl sulfate in humans with non-insulin depedent diabetes mellitus: in vivo and in vitro studies. *Metabolism*, v. 49, n. 3, p. 400-10, 2000.
17. GONTIJO, B.; BITTENCOURT, F. Arsênio – Uma revisão histórica. *An Bras Dermatol*, v. 80, n. 1, p. 91-5, 2005.
18. GROPPER, S.S.; SMITH, J.L. Advanced nutrition and human metabolism. 5.ed. Belmont: Cengage Learning, 2008.
19. HANDS, E.S. Nutrients in food. Pensilvânia: Lippincott Williams & Wilkins, 2000. 315p.
20. HIRANO, S.; SUZUKI, K.T. exposure, metabolism, and toxicity of rare earths and relates compounds. *Environ Health Perspect*, v. 104, Suppl 1, p. 85-95, 1996.

650 MACRO E MICRONUTRIENTES EM NUTRIÇÃO CLÍNICA

21. JUGDAOHSINGH R. et al. Dietary silicon intake and absorption. *Am J Clin Nutr*, v. 75, n. 5, p. 887-93, 2002.
22. KOHLMEIER, M. *Nutrient metabolism*. Food science and technology international series. London: Academic Press, 2006.
23. KOT, E. Boron sources, speciation and its potential impact on heath. *Revf Environ Sci Biotechnol*, v. 8, n. 1, p. 3-28, 2009.
24. KOVALSKIY, V.V.; YAROVAYA, G.A.; SHMAVONYAN, D.M. Changes of purine metabolism in man and animals under conditions of molybdenum biogochemical provinces. *Zh Obshshch Biol*, v. 22, p. 179-91, 1961.
25. LIDE, D.R. Experiments with lead-ore: molybdoena. *CRC Handbook of Chemistry and Physics*. Chemical Rubber Publishing Company, v. 18, 1994.
26. MANDAL, B.K.; SUZUKI, K.T. Arsenic round the word: a review. *Talanta*, v. 58, n. 1, p. 201-35, 2002.
27. MYRON, D.R. et al. Intake of nickel and vanadium by humans. A survey of selected diets. *Am J Clin Nutr*, v. 31, n. 3, p. 527-31, 1978.
28. NELSON, D.L.; COX, M.M. *Princípios de bioquímica de Lehninger*. 7.ed. Porto Alegre: Artmed, 2019.
29. NIELSEN, F.H. Interations between essential trace and ultratrace elements. *Ann NY Acad Sci*, v. 355, p. 152-64, 1980.
30. NIELSEN, F.H. Vanadium. In: O'DELL, B.L; SUNDE, R.A. (Eds.) *Handbook of nutritionally essential mineral elements*. New York: Marcel Dekker Inc., 1997.
31. NIELSEN, F.H. Vanadium in mammalian physiology and nutrition. *Met Ions Biol Syst*, v. 31, p. 543-73, 1995.
32. NIELSEN, G.D. et al. Absorption and retention of nickel from drinking water in relation to food intake and nickel sensitivity. *Toxicol Appl Pharmacol*, v. 154, n. 1, p. 67-75, 1999.
33. PACHECO, M. *Tabela de equivalentes, medidas caseiras e composição química dos alimentos*. Rio de Janeiro: Livraria e Editora Rubio, 2006, p. 100-1.
34. PAHL, M.V. et al. The effect of pregnancy on renal clearance of boron in humans: a study based on normal dietary intake of boron. *Toxicol Sci*, v. 60, n. 2, p. 252-6, 2001.
35. PASCHOAL, V.; MARQUES, N.; BRIMBERG, P. et al. *Suplementação funcional magistral: dos nutrientes aos compostos bioativos*. São Paulo: Valéria Paschoal Editora Ltda, 2009, p. 155-77.
36. RAJAGOPALAN, K.V. Molybdopterin – problems and perspectives. Biofactors, v. 1, n. 4, p. 273-8, 1988.
37. REFFITT, D.M. et al. Orthosilicic acid stimulates collagen type 1 synthesis and osteoblastic differentiation in human osteoblast-like cells in vitro. *Bone*, v. 32, n. 2, p. 127-35, 2003.
38. ROBBINS, W.A. et al. Y:X sperm ratio in boron-exposed men. *J Androl*, v. 29, p. 115-21, 2008.
39. [RSC] ROYAL SOCIETY OF CHEMISTRY. *Periodic table*. Disponível em: http://www.rsc.org/periodic-table/element/. Acesso em: jan. 2019.
40. SCHLEIER, R.; GALITESI, C.R.L.; FERREIRA, E.C.M. Silício e cálcio – uma abordagem antroposófica. *Arte Médica Amplicada*, v. 34, n. 3, jul./ago./set. 2014.
41. SHILLS, M.; SHIKE, M.; ROSS, A.C. et al. *Nutrição moderna na saúde e na doença*. 10.ed. Barueri: Manole, 2009, p. 351.
42. SHRIVER, D.F.; ATKINS, P.W. *Química inorgânica*. 4.ed. Porto Alegre: Bookman, 2008.
43. SHUMANN, K. Dietary reference intakes for trace elements revisited. *J Trace Elem Med Biol*, v. 20, n. 1, p. 59-61, 2006.
44. SOLOMONS, N.W. et al. Bioavailability of nickel in man: effects of foods and chemically-defined dietary constituents on the absorption of inorganic nickel. *J Nutr*, v. 112, n. 1, p. 39-50, 1982.
45. TALBOTT, S.M.; HUGHES, K. Suplementos dietéticos: guia prático para profissionais de saúde. Tradução Maria de Fátima Azevedo; revisão técnica Eliane Moreira Vaz, Fernanda Jurema Medeiros. Rio de Janeiro: Guanabara Koogan, 2008.

46. TURNLUND, J.R. et al. Molybdenum absorption and utilization in humans from soy and kale intrinsically labeled with stable isotopes of molybdenum. *Am J Clin Nutr*, v. 69, n. 6, p. 1217-23, 1999.

47. TURNLUND, J.R. et al. Molybdenum absorption, excretion, and retention studied with stable isotopes in young men at five intakes if dietary molybdenum. *Am J Clin Nutr*, v. 62, n. 4, p. 790-6, 1995.

48. VAHTER, M.; MARAFANTE, E.; DENCKER, L. Tissue distribution and retention of 74As-dimethylarsinic acid in mice and rats. *Arch Environ Contam Toxicol*, v. 13, n. 3, p. 259-64, 1984.

49. VYSCOCIL, A.; VIAU, C. Assessment of molybdenum toxicity in humans. *J Appl Toxicol*, v. 19, n. 3, p. 185-92, 1999.

50. WESTER, R.C. et al. In vivo and in vitro percutaneous absorption and skin decontamination of arsenic from water and soil. *Fundam Appl Toxicol*, v. 20, n. 3, p. 336-40, 1993.

SEÇÃO V

Eletrólitos

31

Eletrólitos

Edna Shibuya Mizutani
Regina Barros Guimarães
Thelma Fernandes Feltrin Rodrigues

APRESENTAÇÃO

Eletrólito é toda substância que, dissociada ou ionizada, origina íons positivos (cátions) e íons negativos (ânions) pela adição de solvente ou aquecimento. Está presente em concentrações diferentes nos espaços intra e extracelulares e é importante para a manutenção das soluções entre os vários compartimentos do corpo (Cozzolino e Cominetti, 2013). Alguns eletrólitos estimulam enquanto outros inibem. Auxiliam no equilíbrio acidobásico e exercem muitas funções como ativadores enzimáticos ou como coenzimas (Oliveira, 2000).

Os principais eletrólitos celulares são potássio, magnésio, fosfato, sulfato, bicarbonato e quantidades menores de sódio, cloreto e cálcio. O líquido intracelular possui grande quantidade de potássio e pequena quantidade de sódio e de cloreto. Sódio, cloreto e bicarbonato são eletrólitos extracelulares, enquanto potássio, magnésio, fosfato e sulfato são intracelulares. No fluido extracelular, o sódio é o principal cátion e o cloreto, o principal ânion; no espaço intracelular, o potássio é o cátion em maior concentração (Cozzolino e Cominetti, 2013).

O cloro é o ânion que pode se combinar com o sódio no líquido extracelular e com o potássio dentro das células. O cloro pode passar livremente entre os líquidos intra e extracelulares através das membranas celulares. A presença desses íons nas concentrações e nos espaços apropriados é essencial para a manutenção da homeostase do organismo (Cozzolino e Cominetti, 2013).

No organismo, esses íons são envolvidos por moléculas de água, de modo que são mantidos em solução com sua carga ativa. Os eletrólitos, quando em uma solução aquosa, comportam-se como íons. Os cátions são os íons que têm carga elétrica positiva, como o sódio (Na^+) e o potássio (K^+). Os ânions são os íons que têm carga elétrica negativa, como o cloro (Cl^-) ou o bicarbonato (HCO_3^-). As recomendações para esses nutrientes são apresentadas nas Tabelas 1, 2 e 3.

Recentemente foi publicado um novo relatório com recomendações de DRI para sódio e potássio, no qual foram estabelecidos valores de nível de ingestão (ingestão adequada – AI) para esses eletrólitos. O relatório também apresenta um novo parâmetro, o *Chronic Disease Risk Reduction Intake* (CDRR), para o sódio, que representa um valor de ingestão de nutrientes para reduzir o risco de doenças crônicas. Para o potássio ainda não foram estabelecidos valores de CDRR.

TABELA 1   Valores de ingestão dietética de referência (DRI) – ingestão adequada (AI) para cloro

Ciclo da vida	AI (g/d)
Lactentes	
0-6 meses	0,18
7-12 meses	0,57
Crianças	
1-3 anos	1,5
4-8 anos	1,9
Homens	
9-13 anos	2,3
14-18 anos	2,3
19-30 anos	2,3
31-50 anos	2,3
51-70 anos	2,0
> 70 anos	1,8
Mulheres	
9-13 anos	2,3
14-18 anos	2,3
19-30 anos	2,3
31-50 anos	2,3
51-70 anos	2,0
> 70 anos	1,8
Gestantes	
14-18 anos	2,3
19-30 anos	2,3

(continua)

656 MACRO E MICRONUTRIENTES EM NUTRIÇÃO CLÍNICA

TABELA 1   Valores de ingestão dietética de referência (DRI) –
ingestão adequada (AI) para cloro *(continuação)*

Ciclo da vida	AI (g/d)
31-50 anos	2,3
Lactantes	
14-18 anos	2,3
19-30 anos	2,3
31-50 anos	2,3

Fonte: IOM (2004).

TABELA 2   Valores de ingestão dietética de referência (DRI) para sódio

Ciclo da vida	AI (mg/d)	UL	CDRR
Lactentes			
0-6 meses	110[a]	ND[b]	ND[c]
7-12 meses	370	ND[b]	ND[c]
Crianças			
1-3 anos	800[a]	ND[b]	Reduzir as ingestões se acima de 1.200 mg/dia[d]
4-8 anos	1.000[a]	ND[b]	Reduzir as ingestões se acima de 1.500 mg/dia[d]
Homens			
9-13 anos	1.200	ND[b]	Reduzir as ingestões se acima de 1.800 mg/dia[d]
14-18 anos	1.500	ND[b]	Reduzir as ingestões se acima de 2.300 mg/dia[d]
19-30 anos	1.500	ND[b]	Reduzir as ingestões se acima de 2.300 mg/dia
31-50 anos	1.500	ND[b]	Reduzir as ingestões se acima de 2.300 mg/dia
51-70 anos	1.500[a]	ND[b]	Reduzir as ingestões se acima de 2.300 mg/dia
> 70 anos	1.500[a]	ND[b]	Reduzir as ingestões se acima de 2.300 mg/dia
Mulheres			
9-13 anos	1.200	ND[b]	Reduzir as ingestões se acima de 1.800 mg/dia[d]
14-18 anos	1.500	ND[b]	Reduzir as ingestões se acima de 2.300 mg/dia[d]
19-30 anos	1.500	ND[b]	Reduzir as ingestões se acima de 2.300 mg/dia
31-50 anos	1.500	ND[b]	Reduzir as ingestões se acima de 2.300 mg/dia
51-70 anos	1.500[a]	ND[b]	Reduzir as ingestões se acima de 2.300 mg/dia
> 70 anos	1.500[a]	ND[b]	Reduzir as ingestões se acima de 2.300 mg/dia
Gestantes			
14-18 anos	1.500	ND[b]	Reduzir as ingestões se acima de 2.300 mg/dia[d]
19-30 anos	1.500	ND[b]	Reduzir as ingestões se acima de 2.300 mg/dia
31-50 anos	1.500	ND[b]	Reduzir as ingestões se acima de 2.300 mg/dia
Lactantes			

(continua)

CAPÍTULO 31 • ELETRÓLITOS **657**

TABELA 2   Valores de ingestão dietética de referência (DRI) para sódio (*continuação*)

Ciclo da vida	AI (mg/d)	UL	CDRR
14-18 anos	1.500	ND[b]	Reduzir as ingestões se acima de 2.300 mg/dia[d]
19-30 anos	1.500	ND[b]	Reduzir as ingestões se acima de 2.300 mg/dia
31-50 anos	1.500	ND[b]	Reduzir as ingestões se acima de 2.300 mg/dia

AI: ingestão adequada; CDRR: ingestão de redução do risco de doença crônica; ND: não determinado; UL: nível de ingestão superior tolerável.
[a] Valor de DRI atualizado, em comparação com o Relatório DRI de 2005.
[b] Não determinado em virtude da falta de um indicador toxicológico específico para ingestão excessiva de sódio.
[c] Não determinado em virtude da insuficiente força de evidência para causalidade e ingestão-resposta.
[d] Extrapolado do CDRR adulto com base em requisitos de energia estimada sedentários.
Fonte: IOM (2019).

TABELA 3   Valores de ingestão dietética de referência (DRI) para potássio

Ciclo da vida	AI (mg/d)	UL	CDRR
Lactentes			
0-6 meses	400	ND[b]	ND[c]
7-12 meses	860[a]	ND[b]	ND[c]
Crianças			
1-3 anos	2.000[a]	ND[b]	ND[c]
4-8 anos	2.300[a]	ND[b]	ND[c]
Homens			
9-13 anos	2.500[a]	ND[b]	ND[c]
14-18 anos	3.000[a]	ND[b]	ND[c]
19-30 anos	3.400[a]	ND[b]	ND[c]
31-50 anos	3.400[a]	ND[b]	ND[c]
51-70 anos	3.400[a]	ND[b]	ND[c]
> 70 anos	3.400[a]	ND[b]	ND[c]
Mulheres			
9-13 anos	2.300[a]	ND[b]	ND[c]
14-18 anos	2.300[a]	ND[b]	ND[c]
19-30 anos	2.600[a]	ND[b]	ND[c]
31-50 anos	2.600[a]	ND[b]	ND[c]
51-70 anos	2.600[a]	ND[b]	ND[c]
> 70 anos	2.600[a]	ND[b]	ND[c]
Gestantes			
14-18 anos	2.600[a]	ND[b]	ND[c]
19-30 anos	2.900[a]	ND[b]	ND[c]

(continua)

658 MACRO E MICRONUTRIENTES EM NUTRIÇÃO CLÍNICA

TABELA 3 Valores de ingestão dietética de referência (DRI) para potássio (continuação)

Ciclo da vida	AI (mg/d)	UL	CDRR
31-50 anos	2.900[a]	ND[b]	ND[c]
Lactantes			
14-18 anos	2.500[a]	ND[b]	ND[c]
19-30 anos	2.800[a]	ND[b]	ND[c]
31-50 anos	2.800[a]	ND[b]	ND[c]

AI: ingestão adequada; CDRR: ingestão de redução do risco de doença crônica; ND: não determinado; UL: nível de ingestão superior tolerável.
[a] Valor de DRI atualizado, em comparação com o Relatório DRI de 2005.
[b] Não determinado em virtude da falta de um indicador toxicológico específico para a alta ingestão de potássio.
[c] Não determinado em virtude da insuficiente força de evidência para causalidade e ingestão-resposta.
Fonte: IOM (2019).

CLORO

Introdução

O cloro é classificado como um macromineral que faz parte da classe dos halogênios, sendo o elemento número 17 da tabela periódica, o 11º mais abundante no planeta Terra (Wallau et al., 2015; Wieser et al., 2011). O cloreto constitui 70% do teor de íons negativos do corpo humano, sendo o principal ânion osmoticamente ativo do fluido extracelular, apresentando papel importante na regulação dos fluidos corporais, no equilíbrio acidobásico e no equilíbrio eletrolítico (Berend, van Hulsteijn e Gans, 2012; Yunos et al., 2010; Langer et al., 2014).

O cloro na sua forma livre é raro por sua alta reatividade, portanto é encontrado principalmente na sua forma combinada com o sódio (Na). Sendo assim, deficiências nutricionais de cloreto são raras (IOM, 2004).

Segundo o Sistema Globalmente Harmonizado de Classificação e Rotulagem de Produtos Químicos (GHS), é considerado fatal se inalado, provoca irritação na pele, nos olhos e nas vias respiratórias (Wilhelm Martin Wallau e Júnior, 2013). A sua ação antisséptica é bem descrita na literatura e na água pode combinar com outras moléculas e formar os trialometanos (THMs) – $CHCl_3$ (triclorometano), $CHBrCl_2$ (bromodiclorometano), $CHBr_2Cl$ (dibromoclorometano) e $CHBr_3$(tribromometano) – que podem ser absorvidos pelo organismo (Tominaga e Midio, 1999; Benjamim, de Lima Silva, Melo, 2015; Xing-Fang e Mitch, 2017). As moléculas de cloro combinadas podem ser ingeridas após o consumo de vegetais prontos em decorrência do uso do hipoclorito para a sua higienização. Um desses estudos aponta que o cloro-fórmio foi o trialometano encontrado em maior concentração em vegetais prontos para o consumo (Coroneo, 2017). A ingestão desses compostos a longo prazo pode ter efeitos carcinogênicos, mutagênicos e teratogêni-cos (Benjamim, de Lima Silva, Melo, 2015; Xing-Fang e Mitch, 2017). O cloro presente em piscinas como agente desinfetante pode também reagir com outras substâncias que contêm nitrogênio, como urina, suor e célu-las da pele, desencadeando irritação nos olhos e problemas respiratórios (Chiu et al., 2017).

O cloro na alimentação é encontrado principalmente na forma de NaCl. Portanto, os dados presentes na literatura estão intimamente ligados à in-gestão de NaCl. Estudos epidemiológicos apontam para um consumo exces-sivo de sal na população mundial (Oliveira et al., 2015). Por esse motivo, estratégias governamentais vêm sendo instituídas para diminuir a ingestão de sal visando a melhorias nas condições de saúde da população (Hendrik-sen, 2017). A Organização Mundial da Saúde (OMS) estabeleceu um objetivo para reduzir a ingestão de sal em 30%, visando a uma média de 5 g/dia até 2025 (Beaglehole, 2011).

As intervenções governamentais consistem em reduzir a quantidade de sal em alimentos processados, conscientizar o consumidor sobre os riscos à saú-de, monitorar o consumo de sal e reformular alimentos (Cephalon, 2011). O excesso da ingestão de cloreto de sódio está associado ao aumento da pressão arterial e retenção de líquidos (IOM, 2004).

Segundo a DRI, o valor recomendado para o cloreto é ajustado em um ní-vel equivalente em base molar ao do sódio, uma vez que quase todo o cloreto dietético vem com o sódio adicionado durante o processamento ou consumo de alimentos. Assim, a ingestão adequada (AI) para cloreto para adultos mais jovens é de 2,3 g (65 mmol/dia), o que equivale a 3,8 g/dia de cloreto de sódio. As AIs para cloreto para adultos mais velhos e idosos são 2,0 e 1,8 g/dia, res-pectivamente, equivalentes a 3,2 g (55 mmol) e 2,9 g (50 mmol) de cloreto de sódio por dia (IOM, 2004).

Origem e síntese do cloro nos alimentos

Os seres vivos não sintetizam o cloro; assim, é um mineral essencial obtido principalmente do sal de cozinha NaCl (cloreto de sódio) e da água clorada na forma de cloro livre. Porém, existem alimentos de origem animal e vegetal que possuem quantidades significativas de cloreto.

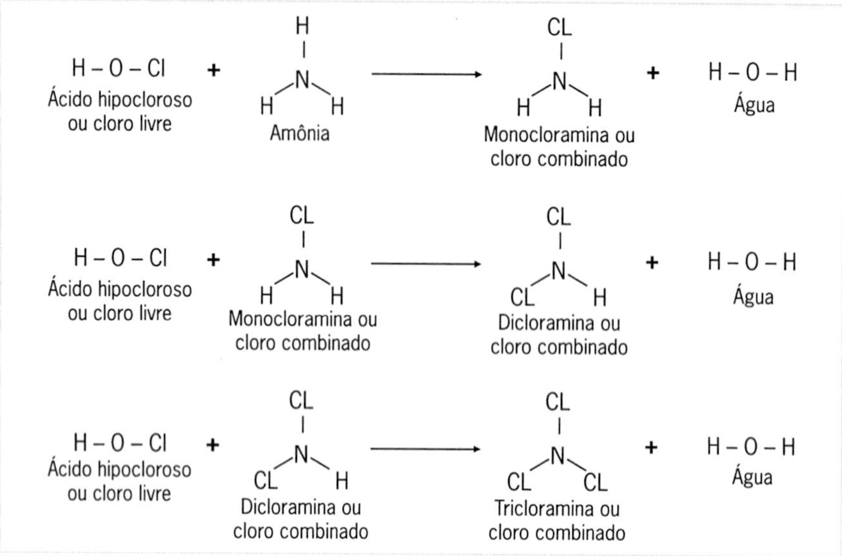

660 MACRO E MICRONUTRIENTES EM NUTRIÇÃO CLÍNICA

FIGURA 1

Fontes alimentares

Os alimentos fontes de Cl de origem animal são as carnes vermelhas e brancas e mariscos (Borges et al., 2000). É encontrado na forma de cloreto (Cl^-). Os alimentos de origem vegetal são aspargo, espinafre, alcachofra, beterraba, amêndoas, tâmaras, nozes, avelãs, alface, aipo, cenoura, tomate, azeitona, algas marinhas (Borges et al., 2000). É encontrado na forma do ânion cloreto (Cl^-).

Fisiologia

Digestão

O cloreto de sódio (NaCl), quando ingerido, dissocia-se e forma os íons Na^+ e Cl^- que podem ser absorvidos no intestino delgado.

Absorção, transporte e biodisponibilidade

A absorção do cloreto de sódio ocorre rapidamente ao longo do intestino. Na membrana luminal do intestino delgado o sódio pode ser absorvido juntamente com a glicose e com o aminoácido, e também pode ocorrer um contratransporte com o H^+ presente no interior da célula intestinal, enquanto o cloreto é trocado pelo bicarbonato. Para atingir a corrente sanguínea o sódio é bombeado pela membrana basolateral utilizando a bomba de Na^+/K^+ ATPase, enquanto o cloro é transportado juntamente com o potássio. Esses mecanismos de transporte per-

CAPÍTULO 31 • ELETRÓLITOS **661**

mitem que a quantidade de sódio no interior da célula intestinal fique menor (50 mEq/L) quando comparada com o meio extracelular (142 mEq/L). Além disso, contratransporte Cl^-/HCO_3^- é fundamental, pois permite que o bicarbonato exerça um papel de neutralização dos ácidos produzidos pelas bactérias intestinais. Episódios de diarreias causadas por toxinas do cólera e de outros tipos de bactérias provocam um desbalanço entre secreção e reabsorção, ocorrendo perdas acentuadas de água e sal variando entre 5 e 10 L/dia (Guyton e Hall, 2002).

Armazenamento e excreção

Não ocorre armazenamento de cloro no organismo e o cloreto é excretado pelas fezes e urina, sendo que a perda de cloreto iguala-se à de sódio.

Situações clínicas

Situações clínicas de deficiência

As situações associadas à diminuição de cloreto estão grandemente ligadas às perdas de sódio. Esse estado é designado de hipocloremia, que desencadeia o distúrbio acidobásico alcalose metabólica hipoclorêmica que é observado em indivíduos com vômito significativo. A perda de ácido clorídrico presente no suco gástrico é um importante veículo de diminuição de cloreto no organismo. O uso de diuréticos e a insuficiência renal também são situações que desencadeiam a hipocloremia (CDC, 1979; Grossman, Duggan e McCamman, 1980; Roy, 1984; Willoughby et al., 1990; Malloy et al., 1991).

Na década de 1980 foram realizados estudos que mostraram as consequências do uso de fórmulas com teores reduzidos de cloreto em bebês a curto e longo prazo. A curto prazo foi observado que essas crianças apresentaram insuficiência no crescimento, letargia, irritabilidade, anorexia, sintomas gastrointestinais, fraqueza, hipocalemia, alcalose metabólica, hematúria, hiperaldosteronismo e níveis aumentados de renina plasmática. A longo prazo observou-se atraso na fala. Depois de nove anos foi observado que o atraso no crescimento e nas habilidades cognitivas tornou-se normal, porém algumas crianças continuaram com disfunção na fala (CDC, 1979; Grossman, Duggan e McCamman, 1980; Roy, 1984; Willoughby et al., 1990; Malloy et al., 1991).

Um estudo mais recente avaliou 59 pacientes com incapacidade motora e intelectual severa que ingeriam produtos nutricionais com baixa quantidade de cloreto e observou perda de peso, alcalose metabólica hipoclorêmica e hipocalemia (Miyahara, Aramaki e Yokochi, 2009).

Portanto, situações de deficiência na ingestão de cloreto são raras, pois esse eletrólito vem sempre associado à ingestão de sódio, que está presente em muitos alimentos.

662 MACRO E MICRONUTRIENTES EM NUTRIÇÃO CLÍNICA

Situações clínicas de toxicidade

O quadro de hipercloremia está intimamente associado à desidratação. A adaptação fisiológica desencadeia maior reabsorção de água, promovendo concomitantemente a reabsorção de cloreto e sódio na tentativa de manter a volumetria plasmática.

Suplementação baseada em evidências

Diante das informações relatadas sobre o cloreto, conclui-se que não há necessidade de suplementar o cloreto em condições normais de saúde. Nos casos de deficiência, tal elemento é adicionado à alimentação por meio do cloreto de sódio.

SÓDIO

Introdução

O sódio é representado pelo símbolo Na, que vem do termo em latim *nadium*. Na tabela periódica é o elemento número 11, possui peso atômico 23 e 1 mEq equivale a 23 mg de sódio (Borges et al., 2000).

Juntamente com o potássio e o cloro, o sódio é um mineral pertencente à classe dos eletrólitos. Eles são importantes para a manutenção do equilíbrio eletrolítico no organismo (Borges et al., 2000).

O sódio é um elemento que quando ionizado apresenta carga positiva. Está presente nos tecidos orgânicos, em todas as células, e é reconhecido como principal cátion do fluido extracelular. Altas concentrações do mineral são encontradas nos ossos, nas secreções intestinais, na bile e no suco pancreático (Almeida e Cardoso, 2006).

A função do sódio é regular o volume do plasma sanguíneo, influenciando a pressão sanguínea, diretamente relacionada ao sistema renina-angiotensina--aldosterona e secreção do hormônio antidiurético (Almeida e Cardoso, 2006). Outras funções desempenhadas pelo sódio são a contração muscular e a condução de impulsos nervosos (IOM, 2004). Juntamente com o cloro e o potássio, o sódio tem a função de manter o equilíbrio osmótico, equilíbrio acidobásico e o balanço e distribuição de água no organismo (IOM, 2004). Ainda é função exercida pelo sódio controlar a absorção e o transporte de alguns nutrientes como cloro, aminoácidos e glicose (Almeida e Cardoso, 2006).

A carência de sódio em seres humanos é rara, exceto nos casos de desidratação ocasionada por quadros de vômitos, diarreia e sudorese intensa (Almeida e Cardoso, 2006).

A recomendação diária (AI) estabelecida para o sódio é de 1,5 g (65 mmol) para adultos jovens. Esse valor corresponde a 3,8 g de cloreto de sódio por dia. Para pessoas entre 50 e 71 anos de idade a recomendação é um pouco menor, em razão do menor gasto energético: 1,3 g/dia (55 mmol). Já para os idosos com mais de 71 anos, o valor recomendado é de 1,2 g/dia (50 mmol). Excluem-se dessas recomendações os indivíduos expostos a altas temperaturas (bombeiros e trabalhadores de afundição) e atletas competitivos (MS, 2018a).

Os efeitos adversos de níveis mais altos de ingestão de sódio na pressão arterial fornecem a justificativa científica para estabelecer o nível de ingestão superior tolerável (UL). Portanto, o limite máximo estabelecido de consumo de sódio diário para adultos é de 2,3 g/dia (100 mmol). É importante ressaltar que não há benefícios em se consumir quantidades superiores à AI citada (MS, 2018a).

O governo brasileiro, preocupado com a ingestão excessiva de sódio pela população brasileira, que ultrapassa o dobro do recomendado pela Organização Mundial de Saúde, estabeleceu em 2011 o "Plano Nacional de Redução do Sódio em Alimentos Processados". Tal programa, firmado pelo Ministério da Saúde, se dá a partir de acordos voluntários com o setor produtivo de alimentos, com a pactuação de metas bianuais e gradativas voltadas para a redução do teor de sódio em diferentes categorias de alimentos, selecionadas com base na sua contribuição para a ingestão de sódio pela população. Os grupos de alimentos trabalhados em uma das últimas etapas do programa foram os lácteos, sopas e produtos cárneos como linguiças e presuntaria. Em 2017 foi estabelecida nova etapa do programa que envolveu a redução do sódio em alimentos como pães, bisnaguinhas e massas instantâneas. Tais medidas já reduziram 17 mil toneladas de sódio que seriam consumidas pela população brasileira. A meta é reduzir, voluntariamente, 28,5 mil toneladas de sódio até o ano de 2022 (IBGE, 2011).

Origem e síntese do sódio nos alimentos

Os seres humanos não têm a capacidade de sintetizar o sódio. Porém, pelo sal de cozinha (NaCl) é possível obter a quantidade mínima necessária para exercer as funções orgânicas. Populações humanas demonstraram capacidade de sobreviver com ingestão extrema de sódio, variando de menos de 0,2 g/dia em índios Yanomami (Brasil) a 10,3 g/dia (norte do Japão) (MS, 2018a).

Fontes alimentares

Alguns produtos de origem animal possuem naturalmente quantidades significativas de sódio em sua composição. É o caso das carnes (em média, 100 g

MACRO E MICRONUTRIENTES EM NUTRIÇÃO CLÍNICA

possuem 67 mg de sódio), frutos do mar, ovos (100 g de ovo de galinha possuem 124 mg de sódio) e do leite de vaca (40,02 mg de Na em 100 g de leite) (MS, 2018b).

Outros alimentos de origem animal possuem sódio em grande quantidade, por serem conservados no sal de cozinha. É o caso do bacalhau e das carnes salgadas (MS, 2018b).

A principal fonte de sódio é o cloreto de sódio (sal de cozinha), sendo encontrado em grande quantidade na alimentação humana, principalmente nos alimentos processados e ultraprocessados como enlatados, sopas e molhos prontos e embutidos (Almeida e Cardoso, 2006).

Em alguns produtos industrializados o sódio aparece na forma de cloreto de sódio, com função sensorial, ou seja, para conferir sabor ao alimento. Já em alguns alimentos, quando utilizados os sais de sódio como os ortofosfatos de sódio, sua função é de conservação, pois esse elemento evita a proliferação do *Clostridium botulinum*. Em outros casos, como o do queijo tipo muçarela, o sódio auxilia na cura do produto, além de evitar a proliferação de bactérias nocivas à saúde (Galante, Schwartzman e Voci, 2015).

O sódio representa 40% do peso do sal de cozinha. Sendo assim, 1 g de sal de cozinha possui 400 mg de sódio. O restante está na forma de cloreto (Szcygiel, Jonkers-Schuitema e Naber, 2008).

Fisiologia

Absorção e transporte

A quantidade de sódio absorvida pelo organismo é proporcional à quantidade consumida, sendo este mineral absorvido rapidamente na parte superior do intestino delgado, por transporte ativo e passivo, e posteriormente transportado para os rins, onde é filtrado e, depois, retorna à corrente sanguínea para manter níveis apropriados. Sais fosfato, tartarato e sulfato de sódio são pobremente absorvidos (Borges et al., 2000; Almeida e Cardoso, 2006; IOM, 2004).

Excreção

Em condições normais, ou seja, na ausência de sudorese intensa e de diarreia, cerca de 90% do sódio é excretado pela urina. O restante é excretado pelas fezes e pelo suor (Borges et al., 2000; Almeida e Cardoso, 2006).

A excreção urinária de sódio é influenciada por sua concentração plasmática. Quando a concentração de sódio estiver elevada no plasma, ocorre o estímulo da sede. Por outro lado, quando as concentrações estiverem baixas, a excreção urinária do sódio é reduzida (Almeida e Cardoso, 2006).

CAPÍTULO 31 • ELETRÓLITOS **665**

Situações clínicas

Situações clínicas de deficiência

A hiponatremia (Na < 135 mEq/L) pode ser resultado da ingestão inadequada do mineral ou da perda excessiva de sódio por transpiração profusa, uso de diuréticos, diarreia, vômitos, queimaduras extensas, doença renal com perda de sódio (Ribamar, Fontes e Barreira, 2004). Ela reflete diretamente na retenção de água pelo organismo. A diminuição da osmolaridade plasmática leva à entrada de água para as células e, no cérebro, pode levar a edema com variada sintomatologia neurológica (Rocha, 2011).

A hiponatremia é o distúrbio hidroeletrolítico mais comum em pacientes hospitalizados com diagnósticos de neoplasias, insuficiência cardíaca congestiva, cirrose e pacientes com doença renal crônica em tratamento hemodialítico. Sua presença está associada a uma série de desfechos desfavoráveis, como o aumento do tempo de permanência hospitalar, internamento em UTI, custo de hospitalização e mortalidade (SBC, 2010).

Os sinais e sintomas da deficiência de sódio no organismo podem ser divididos em:

- **Deficiência aguda:** letargia, fraqueza, progredindo rapidamente para convulsões e morte (Borges et al., 2000).
- **Deficiência menos aguda:** anorexia, diarreia, oligúria, hipotensão e fadiga (Borges et al., 2000).

Algumas drogas como diuréticos, vincristina, ciclofosfamida, agentes hipoglicemiantes orais, clorpropamida, tolbutamida, clomipramina e tioridazina podem aumentar a excreção do sódio (Borges et al., 2000).

Como o sódio está abundantemente presente na alimentação humana e por ser pequena a quantidade necessária para as funções vitais, a sua deficiência em pessoas saudáveis é rara.

Situações clínicas de toxicidade

A hipernatremia pode ocorrer em decorrência de ingestão inadequada de água ou perda de água com excesso de sódio. Casos de diabetes insípido, alteração da função renal, desidratação hipertônica, vômito ou diarreia grave podem estar relacionados com os quadros de hipernatremia (Ribamar, Fontes e Barreira, 2004).

Os sinais e sintomas de toxicidade do sódio são: cefaleia, delírio, vertigem, sede, parada respiratória, oligúria, hipertensão e eritema de pele (Borges et al., 2000).

O principal efeito adverso do consumo excessivo de sódio, na forma de cloreto de sódio, é a elevação da pressão arterial, que está diretamente relacionada com doenças cardiovasculares e doenças renais. Em média, a pressão arterial aumenta progressivamente à medida que há o aumento no consumo de cloreto de sódio. Vale destacar que hipertensos, diabéticos e doentes renais, bem como pessoas com mais idade e os afro-americanos são mais sensíveis ao aumento da pressão arterial por meio da ingestão do cloreto de sódio do que outras pessoas (Borges et al., 2000). Já uma dieta rica em potássio, pobre em gordura e rica em outros minerais como cálcio e magnésio favorece o controle da pressão arterial (Olmos e Benseñor, 2001; Bombig, Francisco e Machado, 2014).

A relação entre pressão arterial e quantidade de sódio ingerida é heterogênea, principalmente em virtude da diferente sensibilidade ao sal apresentada pelas pessoas. A sensibilidade ao sódio é expressa tanto com a redução da pressão arterial diante de um menor consumo de sal como a sua elevação diante de um maior consumo de sódio ou de sal de cozinha. No entanto, os benefícios da redução de sódio na dieta são evidentes. Apesar das diferenças individuais de sensibilidade, mesmo reduções modestas na quantidade de sal são, em geral, eficientes na redução da pressão arterial (MS, 2018a; SBC, 2010).

Dessa forma, a redução do consumo de sal é a intervenção não farmacológica mais recomendada por diretrizes brasileiras e internacionais, para o controle da hipertensão arterial. Ao reduzir a ingestão de sódio para 2 g/dia ou cloreto de sódio para 5 g/dia, pode se obter uma redução na pressão arterial de 2 a 8 mm/Hg (Duarte, Reis e Cozzolino, 2017).

Suplementação baseada em evidências

São raras as condições em que haja a necessidade de suplementação de sódio, uma vez que a alimentação acrescida de sal de cozinha já supre as necessidades nutricionais diárias dos indivíduos saudáveis.

As recomendações de sódio disponíveis pela DRI garantem o fornecimento adequado desse eletrólito abrangendo as perdas pelo suor de indivíduos expostos a altas temperaturas ou que são fisicamente ativos (Moraes, Medeiros e Mussoi, 2017). Sabe-se bem que em situações de exercício físico intenso e prolongado ou na presença de hábitos alimentares restritivos, justifica-se a suplementação pela adição do sódio e de outros eletrólitos em bebidas reidratantes. A inclusão do sódio em tais bebidas promove maior absorção de água e carboidratos pelo intestino durante e após o exercício. Para a prática de exercícios físicos prolongados, que ultrapassem uma hora de duração, recomenda-se de 0,5 a 0,7 g/L de sódio, que corresponde à concentração similar ou inferior à do suor de um indivíduo adulto. No entanto, recomenda-se que seja estudado caso a caso a fim de individualizar a quantidade a ser suplementada (Costa e Galisa, 2018).

Quadros de hiponatremia são mais comuns em ambiente hospitalar, principalmente em pacientes graves. Ela é definida como sódio plasmático menor do que 135 mEq/L. Em unidade de cuidados intensivos, a incidência pode chegar a 30%, estando presente à admissão ou sendo adquirida durante a internação. As manifestações clínicas mais comuns a esse distúrbio são as neurológicas. Os principais fatores de risco para o desenvolvimento da hiponatremia são: extremos de idade, uso de diuréticos, pós-operatório, disfunção renal, insuficiência adrenal, insuficiência cardíaca, insuficiência hepática, doença pulmonar, disfunção na tireoide e doenças do sistema nervoso central.

A presença do sódio no lúmen intestinal é essencial para a absorção de muitos nutrientes e sua suplementação é importante em pacientes portadores da síndrome do intestino curto (SIC), por exemplo, pela grande perda desse mineral no fluido intestinal. Pacientes com jejunostomia de alto débito frequentemente necessitam de 200 mmol de sódio por dia. Se o paciente estiver se alimentando exclusivamente por sonda, o conteúdo máximo de sódio nas fórmulas enterais é 25 mmol/L. Contudo, isso pode ser facilmente aumentado pelo acréscimo de sal (6 g/L) à fórmula, para aumentar o conteúdo de sódio até 100 mmol/L.

O tratamento adequado de hiponatremia em ambiente hospitalar dependerá de fatores que envolvem a velocidade de instalação, severidade, sintomatologia e diagnóstico etiológico.

A hiponatremia, de modo geral, deve ser tratada de forma lenta. A recomendação é elevar o Na^+ em < 10 mEq/L nas primeiras 24 horas (ideal 6 a 8 mEq/L) e < 18 mEq/L nas primeiras 48 horas.

Para os casos de hiponatremia aguda e severa, apresentando sintomas, como crises convulsivas (edema cerebral), recomenda-se elevar o Na^+ em até 2 mEq/L/h, nas primeiras duas horas, até que ocorra melhora dos sintomas. Depois a velocidade de correção deve ser ajustada seguindo o esquema anterior, em < 10 mEq/L (Rocha, 2011).

Segundo Rocha (2011), na escolha do tratamento da hiponatremia é importante identificar e remover a causa, como: reverter hipovolemia, avaliar causa medicamentosa, o excesso de ingestão de água, repor um hormônio que esteja deficitário (hipotireoidismo, insuficiência suprarrenal) e o tratamento da doença de base. As medidas para tratar hiponatremia podem incluir, dependendo do caso clínico, restrição hídrica, uso de medicamento, aumento da excreção urinária de água livre e o uso de NaCl 3%, com diferentes estratégias: administrar 0,5 mL/kg/h para pacientes assintomáticos; 1,0 a 2,0 mL/kg/h para os sintomáticos; e até 2,0 a 4,0 mL/kg/h por um período limitado (uma a duas horas) para pacientes apresentando convulsões, fazendo acompanhamento laboratorial rigoroso

668 MACRO E MICRONUTRIENTES EM NUTRIÇÃO CLÍNICA

(de duas em duas horas), ajustando a infusão conforme necessário, para não ultrapassar os limites permitidos de aumentos no sódio sérico. Seja qual for a estratégia utilizada, o médico deve ficar atento para evitar a correção exagerada de uma hiponatremia crônica e minimizar os riscos de mielinólise pontina.

POTÁSSIO

Introdução

O potássio é um nutriente essencial para o ser humano. Atua principalmente no controle dos fluidos corporais, no equilíbrio acidobásico e na função celular normal (WHO, 2014).

A importância do potássio para a saúde humana é largamente reconhecida e inúmeros estudos enfatizam os seus efeitos positivos para a saúde pública (Cozzolino, 2012). O baixo consumo de potássio pode aumentar o risco para doenças cardiovasculares, particularmente o acidente vascular cerebral. Uma ingestão de potássio igual à de sódio poderia ser um fator protetor ao aumento da pressão sanguínea e poderia, dessa forma, reduzir a mortalidade por doenças cardiovasculares (Sharp, 2005).

Estudos epidemiológicos mostram que a dieta é um componente-chave no controle da pressão arterial. Alguns autores concluíram que indivíduos que consomem maiores quantidades de frutas e vegetais apresentam níveis pressóricos menores e também melhor controle glicêmico, já que a intolerância à glicose e a resistência à insulina também podem ser uma preocupação nos hipertensos (He e MacGregor, 2008; Castro e Raij, 2013; Fillipini et al., 2017). Os padrões alimentares conhecidos por reduzir a pressão arterial incluem ingestão reduzida de sódio, aumento na ingestão de potássio e magnésio, aumento no consumo de frutas e legumes, bem como alimentos ricos em antioxidantes (Castro e Raij, 2013).

Pequenas alterações na concentração do potássio extracelular podem afetar a relação potássio extracelular-intracelular e, portanto, afetar a transmissão neural, a contração muscular e o tônus vascular (King et al., 2001). Nesse sentido, os canais de potássio têm sido bastante estudados como uma tentativa de tentar elucidar os mecanismos moleculares envolvidos nesses processos de propagação de impulsos nervosos, contração muscular, ativação celular e secreção de moléculas biologicamente ativas. Vários canais de potássio têm sido reconhecidos como importantes alvos terapêuticos para o tratamento de esclerose múltipla, doença de Alzheimer, esquizofrenia, enxaquecas, hipertensão pulmonar e diabetes, entre outras doenças. Além disso, esses canais parecem ter um papel neuroprotetor e cardioprotetor (Cozzolino, 2012).

Origem e síntese do potássio nos alimentos

O potássio é o elemento químico representado pelo símbolo K, com número atômico 19. Esse elemento ocorre na natureza como um sal iônico, encontrado dissolvido na água marinha, e como parte de diversos minerais. Assim como para o sódio, os seres humanos não têm a capacidade de sintetizar o potássio. O potássio é encontrado principalmente nos vegetais e, em menor quantidade, nos alimentos de origem animal (Stone, Martyn e Weaver, 2016).

Fontes alimentares

Produtos de origem animal também contêm potássio, como a carne bovina, o leite e a pescada branca, sendo encontrado essencialmente na forma de fosfato ou como lactato, sendo este último resultante da fermentação dos alimentos ou de seus processos de maturação (Cozzolino, 2012).

Dentre as fontes vegetais, o arroz polido e a farinha de trigo apresentam baixos valores de potássio, enquanto batata, soja e trigo sarraceno apresentam valores altos desse nutriente. Embora as frutas cítricas e a banana sejam citadas frequentemente como ótimas fontes de potássio, muitos outros alimentos apresentam maior concentração. A Tabela 4 apresenta a quantidade por porção de potássio de alguns alimentos.

TABELA 4   Quantidade de potássio presente em alguns alimentos, segundo porção usual

Alimentos	Porção	Peso (g)	Potássio (mg)
Banana (nanica)	1 unidade média	70	200
Batata cozida	1 unidade média	130	426
Carne bovina (contrafilé grelhado)	1 filé médio	90	347
Laranja	1 unidade média	160	260
Leite de vaca integral	1 copo grande	240	319
Mamão (formosa)	1 fatia grossa	150	333
Melão	1 fatia média	170	367
Tomate cru	1 unidade média	90	200
Pescada branca frita	1 filé médio	120	426

Fonte: adaptada de Taco (2011).

O cozimento em água promove redução significativa (cerca de 60%) da quantidade de potássio desses alimentos. Portanto, recomenda-se que sejam consumidos preferencialmente crus ou, quando não for possível, que sejam cozidos com o mínimo de água ou utilizando-se a técnica de cozimento no vapor,

670 MACRO E MICRONUTRIENTES EM NUTRIÇÃO CLÍNICA

para minimizar as perdas. As carnes, os produtos lácteos e os cereais também contêm quantidades significativas de potássio; no entanto, o conteúdo de precursores de bicarbonato nesses alimentos não é suficiente para equilibrar com a quantidade de precursores de ácidos, como os aminoácidos sulfurados contidos em alimentos ricos em proteínas (Cuppari e Bazanelli, 2010).

Fisiologia

Absorção, função, transporte e excreção

Essencial para a manutenção do equilíbrio hídrico entre as células e os fluidos corporais, o potássio também desempenha papel fundamental na resposta nervosa a estímulos na contração muscular. Além disso, algumas enzimas celulares requerem potássio para que funcionem adequadamente, como a piruvato quinase, que transfere o grupo fosfato do fosfoenolpiruvato para o ATP, na fosforilação durante a glicólise (Cuppari e Bazanelli, 2010).

O potássio ingerido é absorvido no trato gastrointestinal e transportado para o fígado pela circulação portal (Cuppari e Bazanelli, 2010). Quantidades mínimas de potássio são excretadas pelas fezes e pelo suor, sendo os rins os principais responsáveis pela excreção e regulação do balanço de potássio. A excreção de potássio pelos rins é regulada por um processo de secreção, independentemente da filtração glomerular e da quantidade de potássio filtrado. Cerca de 85 a 90% do potássio filtrado no glomérulo é reabsorvido na porção proximal do néfron. A quantidade de potássio urinário, no entanto, pode ser tão pequena quanto 1% do potássio filtrado – no caso de a sua ingestão ser baixa – ou exceder em até duas vezes o filtrado quando a ingestão é elevada. Assim, o néfron distal, particularmente o ducto coletor, tem a capacidade de secretar e reabsorver potássio, ocorrendo nesse mesmo local o controle da homeostase desse eletrólito (Cozzolino, 2012; Stone, Martyn e Weaver, 2016).

O intestino delgado é o principal local de absorção do potássio, com aproximadamente 90% do potássio dietético sendo absorvido por difusão passiva (Stone, Martyn e Weaver, 2016; Demigne et al., 2004).

Situações clínicas

Situações clínicas de deficiência

É muito pouco provável a ocorrência de deficiência de potássio por consumo alimentar insuficiente. Já algumas condições clínicas como vômito ou diarreia ou o uso de alguns tipos de medicamentos, principalmente diuréticos, por levarem à perda excessiva de potássio, podem causar deficiência desse eletrólito que se caracteriza por hipopotassemia, quando a concentração plas-

CAPÍTULO 31 • ELETRÓLITOS **671**

mática de potássio é menor que 3,5 mmol/L. Os principais efeitos adversos da deficiência grave de potássio são arritmias cardíacas, fraqueza muscular e intolerância à glicose (Cuppari e Bazanelli, 2010; Gennari, 2002; Reid, Jones e Isles, 2012; Vieira e Wouk, 2015).

Uma ingestão inadequada de potássio pode aumentar o risco de doenças cardiovasculares, particularmente os acidentes vasculares cerebrais (Fairweather-tait, 2007).

Situações clínicas de toxicidade

Em pessoas saudáveis que não apresentem distúrbios na excreção de potássio, não há evidência de que uma elevada ingestão de potássio proveniente de alimentos tenha qualquer efeito adverso. Dessa forma, não foi determinado pelas *dietary references intakes* (DRIs) para adultos saudáveis um limite superior tolerável de ingestão (*tolerable upper intake level* – UL). Evidências apontaram que em indivíduos saudáveis o excesso de potássio é excretado pela urina. Por outro lado, o potássio proveniente de suplementação pode levar a um efeito tóxico agudo em indivíduos saudáveis (IOM, 2019).

A hipercalemia pode ser causada pelo excesso da ingestão de potássio e diminuição da excreção de potássio (Gennari, 2002; Evans e Greenberg, 2005). A etiologia muitas vezes pode ser multifatorial. O comprometimento da função renal, o uso de medicamentos e a hiperglicemia são considerados os fatores mais comuns (Fordjour, Walton e Doran, 2014). Os indivíduos saudáveis apresentam grande capacidade adaptativa ao consumo excessivo de potássio aumentando a excreção (Vieira e Wouk, 2015; Evans e Greenberg, 2005). Apesar dessa grande capacidade adaptativa, a hipercalemia, se não for tratada, pode ser fatal. A hipercalemia pode se manifestar por vômito, náusea, diarreia, paralisia do músculo esquelético, fraqueza ou paralisia neuromuscular, confusão mental e parestesia (Evans e Greenberg, 2005).

O rim é a principal via de excreção de potássio; dessa forma, nos pacientes portadores de insuficiência renal a perda progressiva da função renal diminui a capacidade de excretar potássio. Assim, na tentativa de manter a homeostasia do meio interno do organismo, há o acúmulo de potássio no sangue que pode levar rapidamente à hipercalemia fatal. A ingestão de potássio deve ser individualizada, nos casos de volume urinário abaixo de 1.000 mL/dia, variando entre 1 e 3 g/dia; contudo, em pacientes com volume urinário igual ou superior a 1.000 mL/dia não há restrição desse mineral no plano alimentar, pois ocorre um aumento de excreção fecal de potássio. É de extrema importância o monitoramento dos níveis séricos de potássio na rotina desses pacientes (Vieira e Wouk, 2015; Evans e Greenberg, 2005).

Suplementação baseada em evidências

A Organização Mundial de Saúde (OMS) recomenda uma ingestão de potássio de pelo menos 90 mmol/dia (3,5 g/dia) de alimentos para adultos a fim de reduzir a pressão arterial e o risco de doença cardiovascular, eventos cerebrovasculares e doença coronariana (WHO, 2014).

Em uma metanálise, foi realizado o estudo do efeito da suplementação de potássio *versus* placebo na pressão arterial em pacientes com hipertensão essencial e compararam os seus resultados com outras metanálises baseadas em estudos randomizados clínicos do efeito da ingestão de potássio na pressão arterial em pacientes hipertensos. Os resultados indicaram que a suplementação de potássio é uma alternativa segura, sem efeitos adversos importantes, que tem um impacto modesto, porém significativo, e pode ser recomendada como um agente anti-hipertensivo adjuvante para pacientes com hipertensão essencial (Chobanian, 2003).

Há também boas evidências de que uma dieta rica em potássio diminui a incidência de acidente vascular cerebral e doenças cardiovasculares, embora para estes últimos não haja ainda evidências nível A (Chobanian, 2003). Em relação aos pacientes com função renal comprometida, há uma necessidade de novos ensaios prospectivos randomizados em todas as etapas da doença renal crônica, a fim de determinar os possíveis benefícios e riscos de aumentar o potássio na dieta (Burnier, 2018).

REFERÊNCIAS

1. ALMEIDA, L.C.; CARDOSO, M.A. Magnésio, sódio e potássio. In: CARDOSO, M.A. (Coord.). *Nutrição humana*. Rio de Janeiro: Guanabara-Koogan, 2006, p. 237-57.
2. BEAGLEHOLE, R.; BONITA, R.; HORTON, R.; et al. Priority actions for the non-communicable disease crisis. *Lancet*, v. 377, n. 9775, p. 1438-47, 2011.
3. BENJAMIM, H.; DE LIMA SILVA, B.H.L.; MELO, M.A.B. Thihalometanos em água potável e riscos de câncer: Simulação usando potencial de interação e transformações de backlund. *Química Nova*, v. 38, n. 3, p. 309-15, 2015. Disponível em: http://quimicanova.sbq.org.br/imagebank/pdf/v38n3a04.pdf. Acessado em: 29 jan. 2018.
4. BEREND, K.; VAN HULSTEIJN, L.H.; GANS, R.O. Chloride: the queen of electrolytes? *Eur J Intern Med*, v. 23, n. 3, p. 203-11, 2012.
5. BLASI, T.C.; MARGUTTI, K.M.M.; MUSSOI, T.D. Nutrição humana – princípios básicos. In: MUSSOI, T.D. *Nutrição – curso prático*. Rio de Janeiro: Guanabara-Koogan, 2017, p. 127-40.
6. BOMBIG, M.T.N.; FRANCISCO, Y.A.; MACHADO, C.B. A importância do sal na origem da hipertensão. *Rev Bras Hipertens*, v. 21, n. 2, p. 63-7, 2014. Disponível em: http://docs.bvsalud.org/biblioref/2018/03/881408/rbh-v21n2_63-67.pdf. Acessado em: 30 jul. 2019.
7. BORGES, V.C. et al. Minerais. In: WAITZBERG, D.L. *Nutrição oral, enteral e parenteral na prática clínica*. 3.ed. São Paulo: Atheneu, 2000, p. 117-48.
8. BURNIER, M. Should we eat more potassium to better control blood pressure in hypertension? *Nephrol Dial Transplant*, p. 1-10, 2018.

CAPÍTULO 31 • ELETRÓLITOS 673

9. CASTRO, H.; RAIJ, L. Potassium in hypertension and cardiovascular disease. *Semin Nephrol*, v. 33, n. 3, p. 277-89, maio 2013.

10. [CDC] CENTERS FOR DISEASE CONTROL AND PREVENTION. Infant metabolic alkalosis and soy-based formula. *Morb Mortal Wkly Rep*, v. 28, p. 358-9, 1979.

11. CEPHALON, F.P.C.; CAPEWELL, S.; LINCOLN, P.; et al. Policy options to reduce population salt intake. *BMJ*, v. 343, p. d4995, 2011.

12. CHIU, S.K.; BURTON, N.C.; DUNN, K.H.; et al. Respiratory and ocular symptoms among employees of an indoor waterpark resort — Ohio, 2016. *Morbidity and Mortality Weekly Report*, v. 37, n. 66, p. 986-9, 2017. Disponível em: https://www.ncbi.nlm.nih.gov/pmc/articles/PMC5657784/pdf/mm6637a5.pdf. Acessado em: 30 jan. 2018.

13. CHOBANIAN, A.V.; BAKRIS, G.L.; BLACK, H.R.; et al. The Seventh Report of the Joint National Committee on Prevention, Detection, Evaluation, and Treatment of High Blood Pressure: the JNC 7 report. *JAMA*, v. 289, n. 19, p. 2560-72, 2003.

14. CORONEO, V.; CARRARO, V.; MARRAS, B.; et al. Presence of Trihalomethanes in ready-to-eat vegetables disinfected with chlorine. *Food Additives & Contaminants: Parte A*, v. 34, n. 12, p. 2111-7, 2017.

15. COSTA, A.F.G.; GALISA, M.S. *Cálculos nutricionais: análise e planejamento dietético*. São Paulo: Payá, 2018.

16. COZZOLINO, S.M.F. *Biodisponibilidade de nutrientes*. 4.ed. Barueri: Manole, 2012.

17. COZZOLINO, S.M.F.; COMINETTI, C. *Bases bioquímicas e fisiológicas da nutrição: nas diferentes fases da vida, na saúde e na doença*. Barueri: Manole, 2013.

18. CUPPARI, L.; BAZANELLI, A.P. *Funções plenamente reconhecidas de nutrientes: potássio*. ILSI Brasil, 2010.

19. DEMIGNE, C.; SABBOH, H.; REMESY, C.; et al. Protective effects of high dietary potassium: Nutritional and metabolic aspects. *J Nutr*, v. 134, p. 2903-6, 2004.

20. DUARTE, G.B.S.; REIS, B.Z.; COZZOLINO, S.M.F. Recomendações de vitaminas e minerais. In: PHILIPPI, S.T.; AQUINO. R.C. (Org.). *Recomendações nutricionais nos estágios de vida e nas doenças crônicas não transmissíveis*. Barueri: Manole, 2017.

21. EVANS, K.J.; GREENBERG, A. Hyperkalemia: a review. *J Intensive Care Med*, v. 20, n. 5, p. 272-90, 2005.

22. FAIRWEATHER-TAIT, S.; PHILLIPS, I.; WORTLEY, G.; et al. The use of solubility, dialyzability, and Caco-2 cell methods to predict iron bioavailability. *Int J Vitam Nutr Res*, v. 77, n. 3, p. 158-65, maio 2007.

23. FILIPPINI, T.; VIOLI, F.; D'AMICO, R.; et al. The effect of potassium supplementation on blood pressure in hypertensive subjects: A systematic review and meta-analysis. *Int J Cardiol*, v. 230, p. 127-35, 1 mar. 2017.

24. FORDJOUR, K.N.; WALTON, T.; DORAN, J.J. Management of hyperkalemia in hospitalized patients. *Am J Med Sci*, v. 347, n. 2, p. 93-100, 2014.

25. GALANTE, A.P.; SCHWARTZMAN, F.; VOCI, S.M. Aplicações práticas da ingestão dietética de referência. In: ROSSI, L.; CARUSO, L.; GALANTE, A.P. *Avaliação nutricional: novas perspectivas*. 2.ed. Rio de Janeiro: Guanabara-Koogan, 2015, p. 45-75.

26. GENNARI, F.J. Disorders of potassium homeostasis. Hypokalemia and hyperkalemia. *Crit Care Clin*, v. 18, n. 2, p. 273-88, 2002.

27. GROSSMAN, H.; DUGGAN, E.; MCCAMMAN, S. The dietary chloride deficiency syndrome. *Pediatrics*, v. 66, p. 366-74, 1980.

28. GUYTON, A.C.; HALL, J.E.H. Tratado de Médica. In: LUCHIARI, B. Princípios gerais de função gastrointestinal – motilidade, controle nervoso e circulação sanguínea. Rio de Janeiro: Guanabara Koogan, 2002, p. 668-76.

674 MACRO E MICRONUTRIENTES EM NUTRIÇÃO CLÍNICA

29. HE, F.J.; MACGREGOR, G.A. Beneficial effects of potassium on human health. *Physiol Plant*, v. 133, p. 725-35, 2008.
30. HENDRIKSEN, M.A.H.; GELEIJNSE, J.M.; RAAIJ, J.M.A.V.; et al. Identification of differences in health impact modelling of salt reduction. *PLOS ONE*, p. 1-14, 2017.
31. [IBGE] INSTITUTO BRASILEIRO DE GEOGRAFIA E ESTATÍSTICAS. Coordenação de Trabalho e Rendimento. *Pesquisa de Orçamentos Familiares – 2008-2009: análise do consumo alimentar pessoal no Brasil*. Rio de Janeiro: IBGE, 2011. Disponível em: https://biblioteca.ibge.gov.br/visualizacao/livros/liv50063.pdf. Acessado em: 5 mar. 2018.
32. [IOM] INSTITUTE OF MEDICINE. *DRIs: Dietary reference intakes for water, potassium, sodium, chloride, and sulfate*. Washington, DC: The National Academic Press, 2004. Disponível em: http://www.nap.edu. Acessado em: 30 jul. 2019.
33. _____. *DRIs: Dietary Reference Intakes for sodium and potassium*. Washington, DC: National Academic Press, 2019. Disponível em: http://www.nap.edu. Acessado em: 30 jul. 2019.
34. KING, J.C. et al. Effect of acute zinc depletion on zinc homeostasis and plasma zinc kinetics in men. *Am J Clin Nutr*, Bethesda, v. 74, n. 1, p. 116-24, 2001.
35. LANGER, T., FERRARI, M., ZAZZERON, L.; et al.: Effects of intravenous solutions on acid-base equilibrium: from crystalloids to colloids and blood components. *Anaesthesiol Intensive Ther*, v. 46, n. 5, p. 350-60, 2014.
36. MALLOY, M.H.; GRAUBARD, B.; MOSS, H.; et al. Hypochloremic metabolic alkalosis from ingestion of a chloride-deficient infant formula: Outcome 9 and 10 years later. *Pediatrics*, v. 87, p. 811-22, 1991.
37. [MS] MINISTÉRIO DA SAÚDE. *Acordo com a indústria reduziu 17 mil toneladas de sódio dos alimentos*. 2018a. Disponível em: http://www.portalms.saude.gov.br. Acessado em: 7 mar. 2018.
38. _____. Secretaria de Atenção à Saúde. Departamento de Atenção Básica. Coordenação Geral de Alimentação e Nutrição. *Monitoramento do plano de redução do sódio nos alimentos processados produtos lácteos, refeições prontas (sopas) e produtos cárneos*. Disponível em: metasms-portalsaude. pdf. 2018b. Acessado em: 1 mar. 2018.
39. MIYAHARA, J.; ARAMAKI, S.; YOKOCHI, K. Dietary chloride deficiency due to new liquid nutritional products. *Pediatrics International*, v. 51, p. 197-200, 2009.
40. MORAES, C.M.B.; MEDEIROS, K.; MUSSOI, T.D. Nutrição esportiva. In: MUSSOI, T.D. *Nutrição – Curso Prático*. Rio de Janeiro: Guanabara-Koogan, 2017.
41. OLIVEIRA, D. *Ciências nutricionais*. 2.ed. São Paulo: Sarvier, 2000.
42. OLIVEIRA, M.M.; MALTA, D.C.; SANTOS, M.A.S.; et al. Self-reported high salt intake in adults: data from the National Health Survey, Brazil, 2013. *Epidemiol Serv Saúde*, v. 24, n. 2, p. 249-56, 2015.
43. OLMOS, R.D.; BENSEÑOR, I.M. Dietas e hipertensão arterial: *Intersalt* e estudo *DASH. Rev Bras Hipertens*, v. 8, n. 2, p. 221-4, 2001.
44. POOROLAJAL, J.; ZERAATI, F.; SOLTANIAN, A.R.; et al. Oral potassium supplementation for management of essential hypertension: A meta-analysis of randomized controlled trials. *PLoS One*, v. 12, n. 4, 2017.
45. REID, A.; JONES, G.; ISLES, C. Hypokalaemia: common things occur commonly – a retrospective survey. *JRSM Short Rep*, v. 3, n. 11, p. 80, 2012.
46. RIBAMAR, E.F.; FONTES, A.C.P.; BARREIRA, A.L. Hiponatremia aguda. *Rev Bras Med*, v. 61, n. 4, p. 193-8, 2004. Disponível em: http://www.moreirajr.com.br/revistas.asp?fase=r003&id_materia=2611. Acessado em: 30 jul. 2019.
47. ROCHA, P.N. Hiponatremia: conceitos básicos e abordagem prática. *J Bras Nefrol*, v. 33, n. 2, p. 248-60, 2011. Disponível em: http://www.scielo.br/pdf/jbn/v33n2/a22v33n2.pdf. Acessado em: 30 jul. 2019.
48. ROY, S. The chloride depletion syndrome. *Adv Pediatr*, v. 31, p. 235-57, 1984.

CAPÍTULO 31 • ELETRÓLITOS **675**

49. SHARP, P. Methods and options for estimating iron and zinc bioavailability using Caco-2 cell models: benefits and limitations. *Int J Vitam Nutr Res*, v. 75, n. 6, p. 413-21, nov. 2005.

50. [SBC] SOCIEDADE BRASILEIRA DE CARDIOLOGIA. Sociedade Brasileira de Hipertensão. Sociedade Brasileira de Nefrologia. VI Diretrizes Brasileiras de Hipertensão. *Arq Bras Cardiol*, v. 95, n.1, suppl.1, p. 1-51, 2010.

51. STONE, M.S.; MARTYN, L.; WEAVER, C.M. Potassium intake, bioavailability, hypertension, and glucose control. *Nutrients*, v. 8, n. 7, p. 444, jul. 2016.

52. SZCYGIEL, B.; JONKERS-SCHUITEMA, C.F.; NABER, T. Terapia nutricional em ressecções intestinais. In: SOBOTKA, L. *Bases da nutrição clínica*. Rio de Janeiro: Rubio, 2008, p. 312-21.

53. TACO – Tabela Brasileira de Composição de Alimentos: elaborada pelo Núcleo de Estudos e Pesquisas em Alimentação da Unicamp, 2011.

54. TOMINAGA, M.Y.; MIDIO, A.F. Exposição humana a trialometanos presentes em água tratada. *Rev Saúde Pública*, v. 33, n. 4, p. 413-21, 1999. Disponível em: https://www.scielosp.org/pdf/rsp/1999.v33n4/413-421. Acessado em: 29 jan. 2018.

55. VIEIRA AJ, WOUK N. Potassium disorders: hypokalemia and hyperkalemia. *Physician*. 2015;92(6):487-95.

56. WALLAU, M.; BIANCHINI, D.; EBERSOL, C.P.; et al. Química verdadeiramente verde – Propriedades químicas do cloro e sua ilustração por experimentos em escala miniaturizada. *Química Nova*, v. 38, n. 3, p. 436-45, 2015. Disponível em: http://quimicanova.sbq.org.br/imagebank/pdf/v38n3a22.pdf. Acessado em: 26 jan. 2018.

57. [WHO] WORLD HEALTH ORGANIZATION. *Guideline: Potassium intake for adults and children*. Geneva: WHO, 2014.

58. WIESER, M.E.; HOLDEN, N.; COPLEN, T.B; et al. Atomic weights of the elements 2011 (IUPAC Technical Report). *Pure Appl Chem*, v. 85, p. 1047, 2013. Acessado em: 30 jul. 2019.

59. WILHELM, W.M.; JÚNIOR, J.A.S. O sistema globalmente harmonizado de classificação e rotulagem de produtos químicos (GHS) – Uma introdução para sua aplicação em laboratórios de ensino e pesquisa acadêmica. *Química Nova*, v. 36, n. 4, p. 607-17, 2013. [internet]. Disponível em: http://www.scielo.br/pdf/qn/v36n4/v36n4a21.pdf. Acessado em: 29 jan. 2018.

60. WILLOUGHBY, A.; GRAUBARD, B.I.; HOCKER, A.; et al. Population-based study of the developmental outcome of children exposed to chloride-deficient infant formula. *Pediatrics*, v. 85, p. 485-90, 1990.

61. XING-FANG, L; MITCH, W.A. Drinking Water Disinfection Byproducts (DBPs) and human health effects: multidisciplinary challenges and opportunities. *Environ Sci Technol*, A-I, 2017.

62. YUNOS, N.M.; BELLOMO, R.; STORY, D.; et al.: Bench-to-bedside review: Chloride in critical illness. *Crit Care*, v. 14, n. 4, p. 226, 2010.

Índice remissivo

A

Acetilcolina 413
Ácido ascórbico 285
Ácido fólico 376
Ácido nicotínico 324
Ácido pantotênico 334
Ácido retinoico 218
Ácidos graxos 170
Acne 341
Açúcares 48
Água 201
  distribuição corporal e
    função 207
  fisiologia 205
  ingestão, absorção,
    transporte, regu-
    lação e excreção
    205
  origem e síntese 203
  situações clínicas de
    deficiência 208
  situações clínicas de
    excesso de água
    corporal 210
  suplementação baseada
    em evidências
    211

Alcoolismo 309
Alfaglucanos 62
Amido 62
Aminoácidos 3
Anemia 520
Anemia perniciosa de
  Biermer 389
Anencefalia 380
Arsênio 628
Atividade física 428

B

Beribéri 299, 308
Betaína 417
Biotina 358
Bócio 484
Boro 632

C

Cadeia respiratória 91
Cadeia transportadora
  de elétrons 91
Cálcio 599
  armazenamento 606
  biodisponibilidade 604
  digestão, absorção e
    transporte 603
  excreção 607

  fisiologia 603
  fonte alimentar de ori-
    gem animal 602
  fonte alimentar de ori-
    gem vegetal 602
  origem e síntese 602
  situações clínicas de
    deficiência 607
  situações clínicas de
    toxicidade 614
  suplementação baseada
    em evidências
    616
  suplementação e bio-
    disponibilidade
    618
Câncer 250, 427
Câncer colorretal 190
Carboidratos 40
  absorção, biodisponibi-
    lidade, transporte
    e armazenamento
    73
  conversão em gordura
    99
  digestão 72
  fisiologia 71
  fontes alimentares 68

ÍNDICE REMISSIVO 677

metabolismo 79
origem e síntese 43
recomendações diárias
de consumo 41
situações clínicas de
deficiência 126
situações clínicas de
excesso 119
situações clínicas de
restrição 101
suplementação baseada
em evidências 131
Cardiomiopatia 551
Cárie dental 508
Carnitina 428
Carotenoides 219
Celulose 66
Ciclo de Cori 98
Ciclo de Krebs 87
Ciclo jejum-alimentado
20
Cirurgia bariátrica 33
Cloro 658
Cobalamina 389
Cobre 449
absorção e biodis-
ponibilidade 452
armazenamento 454
excreção 454
fisiologia 452
fonte alimentar de ori-
gem animal 452
fonte alimentar de ori-
gem vegetal 452
origem e síntese 452
situações clínicas de
deficiência 455
situações clínicas de
toxicidade 457
suplementação baseada
em evidências
459
transporte 453

Colecalciferol 233
Colestase 177
Colesterol 166
Colina 413
armazenamento 421
digestão, absorção, bio-
disponibilidade e
transporte 419
fisiologia 419
fontes alimentares 416
função biológica 421
importância nutricio-
nal no desenvol-
vimento fetal 422
origem e síntese 416
situações clínicas de
deficiência 423
situações clínicas de
toxicidade 424
suplementação baseada
em evidências
424
Cretinismo 485
Cromo 557
absorção e biodis-
ponibilidade 560
armazenamento 562
digestão 560
excreção 562
fisiologia 560
fonte alimentar de ori-
gem animal 559
fonte alimentar de ori-
gem vegetal 559
origem e síntese 559
situações clínicas de
deficiência 563
situações clínicas de
toxicidade 565
suplementação baseada
em evidências
567
transporte 561

D

Demência 426
Diabetes 249
Diabetes mellitus 101,
443
Dieta cetogênica 118
Dietas restritas em car-
boidratos 115
Dislipidemias 179
Dissacarídeos 52
Doença cardiovascular
188, 249
Doença de Alzheimer
426, 458
Doença de Kashin-Beck
551
Doença de Keshan 551
Doença de Menkes 457
Doença de Parkinson 26
Doença de Wilson 459
Doença hepática
gordurosa não
alcoólica 341,
424, 456
Doença renal 29
Doença renal crônica
246
Doenças autoimunes
250
Doenças cardiovascu-
lares 425
Doenças respiratórias
251

E

Elementos-traço 624
Eletrólitos 654
Epilepsia refratária 118
Ergocalciferol 234
Eritritol 57
Escorbuto 285
Espinha bífida 380

678 MACRO E MICRONUTRIENTES EM NUTRIÇÃO CLÍNICA

Estaquiose 60
Esteatose hepática 424

F

Fatores antinutricionais 11
Fermentação alcoólica 87
Fermentação lática 86
Ferro 520
  biodisponibilidade 526
  digestão, absorção e transporte 523
  estoque 526
  excreção 526
  fisiologia 523
  fontes alimentares e estrutura química 522
  origem e síntese 522
  situações clínicas de deficiência 527
  situações clínicas de toxicidade 530
  suplementação baseada em evidências 531
Filoquinona 256
Flúor 508
  biodisponibilidade 513
  digestão e absorção 512
  fisiologia 512
  fontes alimentares 511
  origem e síntese 511
  situações clínicas de deficiência 514
  situações clínicas de toxicidade 514
  suplementação baseada em evidências 515

transporte, armazenamento e excreção 513
Folato 372
FOS 60
Fosforilação oxidativa 91
Fósforo 574
  absorção e transporte 579
  armazenamento e excreção 580
  fisiologia 578
  fonte alimentar de origem animal 576
  fonte alimentar de origem vegetal 576
  função biológica 578
  homeostase 579
  origem e síntese 576
  situações clínicas de deficiência 581
  situações clínicas de toxicidade 582
  suplementação baseada em evidências 583
Fotossíntese 44
Frutose 51, 114
Frutosúria essencial 114

G

Galactose 52
Gestação 247
Glicogênese 92
Glicogênio 66
Glicogenólise 94
Glicólise 81
Glicose 50
Gomas 65
GOS 61

H

Hemicelulose 65
Hiperfosfatemia 582
Hipertrigliceridemia familiar 181
Hipervitaminose A 225
Hipocalcemia 607
Hipofosfatemia 581
Hipotireoidismo induzido pela deficiência de iodo 484
Hipovitaminose D 229, 241
Homeostase glicídica 78
Homocisteína 354
Hormônios tireoidianos 474

I

Idosos 251
Imunidade inata 251
Insuficiência hepática 26
Intolerância à lactose 108
Intolerância aos polióis 111
Intolerância hereditária à frutose 114
Inulina 62
Iodo 466
  ações fisiológicas dos hormônios tireoidianos 477
  avaliação do estado nutricional 478
  biossíntese dos hormônios tireoidianos 475
  digestão e absorção 472

distribuição e aspectos
químicos 469
excreção 474
fisiologia 472
fontes alimentares 470
função biológica 474
metabolismo dos hor-
mônios tireoidia-
nos 476
origem e síntese 469
situações clínicas de
deficiência 481
situações clínicas de
toxicidade 486
suplementação baseada
em evidências
488
transporte e armazena-
mento 473
Isomalte 57

L

Lactitol 55
Lactose 54, 108
Lecitina 413
Lipídios 144
absorção 159
digestão 156
distribuição 160
fisiologia 156
fontes alimentares 152
funções 170
origem e síntese 149
recomendações diárias
de consumo 145
situação clínica de
restrição 179
situações clínicas de
deficiência 175
situações clínicas de
excesso 181

suplementação baseada
em evidências
193
Lipoproteínas 160
L-metilmalonil-CoA
mutase 397

M

Magnésio 586
absorção 590
biodisponibilidade 593
excreção 592
fisiologia 590
função biológica 593
origem e síntese 589
situação no Brasil e no
mundo 587
situações clínicas de
deficiência 594
situações clínicas de
toxicidade 595
suplementação baseada
em evidências
596
transporte intracelular
e estoques corpo-
rais 591
Maltitol 57
Maltodextrina 60
Maltose 54
Manganês 492
absorção 497
biodisponibilidade 497
excreção 499
fisiologia 497
fontes alimentares 495
função biológica 500
origem e síntese 494
situações clínicas de
deficiência 503
situações clínicas de
toxicidade 504

situações clínicas do
estado nutricional
502
suplementação baseada
em evidências
505
transporte e armazena-
mento 498
Manitol 55
Menadiona 256
Menaquinona 256
Metabolismo protei-
co em estados
catabólicos 23
Metionina sintase 397
Métodos de avaliação da
qualidade protei-
ca 5
Molibdênio 636
Monossacarídeos 48
Mucilagens 65
Multimorbidades 34

N

Niacina 324
Nicotinamida 324
Níquel 640

O

Obesidade 184, 248, 252
Obstipação 126
Oligossacarídeos 58
Oncologia 28
Osteoartropatia 551
Osteoporose 248, 600

P

Pacientes críticos 31
Pacientes pós-cirurgia
gástrica 242
Pectina 65
Pelagra 329

680 MACRO E MICRONUTRIENTES EM NUTRIÇÃO CLÍNICA

Perioperatório 29
PNAs 64
Polidextrose 61
Polióis 54, 111
Polissacarídeos 62
Potássio 668
Processo inflamatório do
	organismo 181
Proteína 2
	biodisponibilidade 10
	de origem animal e
		vegetal 5
	digestão e absorção 8
	fisiologia 8
	recomendações diárias
		de consumo
		segundo sexo e
		ciclo da vida 2
	situações clínicas 25
	suplementação baseada
		em evidências 37
Pró-vitamina A 218
Psoríase 251

Q

Queimaduras 27

R

Rafinose 60
Resistência à insulina
	101, 186
Retinol 218
Riboflavina 315
Risco cardiometabólico
	130

S

Sacarose 54
Selênio 535
	absorção e biodis-
		ponibilidade 544
	armazenamento 547

digestão 544
excreção 549
fisiologia 544
fonte alimentar de ori-
	gem animal 539
fonte alimentar de ori-
	gem vegetal 540
origem e síntese 537
situações clínicas de
	deficiência 550
situações clínicas de
	toxicidade 551
suplementação baseada
	em evidências
	552
transporte 547
Sepse 32
Silício 643
Síndrome de Wer-
	nicke-Korsakoff
	309
Sódio 662
Sorbitol 54

T

Tiamina 299
Tireoidectomia 608
Transportadores de
	aminoácidos no
	músculo es-
	quelético 14
Trauma 30

U

Ureia 19

V

Vanádio 646
Vegetarianismo 520
Via das pentoses-fosfato
	95
Via glicolítica 81

Vitamina A 216
	avaliação do estado
		nutricional 224
	digestão, absorção e
		biodisponibili-
		dade 221
	fisiologia 221
	fontes alimentares 220
	função biológica 222
	origem e síntese 218
	situações clínicas de
		deficiência 224
	situações clínicas de
		toxicidade 225
	suplementação baseada
		em evidências
		226
	transporte, armazena-
		mento e excreção
		221
Vitamina B1 299
	absorção 304
	biodisponibilidade 306
	fisiologia 304
	funções biológicas 306
	origem e síntese 301
	situações clínicas de
		deficiência 307
	situações clínicas de
		toxicidade 310
	suplementação baseada
		em evidências
		310
	transporte, armazena-
		mento e excreção
		305
Vitamina B2 315
	armazenamento e con-
		servação 320
	biodisponibilidade 319
	digestão, absorção e
		transporte 319
	excreção 320

fisiologia 317
fontes alimentares de origem animal 317
fontes alimentares de origem vegetal 317
origem e síntese 316
situações clínicas de deficiência 320
situações clínicas de toxicidade 321
suplementação baseada em evidências 321
Vitamina B3 324
armazenamento 328
digestão, absorção e biodisponibilidade 327
excreção 328
fisiologia 327
fonte alimentar de origem animal 325
fonte alimentar de origem vegetal 326
origem e síntese 324
situações clínicas de deficiência 328
situações clínicas de toxicidade 330
suplementação baseada em evidências 330
transporte 327
Vitamina B5 334
digestão, absorção, transporte e armazenamento 337
excreção 338
fisiologia 337
fontes alimentares 337

origem e síntese 335
situações clínicas de deficiência 338
situações clínicas de toxicidade 339
suplementação baseada em evidências 339
Vitamina B6 345
absorção e biodisponibilidade 350
armazenamento 351
digestão 348
excreção 351
fisiologia 348
fontes alimentares 347
origem e síntese 347
situações clínicas de deficiência 352
situações clínicas de toxicidade 353
suplementação baseada em evidências 353
transporte 351
Vitamina B7 358
absorção e biodisponibilidade 364
armazenamento 365
aspectos históricos 359
digestão 363
excreção 365
fisiologia 363
fontes alimentares 362
função biológica 366
origem e síntese 361
situações clínicas de deficiência 367
situações clínicas de toxicidade 368
situações clínicas em tratamento 369

suplementação baseada em evidências 369
transporte 364
Vitamina B9 372
biodisponibilidade 378
digestão, absorção, transporte e armazenamento 377
excreção 380
fisiologia 377
fontes alimentares de origem animal 376
origem e síntese 376
parâmetros nutricionais e bioquímicos 373
situações clínicas de deficiência 380
situações clínicas de toxicidade 382
suplementação baseada em evidências 384
Vitamina B12 389
avaliação do estado nutricional 403
biodisponibilidade 395
digestão, absorção, metabolismo, armazenamento e excreção 399
fisiologia 399
fontes alimentares 393
função biológica 396
mecanismos da deficiência 405
origem e síntese 392
quadro clínico da deficiência 406

682 MACRO E MICRONUTRIENTES EM NUTRIÇÃO CLÍNICA

recomendações diárias
de consumo 390
situações clínicas de
deficiência 404
situações clínicas de
toxicidade 409
suplementação baseada
em evidências
409
Vitamina C 285
absorção 290
biodisponibilidade 292
fisiologia 290
função biológica 293
origem e síntese 288
situação no Brasil e no
mundo 286
situações clínicas de
deficiência 295
situações clínicas de
toxicidade 296
suplementação baseada
em evidências
296
transporte intracelular
e estoques corpo-
rais 291
Vitamina D 229
armazenamento 237
biodisponibilidade 236
excreção 238
fisiologia 234
fonte alimentar de ori-
gem animal 233
fonte alimentar de ori-
gem vegetal 233
origem e síntese 232
síntese, transporte e
ativação 234

situações clínicas de
deficiência 239
situações clínicas de
toxicidade 243
suplementação baseada
em evidências
244
Vitamina E 270
absorção e biodis-
ponibilidade 277
digestão 276
excreção 279
fisiologia 276
fonte alimentar de ori-
gem animal 273
fonte alimentar de ori-
gem vegetal 274
função biológica 281
origem e síntese 272
situações clínicas de
deficiência 281
situações clínicas de
toxicidade 282
suplementação baseada
em evidências
282
transporte e armazena-
mento 278
Vitamina K 256
absorção e biodis-
ponibilidade 263
armazenamento 265
digestão 262
excreção 266
fisiologia 262
fonte alimentar de ori-
gem animal 260
fonte alimentar de ori-
gem vegetal 261

funções biológicas 266
origem e síntese 259
situações clínicas de
deficiência 266
situações clínicas de
toxicidade 267
suplementação baseada
em evidências
268
transporte 265

X

Xilitol 56

Z

Zinco 434
avaliação do estado
nutricional 443
biodisponibilidade 440
consumo 435
digestão e absorção
438
fisiologia 438
função biológica 442
origem e síntese 436
situações clínicas de
deficiência 444
situações clínicas de
toxicidade 445
suplementação baseada
em evidências
445
transporte, estoque
corporal e ex-
creção 438